V. Stein

B. Greitemann

Rehabilitation in Orthopädie und Unfallchirurgie

Methoden – Therapiestrategien – Behandlungsempfehlungen

Volkmar Stein (Herausgeber)
Bernhard Greitemann (Herausgeber)

Rehabilitation in Orthopädie und Unfallchirurgie

Methoden – Therapiestrategien – Behandlungsempfehlungen

Mit 110 Abbildungen und 50 Tabellen

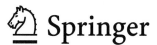

Privatdozent Dr. med. Volkmar Stein
Medizinischer Dienst der Krankenversicherung Sachsen-Anhalt
Breiter Weg 19c
39104 Magdeburg

Professor Dr. med. Bernhard Greitemann
Klinik Münsterland der LVA Westfalen
Klinik für Orthopädie
Auf der Stöwwe 11
49214 Bad Rothenfelde

ISBN 3-540-20008-8 Springer Medizin Verlag Heidelberg

Bibliografische Information der Deutschen Bibliothek
Die Deutsche Bibliothek verzeichnet diese Publikation in der Deutschen Nationalbibliografie;
detaillierte bibliografische Daten sind im Internet über <http://dnb.ddb.de> abrufbar

Dieses Werk ist urheberrechtlich geschützt. Die dadurch begründeten Rechte, insbesondere die der Übersetzung, des Nachdrucks, des Vortrags, der Entnahme von Abbildungen und Tabellen, der Funksendung, der Mikroverfilmung oder der Vervielfältigung auf anderen Wegen und der Speicherung in Datenverarbeitungsanlagen, bleiben, auch bei nur auszugsweiser Verwertung, vorbehalten. Eine Vervielfältigung dieses Werkes oder von Teilen dieses Werkes ist auch im Einzelfall nur in den Grenzen der gesetzlichen Bestimmungen des Urheberrechtsgesetzes der Bundesrepublik Deutschland vom 9. September 1965 in der jeweils geltenden Fassung zulässig. Sie ist grundsätzlich vergütungspflichtig. Zuwiderhandlungen unterliegen den Strafbestimmungen des Urheberrechtsgesetzes.

Springer Medizin Verlag
Ein Unternehmen von Springer Science+Business Media
springer.de

© Springer Medizin Verlag Heidelberg 2005
Printed in Germany

Die Wiedergabe von Gebrauchsnamen, Warenbezeichnungen usw. in diesem Werk berechtigt auch ohne besondere Kennzeichnung nicht zu der Annahme, daß solche Namen im Sinne der Warenzeichen- und Markenschutzgesetzgebung als frei zu betrachten wären und daher von jedermann benutzt werden dürfen.
Produkthaftung: Für Angaben über Dosierungsanweisungen und Applikationsformen kann vom Verlag keine Gewähr übernommen werden. Derartige Angaben müssen vom jeweiligen Anwender im Einzelfall anhand anderer Literaturstellen auf ihre Richtigkeit überprüft werden.

Planung: Dr. F. Kraemer
Projektbetreuung: I. Conrad, W. Bischoff, Dr. L. Rüttinger
Design: deblik, Berlin
Satz: ArtVision, Sinsheim
Druck- und Bindearbeiten: Stürtz AG, Würzburg
Gedruckt auf säurefreiem Papier   106/3160Re   5 4 3 2 1 0
SPIN 10915257

Geleitwort

In der deutschsprachigen Orthopädie, erst recht in der Unfallmedizin, ist »Rehabilitation« auch heute noch ein Fremdwort. Erst nach dem II. Weltkrieg, vor 60 Jahren, ist der Begriff aus dem Angelsächsischen ins Deutsche hinübergeschwappt. Hüben und drüben ging es darum, Kriegsversehrte in Familie und Gesellschaft einzugliedern, eine Aufgabe, die weit über beide Fachgebiete hinausging. Zwar hatte die Orthopädie 100 Jahre früher schon die Rehabilitation Körperbehinderter auf ihre Fahne geschrieben und in ihren orthopädischen Anstalten auch erfolgreich praktiziert. Konservative und operative Therapie hatten den selben Stellenwert.

Seither hat sich die orthopädische Chirurgie des Faches bemächtigt. In allen anderen Ländern der Welt besteht seit Jahren die Trennung zwischen der orthopädischen Chirurgie als rein operatives Fach einerseits und der Rehabilitationsmedizin andererseits, verantwortlich für die konservative Nachbehandlung. Das an sich lobenswerte Ziel der Orthopädie, beides aus einer Hand anzubieten, wird immer unmöglicher. Das Fuder ist völlig überladen.

Mit dem Rückzug auf die rein operative Orthopädie und Traumatologie wird der Abstand zur Rehabilitation immer größer. Unwissen und Vorurteile machen sich breiter denn je. Die Formel: »morgens Fango, abends Tango« mit dem legendären »Kurschatten« hat sich längst auf den Postkartenständer der Kurorte zurückgezogen. Sie ist aber noch lange nicht aus dem Bild verschwunden, das sich operativ tätige Kollegen von der Rehabilitationsmedizin machen. Dabei heißt es heute doch eher »morgens Euro, abends Teuro«, mit dem langen Schatten der Kostenträger als unwillkommenem Begleiter. Dieser setzt den starren Rahmen fest, den niemand ungestraft überschreiten darf.

Solche Auflagen lassen sich nur erfüllen, wenn es zunächst einmal an der Qualität der operativen Behandlung nichts zu kritteln gibt. Ein Beispiel: Die Rehabilitationsmedizin ist nicht zu beneiden, wenn ihr Patienten mit Amputationsstümpfen von Orthopäden und Chirurgen zugewiesen werden, welche dieser Aufgabe nicht gewachsen sind, mögen sie auf anderen Gebieten noch so glänzen. Dann stehen ihre Kollegen vor der wenig angenehmen Wahl, entweder den Amputierten mit seinem kläglichen Stumpf einem kompetenteren Operateur zur Stumpfrevision zuzuweisen, weil es mit konservativen Mitteln einfach nicht zu schaffen ist. Und nehmen damit in Kauf, den Verursacher zu vergraulen und ihn als zuweisenden Kollegen zu verlieren. Oder sie machen es wie die drei Affen im Tempelbezirk von Nikko in Japan und finden nichts dabei, solche Patienten viel länger als üblich zu behalten, koste es, was es wolle.

Umgekehrt kann sich die Rehabilitation ebenso kostspielig verzögern, wenn die verschiedenen Rehabilitationsmaßnahmen – und es sind immer verschiedene – nicht dem aktuellen Stand des Wissens entsprechen, qualitative Mängel aufweisen und nicht nahtlos aufeinander abgestimmt sind, wie etwa eine adäquate Prothesenversorgung, um bei dem Beispiel zu bleiben.

17 Schwerpunktmethoden der Rehabilitation stellt das Buch in Kap. 3 vor. Es gehört zur Kunst der Rehabilitationsmedizin, diese gezielt, koordiniert und wohldosiert einzusetzen. Allerdings ist es schlechthin unmöglich, alle in das Korsett einer »evidence based medicine« zu zwängen. Was noch lange nicht heißt, sie wäre umgehend über Bord zu werfen.

Trotz solcher Vorbehalte kommt die Qualitätssicherung ausgiebig zur Sprache. Die Herausgeber kennen aus eigener Erfahrung die Maßstäbe auf beiden Seiten. Sie wollen mit diesem Werk informieren, Brücken schlagen und ihre operativ und nichtoperativ tätigen Kollegen sensibilisieren für die Rehabilitation Körperbehinderter im weitesten Sinne des Wortes.

Die Bedeutung einer interdisziplinären, umfassenden und auch kritischen gegenseitigen Information und Vernetzung anstelle steriler Nabelschau kann nicht genug hervorgehoben werden.

In realistischer Voraussicht haben die Autoren Orthopädie und Unfallchirurgie unter einem Dach vereinigt. Sie holen nach, was in anderen Ländern längst zum Alltag gehört und leisten damit überall dort, wo deutsch gesprochen wird, einen aktuellen Beitrag zur Vernetzung der für den Bewegungsapparat zuständigen operativen und konservativen Fachgebiete.

Die Herausgeber haben sich nicht damit begnügt, die Schwerpunktmethoden in Orthopädie und Unfallchirurgie schön der Reihe nach vorzustellen. Sie haben sich darüber hinaus die Aufgabe gestellt, spezifische, auf die Topographie oder die Diagnose zugeschnittene Behandlungsstrategien auszuarbeiten. Dieser Teil erleichtert dem interessierten Arzt den Zugriff auf die Rehabilitationsmedizin ganz erheblich. Auch hier haben die Herausgeber entweder selbst zur Feder gegriffen oder aber anerkannte Spezialisten ihres Faches zur Mitarbeit gewinnen können.

Dass auch in der Rehabilitationsmedizin handfeste Methoden zur Qualitätssicherung und Ergebnisevaluation existieren, zeigt Kap. 7 vor Kap. 8 über gesetzliche Bestimmungen und sozialmedizinische Grundlagen.

Das Buch ist damit ein Standardwerk über alle Aspekte moderner Rehabilitation in Orthopädie und Unfallchirurgie.

Prof. Dr. med. R. Baumgartner
ehem. Direktor der Klinik für Technische Orthopädie und Rehabilitation
der Westfälischen Wilhelms-Universität Münster

Geleitwort

Nach Besichtigung meines Bücherschrankes und dem unserer Bibliothek kann ich feststellen, dass es eine Fülle von Büchern über die Operationen am Haltungs- und Bewegungsapparat bei Erkrankungen und nach Unfällen gibt, dass die Zahl der Bücher jedoch, die sich mit der Rehabilitation nach diesen Operationen befassen, sehr klein ist. Bei der Überprüfung von 100 Veröffentlichungen zur Hüftendoprothetik, die wahllos aus dem Medline zusammengestellt wurden, haben wir festgestellt, dass lediglich 3 Arbeiten auf die physiotherapeutische Behandlung eingehen, in keinem aber geeignete Vorschläge für die Rehabilitation der Patienten gemacht werden. Umso erfreulicher ist es, dass sich ein Autorenkollektiv unter der Leitung der Kollegen Privatdozent Stein und Professor Greitemann dieser Problematik in sehr ausführlicher Form angenommen hat.

Jeder weiß, dass die Operationsergebnisse nur so gut sein können wie die anschließende Behandlung und Rehabilitation der Patienten. Trotzdem sind wir Operateure häufig nur sehr pauschal in der Lage, diesen Prozess zu leiten und zu beurteilen. Deswegen haben die Herausgeber zunächst viele namhafte Wissenschaftler gebeten, sich über Behandlungsarten wie Krankengymnastik, Ganganalyse, Schmerztherapie, psychosomatische Begleitbetreuung, Diätetik bis hin zur sozialmedizinischen Beratung zu äußern und die Prinzipien dieser Behandlungen zu erklären.

Der zweite große Themenkomplex, ebenfalls durch viele namhafte Autoren geschrieben, stellt nun aus den Schwerpunktmethoden Behandlungsstrategien für einzelne Gelenke und Gelenkoperationen vor, aber auch für die Wirbelsäulenrehabilitation und die Rehabilitation neurogener Störungen wie auch nach Amputationen.

Der letzte Schwerpunkt liegt wieder auf den Grundsätzen der rehabilitativen Komplexbetreuung systemischer Krankheitsbilder wie des Diabetes mellitus, der Osteoporose, der Rheumatoidarthritis.

Das Buch klingt mit Betrachtungen zur Qualitätssicherung und der Begutachtung aus, die im Rahmen von Rehabilitationsmaßnahmen anfallen.

Nachdem es vor 10 Jahren durchaus noch Standard war, die Hüftendoprothese 3–4 Wochen in der Klinik zu betreuen und somit die wesentlichen Fixpunkte der Rehabilitation zu bestimmen, ist der Trend zu immer kürzeren stationären Behandlungszeiten ungebrochen. Wenn heute Patienten mit Hüft- und Kniegelenkendoprothesen bereits nach 4–6 Tagen das Krankenhaus verlassen, sind wir in viel stärkerem Maße gefordert, das Rehabilitationsprogramm mitzubestimmen und die Belastungsgrenzen der Patienten deutlicher aufzuzeigen.

Andererseits ist der Trend zu sparsamer Behandlung und immer größerer Wirtschaftlichkeit auch im Rehabilitationsbereich zu spüren, sodass der Operateur, aber auch der nachbetreuende niedergelassene Orthopäde beurteilen muss, ob das im Rehabilitationsprozess aufgewendete Potenzial an krankengymnastischer und ärztlicher Behandlung ausreichend ist und dem Ziel der Rehabilitation gerecht wird.

Ich bin sicher, dass das von den Kollegen Stein und Greitemann herausgegebene Buch über die Rehabilitation in Orthopädie und Unfallchirurgie uns für diese Aufgaben qualifizieren wird und wir alle aufgefordert sind, durch kritisches Lesen uns aktiver in diese Prozesse einzubringen.

In diesem Sinn wünsche ich Ihnen viel Freude und viele Erkenntnisse bei der Lektüre dieses außergewöhnlich umfangreichen Buches über ein Thema, dessen Aktualität von uns allen unbestritten sein sollte.

Prof. Dr. med. H.W. Neumann
Direktor der Orthopädischen Universitätsklinik,
Otto-von-Guericke-Universität Magdeburg

Vorwort

Unsere langjährige Tätigkeit in der medizinischen Rehabilitation orthopädischer und unfallchirurgischer Patienten hat uns dazu veranlasst, dieses Fachbuch über die ganzheitliche Rehabilitation von Störungen, Erkrankungen und Traumafolgen an den Stütz- und Bewegungsorganen herauszugeben.

Dabei war es unser Bestreben, möglichst vielfältige und weit gefächerte Erfahrungen gepaart mit aktuellen Fachkenntnissen in das Buch einfließen zu lassen. Ein solches Vorhaben kann nur mit einer rehabilitativ erfahrenen Autorenschaft gelingen. Daher sind wir wirklich sehr froh und dankbar, dass sich die angesprochenen Kolleginnen und Kollegen trotz großer beruflicher Inanspruchnahmen bereit erklärt haben, ihr fundiertes Wissen und ihre fachliche Kompetenz in dieses Buch einzubringen, um dem Leser die einzelnen Facetten einer ganzheitlichen Rehabilitation differenziert und praxisrelevant darzustellen.

Das vorliegende Fachbuch spricht mit seinen Inhalten v. a. ärztliche Kollegen der Fachgebiete Orthopädie und Unfallchirurgie in der Niederlassung genauso wie in der/dem operativen Akut- bzw. konservativen Rehabilitationsklinik/-zentrum an. Durch die thematische Korrelation zur Neurologie, zur Rheumatologie und zur Inneren Medizin dürfte das Buch auch das Interesse der interdisziplinären Kollegenschaft an der Rehabilitation der Stütz- und Bewegungsorgane finden.

Aber auch der großen Zahl konservativ tätiger Physio-, Ergo-, Sport- und Psychotherapeuten wird dieses Buch die Bedeutung der ganzheitlichen Rehabilitation für den Patienten vermitteln bzw. vertiefen und die Verantwortung eines jeden Beteiligten in diesem Gesamtprozess klar aufzeigen.

Mit der Fertigstellung dieses Buches ist es uns ein persönliches Bedürfnis, in diesem Zusammenhang einigen Menschen zu danken.

An erster Stelle möchten wir unseren Lehrern Herrn Prof. Dr. Hermann Weickert (†) und Herrn Prof. Dr. Wolfram H. Neumann in Magdeburg bzw. Herrn Prof. Dr. Hans-Henning Mattiaß und Herrn Prof. Dr. Renè Baumgartner in Münster für ihre Geduld in unserer fachlichen Formung und Prägung Dank sagen.

Darüber hinaus freuen wir uns sehr, dass Herr Prof. Dr. Baumgartner und Herr Prof. Dr. Neumann die Geleitworte für dieses Buch verfasst und die fachliche Bedeutung der abgehandelten Thematik umrissen haben. Sehr gern setzten wir diese Worte an den Anfang unseres Buches.

Unser beider uneingeschränkter Dank gilt aber auch Frau Eva-Maria Kurth, Schönebeck, und Frau Heike Schulz, Bad Rothenfelde, die uns organisatorisch und schreibtechnisch unterstützten und damit wesentlich zu unserer Entlastung beitrugen.

Die Herausgabe eines solchen Buches erfordert einen für den Außenstehenden nicht erkennbaren Zeitfonds. Daher gilt hierfür unser besonderer Dank unseren Ehefrauen, die uns mit Verständnis und Geduld gewähren ließen.

Abschließend möchten wir es nicht versäumen, uns für die sehr gute, stets konstruktive Zusammenarbeit mit dem Springer-Verlag, insbesondere mit Herrn Dr. Fritz Kraemer, Herrn Dr. Lars Rüttinger und Frau Ina Conrad, zu bedanken.

Magdeburg/Bad Rothenfelde, im Frühjahr 2004

Volkmar Stein und Bernhard Greitemann

Inhaltsverzeichnis

1	**Einleitung**	**1**
	V. Stein, B. Greitemann	
2	**Entwicklung und Grundsätze der Rehabilitation**	**3**
	V. Stein, B. Greitemann	
2.1	Historische Entwicklung der Rehabilitation	4
2.2	Rehabilitation – Säule unseres Gesundheitssystems	5
	Literatur	7
3	**Schwerpunktmethoden der Rehabilitation in Orthopädie und Unfallchirurgie**	**9**
3.1	Krankengymnastik	10
	K. Müller	
3.1.1	Wirkweise und Wirkspektrum	10
3.1.2	Methoden	10
	Passive Maßnahmen	10
	Aktive Bewegungstherapie	11
	Krankengymnastik auf neurophysiologischer Grundlage	12
	Krankengymnastik mit Geräten	14
	Atmungstherapie	15
	Entspannungstherapie	15
3.1.3	Indikationen	16
	Literatur	17
3.2	Ergotherapie	17
	K.M. Peters	
3.2.1	Wirkweise und Wirkspektrum	17
3.2.2	Methoden	18
	Sensomotorisch-funktionelle Verfahren der Ergotherapie	18
	Übungsgeräte und -mittel zur Funktionsverbesserung	20
3.2.3	Indikationen	21
	Literatur	23
3.3	Medizinische Trainings- und Sporttherapie	23
	A. Niklas, U. Schüler	
3.3.1	Wirkweise und Wirkspektrum	23
	Charakteristik der Bewegungskoordination	24
	Motorische Hauptbeanspruchungsformen	25
	Aspekte zur muskulären Balance – Dysbalance	25
3.3.2	Methoden	27
3.3.3	Sporttherapie als integrativer Ansatz	30
3.3.4	Indikationen in der rehabilitativen Medizin	31
	Literatur	32
3.4	Ganganalyse	32
	V. Güth, D. Klein, D. Rosenbaum	
3.4.1	Methoden	32
	Messtechniken in der instrumentierten Ganganalyse	32
	Optische Verfahren	33
	Akustische Verfahren	34
	Räumliche Bewegungsaufzeichnung	34
	Einsatz von optischen Verfahren	34

	Datenerfassung und Auswertung	34
	Beurteilung der Daten: »Team-Approach«	35
3.4.2	Klinische Aspekte beim Einsatz der Ganganalyse und Beurteilung der Möglichkeiten und Grenzen	36
	Biomechanik der aktiven Muskeln	36
	Bestimmung der an den Gelenken wirksamen Momente	36
	Elektromyographische Untersuchung beim Gehen	37
	Pedographie – Messung der plantaren Druckverteilung	38
	Funktionsüberprüfung durch Spiroergometrie und »ADL-Monitoring«	39
	Literatur	41
3.5	Hydro- und Balneotherapie	42
	V. Stein	
3.5.1	Wirkprinzipien	42
	Thermische Reizwirkung	42
	Elektrische Reizwirkung	42
	Chemische Reizwirkung	43
	Reizfläche/Reizregion	44
	Auftrieb/Reibung	44
	Hydrostatischer Druck	44
	Einflussfaktoren auf die Reizreaktion	45
3.5.2	Methoden	45
	Wassergebundene Bewegungstherapie	45
	Medizinische Bäder und Wasserapplikationen	46
3.5.3	Indikationen	53
	Literatur	56
3.6	Massage und Thermotherapie	56
	B. Kladny	
3.6.1	Massagetherapie	56
	Wirkweise und Wirkspektrum	56
	Methoden	56
	Indikationen	58
3.6.2	Thermotherapie	59
	Wirkweise und Wirkspektrum	59
	Methoden	60
	Indikationen	60
	Literatur	60
3.7	Elektrotherapie	63
	H. Graßhoff	
3.7.1	Elektrotherapieverfahren im Niederfrequenzbereich	63
	Gleichstromtherapie (Galvanisation)	63
	Impulsstromtherapie	64
3.7.2	Elektrotherapie im Mittelfrequenzbereich	68
3.7.3	Elektrotherapie im Hochfrequenzbereich	68
	Kurzwellentherapie	69
	Dezimeter- und Mikrowellentherapie	70
3.7.4	Ultraschalltherapie	70
	Literatur	71
3.8	Traktionstherapie	71
	V. Stein	
3.8.1	Wirkweise und Wirkspektrum	71
3.8.2	Methoden	72

3.8.3	Indikationen	74
	Literatur	75
3.9	Manuelle Medizin in der orthopädisch-traumatologischen Rehabilitation	75
	H.-P. Bischoff	
3.9.1	Wirkweise und Wirkspektrum	75
3.9.2	Methoden	76
3.9.3	Indikationen und Kontraindikationen	76
	Literatur	79
3.10	Medikamentöse Schmerztherapie	80
	G. Meier	
3.10.1	Problemstellung	80
3.10.2	Wirkweise und Wirkspektrum, Methoden und Indikationen	80
	Medikamentöse Standards	81
	Relevante Kombinationen, Konzepte, Komedikationen	82
	Schmerzinjektionen und -infusionen und deren Techniken	83
	Interventionelle Techniken	85
	Literatur	87
3.11	Neuraltherapie	87
	I. Mudra	
3.11.1	Wirkweise und Wirkspektrum	87
3.11.2	Methoden	88
	Lokalanästhetika in der Neuraltherapie	88
	Strategie und Therapie	89
	Therapiekomplex Schulter-Arm	89
	Therapiekomplex Becken-Bein	89
	Therapiekomplex Wirbelsäule-Becken	90
	Literatur	91
3.12	Akupunktur	91
	A. Molsberger	
3.12.1	Wirkweise und Wirkspektrum	91
3.12.2	Ergebnisse klinischer Forschung	91
	Klinische Forschung zur Akupunktur bei Kreuzschmerz und Arthrose	92
	Unerwünschte Wirkungen	93
3.12.3	Anwendung der Akupunktur im Workflow der orthopädischen Rehabilitation	94
3.12.4	Wertung der Akupunkturtherapie der Stütz- und Bewegungsorgane	95
	Literatur	95
3.13	Technische Orthopädie	96
	B. Greitemann	
3.13.1	Orthesen für die obere Extremität	97
	Schulter	98
	Ellbogengelenk	98
	Hand, Finger	98
3.13.2	Orthesen für die untere Extremität	100
	Hüftgelenk	100
	Knie	102
	Sprunggelenk	102
3.13.3	Wirbelsäulenorthesen	104
	Halswirbelsäule	105
	Orthesen bei Wirbelfrakturen	105
	Degenerative Veränderungen	105

	Skoliose	106
	Osteoporose	106
3.13.4	Prothetik der oberen Extremität	107
3.13.5	Prothetik der unteren Extremität	107
	Schaftpassform	108
	Statik/Aufbau	108
	Passteile	108
3.13.6	Gehhilfen	109
3.13.7	Technische Hilfen	110
3.13.8	Rollstuhlversorgung	112
3.13.9	Einlagenversorgungen	113
3.13.10	Schuhzurichtungen	114
	Konfektionsschuhe	114
	Spezialschuhe	115
	Orthopädische Maßschuhe	115
	Innenschuh	115
	Literatur	116

3.14 Psychosomatik in der orthopädischen Rehabilitation ... 116
U. Peschel

3.14.1	Problemstellung	116
3.14.2	Methoden	118
3.14.3	Indikationen	118
	Literatur	119

3.15 Ernährung – Ernährungstherapie ... 119
P. Schauder

3.15.1	Gesunde Ernährung als Basis einer ernährungsmedizinischen Therapie	119
	D-A-CH-Referenzwerte für die tägliche Nährstoffzufuhr	120
	Mengenangaben für die Nährstoffzufuhr	121
	Lebensmittelauswahl	121
3.15.2	Diäten	122
	Diät und Erkrankungen der Stütz- und Bewegungsorgane	123
3.15.3	Adipositas	124
3.15.4	Ernährungsanamnese – Ernährungsberatung	125
	Literatur	125

3.16 Patientenschulung ... 126
H. Bork, F.-J. Ludwig, S. Middeldorf

3.16.1	Entwicklung der Patientenschulung	126
3.16.2	Gesundheitstraining Gelenkerkrankungen der DGOOC	129
3.16.3	Rückenschule	130
	Literatur	132

3.17 Sozialmedizinische Beratung und Maßnahmen zur beruflichen Rehabilitation ... 132
W.F. Beyer, J. Huber-Rypacek

3.17.1	Problemstellung	132
3.17.2	Methoden	133
	Berufsfördernde Maßnahmen	133
	Rentenberatung	134
	Beratung bezüglich Schwerbehindertenrecht	135
	Weitere Ebenen sozialmedizinischer Beratung	135
	Literatur	136

4 Spezifische Behandlungsstrategien in der orthopädisch-traumatologischen Rehabilitation ... 137

4.1 Rehabilitation an Hüft- und Kniegelenk ... 138
J. Heisel

4.1.1 Problemstellung ... 138
Grundlagen und Epidemiologie ... 138
Rehabilitationsfähigkeit und -ziele ... 138

4.1.2 Strategie, Therapie und Nachsorge ... 138
Medikamentöse Maßnahmen ... 138
Diätetische Maßnahmen ... 141
Physikalische Maßnahmen ... 141
Bewegungstherapeutische Maßnahmen ... 145
Ergotherapie ... 160
Orthetische Versorgung ... 161
Qualitätssicherung und Ergebnisse ... 161
Nachsorge ... 162
Literatur ... 162

4.2 Leistungsdefizite bei Arthrose und nach Endoprothesenimplantation – Möglichkeiten ihrer sporttherapeutischen Beeinflussung ... 165
T. Horstmann, G. Haupt

4.2.1 Problemstellung ... 165
Defizite in Leistungsfähigkeit und Belastbarkeit hüftendoprothetischer Patienten ... 165

4.2.2 Strategie und Therapie Sporttherapeutische Maßnahmen ... 166
Hüftschule ... 168
Literatur ... 170

4.3 Rehabilitation der Sprunggelenke und des Fußes ... 171
W.-D. Scheiderer

4.3.1 Problemstellung ... 171
Muskulatur ... 171
Gelenk- und Kapselverbindungen ... 171
Bandstrukturen ... 171
Klinische und apparative Untersuchung ... 172

4.3.2 Strategie, Therapie und Nachsorge ... 172
Schmerztherapie ... 172
Pflege ... 173
Physiotherapie ... 173
Ergotherapie ... 174
Orthopädieschuhtechnik ... 175
Psychotherapie ... 176
Literatur ... 176

4.4 Rehabilitation an Schulter- und Ellbogengelenk ... 177
J. Heisel, H.-J. Hesselschwerdt

4.4.1 Problemstellung ... 177
Grundlagen und Epidemiologie ... 177
Rehabilitationsfähigkeit und -ziele ... 177

4.4.2 Therapie, Strategie und Nachsorge ... 177
Medikamentöse Maßnahmen ... 177
Physikalische Maßnahmen ... 178
Bewegungstherapeutische Maßnahmen ... 179
Ergotherapie ... 182
Psychologische Mitbetreuung ... 183
Orthetische Versorgung ... 184

	Qualitätssicherung und Ergebnisse	184
	Nachsorge	184
	Literatur	185
4.5	Rehabilitation an Handgelenk, Mittelhand und Fingern	186
	T. Meier	
4.5.1	Problemstellung	186
	Grundprinzipien	186
4.5.2	Therapie und Strategie	187
	Ergotherapie	187
	Physiotherapie	188
	Therapie mit Orthesen	189
	Physikalische Therapie	189
	Funktionelle Gesichtspunkte	189
	Prinzipien der Rehabilitation	190
	Literatur	192
4.6	Wirbelsäulenrehabilitation in der akuten, subakuten und postoperativen Phase	192
	E. Broll-Zeitvogel, V. Stein, B. Greitemann	
4.6.1	Zervikalsyndrome	192
	Problemstellung	192
	Strategie und Therapie	195
	Nachsorge	198
4.6.2	Schmerzsyndrome der Brust- und Lendenwirbelsäule	198
	Problemstellung	198
	Strategie und Therapie	200
	Nachsorge	203
4.6.3	Rehabilitation nach traumatischen Wirbelfrakturen	204
	Problemstellung	204
	Strategie und Therapie	206
	Literatur	212
4.7	Rehabilitation chronischer und chronifizierungsgefährdeter Schmerzsyndrome der Wirbelsäule	213
	K.-L. von Hanstein, E. Schmitt	
4.7.1	Problemstellung	213
4.7.2	Rückenschmerzen und ihre Chronifizierung	214
	Ätiologie	214
	Pathophysiologie der Chronifizierung	215
4.7.3	Strategie und Therapie	216
	Analyse der Rückenschmerzen	216
	Gesundheitsorientiertes Krafttraining und medizinische Kräftigungstherapie	217
	Motivation in der Rehabilitation	218
4.7.4	Wiedereingliederung in den Arbeitsprozess	220
	Literatur	221
4.8	Rehabilitation bei neurogenen Störungen	222
	R. Abel, W. Wenz, H.J. Gerner	
4.8.1	Problemstellung	222
4.8.2	Therapie und Strategie	222
	Spinale Schädigungen (Querschnittlähmung)	222
	Zerebrale Schädigungen (Apoplex, Schädel-Hirn-Trauma)	226
	Klinische Fallbeispiele	229
	Literatur	230

4.9	Rehabilitation nach Amputationen	231
	B. Greitemann	
4.9.1	Problemstellung	231
	Patienten und Grunderkrankung	231
	Vorausgehende Therapie	231
	Rehabilitationsfähigkeit	232
4.9.2	Strategie, Therapie und Nachsorge	232
	Rehabilitationsziele und Rehabilitationsphasen	232
	Ärztliche Betreuung	233
	Betreuung durch das Pflegeteam	234
	Psychologische Betreuung	234
	Physiotherapeutische Betreuung	234
	Prothesenversorgung	238
	Sporttherapie	240
	Ergotherapie	241
	Sozialdienst	241
	Diätberatung	241
4.9.3	Qualitätssicherung und Ergebnisse	241
	Struktur-, Prozess- und Ergebnisqualität	241
	Behandlungsergebnisse	242
	Literatur	243
5	**Grundsätze der rehabilitativen Komplexbetreuung – systemische Erkrankungsbilder**	**245**
5.1	Osteoporose: Diagnostik – Prävention – Therapie	246
	A. Peters, H. Friebe	
5.1.1	Problemstellung	246
	Definition	246
	Epidemiologie	246
	Ätiologie und Pathogenese	246
	Klinik	247
5.1.2	Strategie und Therapie	248
	Diagnostik	248
	Medikamentöse Therapie	250
	Operative Verfahren	254
	Orthopädische Rehabilitation	255
	Orthopädietechnik	256
	Literatur	256
5.2	Rehabilitation in der Rheumaorthopädie	258
	K. Tillmann	
5.2.1	Problemstellung	258
	Methoden	259
5.2.2	Strategie und Therapie	259
	Halswirbelsäule	259
	Brust- und Lendenwirbelsäule	260
	Schulter	260
	Ellbogen	261
	Handgelenk	262
	Sehnen(scheiden)	262
	Neurodystrophische Störungen	264
	Fingergelenke	264
	Hüfte	266
	Knie	267
	Sprunggelenke	268

	Rück-/Mittelfuß	269
	Vorfuß	270
	Literatur	271
5.3	**Der diabetische Fuß**	**272**
	B. Greitemann	
5.3.1	Problemstellung	272
	Pathophysiologie	272
5.3.2	Strategie, Therapie und Nachsorge	273
	Strukturierte Schulungsprogramme	273
	Schuhversorgung	275
	Konservative Therapie/Wundbehandlung	278
	Operative Therapie	280
	Literatur	283
5.4	**Adipositas**	**284**
	J. Bauer, B. Lüke	
5.4.1	Problemstellung	284
	Rolle der Adipositas bei inneren Erkrankungen	284
	Rolle der Adipositas bei orthopädischen Erkrankungen	285
5.4.2	Strategie und Therapie	286
	Behandlungsteam	286
	Ernährungsberatung und -therapie	286
	Bewegungstherapie	287
	Physiotherapie	287
	Medikamentöse Therapie	288
	Psychologische Betreuung	289
	Gesundheitsbildung	289
	Qualitätssicherung	289
5.4.3	Nachsorge	289
	Literatur	291
6	**Praxisrelevante Kooperationen und Vernetzungen in der Rehabilitation**	**293**
	S. Best, N. Gerdes	
6.1	Problemstellung	294
6.1.1	Spezifische Perspektive der Rehabilitation	294
6.1.2	Institutionelle Sonderstellung der Rehabilitation	295
6.2	Akut- und Rehabilitationsmedizin	295
6.2.1	Kooperation zwischen Rehabilitation und niedergelassenen Ärzten	295
6.2.2	Kooperation zwischen Rehabilitation und Akutkliniken	297
6.3	Rehabilitation und Nachsorge	299
6.4	Kooperation zwischen medizinischer und beruflicher Rehabilitation	301
6.4.1	Berufsorientierung während der medizinischen Rehabilitation	301
6.4.2	Das neue Recht der Rehabilitation und Teilhabe behinderter Menschen	301
6.4.3	Vernetzung medizinischer und beruflicher Rehabilitation	301
	Literatur	303
7	**Qualitätssicherung und Ergebnisevaluation**	**305**
7.1	Qualitätssicherung in der medizinischen Rehabilitation	306
	E. Farin, W.H. Jäckel	
7.1.1	Einleitung und Übersicht	306
7.1.2	Externe Qualitätssicherungsprogramme in der medizinischen Rehabilitation	306

		Qualitätssicherungsprogramm der gesetzlichen Rentenversicherung (»5-Punkte-Programm«) ... 308

Qualitätssicherungsprogramm
der gesetzlichen Krankenkassen (QS-GKV-Programm) ... 309

7.1.3 Zukünftige Entwicklungen der Qualitätssicherung in der medizinischen Rehabilitation ... 311
Literatur ... 312

7.2 Methodische Bewertung der orthopädisch-traumatologischen Rehabilitation ... 313
H. Bork

7.2.1 Einleitung ... 313
7.2.2 Etablierte Methoden zur Darstellung der Ergebnisqualität ... 314
Subjektive Gesundheit/Lebensqualität ... 315
Aktivitäten des täglichen Lebens ... 315
Rehabilitationsmotivation ... 316
Erkrankungsbezogene Kontrollüberzeugung ... 316
Angst/Depression ... 316

7.2.3 Konkrete Ergebnisevaluation rehabilitativer Problemfelder ... 316
Wirbelsäule ... 316
Hüft- und Kniegelenkserkrankungen ... 317
Endoprothetik ... 317
Schulter ... 318
Amputation ... 319
Rheumatische Erkrankungen ... 320
Schmerztherapie ... 320

7.2.4 Beispielhaft einige Scores zur Ergebnisevaluation ... 322
Literatur ... 326

8 Gesetzliche Bestimmungen und sozialmedizinische Grundlagen der medizinischen Rehabilitation ... 329
V. Stein

8.1 Einleitung ... 330

8.2 Sozialgesetzbuch ... 330
SGB I: Allgemeiner Teil ... 330
SGB III: Arbeitsförderung ... 330
SGB V: Gesetzliche Krankenversicherung ... 331
SGB VI: Gesetzliche Rentenversicherung ... 333
SGB VII: Gesetzliche Unfallversicherung ... 335
SGB IX: Rehabilitation und Teilhabe behinderter Menschen ... 336
SGB XII: Sozialhilfe ... 341
SGB XI: Soziale Pflegeversicherung ... 340
Literatur ... 342

Sachverzeichnis ... 343

Autorenverzeichnis

Abel, R., Dr.
Abteilung für Orthopädie II,
Orthopädische Universitätsklinik
Heidelberg,
Schlierbacher Landstraße 200a,
69118 Heidelberg

Bauer, J., Dr.
Abteilung Orthopädie,
Parkklinik Bad Rothenfelde,
Parkstraße 12–14,
49214 Bad Rothenfelde

Best, S., Dr.
Regio-Reha Freiburg GmbH,
Zentrum für ambulante Rehabilitation
Bismarckallee 4,
79098 Freiburg

Beyer, W. Prof. Dr.
Rheumaklinik Bad Füssing,
Waldstraße 12,
94072 Bad Füssing

Bischoff, H.-P., Dr.
Dr. Karl-Sell-Ärzteseminar
Neutrauchburg (MWE),
Riedstraße 5,
88316 Isny-Neutrauchburg

Bork, H., Dr.
Asklepios Klinik Schaufling,
94571 Schaufling

Broll-Zeitvogel, E., Dr.
Abteilung Orthopädie,
Parkklinik Bad Rothenfelde,
Parkstraße 12–14,
49214 Bad Rothenfelde

Farin E., Dr., Dipl.-Psychol.
Abteilung Qualitätsmanagement
und Sozialmedizin,
Universitätsklinikum Freiburg,
Breisacher Straße 62, Haus 4,
79106 Freiburg

Friebe, H., Dr.
Reha-Klinik Aukammtal,
Leibnitzstraße 25,
65191 Wiesbaden

Gerdes, N., Dr.
Department für Epidemiologie
und Sozialmedizin,
Hochrhein-Institut für
Rehabilitationsforschung e. V.,
Bergseestraße 61,
79713 Bad Säckingen

Gerner, H.J., Prof. Dr.
Abteilung für Orthopädie II,
Orthopädische Universitätsklinik
Heidelberg,
Schlierbacher Landstraße 200a,
69118 Heidelberg

Graßhoff, H., Prof. Dr.
Orthopädische Universitätsklinik,
Otto-von Guericke-Universität,
Leipziger Straße 44,
30120 Magdeburg

Greitemann, B., Prof. Dr.
Klinik für Orthopädie,
Klinik Münsterland der LVA Westfalen,
Auf der Stöwwe 11,
49214 Bad Rothenfelde

Güth, V., em. Prof. Dr.
Große Helkamp 11,
48161 Münster

Haupt, G.
Zentrales Therapiezentrum des
Universitätsklinikums Tübingen,
Hoppe-Seyler-Straße 5,
72076 Tübingen

Heisel, J., Prof. Dr.
Orthopädische Abteilung,
Fachkliniken Hohenurach,
Immanuel-Kant-Straße 31,
72574 Bad Urach

Hesselschwerdt, H.-J., Dr.
Orthopädisch-
Rheumatologische Abteilung,
Theresien-Klinik Bad Krozingen GmbH,
Herbert-Hellmann-Allee 11,
79189 Bad Krozingen

Horstmann, T., Prof. Dr.
Abteilung Sportmedizin,
Medizinische Klinik und Poliklinik,
Eberhard-Karls-Universität Tübingen,
Silcherstraße 5,
72076 Tübingen

Huber-Rypacek, J.
Rheumaklinik Bad Füssing,
Waldstraße 12,
94072 Bad Füssing

Jäckel, W.H., Prof. Dr.
Rheuma-Klinik Bad Säckingen,
Bergseestraße 61,
79701 Bad Säckingen

Kladny, B., Prof. Dr.
Abteilung für Orthopädie
und Rheumatologie,
m&I-Fachklinik Herzogenaurach,
In der Reuth 1,
91074 Herzogenaurach

Klein, D., Dipl.-Ing.
Abteilung Orthopädische Physiologie,
Klinik für Allgemeine Orthopädie,
Westfälische
Wilhelms-Universität Münster,
Waldeyerstraße 1,
48149 Münster

Ludwig, F.-J., Dr.
Schwerpunktklinik für Orthopädie
und Rheumatologie,
LVA Reha Zentrum Bad Eilsen,
Harrl-Allee 2,
31707 Bad Eilsen

Lüke, B., Dr.
Parkklinik Bad Rothenfelde,
Parkstraße 12–14,
49214 Bad Rothenfelde

Meier, G., Dr.
Anästhesie-Abteilung,
Rheumazentrum Oberammergau,
Waldburg-Zeil Kliniken,
Hubertusstraße 40,
82487 Oberammergau

Meier, T., Dr.
Fischergasse 16,
82362 Weilheim

Middeldorf, S., Dr.
Klinik für Orthopädie
und Rheumatologie,
Klinikum Staffelstein,
Am Kurpark 11,
96231 Staffelstein

Molsberger, A., Dr.
Kasernenstraße 1B,
40213 Düsseldorf

Mudra, I., Dr.
Neuraltherapie und Akupunktur,
Kernbergstraße 65,
07749 Jena

Müller, K., Dr.
Sektion Physikalische
und Rehabilitative Medizin,
Martin-Luther-Universität
Halle-Wittenberg,
Ernst-Grube-Straße 40,
06097 Halle/Saale

Niklas, A., Prof. Dr.
Institut für Sportwissenschaften,
Georg-August-Universität,
Robert-Koch-Straße 40,
37075 Göttingen

Peschel, U., Dr.
Klinik für Orthopädie,
Fachklinik Hängebargshorst
der LVA Schleswig-Hostein,
23714 Malente-Krummsee

Peters, A., Dr.
Orthopädische Abteilung,
Schwarzwaldklinik,
Herbert-Helmmann-Allee 46,
79189 Bad Krozingen

Peters, K.M., Prof. Dr.
Orthopädische Klinik,
Rhein-Sieg-Klinik Nümbrecht,
Höhenstraße 30,
51588 Nümbrecht

Rosenbaum, D., Priv.-Doz. Dr.
Funktionsbereich Bewegungsanalytik,
Klinik und Poliklinik für Allgemeine
Orthopädie,
Westfälische Wilhelms-Universität
Münster,
Albert-Schweitzer-Straße 33,
48149 Münster

Schauder, P., Prof. Dr.
Universitätsklinikum,
Zentrum Innere Medizin,
Georg-August-Universität,
Robert-Koch-Straße 40,
37075 Göttingen

Scheiderer, W.-D., Dr. Dipl.-Ing.
Rehabiltationsklinik Saulgau,
Waldburg-Zeil Kliniken,
Siebenkreuzerweg 18,
88348 Saulgau

Schmitt, E., Prof. Dr.
ehem. Abteilung für
Wirbelsäulenerkrankungen der
Orthopädischen Uniklinik Frankfurt,
Schützenstraße 36,
65195 Wiesbaden

Schüler, U.
Münsterstraße 63,
33775 Versmold

Stein, V., Priv.-Doz. Dr.
Medizinischer Dienst der
Krankenversicherung Sachsen-Anhalt,
Breiter Weg 19c,
39104 Magdeburg

Tillmann, K., Prof. Dr.
Rheumaklinik Bad Bramstedt GmbH,
PSF 1448,
24572 Bad Bramstedt

Von Hanstein, K.-L., Prof. Dr.
Lindenalleeklinik,
Martha-von Opel-Weg 44,
65307 Bad Schwalbach

Wenz, W., Dr.
Abteilung für Orthopädie II,
Orthopädische Universitätsklinik
Heidelberg,
Schlierbacher Landstraße 200a,
69118 Heidelberg

Einleitung

V. Stein, B. Greitemann

Der Mensch ist von seinem Schöpfer mit Leistungskraft, Intelligenz und Dynamik versehen, die ihn in die Lage versetzen, sinnbildlich Berge zu versetzen. Dadurch ist es ihm u. a. möglich, den Mond zu erobern und nun auch den Mars ins Visier zu nehmen.

Jede Medaille hat zwei Seiten, so kann ein solches Wesen auch schwach und auf die Unterstützung durch die Starken der Gesellschaft angewiesen sein. Ein Schwacher ist genauso ein Mensch, ob mit einer prägnanten Gesundheitsstörung oder einfach als gealterter Aktiver früherer Jahre.

Gerade diese Menschen mit einer Einschränkung oder einer Behinderung bedürfen unser aller Hilfe und Verständnis. Nur gemeinsam können wir dazu beitragen, dass sie Werte wie Lebensfreude, Selbstständigkeit und Zufriedenheit, für manche auch in Verbindung mit Ansehen und Würde, erhalten bzw. wiedererlangen und nicht Gefühle wie Einsamkeit, Nutzlosigkeit und Sinnlosigkeit ihr tägliches Leben dauerhaft prägen.

Die medizinische Rehabilitation ist hierbei ein direkter Weg, der unmittelbar zu einer Steigerung der Lebensqualität, einer Erhöhung von Wohlbefinden und Lebensfreude der Betroffenen sowie ggf. zu ihrer Integration in Gruppierungen Gleichgesinnter oder der Lebenshilfe führt.

Die Solidargemeinschaft sollte dieses zutiefst humane Angebot nie versiegen lassen. Unsere schwächeren und älteren Mitmenschen danken es uns, wie auch wir einst dafür danken werden und dann wie sie zurückblicken:

Quod fuimus, estis quod sumus, eritis.

(Was ihr seid, das waren wir, was wir sind, das werdet ihr; Freskeninschrift von Ambrogio Lorenzetti, 14. Jahrhundert)

Entwicklung und Grundsätze der Rehabilitation

V. Stein, B. Greitemann

Die medizinische Rehabilitation bildet in unserer modernen Zeit einen entscheidenden und zunehmend wichtigeren Bestandteil in einer sinnvollen gesundheitsorientierten Gesamtbetreuung eingeschränkter oder behinderter Menschen. Das gesellschaftliche Grundanliegen hierfür hat sich nur sehr langsam bis hin zur heute bestehenden Solidargemeinschaft entwickelt, erste Wurzeln reichen weit in die Vergangenheit zurück.

2.1 Historische Entwicklung der Rehabilitation

Bereits Jahrhunderte vor Christi Geburt sind erste diesbezügliche Ansätze zu finden, als man in *Athen* z. B. die Speisung von Kriegsinvaliden per Gesetzeskraft aus öffentlichen Mitteln regelte.

Alexander der Große gewährte im 4. Jahrhundert vor Christi Geburt kriegsbeschädigten Soldaten Hilfe und überließ ihnen Land und Geld, so regelte er deren Versorgung und das ihrer Nachkommen.

Das kriegerische *Sparta* dagegen setzte die Kriegsinvaliden und als Krüppel bezeichnete behinderte Menschen als Ballast der Gesellschaft aus bzw. tötete behindert Geborene (damals krüppelhafte Kinder) und entledigte sich so einfach seiner »Problemmenschen«.

Der physiotherapeutische Ansatz der Rehabilitation stand in *Korinth (Asklepieion)* bereits im 5. Jahrhundert vor Christi Geburt in hoher Blüte. Diese Behandlungen wurden durch Begleittherapien für die Psyche unterstützt. Der Ansatzpunkt war schon ganzheitlich – Körper, Geist, Seele. Das Symbol der Schlange (periodische Häutung) wurde damals als Zeichen der Wiedergeburt, Erneuerung und körperlichen Regeneration angesehen.

Auch bei den *Römern* stand die Physiotherapie in hohem Ansehen. Neben gymnastischen Übungen dominierte die Balneotherapie. Zeugnisse davon liefern die zahlreichen Badanlagen in Italien und den eroberten Gebieten. Im Sinne der sozialen Rehabilitation versorgte man die Kriegsbeschädigten mit Häusern und Äckern der Besiegten. Damit verbunden war allerdings die Auflage, die Grenzen des Römischen Imperiums zu bewachen.

Bei den *Germanen* war es bis zur Christianisierung generelle Pflicht der Angehörigen, für die Behinderten und Hinterbliebenen in der familiären Sippe zu sorgen.

Mit der Ausbreitung der christlichen Religion kümmerte sich zunehmend die Kirche um Arme und Versehrte und half auch kranken und gebrechlichen Menschen in klostereigenen Hospitälern.

Bereits um 1816 wurde als erste Rehabilitationsstätte eine Anstalt in Würzburg von *König Ludwig I.* begründet, die unter der Leitung von Johann Georg Heine »Deformierte und Amputierte« orthopädietechnisch versorgte. Ähnliche Anstalten entstanden 1841 in Ludwigsburg und 1855 in Stuttgart. Im Verlauf des 19. Jahrhunderts finden sich beginnende Tendenzen, behinderte Menschen, die im damaligen Sprachgebrauch noch als Krüppel und Sieche bezeichnet wurden, in Heimen und Anstalten unterzubringen, um ihnen möglichst auch eine Beschäftigung zu geben.

Der dänische *Pfarrer Hans Knudsen* gründete im Jahr 1872 in Kopenhagen eine Vereinigung und ein Heim für Krüppel, wodurch behinderte Menschen neben ärztlicher Hilfe und orthopädietechnischer Versorgung gleichzeitig eine berufliche Ausbildung erhielten. Auch in Deutschland entstanden mehrere solcher Einrichtungen, so 1886 das *Oberlinhaus* bei Potsdam, 1897 das *Anna-Stift* in Hannover, 1898 die *Pfeiffer'schen Stiftungen* in Magdeburg-Cracau und 1899 die *Hüffer-Stiftung* in Münster.

Um 1904 gründete die *Katholische Josephs-Gesellschaft* in Bigge eine Klinik und ein Ausbildungsheim zur Betreuung körperbehinderter Kinder und Erwachsener, die postulierten Zielstellungen waren bereits die Erwerbsbefähigung und die Resozialisierung behinderter Menschen.

Im Jahr 1906 fand in Preußen erstmals eine Krüppelzählung (Ergebnis: 50.416 Krüppel in Preußen, davon 29.225 heimbedürftig) statt. Der Kongress der Deutschen Orthopädischen Gesellschaft 1908 beschäftigte sich mit dieser Problematik.

Ein Jahr danach kam es dann zur Gründung der »*Deutschen Vereinigung für Krüppelfürsorge*«, in der sich Ärzte, Pfarrer, Erzieher und Ausbilder gemeinsam mit Vertretern der Anstalten und Kliniken für eine stetige Verbesserung der Körperbehindertenfürsorge einsetzten. Das »Preußische Krüppelfürsorgegesetz« im Jahr 1920 war ein erster Erfolg dieser Bemühungen, an dem der Orthopäde Biesalski einen sehr wesentlichen Anteil hatte. Die »Deutsche Vereinigung für Krüppelfürsorge« stellt somit einen Vorläufer heutiger Gesellschaften und Vereine dar, die sich die Rehabilitation als unverzichtbaren Bestandteil einer ganzheitlichen Betreuung körperbehinderter Menschen auf ihre Fahnen geschrieben haben.

Mit dem I. Weltkrieg kam es zu einer enormen Zunahme der Körperbehinderten, die aus der großen Anzahl schwerer Kriegsbeschädigungen resultierten. Die medizinische Hilfe erforderte insbesondere die Konstruktion von speziellen Apparaten und Prothesen, um eine Rückführung in die alten oder in artverwandte Berufe zu ermöglichen.

Um diesen schwierigen Aufgabenstellungen gerecht werden zu können, entstanden entsprechende Versorgungseinrichtungen, die man rückwirkend durchaus als Vorläufer heutiger Rehabilitationszentren ansehen kann. Neben Amputationen, Stumpfkorrekturen und plastischen Eingriffen gehörte auch die gezielte Wiedereingliederung der Kriegsversehrten in den beruflichen Alltag zu den obligaten Betreuungsaufgaben solcher Einrichtungen. Durch diese Entwicklung geprägt, waren es damals die Orthopäden Biesalski, Spitzy, F. Lange, Hohmann, Schede und Scholl, die sich bemühten, bereits damals die heutigen Grundgedanken einer umfassenden medizinischen und auch beruflichen Rehabilitation zu verwirklichen.

Auch durch den II. Weltkrieg entstand eine vergleichbare Problemsituation infolge vieler behandlungsbedürftiger Kriegsversehrter. Als eine der tragenden Versorgungsstätten dieser Zeit sei nur, quasi stellvertretend, ein Lazarett in Neustrelitz genannt, in dem die körperbehinderten Menschen gleichzeitig eine ärztliche Versorgung, eine spezielle Krankengymnastik einschließlich Kranken- und Versehrtensport sowie eine schadensorientierte Arbeitstherapie erhielten. Für die handwerklichen Übungen zur Beschäftigung bzw. zur beruflichen Neuorientierung standen eine Tischlerei, eine Schlosserei, orthopädietechnische Werkstätten, eine Spielzeugherstellung sowie die Möglichkeit zur Leder- und Holzschnittarbeit zur Verfügung.

Am 31.5.1950 wurde durch die Deutsche Vereinigung für Krüppelfürsorge in Volmarstein der Entwurf für ein neues, den aktuellen Bedingungen und Gegebenheiten der gesellschaftlichen Entwicklung angepasstes Körperbehindertengesetz beschlossen, das mit Inkrafttreten das alte Krüppelfürsorgegesetz von 1920 ablöste. Die für Betroffene als diffamierend anzusehende Bezeichnung *Krüppel* wurde durch das Wort *Körperbehinderte* ersetzt, aus der »Deutschen Vereinigung für Krüppelfürsorge« entstand schließlich die »Deutsche Vereinigung für die Rehabilitation Behinderter e. V.«, die sehr wesentlich durch Ärzte für Orthopädie und durch erfahrene Rehabilitationsmediziner geprägt wurde bzw. wird.

Auch das Wort »Rehabilitation« ist keine Schöpfung unserer jüngeren Vergangenheit. Es war der badische Hofrat und Staatsrechtler Franz Josef Ritter von Buss, der diesen Begriff erstmals im Jahr 1844 in die deutsche Literatur einbrachte und die Definition der Rehabilitation schon damals in seinem Buch »System der gesamten Armenpflege« treffend und wohl bleibend wie folgt formulierte:

Vielmehr soll der heilbare Kranke vollkommen rehabilitiert werden, er soll sich zu der Stellung wieder erheben, von welcher er herabgestiegen war, er soll das Gefühl seiner persönlichen Würde wiedergewinnen und mit ihm ein neues Leben.

Mit dieser historischen Feststellung schließt sich der Bogen zur Gegenwart, die inhaltliche Aussage ist auch heute noch sozialer Bestandteil jeder Rehabilitation.

2.2 Rehabilitation – Säule unseres Gesundheitssystems

Unter der Gesamtheit aller gesundheitlichen Störungen und Einschränkungen kommt den pathologischen Veränderungen der Stütz- und Bewegungsorgane in der Frage der Häufigkeit und des möglichen Behinderungsgrades eine besondere Bedeutung zu. In Abhängigkeit von ihrer unmittelbaren Ausprägung, der anatomischen Lokalisation und eines ggf. multifokalen bzw. -morbiden Auftretens gehen sie mit einer mehr oder weniger starken Einschränkung der individuellen Leistungsfähigkeit einher, die bei Kindern schnell einen Einfluss auf Sport und Spiel und bei dem Erwachsenen auf seine berufliche Tätigkeit hat.

Somit ist die zeitgerechte medizinische Rehabilitation für das orthopädische und unfallchirurgische Fachgebiet eine fest definierte Größe. Das mögliche Schädigungsspektrum ist sehr breit gefächert und umfasst alle Gezeiten des menschlichen Lebens. Unabhängig von der Genese, aber abhängig vom jeweiligen Verlauf, beanspruchen die in der Übersicht gelisteten Erkrankungsgruppen potenziell den größten Rehabilitationsbedarf an den Stütz- und Bewegungsorganen.

Erkrankungsgruppen mit dem potenziell größten Rehabilitationsbedarf
- 1. Angeborene Deformierungen der Hände (Klumphand, Strahlendefekte, Fingerfehlbildungen u. a.) und der Füße (Klumpfuß, Plattfuß, Zehenfehlbildungen u. a.)
- 2. Angeborene Fehlbildungen von Wirbelsäule und Extremitäten
  - mit Minderung der Stütz- bzw. Bewegungsfunktion der betroffenen Areale (Knochendeformierungen, -verkürzungen, -verformungen und -fehllagen) und
  - mit schlaffen Lähmungszuständen (Myelomeningozelen), v. a. der Beine
- 3. Schwere angeborene Rückstände in der Knochenentwicklung, insbesondere der Hüftgelenke im Säuglingsalter (Luxation, Hüftdysplasie)
- 4. Starke fehlstatische Wirbelsäulenverkrümmungen (Skoliose, Kyphose, Lordose)
- 5. Allmählich entstehende Gelenkfehlstellungen an den Extremitäten infolge Störungen von Gehirn- bzw. Nerven-/Muskelfunktionen (Zerebralparesen, spastische Krankheitsbilder)
- 6. Wachstumsstörungen unterschiedlicher Ausprägung und Lokalisation nach vorher unauffälliger Entwicklung (aseptische Knochennekrosen)
- 7. Erworbene Deformierungen nach bakterieller Entzündung
  - eines Gelenkes, v. a. am Hüftgelenk (Coxitis),
  - eines Röhrenknochens (Osteomyelitis) oder
  - eines Segmentes der Wirbelsäule (Spondylitits) sowie
  - bei systemischem Entzündungsgeschehen (Rheuma) und

> - bei Stoffwechselstörungen (Osteoporose, Osteomalazie, diabetische Neuropathie u. a.)
> - 8. Traumatisch bedingte Schädigungen von Kontinuität und Funktionaltät der Wirbelsäule und der Extremitäten (Frakturen, Luxationen, Kapsel-Band-Muskel-Läsionen)
> - 9. Erworbene Veränderungen der Stütz- und Bewegungsorgane sowie Gliedmaßenteilverluste als Folge von Unfällen und speziellen Erkrankungen

Ein Patient mit *angeborenen* Veränderungen der Stütz- und Bewegungsorgane muss von Kindheit an in einer speziellen, möglichst interdisziplinären Betreuung sein, um jegliche Tendenzen einer organbezogenen Leistungsfehlentwicklung frühzeitig erfassen, kontinuierlich beobachten und zielgerichtet altersabhängige und funktionsfördernde Maßnahmen einsetzen zu können. Hierzu gehören in Abhängigkeit von der Wachstumsentwicklung notwendige operative Eingriffe und ggf. die Versorgung mit orthopädietechnischen Hilfsmitteln, die je nach Erkrankungsbild kurz- oder längerfristig, zeitweise oder ständig genutzt werden müssen.

Bei Patienten mit *erworbenen* Störungen und Schäden der Stütz- und Bewegungsorgane handelt es sich entweder um zeitlich begrenzte Einschränkungen bestimmter Körperfunktionen oder um bleibende, häufig im Verlauf progrediente Funktionsverluste, letzteres meist im Extremitätenbereich.

Die Bedeutung einer modernen medizinischen, aber auch integrierten beruflichen Rehabilitation ist inzwischen wohl fast jedem Menschen ein Begriff, nicht jedoch, welche Probleme und Anstrengungen sowie Ängste und Sorgen mit einer solchen Eingliederung bzw. Wiedereingliederung für den Betroffenen verbunden sein können. Solche und ähnliche Fragen stellen sich die meisten Menschen in der Regel erst, wenn sie selbst oder im Familien- oder Bekanntenkreis mit einer schweren Einschränkung des Gesundheitszustandes konfrontiert werden.

Nicht selten führen angeborene Leiden, Krankheit oder Verletzung/Unfall bei dem Betroffenen und seiner Familie plötzlich, unerwartet und unvorbereitet zu einem gesundheitlichen Schaden (»impairment«), der mitunter schnell zu einer funktionellen Einschränkung (»disability«) führen kann. In Abhängigkeit vom Grad der Störung/Behinderung, vom Eintrittsalter derselben und der wahrscheinlichen Störungs-/Behinderungsdauer resultieren mitunter deutliche soziale Beeinträchtigungen (»handicap«), teilweise auch existenzielle Problemsituationen.

Im persönlichen Bereich sind dies Einschränkungen der Unabhängigkeit, der Freizeitaktivitäten und der wirtschaftlichen bzw. beruflichen Möglichkeiten. Familiär können Pflegebedarf, gestörte soziale Beziehungen und wirtschaftliche Belastungen unmittelbare Folgen einer Behinderung sein. Gesellschaftlich kann u. U. plötzlich ein Fürsorgeanspruch, ein Produktivitätsverlust bzw. eine gestörte soziale Eingliederung zur unerwarteten Realität werden.

Eine medizinische Rehabilitation sollte daher stets eine umfassende Maßnahme unter Berücksichtigung aller Problemfacetten sein.

Um eine solide problem- bzw. situationsangepasste Maßnahme zu gewährleisten, ist bereits die Antragstellung zur medizinischen Rehabilitation gesetzlich geregelt. Auf dieser Grundlage sind folgende Rehabilitationsinitiativen praxisrelevant:

- »normale« Reha-Maßnahme (§ 15 SGB VI),
- Veranlassung der Krankenkasse (§ 51 SGB V),
- Akutklinik für Anschlussheilbehandlung,
- Veranlassung der Rentenversicherung,
- Veranlassung der Unfallversicherung,
- Veranlassung durch die Sozialhilfe,
- Veranlassung durch Träger der sozialen Entschädigung bei Gesundheitsschäden.

Nur mit einem individuell ausgelegten, befundorientierten Konzept unter Berücksichtigung der »ganzheitlichen« Betrachtung der medizinischen, psychischen und beruflich-sozialen Situation bestehen reelle Chancen für eine Funktionsverbesserung bzw. einen Stabilisierungszuwachs gestörter Areale und damit für eine positive Beeinflussung der Gesamtsituation. In diesem Zusammenhang bestimmen die folgenden therapiebezogenen Kriterien wesentlich den rehabilitativen Verlauf und damit den Gesamterfolg:

- Beherrschen der therapeutischen Grundübungen,
- Durchführung der Übungen ohne Ausweichbewegungen,
- beschwerdeseitige Toleranz aller Übungseinheiten,
- Motivation und »psychogene« Entspanntheit,
- therapiebegleitende Kooperation Patient-Arzt/Therapeut,
- Umfang einer verbliebenen Restproblematik,
- restliche Schmerzsymptomatik,
- persistierende Fehlstatik,
- psychogene Demotivation.

Trotz der befundorientierten Individualität in der Festlegung des unmittelbaren Therapiekonzeptes lassen sich doch einige Hauptzielstellungen in der Rehabilitation von Wirbelsäule, Extremitäten und Gelenken postulieren:

- Stabilisierung der Bewegungssegmente,
- Kräftigung der Bauch- und Rückenmuskulatur bzw. der gelenkführenden Muskulatur,
- Verbesserung gestörter Gelenkfunktionen und ggf. Dehnung kontrakter Muskelareale,
- Optimierung von Haltung und Koordination,
- aufbauende (befundadäquate) Konditionierung,

- angepasste Steigerung der Ausdauerleistung,
- Beherrschen der Aktivitäten des Alltagslebens,
- psychische Stabilisierung zur Krankheitsbewältigung,
- Erlernen eines befundangepassten Gesundheitstrainings,
- berufsspezifische Information und Beratung.

Neben den therapeutisch ausgerichteten Zielstellungen wird die orthopädische bzw. unfallchirurgische Rehabilitation bei Patienten im erwerbsfähigen Alter natürlich wesentlich durch sozialmedizinische Hauptzielstellungen bestimmt:
- Stabilisierung einer gefährdeten Erwerbsfähigkeit,
- Wiedererlangung der Erwerbsfähigkeit insbesondere nach längerer Arbeitsunfähigkeit, ggf. über eine stufenförmige Eingliederung nach § 74 SBG V,
- Vermeidung einer subjektiven Chronifizierung des Erkrankungsgeschehens,
- spezifische berufsorientierte Beratung durch die Träger der Rentenversicherung bzw. der gesetzlichen Unfallversicherung.

Für die angestrebte Ergebnisqualität ist es ganz entscheidend, dass bereits in der Zielstellung dem Betroffenen unmissverständlich das Prinzip des ganzheitlichen Rehabilitationsansatzes klar aufgezeigt und danach möglichst effizient praktiziert wird.

Der Behandlungsablauf ist dabei in seiner Gesamtheit stets durch den Arzt der Reha-Einrichtung zu koordinieren, die therapeutischen Maßnahmen haben teamintegriert abzulaufen. Dem Patienten muss es von Anfang an verständlich sein, dass möglichst aktive vor passiven Maßnahmen zum Einsatz kommen und die verordnete Therapiedichte stets an die Befundsituation angepasst bleibt.

Häufig wird die große Bedeutung der aktiven Mitarbeit des Betroffenen für den gesamtrehabilitativen Verlauf unterschätzt. Das gilt auch oder vielleicht sogar insbesondere für die Teilnahme am Gesundheitstraining, einem vielfältig konzipierten, gezielt bzw. befundangepasst verordneten Verhaltenstraining. Durch die Teilnahme sollen spezifische Informationen zum rehabilitativen Hauptproblem vermittelt und eine Akzeptanz der Inhalte mit dem Ziel der späteren Alltagsintegration erreicht werden. Stellvertretend seien hier als Beispiele die Rückenschule und die Endoprothesenschulung genannt und in diesem Zusammenhang auf ▶ Kap. 3.16 verwiesen.

Auch die Kontextfaktoren können Verlauf und Erfolg sowohl einer medizinischen als auch einer beruflichen Rehabilitation positiv, aber auch leider negativ beeinflussen. Somit sollte unbedingt der individuelle Lebenshintergrund (umwelt- und personenbezogene Faktoren) des Rehabilitanden beleuchtet werden, um frühzeitig seine gegebene physische und psychisch-seelische Alltagssituation zu kennen und um diese für das rehabilitative Vorhaben zu nutzen bzw. bei negativer Tendenz rechtzeitig gegensteuern zu können. Auch die Eruierung eines Risikoverhaltens (Alkohol- und Nikotinabusus, Fehlernährung/Übergewicht, Bewegungsmangel, Erholungsmangel/Stress, Extremsport) und möglicher Risikofaktoren (Hypertonie, Stoffwechselstörungen) sollten v. a. bei negativ ausgerichteten Kontextfaktoren eine besondere Beachtung finden.

Bei Patienten mit bleibenden, v. a. starken funktionellen Einschränkungen müssen die Phase der psychischen Imbalance bis zur Tolerierung der körperlichen Veränderungen und die Zeit bis zur persönlichen Akzeptanz ggf. unumgänglicher orthopädietechnischer Hilfsmittel (Schiene, Prothese, Rollstuhl) fest in den Rehabilitationsprozess integriert sein, möglicherweise unter Einbindung eines Psychologen.

Zu einer ganzheitlichen Rehabilitation gehören natürlich auch spezifische Empfehlungen für die Nachsorge des Rehabilitanden, die v. a. eine rechtzeitige Vermittlung eines adäquaten Haustrainingsprogrammes, bei bestimmten Erkrankungen die Einbindung in territoriale Selbsthilfegruppen, die Informationsweitergabe zu ambulanten Reha-Sportgruppen am Heimatort und zuständigen Beratungsstellen umfassen.

Nur wenn die Umsetzung der entscheidenden Rehabilitationsgrundsätze gelingt, kann auch in solchen schwierigen Problemfällen ein Maximum an Selbstständigkeit und Unabhängigkeit im täglichen Leben erreicht bzw. wieder erreicht werden. Darüber hinaus stellt eine zielgerichtete Rehabilitation inkl. der postoperativen Anschlussheilbehandlung in ihrer Langzeitwirkung ein erhebliches Element der Kostendämpfung in puncto Haushaltshilfe, Heil- bzw. Hilfsmittelbedarf und Pflegeaufkommen dar.

Je höher der Grad der Selbstständigkeit wird, desto größer ist die Rate der Arbeitsfähigkeit und je geringer der Anteil der Erwerbsunfähigkeit. Daher ist jede Rehabilitation mit Umsicht stets auch eine Rehabilitation mit Weitsicht!

Literatur

Buß FJ (1843 – 1846) System der gesamten Armenpflege, Bd 1–3. Steinkopff, Darmstadt Stuttgart

Katthagen A (1975) Geschichte der Rehabilitation. Vordruckverlag, Bruchsal 1975, Praktische Orthopädie, Bd 6, S 19–23

Langhagel J (1980) Rehabilitation. In: Witt AN, Rettig H, Schlegel KF, Hackenbroch M, Hupfauer W (Hrsg) Orthopädie in Praxis und Klinik, 2. Aufl, Bd 1: Allgemeine Orthopädie. Thieme, Stuttgart NewYork, S. 15.01–15.18

Stein V (2000/01) Die historische Entwicklung zur .modernen Rehabilitation. Kurort-Magazin 7/8: 12–13

Stein V (2001) Die medizinische Rehabilitation – eine Säule unseres Gesundheitssystems. Kurort-Magazin 10: 12–13

Schwerpunktmethoden der Rehabilitation in Orthopädie und Unfallchirurgie

3.1 Krankengymnastik

K. Müller

Die Krankengymnastik baut auf einem gezielten, dosierten, methodisch planmäßigen Einsatz von Bewegungsabläufen auf. Sie umfasst sowohl aktive als auch passive Formen der Bewegungstherapie sowie komplexe Konzepte unter kontinuierlicher Befundkontrolle zur Behandlung von Erkrankungen und Funktionsstörungen des Bewegungs-, Nerven-, Kardiopulmonal-, Intestinal- und Urogenitalsystems sowie der Psyche (Konsensuskonferenz 1998). Krankengymnastik ist ein Teilgebiet der physikalischen Therapie und ein wesentlicher Bestandteil in der Rehabilitation orthopädisch-traumatologischer Erkrankungen.

3.1.1 Wirkweise und Wirkspektrum

In den letzten 150 Jahren hat die Krankengymnastik eine revolutionäre Entwicklung vom Training von Einzelmuskeln über das Training von Bewegungsketten/komplexen Bewegungsmustern (KG auf neurophysiologischer Grundlage) bis zum Training von Bewegungsprogrammen durch Einbeziehung reflektorischer Vorgänge in die Therapie (sensomotorisches Training) vollzogen.

Bewegung geschieht auf der Grundlage eines Bewegungsprogramms nach dem Muster Afferenz – Verarbeitung – Efferenz – Reafferenz. Jede Bewegung beginnt mit der Wahrnehmung des Istzustands vor der Bewegung. Nach Bewegungsende erfolgt die Bewegungskontrolle als Vergleich des neuen Istzustands im Vergleich zum erwarteten Sollzustand. Das Bewegungsprogramm als die »Software des Bewegungssystems« (Lewit u. Kolar 1998) selbst ist im Unterbewusstsein gespeichert und wird von dort abgerufen. Die Bewegung läuft »automatisch« ab.

Die Entwicklung des Bewegungsprogramms (»Softwareentwicklung«) ist, im Rahmen einer genetischen Vorgabe, Inhalt des motorischen Lernens von der Zeit im Mutterleib bis zum Erreichen des Erwachsenenalters (ca. 20. Lebensjahr). Durch strukturelle oder funktionelle Defizite oder Erkrankungen können diese Programme gestört sein. Aufgabe der Krankengymnastik ist die Erstellung bzw. Wiederherstellung dieser Bewegungsprogramme. Krankengymnastik kann man als gezielte Softwareentwicklung für das Bewegungssystem bezeichnen.

Das Training eines neuen Bewegungsprogramms erfolgt in 2 Phasen:
- 1. Erstellen eines neuen Bewegungsprogramms
  Die Steuerung erfolgt über die Großhirnrinde und erfordert die volle Aufmerksamkeit.
- 2. Automatisieren der Bewegung
  Der Bewegungsablauf wird über untergeordnete Hirnzentren gesteuert (subkortikal), die Bewegung läuft weitgehend unbewusst ab (sekundäres und tertiäres Gedächtnis).

Das Erarbeiten eines neuen Bewegungsprogramms (z. B. der aufrechten Haltung im Stehen, Sitzen und Laufen oder des »richtigen« Bückens) erfordert eine hohe Zahl an Übungswiederholungen (bis zu 50.000), bis die Bewegung unbewusst und automatisch abläuft. Dies zu erreichen, ist Inhalt und Aufgabe der Krankengymnastik.

3.1.2 Methoden

Die Krankengymnastik besitzt wie kaum eine andere Therapie so viele unterschiedliche Methoden und Konzepte, deren Indikationen sich teilweise stark überschneiden und deren Indikationsspektren im Einzelnen teilweise sehr weit gefasst sind. Einige Konzepte haben darüber hinaus den Charakter von Schulen entwickelt, die eigene patho- und wirkphysiologische Konzepte vertreten und von einem oder wenigen Erstbeschreibern geprägt sind (Gutenbrunner u. Weimann 2004).

In der Praxis krankengymnastischer Therapie werden in der Regel verschiedene Methoden gleichzeitig anwandt und diese auch mit anderen physikalischen Behandlungsmethoden oder psychologischer Einflussnahme kombiniert. Trotzdem ist es sinnvoll, typische Prinzipien herauszustellen und kennenzulernen.

> **Methoden der Krankengymnastik sind:**
> 1. Passive Maßnahmen
> 2. Aktive Bewegungstherapie
> 3. Krankengymnastik auf neurophysiologischer Grundlage
> 4. Krankengymnastik mit Geräten
> 5. Atmungstherapie
> 6. Entspannungstherapie

Den Methoden sind jeweils verschiedene therapeutische Verfahren zugeordnet.

Passive Maßnahmen

Zu den passiven Maßnahmen, bei denen der Patient bei Bewegungsabläufen keine eigene motorische Aktivität (willkürliche Muskelaktivität) entwickelt, gehören folgende Verfahren:
- Lagerung,
- Mobilisation,
- Extension und Traktion.

Technische Hilfsmittel sind Schaumstoffpolster, Sandsäcke, Wasserkissen, Bettklötze, Rollen, höhenverstellbare Behandlungsliegen u. a. *Lagerungen* dienen der

Regulierung des Muskeltonus und zur Therapie bzw. Verhinderung von Kontrakturen oder Fehlstellungen. Eine Stufenlagerung (s. ▶ Kap. 3.8) durch Hochlagerung der Unterschenkel zur Streckung der Lendenwirbelsäule dient der Schmerzlinderung bei akuter Lumbalgie. Andere Hoch- und Tieflagerungen werden bei venösen und arteriellen Durchblutungsstörungen und bei Lymphödem eingesetzt.

Häufiger Lagewechsel dient der Dekubitusprophylaxe, der Verhinderung von Kontrakturen und der Vermeidung von Schmerzen des Bewegungssystems.

Die *Mobilisation* soll die Beweglichkeit von Gelenken (auch an der Wirbelsäule) wiederherstellen bzw. verbessern. Die Behandlungsmethode besteht aus rhythmischen, weich geführten Bewegungen in Richtung der verminderten Mobilität, in der Regel sollen diese Bewegungen schmerzfrei bleiben. Mobilisationstechniken zur Relaxation (Entspannung) und zur Fazilation (Bahnung) werden auch in der Chirotherapie (s. ▶ Kap. 3.9) eingesetzt.

Durch manuelle oder apparative *Extension und Traktion* erreicht man eine passive Dehnung muskulärer, ligamentärer, kapsulärer sowie bindegewebiger Weichteilstrukturen (s. ausführlich in ▶ Kap. 3.8).

Aktive Bewegungstherapie

In der Regel beruht die Krankengymnastik auf aktiver Betätigung oder zumindest aktiver Mitarbeit des Patienten. Die unmittelbaren therapeutischen Ziele sind Verbesserung der Koordination und Kräftigung der aktiv beübten bzw. trainierten Muskulatur, Harmonisierung und Ökonomisierung des Bewegungsablaufes.

> Es gilt der Grundsatz: Keine Schmerzen, obwohl häufig bis zur Schmerzgrenze geübt werden muss (Ausnahme beim M. Bechterew).

Zu den aktiven Bewegungsübungen gehören folgende Verfahren:
- isometrische Spannungsübungen,
- aktive, achsengerechte und komplexe Bewegungsübungen,
- rhythmisch-dynamische Bewegungsübungen,
- geführte und/oder gestützte Bewegung,
- Bewegung gegen Widerstand,
- Bewegungsübungen im Wasser,
- Gangschulung.

Unter *isometrischen Spannungsübungen* versteht man Muskelanspannungen gegen einen mehr oder weniger großen Widerstand. Voraussetzung dafür ist, dass eine ausreichende Kraft vorhanden ist. Ziel ist eine Kraftzunahme bzw. Erhöhung der Kraftausdauer. Eingesetzt werden isometrische Widerstandsübungen bei Abschwächung oder Atrophie von Muskelgruppen oder bei muskulären Dysbalancen, wobei die Anspannung des Agonisten immer eine reflektorische Entspannung des Antagonisten bewirkt.

Halte- und Bewegungsarbeit sind in der Regel gleichzeitige Komponenten krankengymnastischer Übungen. *Achsengerechte Übungen* bewegen ein Gelenk um seine charakteristische Achse, als *komplexe Übungen* werden Bewegungen eines Gelenkes in mehreren Ebenen oder die gleichzeitige Bewegung mehrerer Gelenke bezeichnet. Diese Bewegungen können auch *geführt und/oder gestützt* oder als *rhythmisch-dynnamische Bewegungsübungen* durchgeführt werden. Dadurch werden unterschiedliche Belastungen für den übenden Muskel ermöglicht. Dabei soll die Bewegung niemals nur den Einzelmuskel, sondern funktionelle Muskelketten einschließen.

Eine *Bewegung gegen Widerstand* wird durch zusätzliche Gewichte oder andere apparative Einrichtungen oder durch den Physiotherapeuten hergestellt. Solche Übungen werden kontinuierlich oder intermittierend durchgeführt.

Entlastungen gelingen z. B. im Zustand der Schwerelosigkeit im Wasser, durch unterstützende Aufhängung einzelner Körperteile (z. B. im Schlingentisch, ◘ Abb. 3-3) oder durch Unterstützung des Physiotherapeuten. Die *Krankengymnastik im Bewegungsbad* bietet im indifferent temperierten oder warmen Wasser Übungsmöglichkeiten unter Verminderung der Schwerkraft, gegen den Widerstand des Wassers und mit Entlastung der Muskulatur. Von den physikalischen Eigenschaften des Wassers sind der hydrostatische Auftrieb, der aufgrund der hydrostatischen Druckunterschiede einen scheinbaren Gewichtsverlust bedingt, Wärme (32–35°C Wassertemperatur) und der Wasserwiderstand besonders wirksam, wenn die Verbesserung der Beweglichkeit, Kraft, Ausdauer und Koordination Behandlungsziele sind, v. a. dann, wenn eine Ganz- oder Teilentlastung erforderlich ist.

> **Cave**
>
> Kontraindikationen der Krankengymnastik im Bewegungsbad sind kardiale und pulmonale Dekompensationen, die durch den hydrostatischen Druck beeinflusst werden, schwere Herzrhythmusstörungen, Fieber, nicht beherrschbare Epilepsien, Hautdefekte und Hauterkrankungen, die chloriertes Wasser nicht vertragen, sowie Harn- und Stuhlinkontinenz.

Unter *Gangschulung* versteht man das aktive Üben von Funktionsabläufen des Gangs, das Gangbild soll sich dem optimalen Funktionsablauf weitestgehend annähern. Dies ist von jeweils sehr unterschiedlichen anatomischen und physiologischen Voraussetzungen der einzelnen Patienten abhängig. Gestörte Bewegungsmuster sollen wieder hergestellt werden, oder es müssen neue Muster mit günstigen Kompensationsmechanismen pathologischer Befunde erlernt werden. Es handelt sich um komplexe Übungen zentralnervöser und peripherer neurologischer Funktionen (z. B. Gleichgewicht, Koordination) und der Muskulatur, wobei neben den körperlichen auch psychologische und soziale Voraussetzungen des Patienten berücksichtigt werden müssen. Gelegentlich werden auch Hilfsmittel verschiedener Art eingesetzt.

Die Ziele der Gangschule sind die Normalisierung des Gangrhythmus, die Wiederherstellung einer harmonischen Gangbewegung, die Mobilisation eingeschränkter Gelenkbewegungen, die Kräftigung der Muskulatur der unteren Extremitäten, das Koordinationstraining und die Reaktionsschulung.

Krankengymnastik auf neurophysiologischer Grundlage

Bei der Krankengymnastik auf neurophysiologischer Grundlage handelt es sich um komplexe Behandlungsprogramme, welche umfassendere Zusammenhänge der tonischen und motorischen Regulation, der Wahrnehmung von Haltung und Bewegung sowie der zentralen Steuerung und Kontrolle von Bewegung berücksichtigen. Häufiges Ziel ist ein motorisches Lernen sinnvoller, (noch) nicht entwickelter und/oder verlorengegangener (verschütteter) Bewegungsformen oder eine Hemmung fehlerhafter tonischer Regulation und Bewegung. Bei therapieresistenten Schäden werden Möglichkeiten einer Kompensation gesucht.

Bewegung geschieht immer auf der Grundlage von Programmen und beginnt mit der Wahrnehmung (Sensomotorik). Entgegen einer häufig vertretenen Ansicht eignen sich solche Behandlungen deshalb nicht nur für primär neurologische Erkrankungen höher gelegener sensorischer, koordinierender und motorischer Zentren, sondern auch für Störungen der Muskulatur und der peripheren motorischen Einheit.

Zur Krankengymnastik auf neurophysiologischer Grundlage gehören folgende Verfahren:
- Bahnung und Reaktivierung von Bewegungsmustern,
- reflektorische Steuerung der Motorik über Propriozeption und Exterozeption (Tiefen- und Oberflächenwahrnehmung),
- Aktivierung frühkindlicher Bewegungsmuster,
- Hemmung unter Nutzung spinaler Reflexe,
- Hemmung unter Nutzung des Eigenreflexapparates,
- Bewegungsförderung durch sukzessive Induktion,
- Beeinflussung sensorischer und mechanischer Eigenschaften der Gelenkkapsel,
- sensomotorische Schulung.

Eine unterschiedliche Mixtur der oben genannten Verfahren wird in verschiedenen verfahrens- und auch methodenübergreifenden Behandlungskonzepten angewendet. Die meisten Konzepte sind nach dem wesentlichen und für die jeweilige Therapie charakteristischen Vorgehen sowie nach den jeweiligen Autoren benannt. Naturgemäß bestehen an vielen Stellen Ähnlichkeiten und Überschneidungen. Jede der einzelnen Therapien erfordert eine zusätzliche Ausbildung des Physiotherapeuten.

> **Die bekanntesten Konzepte der Krankengymnastik auf neurophysiologischer Grundlage**
> - PNF (propriozeptive neuromuskuläre Fazilitation)
> - Entwicklungsneurologische Behandlung nach Bobath
> - Entwicklungskinesiologische Behandlung nach Vojta
> - Maitland-Konzept
> - Stemmübungen nach Brunkow
> - Sensorische Integrationskonzepte
> - McKenzie-Konzept
> - Behandlungskonzept nach Cyriax
> - Brügger-Konzept
> - Funktionelle Bewegungslehre nach Klein-Vogelbach
> - Feldenkrais-Konzept
> - Lösungstherapie Schaarschuch-Haase
> - Skoliosetherapiekonzepte
> - Hippotherapie
> - Sensomotorische Fazilitation nach Janda

Die *propriozeptive neuromuskuläre Fazilitation (PNF)*, als in der orthopädischen Rehabilitation häufig eingesetztes Konzept, wurde von dem Arzt H. Kabat und der Krankengymnastin M. Knott in den USA entwickelt. Durch komplexe »diagonale« Übungen über mehrere Gelenke in einer Funktionskette unter Mitdenken des Patienten und mit taktiler, visueller, vestibulärer und verbaler Stimulation und gegen den Widerstand des Physiotherapeuten werden Bewegungen fazilitiert (Fazilitation = Förderung, Bahnung), d. h. gebahnt, gefördert und erleichtert.

Die Stimulation erfolgt über verschiedene exterozeptive und propriozeptive Reize. Taktile Stimulation erfolgt durch einen speziellen Handgriff des Physiotherapeuten (Lumbrikalgriff), der sowohl Widerstandsgebung als auch eine diagonale Führung der zu behandelnden Extremität ermöglicht. Über visuelle und vestibuläre Stimulation erhält der Patient Informationen über Ausmaß und Richtung des Bewegungsablaufs. Über verbale Stimulation durch Kommandos des Therapeuten wird dem Patienten ein Rhythmusgefühl für die maximale Willküraktivität der entsprechenden Muskeln vermittelt.

Propriozeptive Reize sind Stretch, hier werden die Muskeln durch Vordehnung für eine optimale Kontraktion vorbereitet, Traktion verbessert die Beweglichkeit und ermöglicht eine Schmerzreduktion, und Approximation

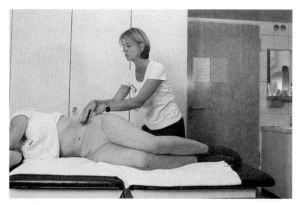

Abb. 3-1. PNF-Beckenpattern

der Gelenke fördert die Stabilität. Ein weiterer propriozeptiver Reiz ist der dosiert eingesetzte Widerstand durch den Physiotherapeuten.

Es werden typische Bewegungsabläufe, sog. »patterns« oder »Diagonalen«, erarbeitet, an denen jeweils die Komponenten Extension/Flexion, Abduktion/Adduktion sowie Außenrotation/Innenrotation beteiligt sind. Dadurch verlaufen die Bewegungen diagonal und spiralförmig.

Durch Summation der exterozeptiven und propriozeptiven Reize und der komplexen Bewegungsmuster (»pattern«) kann es zu einer Irradiation (»overflow«) kommen, sodass bisher nicht oder wenig aktivierte Muskeln stimuliert und dadurch an der Bewegung stärker beteiligt werden. Auch die richtige Reihenfolge der eingesetzen Reize, das Timing, spielt für den gut koordinierten Bewegungsablauf eine wichtige Rolle. Ziele sind Stabilisierung, Verbesserung der Kraft, Ausdauer und Koordination (Abb. 3-1).

Die *Stemmübungen nach Brunkow* wurden von der Krankengymnastin R. Brunkow auf der Basis eigener Beobachtung beim Sich-heraus-Stemmen aus dem Rollstuhl empirisch entwickelt. Bei diesem Behandlungskonzept breitet sich, im Gegensatz zu vielen anderen krankengymnastischen Techniken, die Muskelaktivität über Kokontraktion von Agonisten und Antagonisten, von peripher zum Rumpf aus.

Die Ausgangsstellung zeigt kokontraktorisch maximal extendierte Hände und Füße (Sprunggelenke). Unter Stemmführung versteht man die Bewegungen, die der Patient mit der in der Ausgangsstellung angespannten Muskulatur durchführt, dabei kommt es reflektorisch auch zur Anspannung der Rumpfmuskulatur mit Aufrichtung der Wirbelsäule. Diese reflektorischen Haltungsreaktionen können durch propriozeptive Reize des Therapeuten noch fazilitiert werden. Die Stemmübungen können aus verschiedenen Ausgangsstellungen, wie Bauchlage, Rückenlage, Vierfüßlerstand, Stehen und Sitzen durchgeführt werden. Ziele sind die Stabilisation unterschiedlicher Körperstellungen und die Bahnung physiologischer Körperhaltungen und Bewegungsmuster.

Das *Feldenkrais-Konzept* wurde von dem Physiker Moshe Feldenkrais entwickelt. Ziel ist es, über eine Verbesserung der Selbstwahrnehmung (auf der Basis des Erkennens und Bewusstwerdens dysfunktioneller Bewegungsmuster) neue Bewegungsmuster zu erlernen und Bewegungsalternativen zu erarbeiten. Das Feldenkrais-Konzept wird von ihm selbst eher als pädagogisches Lernkonzept (z. B. Begriffe: Schüler und Lehrer statt Patient und Therapeut) verstanden und von anderen Autoren häufig den körperorientierten Psychotherapien zugeordnet.

Die Methode kann als Einzelbehandlung (Einzelarbeit) oder als Gruppenbehandlung (Gruppenarbeit) durchgeführt werden. Die Einzelbehandlung ist durch passive, geführte Bewegungen und Berührungen, die vom »Schüler« erspürt werden, gekennzeichnet, im Verlauf der Behandlungen werden durch den »Lehrer« neue Bewegungsmuster angeboten, die durch »funktionelle Integration« aufgenommen werden sollen. Die Gruppenbehandlung ist gekennzeichnet durch aktive Bewegungsausführung mit Erspüren des Bewegungsablaufs: »Bewusstheit durch Bewegung« zur Verbesserung der körperlichen Wahrnehmungsfähigkeit (Zitat: »Erst wenn Du merkst, was Du tust, kannst Du tun, was Du willst«).

Die *funktionelle Bewegungslehre* nach Susanne Klein-Vogelbach (FBL) orientiert sich am Bewegungsverhalten des gesunden Menschen. Unsere Vorstellung von der Norm entsteht durch die ständige unbewusste Beobachtung des Bewegungsverhaltens vieler Menschen.

Nach Klein-Vogelbach gibt es einen Idealkörperbau für Statik und Konstitution, bei dem die optimale Gewichtsverteilung und die Längen von Rumpf und Extremitäten ökonomische Bewegungen ermöglichen. Bei jedem Menschen treten Abweichungen von diesem Ideal auf, die zu veränderten Bewegungsabläufen und evtl. Schmerzen führen. Mit der Erstellung eines systematisierten Befundes (»funktioneller Status«) werden die Abweichungen für jedes einzelne Gelenk erfasst.

Die Therapie z. B. funktioneller Wirbelsäulenbeschwerden besteht aus 3 Teilen:
- 1. Mobilisierende Massage,
- 2. Widerlagernde Mobilisation:
  Die Mobilisation eines Gelenkes, Drehpunktes, Bewegungsniveaus oder einer Schaltstelle der Bewegung wird widerlagernd genannt, weil sie auf dem Beobachtungskriterium der Widerlagerung einer weiterlaufenden Bewegung aufgebaut ist. Da sie sich immer nur auf einen Drehpunkt konzentriert, muss die Widerlagerung im Drehpunkt selbst stattfinden. So gelingt es, die Bewegungstoleranz endgradig auszuschöpfen. Diese Mobilisation soll, wenn möglich, hubfrei, sicher aber hubarm vorgenommen werden.
- Hubfreie und hubarme Mobilisation:
  Bewegungen finden in horizontalen Ebenen statt, d. h. die Bewegungsachse steht vertikal = hubfrei mit den Zielen: lokale Durchblutungsverbesserung, Lo-

ckerung der Muskulatur, Mobilisation der zentralen Drehpunkte.

Für alle auszuführenden Bewegungen wird eine Ausgangsstellung gesucht, in der soviel Körpergewicht wie möglich abgelegt werden kann (Hubarmut). Bei allen 3 Techniken wird so lange unterstützt gearbeitet, bis der Patient die Übungen selbstständig ausführen kann.

Dieselben Prinzipien gelten für die »funktionelle Atemtherapie«. Im Liegen oder im Sitz in stark unterstützter Ausgangsstellung wird die bewusste Wahrnehmung und Beeinflussung der Atembewegung geübt. Ganganalyse und -schulung sind ebenfalls ein wichtiger Bestandteil des Konzeptes. Auf Gymnastikbällen werden mit genau definierten Bewegungen das Gleichgewicht, die Koordinationsfähigkeit, Beweglichkeit und Kraft wieder eingeübt.

Durch die Normalisierung der Bewegungsmuster sowie der Haltung und unter Berücksichtigung der Konstitution und der bestehenden Bewegungsdefizite soll eine Ökonomisierung täglicher Bewegungsabläufe erreicht, Schmerzen reduziert und die Belastbarkeit gesteigert werden.

Krankengymnastik mit Geräten

Die Verfahren der Krankengymnastik mit Geräten sind:
- Übungsbehandlungen mit krankengymnastischen Hilfsmitteln,
- Schlingentischbehandlung.

Zum gezielten sensomotorischen Training (Koordinationsschulung), aber auch zur Kräftigung und Mobilisierung können *Übungsbehandlungen mit krankengymnastischen Hilfsmitteln*, z. B. Kreisel, Wackelbrett, Minitrampolin, Sprossenwand, Pezziball, Impander, Pedalo, Schwingplatte, Kletterseil, Therapieband, Aerostep (◘ Abb. 3-2), Spacecurl und eine Vielzahl von anderen Kleingeräten, durchgeführt werden.

Der moderne Mensch hat nicht nur Bewegungsmangel, sondern schon Bewegungsarmut. Zusätzlich unternimmt er alles, um die propriozeptive Information weiter zu vermindern (Kleidung, Schuhe, ebene Böden). Die Afferenz (Stimulation aus der Peripherie) muss durch sensomotorische Stimulation gefördert werden. Der Strom der propriozeptiven Reize aus der Peripherie kann durch sensomotorisches Training vergrößert werden.

Laube u. Hildebrandt (2000) verweisen darauf, dass Teile des sensomotorischen Systems nie selektiv (einzeln) angesprochen oder in Funktion versetzt werden können. Rezeptoren sind nicht trainierbar, sondern nur das funktionelle System als Ganzes. Für die Praxis leitet sich daraus die Notwendigkeit ab, Trainingsprogramme zu entwickeln, die das sensomotorische System als Ganzes trainieren, also von der Informationsaufnahme (Wahrnehmung) bis hin zur Bewegungsausführung und -spei-

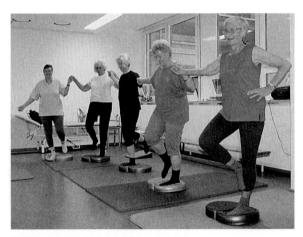

◘ Abb. 3-2. KG-Gruppe auf dem Aerostep

cherung. Dies schließt die Aufgabe ein, auf neue, unerwartete Impulse adäquat und schnell im Bewegungsablauf zu reagieren, also die reflektorische Bewegungskontrolle zu optimieren.

Im Ergebnis des sensomotorischen Lernprozesses soll der Trainierende gelernt haben: die Haltungsstabilität zu verbessern, den Zielmuskel in der Bewegung wieder zum »richtigen« Zeitpunkt einzusetzen, den Muskeleinsatz abgestimmt mit den anderen Muskeln zu vollziehen, schnell bzw. der Belastung angepasst Kraft zu entwickeln (Laube u. Hildebrandt 2000).

Sensomotorisches Training kann mit Geräten ausgeführt werden, die hohe Anforderungen an das Gleichgewicht stellen. Dies sind z. B. das Minitrampolin, der Aerostep, der Gymnastikball u. a.

Eigene Untersuchungen zeigen eine signifikante Verbesserung der koordinativen Fähigkeiten durch sensomotorisches Training mit Minitrampolin, Aerostep und Spacecurl sowohl bei Patientengruppen mit Rückenschmerzen und Osteoprose als auch gesunden jüngeren und älteren Personen. Dabei tritt die Verbesserung der sensomotorischen Leistungen bereits nach wenigen Trainingseinheiten auf. Die Stabilität dieser sensomotorischen Adaptation ist aber nur bei regelmäßigem Training gewährleistet.

Bei der *Schlingentischbehandlung* wird der Schlingentisch zur schwerelosen Aufhängung des Gesamtkörpers, einzelner oder mehrerer Extremitäten (Teil- oder Ganzkörperaufhängung) genutzt. Diese Aufhängungen können zur schmerzlindernden Lagerung, Gelenkmobilisation, zum aktiven oder passiven Üben mit Abnahme der Eigenschwere, Üben gegen dosierten Widerstand, zur Koordinationsschulung, zur Schmerzbehandlung, Kräftigung und zur Wahrnehmungsschulung eingesetzt werden.

Durch die Einstellung und Veränderung von einem oder mehreren Aufhängepunkten werden gezielt Bewegungen gefördert oder verhindert und Zugkräfte in

3.1 · Krankengymnastik

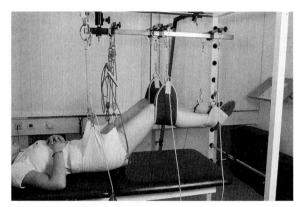

Abb. 3-3. Schlingentischbehandlung

gewünschte Richtungen gelenkt (Abb. 3-3). Der Physiotherapeut kann manuell Widerstände setzen, Touren von Bewegungsabläufen ausführen, Aufhängepunkte verschieben, die Ausgangsstellung verändern, Gewichte, Federn, unterschiedliche Schlingen und/oder Fixationsgurte einsetzen.

Indikationen für die Anwendung des Schlingentisches sind schmerzhafte Muskel- und Gelenkkontrakturen, abgeschwächte, spastische oder paretische Muskulatur und Koordinationsstörungen. Als Kontraindikationen bzw. Limitationen müssen Psychosen, Klaustrophobie, Verbrennungen und Hautverletzungen genannt werden.

Atmungstherapie

Unter Atmungstherapie (= krankengymnastischer Teil der Atemtherapie) versteht man Verfahren, die durch direkte und indirekte Reize die Atmung bzw. die Atemform beeinflussen und sich an der Physiologie der Atmung und der Pathophysiologie des Gasaustausches orientieren.

Die Verfahren der Atmungstherapie sind:
- Lagerungen,
- Packe- oder Reizgriffe,
- Vibration, Klopfung, Thoraxkompression, vertikale Erschütterungen,
- Ein- und Ausatemtechniken,
- atmungserleichternde Körperstellungen,
- Hustentechniken,
- Oberkörpergymnastik,
- Hilfsmitteleinsatz (z. B. Flutter, PEP-Maske, Giebel-Rohr).

Ziele, die mit der Atmungstherapie verfolgt werden, sind das Erkennen des Atemrhythmus, die Optimierung der Ruheatmung, der Abbau von Fehlatmung bzw. fehlerhafter Stereotype, die Beseitigung atemhemmender Widerstände, die Tonisierung und Kräftigung der Atemmuskulatur, die Detonisierung und Dehnung der Atemhilfsmuskulatur, das Erlernen einer ökonomischen Hustentechnik, die Erleichterung der Expektoration, eine Verbesserung der Schleimhautfunktion und eine allgemeine Verbesserung der kardiopulmonalen Leistungsfähigkeit.

Entspannungstherapie

Entspannungsübungen dienen der Wahrnehmung und Lösung von Spannungszuständen im Organismus, insbesondere im Bereich der Atmung und der Muskulatur. Das Spektrum dieser Übungen reicht von der Anwendung taktiler Reize und Massagegriffe über isometrische Spannungsübungen und deren postisometrischer Relaxierung bis hin zur verbalen Beeinflussung durch Vermittlung von Vorstellungen und Verhaltensweisen (Conradi et al. 1995).

Die Verfahren der Entspannungstherapie sind:
- postisometrische Entspannung,
- Entspannung über Atemtechniken,
- bewusste willkürliche Entspannung,
- Entspannung über taktile Reize.

In der orthopädischen Rehabilitation häufig eingesetzte entspannungstherapeutische Konzepte sind die *progressive Muskelrelaxation nach Jacobson*, das autogene Training und die konzentrative Entspannung. Indiziert sind sie v. a. bei psychosomatischen Funktionsstörungen des Bewegungssystems und funktionellen Störungen der Atmung.

Die progressive Muskelrelaxation nach Jacobson beinhaltet das Erlernen und Erspüren von Muskelanspannung und Entspannung mit dem Ziel, eine tiefenmuskuläre Entspannung zu erreichen sowie eine aktive Spannungskontrolle zu erlernen. Die Übungen werden im Sitzen oder Liegen durchgeführt. Einzelne Muskeln oder Muskelgruppen werden nacheinander angespannt und anschließend bewusst entspannt, im Sinne einer »Reise« durch den gesamten Körper, sodass es zu einem progressiven, als angenehm empfundenen Entspannungszustand des gesamten Körpers kommt.

Das *autogene Training*, entwickelt von J.H. Schultz, ist ein Konzept zur Beeinflussung des vegetativen Nervensystems sowie (indirekt) der Muskelspannung mit Umstimmung von ergotroper auf trophotrope Reaktionslage. Dies wird erreicht über Autosuggestion. Nach dem erfolgreichen Erlernen der Methode wird die vegetative Umstimmung über einen bedingten Reflex erreicht.

Es gibt 6 Grundformeln, eingebettet in die Formel: »Ich bin ganz ruhig und gelassen.«
- 1. »Mein rechter Arm ist warm.«
- 2. »Mein rechter Arm ist (nicht ›wird‹) schwer.«
- 3. »Es atmet mich.« (Oder: »Es atmet in mir.«)
- 4. »Mein Herz schlägt ganz ruhig.«
- 5. »Sonnengeflecht (oder ›Bauch‹) ist strömend warm.«
- 6. »Meine Stirn ist angenehm kühl.«

Eine eigene Formel, am eigenen Problem orientiert, kann angefügt werden. Die Durchführung sollte vom Patienten selbstständig im Sitzen oder Liegen durchgeführt werden, d. h. ohne Vorsprechen der Formeln.

> **Praxistipp**
>
> Die Verordnung von Krankengymnastik ist eine ärztliche Leistung. Krankengymnastik muss wie ein Medikament richtig dosiert werden. Deshalb sollte jede Verordnung eine genaue Beschreibung der Methode, die Anzahl der Behandlungen (z. B. 8- oder 10-mal), Einzel- oder Gruppenbehandlung, den Abstand der Behandlungen (z. B. täglich oder 3-mal wöchentlich), eine exakte Diagnose- und Leitsymptomangabe und die Angabe einer eventuellen Kombination mit einem anderen physiotherapeutischen Mittel beinhalten.

3.1.3 Indikationen

Allgemeine Indikationen der Krankengymnastik in der orthopädisch-traumatologischen Rehabilitation sind Gelenkfunktionsstörungen, muskuläre Dysbalancen und Koordinationsstörungen.

Hauptziele in der Rehabilitation sind die Ökonomisierung von Bewegungsabläufen, die Kompensation von Ausfällen und die Korrektur eines falschen Bewegungsverhaltens (Verhaltensschulung). Ein wichtiges Anliegen ist auch die Vermittlung von Vertrauen in die eigenen Fähigkeiten der Rehabilitanden.

Im Rahmen der Rehabilitation muss selbstverständlich nach einer Eingangsfunktionsdiagnostik der Funktionszustand die Veränderung der Leistungsfähigkeit des Rehabilitanden kontrolliert und der Rehabilitationsplan (einschließlich der entsprechenden krankengymnastischen Methoden) angepasst werden. Wichtig ist, dass das Rehabilitationsziel gemeinsam mit dem Rehabilitanden genau definiert und im Verlauf der Rehabilitation an den veränderten Funktionszustand angepasst wird. Es bestehen enge Berührungen und fließende Übergänge zur Bewegungstherapie im Sinne eines sportlichen Trainings.

Abhängig von der jeweiligen Funktionsstörung und der Belastbarkeit ist es in vielen Fällen sinnvoll, mit geeigneten Elementen verschiedener krankengymnastischer Methoden zu arbeiten. Häufig wird Krankengymnastik auch mit anderen Methoden der physikalischen Therapie kombiniert (z. B. Massagen, Elektrotherapie, Ultraschall, manuelle Therapie, Thermotherapie, Kryotherapie).

Die Grenzen der klassischen Krankengymnastik sind Untermotivation (durch Schmerzen, Antipathie, Angst, Übungsmonotonie, Verweigerungshaltung), aber auch Übermotivation (mit Über- oder Fehlbelastung).

Um ausreichende Therapieeffekte zu erzielen, sollte Krankengymnastik während der Rehabilitation möglichst täglich erfolgen. Eine funktionelle Adaptation bzw. Übungseffekte, d. h. Funktions- und Leistungssteigerung, verbesserte Regulationen und Ökonomie, z. B. infolge einer besseren Organdurchblutung, der Koordinationsabläufe und eines muskulären Zusammenspiels von Agonisten und Antagonisten benötigen mehrere Übungseinheiten pro Woche (Gutenbrunner u. Weimann 2004).

> **Cave**
>
> Kontraindikationen gegenüber aktiver Krankengymnastik
> - Akute entzündliche Prozesse (z. B. fieberhafter Infekt, Myokarditis, rheumatoider Schub, floride Infektionen)
> - Schwerste dekompensierte Herzerkrankungen (NYHA III und IV)
> - Instabile Angina pectoris
> - Maligne Hypertonie
> - Dekompensierte respiratorische Insuffizienz
> - Belastungsbedingte, hochgradige Herzrhythmusstörungen
> - Krebs im Finalstadium
> - Myositis ossificans (regional)

Nur in wenigen Situationen und Krankheiten ist eine Krankengymnastik nicht indiziert, selbst bei Bettlägerigkeit sollten die Gelenke täglich durchbewegt werden. Die Anwendung von Lagerungs- und Atemtechniken oder vorsichtig dosiertes Anspannen von Muskeln sind fast immer möglich. Eine Steuerung über die Parameter Intensität (niedrig), Pausen (lang) und Intervallbehandlung hilft, auch hier Krankengymnastik durchzuführen.

Im Vordergrund krankengymnastischer Therapie, die in der Regel durch Physiotherapeuten (Krankengymnasten) durchgeführt wird, steht die *Einzelbehandlung*, sie ermöglicht ein individuelles Eingehen auf den einzelnen Patienten und die speziellen Funktionsstörungen. Damit werden hohe Anforderungen an den Therapeuten gestellt. Er muss die notwendige Fremdwahrnehmung – v. a. die Beobachtung von sichtbarem Bewegungsverhalten und Körpersprache seines Patienten – beherrschen. Voraussetzung dafür ist eine Eigenwahrnehmung, d. h. die Fähigkeit, auch selbst ökonomische motorische Stereotype zu bilden.

Die *Gruppentherapie*, welche eine gewisse Anzahl von Patienten mit ähnlichen Funktionsstörungen voraussetzt, hat insbesondere Vorteile in Bezug auf psychologische Aspekte. Sie kann die Motivation positiv beeinflussen, zumal der Einzelne mit anderen in einen Erfahrungsaustausch treten und dort positive Anregungen für sich selbst erhalten kann; er erfährt, dass nicht er allein betroffen ist. Durch den gruppendynamischen Effekt besteht aber auch die Gefahr der Überforderung.

Auch *mentales Üben* kann zur Wiedererlernung gestörter Bewegungen beitragen. Man versteht darunter das geistige Hinführen auf bestimmte Bewegungsabläufe durch die Vorstellung von Bewegungsabläufen. Beim bloßem Beobachten eines Bewegungsablaufes tritt dieser Effekt sensomotorischen Lernens nicht ein.

Krankengymnastik ist ganz entscheidend abhängig von der Attraktivität, die durch die Fähigkeit und Persönlichkeit des Physiotherapeuten vermittelt wird und den Patienten entsprechend motiviert, um eine gute Compliance zu schaffen.

Das Setzen realistischer Teilziele während der Rehabilitation und die Dokumentation der Fortschritte ist hilfreich.

Es gibt zwar umfangreiche klinische und praktische Erfahrungen mit den verschiedensten krankengymnastischen Methoden, aber wissenschaftliche Studien zu Wirkungen einzelner Verfahren, der Vergleich zwischen verschiedenen Verfahren, Vorteile/Nachteile, Reizintensität/Reizdauer, Behandlungsserie und andere Aspekte sind noch weitgehend unerforscht. Dies stellt natürlich für den Arzt das Problem dar, welche Methode er im einzelnen verordnen soll. Abhängig ist dies auch davon, welche Therapeuten welchen Ausbildungsstand haben oder welche speziellen Verfahren sie beherrschen (in Physiotherapieschulen werden nur Basisverfahren vermittelt).

Bekanntermaßen kombinieren natürlich Physiotherapeuten während einer Behandlungsserie unterschiedliche Verfahren je nach funktionellem Fortschritt im Rehabilitationsverlauf. Im Rehabilitationsprozess müssen die einzelnen Interventionsverfahren optimal aufeinander abgestimmt werden, damit keine hemmenden Interferenzen auftreten. Dies ist Aufgabe des Rehabilitationsteams.

Fazit
- Krankengymnastik baut auf einen gezielten, dosierten, methodisch planmäßigen Einsatz von Bewegungsabläufen auf. Aufgabe der Krankengymnastik ist die Erstellung bzw. Wiederherstellung von Bewegungsprogrammen, die durch strukturelle oder funktionelle Defizite oder Erkrankungen gestört sind. Hauptziele in der Rehabilitation sind die Ökonomisierung von Bewegungsabläufen, die Kompensation von Ausfällen und die Korrektur eines falschen Bewegungsverhaltens.
- Methoden der Krankengymnastik sind: passive Maßnahmen, aktive Bewegungstherapie, Krankengymnastik auf neurophysiologischer Grundlage, Krankengymnastik mit Geräten, Atmungstherapie und Entspannungstherapie.
- Allgemeine Indikationen der Krankengymnastik in der orthopädisch-traumatologischen Rehabilitation sind Gelenkfunktionsstörungen, muskuläre Dysbalancen und Koordinationsstörungen.

Literatur

Conradi E, Hoppe H, Reißhauer A (1995) Physikalische Therapie. In: Grifka J (Hrsg) Naturheilverfahren. Urban & Schwarzenberg, München Wien Baltimore

Gutenbrunner C, Weimann G (2004) Krankengymnastische Methoden und Konzepte. Springer, Berlin Heidelberg New York

Konsensuskonferenz Physikalische und Rehabilitative Medizin (1998) Deutsche Gesellschaft für Physikalische Medizin und Rehabilitation, Berufsverband der Fachärzte für Physikalische und Rehabilitative Medizin, Arbeitsgemeinschaft Physikalische Medizin und Rehabilitation (Hrsg) Fachgebiet Physikalische und Rehabilitative Medizin – Begriffe und Definitionen. GFBB-Verlag, Bad Kösen

Lange A (2003) Physikalische Medizin. Springer, Berlin Heidelberg New York

Laube W, Hildebrandt HD (2000) Auswirkungen einer defizitären Propriozeption auf die Bewegungsprogrammierung – koordinative Aspekte nach Kniegelenksverletzung und bei Rückenpatienten. Orthop Tech 51: 534–550

Lewit K, Kolar P (1998) Funktionsstörungen im Bewegungssystem – Verkettungen und Fehlprogrammierung. Krankengymnastik 8: 1346–1352

Müller K, Kreutzfeldt A, Schwesig R, Becker S, Hottenrott K (2004) RückenAktivprogramm. Meyer & Meyer, Aachen

3.2 Ergotherapie

K.M. Peters

3.2.1 Wirkweise und Wirkspektrum

Der Begriff Ergotherapie, die auch Beschäftigungs- und Arbeitstherapie genannt wird, stammt vom griechischen Wort »ergon« ab, was Tätigkeit, Werk, Verfahren, Ausführung, Verrichtung bedeutet. Die Ergotherapie verfolgt auf dem medizinisch-rehabilitativen Sektor das Ziel, körperliche, seelische und geistige Behinderungen und Krankheiten zu beheben, ihrer Progression entgegenzuwirken bzw. verlorengegangene Funktionen zu kompensieren. Im Vergleich zu anderen Heilmitteln steht bei der Ergotherapie die eigenaktive Handlung im Sinne der Wiedergewinnung komplexer Handlungskompetenzen im Mittelpunkt. Sie bedient sich aktivierender Verfahren unter Einsatz speziell adaptierten Übungsmaterials, handwerklicher und gestalterischer Techniken sowie lebenspraktischer Übungen.

Verfahren in der Ergotherapie
- Motorisch-funktionelle Verfahren
- Neurophysiologische Therapiestrategien
- Psychosoziale Therapien
- Arbeitstherapien
- Adaptive Therapiemethoden

Die Ergotherapie hat in der Orthopädie ihren Schwerpunkt bei motorischen Funktionseinschränkungen. Sie dient hier folgenden Zielen:
- Abbau pathologischer Haltungs- und Bewegungsmuster,
- Aufbau physiologischer Funktionen,
- Entwicklung oder Verbesserung der Grob- und Feinmotorik,
- Hemmung pathologischer Bewegungsmuster und Bahnung normaler Bewegungen,
- Entwicklung und Verbesserung der Koordination von Bewegungsabläufen,
- Verbesserung von Gelenkfunktionen einschließlich Gelenkschutz,
- Vermeidung der Entstehung von Kontrakturen,
- Narbenabhärtung nach Amputationen,
- Training im Gebrauch von Hilfsmitteln,
- Selbsthilfetraining.

Gerade bei komplexen Verletzungsmustern liegen nicht selten auch sensorische und psychische Einschränkungen wie z. B. posttraumatische Belastungsstörungen vor, die ebenfalls vom ergotherapeutischen Spektrum zu erfassen sind. Ein typisches Beispiel sind komplexe Handverletzungen. Die Hand zeichnet sich durch vielfältige Funktionen wie Tasten, Gestalten, Druckäußerung, Greifvermögen und Geschicklichkeit aus. Darüber hinaus ist die Hand ein Ausdrucksorgan. Bei einer komplexen Handverletzung liegen in der Regel nicht nur motorische Funktionseinschränkungen, sondern auch erhebliche sensorische Defizite und psychische Beeinträchtigungen vor. Gerade die erfolgreiche Behandlung der beiden letztgenannten Funktionen entscheidet wesentlich über das Gesamtergebnis.

Zusätzliche Behandlungsziele der Ergotherapie können die Stabilisierung sensomotorischer und perzeptiver Funktionen, die Verbesserung der graphomotorischen Funktionen sowie die Verbesserung von die Motivation und die Kommunikation beeinflussenden Faktoren wie Antrieb, Selbstvertrauen, Realitätsbezogenheit, Selbst- und Fremdwahrnehmung, Kontaktfähigkeit und Angstbewältigung sein. Durch psychische Stabilisierung und Unterstützung bei der Krankheitsbewältigung soll eine aktive Auseinandersetzung des Betroffenen mit der Erkrankung gefördert werden.

3.2.2 Methoden

Die Methoden der Ergotherapie orientieren sich v. a. an Tätigkeiten des Berufslebens und der Freizeitgestaltung sowie an alltäglichen Verrichtungen. Eine zentrale Bedeutung in der Orthopädie und orthopädischen Rehabilitation haben die nachstehend genannten sensomotorisch-funktionellen Verfahren der Ergotherapie.

Sensomotorisch-funktionelle Verfahren der Ergotherapie
Muskelfunktionstraining

Es umfasst den Erhalt eines Muskelstatus und/oder die Verbesserung der Muskelfunktion durch Vergrößerung des Muskelquerschnitts und Erhöhung von Kraft und Ausdauerleistung durch angemessene Widerstände, unterschiedlichen Krafteinsatz und Übungsdauer. Das Muskelfunktionstraining kann statisch-isometrisch, dynamisch-isoton oder auxoton erfolgen. Ziele des Muskelaufbautrainings sind die Bewegungsanbahnung, Zunahme der Muskelfaserdicke, Kraftzunahme, Steigerung der physischen Belastbarkeit sowie Beeinflussung der statischen und dynamischen Ausdauer.

Koordinationstraining

Das Koordinationstraining zielt auf ein Zusammenwirken von ZNS und Skelettmuskulatur innerhalb eines bestimmten Bewegungsablaufes ab. Ziel des Koordinationstrainings ist die Verbesserung multimuskulärer Bewegungsmuster.

Gelenkmobilisation

Die Gelenkmobilisation stellt ein Basisverfahren im sensomotorisch-funktionellen Bereich der Ergotherapie dar. Sie kann passiv oder aktiv vorgenommen werden. Zu den aktiven Formen zählen die assistive oder unterstützte Bewegung, die aktive oder freie Bewegung und die resistive Bewegung, d. h. die aktive Bewegung gegen Widerstand. Ziele der Gelenkmobilisation sind die Erhaltung bzw. Wiederherstellung eines aktiven, möglichst großen schmerzfreien Bewegungsausmaßes, die Bewegungsanbahnung, die Bewegungskoordination sowie Verbesserung physiologischer Bewegungsabläufe.

Gelenkschutztraining

Besondere Bedeutung hat das Gelenkschutztraining bei gefährdeten Gelenken, insbesondere bei Erkrankungen des rheumatischen Formenkreises. Durch modifizierte Verhaltensweisen, neue Bewegungsabläufe und bewusstes Handeln werden Bewegungen antrainiert, die durch achsgerechte Gelenkaktionen charakterisiert sind. Das Gelenkschutztraining basiert auf den Ausführungen Brattströms zum Gelenkschutz (1984). Das Gelenkschutztraining sollte möglichst frühzeitig begonnen werden, bevor irreversible Gelenkschäden aufgetreten sind.

Behandlungsverfahren bei sensiblen Dysfunktionen

Hierbei handelt es sich um Verfahren zur Schulung der Sensibilität, der sensorischen Diskriminationsfähigkeit sowie der Desensibilisierung (◘ Abb. 3-4). Indikationen für Sensibilitätsschulung sind insbesondere Plexusverletzungen, konservativ oder operativ behandelte Nervenkompressionssyndrome, periphere Nervenrekon-

3.2 · Ergotherapie

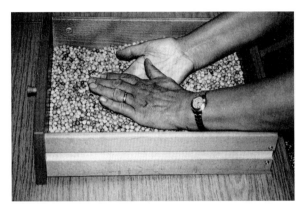

Abb. 3-4. Sensibilitätstraining der Hände im Erbsenbad

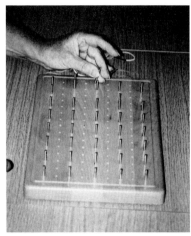

Abb. 3-5. Beübung des Spitzgriffes mittels Pinchen einsetzen

struktionen (primäre oder sekundäre Nervennaht, Nerventransplantation), Replantationen und Verbrennungen. Bei überempfindlichen Stümpfen, übersensiblen Narben, Nervenverletzungen mit persistierenden Missempfindungen und neuromartigen Beschwerden ist eine Desensibilisierung angezeigt. Gearbeitet wird mit unterschiedlichen Materialien, Druckstäben und Vibrationen.

Schienenbehandlung

Eine gelähmte oder verletzte Gliedmaße erfordert häufig eine adäquate Lagerung mittels Schienen (s. Übersicht). Hier erfolgt eine enge Zusammenarbeit des Ergotherapeuten mit dem Orthopädietechniker. Leichte, aus thermoplastischem Material bestehende Schienen fertigt der Ergotherapeut in der Regel selbst. Die Gebrauchsschulung der vom Orthopädietechniker angefertigten Schienen, Orthesen und Prothesen erfolgt sowohl durch Ergotherapeuten als auch Physiotherapeuten.

> **Schienentypen und ihre Aufgaben**
> - Lagerungsschienen:
>   Partielle Ruhigstellung, z. B. einer Sehnennaht, Entlastung von akut entzündeten Gelenken, z. B. bei Rheumatikern, Korrektur von Deformitäten, Schmerzminderung
> - Dynamische Schienen:
>   Postoperative Funktionsverbesserung unter achsengerechten Bewegungen
> - Stabilisierende, stützende (statische) Schienen:
>   Schmerzminderung, Funktionsverbesserung im Alltag, effektive Kraftübertragung, v. a. für das Handgelenk

Prothesentraining

Bei amputierten Patienten erfüllt die Ergotherapie in der Wiederherstellung der Handlungskompetenz eine ihrer ursprünglichsten Aufgaben. Das Prothesentraining wird unterteilt in:

- Vorbereitung und Pflege des Amputationsstumpfes,
- Unterweisung in der Prothesenpflege,
- Prothesengebrauchsschulung,
- Einhändertraining bei Armprothesen,
- Gangschulung,
- Hilfsmittelversorgung.

Bei Amputationen der oberen Extremität steht der Verlust der Greiffunktion und der sensorischen Funktionen der Hand im Vordergrund, bei Beinamputationen neben einem Verlust der körperlichen Integrität der (Teil-)verlust der Mobilität. Andere funktionelle Verfahren der Ergotherapie, insbesondere das ADL-Training, fließen in das Prothesentraining ein.

ADL-Training

Das Training im lebenspraktischen Bereich (ADL: »activities of daily living«) wird insbesondere bei länger anhaltenden oder bleibenden Funktionsstörungen des Bewegungsapparates eingesetzt und nutzt die verbliebenen Fähigkeiten und Fertigkeiten des Patienten, um ihn bei den Alltagsverrichtungen möglichst unabhängig von der Hilfe durch Fremdpersonen zu machen. Durch Erhalt, Wiederherstellung oder Verbesserung der Handlungskompetenz stellt das ADL-Training somit eine Kernaufgabe der Ergotherapie dar (Abb. 3-5).

Je nach Art und Grad der Schädigung müssen bestimmte Tätigkeiten des täglichen Lebens intensiver geübt werden. Dazu sind speziell eingerichtete Räume wie Übungstoilette und Übungsbad erforderlich. Für ein Haushaltstraining ist eine Lehrküche unentbehrlich. Sie sollte unterfahrbare, möglichst höhenverstellbare Arbeitsbereiche zum Training mit Rollstuhlfahrern aufweisen und mit Hilfsmitteln für Einarmigkeit oder für eingeschränkte Handfunktionen, z. B. bei Rheumatikern, ausgestattet sein (Abb. 3-6).

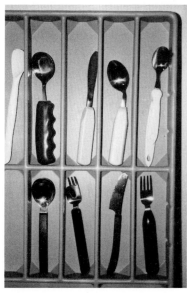

Abb. 3-6. Funktionsadaptiertes Besteck, z. B. für Rheumatiker

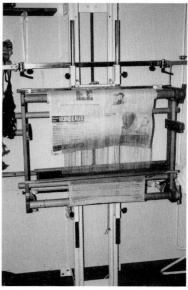

Abb. 3-7. Aufgehängter Webrahmen am Helparm

Belastungstraining

Das Belastungstraining bezieht sich auf die Rehabilitation im beruflichen Bereich (arbeitsplatzorientierte Therapie) und zielt auf eine Verbesserung der Arbeitsbelastbarkeit und eine Stabilisierung der Leistungsfähigkeit ab. Grundarbeitsfähigkeiten wie z. B. Arbeitstempo, Arbeitsanpassung, Arbeitsqualität, Pünktlichkeit und Ordnung werden geschult. Da das Belastungstraining an bestimmte räumliche Bedingungen und Materialien gebunden ist, wird es in der Regel außerhalb der Rehabilitationsklinik in Kooperation mit auswärtigen Institutionen wie z. B. Berufsförderungswerk, Berufsbildungswerk oder Werkstätten für Behinderte in deren Räumlichkeiten durchgeführt. Dabei werden sowohl Arbeitsvorgänge, wie das Arbeiten auf Leitern und Gerüsten oder das Heben und Tragen verschieden schwerer Lasten, simuliert als auch Musterarbeitsplätze eingerichtet, z. B. Schreib- oder Computerarbeitsplatz.

Zur Gruppe der sensomotorisch-funktionellen Verfahren in der Ergotherapie werden zudem Thermotherapie, Massagen, Rückenschule und Atemtherapie gezählt.

Die aufgeführten Behandlungsverfahren bzw. Techniken der Ergotherapie weisen z. T. erhebliche Überlappungen in die Bereiche der Krankengymnastik, der physikalischen Therapie und der medizinischen Trainingstherapie auf.

Übungsgeräte und -mittel zur Funktionsverbesserung

Funktionelle Übungsgeräte

Häufig eingesetzte funktionelle Übungsgeräte in der Ergotherapie sind die funktionellen Webgeräte (hochgehängter Webrahmen, adaptierter Webstuhl, Kufenwebstuhl, Übungsbett), adaptierte Hobelbänke, adaptierte

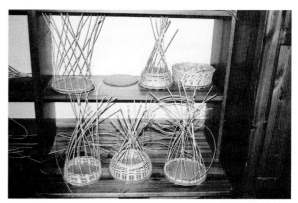

Abb. 3-8. Peddigrohrarbeiten

Sägen (Nähmaschinensäge, Fahrradsäge) und adaptierte Druckpressen (**Abb. 3-7**). Mit funktionellen Übungsgeräten lassen sich sowohl Handlungsabläufe als auch Übungsfunktionen erzielen. Der Helparm ist kein eigenständiges Übungsmittel, sondern ein Hilfsmittel. Durch Schlingen und Gewichte wird das Armgewicht teilweise oder ganz aufgehoben, sodass Bewegungen ohne den Einfluss der Schwerkraft möglich sind.

Funktionelle Spiele

Hierbei handelt es sich um handelsübliche Spiele, die für den therapeutischen Zweck in Form, Größe und Gestalt abgewandelt wurden. Die funktionellen Spiele müssen folgende Kriterien erfüllen: schnelle Erlernbarkeit, nicht zu lange Spieldauer, Individualspiele, keine Gruppenspiele, Spielverlauf mit möglichst viel Bewegung.

3.2 · Ergotherapie

Tabelle 3-1. Beispiele für den Einsatz handwerklicher Tätigkeiten in Abhängigkeit von der zu beübenden Funktion

Zu beübenden Funktion		Handwerkliche Tätigkeiten
Obere Extremität	Schulterbeweglichkeit	Batikarbeiten, Weben, Sägen, Hobeln
	Ellbogenflexion und -extension	Batikarbeiten, Weben, Hobeln, Laubsägearbeiten, Drucken, Knüpfen
	Pro- und Supination	Weben, Linoldrucken, Flechten, Tonarbeiten
	Handgelenksbeweglichkeit	Weben, Linoldrucken, Leder-, Holz- und Tonarbeiten, Knüpfen
	Fingerbeweglichkeit	Papier falten, Flechten, Knüpfen, Holz- und Metallarbeiten, Schreiben, Zeichnen, Linoldrucken
Untere Extremität	Hüftbeweglichkeit	Weben, Sägen
	Kniemobilisation	Weben, Töpfern

Handwerkliche Techniken

Für den Einsatz handwerklicher Techniken gelten ähnliche Kriterien wie für funktionelle Spiele. Die Arbeitsabläufe sollten einfach zu erlernen und überschaubar sein. Beispiele für handwerkliche Techniken sind Batikarbeiten, bildnerisches Gestalten, Drahtbiegen, Emaillieren, Holzarbeiten, Lederarbeiten, Linoldrucken, Löten, Makrameearbeiten, Metallarbeiten, Peddigrohrarbeiten (**Abb. 3-8**), Tonarbeiten, Arbeiten am Webrahmen und Webstuhl, freies Weben. Es lassen sich sowohl Funktionsdefizite der oberen als auch der unteren Extremität behandeln (**Tabelle 3-1**).

3.2.3 Indikationen

Die Indikationen zur Ergotherapie in der Orthopädie und orthopädischen Rehabilitation sind vielfältig und nicht nur auf Funktionsdefizite der oberen Extremität beschränkt. Ergotherapie kommt sowohl bei angeborenen orthopädischen Erkrankungen als auch nach Verletzungen bzw. postoperativ zum Einsatz, wobei dann in erster Linie sensomotorisch-funktionelle Behandlungsmethoden angewandt werden. Bei bleibenden Schädigungen steht das Kompensationstraining im Vordergrund. Eine wichtige Indikation für die Ergotherapie sind die Erkrankungen des rheumatischen Formenkreises.

Funktionelle Übungsgeräte und beispielhafte orthopädische Indikationen

- Hochgehängter Webrahmen:
  Kontrakturen und Muskelatrophien im Bereich der oberen Extremitäten, Schulterluxation, subakromiales Impingement mit Schulterteilsteife, Dorsolumbalgien bei Skoliosen, nach Wirbelkörperfrakturen, Spondylitis ankylosans, Amputationen im Bereich der unteren Extremitäten (zur Gleichgewichtsschulung)
- Hochwebstuhl:
  Spondylitis ankylosans (zur Verbesserung der Atembreite), Amputationen der unteren Extremität
- Webgeräte zur Beübung der unteren Extremität:
  - Hüftabduktoren und -adduktoren
    Lähmungen der Hüftabduktoren und -adduktoren, Kontrakturen, Koxarthrose, Gonarthrose, Hüft-TEP
  - Kniebeuger und -strecker
    Gonarthrose, Weichteilverletzungen des Kniegelenks, Muskelatrophien, Kontrakturen, Knie-TEP, chronische Polyarthritis
- Übungsbett:
  Paresen der Rücken- und Bauchmuskulatur, Beinparesen, nach Poliomyelitis, nach Umstellungsosteotomie im Hüft- und Kniegelenkbereich, Koxarthrose
- Adaptierte Hobelbank:
  Funktionsdefizite der oberen Extremität, insbesondere Kontrakturen im Ellbogengelenk
- Adaptierte Säge:
  Periphere Nervenverletzungen der unteren Extremität, entzündliche Gelenkerkrankungen nach dem akuten Stadium, nach Unterschenkelamputation
- Adaptierte Druckpresse:
  Bewegungseinschränkungen der Gelenke der oberen Extremität, Verletzungen der Hand, insbesondere nach Sehnentransplantationen, periphere Nervenverletzungen der oberen und unteren Extremität, Erkrankungen des Hüft- und Kniegelenks

Handwerkliche Techniken und beispielhafte orthopädische Indikationen

- Batikarbeiten:
  Einschränkungen der Feinmotorik, z. B. nach Verbrennungen und Amputationen, chronische Polyarthritis (nicht im akuten Schub), Amputationen der oberen Extremität mit nachfolgender Prothesenversorgung, obere Plexusläsion
- Bildnerisches Gestalten:
  Periphere Nervenläsionen der oberen Extremität, Amputationen der Finger, der Hand und des Unterarms mit nachfolgender Prothesenversorgung, Epicondylitis humeri, Algoneurodystrophie der Hand (nicht im Stadium I), Erkrankungen des Ellbogengelenks, Zervikobrachialgien, Erb-Lähmung, Querschnittslähmungen
- Drahtbiegen:
  Erkrankungen und Verletzungen der Hand, periphere Nervenläsionen der oberen Extremität, Querschnittslähmungen
- Emaillieren:
  Verletzungen der Unterarmsehnen und der Finger, operativ behandelte Dupuytren-Kontraktur
- Holzarbeiten:
  Erkrankungen des Schulter- und Ellbogengelenks, zur Muskelkräftigung nach operativ oder konservativ behandelten Frakturen der oberen Extremität, Erkrankungen und Verletzungen der Hand, periphere Nervenläsionen der oberen Extremität
- Lederarbeiten:
  Erkrankungen und Verletzungen der Hand, periphere Nervenläsionen der oberen Extremität, Amputationen der Hand und des Unterarms mit anschließender prothetischer Versorgung, Algoneurodystrophie im Stadium III, chronische Polyarthritis
- Linoldrucken:
  Operativ versorgte Sehnenverletzungen der oberen Extremität, operativ oder konservativ behandelte Frakturen des Unterarms und der Hand, Verbrennungsfolgen der oberen Extremität, periphere Lähmungen der oberen Extremität, chronische Polyarthritis
- Löten:
  Erkrankungen und Verletzungen der Hand, Querschnittslähmung
- Makrameearbeiten:
  Erkrankungen der Schulter, z. B. subakromiales Impingement, Schultersteife, nach Synovektomie im Ellbogengelenk, Fingeramputationen, Prothesenversorgung der oberen Extremität, komplexe Handverletzungen, Verbrennungsfolgen, Dysmelien
- Metallarbeiten:
  Eingeschränkter Faustschluss, zur Muskelkräftigung nach operativ oder konservativ behandelten Frakturen der oberen Extremität
- Peddigrohrarbeiten:
  Dysmelien, Muskeldystrophien, nach operativ versorgter Rotatorenmanschettenruptur, Verbrennungsfolgen der oberen Extremität, Amputationen der Hand und des Unterarms mit anschließender Prothesenversorgung, periphere Nervenläsionen, nach operativ versorgten Sehnenverletzungen, Algoneurodystrophie
- Tonarbeiten:
  Fingerpolyarthrose, chronische Polyarthritis, Amputationen im Bereich der Hand, Erkrankungen des Schultergelenks, Handverletzungen, periphere Nervenläsionen der oberen Extremität
- Weben:
  Operativ versorgte Rotatorenmanschettenruptur, nach Narkosemobilisation der Schulter, Schulterluxation, Algoneurodystrophie im Stadium II und III, nach Frakturen der oberen Extremität, Lumbalgien, Skoliosen, Kyphosen, Läsionen des Plexus brachialis, periphere Nervenläsionen der oberen Extremität, operativ versorgte Sehnenverletzungen, Amputationen der oberen und unteren Extremitäten mit nachfolgender Prothesenversorgung
- Freies Weben:
  Chronische Polyarthritis, Polyarthrose, Radiokarpalarthrose

Fazit

- Die Ergotherapie gehört zusammen mit der Krankengymnastik, der Sporttherapie und der medizinischen Trainingstherapie sowie der physikalischen Therapie zu den Schwerpunktmethoden der Rehabilitation in der Orthopädie und Unfallchirurgie.
- Bei der Ergotherapie steht die eigenaktive Handlung im Sinne der Wiedergewinnung komplexer Handlungskompetenzen im Mittelpunkt. Sie bedient sich aktivierender Verfahren unter Einsatz speziell adaptierten Übungsmaterials, handwerklicher und gestalterischer Techniken sowie lebenspraktischer Übungen.
- Die Indikationen der Ergotherapie in der orthopädischen und unfallchirurgischen Rehabilitation sind vielfältig. Ergotherapie kommt bei angeborenen orthopädischen Erkrankungen, nach Verletzungen oder postoperativ zum Einsatz, wobei in erster Linie sensomotorisch-funktionelle Verfahren angewendet werden. Bei bleibenden Schädigungen steht das Kompensationstraining im Vordergrund.

Literatur

Brattström M (1984) Gelenkschutz und Rehabilitation. Fischer, Stuttgart

Diepenbruck E, Peters KM (2001) Mittelfristige sozioökonomische Ergebnisse nach stationärer Rehabilitation komplex handverletzter Patienten. Orthop Prax 37: 281–283

Eckhardt R, Kluger P (2001) Ergotherapie. In: Wirth CJ, Bischoff HP (Hrsg) Praxis der Orthopädie, Band I: Konservative Orthopädie. Thieme, Stuttgart New York, S 164–171

Hasselblatt A (1996) Ergotherapie in der Orthopädie. Eine Einführung in die fachspezifischen Behandlungstechniken, 2. Aufl. Stam Bardtenschläger, Köln

Liebermeister RGA (1995) Beschäftigungs- und Arbeitstherapie. In: Schmidt KL, Drexel H, Jochheim KA (Hrsg) Lehrbuch der Physikalischen Medizin und Rehabilitation. Fischer, Stuttgart Jena New York, S 246–255

Scheepers C, Steding-Albrecht U, Jehn P (2000) Ergotherapie. Vom Behandeln zum Handeln, 2. Aufl. Thieme, Stuttgart New York

3.3 Medizinische Trainings- und Sporttherapie

A. Niklas, U. Schüler

Das Wort Training im Sinne einer planmäßigen Vorbereitung auf Wettkämpfe geht auf das lateinische Wort trahere (ziehen) zurück und wurde vermutlich mit den Normannen aus dem Altfranzösischen auf die britische Insel gebracht. Mit der weltweiten Ausbreitung des englischen Sports hat das Wort »Training« als Vorbereitung auf Wettkämpfe Einzug in die Fach- und Umgangssprache vieler Nationen gehalten. Diese ursprüngliche Fixierung auf den Leistungssport ist seit etwa 2 Jahrzehnten in Richtung Sport für Prävention und Rehabilitation erweitert worden.

Reduziert auf seine biologisch-adaptive Komponente bleibt Training ein komplexes Verfahren, dessen Ziel auf eine allseitige Leistungsverbesserung gerichtet ist. Mit den Zielen Gesundheit erhalten (Prävention) und Gesundheit wiederherstellen (Rehabilitation) haben sich die Trainingswissenschaften und die Sportmedizin besonders intensiv auseinander gesetzt.

Die Schwerpunkte in der medizinischen Trainingstherapie (MTT nach Gustavsen) und der Sporttherapie liegen in der besonderen Berücksichtigung trainingsphysiologischer, pädagogisch-psychologischer und gruppendynamischer Aspekte. Die Aufgabe der MTT besteht nicht nur in der Rehabilitation eines Gelenkes oder einer Struktur, sondern insbesondere in der aktiven Wiederherstellung der komplexen Haltungs- und Bewegungsfunktionen des Körpers. Die MTT und die Sporttherapie beruhen somit auf einem ganzheitlichen Ansatz und auf trainingswissenschaftlichen Prinzipien, sie könnten auch unter einem Überbegriff der »MTT« zusammengefasst werden (Luther 2003). Sie sind in ihrer jeweiligen Ausprägung und individuellen Anwendung abhängig von der Befundsituation der Stütz- und Bewegungsorgane sowie der internistischen Begleitsymptomatik (Abb. 3-9).

3.3.1 Wirkweise und Wirkspektrum

Die Aussagen der allgemeinen *Trainingslehre* zur Verbesserung der Kondition gelten prinzipiell für alle Leistungsniveaus, auch wenn ihre Grundsätze einst weitgehend aus dem Leistungssport abgeleitet wurden. So wird in allen Trainingsmethoden die Höhe der Belastung z. B. immer relativ zum individuellen maximalen Leistungsvermögen angegeben. Der aktuelle Leistungsstand, sei er nun besonders hoch oder sehr niedrig, liefert die Bezugsgröße für die Belastungsdosierung, also auch für die Dauer und den Umfang der Belastung und die Pausengestaltung. Die Trainingslehre bietet somit für jeden Trainierenden exakte Orientierungs- und Belastungsgrößen an.

> Die Belastbarkeit jedes Patienten ist aufgrund der Anamnese vor Beginn der MTT individuell zu ermitteln:
> - Muskelfunktion – z. B. Janda-Test, Dynamometrie, EMG, Bewegungsanalyse,
> - kardiozirkulatorische Funktion – z. B. Ergometrien, Laufbandtests,
> - kognitive Funktionen – z. B. psychologische und/oder psychophysiologische Tests.

Durch *Training* kann die individuelle Leistungsfähigkeit gesteigert, erhalten und wieder gewonnen werden; ein altersbedingter Leistungsabfall kann hinausgeschoben und verlangsamt werden. Das Ziel des Trainings kann in der Prävention von Bewegungsmangelerscheinungen oder in der Rehabilitation von Leistungsdefiziten gesehen werden.

Training verläuft immer nach denselben Zyklen von Belastung, Ermüdung, Erholung und Anpassung über das Ausgangsniveau hinaus. Diese Anpassungen bilden sich zurück, falls nicht regelmäßig weiter belastet wird. Die Aussagen der allgemeinen Trainingslehre sind sportartübergreifend, niveauunabhängig, geschlechtneutral und nicht altersspezifisch.

Die *körperlichen Fähigkeiten* bilden die Leistungsvoraussetzung für die Ausübung einer Tätigkeit. Sie entwickeln sich auf der Grundlage der Anlagen des Menschen im Prozess der Tätigkeit, so auch im sportlichen Training. Es werden u. a. körperliche, intellektuelle, moralische Fähigkeiten unterschieden. Sie umfassen die Befähigung des Menschen, Kenntnisse und Fertigkeiten zu erwerben und anzuwenden, sie drücken sich im gesamten Wissen und Können, im Arbeitsvermögen sowie in der Trainierbarkeit aus.

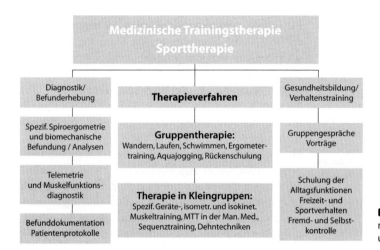

◘ Abb. 3-9. Inhalte der medizinischen Trainings- und Sporttherapie

Die Trainingswissenschaft unterscheidet
- konditionelle Fähigkeiten,
die durch energetische Faktoren (für das Erreichen einer bestimmten körperlichen Leistungsfähigkeit) determiniert sind (Kraft, Schnelligkeit u. Ausdauer), und
- koordinative Fähigkeiten,
die primär informationell (durch die Funktion der Bewegungskoordination) bedingt sind. Diese stehen in Wechselbeziehung zu Bewegungsfertigkeiten und werden in der physischen Leistung nur wirksam in Einheit mit den konditionellen Fähigkeiten.

Trainierbarkeit der konditionellen Grundeigenschaften (nach Weineck 2002)

- Die *Kraftfähigkeit* im Sinne der Maximalkraft ist etwa um 40% im Vergleich zum Ausgangsniveau zu verbessern. Allerdings ist hierbei das unterschiedliche Ausgangsniveau der einzelnen Muskelgruppen im Alltagsleben zu berücksichtigen.
- Die *Schnelligkeit* weist die stärkste genetische Determination aller physischen Leistungsfaktoren auf und ist nur um 15–20%, in Ausnahmefällen auch geringfügig darüber hinaus, zu steigern.
- Die *allgemeine aerobe Ausdauer* (ausgedrückt durch die maximale Sauerstoffaufnahme) ist um etwa 40% zu steigern.
- Die *lokale aerobe Ausdauer* ist um mehrere 100 bis mehrere 1000% zu steigern. Sie stellt die am besten trainierbare konditionelle Leistungskomponente des Menschen dar.
- Die *Beweglichkeit* wird in der Rehabilitation i. allg. nicht maximal, sondern optimal entsprechend den Notwendigkeiten und den gegebenen individuellen Voraussetzungen entwickelt.

Charakteristik der Bewegungskoordination

Ausgehend von der Leistungsstruktur der einzelnen Sportdisziplinen werden nach Thieß et al. (1978) verschiedene koordinative Teilfähigkeiten unterschieden:

- *Motorische Lern-, Steuerungs- und Kopplungsfähigkeit:*
Koordinative Fähigkeit zur räumlich, zeitlich und dynamisch abgestimmten Organisation der Einzelbewegungen (Teilkörperbewegungen) untereinander.
- *Orientierungsfähigkeit:*
Koordinative Fähigkeit zur Bestimmung und zur zielgenauen Veränderung der Lage und Bewegung des Körpers im Raum sowie zur Korrektur von Bewegungshandlungen mit und ohne optische Kontrolle, bezogen auf ein definiertes Aktionsfeld (Spielfeld, Turngerät) bzw. ein sich bewegendes Objekt (Partner, Gegner, Ball) auf der Grundlage der Verarbeitung sensorischer Informationen.
- *Differenzierungsfähigkeit:*
Koordinative Fähigkeit zur fein differenzierten Realisierung von Kraft-, Zeit- und Raumparametern der Bewegung auf der Grundlage differenzierter zeitlicher, räumlicher und Kraftempfindungen.
- *Gleichgewichtsfähigkeit:*
Koordinative Fähigkeit, den gesamten Körper im Gleichgewichtszustand zu halten (statisches Gleichgewicht) oder während und nach Bewegungshandlungen diesen Zustand beizubehalten bzw. wiederherzustellen (dynamisches Gleichgewicht).
- *Reaktionsfähigkeit:*
Koordinative Fähigkeit zur schnellen Einleitung und Ausführung zweckmäßiger motorischer Aktionen auf ein Signal hin (z. B. Startschuss).
- *Anpassungs- und Umstellungsfähigkeit:*
Koordinative Fähigkeit, während des Handlungsvollzuges auf der Grundlage wahrgenommener oder vorauszusehender Situationsveränderungen das motorische Handlungsprogramm den neuen Gegebenheiten anzupassen (z. B. bei Sportspielen).

3.3 · Medizinische Trainings- und Sporttherapie

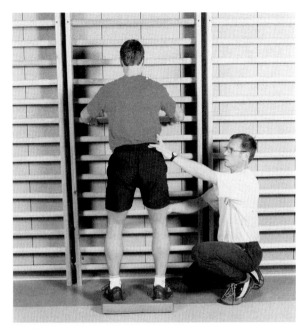

Abb. 3-10. Training der unteren Extremitäten in geschlossener Muskelkette unter Entlastung an der Sprossenwand. Durch die labile Unterstützungsfläche wird die Stabilisationsfähigkeit durch propriozeptive Stimuli gefördert

- *Rhythmisierungsfähigkeit:*
  Koordinative Fähigkeit, den charakteristischen dynamischen Wechsel in einem Bewegungsablauf zu erfassen und im Handlungsvollzug zu verwirklichen.
- *Antizipationsfähigkeit:*
  Fähigkeit zur richtigen und rechtzeitigen Vorausnahme des Ergebnisses und des Verlaufs einer Handlung in Abstimmung auf die Ausgangssituation, die eintretenden Situationsänderungen und die Aktionen anderer Personen. Die Antizipationsfähigkeit ist Teilaspekt aller koordinativen Fähigkeiten und spielt eine herausragende Rolle für das Ergebnis eines rehabilitativen Trainings.

Das Ausprägungsniveau dieser koordinativen Teilfähigkeiten hängt vom Funktionszustand und dem Anpassungsgrad des Zentralnervensystems, des optischen, akustischen und des Gleichgewichtsorgans, der Mechanorezeptoren der Haut (taktiles Sinnessystem) sowie des kinästhetischen Sinnessystems ab. Ebenso wie die konditionellen Fähigkeiten ist die Bewegungskoordination somit biologisch determiniert. Für eine optimale Ausprägung der koordinativen Teilfähigkeiten entsprechend der Leistungsstruktur der jeweiligen Tätigkeit bedarf es einer stabilen und hohen Funktionsfähigkeit des Bewegungsapparates. Durch gezielte Übungen kann man positive Anpassungsreaktionen erzielen und damit eine Verbesserung der koordinativen Fähigkeitsmerkmale erreichen.

Motorische Hauptbeanspruchungsformen

Hollmann u. Hettinger (1999) schließen das psychisch-zentralnervöse Element der Motorik bei der Definition muskulärer Beanspruchungsformen ein und unterscheiden 5 motorische Hauptbeanspruchungsformen:
- Koordination,
- Flexibilität,
- Kraft,
- Schnelligkeit,
- Ausdauer.

Alle Begriffe haben das psychosomatische Moment gemeinsam und zeigen untereinander teilweise fließende Übergänge. Die Einteilung versucht, der Komplexität der sensomotorischen Funktionen unter dem Aspekt des Trainings gerecht zu werden.

Aspekte zur muskulären Balance – Dysbalance

Oft werden muskuläre Dysbalancen im Zusammenhang mit Untersuchungen zur Dehnfähigkeit bzw. zu mangelnder Kraftfähigkeit diverser Muskeln und deren Auswirkungen auf die Körperhaltung, Verletzungsrisiken, Sportschäden und Einschränkungen der Leistungsfähigkeit betrachtet. Ebenso vielfältig wie die Untersuchungen sind die zur Beschreibung der Muskel-Gelenk-Beziehung verwendeten Bergriffe wie z. B.: arthromuskuläres Gleichgewicht, Muskeldysbalancen, muskuläre Balance, neuromuskuläre Dysbalancen (Luther 2003).

Bei einer muskulären Balance wird das Gelenk durch das Verhältnis der Drehkräfte der das Gelenk überziehenden antagonistischen Muskeln in einer normalen, physiologischen Stellung gehalten. Bei einer muskulären Dysbalance ist dieses Verhältnis gestört, das Gelenk befindet sich in einer Stellung, bei der Kräfte auftreten, die zu Verschleißerscheinungen des Gelenks führen (Klee 1995).

Ein ausgewogenes Verhältnis der konditionellen Grundfähigkeiten Kraft und Beweglichkeit ist für die Vermeidung von Schäden am Stütz- und Bewegungsapparat unerlässlich. Störungen dieser Balance äußern sich einerseits in der Einschränkung der Dehnfähigkeit der Muskulatur, auch als »Verspannung« oder »Verkürzung« bezeichnet (Janda 1999; Bittmann 1995). Eine mangelnde Kraftentfaltung wird auch als Abschwächung bezeichnet. Diese Störungen bewirken eine veränderte Stellung des beteiligten Gelenks und können eine Schädigung des Stütz- und Bewegungsapparates begünstigen.

Als Ursachen werden evolutiv-phylogenetische Aspekte (Israel 1999) sowie zivilisatorische Einflüsse (Neumann 1999) diskutiert. So führten einerseits die Zunahmen der sportlichen Beanspruchung des Stütz- und Bewegungssystems bei Leistungssportlern, andererseits die Unterforderung der Muskulatur (Bewegungsarmut) bei Untrainierten zu ähnlichen Beschwerdebildern (Rückenschmerzen, Knieprobleme).

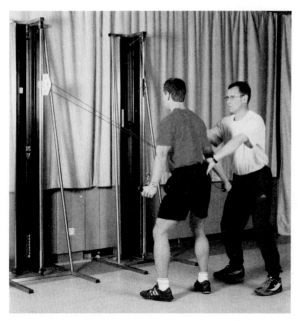

Abb. 3-11. Autostabilsation der LWS am Seilzugapparat unter ständiger Kontrolle des Therapeuten. Je nach Ausgangsstellung und Zugrichtung werden immer andere Anspannungsmuster erzeugt. Bei der hier dargestellten Übung Dorsalpull werden besonders die Extensoren und Außenrotatoren des Schultergelenks sowie die interskapuläre Muskulatur angesprochen

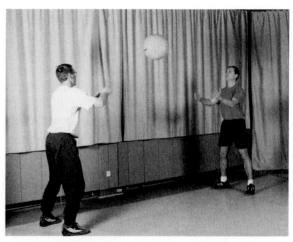

Abb. 3-12. Training der reaktiven Stabilisationsfähigkeit der Rumpfmuskulatur mit einem 5 kg schweren Medizinball. In einer funktionellen Übungssitzation wird die Fähigkeit zur Stabilsierung der Wirbelsäule/des Rumpfs bei schneller Lastaufnahme trainiert. Zur vollständigen Rehabilitation nach Wirbelsäulenverletzungen muss diese Fähigkeit wiederhergestellt werden

In welchem Maße ein Muskel zur Verkürzung oder Abschwächung neigt, hängt ab von
— seinem histochemischen Profil,
— seiner peripheren Innervation und
— seiner zentralnervalen Ansteuerung.

Durch die Einführung der klinischen Muskelfunktionstests nach Janda (1999) konnten die Zusammenhänge zwischen gestörter Muskelfunktion und arthromuskulären Beschwerden aufgezeigt werden. Die Verkürzungen oder Abschwächungen von Muskeln stehen in einem engen Zusammenhang. Häufig bedingen sich Verkürzungen und Abschwächungen gegenseitig, da die betroffenen Muskelpaare an den entsprechenden Gelenken als Agonist und Antagonist angeordnet sind.

Neben der Klassifikation nach der Reaktion auf Be- und Entlastung wurden ebenfalls phylogenetische Aspekte genutzt und die Begriffe der »posturalen« und der »phasischen« Muskulatur geprägt. Die posturalen oder tonischen Muskeln (phylogenetisch älter) mit überwiegender Haltefunktion neigen zur Verkürzung, die phasischen Muskeln (phylogenetisch jünger) mit vorwiegender Bewegungsfunktion weisen eher Abschwächungen auf.

Freiwald et al. (1998) wiesen auf die Bedeutung der nervalen Einflüsse hin und führten den Begriff der »neuromuskulären Dysbalance« ein: »Die neuromuskuläre Dysbalance ist durch eine Störung der Homöostase gekennzeichnet. Von der Störung sind einzelne oder mehrere nervöse und humorale Systeme der arthronalen Einheit bzw. das biologische Gesamtsystem betroffen. Die Störung der Homöostase kann pathophysiologische Bedeutung erlangen und führt zu strukturellen Anpassungen. Die neuromuskuläre Dysbalance zeigt sich durch die Abweichung nervöser, humoraler und struktureller Befunde von intra- und interindividuell normativen Werten.«

Allerdings ist es nach der Definition problematisch, physiologische von pathologischen Zuständen abzugrenzen. Insbesondere im Sport erscheint es schwierig, eine Grenze zwischen trainingsbedingten Adaptationen und pathologischen Veränderungen der muskulären Balance und damit einer Dysbalance zu ziehen. Bei Sportlern kann ein Abweichen von der Norm z. B. durch die Verkürzung eines Muskels durchaus eine sinnvolle Anpassung des Organismus an spezifische sportliche Anforderungen darstellen. Kräftigere, zur Verkürzung neigende Muskeln haben eine gelenkstabilisierende Wirkung.

Die neuromuskuläre Dysbalance ist eine Abweichung vom normalen (individuellen) motorischen Stereotyp (Bewegungsprogramm), die durch zeitlich veränderte und instabile gezielte nervale Aktivierung einzelner Muskelgruppen zu Bewegungseinschränkung, Leistungsabnahme und/oder arthromuskulären Beschwerden führt (Neumann 1999). Nach dieser Definition stellt sich der Muskel nicht nur als mehr oder minder gut ausgeprägtes Arbeitsorgan dar, sondern als ein hochsensibles Organ mit afferenten Einheiten (Pacini-, Ruffini- und Golgi-Organen), freien Nervenendigungen und Muskelspindeln. So wird die sensorische Rückmeldung aus dem arthronalen System von Reuter et al. (1999) als der entscheidende Steuervorgang für die Leistungsfähigkeit der Muskulatur bewertet. Genauer gesagt handelt es sich hierbei um einen komplexen Regelvorgang oder eine biologische Regulation, weil Informationen aus dem arthronalen System in

3.3 · Medizinische Trainings- und Sporttherapie

den spinalen Regelkreis der γ-Schleife einfließen und nach dem Vergleich von Ist- und Sollwert über das α-Motoneuron eine angemessene Korrektur erfolgt.

> **Praxistipp**
>
> Die Übergangsfunktion dieses Regulationssystems trägt den Charakter einer PD- (Proportional-Differenzial)-Regelung, folglich verhindert langsames Dehnen weitgehend eine Gegenregulation des Spindelsystems.

> Die physiologische Regulation von Haltung und Bewegung ist oftmals bei posttraumatischen und/oder postoperativen Zuständen aufgrund biomechanischer Veränderungen am Bewegungsapparat oder nervaler Schädigungen gestört:
> - Schmerz,
> - Substitution,
> - Inkoordination.

In der Folge bildet sich ein neues adaptives Bewegungsmuster heraus, das meist wiederum mit Fehlbelastungen arthronaler Strukturen bzw. mit neuromuskulären Dysbalancen verbunden ist. Damit werden weitere degenerative Veränderungen am Skelettsystem absehbar.

3.3.2 Methoden

Die eingesetzten Trainingsmittel und -methoden in der rehabilitativen Medizin und der Physiotherapie sind aufgrund der jeweiligen Diagnose streng symptombezogen auszuwählen. Auch die Inhalte richten sich ausschließlich nach den Schädigungen bzw. Ausfällen und werden entsprechend eingeteilt in
- koordinatives Training und
- konditionelles Training.

Entsprechend des sog. »ganzheitlichen Ansatzes« sind jedoch auch mögliche (z. B. internistische) Begleiterkrankungen und der allgemeine Trainingszustand des Patienten zu berücksichtigen. Sympathikoton wirkende Belastungsformen (z. B. jedwede Sportspiele) sind für ältere oder schwer geschädigte Patienten als Therapieform ungeeignet, während vereinfachende Modifikationen ohne Wettkampfcharakter mitunter einbezogen werden können. Ähnliches gilt für das Krafttraining, welches besser in Form von Übungskomplexen zur Kräftigung und/oder Dehnung der zu behandelnden Muskelgruppen angewendet werden sollte.

Der Aufbau des Therapieprogramms geschieht nach den Grundsätzen der allgemeinen Theorie und Methodik des Trainings (ATMT). Es werden unterschieden (vergl. Badtke 1999; Froböse et al. 2002):

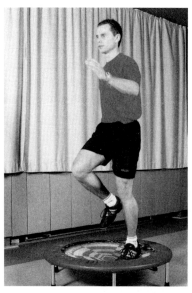

Abb. 3-13. Das Laufen auf dem Therapietrampolin fördert die Koordinations- und Stabilisationsfähigkeit der unteren Extremität sowie des Rumpfs bei gleichzeitiger Druck- und Belastungsreduzierung

- Dauermethode – ununterbrochene Belastung bis zur subjektiven Erschöpfung,
- Wiederholungsmethode – Belastung bis zur subjektiven Erschöpfung mit anschließender Serienpause bis zur vollständigen Erholung und nachfolgender neuer Belastungsserie,
- extensive und intensive Intervallmethode mit mehreren Belastungsserien und Serienpausen mit unvollständiger Erholung,
- Maximalkrafttraining – kurzzeitige Belastung mit subjektiver meximaler Kraftentfaltung.

> Die Belastungen sind im rehabilitativen Training zunächst recht gering und beginnen oftmals mit der propriozeptiven neuromuskulären Fazilitation (PNF) oder ähnlichen Verfahren zur Bahnung von Bewegungsmustern sowie vorbereitenden Behandlungen (Ultraschall, manuelle Therapie).

Die individuelle Therapieplanung erfolgt nach
- Intensität der Belastung (Kraft-/Zeitbeträge, Herzfrequenz),
- Umfang der Belastung (Zeit der Gesamtbelastung einschließlich Pausen),
- Reizdauer (abhängig von der Intensität und der Belastbarkeit),
- Reizdichte (Häufigkeit der Reizfolge, abhängig von der Pausendauer).

Sie sollte im Therapieprogramm auch in dieser Form ausgewiesen werden, um eine Evaluation der rehabilitativen Therapie zu erleichtern. Eine Unterscheidung nach der Belastung von geschädigten und nicht geschädigten Körperregionen ist erforderlich, wobei alle physiologischen Mitreaktionen (Innervation, Perfusion) bei der Übungsgestaltung zu berücksichtigen sind.

> Intensität und Dauer verhalten sich umgekehrt proportional und variieren abhängig von der Zielstellung der Therapieeinheit und der individuellen Belastbarkeit des Patienten.

Die MTT darf aus funktionell-anatomischer und methodischer Sicht in Übungsprogramme für die folgenden Bereiche gegliedert werden:
- Kopf- und Hals (HWS),
- Schulter, Arm,
- Bauch, Rücken,
- Becken, Hüfte, LWS,
- Bein, Fuß.

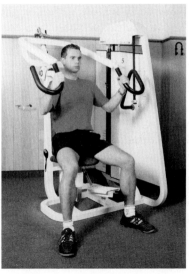

Abb. 3-14. Sequenztrainingsgeräte ermöglichen einen schonenden Einstieg in das rehabilitative Krafttraining. Die Bewegungen werden geführt, wodurch die koordinativen Ansprüche reduziert werden. Dies hat besondere Relevanz unter dem Aspekt, dass viele Patienten eingeschränkte Fähigkeiten aufweisen. Trainiert werden alle Hauptmuskelgruppen in geschlossenen Systemen

Diese Aufteilung ist insbesondere bei Formen der Gruppentherapie zu berücksichtigen, um einerseits Fehlbelastungen geschädigter Körperregionen zu vermeiden und andererseits weniger effiziente Übungen diagnosebezogen aus dem individuellen Übungsprogramm herauszunehmen.
Die Übungsinhalte und -ziele sind:
- Förderung der Elastizität der Weichteile,
- Automobilisation und -stabilisation,
- Verbesserung konditioneller und koordinativer Fähigkeiten.

Die übliche ärztliche Diagnostik und die physiotherapeutische Befunderhebung sind in vielen Fällen durch präzise *funktionsdiagnostische Untersuchungsverfahren* zu ergänzen:
- Die *Gangbildanalyse* (▶ Kap. 3.4) setzt sich aus der Erhebung kinematischer (Wege, Winkel, Geschwindigkeiten, Beschleunigungen), dynamischer (Kräfte, Momente, mechanische Leistungen) und muskelphysiologischer (EMG) Parameter zusammen und gibt detaillierte Auskunft über Belastungen oder Fehlbelastungen im Bereich des Stütz- und Bewegungsapparates. Sie bildet eine wesentliche Grundlage für das individuelle trainingstherapeutische Konzept sowie eine optimale orthopädietechnische Versorgung.
- Die *Dynamometrie* ermöglicht als Ergänzung zur manuellen Muskelfunktionsdiagnostik (Janda 1999; Lewit 1992 u. a.) eine objektive und quantitative Erfassung von Kraftfähigkeiten spezieller Muskelgruppen bei gerätebezogenen Bewegungsmustern oder -abläufen. Die Messungen entsprechen den physiologischen Belastungsformen:
  - isometrisch (keine Längenänderung des Muskels; $s=0$),
  - auxoton konzentrisch bzw. exzentrisch (Kraftentfaltung bei gleichzeitiger Längenänderung; Δs, $\Delta F \neq 0$).
  - isokinetisch (konstante Bewegungs- bzw. Winkelgeschwindigkeit; $\Delta\omega=0$).
- Die *Ergometrie* bzw. *Spiroergometrie* ist eine Untersuchungsmethode zur Verifizierung der kardiozirkulatorischen bzw. kardiopulmonalen Belastbarkeit und gibt gleichfalls Hinweise auf die konditionellen Fähigkeiten Ausdauer bzw. Kraftausdauer der Patienten. Aufgrund unterschiedlicher Schädigungen wird der Einsatz von auf verschiedenen Bewegungsabläufen beruhenden Ergometervarianten (Fahrrad-, Ruder-, Rollstuhlergometer, Laufband, Schwimmkanal usw.) erforderlich.
- Die *Evaluation der funktionellen Leistungsfähigkeit* (EfL) gibt Auskunft über die Fähigkeiten eines Patienten zur Ausübung von Alltags- und beruflichen Tätigkeiten. Die EfL hat eine hohe Motivation des Rehabilitanden zur Wiederherstellung seiner allgemeinen und beruflichen Leistungsfähigkeit als Voraussetzung. Um den Einfluss der Motivation auf die Validität der Tests zu verringern, werden Kombinationen mit objektivierenden Messverfahren (EMG, Goniometrie, Akzelerometrie) empfohlen.

3.3 · Medizinische Trainings- und Sporttherapie

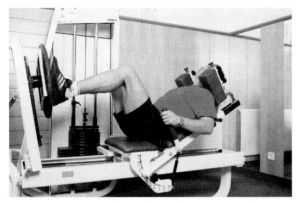

Abb. 3-15. Das Training an der Funktionsstemme erlaubt eine Verbesserung von Kraft, Koordination und Stabilisationsfähigkeit bei vereinfachten Ausgangsbedingungen und lässt sich schon früh im Rehabilitationsprozess einsetzen. Die variable Einstellung der Rückenlehne ermöglicht eine gleichzeitige Druckentlastung für die Wirbelsäule

Die angeführten Systeme und Methoden zur funktionellen Diagnostik sind grundsätzlich auch als Therapie- und Trainingsvorrichtungen geeignet. Für die MTT eröffnen sich durch Einsatz weiterer *Trainingsgeräte, -mittel und -methoden* und die Nutzung bekannter und neuer Sportarten und -einrichtungen sowie physiotherapeutischer Anwendungen breite Möglichkeiten für die rehabilitative Medizin. Als Beispiel für ein trainingsphysiologisch ausgereiftes Programm sei das *Sequenztraining* genannt, das auch gemeinsam mit anderen Anwendungen zu einem komplexen Rehabilitationsprogramm ausgebaut werden kann. Das Sequenztraining wurde nach Gunnari et al. (1989) konzipiert und
- ist zugeschnitten auf individuelle Indikationen und Ziele,
- entwickelt Ausdauer, Kraft und Beweglichkeit,
- bezieht alle größeren Muskelgruppen ein,
- ist zeitlich effizient bei optimalem Ergebnis,
- kann den jeweiligen individuellen Möglichkeiten und Leistungsvoraussetzungen angepasst werden,
- ist ohne Geräte sowie mit konventionellen oder auch speziellen Trainingsgeräten durchführbar.

Das Sequenztraining darf als *Leitlinie* für den Aufbau individueller Therapie- und Trainingspläne gelten, die letztlich durch Arzt, Sportlehrer und Physiotherapeut gemeinsam entsprechend den Diagnosen sowie dem Leistungsvermögen des Patienten ausgestaltet werden müssen. Pauschale Angaben zu Trainingsplänen sind aufgrund der Heterogenität orthopädisch-traumatologischer Schädigungen und der individuellen Leistungsvoraussetzungen der Patienten nicht sinnvoll (Bizzini 2000).

> **Praxistipp**
>
> Als mögliche Gerätegruppen seien über die bekannten Isokinetikgeräte hinaus Zug-, Druck- und Hyperextensionsvorrichtungen (z. B. Sequenztrainingsgeräte) sowie Ergometer oder Laufbänder unterschiedlicher Konstruktion angeführt. Zusätzlich können Kleintrainingsgeräte (Hanteln, Teraband, Ex- und Impander) zu einem abwechslungsreichen Therapieprogramm beitragen. Eine sehr gute Unterstützung erfährt die MTT durch den Einsatz der Bewegungstherapie im Wasser sowie des sog. Aqua-Sports, wobei bewegtes Wasser (Gegenstromanlage) die Möglichkeiten und die Effizienz weiter erhöhen kann.

Ärzte und Physiotherapeuten müssen in jedem Einzelfall über die Auswahl der Trainingsmittel und -methoden sowie die Belastungsintensität befinden. Exemplarisch seien einige *Empfehlungen* angeführt:
- Beachtung der Belastbarkeit des Patienten entsprechend
  - seiner Indikationsgruppe (Schädigung),
  - seines Alters,
  - seiner Komorbidität,
  - seiner allgemeinen Trainiertheit,
  - seiner familiären und beruflichen Beanspruchung,
  - der bisherigen Art und Dauer von Behandlungsmaßnahmen.
- Erkennen der kognitiven und motorischen Fähigkeiten des Patienten durch
  - motorische Prüfverfahren,
  - psychologische Tests,
  - therapiebezogene Gesprächsführung,
  - Verhaltensbeobachtung.
- Einbeziehen von Zielorientierung und Motivation der Patienten im Hinblick auf
  - individuelle sportliche Interessen,
  - Vorstellungen über die berufliche Wiedereingliederung,
  - Leistungsanforderungen im Alltag und in der Familie.

> Das Heranziehen von »Normwerten«, wie sie in der klinischen Medizin üblicherweise genutzt und durch Wertepaare wie gesund – krank, normal – anormal, physiologisch – pathologisch charakterisiert werden, ist in der MTT nicht ohne weiteres möglich.

Deshalb sollte zur Bewertung der Leistungsfähigkeit der Patienten das Konzept der Normwertkategorien von Israel (1984) mit den Ergänzungen von Freiwald et al. (1998) herangezogen und für eine differenzierte Belastungsgestaltung genutzt werden.

Im Sinne der Belastungs-Beanspruchungs-Regulation können physiologische Antwortreaktionen (Herzschlagfrequenz, Blutdruck usw.) des Organismus zur unmittelbaren Kontrolle genutzt werden, wenn im Rahmen einer komplexen Funktionsdiagnostik entsprechende individuelle Werte erhoben wurden und die notwendige Messtechnik zur Verfügung steht. Die alleinige Nutzung stark verallgemeinernder Tabellenwerte ist hierfür nicht hinreichend. Ebenso können Empfehlungen zu sog. »trainingswirksamen« Belastungen bzw. Intensitäten und Umfängen oder gar mehr oder weniger geeigneter Sportarten nicht ohne Einbeziehen anamnestischer, klinischer und funktionsdiagnostischer Daten übernommen werden.

Sporttherapie als integrativer Ansatz

Ausgangspunkt in der orthopädischen bzw. unfallchirurgischen Rehabilitation ist eine problemorientierte Diagnosestrategie. Wesentlich erscheint dabei eine Orientierung am Funktionsstatus im Sinne von Funktionsstörungen bzw. Fähigkeiten. Beispielsweise hat die Diagnose Zustand nach Bandscheibenvorfall wenig Aussagekraft hinsichtlich der funktionellen Einschränkungen bzw. der Belastbarkeit des Betroffenen. Somit kommt der Befundung und den funktionsdiagnostischen Maßnahmen zur Ermittlung des Istzustandes die zentrale Bedeutung zu.

Für ein weiteres zielorientiertes Vorgehen ist die Formulierung von Zielen (als Sollzustand) bzw. von Teilzielen wichtig. Allgemeines Ziel der Rehabilitation ist es, dem Rehabilitanden einen möglichst gleichwertigen Platz in der Gesellschaft zu sichern. Dies kann für die Auswahl therapeutischer Maßnahmen bedeuten, dass der gesundheitliche Normalzustand angestrebt wird oder dass selektiv Fähigkeiten optimiert werden, um bleibende Einschränkungen kompensieren zu können.

Weiterhin gilt es zu konkretisieren, welche motorischen Fähigkeiten bzw. Fertigkeiten der Patient in den verschiedenen Lebensbereichen – Arbeit, Alltag, Sport – benötigt, sodass ein adressatengerechtes Training möglich ist. Es stellt sich also die Frage: Was braucht der Patient an Kraft, Ausdauer, Beweglichkeit etc.? Für die motorische Grundeigenschaft Kraft muss differenziert werden, welche Qualitäten der Kraft relevant sind. So sind z. B. reaktive Kraftfähigkeiten im Dehnungs-Verkürzungs-Zyklus bzw. schnelle exzentrische Kraftfähigkeiten die wichtigsten Qualitäten in Alltags- und Sportsituationen (vgl. Einsingbach 1990, S. 39f.).

Die Ausgestaltung des zeitlichen Verlaufs der Rehabilitation orientiert sich zudem im Wesentlichen an den physiologischen Vorgängen bzw. der Reaktion der Gewebe auf Verletzungen, Belastungen, physikalische Applikationen etc. So sollten die physiologischen Antworten des Organismus in den Prozess der Rehabilitation mit einfließen. Dementsprechend sind genaue Kenntnisse der Physiologie Vorraussetzung für die Belastungssteuerung und und die Frage, wann im Verlauf der Therapie welche motorische Eigenschaft trainiert werden soll, insbesondere nach Verletzungen und nach Operationen.

In der Praxis kristallisieren sich 3 Problempunkte für die Therapieplanung heraus:

- 1. Wenn nicht gerade Sportler rehabilitiert werden, wird der Therapeut häufig mit Patienten konfrontiert, die durch lange Sportabstinenz und Bewegungsarmut ein motorisches Niveau vergleichbar mit dem von Kleinkindern aufweisen. Die meisten Patienten haben somit kaum Sport- und noch weniger Trainingserfahrung. Aus dem Schulsport sind häufig negative Erfahrungen mit körperlichem Training übernommen worden, und bei chronisch Kranken ist durch erfolglose Therapieversuche die Angst vor Misserfolg und neuen Schmerzen groß. Dadurch wird der medizinischen Trainingstherapie häufig ein hohes Maß an Skepsis entgegengebracht, der Trainingsraum zunächst als »Folterkammer« betrachtet. Ungeduld und Misstrauen sind häufig das Resultat.

Durch die Entfremdung vom eigenen Körper entstehen teilweise völlige Fehleinschätzungen hinsichtlich der eigenen Fähigkeiten, was in der Tendenz in bizarrer Unterforderung sowie gnadenloser Überforderung mündet. Hier sind besonders die didaktischen Kompetenzen der Therapeuten gefragt.

- 2. Nach Verletzungen und nach Operationen, aber auch bei Sportabstinenz und bewegungsarmer Lebensführung kommt es zu deutlichen Einschränkungen der koordinativen Fähigkeiten und Fertigkeiten. Die Koordination ist aber ein zentraler Faktor der motorischen Leistungsfähigkeit, der die anderen motorischen Fähigkeiten wie Kraft oder Ausdauer erst nutzbar macht (Häfelinger u. Schuba 2004). Ihr sollte ein Hauptaugenmerk in der Trainingstherapie zukommen.

- 3. Die vom Gesetzgeber festgelegten zeitlichen Rahmenbedingungen für die stationäre wie auch für die ambulante Rehabilitation sind eng gesteckt. Sie entsprechen kaum den Anforderungen, die durch die oben genannten Bedingungen an eine vollständige Regeneration bzw. Rehabilitation gestellt werden. Die biologischen Regenerations- und Anpassungsprozesse sowie die Ausgangssituation der Patienten (s. oben) bestimmen den Zeitaufwand und die Mittel, die eingesetzt werden müssen, um einen gänzlichen Therapieerfolg sicherzustellen.

Die eigentlich für Leistungssportler entwickelte »besonders indizierte Therapie« zielt darauf ab, durch kombinierte Maßnahmen der Physio- und Trainingstherapie die Patienten bis zur vollen Leistungsfähigkeit zu rehabilitieren. Dies erfordert auch in der medizinischen Rehabilitation mitunter eine längerfristige Weiterführung regelmäßiger Behandlungs- und Trainings- bzw. täglicher Hausübungsmaßnahmen.

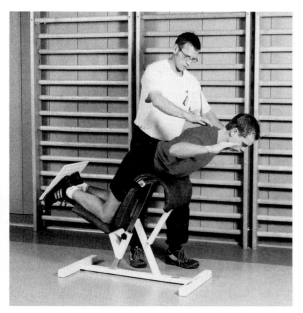

◘ Abb. 3-16. Training der Wirbelsäulenextensoren am Lumbaltrainer. Diese Übung stellt hohe Anforderungen an die Stabilisationsfähigkeit der LWS bei reduzierten koordinativen Anforderungen

Dem *Koordinationstraining* kommt in der Rehabilitation erhebliche Bedeutung zu: Ein Koordinationstraining zielt auf alle Ebenen der Motorik ab und schließt auch das Einstudieren komplexer Bewegungsmuster mit ein. Angestrebt wird dabei die Schaffung von spezifischen motorisch-dynamischen Stereotypen über eine hohe Anzahl von Übungsrepetitionen (das können mitunter hunderte sein). Entsprechend ist die Reizintensität niedrig zu dosieren, damit der lokale Muskelstoffwechsel nicht zu stark beansprucht wird und motorisches Lernen möglich ist (vgl. Einsingbach 1990, S. 52ff.).

Im individuellen Fall kann das Ziel des Koordinationstrainings aber auch das Heben von maximalen Lasten in korrekter technischer bzw. koordinativer Ausführung sein. Dies trifft nicht nur in der Rehabilitation von Leistungssportlern (z. B. Gewichtheber), sondern auch bei vielen körperlich schweren Berufsbildern (z. B. Heizungsmonteur) zu. Viele Patienten empfinden die unzureichenden Kokontraktionen beim Halten von Stellungen und die gestörte reziproke Innervation bei zielgerichteten Bewegungen als Schwäche. Dabei liegt das Problem häufig nicht in der Abnahme der Muskelkraft, sondern in dem funktionellen Zusammenspiel des Muskelkorrelats. So schließen sich Kraft- und Koordinationstraining nicht aus, sondern werden sinnvoll und komplex miteinander verknüpft.

Grundsätzlich wird in der Rehabilitation die Verbesserung der dynamischen und statischen Kraftfähigkeiten zu einem wesentlichen Anteil über die Verbesserung der Koordination angesteuert (Einsingbach 1990, S. 51).

Um die Funktionalität zu gewährleisten, sollten möglichst Muskelketten in Situationen trainiert werden, die den Alltagsbewegungen vergleichbare Freiheitsgrade gewährleisten (z. B. mehrgelenkige Freihantelübungen, komplexe Bewegungsmuster an Zugapparaten). So werden auch Muskelgruppen, die stabilisierende Aufgaben im Bewegungsablauf einnehmen, entsprechend auftrainiert und die Sensitivität sowie die Regelleistung der Motorik gefördert.

3.3.4 Indikationen in der rehabilitativen Medizin

- Funktionelles Training geschädigter Körperregionen.
- Schmerzlinderung durch trainingsbedingte Stabilisierung der Gelenkfunktion und Minimieren der durch fehlerhafte motorische Stereotype bedingten beschleunigten Knorpeldegeneration.
- Adaptation der Afferenzen im Arthron (Propriozeption) im Hinblick auf den aktuellen Zustand der muskulären Funktionen und der Innervationsmuster durch Schulung der koordinativen Fähigkeiten.
- Training von Alltagsfähigkeiten, insbesondere optimaler motorischer Stereotype (Bewegungsmuster) häufig wiederkehrender Bewegungs- und Handlungsabfolgen.
- Schadensangepasste Förderung aller konditionellen und koordinativen Fähigkeiten, insbesondere der Kraftfähigkeiten, der Beweglichkeit und der allgemeinen aeroben Ausdauer durch Einsatz unterschiedlicher Trainingsmittel (z. B. Alltagsbewegungen, Gerätesysteme, Wasserbecken) und -methoden (Dauer-, Wiederholungs-, Intervallmethoden mit einer der jeweiligen Belastbarkeit angepassten Intensität und einem leistungsadäquaten Umfang) einschließlich Entspannungs- und Dehnübungen sowie wirksamen Erholungsintervallen.
- Pädagogisch-psychologische Einflussnahme auf den Patienten zum Abbau der Bewegungsangst, zur Schulung der Körperwahrnehmung, der Sensibilität für die Belastungsverträglichkeit und der Fähigkeit zur Selbstkontrolle.

> **Fazit**
>
> Für die Anwendung der medizinischen Trainingstherapie (MTT) in der AHB bzw. Rehabilitation gelten folgende Grundsätze:
> - Die Verkürzung eines Muskels ist häufig die Folge der Abschwächung seines Antagonisten und/oder auch eines Synergisten. Die Feststellung der Ätiologie ist Aufgabe des behandelnden Arztes.
> - Die MTT ist als Bestandteil eines Gesamtkomplexes notwendiger therapeutischer Maßnahmen bei Beschwerden am Stütz- und Bewegungsapparat anzusehen. Die Verordnung erfolgt durch den behandelnden Arzt.
> - Der Therapeut stimmt Komplexität, Übungsbestandteile sowie Umfang und Intensität des Trainings auf der Grundlage des individuellen Status des Patienten ab.
> - Die Aufgabengebiete von Arzt und Therapeut bzw. Trainingswissenschaftler sind nicht austauschbar, jedoch im Interesse des Patienten zu vernetzen.

Literatur

Badtke G (1999) Lehrbuch der Sportmedizin, 4. Aufl. Hüthig-Barth, Heidelberg Leipzig
Bittmann F (1995) Körperschule, 1. Aufl. Rowohlt, Hamburg
Bizzini M (2000) Sensomotorische Rehabilitation nach Beinverletzungen. Thieme, Stuttgart New York
Einsingbach T (1990) Muskuläres Aufbautraining in der Krankengymnastik. Pflaum, München
Freiwald J, Engelhardt M, Reuter I (1998) Neuromuskuläre Dybalancen in Medizin und Sport – Ursachen, Einordnung und Behandlung. In: Zichner L, Engelhardt M, Freiwald J (Hrsg) Neuromuskuläre Dysbalancen, 3. Aufl. Novartis Pharma, Nürnberg
Froböse I et al. (2002) Bewegung und Training. Urban & Fischer, München Jena
Gunnari H, Evjenth O, Brady M (1989) Sequenztraining. Rowohlt, Hamburg
Gustavsen R (1984) Trainingstherapie im Rahmen der Manuellen Medizin. Thieme, Stuttgart New York
Häfelinger U, Schuba V (2004) Koordinationstherapie – propriozeptives Training. Meyer & Meyer, Aachen
Hollmann W, Hettinger T (1999) Sportmedizin – Arbeits- und Trainingsgrundlagen, 3. Aufl. Schattauer, Stuttgart New York
Israel S (1984) Zum Normbegriff in der Medizin. Z Ärztl Fortbild 78: 457–460
Israel S (1999) Sportfähigkeit wegen oder trotz muskulärer Dysbalancen. In: Zichner L, Engelhardt M, Freiwald J (Hrsg) Neuromuskuläre Dysbalancen, 3. Aufl. Novartis Pharma, Nürnberg
Janda V (1999) Manuelle Muskelfunktionsdiagnostik, 3. Aufl. Ullstein Mosby, Berlin
Klee A (1995) Muskuläre Balance – Die Überprüfung einer Theorie. Sportunterricht 44 Heft 1
Lewit K (1992) Manuelle Medizin. Barth, Leipzig Heidelberg
Luther S (2003) Zu arthromuskulären Dysbalancen bei Sportlern und deren Auswirkungen auf das Bewegungsmuster beim Laufen. Mathematisch-Naturwissenschaftliche Fakultät der Universität Potsdam. Dissertation
Neumann G (1999) Zur Begriffsbestimmung muskulärer Dysbalancen. In: Zichner L, Engelhardt M, Freiwald J (Hrsg) Neuromuskuläre Dysbalancen, 3. Aufl. Novartis Pharma, Nürnberg
Reuter I et al. (1999) Sensorische Rückmeldung aus arthronalen Systemen. In: Zichner L, Engelhardt M, Freiwald J (Hrsg) Die Muskulatur, 4. Aufl. Novartis Pharma, Nürnberg
Stock H (1997) Die didaktische Rolle des Therapeuten in der ambulanten Rehabilitation. Medizinische Trainingstherapie als Chance. In: Binkowski H, Hoster M, Nepper HU (Hrsg) Medizinische Trainingstherapie in der ambulanten orthopädischen und traumatologischen Rehabilitation. Waldenburg
Thieß G, Schnabel G, Baumann R (1978) Training von A bis Z. Sportverlag, Berlin
Weineck J (2002a) Optimales Training, 12. Aufl. Spitta, Bahlingen
Weineck J (2002b) Sportbiologie. München

3.4 Ganganalyse

V. Güth, D. Klein, D. Rosenbaum

3.4.1 Methoden

Messtechniken in der instrumentierten Ganganalyse

Das Gangbild eines Menschen ist das Ergebnis des Zusammenwirkens unterschiedlicher beweglicher und in sich unbeweglicher Körpersegmente. Viele Faktoren beeinflussen den Bewegungsablauf – innere wie auch äußere. Funktionsstörungen des Bewegungsapparates, Schmerzen und sogar Gemütszustände spiegeln sich darin wider. Daher ist der menschliche Gang ebenso charakteristisch wie individuell.

Das rein visuelle Erfassen vermittelt den ersten Eindruck und ermöglicht eine Beurteilung auf der Basis persönlicher Erfahrungen des Betrachters. Das allein reicht aber nicht aus, möglichen Ursachen von Bewegungsänderungen oder Kompensationsmechanismen auf den Grund zu gehen. Die Wirkungslinien der Kräfte in Bezug auf Gelenke und die Größe und Richtung der hervorgerufenen Drehmomente entziehen sich der äußeren Betrachtung. Aus diesen Gründen ist es erforderlich, durch den Einsatz der »instrumentierten Ganganalyse« – unter Mithilfe elektronischer Messwerterfassung – Bewegungsdaten aufzuzeichnen, die computergestützt ausgewertet und in Form von Diagrammen und Tabellen ausgegeben werden können.

Die dreidimensionale Ganganalyse liefert als Diagnoseverfahren weitaus mehr klinische Informationen als Videoaufzeichnungen. Wichtige untersuchungstechnische Bestandteile einer Ganganalyse sind neben der räumlichen Aufzeichnung der Bewegung spezieller Körperpunkte die zeitgleiche Erfassung der Bodenreaktionskräfte, die Druckverteilungsmessung unter der Fußsohle, das Elektromyogramm (EMG) und die Spirometrie. Nicht in jedem Fall ist es vorteilhaft, all die genannten Untersuchungsmethoden in Kombination anzuwenden.

Als Untersuchungsstrecke bieten sich ein langer Raum oder ein Laufband an. Der technische Aufwand und die

3.4 · Ganganalyse

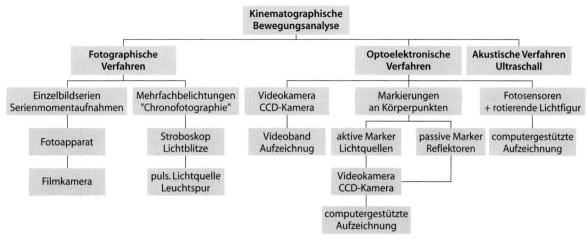

Abb. 3-17. Übersicht über Bewegungsanalyseverfahren

benötigte Vorbereitungszeit stellen für den Patienten oftmals eine hohe Belastung dar, sodass im Einzelfall entschieden wird, welches die aussagekräftigsten Methoden sind.

Nach einer langen Entwicklungsphase haben sich seit Mitte des 19. Jahrhunderts aus dem jeweiligen Stand der Technik heraus die unterschiedlichsten Systeme zur Bewegungsaufzeichnung entwickelt (**Abb. 3-17**). Anfänglich war man auf lichtempfindliches Fotomaterial angewiesen. Fortschritte im Bereich der Feinmechanik machten es möglich, bewegte Bilder »einzufrieren« und als Zeitlupen- oder Zeitrafferfilm zu studieren. Der Einsatz von Elektrizität und elektronischen Bauteilen brachte jedoch die entscheidendsten Veränderungen.

In den letzten 30 Jahren standen derart viele Techniken zur Verfügung, dass eine Vielzahl von Methoden zur Bewegungsanalyse publiziert wurde. Nicht alle haben sich durchgesetzt und den Weg aus den Forschungslabors in die Klinik gefunden. Als wichtigste Kriterien für die Akzeptanz und Weiterentwicklung sind zu nennen: technischer Aufwand, Flexibilität im Einsatz, geringe Belastung für den Patienten, einfache Bedienung, Möglichkeiten der Datenausgabe und des Datenaustauschs mit benutzerspezifischen Programmen.

Optische Verfahren

Aufgrund der größeren Bewegungsfreiheit und der geringeren Beeinflussung des Patienten haben sich kabelfreie Verfahren mit Reflektoren als sog. passive Marker (**Abb. 3-18**) weitaus stärker durchgesetzt als kabelgebundene Systeme z. B. mit Leuchtdioden (aktive Marker). Als möglicher Nachteil der kabelfreien Systeme wäre zu nennen: die Markerverfolgung und automatische Zuordnung der bewegten Marker, die dann schwierig wird, wenn es zu starken Annäherungen bzw. Überlagerungen kommt. Aber Systemprogramme lassen manuelle Korrekturen zu, und der Einsatz mehrerer Kameras bringt deutliche Vor-

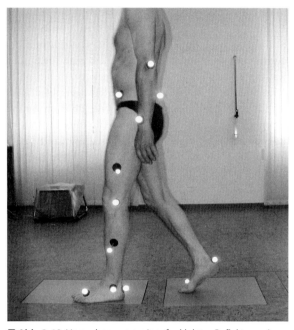

Abb. 3-18. Versuchsperson mit aufgeklebten Reflektoren (passive Marker). Durch Videokameras werden die Marker aufgenommen, ein Programm berechnet ihre Mittelpunkte und ordnet sie raum- und körperbezogenen Koordinatensystemen zu

teile. Das macht kabelfreie Systeme durchweg etwas teurer in der Anschaffung als kabelgebundene Methoden.

Von den technischen Möglichkeiten ausgehend kann man die Methoden der Bewegungsanalyse in 3 Bereiche einteilen. Nicht nur historisch gesehen bilden photographische Verfahren die Grundlage aller weiteren Entwicklungen. Im Grunde genommen sind es bei allen Verfahren »Einzelbilder«, die bis in höhere Abtastbereiche zur Analyse herangezogen werden. Bei computergestützten Verfahren bestimmt die Abfragehäufigkeit der Schnittstelle, wieviele Messungen pro Sekunde erfolgen, und damit die zeitliche Auflösung der zu bewertenden Bewegung.

Die Daten stehen in Form von digitalen Impulsen oder als analoge (sich kontinuierlich verändernde) Spannungswerte wie z. B. bei den Bodenreaktionskräften zur Verfügung. Als Bodenreaktionskräfte bezeichnet man die vom Fuß auf den Fußboden übertragene Kraft mit ihren räumlichen Komponenten. Sowohl die optoelektronischen wie auch die akustischen Verfahren liefern digitale »Bilddaten« d. h. Positionsänderungen spezieller Punkte (Marker) im Raum. Zusatzeinrichtungen wie Mehrkomponentenmessplatten zur Registrierung der Bodenreaktionskräfte oder die Elektromyographie zur Darstellung des Innervationsmusters erzeugen analoge Signale. Durch eine schnelle zyklische Abfrage (Zeitmultiplex) werden sie zwar nacheinander, aber praktisch zeitgleich mit den Bewegungsdaten der Marker erfasst und synchronisiert.

Akustische Verfahren
Akustische Verfahren arbeiten im Ultraschallbereich und messen Laufzeitdifferenzen zwischen Sendern und Empfängern. Als Sender (aktive Marker) dienen kleine Schallgeber. Aufgrund ihrer unterschiedlichen Frequenzen können sie zugeordnet und ihre jeweilige Position im Raum ermittelt werden. Aus den Streckenänderungen zu einem bestimmten Bezugspunkt im Raum ergibt sich für jede Momentaufnahme ein »Abbild« der Position der mit einem Sender markierten Körperstelle. Solche Systeme können nur mit relativ wenigen Sendemarkern (ca. 8) arbeiten, und die maximale Abtastrate von etwa 180 Hz ist letztlich auch abhängig von der Anzahl der eingesetzten Sender. Zwar haben solche Sender kleine Abmessungen und ein geringes Gewicht, sie müssen aber mit Versorgungskabeln am Körper befestigt werden. Der Einfluss von Störechos ist dabei nicht größer als die Beeinflussung bei optischen Systemen durch Reflexionen und Fremdlicht. Akustische Verfahren eignen sich daher gut für einfachere Fragestellungen und kleine Räume.

Räumliche Bewegungsaufzeichnung
Videokameras haben Filmkamera und Fotoapparat in klinischen Bereichen weitestgehend verdrängt. Sie liefern standardmäßig 25 zweidimensionale Bilder pro Sekunde, ein gewisses unteres Limit, aber ausreichend für Dokumentationszwecke. Der Einsatz von mindestens zwei Videokameras ist erforderlich für räumliche Betrachtungen. Die Interpretation der Bildserien – das Stereosehen – muss dann allerdings ein Rechner übernehmen.

Bei einigen Videobildanalysesystemen ist es möglich, Einzelbilder mit Markierungen zu versehen, die dann auf den weiteren Bildern automatisch verfolgt werden können. Erfolgt die Bewegung in der Bildebene, sind Winkelmessungen und die Bestimmung des Bewegungsumfangs auf einfache Weise möglich. Fehlerhaft wird die Auswertung bei schräger Perspektive, wenn die Bewegungsebene nicht senkrecht zur optischen Achse angeordnet ist. Geeignet sind diese Verfahren für Bewegungsstudien auf dem Laufband.

Für eine dreidimensionale Bewegungsaufzeichnung in größeren Räumen eignen sich kabelfreie Systeme am besten. Schon fast zum internationalen Standard geworden sind Messsysteme mit Reflexionsmarkern, die das aus der Richtung der aufzeichnenden Videokamera ausgesandte Licht in engem Winkel weitaus stärker reflektieren als die Hautoberfläche. Durch die Verwendung spezieller Lichtfilter ist der Einsatz dieser Systeme auch bei natürlichem Umgebungslicht möglich.

Schon ab 50 Bildern pro Sekunde liefern die heute gebräuchlichen Systeme, zumeist auf der Basis von Videodatenerfassung, für klinische Fragestellungen brauchbare Ergebnisse. Bei schnellen Bewegungen, wie z. B. in Untersuchungsbereichen sportlicher Aktivitäten, sind höhere Aufzeichnungsraten mit bis zu 240 Bildern pro Sekunde durchaus angebracht.

Einsatz von optischen Verfahren
Neben der Bildaufnahmerate stellt die Größe des Messraums ein wichtiges Kriterium für die Genauigkeit eines solchen Systems dar. Die Kameras sollten so positioniert werden, dass sie mit der geeigneten Optik die Laufbahn zumindest im Bereich der Bodenreaktionskraftmessplatten bildfüllend erfassen. Lange Messstrecken müssen zwangsläufig von mehreren im Raum angeordneten Kameras beobachtet werden. Die sich daraus ergebende Redundanz in Überlagerungsbereichen – dabei entstehen mehrfach Abbildungen gleicher Marker – ist durchaus von Vorteil in Bezug auf das sichere Verfolgen besonders von schnell bewegten Markern. Über spezielle Suchkriterien in der Software wird dann die an besten geeignete Markerposition ausgewählt.

Die meisten optoelektronischen Ganganalysesysteme können mit 25 und mehr Markern am gesamten Körper verteilt gut zurecht kommen. Probleme gibt es nur dann, wenn aufgrund der gegebenen Größenverhältnisse Nachbarmarker zu dicht beieinander liegen oder wenn es infolge der Bewegung zu kritischen Annäherungen kommt. Dem heutigen Stand der Technik entsprechend kommen sog. Echtzeitsysteme zum Einsatz. Die elektronische Datenverarbeitung macht es möglich, Zuordnungsprobleme schnell zu entdecken, und sie liefert unmittelbar nach der Gangaufzeichnung wichtige Teilergebnisse der Untersuchung. Die Auswertung klinisch relevanter Parameter erfolgt im Anschluss an die Aufzeichnungen und ist fast ausschließlich von der verwendeten Software und deren Flexibilität abhängig.

Datenerfassung und Auswertung
Als wichtige Messgrößen sollten bei einer Ganganalyse dreidimensionale Koordinatenwerte der Markermittelpunkte und die Bodenreaktionskräfte in 3 Richtungen erfasst werden. Aus den gemessenen Kraftkomponenten

3.4 · Ganganalyse

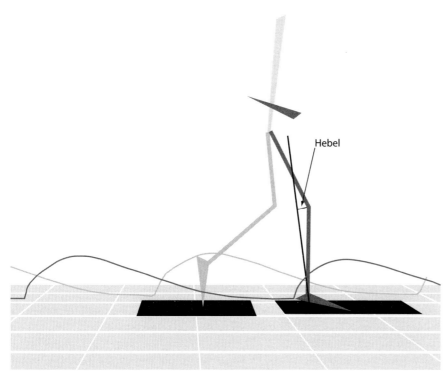

Abb. 3-19. Visualisierung des Kraftvektorverlaufs. Fuß, Unter-, Oberschenkel und Rumpf werden als »Strichmännchen« dargestellt. Die *schwarzen Vierecke* bezeichnen die Messplatten zur Bestimmung des »Fuß-Boden-Kraftvektors«. Man erkennt den Kraftangriffspunkt unter dem Fuß, die Verlaufsrichtung des Vektors und seine Länge als Ausdruck des Betrages der Kraft. Definition »Drehmoment«: Hierzu ist der senkrechte Abstand des angenommenen Kniegelenkdrehpunktes vom Fuß-Boden-Kraftvektor als Hebelarm des von außen einwirkenden Beugemoments auf das Kniegelenk eingezeichnet. Die Größe des Drehmoments ergibt sich aus dem Betrag der Kraft und der Länge dieses Hebelarms. Um ein Durchbeugen des Kniegelenks zu verhindern, ist ein ebenso großes, entgegengesetzt gerichtetes »inneres« – d. h. durch die Muskulatur erzeugtes – Drehmoment erforderlich

ist es möglich, sowohl den Kraftangriffspunkt unter dem Fuß als auch die Verlaufsrichtung und die Größe des Kraftvektors zu bestimmen (◘ Abb. 3-19). Aus den Markerkoordinaten lassen sich Gelenkachsen bestimmen, Winkel in allen Raumebenen berechnen und Bewegungsumfänge bzw. -einschränkungen erkennen. Zusammen mit den Kraftvektordaten können die Drehmomente an den Gelenken der unteren Extremitäten berechnet werden. Die »inverse Dynamik« bildet dabei die mathematische Grundlage.

Ganganalyseverfahren liefern eine Fülle von Messdaten – technische Fakten zum Zeitpunkt der Registrierung. Sie lassen im Nachhinein keine Aussage über die Rahmenbedingungen oder die psychische Verfassung des Patienten zu. Deshalb muss bereits bei der Aufnahme der Ganganalyse darauf geachtet werden, dass alle technischen Voraussetzungen stimmen wie z. B. die Kalibrierung von Messraum und Kraftmessplatten, genaue Fixation der Marker an definierten Körperstellen, synchroner Datentransfer aus verschiedenen Messsystemen sowie dass keine störenden Einflüsse bzw. Ablenkungen gegeben sind. Ein begleitendes Protokoll zur Untersuchung in Form einer Checkliste ist empfehlenswert.

Wenn der Patient nicht mehr anwesend ist, bleiben die Messdaten und der subjektive Eindruck. Nützlich ist daher eine zusätzliche 2D-Videoaufzeichnung als Gedächtnisstütze.

Beurteilung der Daten: »Team-Approach«

> Ganganalysesysteme schreiben keine Befunde! Erst die sorgfältige Sondierung der Datenmenge und die kritische Betrachtung der relevanten Diagramme und Maximalwerte ermöglichen die Interpretation des Gangbildes.

Es können aber nicht die Messergebnisse allein sein, die zu der Beurteilung eines so komplexen Bewegungsablaufes führen können. Verständnis für physiologische Abläufe und genaue Beobachtung des Patienten sind dabei ebenso wichtig wie die Erfahrung, die aus verschiedenen Disziplinen (Klinik, Physiotherapie, Psychologie, Technik u. a.) zusammenwirken sollten. Ein »Gutachterteam« ist sinnvollerweise anzustreben. Wenn die Messergebnisse der Ganganalyse, die Beobachtungen und die Einschätzungen der Experten sich gegenseitig ergänzen, dann wird deutlich, dass die instrumentierte Ganganalyse einschließlich Elektromyogramm, Druckverteilungsmessung und Spirometrie wichtige Einzelheiten und neue Aspekte bei der Beurteilung des menschlichen Gangs zur Verfügung stellt, generell aber (nur) ein Teil der Gesamtbeurteilung sein kann.

3.4.2 Klinische Aspekte beim Einsatz der Ganganalyse und Beurteilung der Möglichkeiten und Grenzen

Bei den vielfältigen Erscheinungsformen, allein schon des normalen Ganges und der Vielzahl von Ursachen, die für pathologische Gangformen in Frage kommen, ist klar, dass es eine Ganganalyse als Routinemethode schlechthin nicht gibt. Selbst in eng umgrenzten differenzialdiagnostischen Bereichen genügen die unmittelbar verfügbaren Untersuchungsmethoden oft nicht, um zu einem diagnostischen Resultat zu kommen. Oft ist es nach Durchführung einer standardisierten Untersuchung notwendig, gängige Methoden abzuändern, neue Auswertprogramme zu schreiben oder sogar ganz neue Untersuchungsverfahren einzuführen. Natürlich ist ein solches Vorgehen nur möglich, wenn der Untersucher selbst die individuelle klinische Fragestellung während der gesamten Untersuchungsdauer vor Augen hat.

> Es sollte, unabhängig von der eigentlichen Ganguntersuchung, eine Videoaufnahme vom Gangbild des Patienten gemacht werden. Bewegungsdetails können so beliebig oft wiederholt betrachtet und auf diese Weise schließlich verstanden werden. Außerdem lässt sich dadurch der augenblickliche Zustand dokumentieren, und, falls erwünscht, dem Patienten vor Augen führen, denn Fehlbewegungen erscheinen dem Patienten im Videobild oft viel eindrucksvoller als im gewohnten Spiegelbild.

Zur Ganganalyse selbst wird nach anatomischen Gesichtspunkten die Lage der Gelenkachsen auf der Haut markiert, oder aber es werden die Längsachsen der Gliedmaßen so markiert, dass sich aus den Bewegungsabläufen die Lage der Gelenkachsen berechnen lässt. Als erstes Ergebnis der Bewegungsanalyse entstehen aus den Verbindungslinien der einzelnen markierten Punkte bewegliche Strichmännchen (◘ Abb. 3-19), die allerdings diagnostisch weitaus weniger von Bedeutung sind als die in der üblichen Weise dargestellten Diagramme und Tabellen.

Unbewusst vom Untersucher am Patienten wahrgenommene und spontan richtig gedeutete Bewegungsdetails erscheinen auf technischen Aufzeichnungen oft als schwer interpretierbare Besonderheiten. Schon diese Tatsache zeigt, dass die Anwesenheit des auswertenden Untersuchers bzw. Klinikers bei der Bewegungsaufzeichnung erforderlich ist.

Biomechanik der aktiven Muskeln

Um die Funktionsweise eines Skelettmuskels oder seine Fehlfunktion beim Gehen verstehen und daraus klinisch relevante Schlüsse ziehen zu können, muss man zu jeder Phase seiner Aktivität über folgende individuelle Daten verfügen, die sich aus der Anatomie und der Bewegungsanalyse herleiten lassen:
- Welche Länge hat der Muskel im Vergleich zur »Ruhelänge«
- Erfolgt die Muskelaktion isometrisch, konzentrisch oder exzentrisch
- Wie schnell ändert sich die Länge des Muskels
- Ging einer exzentrischen Aktivität eine rasche Dehnung voraus
- Unter welchen der sich ständig ändernden Hebelverhältnisse ist der Muskel aktiv

Aus dem Elektromyogramm lassen sich Hinweise darauf gewinnen, wie stark der Muskel während seiner Aktivität innerviert ist.

Um das mechanische Verhalten der Muskulatur aus den Bewegungsaufzeichnungen abzuleiten, sind Rechenprogramme erhältlich. Selbstverständlich gehen sie von der normalen Anatomie des Menschen aus und müssen den – möglicherweise pathologischen – Verhältnissen am Patienten angepasst werden.

> **Praxistipp**
>
> Um z. B. Voraussagen über die Funktionsweise der verschiedenen Anteile der Glutäalmuskulatur nach Umstellungsosteotomien im Bereich von Hüftgelenk und proximalem Femur machen zu können, hatten wir unsere Berechnungen auf stereoskopische Röntgenaufnahmen des Beckens gestützt. Die Auswertung der stereoskopischen Röntgenbilder ergab darüber hinaus oft klinisch wichtige, aus dem üblichen zweidimensionalen Bild nicht erkennbare oder bis dahin falsch gedeutete Fakten.

Bestimmung der an den Gelenken wirksamen Momente

Normalerweise wirken an jedem Gelenk mindestens 2 Drehmomente: Als »äußeres Moment« bezeichnet man das Produkt aus der Größe einer von außen wirkenden Kraft und der Länge ihres Hebelarmes (◘ Abb. 3-19), als »inneres Moment« das Produkt der entgegengesetzt wirkenden Muskelkraft und der Länge des muskulären Hebelarmes. Sind beide Produkte gleich groß (bei entgegengesetzter Richtung), herrscht Gleichgewicht, und das Gelenk hat keine Ursache, sich zu bewegen. Überwiegt eines der Drehmomente, dann erfolgt eine Rotation im Gelenk, bis – möglicherweise durch Wirken weiterer Momente – das Gleichgewicht wieder hergestellt ist.

Meistens ist die Länge der muskulären Hebelarme klein gegenüber denen der von außen eingeleiteten Kräfte, sodass über die Drehmomente am Gelenk selbst vergleichsweise starke Kräfte wirksam werden.

Bei vielen Routinebewegungen, wie beim Gehen, kann man von der Annahme ausgehen, dass ein Gelenk – z. B. das Hüftgelenk – in Frontalebene in jeder Phase des Schrittes durch die gleichen Muskelgruppen unter den für die Gangart typischen Hebelverhältnissen stabilisiert wird und dass die von außen eingeleitete Kraft annähernd konstant ist. Sie entspricht (bei Vernachlässigung der beim langsamen Gehen geringen vertikalen Beschleunigungskräfte sowie des Gewichtes des Standbeins) ungefähr dem Körpergewicht. So bleiben bei Kenntnis des muskulären Hebelarms 2 variable, zueinander proportionale Größen: die Länge des Lastarmes für die von außen eingeleitete Kraft und die zur Gelenkstabilisierung erforderliche Muskelkraft. Diese wird also maßgeblich durch die Länge des Hebelarms für die äußere Kraft beeinflusst.

Am Beispiel des Hüftgelenkes kann man dies, in Anlehnung an die Überlegungen von Pauwels, folgendermaßen beschreiben: Beim normalen langsamen Gang ist in Frontalebene in der Mitte der Standphase der Hebelarm für die von außen angreifende Kraft etwa doppelt so lang wie der muskuläre für die Hüftabduktoren. Die erforderliche am Hüftgelenk angreifende Muskelkraft entspricht also dem Doppelten des Körpergewichtes. Da das Hüftgelenk zusätzlich nahezu das gesamte Körpergewicht zu tragen hat, beträgt die auf ihm ruhende Last insgesamt das 3fache des Körpergewichtes. Würde die Länge des Hebelarmes Null betragen, die äußere Kraft also durch das Zentrum des Gelenkes verlaufen, dann brauchte es nur noch 1/3 der normalerweise aufgebrachten Kraft zu tragen.

Auf diese Weise lassen sich durch entsprechende Gangschulungen erhebliche Gelenkentlastungen erreichen. Ähnliche Überlegungen gelten für andere Gelenke und Bewegungsabläufe beim Gehen. Entscheidend für die Gelenkbelastung ist also die Länge des »äußeren« Hebelarmes (◘ Abb. 3-19).

Die aus der Ganganalyse unter Berücksichtigung der muskulären Hebelverhältnisse berechneten Kräfte stellen einen Mindestwert der auf das Gelenk einwirkenden Kraft dar. Bei Fehlinnervationen und insbesondere bei Mitinnervation von Antagonisten können sich die auf ein Gelenk wirkenden Kräfte erheblich vergrößern. Elektromyographische Untersuchungen und die von Bergmann (1989) durchgeführten Untersuchungen legen die Annahme nahe, dass beim zentralnervös Gesunden die berechneten Mindestkräfte den tatsächlich auftretenden Kräften weitgehend entsprechen. In jedem Fall kann man aus der Ganganalyse auf vermeidbare Überlastungen der Gelenke schließen.

Bei spastischen Bewegungsstörungen, Gangunsicherheit und Schmerzen muss man darüber hinaus damit rechnen, dass die am Gelenk auftretenden Kräfte größer sind als die berechneten. Auch aus diesem Grund ist es wichtig, den klinischen Befund und das elektromyographisch dargestellte Innervationsmuster in Betracht zu ziehen. Dabei gibt das Elektromyogramm Hinweise auf pathologische Mitinnervationen von Antagonisten und die Beurteilung der Diskriminanzanalyse (s. unten) Hinweise auf allgemeine Koordinationsstörungen

Entgegen einer weit verbreiteten Meinung ist es nicht möglich, die Größe der wirksamen Momente oder den Verlauf des Kraftvektors durch Beobachtung auch nur annähernd richtig abzuschätzen, also z. B. aus dem Ausmaß eines Entlastungshinkens auf die tatsächlich erfolgende Entlastung zu schließen. So haben wir oft Patienten mit extrem ausgebildetem Duchenne-Hinken gesehen, die ihr krankes Hüftgelenk kaum weniger belasteten als das gesunde. Umgekehrt haben wir gelegentlich Patienten mit wenig auffälligem Gangbild gesehen, die ihr krankes Hüftgelenk fast optimal entlasteten! Durch eine Darstellung des Kraftvektorverlaufs im Videobild wäre in der Seitenansicht auch ersichtlich, dass ein während der Standphase deutlich gebeugtes Knie nicht in jedem Fall auf Beugung beansprucht wird.

Die häufigen Fehleinschätzungen der Belastungsverhältnisse kommen wohl dadurch zustande, dass nicht nur die einigermaßen gut einschätzbaren Gewichtsverteilungen, sondern außerdem die durch wenig auffällige Bewegungen auftretenden Beschleunigungskräfte bei der Ausbalancierung des Körpers eine große Rolle spielen. Diese Beschleunigungskräfte selbst brauchen nicht groß zu sein, können aber durch Richtungsänderung der eingeleiteten Kräfte großen Einfluss haben. Aus diesem Grund sollte der (für ein bestimmtes Gelenk) entlastende Gang grundsätzlich unter Kontrolle der Drehmomente (auch an den Nachbargelenken) eingeübt werden.

Elektromyographische Untersuchung beim Gehen

Von den meisten funktionell wichtigen Muskeln von Ober- oder Unterschenkel kann mit Oberflächenelektroden das Elektromyogramm abgeleitet werden. Eine leider wichtige Ausnahme machen der M. tibialis posterior und der M. iliopsoas.

Der Verdacht, dass dem EMG eines Muskels die Aktivitäten der Nachbarmuskeln in nennenswertem Maße überlagert sein könnten, hat sich bei unseren Untersuchungen nicht bestätigt. Weder der Vergleich der unterschiedlichen Aktivitätsmuster noch das Ergebnis von Korrelationsanalysen der Signale benachbarter Muskeln, wie z. B. M. tibialis anterior und M. peronaeus longus oder M. rectus femoris und Mm. vasti medialis oder lateralis zeigen Hinweise auf ein – diagnostisch zu beachtendes – physikalisches Übersprechen der Aktionspotenziale.

> **Cave**
>
> Vollkommen anders ist das allerdings bei Elektromyogrammen von Muskeln mit peripheren Teilparesen oder bei Teilparesen aufgrund von Vorderhornerkrankungen. Hier ist in verschiedener Hinsicht besondere Vorsicht bei der Auswertung des Elektromyogramms geboten: Erstens wird das Elektromyogramm (und auch das IEMG) wesentlich größer dargestellt, als dies der verbliebenen Funktion entspricht. Zweitens gibt die Ableitstelle keinerlei Hinweis auf den Ursprungsort der Aktivität, und so zeigt das elektromyographische Entladungsmuster Hinweise auf scheinbar oder tatsächlich vorliegende Fehlkoordinationen.

Es wurde zum Standard, das gleichgerichtete, über bestimmte Zeiten, z. B. die Dauer eines Doppelschrittes, aufgezeichnete integrierte EMG (IEMG) als elektromyographische Entladungsstärke des Muskels anzugeben. Dies ist vertretbar, solange Artefakte (v. a. auch schrittsynchron auftretende) mit Sicherheit auszuschließen sind, und solange keine peripher neurologischen Schäden vorliegen oder Seitenvergleiche nicht durch einseitige Atrophien verfälscht werden. Man darf also nicht – so naheliegend das auch erscheinen mag – die elektromyographische Entladungsstärke als unmittelbaren Ausdruck der entwickelten Muskelkraft ansehen, denn wie stark sich ein innervierter Muskel kontrahiert, hängt außerdem entscheidend von seinen augenblicklichen Arbeitsbedingungen ab.

> **Praxistipp**
>
> Über atrophierten Muskeln wird oft mehr elektrische Aktivität registriert, als es der tatsächlichen Muskelaktivität entspricht. Umgekehrt können einseitige Atrophien natürlich auch Ursache oder Folge asymmetrischer Aktivitäten sein. Gerade bei den sehr häufigen einseitigen Funktionsstörungen beim Gehen kann es dadurch zu Fehlinterpretationen kommen. Um diese Fehler zu vermeiden, haben wir einseitige Atrophien durch Umfangmessungen, rasterphotographische Messaufnahmen, und – soweit vorhanden – durch Auswertung computertomographischer Aufnahmen festgestellt.

Zusammenfassend kann man festhalten, dass die Erfassung der Muskelaktivität mit Oberflächen- oder intramuskulären Elektroden verschiedene wertvolle Informationen liefern kann, wenn die Methoden sinnvoll und kritisch eingesetzt werden. Die Elektromyographie zeigt an, wann ein Muskel im Bewegungsablauf aktiv ist und ob er seiner Funktion entsprechend eingesetzt wird. Dabei sind wir bei der Beurteilung des elektromyographischen Innervationsmusters den zentralnervösen Steuerungsmechanismen um einen entscheidenden funktionellen Schritt näher als bei der Beobachtung der aus der Innervation resultierenden Bewegungen.

Das Gangelektromyogramm weist bei aller Variabilität, insbesondere pathologischer Innervationsmuster, Charakteristika auf, die so konstant auftreten, dass sie als sichere diagnostische Kriterien verwertbar sind. So konnten wir aus dem Elektromyogramm verschiedener gleichzeitig untersuchter Muskeln der unteren Extremität mit Hilfe einer Diskriminanzanalyse mit fast 100% Wahrscheinlichkeit spastische oder spastisch-athetotische Gangstörungen diagnostizieren (Güth et al. 1984) und in Schweregrade einteilen, die eng mit den Ergebnissen eines klinischen Scores korrelieren (Feldkamp u. Güth 1987). Diese Methode bietet auch die Möglichkeit, leichte, klinisch unauffällige Koordinationsstörungen zu erkennen. Gegenüber den außerdem durchgeführten klinischen Einschätzungen hat diese Methode den Vorteil, ausschließlich auf Messwerten und nicht auf subjektiv erhobenen Befunden zu basieren. Deshalb empfiehlt es sich, jedes Gangelektromyogramm durch eine Beurteilung der Muskelkoordination zu ergänzen.

Auch wenn man aus dem Signal erkennen kann, wie hoch die elektrische Aktivität eines Muskels ist, ob er also mehr oder weniger stark aktiviert innerviert wird, können keine direkte Aussagen zur Kraftentfaltung gemacht werden, da sich diese nicht eindeutig aus der Signalamplitude ableiten lässt, sondern von einer Vielzahl von zusätzlich wirksamen Parametern (Ableitbedingungen, Art der Kontraktion etc.) abhängig ist.

Zusätzlich zu der Betrachtung der sog. Zeitdomäne können die Signale bezüglich der Frequenzdomäne analysiert werden. Die Frequenzanalyse mit der Fast-Fourier-Transformation oder neuere Verfahren wie die Wavelet-Analyse lassen u. U. eine Beschreibung des Ermüdungszustands in der Muskulatur zu. All diese durch die Elektromyographie ermittelten Daten bleiben einer rein visuellen Gangbetrachtung verborgen. Allerdings ist es häufig schwierig zu unterscheiden, ob Abweichungen der Muskelaktivitätsmuster als Ursache oder Folge einer Bewegungsstörung oder Schmerzsituation zu beurteilen sind.

Pedographie – Messung der plantaren Druckverteilung

Für Beschwerden im Bereich des Fußes reicht es u. U. nicht aus, nur die standardmäßig aus der Bewegungsanalyse abzuleitenden Informationen zu betrachten, um die Fehlbelastung als Folge von Fußdeformitäten oder -verletzungen genauer zu untersuchen. Für diesen Fall bietet sich die Pedographie an, die mit Hilfe der Erfassung der beim

Gehen auf den Fuß einwirkenden Kräfte für ein besseres Verständnis für die möglichen Probleme sorgt.

Die Messeinrichtungen zur Bestimmung der Druckverteilung sind in der Lage, die auf den Fuß einwirkende Vertikalkomponente der Bodenreaktionskraft zeitlich und örtlich aufzulösen und einzelnen Fußregionen oder Skelettstrukturen zuzuordnen. Zur Erfassung der Belastungscharakteristik unter der Fußsohle gibt es verschiedene Systeme, die jeweils einen speziellen Einsatzzweck haben.

Druckverteilungsplattformen werden primär bei Barfußmessungen eingesetzt. Die Plattform ist in der Regel im Labor fest installiert (in den Boden eingelassen oder in einen Laufsteg eingebaut) und muss von der Versuchsperson getroffen werden. Dabei sollte ein bewusstes Aufsetzen auf der Plattform oder eine Schrittanpassung vermieden werden, um ein möglichst natürliches Abrollverhalten zu gewährleisten.

Messsohlen können eingesetzt werden, um mit Druckverteilungsmessungen im Schuh die Interaktion zwischen Schuh und Fuß zu untersuchen. Sie werden typischerweise im Bereich der Orthopädieschuhtechnik eingesetzt, um die Funktion von Schuhzurichtungen und Einlagen zu überprüfen. Diese Systeme können sehr flexibel gehandhabt werden und erlauben teilweise sogar Messungen »im Feld« unter möglichst natürlichen Bedingungen. Ferner können je nach Größe des Datenspeichers viele Schrittzyklen aufgezeichnet werden. Als problematisch ist jedoch anzusehen, dass der Sensor schon durch das Schnüren des Schuhs oder das Durchbiegen beim Abrollen belastet wird. Daher ist vor jeder Datenerfassung eine Nullmessung der Sohle im Schuh im nicht belasteten Zustand erforderlich. Da die Lage der Sohle sich mit der Position des Schuhs verändert, ist außerdem die Richtung der einwirkenden Kraft nicht in jeder Belastungsphase nachvollziehbar.

Für die Auswertung der Druckverteilungsmessungen gibt es keine allgemein gültigen Vorgaben, nach denen z. B. der gesamte Fußabdruck in verschiedene Regionen eingeteilt wird. Die Unterteilung hängt primär von der Fragestellung und den zu erwartenden Veränderungen ab. Mit Hilfe von entsprechend definierten Algorithmen kann der Computer die Differenzierung zwischen Rück-, Mittel- und Vorfuß bzw. zwischen medialen und lateralen Strukturen des Fußes vornehmen.

Für den gesamten Fuß und die einzelnen Regionen können die folgenden Messparameter bestimmt werden: Kontaktflächen, Spitzendrücke, lokale und relative Impulse, Belastungsdauer, Zeitpunkt des Spitzendrucks. Mit diesen Parametern kann die statische oder dynamische Belastungscharakteristik des Fußes im Stand oder beim Gehen erfasst werden. So kann man häufig erkennen, dass es bei lokalen Schmerzen im Bereich des Fußes zu einer Vermeidung der betroffenen Bereiche kommt und die Belastung auf andere Bereiche verlagert wird. Dies ist z. T. besonders deutlich beim Hallux valgus zu sehen, wenn der

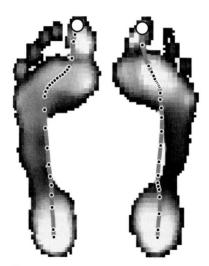

Abb. 3-20. Pedobarographie am Beispiel einer Patientin mit rechtsseitigem Hallux valgus. Im hier dargestellten Maximaldruckbild wird der Großzehenschiefstand rechts und die Verlagerung der Belastung vom medialen Vorfuß zur Ballenmitte deutlich, die als Folge der reduzierten Beteiligung des ersten Strahls am Abrollvorgang gesehen werden kann

betroffene Großzeh und der 1. Strahl beim Abrollvorgang geschont werden und in Folge die Belastung unter den zentralen Metatarsalköpfen ansteigt (**Abb. 3-20**).

Anwendung findet diese Art der Belastungsanalyse bei vielfältigen klinischen Problemen. Während die Pedographie bei der Versorgung des diabetischen Fußes fest etabliert ist, wurde sie primär im Rahmen von wissenschaftlichen Untersuchungen bei rheumatischen Füßen, zur Beurteilung von Hallux-valgus-Operationen, Metatarsal- und Rückfußfrakturen und Fußfehlformen eingesetzt.

Funktionsüberprüfung durch Spiroergometrie und »ADL-Monitoring«

Bei allen Therapieansätzen wird das Ziel verfolgt, für den Patienten eine Reduktion der Beschwerden und eine Funktionsverbesserung zu erreichen. Diese sollte sich allerdings nicht nur in den ganganalytischen Parametern niederschlagen, die mit der instrumentierten Bewegungsanalyse unter optimierten Bedingungen im Labor erfasst werden können, sondern auch in einer verbesserten Leistungsfähigkeit und Mobilität in Alltag erkennbar sein.

Die Leistungsfähigkeit des Herz-Kreislauf-Systems und die notwendige Energie bei der Fortbewegung kann mit einer Messung der Sauerstoffaufnahme ermittelt werden. Hierbei wird die beim Gehen/Laufen (in der Regel auf dem Laufband) bzw. beim Radfahren (auf einem Fahrradergometer) eingeatmete und ausgeatmete Luft bezüglich ihrer Menge und Bestandteile untersucht und daraus der Sauerstoffverbrauch bei einer normierten Belastung bestimmt. Aus diesen Daten kann auf die Leistungsfähigkeit des Patienten und seine Ökonomie bei der Bewegung geschlossen werden, die erwartungsgemäß bei deutlichen Bewegungsstörungen eingeschränkt sind. In Verbindung mit Messungen der Herzfrequenz und der Laktatkonzentration im Blut können Aussagen zum aktuellen Leistungsniveau und Empfehlungen bezüglich eines gezielten Trainings zur Verbesserung der Belastbarkeit oder Leistungsfähigkeit ausgesprochen werden.

Da diese Messmethode aber immer noch unter »künstlichen« Laborbedingungen stattfindet, lassen sich immer noch keine Aussagen über das Aktivitätsniveau und die Mobilität eines Patienten in Abhängigkeit von seiner Erkrankung oder eventueller Heilungsfortschritte machen. Hier können neuere Messsysteme zur Erfassung der Aktivitäten im täglichen Leben, so genannte ADL-Monitore (ADL = »activity of daily living«) eingesetzt werden, die in der einfachsten Form mit Schrittzählern oder bei komplexeren Systemen mit Beschleunigungssensoren, Gyroskopen oder einer Kombination verschiedener Sensoren arbeiten. Sie können nicht nur die Anzahl der Schritte, sondern auch die Dauer, die ein Patient in einer bestimmten Position (Stehen, Sitzen, Liegen) oder Bewegung (Gehen, Laufen, Radfahren) verbringt, über längere Zeiträume erfassen. Durch eine Messung über mehrere Tage lässt sich das Alltagsverhalten von Patienten detailliert beschreiben, sodass zusätzlich zu der subjektiven Beurteilung des Aktivitätsniveaus durch den Patienten selbst eine objektive Erfassung von Funktionsverbesserungen möglich wird.

> **Fazit**
> - Bei der Diskussion über Sinn und Nutzen der Ganganalyse muss man sich mit der Frage auseinandersetzen, was durch den Einsatz der Messtechniken erreicht werden kann und welche klinischen Konsequenzen sich daraus ergeben können. Die ultimative Frage, die sich stellt, ist, ob durch den Einsatz der Ganganalyse Behandlungsstrategien geändert werden oder Entscheidungen getroffen werden. Dass dies der Fall ist, wurde besonders für den Bereich der Behandlung von Kindern mit Zerebralparesen, aber auch z. B. bei Umstellungsoperationen im Bereich des Hüft- und Kniegelenks untersucht und belegt.
> - Ferner sollte klar sein, welche Untersuchungsansätze man verfolgen kann, um basierend auf der Ganganalyse klinisch relevante Aussagen treffen zu können. Die nächstliegende Fragestellung ergibt sich bei einzelnen Patienten mit einer einseitigen Problematik, indem man die betroffene Extremität mit der gesunden Gegenseite vergleicht. Dies geschieht unter der implizierten Annahme, dass die gesunde Gegenseite normale Gangparameter aufweist. Allerdings kann man beobachten bzw. erwarten, dass sich durch das inhärente Bemühen des Menschen um ein symmetrisches, d. h. nicht hinkendes Gangbild auch die nicht betroffene Seite der betroffenen im Laufe der Zeit angleicht, sodass dieser Vergleich u. U. (insbesondere nach einem längeren Krankheitsverlauf) nicht mehr aussagekräftig genug ist, um das Ausmaß der Bewegungseinschränkungen zu beurteilen. Daher bieten sich Vergleiche mit Hilfe einer Kontrollgruppe an, die möglichst ähnlich in Bezug auf gangrelevante Charakteristika wie Körpergröße, Gewicht und Alter sein sollte und dadurch valide Normdaten liefern können sollte.
> - Zur Beschreibung eines Krankheits- oder Rehabilitationsverlaufs können bewegungsanalytische Untersuchungen in regelmäßigen oder vorher festgelegten Abständen wiederholt werden, um Veränderungen im Laufe der Behandlung zu dokumentieren. Auch bei elektiven operativen Eingriffen oder medikamentösen Therapien können Prä-vs.-post-Vergleiche helfen, den Erfolg der Behandlung mit Hilfe objektiver Gangparameter zu überprüfen.
> - Ganguntersuchungen sollten in Zukunft vor operativen Eingriffen zur Pflicht werden, um die Richtlinien für die prä- und postoperative Behandlung und die Operation selbst zu optimieren. Ehe diese Forderung erfüllt werden kann, muss allerdings noch viel gemeinsame Arbeit von Klinikern, Ingenieuren und Bewegungswissenschaftlern geleistet werden.

Literatur

Ganganalyse

Allard P, Cappozzo A, Lundberg A, Vaughan CL (1997) Three-dimensional Analysis of Human Locomotion. Wiley, Chichester

Beckers D, Deckers J (1997) Ganganalyse und Gandschulung – Therapeutische Strategien für die Praxis. Springer, Berlin Heidelberg New York

Bergmann G, Rohlmann A, Graichen F (1989) In vivo Messung der Hüftgelenkbelastung, 1. Teil: Krankengymnastik. Z Orthop 127: 672–679

Bergmann G, Graichen F, Rohlmann A (1993) Hip joint loading during walking and running, measurement in two patients. J Biomech 26(8): 969–990

Boenick U (Hrsg) (1991) Gangbildanalyse – Stand der Meßtechnik und Bedeutung für die Orthopädie-Technik. Mecke, Duderstadt

Davis RB (1997) Reflections on Clinical Gait Analysis. J Electromyogr Kinesiol 7(4): 251–257

Davis RB, Õunpuu S, Tyburski DJ et al. A comparison of two dimensional and three dimensional techniques for the determination of joint rotation angles. International Symposium on 3-D Analysis of Human Movement. Montréal, Canada, 1991: 67–70

DeLuca PA, Davis RB, Õunpuu S et al. (1997) Alterations in surgical decision making in patients with cerebral palsy based on three-dimensional gait analysis. J Pediatr Orthop 17: 608–614

Gage JR (1993) Gait Analysis. An essential tool in the treatment of cerebral palsy. Clin Orthop 288: 126–134

Gage JR (1995) Gait Analysis. Principles and applications. J Bone Joint Surg (Am) 77-A: 1607–1623

Götz-Neumann K (2003) Gehen verstehen – Ganganalysen in der Physiotherapie. Thieme, Stuttgart

Kadaba MP, Ramakrishnan HK, Wootten ME (1990) Measurement of lower extremity kinematics during level walking. J Orthop Res 8: 383–392

Kay RM, Dennis S, Rethlefsen S et al. (2000) The effect of preoperative gait analysis on orthopaedic decision making. Clin Orthop 372: 271–222, 2000

Klein D (1998) Biomechanische Methoden zur Ganganalyse. In: Wiemeyer J (Hrsg) Der Gang des Menschen multidisziplinär betrachtet. IFS/TUD, Darmstadt, S 51–69

Õunpuu S, Davis R, DeLuca P (1996) Joint kinetics: methods, interpretation and treatment decision-making in children with cerebral palsy and myelomeningocele. Gait Posture 6: 62–78

Pauwels F (1980) Biomechanics of the Locomotor Apparatus. Springer, Berlin Heidelberg New York

Perry J (1992) Gait analysis: normal and pathological function. Slack, Thorofare, New Jersey

Schröter J, Güth V, Overbeck M, Senst S, Klein D, Winkelmann W (1998) Der Entlastungsgang – eine konservative Therapiealternative der Hüftdysplasie beim Erwachsenen. Orthop Prax 34 (5): 299–303

Schröter J, Güth V, Overbeck M, Rosenbaum D, Winkelmann W (1999) The »Entlastungsgang«. A hip unloading gait as a new conservative therapy for hip dysplasia of the adult. Gait Posture 9(3): 151–157

Sutherland DH (2001) The evolution of clinical gait analysis part 1: kinesiological EMG. Gait Posture 14: 61–70

Vaughan CL, BL Davis, JC O'Connor (1999) Dynamics of human gait, 2nd edn. Human Kinetics, Champaign, Ill

Whittle MW (ed) (2001) Gait analysis: an introduction, 3rd edn (book with CD-ROM). Butterworth-Heinemann, Burlington MA

Elektromyographie

Basmajian JV, de Luca CJ (1985) Muscles alive, their functions revealed by electromyography, 5th edn. Williams & Wilkins, Baltimore

DeLuca CJ (1997) The use of surface electromyography in biomechanics. J Applied Biomech 13: 135–167

Hermens HJ, Freriks B, Disselhorst-Klug C, Rau G (2000) Development of recommendations for SEMG sensors and sensor placement procedures. J Electromyogr Kinesiol 10: 361–374

Kleissen RFM, Buurke JH, Harlaar J, Zilvold G (1998) Electromyography in the biomechanical analysis of human movement and its clinical application. Gait Posture 8: 143–158

Õunpuu S, DeLuca PA, Bell KJ et al. (1997) Using surface electrodes for the evaluation of the rectus femoris, vastus medialis and vastus lateralis muscles in children with cerebral palsy. Gait Posture 5(3): 211–216

Perry J (1996) The role of EMG in gait analysis, in Harris GF, Smith PA (eds): Human motion analysis: current applications and future directions. IEEE Press, Piscataway, pp 255–267

Druckverteilungsmessung

Cavanagh PR, Hennig EM, Rogers MM (1985) The measurement of pressure distribution on the plantar surface of diabetic feet, in Whittle M, Harris D (eds) : Biomechanics of Measurement in Orthopaedic Practice. Clarendon Press, Oxford, pp 159–166

Rosenbaum D, Becker HP (1997) Plantar pressure distribution. Technical background and clinical applications. Foot Ankle Surg 3 (1): 1–14

Klinik

Feldkamp M, Güth V (1987) Quantifikation von Untersuchungen zur Erfassung des Schweregrades bei Störungen der zentralen Koordination im EMG, Beziehung zur Klinik. Orthopädische Praxis 23 (8): 661–665

Güth V, Abbink F, Theysohn H, Heinrichs W (1977) Kinesiologic and Electromyographic methods for functional analysis of the muscles of the hip and trunk. J Hum Move Stud 3: 110–119

Güth V, Abbink F, Theysohn H (1979) Electromyographic investigations on gait. Electromyogr Clin Neurophysiol 19: 305–323

Güth V, Steinhausen D, Abbink F (1984) Kinesiologic and Electromyographic methods for functional analysis of the muscles of the hip and trunk. Electromyogr Clin Neurophysiol 24:225–240

Güth V, Schröter J (1998) Die Biomechanik des normalen und gestörten Ganges. In: Wiemeyer J (Hrsg) Der Gang des Menschen multidisziplinär betrachtet. IFS/TUD, Darmstadt, S 5–38

Rose SA, DeLuca PA, Davis RB et al. (1993) Kinematic and kinetic evaluation of the ankle after lengthening of the gastrocnemius fascia in children with cerebral palsy. J Paediatr Orthop 13: 727–732

Scott A, Chambers C, Cain TE et al. (1991) Adductor transfer in cerebral palsy: A retrospective study. Dev Med Child Neurol 33(9): 6–7

Sirard JR, Pate RR (2001) Physical activity assessment in children and adolescents. Sports Med 31(6): 439–454

Rose J, Gamble JG, Medeiros J et al. (1989) Energy cost of walking in normal children and in those with cerebral palsy: comparison of heart rate and oxygen uptake. J Pediatr Orthop 9: 276–279

Sutherland DH, Santi M, Abel MF (1990) Treatment of stiff-knee gait in cerebral palsy: A comparison by gait analysis of distal rectus femoris transfer versus proximal rectus release. J Pediatr Orthop 10(4): 433–441

Tudor-Locke CE, Myers AM (2001) Challenges and opportunities for measuring physical activity in sedentary adults. Sports Med 31(2): 91–100

3.5 Hydro- und Balneotherapie

V. Stein

Das Medium Wasser ist eine Naturmittel, das seit jeher zur Verbesserung des Wohlbefindens und zur Beeinflussung von Erkrankungen der Menschen zur Anwendung kam. Die alten Kulturvölker der Babylonier, Ägypter, Assyrer, Juden und Inder nutzten das Wasser bereits zu Heilzwecken. In Europa fanden sich in der Nähe von St. Moritz erste Wurzeln eines therapeutischen Wassereinsatzes ca. 2000 v. Chr. Auch die Griechen wussten die Bedeutung des Wassers zu schätzen, so verordnete Hippokrates die verschiedensten Anwendungen mit diesem Naturmittel; er wird als der Begründer der Wasserheilkunde angesehen. Aristoteles setzte das Wasser zur gezielten Behandlung von Nasenbluten und Fieber ein. Von Griechenland kommend erreichte die Kunde von der Wasserwirkung auch das Römische Reich.

In Deutschland waren es Johann Siegmund Hahn und Christoph Wilhelm Hufeland, die sich im 17. bzw. 18. Jahrhundert u. a. mit Veröffentlichungen um die Wasserheilkunde verdient gemacht haben. Vinzenz Prießnitz war es im 19. Jahrhundert, der die Wasserheilkunde zu einem vielfältigen Behandlungssystem weiterentwickelte, sein noch heute bekannter »Prießnitzwickel« ist und bleibt Zeuge seines Wirkens.

Pfarrer Sebastian Kneipp führte die Wasserbehandlung in Wörishofen mit großem Erfolg fort, hervorzuheben sind besonders die vielfältigen Güsse und die Einführung von Teilkörperanwendungen. Kneipp kombinierte die Wasserbehandlung mit Bewegungsübungen, Ernährungsempfehlungen, Kräuterverordnungen und der Wiederherstellung einer natürlichen Lebensordnung im leiblich-seelischen Bereich, den 5 Säulen der Lehre des weltberühmten Pfarrers.

3.5.1 Wirkprinzipien

Der Begriff der Hydro- und Balneotherapie setzt sich aus 2 Bereichen der physikalischen Therapie zusammen, die gemeinsam das Medium Wasser für therapeutische Zwecke nutzen. Die *Hydrotherapie* umfasst dabei das weite Spektrum der vielfältigen Wasserheilverfahren, während die *Balneotherapie* in erster Linie den therapeutischen Einsatz von natürlichen Heilwässern jeglicher Art, aber auch von Heilpeloiden und Heilklimafaktoren zum Inhalt hat.

Grundlage für die therapeutische Wirkungsweise sind thermische, mechanische, elektrische und chemische Reizsetzungen, die durch das Wasser auf den Körper übergeleitet werden. Dabei kommen je nach dominierender Reizart physikalische Eigenschaften des Wassers mehr oder weniger stark zum Tragen, wie die Wärmeleitfähigkeit, der hydrostatische Druck, der Auftrieb, der Reibungswiderstand bzw. die Elektrizitätsleitung (Kaiser 1990). Wichtige praxisrelevante Kriterien für die Stärke der Reizwirkung sind darüber hinaus die Wassertemperatur als thermische Reizdosis, die Reizfläche, die Reizdauer sowie die Reizregion und der Einsatz von Koreizen.

Häufige Reizwiederholungen und individuell dosierte Reizsteigerungen verändern die Reaktionsweise des Organismus im Sinne einer funktionellen Normalisierung und einer regulatorischen Harmonisierung (Walther 1990).

Thermische Reizwirkung

Die gute Wärmeleitfähigkeit des Wassers ermöglicht es je nach konkreter therapeutischer Ausrichtung, dem Körper Wärme schnell zuzuführen bzw. diese von der Hautoberfläche abzuleiten und damit die Körpertemperatur entweder zu steigern oder zu reduzieren.

Die subjektive thermische Reizempfindung und die damit verbundene hydrotherapeutische Wirkung ist bei hoher Dosierung – d. h. je höher die thermische Stufe, also die Warm-, aber auch die Kältestufe, des Wasser ist – am größten. Mit der Zunahme der Differenz zwischen Haut- und Wassertemperatur kommt es zu adäquaten Veränderungen der Hautdurchblutung und zu entsprechenden Reaktionen thermischer Rezeptoren und in deren Folge zur regulatorischen Beeinflussung einzelner Organsysteme bzw. des Gesamtorganismus. Die hydrotherapeutische Zielrichtung ist dabei v. a. in einer Stabilisierung von Kreislauf- und Nervensystem und damit in einer Regulationsverbesserung des korporalen Wärmehaushaltes zu sehen.

Die thermische Reizkomponente des Wassers ist in der Praxis sehr gut dosierbar. Als Kriterien können hierfür die konkrete Wassertemperatur und die subjektive Empfindungsqualitäten herangezogen werden, die Cordes bereits 1980 sehr übersichtlich differenzierte und in einer Skalierung thermischer Stufen darstellte (◘ Tabelle 3-2).

In diesem Zusammenhang lassen sich praxisrelevante Aussagen zur Aufenthaltsdauer im Wasser machen, therapeutisch besser als Applikationsdauer zu bezeichnen. Der Indifferenzbereich (30–38°C) wird infolge der geringsten thermischen Reizwirkung am besten und zeitlich sehr lang, durchaus auch bis zu 1 h, vertragen. Der hypotherme (<30°C) und der hypertherme (>38°C) Bereich sind nur kürzer- bzw. kurzfristig, also nur einige Minuten bis letztendlich nur wenige Sekunden, tolerierbar. Unabhängig von der individuellen Akzeptanz steigt mit der zunehmenden Abweichung vom Indifferenzbereich die Reizintensität kontinuierlich an und hat so einen direkten Einfluss auf die Reiz- und damit auf die Therapiedauer.

Elektrische Reizwirkung

Neben der Fähigkeit der Wärmeleitung besitzt das Wasser auch hydroelektrische Eigenschaften. Die elektrische Leitfähigkeit des Wassers wird in der medizinischen Rehabilitation dazu genutzt, therapeutisch wirksame Ströme gleichmäßig großen Gewebsarealen eines Kör-

Tabelle 3-2. Thermische Stufen in der Hydrotherapie. (Nach Cordes 1980)

Empfindung	Durchschnittliche Wassertemperatur [°C]	Temperaturstufe
	50 Toleranzgrenze	
Unerträglich heiß		+ VI Wärmeschmerz
	48	
Unangenehm heiß		+ V Wärmeschmerz
	46	
Sehr heiß		+ IV Erythem
	44	
Heiß		+ III
	42	
Sehr warm		+ II
	40	
Warm		+ I
	38	
Lau-warm	36	
	34 Indifferenzzone	0
Lau-kühl	32	
	30	
Kühl		– I
	24	
Kalt		– II
	18	
Sehr kalt		– III
	12	
Unangenehm kalt		– IV
	6	
Unerträglich kalt		– V
	0	
Eiskalt		– VI Kälteschmerz
	–6 Kryotherapie	

perabschnittes zuzuführen, um dadurch eine gezielte Wirkung zu erreichen, wobei die analgetisch-hyperämisierende Wirkqualität meist im Vordergrund steht. Auf hydroelektrischem Wege können aber auch bestimmte Medikamente appliziert werden, um deren Wirkeffekt zu übertragen und besser auszuschöpfen.

Chemische Reizwirkung

Von einer hydrochemischen Wirkung spricht man dann, wenn dem Quell- oder Leitungswasser *ohne* Inhaltsstoffe bewusst bestimmte Chemikalien, Mineralien oder Gase zugegeben und dann zu therapeutischen Zwecken eingesetzt werden. Diese Zusatzsubstanzen werden von der Haut entweder adsorbiert, absorbiert oder resorbiert und können lokal an bzw. in der Haut oder nach Hauttransfer im Körperinneren die gewünschte Wirkung entfalten (Kaiser 1990).

Die hydrochemische Wirkung in der Balneotherapie basiert dagegen auf den bereits vorhandenen Inhaltsstoffen in natürlichen Wässern.

Reizfläche/Reizregion

Die thermische Empfindung ist bei einer kleinen Reizfläche in der Relation zum Gesamtorganismus nur als gering anzusehen. Eine große Reizfläche löst daher infolge einer größeren Zahl an Thermorezeptoren immer eine stärkere Reaktion aus, die eine umfangreichere Wirkung nach sich zieht und wesentlich langsamer wieder abklingt. Die Effizienz wird bei einer lokalen Wasserapplikation auch von der jeweiligen anatomischen Region bestimmt. So ist z. B. die Reizverträglichkeit der Region Unterschenkel/Fuß besser und für das Gewebe schonender als in der Region Unterarm/Hand. Ursachen hierfür sind Unterschiede in der Rezeptorenanzahl, der Volumen-Oberflächen-Relation und der gegebenen Gefäßkapazität.

Auftrieb/Reibung

Durch den Aufenthalt des Menschen in einem Wasserbecken oder einer Wanne kommt es zu einer Verdrängung einer definierten Wassermenge. Entsprechend des bekannten Prinzips nach Archimedes reduziert sich das Körpergewicht scheinbar um das Gewicht des durch ihn verdrängten Wassers. Nach Berechnungen von Strassburger (zit. in Kaiser 1990) wiegt somit ein Mensch nur noch 10–12% seines Körpergewichts, wenn er sich bis zum Hals eingetaucht im Wasser befindet. Der Körper erfährt einen Auftrieb, sodass sich der Mensch im Wasser mit einem scheinbar herabgesetzten Körpergewicht bewegen kann und hierfür eine geringere Muskelkraft als an Land und weniger oder keine Hilfestellungen benötigt. Hat das Wasser eine erhöhte Konzentration an Mineralien (Sole), liegt das spezifische Gewicht des Körpers unter dem des Wassers, sodass die Auftriebswirkung zusätzlich – mitunter wesentlich – verstärkt wird. Der Patient erfährt dadurch das Empfinden des Schwebens.

Für den therapeutischen Alltag bedeutet dies, dass die Stütz- und Bewegungsorgane im Wasser, stärker noch in der Sole, eine deutliche Entlastung erfahren. Darüber hinaus führt diese geringere Gewichtsbelastung zu einer funktionellen Minderung des Muskeltonus und damit zu einer Entspannung der Muskulatur.

Behinderte Menschen und Patienten in einer postoperativen Entlastungsphase einer Extremität können so problemloser gezielte Bewegungsablauf- und Koordinationsübungen unter fachlicher Anleitung durchführen. Durch die Gelenkentlastung und die Verringerung des Muskeltonus kann gleichzeitig die Linderung einer bestehenden Schmerzsymptomatik und eine Zunahme der Gelenkmobilität erreicht werden.

Neben dem funktionellen Aspekt bewirken diese hydrotherapeutischen Maßnahmen eine von vielen unterschätzte psychogene Stabilisierung. Bei aktiven Übungen und bei der Fortbewegung im Wasser muss ein Reibungswiderstand überwunden werden, was ein wichtiges therapeutisches Element der muskulären Stabilisierung und Konditionierung darstellt. Die Größe des Reibungswiderstandes hängt von der unmittelbaren Angriffsfläche am Menschen und der ihm möglichen Geschwindigkeit ab, die Bewegungen im bzw. gegen das Wasser auszuführen.

Im bewegten Wasser ist der zu überwindende Widerstand größer und bedarf des Einsatzes einer bereits stärkeren Muskelkraft. In Abhängigkeit von der Größe der Strömungsgeschwindigkeit und des Strömungstyps (laminar, turbulent) kann mit einem solchen individuell gestalteten Training kontinuierlich eine weitere Leistungssteigerung des Rehabilitanden erreicht werden.

Hydrostatischer Druck

Auf dem menschlichen Körper lastet im Wasser ein hydrostatischer Druck, der auf das venöse und lymphatische System sowie auf das Rumpfinnere eine Kompressionswirkung ausübt, die am Wannen- bzw. Beckenboden sowie beim aufrechtem Stand (Wasser bis zum Hals) an der unteren Extremität am höchsten und an der Wasseroberfläche bzw. beim Liegen im flachen Wasser am geringsten ist.

Der hydrostatische Druck führt zu einer mit der Wasserstandshöhe zunehmenden Verlagerung des Flüssigkeitsvolumens (Blut, Lymphe) in das Körperzentrum bei gleichzeitiger kapazitärer Minderdurchblutung des peripheren Gefäßsystems.

> **Cave**
>
> Dadurch kommt es zu einer mitunter erheblichen Erhöhung der kardialen Arbeitsleistung, aus der bei nicht ausreichendem Anpassungsvermögen eine Überlastungsproblematik des Herzens resultieren kann.
>
> Eine zweite Gefährdung besteht bei einem plötzlichen Druckrückgang infolge zu schnellen Verlassens eines warmen Wannenbades oder eines Wasserbeckens, wodurch insbesondere bei bestehender Herz-Kreislauf-Erkrankung unerwünschte Dysregulationen oder auch ein Kreislaufversagen eintreten können.

Durch geringere Eintauchtiefe unter Einsatz von Teilbädern und/oder durch eine flache Körperlage im Wasser sowie durch eine angepasste stufenweise Beendigung hydrotherapeutischer Maßnahmen kann man solchen Komplikationen entgegenwirken. Natürlich entpflichtet diese Empfehlung nicht von der Beachtung bestehender Kontraindikationen vor Therapiebeginn!

Einflussfaktoren auf die Reizreaktion

Neben den hydrotherapeutischen Wirkqualitäten des Naturmittels Wasser haben weitere Faktoren einen Einfluss auf die unmittelbare Reizwirkung und -verträglichkeit, die v. a. durch individuelle Besonderheiten des Reizempfängers, also des menschlichen Organismus, bedingt sind. In Anlehnung an Kaiser (1990) und Walther (1990) bestimmen folgende Faktoren die Reaktionsweise des Patienten:

- Thermischer Trainingszustand des Patienten.
- Habitus:
  - *Leptosome* sind empfindsam, aber reaktionsträger, bedürfen häufig relativ starker hydrotherapeutischer Reize.
  - *Pykniker* sind leicht erregbar, bedürfen nur relativ schwacher Reize und vertragen Kälte oft besser als Wärme.
  - Der *athletischer Typ* nimmt eine Zwischenstellung ein, spricht auf Kälte und mäßige Wärme an.
- Vegetative Situation:
  - Puls-Atem-Quotient >4:
    reduzierte Reizschwelle, höhere Reaktionsbereitschaft,
  - Puls-Atem-Quotient <4:
    umgekehrte Situation.
- Ansteigendes Lebensalter:
  Abnahme der Reaktionsfähigkeit von Gefäßen, vegetativem Nervensystem sowie Hormon- und Immunsystem.
- Weibliches Geschlecht:
  - *praemenstruell* meist kälteempfindlich, tolerieren besser Wärme und heiße Reize,
  - *postmenstruell* bessere Toleranz der Kältereize,
  - *postklimakterisch* verstärkt kälteempfindlich, aber auch verstärkte Kaltreizbedürftigkeit.
- Akuität/Schwere:
  Vorsichtige Reizsetzung bei akuter/schwerer Störung/Erkrankung
- Tages- und jahreszeitabhängige Empfindlichkeiten:
  - Kältereiz
    vormittags/im Sommer größer,
    nachmittags/im Winter geringer,
  - Wärmereiz:
    umgekehrte Situation
- Psyche
  Fehlreaktionen durch Ängste, Hemmungen und Voreingenommenheit möglich.

Diese Faktoren sollten dem verordnenden Arzt bekannt sein, da sie die Auswahl der Therapiemethoden bzw. deren Dosierung beeinflussen können.

3.5.2 Methoden

Die Hydro- und Balneotherapie verkörpert einen riesigen Pool an verschiedenen Behandlungsmethoden und -varianten, in deren Mittelpunkt das Wasser als verbindenes Naturelement steht. So ist die Hydro- und Balneotherapie heute ein fest integrierter Bestandteil im physiotherapeutischen Alltag einer jeden größeren Behandlungseinrichtung.

Wassergebundene Bewegungstherapie

Die Bewegungstherapie im Wasser stellt gerade in der medizinischen Rehabilitation ein unverzichtbares Kettenglied im ganzheitlichen Behandlungsansatz dar. Das hierfür notwendige Bewegungs- oder Schwimmbecken gehört zur baulichen Standardausstattung einer jeden modernen Rehabilitationsklinik bzw. eines adäquaten Rehabilitationszentrums.

Diese Behandlungsmethode bietet unter Ausnutzung der enormen Auftriebswirkung des Wassers die Möglichkeit, eine verordnete Krankengymnastik durch wasserangepasste Übungen zu unterstützen bzw. methodisch zu ergänzen. Hierfür werden Wassertemperaturen im indifferent temperierten oder warm skalierten Bereich benötigt.

Art und Schweregrad der vertebragenen bzw. artikulären Einschränkungen bestimmen, ob der Patient in eine organspezifische Wassergruppe eingebunden werden kann oder/und einer einzelkrankengymnastischen Behandlung im Wasser bedarf. Sollte die Bewegungsbehinderung zu groß sein, sind technische Hilfsmittel wie spezielle Hebe-, Halte-, Sitz- und Liegevorrichtungen im Wasser verwendbar, um die hydrotherapeutische Maßnahme zu gewährleisten.

- Die wassergebundene Bewegungstherapie hat eine große Bedeutung für die rehabilitative Behandlung der vielen Patienten mit degenerativen Veränderungen an Hüft-, Knie-, Sprung- und Schultergelenken insbesondere nach Endoprothesenimplantationen und nach unfallchirurgischen Operationen inkl. nach Kniebinneneingriffen im Rahmen der postoperativen Anschlussheilbehandlung und der berufsgenossenschaftlichen Weiterbehandlung. Im Vordergrund stehen hierbei die Dehnung kontrakter Muskelgruppen und die Verbesserung der gestörten Gelenkartikulation sowie eine Steigerung der Funktionalität der betroffenen Extremität oder sogar der Körperstatik insgesamt.

Im Rehabilitationsverlauf sollten sich die therapeutischen Zielkomponenten Kraft, Ausdauer und Koordination in das Programm integrativ einreihen, soweit es die individuelle Problemsituation erlaubt. Von partiellen Einschränkungen sind v. a. Patienten betroffen, bei denen eine postoperative Belastbarkeitsbegrenzung besteht.

- Ein weiteres und genauso wichtiges Einsatzfeld dieser Therapievariante stellen periphere, aber auch zentrale Lähmungen und Teilabsetzungen v. a. der unteren Extremität dar. Im Rahmen eines individuellen Rehabilitationsprogramms werden durch einzeltherapeutische Übungen mit einem Krankengymnasten im Wasser eine Stabilisierung muskulärer Restressourcen, eine Verbesserung der statischen Gesamtsituation inkl. des Sicherheitsgefühls und/oder erste bzw. aufbauende koordinative Bewegungsabläufe, falls sinnvoll mit Hilfsmitteln (Schwimmbrett, Ringe, Luftkissen, Seitenhalterungen u. a.), sowie eine Schwimmkonditionierung defizitorientiert anvisiert.
- Aber auch das breite Spektrum der Betroffenen mit vertebragener Fehlstatik, Instabilitäten bzw. Formabweichungen unterschiedlicher, inkl. traumatischer Genese, mit ausgeprägten Dysbalancen bzw. Insuffizienzen im Bereich der Rücken- und Bauchmuskulatur und mit vielschichtigen, inkl. bandscheibenbedingten Schmerzsymptomatiken bzw. -syndromen stellt ein enormes Indikationspotenzial für wasserbedingte Bewegungstherapie dar. Häufig kommt es durch Einbindung einzelner Wirbelsäulenabschnitte in den kranialen, aber auch kaudalen Gliederkettenmechanismus zu diesen Problemen bzw. zur Intensivierung der Beschwerden.
- An dieser Stelle soll ergänzend auch auf die systemischen Indikationen Osteoporose und M. Bechterew sowie auf unspezifische Schmerzzustände hingewiesen werden.

Mit gezielter, aber stets dem aktuellen Befund angepasster Bewegungstherapie in Anlehnung an krankengymnastische Elemente an Land (s. ▶ Kap. 3.1) stehen muskuläre Stabilisierungsübungen, normorientierte Haltungskorrekturen und spezielle Koordinationsübungen sowie ein Rückenschwimmtraining im Zentrum des Bemühens.

Je nach Schweregrad der Rehabilitationsproblematik und nach Wirbelsäulenoperationen im Rahmen der Anschlussheilbehandlung oder bei der berufsgenossenschaftlichen Weiterbehandlung sollten die Zielkomponenten Kraft und Ausdauer mit Augenmaß in das Therapieprogramm aufgenommen werden.

Unabhängig von der konkreten Indikation zur wassergebundenen Bewegungstherapie sollten Empfehlungen im Sinne eines Hausübungsprogramms gegeben und Vorsichtsmaßnahmen (z. B. bei Hüftendoprothese) für eine mögliche Umsetzung am Heimatort erläutert werden.

Medizinische Bäder und Wasserapplikationen

Das Naturmittel Wasser wird in der externen medizinischen Anwendung vielfältig genutzt, wobei die eingesetzte Wassermenge sehr unterschiedlich ist und von der Umflutung des gesamten Körpers bis hin zur geringen lokalen Applikation reicht.

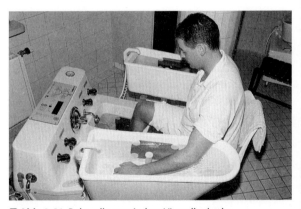

Abb. 3-21. Behandlung mit dem Vierzellenbad

> **Cave**
>
> Als Kontraindikationen für eine wassergebundene Bewegungstherapie sind kardiopulmonale Dekompensationen, schwere Herzrhythmusstörungen und Bluthochdruck, Tbc, Infektionen, postoperative Wundheilungsstörungen, Epilepsie, Harn- und Stuhlinkontinenz, Hautpilz sowie Desinfektionsmittelallergien unbedingt zu berücksichtigen.

Hydroelektrische Bädertherapie

Die elektrische Leitfähigkeit des Wassers stellt die methodische Grundlage für die hydroelektrische Bädertherapie dar, wobei man zwischen Teil- und Vollbädern unterscheidet. Im physiotherapeutischen Alltag sind diese aber bekannter unter den Begriffen *Stanger-Bad* und *Zellenbad*, bei dem man Ein-, Zwei- und Vierzellenbäder (◘ Abb. 3-21) je nach Behandlungsnotwendigkeit verordnen kann.

Sowohl bei Zellenbädern als auch beim Stanger-Bad liegt das Wasser als flüssige »Elektrode« großflächig und vollständig an der Oberfläche des eingetauchten Körperabschnittes an. Ein hydroelektrisches Bad stellt besonders als Körpervollbad eine sinnvolle Kombination von Gleichstromwirkung, thermischer Wirkung (Temperaturstufe: warm) und Auftriebswirkung dar sowie ggf. auch der Wirkung von beigefügten Badezusätzen (Edel 1989). Je nach konkreter Problem- bzw. Beschwerdesymptomatik unterscheiden sich eine an- bzw. absteigende Längsdurchströmung von einer Querdurchströmung im Körper. Je nach Elektrodenpositionierung kann eine anregende bzw. beruhigende sowie eine schmerzlindernde Wirkung erreicht werden.

Auch die *Iontophorese* ist eine wichtige Behandlungsmethode unter Nutzung des Gleichstroms, die sich des Wassermediums bedient. Therapeutisch wirksame Medikamente werden hierbei mittels Ionenwanderung dem Körper oder einem bestimmten Körperareal zugeführt, sodass eine gewünschte Wirkung erzielt wird, und dies unter Meidung der Magen-Darm-Passage.

3.5 · Hydro- und Balneotherapie

Die hydroelektrische Therapie führt darüber hinaus im Sinne von Allgemeinwirkungen auch zur Steigerung bzw. Senkung des Muskeltonus, zur Verbesserung der peripheren Durchblutung, zur Stoffwechselaktivierung und zur Anregung des Immunsystems.

Weitere methodische Angaben und Aussagen zur direkten Indikationsstellung sind dem ▶ Kap. 3.7 »Elektrotherapie« zu entnehmen.

Bäder in der Balneotherapie

Die *Balneotherapie* stellt einen Maßnahmenkomplex natürlicher Wirkkomponenten dar, die aus einer therapeutischen Kombination von Heilwasser, Peloiden und Klima besteht. In der modernen medizinischen Rehabilitation werden diese Naturmittel, wenn sie territorial vorhanden sind, zwar werbeträchtig plakatiert, aber ansonsten eher in die Palette hydro- bzw. thermotherapeutischer Angebote einer gebietsorientierten Rehabilitationsklink eingereiht.

Die praxisrelevante Anerkennung der *Hydrotherapie* ist aus diesem Grunde in ihrer Gesamtheit und im Rahmen von medizinischen Rehabilitationen im Vergleich zur Balneotherapie größer, insofern werden Sinn, Notwendigkeit und Effizienz von Kuren vielfach kontrovers diskutiert. Dies führt auch dazu, dass der Begriff »Balneologie« häufig mit »Baden« in Verbindung gebracht und von einigen in freundlicher Ignoranz in einer Grauzone zwischen Naturheilkunde, Paramedizin und Psychotherapie angesiedelt wird (Schmidt u. Jungmann 1987).

Eine eigenständigere Bedeutung hat der Begriff »Balneotherapie« dagegen in staatlich anerkannten Heilbädern und an Kurorten, wo in speziellen Kurmittelhäusern die natürlichen Heilmittel v. a. an ambulante, aber auch stationäre Patienten verabreicht werden. Nach den gesetzlichen Vorgaben und Verordnungen sowie nach den Begriffsbestimmungen des Deutschen Bäderverbandes werden in Deutschland 4 Sparten von Heilbädern bzw. Kurorten unterschieden (Menger 1987):
- Mineral- und Moorheilbäder,
- heilklimatische Kurorte,
- Seeheilbäder und Seebäder,
- Kneipp-Heilbäder und Kneipp-Kurorte.

In dieser Aufzählung kommt den Mineralheilbädern und den Kneipp-Heilbädern/-Kurorten die größte Vielfalt im bädertherapeutischen Einsatz des Wassers als Naturheilmittel zu. In einem *Mineralheilbad* wird ein für therapeutische Maßnahmen verwendetes Wasser dann als *Heilwasser* bezeichnet, wenn es gelöste Inhaltsstoffe (Mineralien, Gase) enthält und/oder über 20°C temperiert ist und einen medizinisch fundierten Heileffekt bei bestimmten Erkrankungen bewirkt. Zu dieser Kategorie gehören auch das Meereswasser der Nord- und Ostsee (Menger 1987).

Sobald die therapeutische Wirksamkeit eines Mineralwassers gutachterlich anerkannt ist, also über 1 g gelöste Mineralsalze und/oder 1 g (250–1000 mg) gelöste freie Kohlensäure pro Liter nachweisbar sind und/oder die natürliche Temperatur über 20°C liegt, wird die Quelle des Mineralwassers als *Heilquelle* bezeichnet (Kaiser 1990).

Eine Einteilung der Heilwässer bzw. -quellen seitens des Deutschen Bäderverbandes ist entsprechend der sie prägenden Inhaltsstoffe der Einteilung von Menger (1987) zu entnehmen.

Einteilung der Heilwässer
- a) Wässer, die mehr als 1 g/kg fester Substanz gelöst enthalten:
  - Natriumchloridwässer (Kochsalzquellen); Solen: über 14 g/kg NaCl
  - Kalziumchloridwässer (Chlorkalziumquellen)
  - Natriumhydrogencarbonatwässer (alkalische Quellen)
  - Kalzium-Magnesium-Hydrogencarbonatwässer (erdige Quellen)
  - Natriumsulfatwässer (Glaubersalzquellen)
  - Magnesiumsulfatwässer (Bitterquellen)
  - Kalziumsulfatwässer (Gipsquellen)
- b) Wässer, die in geringer Menge einzelne, gesondert wirksame Bestandteile enthalten:
  - Eisenhaltige Wässer (Eisenquellen): $\geq$20 mg/kg Eisen
  - Arsenhaltige Wässer (Arsenquellen): $\geq$0,7 mg/kg Arsen
  - Schwefelhaltige Wässer (Schwefelquellen): $\geq$1 mg/kg Sulfidschwefel
  - Jodhaltige Wässer (Jodquelle): $\geq$1 mg/kg Jodid
  - Fluoridhaltige Wässer (Fluoridquellen): $\geq$1 mg/kg Fluorid
- c) Wässer, die radioaktive Substanzen enthalten:
  - Radonhaltige Wässer ($\geq$18 nCi/l =50 ME)
  - Radiumhaltige Wässer ($\geq 10^{-7}$ mg/kg elementares Radium)
- d) Wässer, die mehr als 1 g/kg freie Kohlensäure gelöst enthalten:
  - Kohlensäurewässer (Säuerlinge)
- e) Wässer, deren natürliche Temperatur mehr als 20°C beträgt:
  - Thermen: Wässer mit den Mindestwerten a–d
  - Akratothermen (Wildwässer): Wässer mit weniger als 1 g/kg fester gelöster Substanz und ohne die in b–d aufgeführten gesondert wirksamen Bestandteile

---

Die zusammengestellten Mineralquellen bzw. -wässer bedürfen unterschiedlicher Applikationsformen am menschlichen Organismus, entweder werden sie *extern* als Medium der Bädertherapie genutzt, oder sie werden *intern* im Form einer Trink- oder Inhalationstherapie an-

Tabelle 3-3. Mineralquellbäder mit externem Wirkungsspektrum

Mineralquelle	Wirkungsspektrum
Kochsalzquelle	Hauterkrankungen (Akne vulgaris, endogenes Ekzem), Einsatz auch zur Sole-Photo-Therapie
Chlorkalziumquelle	Antiphlogistische Wirkung
Erdige Quelle	Nutzung als CO_2-Bäder, da meist Kohlensäure freigesetzt wird
Schwefelquelle	Keratolytische und antiphlogistische Wirkung, Steigerung der Wärmeempfindung, Senkung der Kälte- und Schmerzempfindung
Jodquelle	Umstellungseffekte in der Herz-Kreislauf-Funktion (Senkung von Schlag- und Minutenvolumen, Steigerung der Pulsfrequenz)
Radonquelle	Aktivierung von Hypophyse, Nebennierenrinde und Keimdrüsen, Senkung des Blutdrucks, Steigerung der peripheren Durchblutung, Desensibilisierungseffekte bei allergischen Erkrankungen
Kohlensäurebad	Hyperämisierung des Hautgewebes, Senkung des Blutdrucks, Senkung der Herzfunktionsbelastung, Verbesserung der Kreislaufregulation; Hinweis: Kohlensäuregasbäder fast ohne hydrostatische Druckbelastung!

gewendet. Der letztgenannte therapeutische Einsatz wird in diesem Rahmen nicht weiter erörtert.

Die einzelnen Mineralquellen weisen entsprechend der in ihnen gelösten Substanzen ein differenziertes Wirkungsspektrum auf, das bei externer Applikation aus der **Tabelle 3-3** zu entnehmen ist.

Die Thermen haben neben der substanzbedingten Wirkung wie die Akratothermen hauptsächlich eine mitunter starke thermische Wirkkomponente.

In der typischen Bädertherapie der *Moorheilbäder* steht das Naturheilmittel Wasser hinsichtlich seiner therapeutischen Bedeutung eher im Hintergrund, es wird v. a. zur Aufbereitung anderer primärer Naturmittel verwendet. Hierbei handelt es sich um den Badetorf, der, aufbereitet zu Moorbreibädern bzw. Moorpackungen, v. a. eine Wärmewirkung besitzt.

Zum therapeutischen Angebot können in Moorheilbädern neben dem Badetorf oder stattdessen sog. Peloide eingesetzt werden, natürliche Produkte, die durch biologisch-geologische Vorgänge entstanden sind. Hierzu zählen Schlämme wie Schlamm, Schlick, Fango, Gur und Heilerden wie Ton, Lehm, Mergel, Löss und vulkanischer Tuff (Kaiser 1990), die ebenfalls mit Wasser zu schlammigen oder breiigen Bädern oder Packungen aufbereitet werden. Neben dem wärmetherapeutischen besitzen diese Applikate zusätzliche Wirkungseffekte, die von Art und Umfang ihrer anorganischen und organischen Bestandteile bestimmt werden.

Hydrotherapie nach Kneipp

Die Hydrotherapie ist eine der 5 Säulen der Lehre von Sebastian Kneipp vom gesunden Leben und dem naturgemäßen Heilen. In seiner Gesamtheit zeigt das »fünfsäulige« Kneipp-Konzept wesentliche Züge eines mehrheitlichen Betreuungsansatzes, in den auch das balneotherapeutische Anliegen voll und ganz integriert ist. Es bildet die therapeutische Basis für eine breit gefächerte Patientenbetreuung in hierfür zugelassenen Kneipp-Heilbädern bzw. Kneipp-Kurorten.

Die Hydrotherapie nach Kneipp bietet eine scheinbar unerschöpfbare Varianten-, Abstufungs- und Kombinationsvielfalt, aus der sich über 120 praxisrelevante Wasseranwendungen ableiten lassen.

Grundprinzip der Kneipp-Wasserheilkunde ist es, durch eine sich ständig steigernde Reizbelastung des Organismus steigende Reizantworten hervorzurufen, in deren Folge es zu einer maximalen individuell möglichen Leistungssteigerung kommt. Die damit anvisierten Ziele sind ein verbessertes Angepasstsein, eine geringere gesundheitliche Anfälligkeit und eine größere Stabilität im körperlichen, aber auch geistig-seelischen Bereich (Kaiser 1993).

Ein Teil der Kneipp-Wasseranwendungen hat Eingang in das Behandlungsspektrum der modernen medizinischen Rehabilitation gefunden und gehört heutzutage wie selbstverständlich dazu, mitunter auch ohne jeglichen Hinweis auf Sebastian Kneipp. Zu diesen »integrierten« externen Anwendungen gehören einige Formen der Bäder und der Wassergüsse.

— Bädertherapie
Die für die Kneipp-Hydrotherapie üblicherweise genutzten Bäder dienen mit ihrem therapeutischen Anliegen vordergründig dem thermischen Austausch zwischen dem eingetauchten Körperabschnitt und

dem ihn umflutenden Naturmittel. Darüber hinaus werden therapieergänzend auch Badezusätze v. a. im warmen Temperaturbereich mit spezifischen Wirkungen verwendet. Bädertechnisch werden in der Praxis 3 Grundformen unterschieden:
- *einfache Bäder* mit konstanter Temperatur der Kategorien kalt, temperiert (selten), warm oder heiß (selten),
- *wechselwarme Bäder* mit einer länger anhaltenden Warm- oder Heißphase, an die sich eine in jedem Fall kürzere Kaltphase anschließt, und
- *Bäder mit Temperaturan- oder -abstieg*, die durch stufenweise Veränderungen der Wassertemperatur nach oben oder nach unten gekennzeichnet sind.

Sämtliche Bäder können prinzipiell als Voll- oder Teilbäder unterschiedlichster Art verabreicht werden, jedoch müssen die damit verbundenen unterschiedlichen Reizstärken immer eine patientenbezogene Beachtung finden, und v. a. kalte bzw. heiße Vollbäder sollten nur auf direkte ärztliche Verordnung durchgeführt werden.

Bei *kalten* Bädern liegt der Temperaturbereich etwa bei 15–18°C. Voraussetzung ist hierbei ein warmer Körper des Patienten als Ausgangssituation. Nach dem in der Regel nur wenige Sekunden dauernden Bad entfällt ein Abtrocknen oder Frottieren, die Wiedererwärmung des Patienten soll möglichst durch Eigenbewegung erreicht werden.

Bei *warmen* Bädern wird meist ein Temperaturbereich zwischen 36 und 38°C verwendet bei einer Wirkdauer von 10 min. Nach Abschluss des Bades erfolgt eine Abwaschung oder ein Wasserabguss mit geringerer Temperatur. Eine Nachruhe von ca. 1 h schließt die Prozedur ab.

Die *wechselwarmen Bäder* kommen in der Regel als Arm-, Fuß- oder Sitzbad zur Anwendung. Im Allgemeinen liegt die Temperatur in der Warmphase zwischen 36 und 38°C bei einer Badedauer von 5–10 min, in der Kaltphase bei ca. 15–18°C, je nach Tolerierung über 5–20 s. Diese Wechselprozedur kann 1- bis 3-mal wiederholt werden, sollte aber bei normaler Verträglichkeit kalt enden. Die Wiedererwärmung sollte auch hier durch entsprechende Eigenbewegungen erfolgen.

Bei Bädern mit *stufenweiser Temperaturänderung* soll der Patient nie das subjektive Empfinden einer plötzlichen Erwärmung oder Abkühlung haben. Daher muss die Zuführung des heißen bzw. kalten Wassers sehr langsam erfolgen. Bei Bädern mit *ansteigender/absteigender* Temperatur geht man in der Regel von einer Temperatur von 35–37°C aus und erhöht auf ca. 40–42°C bzw. senkt bis auf 22°C oder ggf. bis 18–12°C ab. Die Ansichten über die Dauer ansteigender Bäder schwanken in der Literatur sehr und umfassen einen großen Bereich von 8–45 min, üblicherweise liegt sie zwischen 15 und 20 min. Beim absteigenden Bad wird in der Praxis als Richtwert eine Temperaturreduktion von 6°C in etwa 2 min angesetzt.

Die Wirkpalette der Bäder ist gesamtmedizinisch sehr vielschichtig. Art und Umfang der therapeutisch angestrebten Wirkungen hängen von der Temperatur, der Anwendungsdauer und von der umfluteten Körperfläche (Arm-, Fuß-, Sitz-, Halb-, Dreiviertel- und Vollbad) sowie von individuellen Aspekten zu Reizreaktion und Belastbarkeit ab.

Im therapeutischen Bereich erzeugen *kalte Bäder* eine unmittelbare Vasokonstriktion, die reaktiv zu einer Dilatation und Gewebserwärmung führt. Sie wirken antiphlogistisch und analgetisch, die Atmungs- und Kreislauffunktion wird verbessert.

Durch *warme Bäder* tritt eine direkte Vasodilatation und eine damit einhergehende Gewebserwärmung ein, die auf die Muskulatur detonisierend wirkt und auf chronische Erkrankungsverläufe einen analgetischen und resorptiven Einfluss ausübt. Darüber hinaus kommt es zur allgemeinen Beruhigung und zur Ökonomisierung des Kreislaufes.

Ein ausgezeichnetes Gefäß- und Kreislauftraining stellen *wechselwarme Bäder* dar. Mit dem mitunter mehrmaligen Wechsel des Warm-Kalt-Bades tritt kurzfristig ein gleichzeitiger Wechsel des primär dilatatorischen und konstriktorischen Wirkreizes ein.

Innerhalb der möglichen Bädervielfalt lassen sich die in ◘ Tabelle 3-4 aufgeführten praxisbewährten Indikationen bei Störungen im Bereich der Stütz- und Bewegungsorgane hervorheben (Bachmann u. Schleinkofer 1992; Walther 1990).

Cave

Kontraindiziert sind nach Knauth et al. (1996):
- eine bäderseitige, damit aber auch generelle Applikation von Kälte bei negativer Wärmebilanz und mangelnder Reaktionsfähigkeit,
- Wärme (konstant und ansteigend) bei Malignomen, Niereninsuffizienz, Wärmeempfindlichkeit und Angioorganopathien Stadium II–IV,
- wechselwarme bzw. absteigende Wärme bei mangelnder Gefäßreaktion, Angiopathien Stadium II–IV und hypotoner Dysregulation.

- Wassergüsse

Die Verabreichung von Kneipp-Güssen stellt im Gegensatz zur üblichen Bädertherapie eine Maßnahme mit fließendem Wasser dar, bei der es über die Haut und dem sie benetzenden Naturmittel zu einem steten Wärmeaustausch mit dem Ziel kommt, die Temperaturen zwischen Körper und Wasser anzugleichen. Für einen solchen rein thermischen Austausch wird technisch der *Flachguss* eingesetzt. Aus einem weitlumigen Schlauch lässt man hierzu das Wasser mit

Tabelle 3-4. Indikationen bei Störungen im Bereich der Stütz- und Bewegungsorgane. (Nach Bachmann u. Schleinkofer 1992; Walther 1990)

Anwendung	Indikation
Armbad, kalt	Epikondylopathie
Armbad, warm	Arthrose der Hand-, insbesondere der Fingergelenke, lokale, nicht entzündliche rheumatische Beschwerden
Armbad, ansteigend	Lokale, nicht entzündliche rheumatische Beschwerden, Morbus Sudeck Stadium II (»complex regional pain syndrom I« = CRPS I)
Wechselarmbad	Arthrose der Hand-, insbesondere der Fingergelenke
Fußbad, kalt	Cave: Warme Füße bei Therapiebeginn!
	Akuter Gichtanfall, akute Kontusion im Fuß-, Knöchel- und Unterschenkelbereich, Morbus Sudeck Stadium I (CRPS I), Fußmüdigkeit
Fußbad, warm	Nachbehandlung von Kontusionen und Distorsionen
Fußbad, ansteigend	Lokale, nicht entzündliche rheumatische Beschwerden, Morbus Sudeck Stadium II (CRPS I)
Fußbad, warm	Morbus Sudeck Stadium III (CRPS I)
Sitzbad, ansteigend	Ischialgie, Lumbago, Kokzygodynie, Koxarthrose
Halbbad, ansteigend	Nicht entzündliche, rheumatische Beschwerden
Dreiviertelbad, warm	Multifokale Degenerationen an den Stütz- und Bewegungsorganen
Vollbad, warm	Verspannungszustände muskulärer (und seelischer) Genese

einem nur ganz geringen Druck an dem einzelnen Körperabschnitt oder am gesamten Körper herunterlaufen und ihn dadurch wie mit einer thermischen Hülle breitflächig umspülen.

Je nach Indikation und dem damit verbundenen Wirkungsziel setzt man kalte (um 10–12°C), temperierte (um 18–20°C), heiße (um 40–42°C) oder wechselwarme (warme Phase: 38°C, kalte Phase: 10–16°C) Wassergüsse ein (Brüggemann u. Uehleke 1992).

Bei der Applikation aller Güsse wird unter steter Weiterbewegung immer eine bestimmte Strahlführung am zu therapierenden Körperabschnitt bzw. Körper gewährleistet, von der Peripherie zum Herzen, an den Extremitäten lateral auf- und medial absteigend. Die Güsse erzielen, von lokalen Besonderheiten abgesehen, mit kaltem Wasser eine blutdrucksenkende, durchblutungsfördernde, entstauende und vegetativ beruhigende Hauptwirkung. Bei heißem Wasser werden dagegen muskeldetonisierende, organreflektorische und hyperämisierende Effekte ausgelöst. Die gebräuchlichsten Flachgüsse, ihre Indikationen und Einschränkungen ihres Einsatzes sind in **Tabelle 3-5** (in Anlehnung an Bachmann u. Schleinkofer 1992) zusammengestellt.

Eine spezielle Variante der Wassergüsse stellt der Druckstrahlguss dar, bekannter unter der Bezeichnung *Blitzguss*. Im Vergleich zum Flachguss kommt hier zu dem thermischen ein mechanischer Druckreiz hinzu, der durch einen Wasserstrahl mit einem Druck bis zu 3 Atm aus einer Entfernung von 3–4 m auf den entsprechenden Körperabschnitt appliziert wird. Der Blitzguss kann in kalter, heißer oder wechselwarmer Form verabreicht werden. Auch der Blitzgussstrahl muss sich aufgrund der mechanischen Weichteilwirkung in der vorgegebenen Art und Weise auf dem Körper bewegen, besondere Problemstellen kann der Strahl aber ggf. wiederholend passieren.

Eine solche Therapiemaßnahme sollte aber nicht ohne eine unmittelbare ärztliche Konsultation und spezifische Verordnung zur Anwendung kommen.

Aus gusstechnischer Sicht unterscheidet man mehrere Blitzgussvarianten. Der einfache Blitzguss ist durch eine konstante heiße oder kalte Temperatur charakterisiert. Der Wechselblitzguss zeichnet sich durch einen Temperaturwechsel von heiß nach kalt aus. Darüber hinaus ist mit Hilfe eines heißen, lokal auf bestimmte Reflexzonen applizierten Blitzstrahls eine organspezifische Wirkung erzielbar, der Einsatz kann im Wechsel mit einem warmen Wannenteilbad und ei-

3.5 · Hydro- und Balneotherapie

Tabelle 3-5. Flachgüsse in der Kneipp-Hydrotherapie. (Nach Bachmann u. Schleinkofer 1992)

Gusslokalisation	Indikation	Kontraindikationen/ bedingte Indikationen	Bemerkungen
I. Anwendungen im Oberkörperbereich			
1. Armguss, kalt	Abgeschlagenheit, Abgespanntheit, nervöses Herzjagen, leichte Form der Herzinsuffizienz, Hypertonie	Organische Herzerkrankungen, (Herzrhythmusstörungen, koronare Herzkrankheit, Angina pectoris), Asthma bronchiale, Frieren/Frösteln	–
2. Wechselarmguss	Wie Armguss, kalt	Wie Armguss, kalt	–
3. Armguss mit Brustguss, kalt	Abgeschlagenheit, Abgespanntheit, Abhärtung bei Erkältungsneigung	Wie Armguss, kalt	–
4. Gesichtsguss, kalt	Abgeschlagenheit, körperliche und geistige Ermüdung, Kopfschmerzen, Migräne, Herzstolpern, Herzjagen	Augenleiden (grauer/grüner Star), akute Nebenhöhlenerkrankungen, Nervenentzündungen des Gesichts	Kann auch mehrmals täglich ausgeführt werden
5. Nackenguss, heiß	Akuter Muskelhartspann (HWS), chronische Verspannungen der Nackenmuskulatur, Verkrampfungskopfschmerz, Depressionen, Wetterempfindlichkeit, Migräne/chronisches Ohrengeräusch/Ohrensausen, Kopfschmerz nasaler Genese	Grüner Star (Glaukom), grauer Star (Katarakt), Hypertonie, Schilddrüsenerkrankung, Herzinsuffizienz, HWS-Syndrom	Langsamer, gleichmäßiger Temperaturanstieg
II. Anwendungen im Unterkörperbereich			
1. Knieguss, kalt	Kopfschmerzen nasaler Genese, Durchblutungsstörungen (AVK I–II), Hitzegefühl, Varizen	Menstruation, Ischialgien, Harnwegsinfekte, Frieren/Frösteln	**Cave:** Hypotonie
2. Wechselknieguss	Wie Knieguss, kalt, außer: nicht bei Varizen	Wie Knieguss, kalt, Varizen	**Cave:** Hypotonie
3. Schenkelguss, kalt	Varizen, Durchblutungsstörungen (AVK I–II), Einschlafstörungen	Wie Knieguss, kalt	**Cave:** Hypotonie
4. Wechselschenkelguss	Wie Schenkelguss, kalt	Wie Knieguss, kalt	**Cave:** Hypertonie. Bei Obstipation evtl. zusätzliche kreisförmige Gießungen um den Nabel!
5. Lumbalguss, heiß	Lumbago, Lumboischialgien, LWS-Syndrom, Muskelhartspann (LWS)	Akute Entzündung im Therapiebereich	Langsamer, gleichmäßiger Temperaturanstieg
III. Ganzkörperanwendung			
1. Vollguss, kalt	Kreislaufstabile, kräftige Gesunde nach der Sauna Stoffwechselstörungen in Kombination mit Adipositas	Arteriosklerose Kreislaufstörungen	Bei Untrainierten vor Beginn mindestens 1 Woche Güsse kleinerer Areale!

◻ **Tabelle 3-6.** Übersicht über die hydrotherapeutischen Reizstärken. (Nach Bachmann und Schleinkofer 1992)

Reizstärke I (reizschwach)	Reizstärke II (reizmittelstark)	Reizstärke III (reizstark)
Teilwaschungen	Ganzwaschung, Trockenbürsten, Wassertreten, Taulaufen, Schneegehen	
Teilbäder	Halbbad, kalt, Halbbad mit kalter Abgießung, temperaturansteigende Teilbäder (33–39°C in 10–15 min)	Dreiviertel-, Vollbäder mit kalter Abgießung, temperaturansteigende Teilbäder (33–42°C in 20–25 min)
Wechselteilbäder		Wechselsitzbäder
Gesichtsguss, kalt		
Nackenguss, heiß		Lumbalguss, heiß
Armguss, kalt	Armguss mit Brustguss, kalt	
Schenkelguss, kalt	Knieguss, kalt	Vollguss, kalt
Knieblitzguss (teilweise)	Knieblitzguss (teilweise), Schenkelblitzguss	Rückenblitz, heiß, Blitzguss-Massagebad
	Wechselarmguss, Wechselknieguss, Wechselschenkelguss	
	Kleinere und mittlere Wickel	Große Wickel, Heusack, Leibauflagen

ner möglichen Wechselwiederholung kombiniert sein. Die segmentorientierte Therapieausrichtung wird auch als Blitzguss-Massage-Bad bezeichnet.
Indikationen für eine Blitzgusstherapie werden von Bachmann u. Schleinkofer (1992) wie folgt beschrieben: rheumatische Muskel- und Gelenkerkrankungen im nichtentzündlichen Stadium, chronische Ischialgien, Muskelhartspann, Menstruationsstörungen, Funktionsstörungen des Magen-Darm-Traktes sowie leichte arterielle Durchblutungsstörungen (AVK I–II nach Fontaine).

> **Cave**
> Blitzgüsse sind kontraindiziert bei akuten Erkrankungen und Entzündungsprozessen, ausgiebigen Varikosen, Thrombophlebitis und Thrombose, Gerinungsstörungen und Herz-Kreislauf-Erkrankungen sowie nervaler Labilität.

- Waschung, Wickel, Packung und Dampfbad
Neben den Bädern und den Güssen wird die Kneipp-Hydrotherapie sehr wesentlich durch Waschungen, Wickel sowie Packungen und Dampfbäder geprägt, auch wenn diese in der modernen Rehabilitationsmedizin nur eine geringe Relevanz haben.
  - Eine *Waschung* im therapeutischen Sinne stellt die Applikation einer dünnen, folienartigen Schicht aus kaltem Wasser auf der Oberfläche des zu behandelnden Körperabschnitts dar. Diese Maßnahme wird morgens am Patienten durchgeführt, solange er noch über die notwendige Bett- und damit Vorerwärmung verfügt. Man unterscheidet methodisch Ganz- und Teilkörperwaschungen, letztere können isoliert nur am Ober- oder Unterkörper bzw. am Leib erfolgen.
  - Bei dem *Wickel* handelt es sich um eine Dreitüchertechnik mit einem feuchten körperanliegenden Leinentuch (Innentuch), einem darüber liegenden Baumwolltuch (Zwischentuch) und einem ebenfalls trockenen Außentuch (Wolle, Flanell). Je nach Liegedauer hat ein *kalter* Wickel eine biphasische Wirkung, beginnend mit einem Wärmeentzug, nachfolgend eine langsam wieder ansteigende Wärmezufuhr durch Wärmestau und körpereigene Wärmeproduktion. Mit einem *warmen/heißen* Wickel kann dagegen unmittelbar eine detonisierende und durchblutungsfördernde Wirkung ausgelöst werden. Gebräuchliche Wickel sind Hals-, Brust- und Lendenwickel sowie nasse Strümpfe und die jedermann bekannten Wadenwickel.
  - Die *Kneipp-Packungen* sind spezielle thermische Applikationen in Form eines wärmezuführenden Heublumensacks oder einer Dampfkompresse in der Nacken- und Lendengegend, einer wärmeentziehenden Quarkauflage oder einer Herzkompresse sowie einer kalten oder warmen/heißen Leibauflage.

3.5 · Hydro- und Balneotherapie

– Das *Kopfdampfbad* mit seiner sekretolytischen und spasmolytischen Wirkung ist nicht nur in jedem Haushalt, sondern auch jedem Leser aus eigener Erfahrung bekannt.

Die Wirkungen der Waschungen, Wickel und Packungen sind hinsichtlich der hydrotherapeutischen Reizstärken als geringer, teilweise deutlich geringer einzustufen. Sie dienen im Gesamtkonzept von Kneipp als ergänzende oder bei bestimmten Patienten als reizadaptive Maßnahmen.

In ◘ Tabelle 3-6 sind die häufigsten Anwendungen der Kneipp-Hydrotherapie, die auch wichtige Anhaltspunkte für die moderne Rehabilitation zulässt, hinsichtlich ihrer Reizstärke zusammengestellt.

Bädertherapie mit phytologischem Wirkzusatz

Im Rahmen der Bädertherapie muss natürlich auch auf die therapeutische Bedeutung pflanzlicher Wirkstoffe hingewiesen werden, die dem Wasser als sog. Badezusätze beigefügt und dem eingetauchten Körper bzw. Körperabschnitt v. a. in Form von Wannen-, Sitz- oder Teilbädern, aber auch durch andere externe Applikationen zugeführt werden. In ◘ Tabelle 3-7 sind ausgewählte, in der Praxis gebräuchliche pflanzliche Badezusätze mit ihren pharmakologischen Wirkungen und Indikationen zusammengestellt.

3.5.3 Indikationen

Die Hydro- und Balneotherapie hat ein breit gefächertes Feld unspezifischer und v. a. spezifischer Einsatzmöglichkeiten, darunter auch sehr wesentlich an den Stütz- und Bewegungsorganen. Auf die einzelnen Einsatzschwerpunkte und die speziellen Kontraindikationen wurde bereits hingewiesen. Die nachfolgenden Übersichten der hydro- und balneotherapeutischen Hauptindikationen sollen deshalb eine Zusammenfassung darstellen.

Gesamtmedizinische Hauptindikationen
- Allgemeine körperliche und geistig-seelische Leistungsschwäche und Verbrauchserscheinungen
- Vegetativ-nervale Regulationsstörungen
- Funktionelle Herz- und Kreislaufstörungen sowie Blutdruckanomalien
- Chronische Erkrankungen der oberen Luftwege
- Organisch-funktionelle Störungen der Verdauungsorgane
- Stoffwechselstörungen bzw. -erkrankungen
- Gynäkologische Störungen und Erkrankungen
- Störungen und Erkrankungen der Stütz- und Bewegungsorgane

Orthopädische und unfallchirurgische Primärindikationen
- Erkrankungen des rheumatischen Formenkreises
- Posttraumatische und degenerative Gelenkstörungen und -erkrankungen jeglicher Genese
- Postoperative Rehabilitation nach orthopädischen bzw. unfallchirurgischen Gelenkoperationen und Endoprothesenimplantationen an den unteren, aber auch oberen Extremitäten
- Subakute und chronische Schmerzsyndrome der Wirbelsäule inkl. Postnukleotomiesyndrome
- Postoperative Rehabilitation nach orthopädischen bzw. unfallchirurgischen Wirbelsäulenoperationen inkl. Bandscheibenoperationen
- Vertebragene Fehlstatik, Instabilität und Degeneration jeglicher, inkl. osteoporotischer Genese

---

Cave

Als allgemeine Kontraindikationen der Hydro- und Balneotherapie in der Rehabilitation der Stütz- und Bewegungsorgane sind der Indikationsübersicht unbedingt gegenüberzustellen:
- Herzdekompensationen, Angina-pectoris-Syndrom mit Ruhesymptomatik und koronarer Herzkrankheit, Kardiomyopathie, Hyperthyreose, schlecht eingestellter Diabetes mellitus, zerebrale Anfallsleiden, zerebrale Insulte, Lungentuberkulose, infektiös-bakterielle Darmerkrankungen, Schleimhautulzera mit Blutungsneigung.
- Arterielle Verschlusskrankheit (lokal warm, ansteigend, heiß).
- Akutentzündungen, Varicosis, Lymphstauungen und Schwellungen nach Operation/Trauma (lokal heiße/warme Reize), Knie- und Schultergelenkdegeneration (lokaler Hitzereiz).

◘ Tabelle 3-7. Pflanzliche Badezusätze. (Nach Krauß 1990; Kolster u. Ebelt-Paprotny 1996)

Badezusatz	Zubereitung und Dosierung	Pharmakologische Eigenschaften	Anwendungsformen	Gebräuchlichste Indikation
Arnica (Arnica montana)	Für ein Vollbad (250 l) 2–4 Esslöffel Arnika Badextrakt; für Umschläge 1–3 Esslöffel Tinct. Arnicae auf 1 l Wasser	Resorptionsfördernd, schmerzlindernd	Vollbad, Teilbäder, Wickel, Einreibungen	Stumpfe und scharfe Verletzungen, Hämatome, subkutane Verlaufsformen des Rheumatismus, Extremitätenbeschwerden nach Überanstrengung
Baldrian (Valeriana officinalis)	Zumeist fertige Badeextrakte	Sedative Wirkung	Zumeist als Vollbad	Schlaflosigkeit, Hyperthyreose, nervöse Unruhe
Eichenrinde (Cortex quercus)	Für ein Vollbad 1–3 kg Eichenrinde mit 5 l Wasser ansetzen, 1/2 h kochen, abgießen und dem Bad zusetzen; für Teilbäder entsprechend weniger	Gerbsäurehaltig, adstringierende Wirkung	Vollbad, Teilbäder, Spülungen von Wunden und Körperhöhlungen	Nässende Hautausschläge, Analekzem, Vulvitis, Hautpilz
Fichtennadel (Pinus silvestris)	150 g Extr. Pinus silvestris für ein Vollbad	Enthält ätherische Öle, u. a. Terpentin, wirkt beruhigend, sekretionsfördernd, desodorierend	Vollbäder, seltener Teilbäder	Vegetative Dystonie, klimakterische Beschwerden, Thyreotoxikose, Katarrh der oberen Luftwege
Heublumen (Semina graminis)	Für ein Bad 1–1,5 kg Heublumen in 5 l kaltem Wasser ansetzen, 1/2 h kochen, durchseihen, dem Bad zusetzen; oder 150 g Badeextrakt	Ätherische Öle; hyperämisierend, spasmolytisch	Voll- und Teilbäder, Wickel, Auflagen (Heusack)	Weichteilrheumatische Beschwerden, Arthritis, chronische Bronchitis, pyogene Entzündungen
Kalmus (Acorus calamus)	Vollbad: 250 g Rhiz. Calami in 3 l Wasser kalt ansetzen und aufkochen, durchgesiebt dem Bad zusetzen	Enthält ätherische Öle, Bitterstoffe, Gerbstoffe, Terpene, stark hyperämisierend	Vollbad, Kinderbad	Rachitis, konstitutionelle Unterentwicklung, eiternde Wunden
Kamille (Matricaria chamomilla)	Vollbad: Aufguss aus 0,5–1 kg Flores Chamomillae mit 5 l kochendem Wasser übergießen, 30 min ausziehen, absieben und dem Bad zusetzen; Teilbad: entsprechend weniger; oder Kamillenbadeextrakt	Ätherische Öle; Glukoside; entzündungs- und fäulniswidrig, desodorierend	Spülung von Körperhöhlen (Darmbad, Schleimhautpflege), Tränken von Wickeltüchern	Akute, nässende Ekzeme, eitrige, besonders Höhlenwunden, Ulcus cruris, Fisteln
Kastanie (Aesculus hippocastanum)	Vollbad: 0,5–1 kg gemahlene Roßkastanie mit 5 l kaltem Wasser ansetzen, 30 min kochen, abgießen, dem Bad zusetzen; oder Kastanienbadeextrakt	Reich an Saponinen, Gerb- und Bitterstoffen; erhöht die Kapillarresistenz, Thrombinhemmung	Voll- und Teilbäder, Umschläge	Weichteil- und Gelenkrheumatismus, Neuralgie, Pruritus, periphere Durchblutungsstörungen

3.5 · Hydro- und Balneotherapie

Tabelle 3-7. *Fortsetzung*

Badezusatz	Zubereitung und Dosierung	Pharmakologische Eigenschaften	Anwendungsformen	Gebräuchlichste Indikation
Lavendel (Lavendula officinalis)	1–2 Esslöffel Badeextrakt	Sedativum, leicht hautreizend, desodorierend	Vollbad, Waschungen	Klimakterische Beschwerden, neurozirkulatorische Dystonie
Lohtanninbad	Vollbad: 1 kg Gerberlohe (Eichenrinde, Fichtenrinde) mit 5 l Wasser 30 min kochen, Abguss dem Bad zusetzen; oder Badeextrakt	Stark gerbstoffhaltig	Vollbad, Sitzbad	Weichteilrheumatismus, Neuralgie, chronisches Hautleiden
Rosmarin (Rosmarinus officinalis)	Vollbad: 1–2 Esslöffel Rosmarinbadeextrakt	Reich an ätherischen Ölen, durchblutungssteigernd für Haut- und Beckenorgane	Vollbad, Sitzbad, Waschungen	Spastische Kreislaufstörungen, klimakterische Beschwerden, Weichteilrheumatismus, Quetschungen
Salbei (Salvia officinalis)	Vollbad: 250 g Folia Salviae mit 5 l siedendem Wasser übergießen, 20 min ziehen lassen, Abguss dem Bad zusetzen; Salbeibadezusatz, Savysat. besonders für Spülungen	Enthält ätherische Öle, Harze, Bitterstoffe, Gerbstoffe	Vollbad, Teilbad, Spülungen von Körperhöhlen (Schleimhautpflege), Aufschläge	Juckendes Analekzem (Sitzbad, Aufschläge), Spülungen bei Schleimhautkatarrhen und Wunden
Zinnkraut (Equisetum arvense)	Teilbad: 100–200 g Herba equiseti mit 2 l Wasser ansetzen, 1 h kochen, absieben und dem Bad zusetzen	Enthält Kieselsäure, Oxalsäure, Bitterstoffe; Förderung der Gewebeproliferation	Teilbad, Aufschläge, seltener Vollbad, Wickel	Nässendes Ekzem, Ulcus cruris und andere schlecht heilende Wunden, chronische Eiterungen (Osteomyelitis)

Fazit

- Die Hydro- und Balneotherapie ist in ihrer methodischen Vielfalt und praktizierbaren Variabilität ein unverzichtbarer Bestandteil der Behandlungspalette in der modernen Rehabilitationsmedizin und insbesondere für die Stütz- und Bewegungsorgane. Wesentlichen Anteil daran haben die thermischen, mechanischen, elektrischen und auch chemischen Eigenschaften des Wassers, die zur Erzielung bestimmter Wirkqualitäten bei den therapeutischen Maßnahmen bewusst ausgenutzt werden.
- Durch die vielfältige Einsatzmöglichkeit des Wassers im festen, flüssigen und gasförmigen Zustand ist seine therapeutische Anwendung sehr vielschichtig, darüber hinaus aber auch gut dosierbar und individuell applizierbar. Die Hydro- und Balneotherapie erfordert in der Person des verordnenden Arztes fachliche Kompetenz, insbesondere in der Dosierung der hydrotherapeutischen Reizsetzung.
- Mit Hilfe des Naturmittels Wasser sind dem Rehabilitationsteam gezielte und konkrete therapeutische Möglichkeiten in die Hand gegeben, durch die primär oder integrativ mit anderen Maßnahmen symptom- oder diagnosebezogene Störungen im Gelenk- und/oder Wirbelsäulenbereich einer Problemlösung erfolgreich zugeführt werden können.
- Die Hydro- und Balneotherapie ist in ihrer Wirkreizstärke und der daraus resultierenden patientenseitigen Belastung so breit gefächert, dass jeweils angepasste Behandlungen sowohl bei bettlägrigen als auch bei nur leicht eingeschränkten Patienten möglich sind.

- Neben den Indikationen und der günstigen Anwendung der Hydro- und Balneotherapie im Bereich der Stütz- und Bewegungsorgane müssen natürlich generell, aber v. a. bei multimorbiden Patienten auch die methodisch differenzierten Kontraindikationen bereits bei der Therapieplanung berücksichtigt werden.

Literatur

Bachmann RM, Schleinkofer GM (1992) Die Kneipp-Wassertherapie. Thieme, Stuttgart
Breusch S, Mau H, Sabo D (2002) Klinikleitfaden Orthopädie, 4. Aufl. Urban & Fischer, München Jena
Brüggemann W, Uehleke B (1992) Kneipp Vademecum pro Medico, 13. Aufl. Sebastian Kneipp Gesundheitsmittel-Verlag, Würzburg
Cordes JC (1980) Hydrotherapie. In: Cordes JC, Albrecht U, Edel H, Callies R (Hrsg) Spezielle Physiotherapie, 1. Aufl. VEB Verlag Volk und Gesundheit, Berlin
Cordes JC, Arnold W, Zeibig B (1989) Physiotherapie, 1. Aufl. VEB Verlag Volk und Gesundheit, Berlin
Finkbeiner GF, Stöhr C (1998) Hydrotherapie. In: Bauch J, Halsband H, Hempel K, Rehner M, Schreiber HW (Hrsg) Manual Ambulante Chirurgie II. Fischer, Stuttgart Jena
Kaiser JH (1990) Kneippsche Hydrotherapie, 9. Aufl. Kneipp-Verlag, Bad Wörishofen
Kaiser JH (1993) Kneipp-Anwendungen, 6. Aufl. Kneipp-Verlag, Bad Wörishofen
Knauth K, Reiners B, Huhn R (1996) Physiotherapeutisches Rezeptierbuch, 7. Aufl. Ullstein Mosby, Berlin Wiesbaden
Kolster B, Ebelt-Paprotny G (1996) Leitfaden Physiotherapie, 2. Aufl. Jungjohann, Neckarsulm Lübeck Ulm
Krauß H (1990) Hydrotherapie. Fischer, Stuttgart
Menger W (1987) Die Kurmittel der Balneo- und Klimatherapie in Heilbädern und Kurorten. In: Deutscher Bäderverband (Hrsg) Grundlagen der Kurortmedizin und ihr Stellenwert im Gesundheitswesen der Bundesrepublik Deutschland. Hans Meister, Kassel
Schmidt KL, Jungmann H (1987) Aus-, Weiter- und Fortbildung der Ärzte. In: Deutscher Bäderverband (Hrsg) Grundlagen der Kurortmedizin und ihr Stellenwert im Gesundheitswesen der Bundesrepublik Deutschland. Hans Meister, Kassel
Strassburger: Zitat aus Kaiser (1990)
Walther J (1990) Hydrotherapie. In: Drexel H, Hildebrandt G, Schlegel KF, Weimann G (Hrsg) Physikalische Medizin, Bd 1. Hippokrates, Stuttgart

3.6 Massage und Thermotherapie

B. Kladny

Die Massage- und die Thermotherapie haben in ihrer Gesamtheit einen hohen Stellenwert im physiotherapeutischen Alltag. Als praktizierte Einzelmaßnahme oder in Form einer wirkungskombinierten Anwendung sind sie fester Bestandteil der konservativen Behandlungspalette.

3.6.1 Massagetherapie

Die Massage ist eine sehr alte, wenn nicht sogar die älteste Behandlungsmaßnahme am Menschen überhaupt und kann als ganzheitliche Therapieform angesehen werden.

Wirkweise und Wirkspektrum

Mit der Massagetherapie lassen sich örtliche Wirkungen auf Blut- und Lymphgefäße sowie Muskulatur von Fernwirkungen (Allgemeinwirkung, segmentale Wirkung, Fremdreflex) unterscheiden.

Alle Massagehandgriffe sind gefäßwirksam. Im Bereich von Haut und Muskulatur kommt es zu einer lokalen Hyperämie durch vermehrte Kapillarisation (größere Anzahl von Kapillaren), Kapillarstrombeschleunigung, Kapillardilatation und vermehrte Permeabilität. Die Wirkungen sind örtlich-humoral und reflektorisch-nerval bedingt. Die Hyperämie führt zu einer Verbesserung der Trophik und der Blutzirkulation. Neben den lokalen Wirkungen bedingt die Massage eine allgemeine Kreislaufwirkung aufgrund des vermehrten venösen Rückstroms zum Herzen und der Beschleunigung der arteriellen Zirkulation. Diese äußert sich in einem Anstieg von Herzfrequenz und/oder Schlagvolumen und ist von der verwendeten Technik abhängig. An Haut- und Bindegewebe lassen sich Verklebungen lockern oder lösen. Je nach gewählter Technik kann durch Anwendung von Reizgriffen eine Tonisierung der Muskulatur erreicht werden. Andererseits vermag die Massage im Bereich der quergestreiften Muskulatur Verspannungen, umschriebene Myogelosen oder einen Muskelhypertonus herabzusetzen oder zu beseitigen.

Neben dem direkt auf den Muskel einwirkenden Massageeffekt kommt darüber hinaus einem neuroreflektorischen Mechanismus eine Bedeutung für die Tonusminderung zu. Die Verbesserung von Tonus und Trophik führt zu einer Schmerzlinderung.

> **Praxistipp**
>
> Bereits bindegewebig ersetzte Muskeln sprechen auf Dehnungsreize nicht an, sodass in diesem Fall kein wesentlicher therapeutischer Effekt erwartet werden kann.

Im Bereich der Venen und Lymphgefäße wirkt die Massage rückstromfördernd. Durch Massage reflektorischer Zonen im Bindegewebe kann als Fernwirkung eine Funktionsbeeinflussung innerer Organe bzw. eine vegetative Stabilisierung erzielt werden. In Abhängigkeit von der Ausführungstechnik sind sowohl stimulierende als auch entspannende Auswirkungen auf das ZNS zu beobachten.

Methoden

Die *klassische Massage* baut auf verschiedene Griffe auf:

- Streichungen (Effleurage) bezeichnen großflächige Bewegungen von peripher nach zentral in Hautbezirken über bestimmten Muskelgruppen.
- Knetungen oder Walkungen (Petrissage) sind tieferreichende, quer oder schräg zum Faserverlauf ansetzende Dehnungen, Verwindungen oder Drückungen. Diese Technik greift direkt am Muskel an.
- Reibungen oder Friktionen (Friction) stellen intensive, kleinflächige, kreisförmige, elliptische Grifftechniken mit Daumen- oder Fingerkuppen dar. Dieser Griff bedeutet einen starken Reiz auf Muskulatur und Bindegewebe.
- Klopfungen (Tapotement) leiten zur Vibration über. Je nach Härte der Ausführung wird eine Tonussteigerung (harte Klopfgriffe) oder eine Tonussenkung (zarte rhythmische Klopfungen) bewirkt. Variationen stellen Hackungen oder Klatschungen dar. Vibrationen sind feine schwingende Bewegungen mit der flachen Hand in einer Frequenz von 10–15/s. Diese werden aus Sicht des Patienten als sehr angenehm empfunden und führen zu einer Detonisierung der Muskulatur.

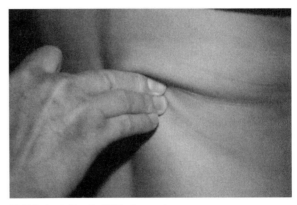

Abb. 3-22. Handgriff Bindegewebsmassage

Erst durch die sinnvolle Kombination verschiedener Grifftechniken wird ein optimaler Behandlungserfolg erreicht.

Neben der klassischen Massage, die als Hauptwirkungsort die quergestreifte Muskulatur hat, wurden *Sonderformen der Massage* entwickelt.

Die *Bindegewebsmassage* gehört zu den reflextherapeutischen Verfahren und umfasst die Massage erhöht gespannter Gewebsabschnitte, den Bindegewebszonen. Das Entstehen dieser Technik geht auf das Jahr 1929 zurück. Die von der Krankengymnastin Elisabeth Dicke aufgrund einer eigenen Gefäßerkrankung empirisch entwickelte Massage wurde von Frau Dr. Hede Teirich-Leube in die heute bestehende Form gebracht. Der Masseur arbeitet in 3 Bindegewebsabschnitten mit dementsprechend verschiedenen Techniken. Die *Hauttechnik* umfasst dabei das Arbeitsareal zwischen Ober- und Unterhaut (obere Verschiebeschicht), die *Unterhauttechnik* zwischen Unterhaut und Faszien (tiefe Verschiebeschicht). Die 3. Technik arbeitet ausschließlich an den Faszien und wird deshalb als *Faszientechnik* bezeichnet.

Die Massagetechnik unterscheidet sich von anderen. Mit den Fingerkuppen des 3. und 4. Fingers wird ein tangenzialer Zugreiz ausgeführt, durch den beim Patienten ein Schneideempfinden hervorgerufen wird (**Abb. 3-22**). Durch diese Grifftechnik werden in den Bindegewebszonen bestehende Gewebsverhaftungen und Verklebungen gelöst. Die Gewebeelastizität normalisiert sich. Über die Detonisierung ist die schmerzlindernde Wirkung bei funktionellen Schmerzsyndromen zu erklären.

Organfunktionen können über den kutiviszeralen Reflexbogen beeinflusst werden. Über die Behandlung organspezifischer Funktionen werden Funktionsstörungen segmentaler Organe therapiert. Einwirkungen auf die periphere arterielle Durchblutung und eine Beeinflussung des Vegetativums sind möglich. Bekannt ist in diesem Zusammenhang eine 1–2 h nach der Behandlung auftretende extreme Müdigkeit.

> **Cave**
>
> Der verordnende Arzt ist angehalten, seinen Patienten aufklärend und dokumentierend auf das Auftreten einer starken Müdigkeit hinzuweisen, v. a. auf eine zeitlich begrenzte Meidung der aktiven Teilnahme am Straßenverkehr und der Bedienung von Maschinen unmittelbar nach erhaltender Behandlung.

Wie im gesamten Bereich der Reflexzonentherapie bestehen auch bei der Bindegewebsmassage über die genauen Abläufe im Körper während und nach der Therapie bis heute nur Theorien, die bislang unzureichend durch Untersuchungen belegt sind.

Die *Periostbehandlung* ist eine umschriebene, punktförmige Druckmassage an bestimmten, dafür geeigneten Knochenlokalisationen. Die Wirkung besteht lokal in einer Hyperämisierung und Anregung der Zellregeneration, v. a. im Periostgewebe. Der Schwerpunkt des Wirkmechanismus liegt in der nervalen Einflussnahme auf organische Funktionsabläufe. Methodisch gehört dieses Behandlungsverfahren deshalb zur Reflextherapie.

Die *Segmentmassage* geht von der Überlegung aus, dass alle körperlichen Bereiche, so auch alle Gewebsschichten zwischen Haut und Periost, über nervale und humorale Regelkreise in Wechselbeziehungen stehen und so ein Störherd in einem Bereich sich auch auf andere Körperabschnitte auswirkt. Diese reflektorisch auffälligen Veränderungen werden dann in den der Massagebehandlung zugänglichen Geweben einer Therapie zugeführt. Methodisch bedient man sich hierbei modifizierter Griffe der klassischen Massage.

Die *Manipulativmassage nach Terrier* verbindet Massage und passive Bewegung, die *Marnitz-Therapie* manuelle Behandlung und Bewegungstherapie. Die *Reflexzonentherapie am Fuß* geht von der Überlegung aus, dass zwischen Fuß und sitzendem Menschen eine Formenanalogie besteht. Die Therapieform zählt zu den Umstimmungs- und Ordnungstherapien.

Bei der *japanischen Stäbchenmassage* finden Massagehölzer Verwendung, mit denen ein gezielter intensiver Druck auf Veränderungen im Muskel- oder Bindegewebe ausgeübt werden kann.

Die *manuelle Lymphdrainage (MLD)* geht auf *Vodder* zurück und wurde erstmals 1936 schriftlich als »Manuelle Lymphdrainage ad modum Vodder« veröffentlicht. Grundlage dieser Therapie ist ein manuelles Ausstreichen der Lymphgefäße, wodurch die Lymphvasomotorik aktiviert, der Lymphabstrom angeregt und die überschüssige Gewebsflüssigkeit abtransportiert werden. Mit Hilfe von zarten ausstreichenden und pumpenden sowie spiral- und kreisförmigen Handgriffen (Kreisbewegungen, Pumpgriffe mit Hilfe von Daumen und Finger, sog. Schöpfgriffe, Drehgriffe) wird die Haut schonend gegen die Unterhaut verschoben und der Abtransport von Gewebsflüssigkeit gefördert. Die Behandlung beginnt zentral, zuerst in Nähe der Lymphgefäßmündungen im Angulus venosus (Venenwinkel), und geht dann auf anliegende, nachfolgend auf entferntere Körperregionen über. Dadurch wird in dem jeweiligen Abschnitt der Lymphgefäße die notwendige Kapazität für den Flüssigkeitsabtransport von peripher geschaffen.

Die Wirkung der MLD ist nicht in erster Linie nur mechanisch zu verstehen. Über das vegetative Nervensystem führt sie zu einer Umstimmung des Organismus hin zu Entmüdung, Entspannung und Regeneration.

> Die Lymphdrainage macht nur Sinn, wenn sich unmittelbar an die Behandlung eine Kompressionstherapie durch Anlage eines elastokompressiven Verbandes oder Kompressionsstrumpfes anschließt.

Die *Unterwasserdruckstrahlmassage* findet in einer Wanne statt und wird mit einem Wasserdruckstrahl ausgeführt (◘ Abb. 3-23). Eine gezielte Massage ist damit schwerer möglich. Die Technik verbindet allerdings die Massagewirkung mit den Vorteilen des warmen Wannenbades (Wassertemperatur, Auftrieb, hydrostatischer Druck, psychischer Faktor). Der Druckstrahl ist in seiner Intensität regulierbar.

> **Praxistipp**
>
> Gewöhnung des Patienten an Wassertemperatur (34–40°C) und hydrostatischen Druck vor Behandlungsbeginn!

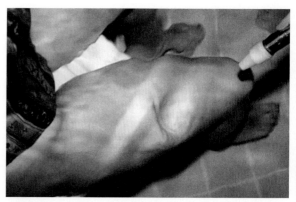

◘ Abb. 3-23. Unterwasserdruckstrahlmassage

Indikationen

Die *klassische Massage* mit dem Hauptwirkungsort der quergestreiften Muskulatur hat als Hauptindikation den muskulären Hypertonus (»Hartspann«), Muskelverspannungen und Myogelosen. Sie kommt daher bei Erkrankungen zum Einsatz, die in ihrem Verlauf derartige Muskelveränderungen hervorrufen können. Hierzu gehören v. a. akute und chronische Schmerzsyndrome der Wirbelsäule, Arthrosen, entzündlich-rheumatische Erkrankungen und weichteilrheumatische Schmerzzustände. Nach Abklingen der akuten Phase kann die klassische Massage auch posttraumatisch oder postoperativ zum Einsatz kommen.

Die *Bindegewebsmassage* hat aufgrund ihrer Wirkungsweise ihre Indikation bei Erkrankungen der Atmungsorgane und bei funktionellen Störungen des Gastrointestinal- und Urogenitaltraktes. Weiterhin sind aufgrund der Steigerung der Durchblutung Gefäßerkrankungen (Arteriosklerose, PAVK) und das komplexe regionale Schmerzsyndrom (M. Sudeck, »complex regional pain syndrome«; CRPS) als Indikationen anzusehen.

Die *manuelle Lymphdrainage* ist indiziert bei primärem Lymphödem (Hypo- oder Aplasie der Lymphgefäße). Das Verfahren kann ebenso beim sekundären Lymphödem posttraumatisch oder postoperativ, insbesondere nach operativer Tumorresektion, sowie bei Schwellung aufgrund eines Phlebödems oder eines Lipödems effektvoll eingesetzt werden. Beim Vorliegen eines komplexen regionalen Schmerzsyndroms kann die Lymphdrainage proximal der Läsion eingesetzt werden. Kopfschmerzen und Migräne sprechen auf dieses Therapieverfahren an.

Die *Unterwasserdruckstrahlmassage* ist gut einsetzbar bei stark schmerzhaften Prozessen, da sie die Massage mit der relaxierenden Wirkung des warmen Wassers verbindet. Vorteile sind auch bei stark behaarten Patienten zu sehen, bei denen der manuelle Kontakt aufgrund der Behaarung erschwert ist. Eine gezielte Massage ist allerdings mit dem Verfahren schwieriger umzusetzen, prinzipiell entsprechen aber die Indikationen denen der klassischen Massage.

Cave
- Fieberhafte Erkrankungen und lokale Entzündungen (Abszess, Lymphangitis, Thrombose, Phlebitis, Osteomyelitis, Myositis) sind ebenso wie Blutgerinnungsstörungen als Kontraindikationen anzusehen.
- Im Bereich von tumorbefallenen Abschnitten ist eine Massagebehandlung kontraindiziert.
- Massagen verbieten sich bei ausgeprägter oder dekompensierter Herzinsuffizienz und nach frischem Herzinfarkt aufgrund des vermehrten Blutrückstromes zum Herzen.
- Bei frischen Thrombosen besteht die Gefahr, dass durch die Manipulation eine Embolie provoziert wird.
- Beim Vorliegen einer schweren Arteriosklerose und von Durchblutungsstörungen sollte aufgrund des durch die Massage bedingten vermehrten Durchblutungsbedarfs auf die klassische Massage verzichtet werden.
- Nach frischen Frakturen, Bandverletzungen und Luxation ist im Verletzungsgebiet ebenso wie nach operativen Eingriffen eine klassische Massage kontraindiziert. Dies gilt auch für Muskelverletzungen und große Hämatome.
- Beim komplexen regionalen Schmerzsyndrom (CRPS, M. Sudeck) besteht eine Kontraindikation für lokale klassische Massage, da das Krankheitsbild durch die zusätzliche mechanische Irritation verschlechtert werden kann.
- Meidung insbesondere der Unterwasserdruckstrahlmassage bei vorliegender Gravidität.

3.6.2 Thermotherapie

Die Thermotherapie ist als therapeutische Nutzung von Wärmeanwendungen definiert. Unterschieden wird die Wärmezufuhr (Wärmetherapie) vom Wärmeentzug. Die allgemeine Erniedrigung der Körpertemperatur wird als Hypothermie bezeichnet, der lokale Wärmeentzug als Kryotherapie.

Wirkweise und Wirkspektrum

Die Thermosensorik erfolgt über Kalt- und Warmrezeptoren. Die größte Rezeptorendichte besteht mit >12/cm^2 im Gesicht, die geringste an den Extremitäten mit 3–6/cm^2. Die Impulsfrequenzmaxima liegen bei den Kaltrezeptoren zwischen 15 und 34°C, bei den Warmrezeptoren zwischen 38 und 48°C. Die Impulsrate von Kaltrezeptoren liegt deutlich über der von Warmrezeptoren; Kaltrezeptoren kommen im Verhältnis 10:1 häufiger vor.

Fazit
- Die Massagetherapie umfasst neben der klassischen Massage eine Vielzahl von Massageformen, die sich im Wesentlichen durch ihren Hauptwirkungsort, die mechanische Ausführung und den Grad an reflektorischer Wirkung unterscheiden. Durch die Differenziertheit der zur Verfügung stehenden Behandlungsformen ist ein adäquater Einsatz bei den verschiedenen Problemindikationen erfolgreich möglich.
- Bei der ärztlichen Verordnung einer Massagetherapie gilt es, unbedingt auch auf die individuelle Reizempfindlichkeit des Patienten zu achten. Diese ist von der aktuellen Gesamtsituation (Konstitution, Reaktionstyp, Kondition) und anlagebedingten Besonderheiten abhängig und hat damit Einfluss auf die richtige Reizdosierung und die therapeutische Reizschwelle.
- Um eine korrekte, dem jeweiligen Befund angepasste Behandlung durch den Therapeuten zu gewährleisten, sollte ein Rezept stets mit der therapiebezogenen Diagnose, Art und Lokalisation der Massage, Anzahl und Zeitraum und Hinweisen auf relevante Begleiterkrankungen versehen sein.

Kältewirkung

Der lokale Wärmeentzug bedingt eine zunächst lokal begrenzte Vasokonstriktion. Im Sinne der konsensuellen Reaktion kann je nach Ausdehnung und Intensität des Kältereizes eine generalisierte Vasokonstriktion hervorgerufen werden. Intraartikuläre und intramuskuläre Temperatursenkungen sind nur bei langdauernder Kälteapplikation von mehr als 20 min zu erzielen. Mit Eisgranulat wurde eine Temperatursenkung von 13°C beobachtet, Eiswasser senkt die Temperatur um 7–29°C, Kältepackungen um 6–20°C und Kältesprays um ca. 21°C.

Die Temperaturerniedrigung geht einher mit einem reduzierten Zellmetabolismus und einer verminderten Enzymaktivität. Dies erklärt die *antiphlogistische Wirkung* der Kälteanwendung in dem von der Temperatursenkung betroffenen Gebiet. Die Annahme einer lindernden Wirkung auf die Entzündungsaktivität ist bisher eher klinisch-praktisch begründet. Fraglich ist, inwieweit Kältetherapie zur Behandlung von Ödemen geeignet ist.

Praxistipp

Unter Anwendung von Eis wird teilweise eine Ödemverstärkung beobachtet, auch bei Gesunden kann die Eisapplikation ein Ödem hervorrufen. In diesem Zusammenhang muss von einer negativen Beeinflussung des Lymphgefäßsystems durch die Kältetherapie ausgegangen werden.

Unmittelbar posttraumatisch dagegen kann die Kältetherapie zusammen mit einer Kompressionstherapie sinnvoll eingesetzt werden, um einem Ödem entgegenzuwirken.

Der Kryotherapie wird u. a. aufgrund einer Beeinflussung der Schmerzrezeptoren und Nervenfasern eine *analgetische Wirkung* zugesprochen. Die Beeinflussbarkeit von Nervenfasern durch Kälte scheint vom Durchmesser und Myelinisierungsgrad der Faser abhängig. Die Nervenblockadetemperatur liegt bei 7,6–9,1°C, bei 5°C wird auch die neuromuskuläre Wirkung blockiert. In wieweit die Gate-control-Theorie zur Erklärung der Analgesie herangezogen werden kann, ist bislang noch nicht hinreichend geklärt.

Durch Kälteanwendung am Bewegungssystem kommt es weiterhin zu einer *Muskeltonussenkung*. Die sofortige Wirkung wird durch eine zusätzlich zu den Kälterezeptoren hervorgerufene Reizung der polymodalen C-Faserendigungen in der Haut erklärt. Bei längerer Kälteexposition mit Tiefenwirkung auf die intrafusalen Muskelspindeln wird deren Rezeptorenaufgabe beeinträchtigt und die Aktivität verringert. Hierdurch kann vermutlich die über die Kälteanwendung hinausgehende Muskeltonussenkung erklärt werden.

Wärmewirkung

Der Wärmetransport erfolgt über Leitung (Konduktion – z. B. Packung), Strömung (Konvektion – z. B. Wasserbad) oder Strahlung (Radiation – z. B. Infrarotstrahler). So unterscheidet man eine unmittelbare Gewebeerwärmung aus einem Wärmeträger oder mittels Strahlung und eine mittelbare Gewebeerwärmung, bei der durch Energieabsorption Wärme gebildet wird.

Neben der lokalen Temperaturerhöhung durch Wärmetherapie ist über die thermische Stimulierung der Haut von nerval-reflektorischen Körperreaktionen auszugehen. Die allgemeine Überwärmung im Sinne einer Hyperthermie bedingt Reaktionen durch die Erhöhung der Körperkerntemperatur.

Eine Erhöhung der Temperatur wirkt sich auf die Aktivität biochemischer und biophysikalischer Vorgänge aus und führt zu einer *Stoffwechselsteigerung*. In diesem Zusammenhang ist die *Verbesserung der Trophik* insbesondere in bradytrophem Gewebe zu sehen. Als *Gefäßreaktion* ist sowohl eine arterielle als auch venöse Gefäßerweiterung mit Hyperämie und Hauterythem zu beobachten. Die Plasmaviskosität fällt im Bereich von 15–37°C pro Grad um 2–3%.

An der Skelettmuskulatur führt Wärme zu einer *Detonisierung*. Im Bereich des Bindegewebes kommt es zu einer Verbesserung der Dehnbarkeit. Die Mechanismen, die eine *analgetische Wirkung* bedingen, sind noch nicht verstanden, ebensowenig wie die *antiphlogistische Wirkung* gerade bei chronischen und proliferativen Entzündungsprozessen.

Neben lokalen Wirkungen finden sich systemische Effekte. Ein Anstieg der Körpertemperatur führt zu einer Reaktion des Herz-Kreislauf-Systems, die mit einer Erhöhung der Pulsfrequenz, einer Steigerung des Herzzeitvolumens, einer Abnahme des peripheren Gefäßwiderstands und einer Erniedrigung des Blutdrucks einhergeht. Starke Überwärmung führt zu Reaktionen im endokrinen Bereich im Wesentlichen als Folge der Stressreaktion. Es ist davon auszugehen, dass eine Hyperämie auch Einflüsse auf das Immunsystem hat, deren Effekte und Ursachen allerdings noch nicht ausreichend verstanden werden.

Methoden
Kryotherapie

Unterschieden wird die Kurzzeitanwendung von der Langzeitanwendung. Bei der kurzzeitigen Applikation (≤5 min) steht die reflektorische Wirkung im Vordergrund, bei der langzeitigen Anwendung (>20 min) eine beabsichtigte Tiefenwirkung.

Kleine Eisstückchen als *Eisgranulat oder Eischips* werden von kommerziell verfügbaren Automaten produziert, sind aber durch Zerstoßen auch aus Eiswürfeln selbst herzustellen. In eine Plastiktüte gefüllt lassen sie sich gut an anatomische Gegebenheiten anformen und haben einen Kühleffekt von mindestens 30 min. Die Haut sollte vor direktem Kontakt bei der Applikation durch ein dünnes Tuch geschützt werden, um Kälteschäden vorzubeugen. Die Anwendung auf Knochenvorsprüngen mit dünner Weichteildeckung kann wegen des ausgelösten Periostschmerzes unangenehm sein.

Zur *Eiswürfelmassage oder Eisabtupfung* werden Eiswürfel oder Eiskegel verwendet. Ein Eiskegel kann als »Eis am Stiel« leicht hergestellt werden, indem ein Stiel (z. B. Holzspatel, Löffel o. ä.) in einem wassergefüllten Becher zum Einfrieren gebracht wird. Die Methode führt zu einem raschen Absinken der lokalen Hauttemperatur und einer sehr guten Analgesie, sodass diese Maßnahme gut in eine krankengymnastische Behandlung integrierbar ist. Einen gewissen Nachteil stellt die Schmelzwasserbildung dar. Trotzdem ist das Verfahren sehr gut zur Eigenbehandlung geeignet.

Daneben kommen *Eiskompressen* zum Einsatz. Kompressen oder Frotteetücher werden in schwacher Kochsalzlösung getränkt und gefroren. Die schwache Salzlösung verhindert das Steiffrieren. Sollte das Gewebe zu steif gefroren sein, dann kann es kurz mit kaltem Wasser abgespült werden. Die Anwendungsdauer ist von der beabsichtigten Tiefenwirkung abhängig, ggf. müssen die Eiskompressen bei längerdauernder Anwendung gewechselt werden, da sie sich vergleichsweise rasch erwärmen.

Kommerziell verfügbare *Kältepackungen* beinhalten verschiedene Füllungen. Die Packungen werden bei bis zu –20°C gelagert, sind flexibel und der Körperoberfläche gut anmodellierbar. Die Anwendungsdauer ist kurzzeitig zwischen 1 und 5 min im Wechsel mit krankengymnastischer Übungsbehandlung möglich oder länger als 20 min bei beabsichtigter Tiefenwirkung. Die Auflage *kalter Peloide* (z. B. Kaltmoorpackungen) oder die Verwendung von *Quark* oder *Lehm* wird vom Patienten als sehr angenehm empfunden.

Einen sehr intensiven Wärmeentzug bewirken *Eisteilbäder*. Kaltes Wasser wird mit Eis im Verhältnis 2:1 gemischt, wodurch das Eiswasser eine Temperatur von ca. 1°C hat. Die Anwendungsdauer beträgt nur ca. 10–60 s. Lokalisationen an den Extremitäten, die eine Anwendung in einer Arm- oder Fußbadewanne erlauben, sind besonders geeignet. Die Therapie lässt sich gut in die krankengymnastische Übungsbehandlung integrieren, die eine Wiedererwärmung durch aktive Bewegung ermöglicht.

Eine sehr intensive Kältereizung wird durch *Kaltluft* und besonders bei der Applikation von *flüssigem Stickstoff* erreicht. Darüber hinaus ermöglicht dieses Therapieverfahren die Anwendung trockener Kälte, die von manchen Patienten besser vertragen wird. Die Austrittstemperatur beträgt bei Kaltluftgeräten −30 bis −40°C, bei flüssigem Stickstoff zwischen −100 und −180°C. Die Applikationsdauer beträgt nur zwischen 1 und 5 min und sollte beim Auftreten des Kälteschmerzes beendet werden. *Kältesprays* enthalten unterschiedliche Lösungen in Verbindung mit Chloräthyl. Sie entfalten durch die Verdunstungskälte eine schnell einsetzende analgetische Wirkung. Gut einsetzen lässt sich diese Technik auch zur Behandlung von Triggerpunkten und weichteilig bedingten Schmerzzuständen bei der Spray-and-stretch-Technik.

> **Cave**
>
> Der unkontrollierte und damit unqualifizierte Einsatz von flüssigem Stickstoff und Kältesprays kann schnell zu schweren Kälteschäden des behandelten Gewebes führen. Mit gewissen Abstrichen gilt das auch für die Kaltluftapplikation.

Die kurzzeitige Applikation von Tiefsttemperaturen (−60°C bis −110°C) im gesamten Körperbereich erfolgt mit Hilfe der *Kältekammer*. Die Hauttemperatur erreicht bereits kurze Zeit nach Applikationsende wieder normale Werte. Dennoch ist über eine neurale Reizung eine zeitlich begrenzte Schmerzlinderung und antiphlogistische Wirkung zu erreichen.

Unter den berichteten Indikationen für die Ganzkörperkältetherapie sind die entzündlich-rheumatischen Erkrankungen (rheumatoide Arthritis und ankylosierende Spondylitis) am besten untersucht. Eine Überlegenheit der Ganzkörperkältetherapie gegenüber anderen Therapiekonzepten der lokalen und regionalen Kryotherapie ist bisher – gerade unter Berücksichtigung der Wirtschaftlichkeit – nicht gesichert.

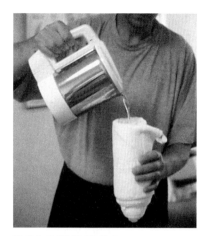

Abb. 3-24. Heiße Rolle

Bei der Anwendung von *kalten Güssen* und *kalten Wickeln* gibt es hinsichtlich der Zuordnung Überschneidungen, da diese Verfahren sowohl zur Kryotherapie als auch zur Hydrotherapie (s. ▶ Kap. 3.5) zählen.

Wärmetherapie

Die Auflage von *Packungen mit Peloiden* stellt eines der bekanntesten Verfahren der lokalen Wärmetherapie dar. Peloide (Moor, Torf, Mineralschlamm, Fango, Schlick) sind natürliche Heilmittel aus anorganischen oder organischen Stoffen. Die Dauer der Anwendung beträgt ca. 20–30 min.

Eine *heiße Rolle* besteht aus einem zylinderförmig zusammengerollten Frotteetuch, das mit kochend heißem Wasser getränkt wird (**Abb. 3-24**). Bei Abkühlung wird das Tuch von außen nach innen abgerollt, sodass die Hitzewirkung lange erhalten bleibt. Das Verfahren wirkt eher reflektorisch denn über eine langdauernde Erwärmung tieferer Gewebsschichten.

Das Eintauchen der Hände in flüssiges Paraffin als *Paraffinbad* erzeugt nach mehrmaligem Eintauchen eine handschuhartige Schicht auf der Haut. Das Verfahren kann mit Bewegungstherapie verbunden werden und kommt insbesondere bei der Fingerpolyarthrose zum Einsatz.

Die *Infrarottherapie* arbeitet ohne Kontaktmedium. Eine Tiefenwirkung kann nicht erwartet werden, da die Eindringtiefe auf wenige Millimeter beschränkt ist und die Wärmebildung damit im Wesentlichen in den oberen Hautschichten stattfindet.

Eine *Heißlufttherapie* kann generalisiert (Sauna, Dampfbad) oder apparativ lokal eingesetzt werden.

Beim Heusack finden Rückstände der Heulagerung Anwendung, die mit heißem Wasser überbrüht oder in Dampf erhitzt werden. Die Inhaltsstoffe, die auch für den typischen Heugeruch verantwortlich sind, verursachen auf der Haut ein starkes, anhaltendes Erythem. Darüber hinaus besteht eine sedierende Wirkung. Aus der Volksmedizin bekannt ist ferner die Auflage heißer, mit der Schale gekochter und zerdrückter Kartoffeln, die in ein Leinentuch gewickelt auf das entsprechende Körperareal aufgebracht werden.

Feuchtheiße Auflagen, Wickel, heiße Dampf- und Wasserduschen sind ebenso wie heiße Güsse, Teil- und Vollbäder und Blitzguss der Hydrotherapie (▶ Kap. 3.5) zuzuordnen.

Die *Hochfrequenztherapie* (Kurz-, Dezimeter- und Mikrowelle) und die *Ultraschalltherapie* sind bekannte Methoden mit einer wärmeerzeugenden Lokalwirkung. Charakteristisch ist die Möglichkeit der Erwärmung tiefergelegener Gewebsschichten. Diese Verfahren werden traditionell der Elektrotherapie zugeordnet (s. ▶ Kap. 3.7).

Indikationen

Indikationen der *Kryotherapie* sind akute Zustände entzündlicher und degenerativer Gelenk- und Wirbelsäulenerkrankungen, nach Traumen und Operationen am Bewegungsapparat, akut entzündliche Zustände bei Weichteilerkrankungen (Myotendinosen, Insertionstendopathien, Periostosen) und unterstützend bei Thrombophlebitis und Lymphangitis. Kontraindikationen wie schwere Sensibilitätsstörungen, trophische Störungen, arterielle Durchblutungsstörungen (Stadium III und IV), schwere Herz-Kreislauf-Erkrankungen, Nieren- und Blasenaffektionen und Kälteüberempfindlichkeit (Kryoglobulinämie, Kälteurica) sind zu berücksichtigen.

Indikationen der *Wärmetherapie* stellen chronische Beschwerdebilder des Bewegungssystemes dar, insbesondere subakute und chronische Zustände bei entzündlichen und degenerativen Gelenk- und Wirbelsäulenerkrankungen, insbesondere dann, wenn sie mit Muskelhartspann einhergehen. Nach Verletzungen und Operationen sowie bei weichteilrheumatischen Erkrankungen findet die Therapie in der postakuten Phase Anwendung.

Wärme induziert eine vermehrte Durchblutung und begünstigt damit eine Ödembildung. Daraus ergeben sich *Kontraindikationen* bei akuten Verletzungen, akut entzündlichen Prozessen, Blutungen, Fieber, floriden infektiösen Prozessen, Thrombophlebitiden und Thrombosen. Aufgrund des gesteigerten Gewebsstoffwechsels ist lokale Wärmeanwendung bei fortgeschrittenen arteriellen Durchblutungsstörungen kontraindiziert. Bei Sensibilitätsstörungen ist die fehlende Kontrolle der Dosierung zu berücksichtigen. Größere Packungen und Ganzkörpererwärmung führen zu einer Herz-Kreislauf-Belastung, der beim Vorliegen von entsprechenden internistischen Erkrankungen Rechnung zu tragen ist. In der Hochfrequenztherapie stellen implantierte Metallteile eine Kontraindikation dar.

> **Fazit**
> Die Verfahren der Thermotherapie sind vergleichsweise günstig und können auch durch den Patienten selbst angewendet werden. Bei Erkrankungen der Stütz- und Bewegungsorgane stellen sie als alleinige Behandlung oder ergänzend zu anderen Therapieformen eine wertvolle und unverzichtbare Behandlungsvariante dar.

Literatur

Bringezu G, Schreiner O (2001), Lehrbuch der Entstauungstherapie, Bd 1 und 2. Springer, Berlin Heidelberg New York

Cherkin DC, Sherman KJ, Deyo RA, Shekelle PG (2003) A review of the evidence for the effectiveness, safety, and cost of acupuncture, massage therapy, and spinal manipulation for back pain. Ann Intern Med 138: 898–906

Ernst E (1999) Massage therapy for low back pain: a systematic review. J Pain Symptom Manage 17: 65–69

Földi M, Kubik S (2002) Lehrbuch der Lymphologie, 5. Aufl., Urban & Fischer, München

Furlan AD, Brosseau L, Imamura M, Irvin E (2002) Massage for low-back pain: A systematic review within the framework of the Cochrane Collaboration Back Review Group. Spine 27: 1896–1910

Hanada EY (2003) Efficacy of rehabilitative therapy in regional musculoskeletal conditions. Best Pract Res Clin Rheumatol 17: 151–166

Hendrickson T (2002) Massage for orthopedic conditions, Lippincott Williams & Wilkins, Baltimore

Kolster BC, (2003) Massage – Klassische Massage, Querfriktionen, Funktionsmassage. Springer, Berlin Heidelberg New York

Kolster BC (2003) Reflextherapie. Springer, Berlin Heidelberg New York

Lang A (2003) Physikalische Medizin. Springer, Berlin Heidelberg New York

Oosterveld FGJ, Rasker JJ (1994) Treating arthritis with locally applied heat or cold. Sem Arthrit Rheum 24 (2): 82–90

Rich, GJ (2002) Massage therapy. The evidence for practice. Mosbyk, St. Louis

Robinson V, Brosseau L, Casimiro L et al. (2003) Thermotherapy for treating rheumatoid arthritis (Cochrane Review) The Cochrane Library, Issue 2. Update Software (Oxford)

Salvo SG (2003) Massage therapy, principles and practice, 2nd edn. WB Saunders, Philadelphia

Schmidt KL, Drexel H, Jochheim K-A (2000) Lehrbuch der Physikalischen Medizin und Rehabilitation. Fischer, Stuttgart Jena New York

Schröder D, Anderson M (1995) Kryo- und Thermotherapie. In: Geupel B (Hrsg) Grundlagen und praktische Anwendung. Urban & Fischer, München

Storck U (1993) Technik der Massage. Hippokrates, Stuttgart

Trnavsky G (1986) Kryotherapie. Pflaum, München

3.7 Elektrotherapie

H. Graßhoff

Die Elektrotherapie umfasst Verfahren, bei denen elektrische Vorgänge im Körper ein Wesensmerkmal bilden (Edel 1991). In der klinischen Praxis werden auch Methoden dazu gezählt, die indirekt über die Umwandlung der Elektroenergie in Wärme im Gewebe wirksam werden. Die klassische Elektrotherapie wird aufgrund neurophysiologischer und technischer Besonderheiten in 3 Frequenzbereiche gegliedert:

- Niederfrequenz (NF): 0–1000 Hz,
- Mittelfrequenz (MF): 1000 Hz–300 KHz,
- Hochfrequenz (HF): >300 KHz.

3.7.1 Elektrotherapieverfahren im Niederfrequenzbereich

Im Niederfrequenzbereich bewirkt der elektrische Strom eine Änderung der Erregbarkeit von nervalen Strukturen (Gleichstrom), oder er führt an der Zellmembran von Nerven und Muskeln zu einer Potenzialänderung (Impulsstrom). An erregbaren biologischen Membranen bildeten sich durch spezielle Permeabilitätseigenschaften und mit Hilfe von Ionenpumpen unterschiedliche intra- und extrazelluläre Ionenkonzentrationen, v. a. für K^+- und Na^+-Ionen, wodurch ein *Ruhemembranpotenzial* von –70 mV entsteht. Der elektrische Reiz führt zu einer *Depolarisation* der Membran. Durch Permeabilitätsänderung kommt es zum starken Na^+-Einstrom ins Zellinnere und zum gleichzeitigen K^+-Ausstrom. Es entsteht ein *Aktionspotenzial* mit einem positiven Ladungsbereich von +20–50 mV.

Schon während der Depolarisation setzt die *Repolarisation* durch entsprechenden Ionentransport ein, um das Ruhepotenzial wieder herzustellen. In der Phase der Depolarisation ist die Nervenfaser nicht erregbar = *absolutes Refraktärstadium*. In der Repolarisationsphase ist die Reizschwelle erhöht = *reaktives Refraktärstadium*. Die Erregungsleitung erfolgt bei markarmen Nervenfasern kontinuierlich mit langsamer Geschwindigkeit. Bei markreichen, segmentierten Fasern springt die Erregung von Schnürring zu Schnürring (saltatorisch) und erreicht damit eine hohe Leitungsgeschwindigkeit.

Für die elektrische Reizung erregbarer Strukturen gelten Schwellenbedingungen. Es sind eine Mindeststromstärke (Rheobase) und eine Mindeststromflusszeit (Nutzzeit) erforderlich. Reizstärke und Reizzeit stehen in einer gesetzmäßigen Abhängigkeit, die als I/t-Kurve eine hyperbelähnliche Form ergibt (◘ Abb. 3-27).

Als weitere Reizparameter sind die Stromdichte, die von der Elektrodengröße abhängt, die Anstiegszeit und Dauer des Impulses sowie die Frequenz zu beachten (◘ Abb. 3-25).

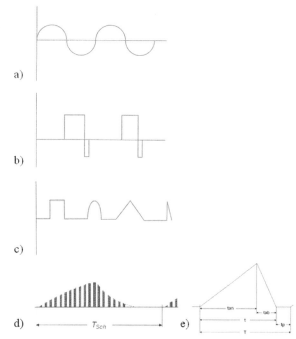

◘ Abb. 3-25a–e. Impulsformen und Impulsparameter (T Impulsperiodendauer, t Impulsdauer, t_{an} Anstiegszeit, t_{ab} Abfallzeit, t_p Impulspause, T_{Schw} Schwellperiodendauer). **a** Wechselstrom, **b** biphasische Impulse unterschiedlicher Impulsbreite, **c** Rechteck-, Sinus-, Dreieck-, Nadelimpuls, **d** Schwellstrom, **e** Exponentialstrom. (Nach Jenrich 2000)

Gleichstromtherapie (Galvanisation)
Wirkweise und Wirkspektrum

Die Wirkung des konstanten Gleichstroms beruht auf der Ionenwanderung mit Veränderung des Leitungszustandes an den Zellmembranen und Polarisierung des Gewebes. Mit der Veränderung der Ionenkonzentrationen und der Zellmembranpermeabilität verstärken sich Diffusions- und Osmoseprozesse, und der Gewebsstoffwechsel wird intensiviert.

Die Galvanisation geht mit folgenden Wirkungen einher:

- trophische Wirkung (Intensivierung der Gewebsregeneration),
- vasomotorische Wirkung (Reizung freier vasoaktiver Nervenendigungen, Freisetzung vasodilatatorischer Mediatoren) mit anhaltender Hyperämie,
- reflektorische Wirkung (Steigerung des Blutflusses, Resorptionsförderung, konsensuelle Reaktionen an der gegenseitigen Extremität),
- analgetische Wirkung (Erregbarkeitsminderung besonders unter Anode = Hyperpolarisation),
- erregbarkeitssteigernde Wirkung (Reizschwellensenkung besonders unter Kathode).

Methoden

Zur Anwendung kommen *Plattenelektroden*, als Metallelektroden, die mit einem feuchten Viskoseschwamm zur Vermeidung von Hautschäden unterpolstert werden müssen, oder selbstklebende gelbbeschichtete Einmalektroden. Die Elektroden können gleich groß sein oder als differente (kleinere) und indifferente (größere) Elektroden angelegt werden. Die Hauptwirkung entsteht aufgrund der größeren Stromdichte unter der differenten Elektrode. Die Anwendung kann als Quer- (bessere Tiefenwirkung) oder als Längsdurchflutung erfolgen. Die Dosierung richtet sich nach subjektiven Kriterien, es soll unter der Behandlung ein leichtes Kribbeln auftreten. Brennendes Gefühl oder Schmerzen sind Zeichen einer Überdosierung.

Die Stromdosis ist von der Stromstärke, der Größe der Behandlungsfläche und der Behandlungsdauer abhängig. Als oberer Grenzwert gilt eine Stromstärke von 0,1 mA/cm^2 an der differenten Elektrode. Die Behandlungsdauer beträgt 10–20 min täglich mit einer Serie von 10 Anwendungen.

Eine weitere Applikationsform des Gleichstroms sind *hydroelektrische Bäder*, als Zwei-, Vierzellen oder Stanger-Bad. Beim Zellenbad mit 2 und/oder 4 Wannen durchfließt der gesamte abgegebene Strom den Körper. Demgegenüber wird der Patient beim hydroelektrischen Vollbad nur von 10–30% des Stroms beeinflusst. Hinzu kommen beim Stanger-Bad die hydrostatischen und thermischen Effekte des Wassers. In Abhängigkeit vom Ausgangszustand des Nervensystems bewirkt eine absteigende Polung (Anode am Kopf, Kathode am Fuß) eine Erregbarkeitsminderung und eine ansteigende Polung eine Erregbarkeitssteigerung. Durch entsprechende Elektrodenschaltung kann die Stromwirkung auf eine schmerzhafte Region zentriert werden. Die Behandlungsdauer beträgt 20 min, eine Nachruheperiode sollte sich anschließen.

Bei der *Iontophorese* bewirkt der Gleichstrom den transkutanen Transport von ionisierbaren Medikamenten. Dabei werden die positiven Ionen unter der Anode und die negativen unter der Kathode platziert, sodass sie unter dem Stromeinfluss zum Pol entgegengesetzter Ladung wandern. Die Ionen erreichen die Haut und Unterhaut und werden dann durch das Gefäßsystem abtransportiert, wodurch eine wesentliche Tiefenwirkung nicht zu erwarten ist. Als Medikamente werden v. a. nichtsteroidale Antirheumatika in hydrophiler Gelform eingesetzt (z. B. Diclofenac-Natrium als Voltaren-Emulgel, Ibuprofen als Dolgit-Creme, Salicylsäure als Mobilat) sowie heparinhaltige Kombinationspräparate (z. B. Dolobene). Da es sich jeweils um negativ geladene Ionen handelt, sind die Medikamente unter der Kathode anzuwenden.

Indikationen
- Arthralgien (degenerative Gelenkerkrankungen)
- Neuralgien (Trigeminus-, Interkostalneuralgie)
- Angiopathien (funktionelle Durchblutungsstörungen, PAVK Stadium I/Ia)
- Zustand nach Diskotomie mit Restsymptomen
- Polyneuropathien (Zellenbäder)
- Vertebragene Schmerzsymptome (Stanger-Bad)
- Dystrophe Weichteilreaktionen (Fibromyalgie, M. Sudeck)
- Insertionstendinosen (Iontophorese)
- Venöse und neurotrophische Ulzera
- Anregung der Osteogenese

Kontraindikationen
- Metallimplantate und Herzschrittmacher im Behandlungsgebiet
- Läsionen und Infektionen der Haut
- Sensibilitätsstörungen
- Akute Entzündungen
- Thrombose und Emboliegefahr
- Blutungsgefahr
- Kardiale Dekompensation, pulmonale Hypertonie (Stanger-Bad).

Impulsstromtherapie

Niederfrequente Impulse können nach der Form in Sinus-, Rechteck-, Dreieck- oder Exponential- und Nadelimpulse eingeteilt werden. Des Weiteren werden monopolare (monophasische) und bipolare (biphasische) Stromformen unterschieden (◘ Abb. 3-25). Der Vorteil der biphasischen nullliniensymmetrischen Impulse liegt in der fehlenden Gefahr der Elektrolyse an den Elektroden. Durch die Variabilität der Parameter Stromstärke (Amplitude), Impulsdauer, Pausendauer, Anstiegssteilheit wird eine wirkungsspezifische Elektrostimulation ermöglicht.

Elektroanalgesieverfahren

Die analgetische Wirkung der niederfrequenten Impulsströme mit Frequenzen von 50–150 Hz beruht auf spinaler Ebene auf der Theorie des Gate-control-Systems (Melzack u. Wall 1965) und im Schmerzgebiet auf der Anhebung der Schmerzschwelle (Kröling u. Gottschild 1999; Walsh et al. 1998). Durch Frequenzen von 2–4 Hz mit höheren Intensitäten werden Aδ- und C-Fasern stimuliert, wobei die analgetische Wirkung aus der Anregung supraspinaler antinozizeptiver Systeme und einer Aktivierung endogener Opioidpeptide resultiert (Eriksson u. Sjölund 1989). Durch Reizung sympathischer Nervengeflechte oder Ganglien kommt es zu einer vasoaktiven Wirkung mit Hyperämie.

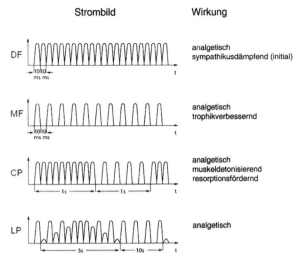

Abb. 3-26. Strombilder und Wirkung der diadynamischen Ströme nach Bernard (*DF* »diphasé fixe«100 Hz, *MF* »monophasé fixe« 50 Hz, *CP* »modulé en courtes périodes«, *LP* »modulé en longues périodes«). (Nach Jenrich 2000)

— Ultrareizstrom nach Träbert
Es handelt sich um eine monophasische Stromform mit Rechteckimpulsen von 2 ms Dauer und 5 ms Pause (142,8 Hz). Die Applikation erfolgt mit Plattenelektroden (Kathode über dem Schmerzort). Bei therapeutischer Intensität besteht ein deutliches Kribbeln und Spannungsgefühl in Haut und Muskulatur. Da ein Gewöhnungseffekt besteht, muss die Intensität nachgeregelt werden. Die Behandlungsdauer beträgt 15 min. Als Indikation gelten schmerzhafte Muskelverspannungen. Die Kontraindikationen entsprechen denen der Gleichstromtherapie.

— Diadynamische Ströme nach Bernard
Durch unterschiedliche Frequenzen und Schwellung der monophasischen sinusförmigen Impulse entstehen 4 verschiedene Stromformen (**Abb. 3-26**). Zusätzlich wird bei einigen Geräten ein galvanischer Basisstrom appliziert. Entsprechend der Wirkung werden die einzelnen Stromformen zur Behandlung von Neuralgien, Myalgien und posttraumatischen schmerzhaften Schwellungszuständen eingesetzt (Prellung, Zerrung, Gelenkergüsse). Besonders bewährt hat sich die Kombination der Stromform DF und CP. Die Intensität wird bis zum Auftreten eines deutlichen Vibrationsgefühls geregelt, Muskelkontraktionen sollten nicht auftreten. Die Behandlungsdauer liegt zwischen 5 und 20 min. Die Kontraindikationen sind wie bei der Gleichstromtherapie zu beachten.

— Transkutane elektrischen Nervenstimulation (TENS)
Unterschiede in der Frequenz, Impulsdauer und Intensität ermöglichen den Einsatz verschiedener TENS-Verfahren. Die konventionelle oder Standardtherapie arbeitet mit Frequenzen von 10–100 Hz und einer Intensität von 25–30 mA. Die Wirkung wird mit der Reizung der Aβ-Fasern und dem Gate-control-System erklärt.

Bei der APL-Variante (»acupuncture like«) werden niedrige Frequenzen (2 Hz) und höhere Intensitäten (100 mA) als Einzelimpulse oder Impulsgruppen (»Burst-TENS«) genutzt, wodurch die Aδ- und C-Fasern erregt werden. In gleicher Weise wirken kurze Reize mit hohen Frequenzen (60–100 Hz) und hohen Intensitäten (bis 100 mA), die auch als Hyperstimulations-TENS bezeichnet werden. Die Elektroden können direkt über dem Schmerzareal, proximal über den entsprechenden Nerven oder an Triggerpunkten bzw. Akupunkturpunkten angelegt werden. Eine segmentale, dermatombezogene Anwendung ist ebenfalls möglich. Unter den Elektroden kommt es auch zu einem thermischen Effekt (Ulrich u. Graßhoff 1994).

Indikationen für TENS sind besonders chronische Schmerzzustände, wie Kopfschmerz, Migräne, Pseudoradikulärsyndrom, Interkostalneuralgie, Postdiskotomiesyndrom, Amputations-, Phantomsschmerz, Kausalgie, Reflexdystrophie, Tumorschmerzen und postoperative und posttraumatische Schmerzen. Der Vorteil der TENS liegt in den Möglichkeiten der häuslichen Behandlung durch batteriebetriebene Kleinststimulatoren. Die Stromstärke wird vom Patienten selbst geregelt bis zu einem spürbaren Stromgefühl. Die Behandlungsdauer kann bei den Verfahren mit niedriger Intensität durchaus Stunden betragen. Das Behandlungsintervall richtet sich nach dem analgetischen Effekt.

Neuromuskuläre Elektrostimulationsverfahren

Die niederfrequente Schwellenwertbestimmung für Rechteck- und Dreieckimpulse erlaubt anhand der I/t-Kurve die Differenzierung zwischen innervierten und denervierten Muskeln (**Abb. 3-27**). Durch Denervation des Muskels kommt es zu einer Schwellenanhebung der elektrischen Erregbarkeit. Die Mindeststromstärke (Rheobase) ist deutlich erhöht, und die Chronaxie (Mindestimpulsdauer bei Stromstärke von doppelter Rheobase) ist verlängert auf Werte über 1 ms. Des Weiteren geht die Akkomodationsfähigkeit verloren. Somit ist es möglich, durch Dreieckimpulse mit geringer Anstiegssteilheit denervierte Muskeln in einem bestimmten Intensitäts-Zeit-Bereich selektiv zu reizen (**Abb. 3-27**).

— Elektrostimulation denervierter Muskulatur
Die Stimulation erfolgt mit Exponential- oder Dreieckimpulsen entsprechend der mittels I/t-Kurve ermittelten Parameter. Durch die niederfrequente Elektrostimulation ist es jedoch nicht möglich, die Reinnervation zu beschleunigen. Auch eine Verhütung oder Verzögerung der Atrophie konnte bisher nicht gesichert werden. Es kommt aber zu einer Erhöhung der mikrovaskulären Perfusion nach Stimulati-

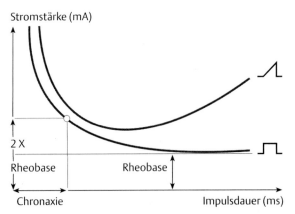
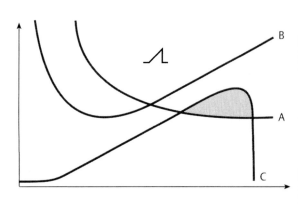

Abb. 3-27. I/t-Kurve für Rechteck- und Dreieckimpulse. I/t-Kurve gesunder Muskel (*B*) und denervierter Muskel (*A*) für Exponentialimpulse (*C*), selektive Reizung gelähmter Muskeln im *grauen* Bereich. (Aus Niethard u. Pfeil 2003)

on, sodass möglicherweise die Voraussetzungen für die Reinnervation verbessert werden.

Denervierte Muskeln werden bipolar gereizt, sodass der gesamte Muskel längs durchströmt wird. Die Behandlungen sollten täglich erfolgen mit einer Dauer von 5 auf 20 min steigernd. Eine Abnahme der Kontraktionsstärke während der Behandlung weist auf die Ermüdung des Muskels hin und erfordert kürzere Behandlungszeiten. Indikationen sind v. a. posttraumatische oder postoperative Läsionen peripherer Nerven (z. B. N. peroneus, N. radialis).

Kontraindikationen stellen Metallimplantate und frische Thrombosen im Behandlungsgebiet dar.

— Schwellstrom

Als Schwellstrom werden amplitudenmodulierte monophasische Rechteckimpulse oder biphasische Impulse mit einer Frequenz von 30–50 Hz genutzt, die zu einer tetanischen Muskelkontraktion führen (**Abb. 3-25**). Die Stimulation des innervierten Muskels führt zu einer Zunahme des kontraktilen Substrates, einer Verbesserung der Muskeldurchblutung und einer Erhöhung der Willkürrekrutierbarkeit der Motoneurone. Durch gleichzeitige isometrische Kontraktion der stimulierten Muskeln kann die Wirkung noch verstärkt werden.

Die Dosierung richtet sich nach dem Funktionszustand der zu behandelnden Muskulatur und deren Ermüdbarkeit und wird durch die Intensität, Frequenz, Schwellungsdauer und Pausenzeit geregelt. Die Behandlungszeit sollte täglich bis zu 30 min betragen und sich über einen Zeitraum von 6 Wochen erstrecken (Jenrich 2000), um eine gezielte Kräftigung geschwächter Muskeln zu erreichen.

Indikationen für die Schwellstromtherapie sind v. a. Inaktivitätsatrophien der Quadrizepsmuskulatur nach Knieverletzungen oder -operationen und Gipsimmobilisation. Weiterhin ist eine Stimulation der Wadenmuskulatur zur postoperativen Thromboseprophylaxe möglich. Im Rahmen der konservativen Skoliosebehandlung kann auch eine Elektrostimulation der spinalen konvexseitigen Muskulatur erfolgen (Ebenbichler et al. 1994)

> **Fazit**
> — Elektrotherapieverfahren im Niederfrequenzbereich werden als Gleichstrom mit den Sonderformen Iontophorese und hydroelektrische Bäder oder als Impulsstrom mit unterschiedlichen Parametern eingesetzt. Gleichstrom wirkt v. a. analgetisch, hyperämisierend und trophikverbessernd.
> — Impulsstrom mit Frequenzen zwischen 2 und 100 Hz sowie unterschiedlicher Impulsdauer und Intensität hat als transkutane elektrische Nervenstimulation (TENS) einen analgetischen Effekt und eignet sich besonders für die Therapie chronischer Schmerzzustände. Der Vorteil der TENS liegt in der Möglichkeit der häuslichen Behandlung durch mobile Geräte.
> — Ultrareizstrom nach Träbert und diadynamische Ströme nach Bernard haben neben der analgetischen noch eine muskeldetonisierende und resorptionsfördernde Wirkung.
> — Zur Elektrostimulation denervierter Muskeln eignet sich Exponential- oder Dreieckimpulsstrom, wobei eine objektive klinische Wirkung bisher nicht bewiesen wurde.
> — Die neuromuskuläre Stimulation bei Inaktivitätsatrophie der Muskulatur kann durch Schwellstrom erfolgen.

3.7 · Elektrotherapie

Tabelle 3-8. Indikationen und Kontraindikationen der Impulsstromtherapie

Methoden	Indikationen	Kontraindikationen
Elektroanalgesieverfahren		
Ultrareizstrom nach Träbert	Schmerzhafte Muskelverspannungen	Entsprechen denen der Gleichstromtherapie: Metallimplantate und Herzschrittmacher im Behandlungsgebiet, Läsionen und Infektionen der Haut, Sensibilitätsstörungen, akute Entzündungen, Thrombose- und Emboliegefahr, Blutungsgefahr, kardiale Dekompensation, pulmonale Hypertonie
Diadynamische Ströme nach Bernard	Neuralgien, Myalgien, posttraumatische schmerzhafte Schwellungszustände (Prellung, Zerrung, Gelenkergüsse)	
Transkutane elektrische Nervenstimulation (TENS)	Chronische Schmerzzustände (Kopfschmerz, Migräne, Pseudoradikulärsyndrom, Interkostalneuralgie, Postdiskotomiesyndrom, Amputationsphantomschmerz, Kausalgie, Reflexdstrophie, Tumorschmerzen, postoperative und posttraumatische Schmerzen)	
Neuromuskuläre Elektrostimulationsverfahren		
Elektrostimulation denervierter Muskulatur	Posttraumatische oder postoperative Läsionen peripherer Nerven (z. B. N. peroneus, N. radialis)	Entsprechen denen der Gleichstromtherapie
Schwellstrom	Inaktivitätsatrophien der Quadrizepsmuskulatur nach Knieverletzungen oder -operationen, Stimulation der Wadenmuskulatur zur postoperativen Thromboseprophylaxe	Neben den allgemeinen Kontraindikationen für den Niederfrequenzbereich ist die Schwellstrombehandlung nicht bei reflektorisch gehemmten Muskeln und entzündlich schmerzhafter Muskulatur anzuwenden
Elektroanalgesie- und neuromuskuläre Elektrostimulationsverfahren		
Hochvolttherapie	Schmerzminderung, Detonisierung, Ödembehandlung, Muskelstimulation	Herzschrittmacher, Läsionen und Infektionen der Haut, Sensibilitätsstörungen, akute Entzündungen, Thrombose- und Emboliegefahr, Blutungsgefahr, kardiale Dekompensation, pulmonale Hypertonie

Neben den allgemeinen *Kontraindikationen* für den Niederfrequenzbereich ist die Schwellstrombehandlung bei reflektorisch gehemmten Muskeln und entzündlich schmerzhafter Muskulatur nicht anzuwenden.

− Hochvolttherapie
Kurze (Impulsbreite 40–80 ms) mono- oder biphasische Impulse mit einer hohen Intensität werden als Hochvoltimpulse bezeichnet. Die Hochvolttherapie arbeitet mit Doppelimpulsen und hat wegen der extremen kurzen Impulsdauer keinen galvanischen Wirkungsanteil, sodass der Einsatz auch über liegenden, nicht elektrisch aktiven Implantaten erfolgen kann.

Die Anwendung dieser Therapieform ist sowohl zur Schmerzminderung, Detonisierung und Ödembehandlung als auch zur Muskelstimulation möglich (Bischoff 2001).

Die Indikationen und Kontraindikationen der Impulsstromtherapie zeigt **Tabelle 3-8**.

3.7.2 Elektrotherapie im Mittelfrequenzbereich

Grundlage der Wirkung mittelfrequenter Wechselstromimpulse ist der »Gildemeister-Effekt«. Durch die Refraktärzeit von Nerven- und Muskelzellen können die hohen Frequenzen mit kurzer Impulsdauer nicht mehr zur Erregung führen. Die Einzelimpulse verschmelzen zu einer Summationswirkung an der Membran und lösen eine reaktive Depolarisation aus (primäre, direkte Membranwirkung). Es handelt sich dabei um ein apolaritäres Reizprinzip, sodass jede Elektrode gleich aktiv ist. Weiterhin besteht im Unterschied zum Niederfrequenzbereich kein Akkomodationsverhalten von Nerv und Muskel. Vorteile des Mittelfrequenzbereiches sind die guten Ausbreitungseigenschaften mit schmerzfreier Überbrückung des Hautwiderstandes und guter Tiefenwirkung. Bei Verwendung eines nullliniensymmetrischen Wechselstroms können die Elektroden direkt auf der Haut platziert werden, da keine elektrolytischen Effekte entstehen.

Wirkweise und Wirkspektrum

Die Hauptwirkung der Mittelfrequenztherapie liegt im Bereich der Muskulatur. Der Kontraktionsprozess wird direkt an der Muskelfaser aktiviert, sodass eine glatte Kontraktion des ganzen Muskels ohne Synchronizität der einzelnen Faser entsteht, was Ähnlichkeit mit der Willkürinnervation hat. Der Muskelkontraktion folgt unmittelbar die Hemmung des Muskeltonus, wodurch die periodische Muskeltonisation auch zu einer anhaltenden Muskelentspannung führt. An der Haut resultiert durch den MF-Strom infolge reaktiver Depolarisation sensibler Nerven ein Gefühl des »Schwirrens«, das nach rascher Adaptation verschwindet. Je nach Schwebefrequenzbereich wirken Frequenzen von 100 Hz analgetisch, Frequenzen von 50 Hz konstant oder 0–100 Hz rhythmisch muskelstimulierend und eine Frequenz von 25 Hz muskelrelaxierend (Edel 1983).

Methoden

Das *Interferenzstromverfahren nach Nemec* benutzt 2 mittelfrequente Wechselströme mit geringem Frequenzunterschied, die durch Überlagerung (Interferenz) im Körper zu niederfrequenten Schwebungen mit rhythmischen Stromstärkenschwankungen führen (endogene Modulation der MF-Stromanwendung). Der Interferenzstrom lässt sich auch mit Saugelektroden, die einem rhythmischen Vakuum unterzogen werden, applizieren. Die Kombination von Interferenzstrom mit den pulsierenden Vakuumsaugelektroden hat einen zusätzlichen hyperämisierenden Effekt und eine massageähnliche Wirkung.

Ein weiteres Verfahren sind die *amplitudenmodelierten MF-Ströme*. Durch die Modulation der Amplitude in einem niederfrequenten Rhythmus erhält der MF-Strom eine sinusartige Hüllkurve, wobei die Einzelimpulse eine Dauer von 10 ms bei einer Frequenz von 100 Hz haben (exogene Modulation).

Bei der *mittelfrequenten Wechselstromtherapie (Wymoton-Verfahren)* wird ein langsamgeschwellter Mittelfrequenzstrom (0,1–0,16 Hz) als 3-Phasen-Wechselstrom (Drehstrom) mit jeweils um 120° verschobenen Phasen über 3 großflächige Elektroden appliziert. Neben dem Wechselstrom mit einer Frequenz von 11 KHz wird über die gleichen Elektroden ein niederfrequenter Wechselstrom von 250 Hz abgegeben. Durch gegenläufige Schwellungen wechseln sich die muskulären Aktivierungsmaxima des MF-Stroms mit den Analgesierungsmaxima des NF-Stroms ab.

Indikationen
- Muskelatrophien (Inaktivitätsatrophie, besonders M. quadriceps nach Knieverletzung oder Kniegelenkoperationen)
- Paresen mit unvollständig denervierten oder reinnervierten Muskeln
- Reflektorische Muskelverspannungen (Arthrose)
- Vertebragene Schmerzsyndrome (Analgesie und Muskeldetonisierung)
- Insertionstendopathien (Schulter, Ellbogen)

Kontraindikationen
- Herzschrittmacher (außer Behandlungen am Bein)
- Direkte Durchströmung der Herzregion
- Frische Thrombosen, Infektionen und Hautläsionen im Behandlungsgebiet

Fazit
- Mittelfrequente Wechselströme wirken je nach Schwebefrequenz muskelkräftigend, muskeldetonisierend oder analgetisch.
- Vorteile gegenüber den niederfrequenten Verfahren sind die geringe sensible Hautbelastung, die apolaritäre Reizung und die gute Tiefenwirkung.

3.7.3 Elektrotherapie im Hochfrequenzbereich

Durch die Anwendung hochfrequenter elektrischer und magnetischer Felder elektrischer Wechselströme oder elektromagnetischer Wellen wird die eingeleitete Energie im Gewebe durch Absorption in Wärme umgewandelt. Die Hochfrequenzelektrotherapie ist somit ein Thermotherapieverfahren (Diathermie).

3.7 · Elektrotherapie

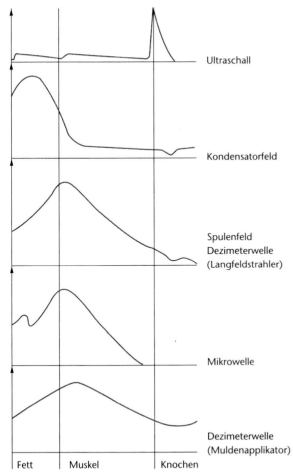

Abb. 3-28. Wärmeverteilspektrum bei den Hochfrequenztherapieverfahren und Ultraschalltherapie (Gewebsphantom). (Aus Jenrich 2000)

Die Wirkung des Hochfrequenzstroms ist von der Dielektrizitätskonstanten und Leitfähigkeit abhängig. Gewebe mit hohem Wassergehalt (Muskeln, Haut) haben eine höhere Leitfähigkeit als Gewebe mit niedrigem Wassergehalt (Fett, Knochen). Der spezifische elektrische Widerstand der einzelnen Gewebsarten bestimmt die Wärmewirkung und Eindringtiefe der verschiedenen Verfahren im Hochfrequenzbereich.

Aus der Gewebserwärmung ergeben sich folgende Wirkungen:
- Vasodilatation, Hyperämie,
- analgetisch, sedativ, Steigerung der Nervenleitgeschwindigkeit,
- muskeldetonisierend,
- antiphlogistisch (chron. proliferative Entzündungen),
- Gewebsauflockerung (Kollagen),
- Viskositätserhöhung (Synovialflüssigkeit),
- Stoffwechselsteigerung.

Kurzwellentherapie

Die Kurzwellentherapie ist das älteste Hochfrequenzverfahren und arbeitet mit einer Frequenz von 27,12 MHz und einer Wellenlänge von 11,06 m. Es werden 2 unterschiedliche Applikationstechniken angewendet. Bei der *Kondensatorfeldmethode* befindet sich der zu behandelnde Körperteil zwischen den 2 Kondensatorplatten im elektrischen Kraftfeld (Kondensatorfeld). Die Energieabsorption erfolgt dabei v. a. in den Geweben mit schlechter Leitfähigkeit elektrodennah, sodass es zu einer starken Erwärmung des Fettgewebes kommt (Abb. 3-28).

Da Hochfrequenzströme auch Nichtleiter (Luft, Kunststoff, Filz) passieren können, ist eine Änderung des Elektroden-Haut-Abstands (EHA) möglich. Durch einen größeren EHA von 2–4 cm wird eine etwas bessere Tiefenwirkung erreicht. Je nach Anordnung der Elektroden kann eine Längs- oder Querdurchflutung erfolgen. Dabei ist auf eine dem Behandlungsobjekt angepasste Elektrodengröße und exakte Positionierung zu achten, um lokale Feldverdichtung mit der Möglichkeit thermischer Schäden zu vermeiden. Die Dosierung erfolgt nach subjektiven Kriterien (Dosisschema nach Schliephake; zit. in Edel 1983). Am häufigsten wird die Stufe III, die durch ein deutliches, angenehmes Wärmegefühl gekennzeichnet ist (60–80 W) eingesetzt. Die Behandlung sollte täglich erfolgen mit einer Dauer von 5–20 min je nach Akuität der Erkrankung.

Indikationen
- Arthrosen (Hüft-, Knie-, Schulter-, Ellbogen-, Sprunggelenk)
- Periarthropathien (Schulter)
- Insertionstendinosen (Ellbogen/Knie)

Kontraindikationen:
- Metallimplantate
- Herzschrittmacher
- Akute Entzündungen
- Thrombosen
- Tumoren
- Blutungsneigung, Blutungsgefahr, Ödeme
- Arterielle Verschlusskrankheit
- Sensibilitätsstörung im Behandlungsfeld
- Gravidität

Eine weitere Applikationsform der Kurzwelle ist die *Spulenfeldmethode*. Dabei wird der Hochfrequenzstrom durch eine Spule geleitet und erzeugt über den Mechanismus der elektromagnetischen Induktion im Gewebe zirkulär verlaufende Wirbelströme. Diese werden in Wärme umgesetzt, wobei in Geweben mit hoher Leitfähigkeit

(Muskel) die stärkste Erwärmung entsteht (◘ Abb. 3-28). Die Applikation erfolgt mit einer monopolaren Wirbelstromelektrode ohne Elektroden-Haut-Abstand. Da die Tiefenwirkung dieses Verfahrens gering ist, wird es zur Behandlung von Myalgien und Muskelverspannungen besonders bei vertebragenen Schmerzsyndromen eingesetzt. Die Kontraindikationen entsprechen denen der Kondensatorfeldmethode.

Dezimeter- und Mikrowellentherapie

Die elektromagnetischen Wellen des Strahlerfeldes der Dezimeterwellen (Frequenz 433,92 MHz, 69 cm Wellenlänge) und der Mikrowellen (Frequenz 2450 MHz, 12,5 cm Wellenlänge) werden im Gewebe absorbiert und in Wärme umgesetzt. Das Wärmeverteilungsspektrum (◘ Abb. 3-28) entspricht etwa dem der Spulenfeldmethode mit relativer Entlastung des Fettgewebes und einem Temperaturmaximum am Übergang von der Subkutis zur Muskulatur.

Die Applikation der Dezimeter- und Mikrowellen erfolgt mit Rund-, Lang- oder Kontaktstrahlern. Als besondere Applikation stehen für die Dezimeterwellentherapie Hohlleiterstrahler (»Muldenapplikator«) und für die Mikrowellen Großfeldstrahler mit 10 cm EHA zur Verfügung. Indikationen, Dosierung und Kontraindikation entsprechen denen der Kurzwellentherapie.

> Bei der Mikrowellentherapie ist wegen der Kataraktgefahr bei Behandlung in Augennähe eine spezielle Schutzbrille zu tragen.

Die Mikrowellentherapie in Kombination mit einer Traktion hat sich besonders beim akuten Wurzelreizsyndrom bewährt.

> **Fazit**
> - Mittels Hochfrequenzverfahren wird im Gewebe Wärme erzeugt.
> - Die einzelnen Methoden (Kondensatorfeld-, Spulenfeld-, Dezimeterwellen-, Mikrowellentherapie) unterscheiden sich durch das Ausmaß der thermischen Belastung des Fettgewebes und die Tiefenwirkung.

3.7.4 Ultraschalltherapie

Durch Nutzung des umgekehrten piezoelektrischen Effektes eines Bariumtitanatmaterials werden hochfrequente elektrische Schwingungen in Schallwellen umgewandelt. Die handelsüblichen Ultraschallgeräte verwenden eine Frequenz von 800–1000 KHz. Die longitudinalen Druckschwingungen breiten sich mit einer Schallgeschwindigkeit im Medium aus und versetzen das beschallte Gewebe in rhythmische Schwingungen. Die Wirkung des Ultraschalls beruht auf den physikalischen Vorgängen der Interferenz, Reflexion, Absorption und Brechung der Schallwellen, die durch den unterschiedlichen Schallwellenwiderstand der einzelnen Gewebe hervorgerufen werden. Da Ultraschall an der Luft vollständig reflektiert wird, ist eine Ankopplung des Ultraschallkopfes an den Organismus mit einem flüssigen Medium (Öl, Wasser, Gel) erforderlich.

Wirkweise und Wirkspektrum

Ultraschall führt im Gewebe zu einer mechanischen und thermischen Wirkung. Durch den schnellen Wechsel von Zug und Druck werden Zellelemente in Bewegung gesetzt, sodass eine Vibrationswirkung entsteht. Als biologische Reaktion ergibt sich daraus eine gesteigerte Proteinsynthese und Änderung der Bindegewebsfasercharakteristik, woraus eine gesteigerte Geweberegeneration resultiert (Lange 2003).

Der wesentliche Effekt der Ultraschallanwendung ist jedoch die thermische Wirkung durch die Absorption der Schallenergie im Gewebe. In Abhängigkeit vom Absorptionskoeffizienten der einzelnen Gewebe kommt es besonders an der Grenzschicht zum Knochen durch Reflexion und Interferenz zu einer starken Erwärmung (Abb. 3-28). Da Knochengewebe den Ultraschall stark absorbiert, ist eine Durchdringung kaum möglich, wodurch die Tiefenwirkung des Ultraschalls begrenzt wird.

Die Applikation des Ultraschalls erfolgt dynamisch mit bewegtem Schallkopf zur Verminderung von Interferenzen. Die Dosierung richtet sich nach der Akuität des Krankheitsbildes und dem zu behandelnden Organ. Als niedrige Intensitäten gelten 0,3–0,5 W/cm^2, mittlere Intensitäten liegen bei 0,6–1,0 W/cm^2 und hohe bei 1,1–1,6 W/cm^2. Bei höheren Intensitäten (über 2 W/cm^2) besteht die Gefahr der Gewebsschädigung durch Kavitation. Die Beschallungszeit sollte 5–10 min betragen bei einer Serie von 10 Behandlungen.

Als Sonderform der Ultraschallanwendung ist die Kombination mit niederfrequentem Reizstrom anzusehen. Des Weiteren ist die Einbringung von Medikamenten (z. B. nichtsteroidale Antirheumatika) mittels Ultraschall in Form der Ultraphonophorese (Ultrasonophorese) möglich.

> **Indikationen**
> - Insertionstendinosen (z. B. Epikondylopathie)
> - Tendopathien (z. B. Achillodynie)
> - Periarthropathien (z. B. Impingementsyndrom der Schulter)
> - Chronische Polyarthritis

3.7 · Elektrotherapie

- Arthrosen
- Gelenkkontrakturen
- Pseudoradikulärsyndrome (paravertebrale oder Triggerpunktapplikation)
- Posttraumatische Zustände mit Weichteilbeteiligung (resorptionsfördernd analgetisch)
- Periphere arterielle Durchblutungsstörung, sympathische Reflexdystrophie
- Hypermobilität (»sklerosierende« Behandlung der Bänder mit 1,5 W/cm^2, semistatisch, 6 min, 15-mal, nach Riede 1995)
- Anregung der Osteogenese (Knoch 1991)

Kontraindikationen
- Alle akuten Entzündungen
- Blutgerinnungsstörungen
- Maligne Tumoren
- Beschallung von parenchymatösen Organen, Auge, Gehirn, Rückenmark, Epiphysen, Geschlechtsorganen

Fazit
- Die thermische Wirkung des Ultraschalls entsteht besonders an Grenzschichten von Weichteilen zum Knochen.
- Durch Kombination des Ultraschalls mit niederfrequentem Reizstrom oder durch Phonophorese kann der analgetische Effekt verstärkt werden.

Literatur

Ammer K (1994) Elektrotherapie. Wien Med Wochenschr 144: 60–65
Berliner MN (1995) Mittelfrequenztherapie. In: Schmidt KL, Drexel H, Jochheim KA (Hrsg) Lehrbuch der Physikalischen Medizin und Rehabilitation. Fischer, Stuttgart Jena, S 158–162
Bischoff HP (2001) Elektrotherapie. Praxis der Orthopädie, Bd 1. Konservative Orthopädie. Thieme, Stuttgart, S 154–161
Drexel H, Becker-Lasademont R, Seichert N (1988) Elektro- und Lichttherapie. Physikalische Medizin, Bd 4. Hippokrates, Stuttgart
Ebenbichler G, Liederer A, Lack W (1994) Die Skoliose und ihre konservativen Behandlungsmöglichkeiten. Wien Med Wochenschr 144: 593–604
Edel H (1983) Fibel der Elektrodiagnostik und Elektrotherapie, 5. Aufl. VEB Verlag Volk und Gesundheit, Berlin
Edel H (1991) Fibel der Elektrodiagnostik und Elektrotherapie, 6. Aufl. Verlag Gesundheit, Berlin
Eriksson MBE, Sjölund BA (1989) Transkutane Nervenstimulation. Fischer, Heidelberg
Finkenbeiner GF, Stöhr Ch (1998) Elektrotherapie. In: Bauch J, Halsband H, Hempel K, Rehner M, Schreiber HW (Hrsg) Manual Ambulante Chirurgie II. Fischer, Stuttgart Jena, S 890–887
Jenrich W (2000) Grundlagen der Elektrotherapie. Urban & Fischer, München Jena
Knoch HG, Knauth K (1991) Therapie mit Ultraschall. Fischer, Jena
Kröling P, Gottschild S (1999) TENS hebt die Druckschmerzschwelle in Abhängigkeit von elektrischen topischen Parametern. Phys Rehab Kur Med 9: 48–55
Lange A (2003) Physikalische Medizin. Springer, Berlin Heidelberg New York, S 53–167
Melzack R, Wall PD (1965) Pain mechanism: A new theory. Science 150: 971–979
Niethard FN, Pfeil J (2003) Orthopädie. Thieme, Stuttgart, S 65–66
Riede D (1995) Chronische Kreuzschmerzen – Diagnostik und Therapie. Phys Rehab Kur Med 5: 161–169
Schmidt KL, Drexel H, Jochheim K-A (1995) Lehrbuch der Physikalischen Medizin und Rehabilitation. Urban & Fischer, München Jena
Senn E, Rusch D (1990) Elektrotherapie. Thieme, Stuttgart
Ulrich H, Graßhoff H (1994) Der thermische Effekt der TENS. Phys Rehab Kur Med 4: 79–82
Walsh DM, Lowe AS, Mc Cormack K et al. (1998) Transcutaneous electrical nerve stimulation: Effekt on peripheral nerve conduction, mechanical pain threshold and tactile threshold in humans. Arch Phys Med Rehabil 79: 1051–1058

3.8 Traktionstherapie

V. Stein

3.8.1 Wirkweise und Wirkspektrum

Die Traktion am Stütz- und Bewegungsapparat ist eine in der Praxis vielfältig etablierte Behandlungsform, durch die eine dosierte, therapeutisch begründete Distanzierung sich gegenüberstehender Gelenkflächen oder eine Positionskorrektur dislozierter Frakturen erreicht werden kann. Der hierfür notwendige entgegengerichtete Zug kann prinzipiell durch eine manuelle, aber auch eine mechanische, apparativ gestützte Traktion herbeigeführt werden.

Die *therapeutische Zielsetzung* (primär-symptomorientiert oder sekundär-begleitend inkl. präoperativ) und die geeignete *Traktionsstärke* werden sowohl bei manueller als auch bei apparativ gestützter Anwendung von der anatomischen Lokalisation des Störortes, der gegebenen Muskelführung und der individuellen Beschwerdesymptomatik bestimmt. Die Traktion lässt sich bei normal formierten, aber auch bei bereits deformierten Gelenkpartnern anwenden, allerdings ist der Umfang der mobilisierenden Distanzierung vom Grad der artikulären Störung oder der bereits eingetretenen Schädigung abhängig.

Die Traktionsmaßnahme bewirkt eine unmittelbare Dehnung muskulärer, ligamentärer und kapsulärer sowie bindegewebiger Weichteilstrukturen. In deren Folge wird die therapeutische Distanzvergrößerung miteinander artikulierender Gelenkflächen sowie die entlastende bzw. korrigierende Beeinflussung einer traumatisch bedingten Fehlstatik und der eingetretenen Dislokation erreicht. Auf neuromuskulärer Ebene werden in diesem Zusammenhang reaktiv eine kurzzeitige Erhöhung und nachfolgend eine langzeitige Reduzierung des Muskeltonus beschrieben (Kirchner 1996).

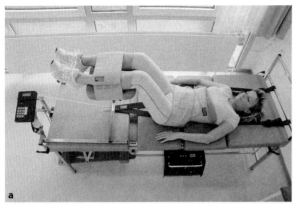 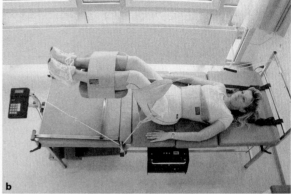

Abb. 3-29a, b. Trac Computer zur intermittierenden Beckenlängstraktion (a) und Hüfttraktion (b) mit lokal kombinierbarer Mikrowellentherapie

Durch die Schwerkraft kommt es zu einer lokalen Reduzierung der wirksamen Muskelkraft und in deren Folge zur einer Meidung rotationsausgelöster Kapselanspannungen (Kirchner 1996). Die hierdurch erreichte bzw. zusätzlich verstärkte Druckminderung hat v. a. einen artikulären Effekt, dessen Berücksichtigung insbesondere in speziellen postoperativen Situationen eine praktische Bedeutung hat.

In der Literatur wird die Therapieform auch unter der Bezeichnung »Extension« abgehandelt, die in der Praxis bereits für eine Bewegungsrichtung vergeben ist. Durch die Bezeichnung »Traktion« kann eine Begriffsverwechslung sicher verhindert werden.

3.8.2 Methoden

Die Vorgehensweise muss unabhängig von der angewandten Traktionsform am Patienten stets exakt umgesetzt werden, damit keine lokalen Gewebsschädigungen entstehen, die eine Fortsetzung der Maßnahme erschweren oder sogar verhindern können.

Neben der manuellen Traktion, die auch fester Bestandteil der Chirotherapie (s. ▶ Kap. 3.9 und Bischoff 1997) ist, hat die *apparativ gestützte Traktion* in der Rehabilitation der Stütz- und Bewegungsorgane einen großen Stellenwert. Um bei erworbenen Funktionsstörungen bzw. Erkrankungen an der Hals- und Lendenwirbelsäule sowie am Hüftgelenk eine wohldosierte Zugwirkung auslösen zu können, muss kranial- bzw. kaudalwärts ein genauer *Wirkansatz* gewährleistet sein. Entsprechende Areale sind bei einer angestrebten Zervikaltraktion der Kopf, bei gewünschter Lumbaltraktion das Becken und bei einer beabsichtigten Wirkung am Hüftgelenk der Rückfuß. Die unmittelbare Übertragung der Zugwirkung erfolgt über spezielle Hilfsmittel wie Beckengurt, Manschette oder Gamasche.

> **Cave**
>
> Die Durchführung jeder Traktionsbehandlung sollte unabhängig von der anatomischen Lokalisation und der Indikationsstellung immer nur in Händen erfahrener, manual- bzw. chirotherapeutisch ausgebildeter Physiotherapeuten oder Ärzte liegen.

Für lumbale Traktionen stehen bei allgemein guter Patientenakzeptanz in der Praxis verschiedene mechanische Technikvarianten zur Verfügung. Die gemeinsame Basis hierfür ist eine entspannende Stufenlagerung des Patienten in möglichst rechtwinkliger Hüft-Knie-Beugung beider Beine.

Je nach verwendetem Fabrikationstyp sind in dieser Körperposition unterschiedliche Lokalwirkungen therapeutisch einsetzbar. So kann über einen intermittierenden Distalzug mittels Beckengurt eine achsengerichtete Lumbaltraktion (Trac Computer, ◘ Abb. 3-29) ausgelöst werden, befundgebunden kann diese mit einer lokalen Hochfrequenztherapie kombiniert und damit eine detonisierende und hyperämisierende Tiefenwärmewirkung erreicht werden.

Andere Fabrikationsvarianten ermöglichen eine mehrdimensionale Lumbalvibration, durch die es über eine muskuläre Detonisierung zu einer lumbalen Dekompression kommt. Dieser Entlastungseffekt lässt sich noch nachhaltiger gestalten, wenn man durch eine mechanische Erhöhung der Stufenlagerung eine langsame lumbale Entlordosierung im Sinne einer modifizierten Perl-Wirkung herbeiführt (Perlswing, ◘ Abb. 3-30), sofern diese absolut schmerzfrei toleriert wird.

Eine andere technische Variante erreicht eine solche Effektverstärkung dadurch, dass nach vertebragener Vibration in Stufenlagerung infolge einer kopfseitigen

3.8 · Traktionstherapie

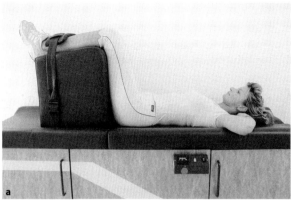 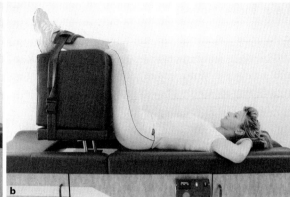

Abb. 3-30a, b. Perlswing-Gerät zur mechanischen Wirbelsäulenvibration in Stufenlagerung (a), durch Hochfahren des Lagerungsblockes ist eine lumbale Entlordosierung (b) ergänzend möglich

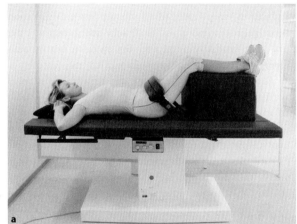 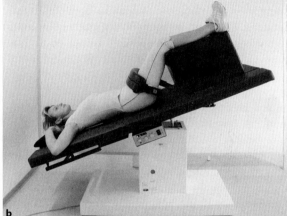

Abb. 3-31a, b. Schwing-Extensor-Gerät zur mechanischen Wirbelsäulenvibration in üblicher Stufenlagerung (a), durch Kopftieflage kann der detonisierende Effekt verstärkt und eine zusätzliche Dekompression der Wirbelkörper erreicht werden (b)

Schrägstellung des Behandlungstisches (Schwing-Extensor, **Abb. 3-31**) die Wirbelsäule eine Traktion wie bei einer »locker geschüttelten Perlenkette« erfährt.

Eine *zervikale Traktion* kann auch apparativ gestützt ausgeübt werden. Ein intermittierender Kranialzug wird über eine Kopfmanschette dosiert auf die Halswirbelsäule übertragen, deren leicht kyphosierende Ausrichtung bewirkt dabei eine entlastende Positionierung der zervikalen Gelenkpartner. Die Anfangszugkraft sollte nach Angaben von Siemsen et al. (2001) bei der zervikalen Traktion 5–8 daN (= Deka-Newton; maximal 10 daN) und in lumbaler Anwendung 30% des Körpergewichtes (maximal 45 daN) nicht überschreiten.

Die apparativ gestützte *Hüfttraktion* (Trac Computer, **Abb. 3-29b**) wird in Rückenlage des Patienten durchgeführt. Die Wirkrichtung entspricht etwa der Achse des Schenkelhalses laterodistalwärts, der intermittierende Zug zur Gelenkentlastung setzt am proximalen Oberschenkel an.

> **Praxistipp**
>
> Das subjektive Empfinden der Zugübertragung kann durch eine geeignete Polsterung oder/und durch eine Vergrößerung der Übertragungsfläche verbessert bzw. normalisiert werden.

Aber auch die individuelle *Schwerkraftwirkung* des Körpergewichtes kann ergänzend oder auch vollständig zum Erreichen der Zugwirkung genutzt werden, so der Rumpf bei vertebragenen Traktionen sowie der hängende Arm oder das unbelastete Bein im Extremitätenbereich.

In der Unfallchirurgie kann eine solche Schwerkraftwirkung mitunter auch kontraproduktiv sein und ggf. zu einem Positions- bzw. Stabilitätsverlust in der konservativen Frakturbehandlung führen. In solchen Fällen sind eine Gips- bzw. Orthesenversorgung und individuelle Lagerungsmaßnahmen zu diskutieren. Als mögliche Beispiele seien hier eingestauchte Frakturen und Repositionen nach Frakturdislokation genannt.

3.8.3 Indikationen

Bei Schmerzsyndromen im *lumbalen Wirbelsäulenabschnitt*, meist fehlstatisch und/oder degenerativ bedingt und häufig mit anhaltenden Beschwerden verbunden, kommt die apparativ gestützte Traktionstherapie sehr häufig und erfolgreich zur Anwendung. Der methodische Einsatz ist in der medizinischen Rehabilitation dann besonders wirkungsvoll, wenn eine sinnvolle Kombination mit einer befundorientierten Krankengymnastik und einer angepassten Bewegungstherapie realisierbar ist.

Bei der *thorakolumbalen Skoliose* kann die Traktion neben einer spezifischen Krankengymnastik in den konservativen Behandlungsrahmen vor einer geplanten Spondylodese integriert sein.

Auch die Halswirbelsäule ist bei anhaltenden zervikalen Schmerzsyndromen ein Areal, in dem eine Traktionstherapie als weiterführende Maßnahme ihren Einsatz finden kann. Allerdings ist die Indikationsstellung eindeutig und streng zu stellen. Insbesondere sollten noch keine wesentlichen degenerativen Veränderungen bestehen und mögliche Kontraindikationen vorher bildgebend ausgeschlossen sein.

Im Bereich der Extremitäten wird die apparativ gestützte Traktionstherapie insbesondere an der *Hüfte* angewandt, v. a. schmerzhafte Funktionseinschränkungen bei einer Koxalgie, bei einer Koxitis und bei einer Koxarthrose lassen sich erfolgreich angehen. Auch bei stärkeren Formabweichungen der Gelenkpartner und ausgeprägteren Einschränkungen der Gelenkfunktion ist das Verfahren lohnend, da der Patient in der Regel auch dann noch subjektiv eine positive Veränderung verspürt, insbesondere in der Kombination mit einer Hochfrequenztherapie.

Auch bei Patienten nach einseitiger Endoprothesenimplantation im Hüftbereich ist die Anwendung bei einer gegenseitigen Gelenkstörung möglich, allerdings sollte das operierte Bein dabei normgerecht gelagert sein.

Der Behandlungserfolg zeigt sich in einer kontinuierlichen Verringerung von Weichteilspannung, Kapsel- und Bandrigidität und weiterführend in einer Verbesserung von Beschwerdesymptomatik und Gelenkspiel. Insbesondere bei noch geringerer Gelenkstörung bzw. -schädigung kann neben einer subjektiven auch eine objektiv nachweisbare, mitunter länger anhaltende Verbesserung der Bewegungsamplitude erreicht werden.

Intermittierend ausgeführte Traktionsmaßnahmen haben gleichzeitig einen positiven Einfluss auf die Zirkulation der Gelenkflüssigkeit und leisten damit einen wichtigen funktionalen Beitrag zum An- und Abtransport der Stoffwechselprodukte des Gelenkknorpels.

> **Cave**
> Bei Metallimplantaten und sicherheitshalber auch bei kontralateraler Endoprothese sollte auf eine begleitende Hochfrequenztherapie verzichtet werden.

In der *Unfallchirurgie* hat die Traktion eine andere, nicht sofort rehabilitative Zielsetzung. Nach einem Trauma kann es durch den Stabilitätsverlust eines Knochens in Verbindung mit einer dadurch bedingten muskulären Dysbalance oder/und einer zusätzlichen Kapsel-Band-Läsion zu einer Achsenfehlstellung von Wirbelsäule und Extremität kommen oder auch eine deutliche Dislokation der Frakturpartner eintreten. Durch die distrahierende Traktionswirkung soll eine entsprechende Stellungs- inkl. Achsenkorrektur mit dem Ziel der konservativen Frakturbehandlung bzw. eine in der Regel präoperative Reduktion einer traumatisch entstandenen Dislokation herbeigeführt werden. Die Traktionsdauer hängt von der Art der Traumatisierung und der dadurch bestimmten therapeutischen Indikationsstellung ab.

Insbesondere bei *Frakturen der unteren Extremität* werden Traktionen häufig in der präoperativen Phase erforderlich. Je nach Frakturlokalisation können hierbei die Femurkondylen, der Tibiakopf, der supramalleoläre Bereich und der Kalkaneus genutzt werden, um über gesetzte Ansatzhilfen (Steinmann-Nagel, Kirschner-Drähte u. a.) eine einfache mechanische Traktion durch ein hängendes Gewicht auszuüben.

Bei *Frakturen der oberen Extremität* kommt die gewünschte Traktion v. a. am Humerus zum Einsatz. Je nach Frakturlage wird diese Wirkung über die Eigenschwere des Armes, ggf. durch einen Gipsverband verstärkt, oder über einen Kirschner-Drahtzug am Olekranon erreicht. Im Zuge eines rein konservativen Behandlungsgangs besteht ein fließender Übergang zu rehabilitativen Maßnahmen.

Der Vollständigkeit halber sollte auch die Einsatzmöglichkeit der Traktionstherapie bei *Frakturen der Halswirbelsäule* angeführt werden. Die kranial gerichtete Zugwirkung setzt über Ansatzhilfen (Halo-Ring, Crutchfield-Zange) direkt am Schädel an. In der weiterführenden Modifikation als orthetische Traktion ist der Übergang zur rehabilitativen Behandlung gegeben.

Als absolute *Kontraindikationen* zur Anwendung der Traktionstherapie müssen Tumorerkrankungen, implantierte Endoprothesen, noch nicht konsolidierte Frakturen und bestehende Kapsel-Band-Rupturen am direkten Traktionsort oder im Rahmen der Gliederkette, die sich zwischen dem Traktionsort und dem Areal der unmittelbaren Zugübertragung befindet. Auf den Einsatz dieser Behandlungsmethode sollte auch bei Hämophilie bzw. bei laufender Antikoagulanzientherapie verzichtet werden.

Auch bei dem durchblutungsgestörten Fuß, der Angiopathia diabetica, Neuropathien unterschiedlicher

Genese, Lymphödemen, Knöchelödemen und erosiven Hauterkrankungen bestehen Einschränkungen in der Anwendung. In jedem Fall darf an den betroffenen Stellen keine apparative Ankoppelung erfolgen.

> **Fazit**
> - Die Traktionsbehandlung ist eine fest etablierte und wirksame Methode in der Rehabilitation der Stütz- und Bewegungsorgane, die als manuell durchgeführtes oder apparativ gestütztes Verfahren in der Behandlung der Wirbelsäule, der Gelenke und der periartikulären Regionen Einsatz findet.
> - Eine fachkundige Durchführung gewährleistet meist einen kurzfristigen Wirkungseintritt, die subjektive Beschwerdelinderung und der objektivierbare Erfolg werden unmittelbar von der Befundausprägung sowie vom Verlauf und der Dauer der Symptomatik bestimmt.
> - Die Traktionsbehandlung ist sehr gut in ein rehabilitatives Gesamtprocedere integrierbar und mit ergänzenden Maßnahmen kombinierbar, insbesondere mit der hyperämisierenden bzw. detonisierenden Wirkapplikation von Tiefenwärme und Vibrationen.
> - Die rehabilitative Durchführung der Traktionsbehandlung sollte unabhängig von anatomischer Problemlokalisation und unmittelbarer Indikationsstellung immer nur eine Methode erfahrener, manual- bzw. chirotherapeutisch ausgebildeter Physiotherapeuten bzw. Ärzte sein und bleiben!
> - In der Unfallchirurgie ist die Traktionstechnik fester Bestandteil der traumatologischen Behandlungspalette, je nach therapeutischer Zielstellung trägt sie präoperativen oder bereits frührehabilitativen Charakter.

Literatur

Bischoff HP (1997) Chirodiagnostische und chirodiagnostische Technik. 3. Aufl. Spitta, Balingen
Debrunner AM (2002) Orthopädie – Orthopädische Chirurgie. Huber, Bern Göttingen Toronto Seattle
Kirchner P (1996) Untersuchungs- und Behandlungstechniken. In: Hüter-Becker A, Schewe H, Heipertz W (Hrsg) Physiotherapie. Thieme, Stuttgart
Krämer J (1983) Orthopädie, 1. Aufl. Springer, Berlin Heidelberg New York
Maier P, Otto C, Tüchert H (2001) Massage-Mechanotherapie. In: Wirth CJ, Bischoff HP (Hrsg) Praxis der Orthopädie, 3. Aufl. Thieme, Stuttgart
Pitzen P, Rössler H (1989) Orthopädie, 16. Aufl. Urban & Schwarzenberg, München
Siemsen CH, Waczakowski M, Gabler M (2001) Physikalische Therapie – Extensionsbehandlungen bei Wirbelsäulenerkrankungen – eine Praxisstudie. Orthopädische Praxis 37: 11

3.9 Manuelle Medizin in der orthopädisch-traumatologischen Rehabilitation

H.-P. Bischoff

Die manuelle Medizin mit ihren chirodiagnostischen und chirotherapeutischen Techniken, ihren Ergänzungen durch osteopathische Techniken, der Atlastherapie und der manuellen Medizin bei Kindern gehört – seit es eine qualifizierte orthopädisch-traumatologische Rehabilitation in der Bundesrepublik Deutschland gibt – zum Standardprogramm dieses Bereiches. Sie geht in ihrer heutigen modernen Form auf die beiden Wurzeln Chiropraktik und Osteopathie zurück, deren Techniken sie in ständig weiterentwickelter Form heute noch anwendet, ohne deren wissenschaftlich nicht belegte Philosophien zur Grundlage ihrer Arbeit zu machen.

Die manuelle Medizin befasst sich mit der Erkennung und Behandlung reversibler Funktionsstörungen an den Bewegungsorganen und dadurch hervorgerufenen oder damit im Zusammenhang stehenden lokalen oder pseudoradikulären Schmerzsyndromen. Dabei ist immer der ganze Mensch mit all seinen Organsystemen zu sehen. Im Hinblick auf die orthopädisch-traumatologische Rehabilitation stehen dabei aber naturgemäß die über die Muskulatur entstehenden Verkettungssyndrome und die sie auslösenden Momente im Vordergrund.

3.9.1 Wirkweise und Wirkspektrum

Die Wirkungsweise der manualmedizinischen Anwendungen wird erklärt durch die Entlastung wichtiger Strukturen des Bewegungssystems, durch eine dehnende und detonisierende Einwirkung auf die gelenk- oder segmentbegleitenden Weichteile (Kapseln, Bänder, Muskeln). Es wird aber heute auch davon ausgegangen, dass es sich bei der manuellen Deblockierung nicht nur um die Wiederherstellung der gestörten Funktion, sondern auch um den Eingriff in ein pathologisches Reflexgeschehen handelt.

Im Bereich der Schmerztherapie wird postuliert, dass die manuellen Techniken auf die inhibitorischen Interneurone des Rückenmarks einwirken, deren Aktivierung die nozizeptive Aktivität der Wide-dynamic-range-Neurone herunterregelt. Es wird auch davon ausgegangen, dass es durch die Manipulation neben der mechanischen Trennung der blockierten Gelenkflächen auch zur Emission summatorischer $A\beta$-Potenziale kommt, die zum kurzzeitigen Zusammenbruch des Schmerzspannungskreislaufs führen (Locher 2003).

3.9.2 Methoden

Die manuelle Diagnostik mit ihrer Orientierung an Funktion und Nozireaktion dient dem in der orthopädisch-traumatologischen Rehabilitation tätigen Arzt nicht nur zur Indikationsstellung für den Einsatz manueller (oder anderer physikalischer oder schmerztherapeutischer) Techniken, sondern auch zur behandlungsbegleitenden Erfolgsbeurteilung. Dabei sind selbstverständlich auch die notwendigen differenzialdiagnostischen Überlegungen ggf. unter Einsatz bildgebender Verfahren anzustellen.

Die manuelle Diagnostik erfolgt in aller Regel in 3 Schritten:
- 1) Bewegungsprüfung (Prüfung des Gelenkspiels der Extremitätengelenke und des segmentalen Bewegungsspiels an der Wirbelsäule).
- 2) Aufsuchen von Zeichen einer vermehrten Nozireaktion (z. B. Sell-Irritationspunkt).
- 3) Provokationstest zur Bestimmung der Richtung der ab- oder zunehmenden Nozireaktion (funktionelle segmentale Irritationspunktdiagnostik).

Die Sell-Irritationspunkte werden nicht nur im Bereich der kurzen autochthonen Rückenmuskulatur, sondern auch im Bereich der Glutaealmuskulatur für das Sakroiliakalgelenk, an der Linea nuchae für die Halswirbelsäule und am Thorax (M. levator costae) für die Rippenwirbelgelenke gefunden.

Die manuelle Diagnostik gibt Aufschluss über den Ort und die Art der Störung und damit wesentliche Hinweise für eine erfolgversprechende Therapie auch mit anderen Methoden.

Für die Therapie steht eine breite Palette verschiedener manueller Techniken zur Verfügung. Diese reichen von einfachen taktilen Techniken, wie z. B. den einfachen Druckpunkttechniken, Teilen der sog. kraniosakralen Techniken und manuellen Mobilisationen bis zur gezielten Manipulationstherapie an der Wirbelsäule. Letztere stellt gewissermaßen die Königsdisziplin der manuellen Medizin dar, erfordert aber auch die beste und korrekteste Ausbildung, vor jeder Einzelbehandlung eine klare Indikationsstellung und auch eine Risikoaufklärung. Deshalb ist ihre Durchführung eindeutig dem entsprechend weitergebildeten Arzt vorbehalten. Ihre Delegation an Angehörige medizinischer Assistenzberufe ist nicht statthaft. Dagegen können die Extremitätenbehandlungen, Mobilisationen an der Wirbelsäule, neuromuskuläre Techniken und Weichteiltechniken an entsprechend weitergebildete Physiotherapeuten delegiert werden. Doch auch in diesen Fällen liegt die Verantwortung für die Indikationsstellung beim Arzt.

Gerade in der Rehabilitation ist die manuelle Medizin in ein therapeutisches Gesamtkonzept einzubauen, das auch eine evtl. vorhandene Fehlstatik und die nach der Wiedereingliederung zu erwartende Belastung berücksichtigt.

3.9.3 Indikationen und Kontraindikationen

Als Indikationen sind zunächst an den Extremitäten allgemein reversible Störungen des Gelenkspiels auch in Verbindung mit ligamentären, kapsulären oder muskulären Kontrakturen anzusehen. Dabei ist es zuerst wesentlich, durch dosierte repetitive manuelle Traktionen soviel Platz zwischen den Gelenkflächen zu schaffen, dass weitere translatorische Mobilisationen ohne ein traumatisierendes Aufreiben der Gelenkflächen möglich sind. Diese Techniken werden sowohl zur Kontrakturprophylaxe als auch bei bereits eingetretenen Kontrakturen im Rahmen der postoperativen oder posttraumatischen Rehabilitation, aber auch bei entzündlich-rheumatischen und degenerativen Erkrankungen eingesetzt.

Auch vorsichtige Mobilisationen oder Muskeldehntechniken dürfen aber erst bei Erreichen der Übungsstabilität oder im subakuten Entzündungsstadium eingesetzt werden. Beispiel für solche postoperativen Frühbehandlungen sind u. a. die Patellamobilisation nach Knie-TEP oder die vorsichtige Querdehnung verkürzter Hüftadduktoren nach Hüft-TEP. Bei der Behandlung bestehender Kontrakturen oder an Rheumagelenken empfiehlt sich die Kombination mit einer Kryotherapie

An der Wirbelsäule gelten als Indikation auch als Blockierung bezeichnete reversible segmentale Dysfunktionen im Sinne der Hypomobilität, die mit einer im segmentalen Irritationspunkt (nozireaktiver Hypertonus der kurzen autochthonen Rückenmuskulatur) feststellbaren Nozireaktion einhergehen. Die Wahl der Behandlungstechnik ist dabei auch von Alter und Konstitution des Patienten, von der Knochenstruktur, der Akuität des Geschehens und der muskulären Begleitreaktion abhängig. In frühen postoperativen oder posttraumatischen Phasen werden oft nur Druckpunkttechniken oder sehr vorsichtige muskuläre Dehntechniken wie z. B. das subokzipitale Release möglich sein.

> **Cave**
>
> Die bekannten Kontraindikationen sind vor der Verordnung manueller Therapie soweit als irgend möglich auszuschalten.

Das mit dem Einsatz einer manuellen Therapie angestrebte Ziel ist die Wiederherstellung der Funktion und eines muskulären Gleichgewichtes sowie die Schmerzreduktion durch Minderung der Nozizeptorenaktivität. Letzteres gilt auch für chronische Schmerzsyndrome, die schon zu Sekundärblockierungen oder Verkettungen geführt haben.

Kontraindikationen

- Akute entzündliche Prozesse
- Tumorerkrankungen im Behandlungsgebiet
- Frische Traumafolgen (auch die frische Distorsionverletzung der HWS)
- Hypermobilität und Instabilität (z. B. rheumatische HWS, Os odontoideum, basiläre Impression, Luxation oder Subluxation)
- Bandscheibenvorfälle mit radikulärer Symptomatik
- Osteoporose oder Osteomalazie mit Spontanverformungen
- Spontandissektionen hirnzuführender Gefäße (bei Spontandissektionen in der Anamnese ist eine genaue neurologische Abklärung erforderlich, da das Risiko erneuter nicht erkannter Spontandissektionen bei diesen Patienten deutlich erhöht ist)
- Begleitblockierungen bei psychosomatischen Syndromen ohne Einsicht der Patienten in die Psychogenese der Beschwerden

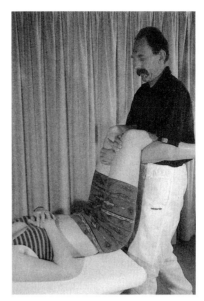

Abb. 3-32. Kyphosierende Traktion an der LWS

Befund und Behandlungsziel bestimmen letztlich das therapeutische Vorgehen. Für die eingangs genannten taktilen Techniken bestehen praktisch keine Kontraindikationen. Sie werden v. a. im Rahmen der Schmerztherapie – und hier auch in befundentsprechend vorsichtiger Dosierung bei entzündlichen Prozessen sowie frischen traumatischen und postoperativen Zuständen – eingesetzt.

Für die Druckpunkttherapie werden von den einzelnen Schulen verschiedene Arten von Punkten empfohlen. Letztlich ist es aber gleich, ob über Akupunktur-, Chapman-, Counterstrain- oder Irritationspunkte gearbeitet wird. Die Wirkungsweise wird in allen Fällen mit einer modifizierten Gate-control-Theorie erklärt. Da ihnen ein entspannender Effekt zugeschrieben wird, dienen sie auch zur Mobilisations- oder Manipulationsvorbereitung.

Die Mobilisationsbehandlung wird an Wirbelsäule und Extremitäten in aller Regel mit Traktionen begonnen. Dabei kommen an der Wirbelsäule v. a. Traktionen in leicht kyphosierender Einstellung zum Einsatz (Abb. 3-32). Diese entlasten nicht nur den Zwischenwirbelraum, sondern auch die Wirbelgelenke und erweitern die Foramina intervertebralia. Treten bei solchen kyphosierenden Traktionen Schmerzen auf, ist in jedem Fall eine erneute diagnostische Abklärung erforderlich.

Cave

Schmerzverstärkung bei kyphosierender Traktion.

Wenn die manuellen Traktionen zu einer Erleichterung geführt bzw. genügend Raum für die weiteren translatorischen Mobilisationen geschaffen haben, kommen diese zum Zuge. Dabei wird repetitiv mit langsamen dosierten Schüben oder Zügen bis an die zunehmende Spannung (erste Barriere) heran gearbeitet. Hierbei dient jeder einzelne Mobilisationsschub oder -zug auch als Probebehandlung für den nachfolgenden, da sich Weg und Intensität des nachfolgenden Schubes oder Zuges an der erfühlten Gewebereaktion der vorhergehenden Mobilisation orientieren. Dadurch ist es auch möglich, eine aufkommende Verstärkung der Nozireaktion zu erfassen, was es im Gegensatz zur Manipulation ermöglicht, den Vorgang sofort abzubrechen. Das bedeutet auch, dass bei diesen Mobilisationen nach Möglichkeit von Anfang an in die blockierte Richtung hinein gearbeitet wird. Nur wenn sofort bei Bewegungsbeginn in diese Richtung eine Verstärkung der Nozireaktion zu bemerken ist, wird zunächst in die entgegengesetzte Richtung therapiert (Abb. 3-33).

Bei den an Physiotherapeuten delegierten Maßnahmen wird es sich hauptsächlich um Mobilisationen handeln. Dazu sind aber für die Therapie wesentliche Befunde wie z. B. eine posttraumatische Änderung einer Gelenkflächenneigung mitzuteilen. Nur dadurch wird gewährleistet, dass es zu der gewünschten Einwirkung auf Kapseln, Bänder und Muskeln kommt und ein unerwünschtes Anstoßen oder ein Aufreiben von Gelenkflächen vermieden wird.

Die Mobilisationstherapie an den Extremitätengelenken ist häufig mit Muskeldehntechniken zu kombinieren. Beim Impingementsyndrom der Schulter z. B. wird nicht nur durch translatorisches Gleiten im Glenohumeralgelenk und im subakromialen Gleitweg eine Kapseldehnung, sondern auch eine sanfte Dehnung der Muskulatur (z. B. M. deltoideus und M. supraspinatus) bewirkt. Bei entsprechendem Ausfall der zur manuellen Diagnostik

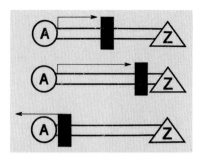

Abb. 3-33. Behandlungsrichtung der Mobilisation bei verschiedener Lage der Blockierung auf dem Weg zur Erreichung des Bewegungsziels

gehörenden Muskeltests werden die betreffenden Muskeln auch gezielt gedehnt (**Abb. 3-34**).

Die Muskeldehntechniken dienen dem Zweck, einen blockierungsbegleitenden oder -auslösenden muskulären Hypertonus abzubauen, die Trophik des Muskels zu verbessern und ggf. einen verkürzten Muskel zu längen. Die Längs- und Querdehnungen der an einem Blockierungsgeschehen beteiligten Muskulatur werden je nach Technik mehr der Mobilisation (häufiger) oder der Massage (seltener) zuzuordnen sein. Eine reflektorisch auch nach der erfolgten Deblockierung noch hypertone oder sogar bereits strukturell verkürzte Muskulatur ist ein wesentliches Rezidivpotenzial und daher in die Behandlungsplanung einzubeziehen.

Beim Einsatz an der rheumatischen Hand oder am rheumatischen Vorfuß wird nicht nur die Verbesserung der Gelenkmechanik, sondern auch die der Gelenktrophik (Aktivierung der Synoviapumpe) angestrebt. Die aktivitätsangepasst durchgeführte repetitive manuelle Traktion bewirkt ebenso wie die manuelle Lymphdrainage auch einen Abbau des entzündlichen Ödems.

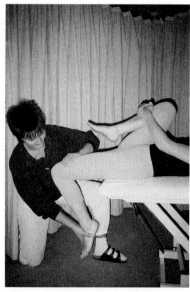

Abb. 3-34. Muskeldehnung (M. rectus femoris)

> **Kontraindikationen bei der Mobilisationstherapie der Extremitätengelenke**
> — Instabile Frakturen
> — Instabile postoperative Prozesse
> — Tumoren
> — Frische Traumata
> — Blutgerinnungsstörungen (speziell Hämophilie A und B)

Der gezielte Manipulationseingriff an der Wirbelsäule (**Abb. 3-35**) wird als ärztlicher Eingriff nach den Regeln der »sanften Manipulation« (Bischoff 2002) durchgeführt. Dabei wird nach Aufnahme von Tiefenkontakt und Vorspannung sowie Durchführung der diagnostischen Probemobilisation ein kurzer schneller Minimalimpuls (kurze Zeit, kurzer Weg, kleine Kraft) eingesetzt, der gerade durch seine Geschwindigkeit in der Lage ist, die Adhäsion der Gelenkflächen eines blockierten Wirbelgelenkes zu überwinden. Risiken bestehen nur bei unsachgemäßer Anwendung und bei nicht erkannten Kontraindikationen. Diese sind allerdings nicht immer erkennbar, weshalb eine Risikoaufklärung durchgeführt werden muss.

Da es sich um einen Hochgeschwindigkeitsimpuls handelt, besteht im Gegensatz zur Mobilisation keine Abbruchmöglichkeit. Die **Abb. 3-36** veranschaulicht das Verhältnis von Tiefenkontakt, Vorspannung und diagnostischer Probemobilisation zum eigentlichen manipulativen Impuls. Es hat sich inzwischen bei allen qualifizierten Weiterbildungsinstitutionen die Einsicht durchgesetzt, dass die Arbeit in die Richtung der abnehmenden Nozireaktion (»freie Richtung«; Sell 1969) am risikoärmsten ist. Diese Richtung zeigt sich durch Schmerzreduktion und Abnahme des nozireaktiven Hypertonus im Irritationspunkt an.

Die immer wieder vorgebrachte Meinung, dass wiederholte Manipulationen zur Hypermobilität führen, ist durch keinerlei Studien belegt. Es handelt sich bei den angeführten Fällen vielmehr um behandelte Blockierungen in hypermobilen Segmenten, bei denen nach der Deblockierung die Betonung der rehabilitativen Arbeit auf der muskulären und ligamentären Stabilisierung liegen muss. Gerade die Zunahme an pathologischem Bewegungsspielraum im hypermobilen Segment führt zu einer Zunahme auch der Blockierungsmöglichkeiten.

Im Gegensatz zu manchmal verbreiteten Meinungen ist – wie bereits erwähnt – der Einsatz gezielter Manipulationen an der Wirbelsäule auch bei chronischen Schmerzsyndromen durchaus sinnvoll. Nur müssen dabei die meist eingetretenen Verkettungen mit weiteren Blockierungen im Wirbelsäulen- und Extremitätenbereich ebenso beachtet werden wie reaktiv entstandene tendomy-

3.9 · Manuelle Medizin in der orthopädisch-traumatologischen Rehabilitation

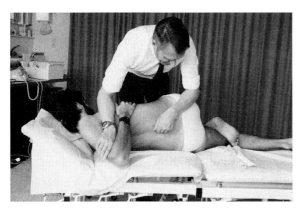

◘ Abb. 3-35. Manipulation an der LWS

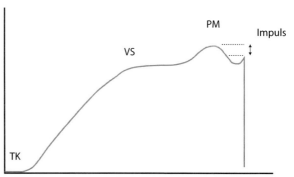

◘ Abb. 3-36. Kraft-Weg-Zeit-Diagramm einer lege artis durchgeführten Manipulation (TK Tiefenkontakt, VS Vorspannung, PM diagnostische Probemobilisation)

otische Veränderungen. Diese müssen in ihrer Gesamtheit im Verlauf einer Behandlung therapiert werden, da sonst das Rezidiv vorprogrammiert ist.

Besonders bei chronischen zervikozephalen und zervikobrachialen Schmerzsyndromen sowie nach operativen Eingriffen an der HWS zeigt es sich, dass die Beschwerden weiterhin durch Blockierungen im oberen Thorakalbereich unterhalten werden. Dann führt ein chirotherapeutischer Eingriff an der oberen BWS zur deutlichen Besserung, wenn nicht sogar zur Beschwerdefreiheit. Dieser Eingriff beinhaltet bei sachgemäßer Durchführung kein Risiko für die operierte oder traumatisierte Halswirbelsäule. Ist in diesen Fällen eine Dehnung von Muskeln erforderlich – z. B. M. levator scapulae oder M. sternocleidomastoideus –, so ist diese sehr vorsichtig als Querdehnung durchzuführen.

Nach Eingriffen oder Verletzungen an der Lendenwirbelsäule gilt das besondere Augenmerk begleitenden oder in der Folge aufgetretenen Blockierungen der Sakroiliakalgelenke, die Schmerzen oder muskuläre Dysfunktionen bedingen. Sakroiliakalgelenksdysfunktionen werden häufig nach Amputationen an den unteren Gliedmaßen beobachtet und sind dann in die Rehabilitationsplanung einzubeziehen.

Nach Verletzungen oder operativen Eingriffen im Thorakalbereich gilt das Augenmerk nicht nur der Brustwirbelsäule, sondern auch der Rippenbewegung. Dabei wird die manipulative oder mobilisierende Arbeit an den Wirbelgelenken mit neuromuskulären Techniken an der Atem- und Atemhilfsmuskulatur kombiniert.

Bei den in den letzten Jahren mehr ins Gespräch gekommenen osteopathischen Techniken handelt es sich ebenfalls um Bestandteile der manuellen Medizin. Den gezielten Manipulationen entsprechen die sog. Still-Techniken (»high velocity, low amplitude«), die von den Osteopathen gelehrten Muskelenergietechniken sind Bestandteil einer neuromuskulären Behandlung. Die myofaszialen Techniken sind Variationen zum Thema Mobilisation, und die Counterstraintechniken sind unter Druckpunkttherapie zu subsummieren. Neu von Seiten der europäischen Osteopathie hinzugekommen sind die viszeralen Mobilisationen. Die kraniosakralen Techniken und ihre Interpretationen sind auch unter amerikanischen Osteopathen noch nicht unumstritten.

> **Fazit**
> - Für den in der orthopädisch-traumatologischen Rehabilitation tätigen Arzt ist die manuelle Medizin eine Conditio sine qua non sowohl in diagnostischer als auch in therapeutischer Hinsicht.
> - Die manuelle Diagnostik ist nicht nur für die Therapieplanung, sondern auch begleitend für die Erfolgsbeurteilung von großer Bedeutung.
> - Die manuelle Therapie dient ebenso der Funktionsverbesserung wie der Schmerzlinderung. Ihr Einsatz wird im Rahmen der Rehabilitation nur von Erfolg sein, wenn sie in ein umfassendes rehabilitatives Gesamtkonzept eingebaut wird.

Literatur

Bischoff, H-P (2002) Chirodiagnostische und chirotherapeutische Technik, 4. Aufl. Spitta, Balingen
Eder M, Tilscher H (1998) Chirotherapie, 4. Aufl. Hippokrates, Stuttgart
Frisch H (1985) Programmierte Untersuchung des Bewegungsapparates, 4. Aufl. Springer, Berlin Heidelberg New York
Greenman PE (1998) Lehrbuch der Osteopathischen Medizin. Haug, Heidelberg
Kaltenborn F (1985) Manuelle Therapie der Extremitätengelenke, 7. Aufl. Norlis, Oslo
Lewit K (1984) Manuelle Medizin im Rahmen der medizinischen Rehabilitation, 4. Aufl. Urban & Schwarzenberg, München Wien
Locher H (2003) Ein neurophysiologisches Denkmodell zur manuellen Medizin. In: Neumann H-D (Hrsg) Manuelle Medizin, 6. Aufl. Springer, Berlin Heidelberg New York
Neumann H-D (Hrsg) (2003) Manuelle Medizin, 6. Aufl. Springer, Berlin Heidelberg New York
Sachse J, Schildt-Rudloff K (1997) Wirbelsäule, 3. Aufl. Ullstein-Mosby, Berlin
Sell K (1969) Spezielle manuelle Segment-Technik als Mittel zur Abklärung spondylogener Zusammenhangsfragen. Manuelle Med 7: 99–102

3.10 Medikamentöse Schmerztherapie

G. Meier

Eine wissenschaftliche Auseinandersetzung mit dem Thema Schmerztherapie setzt eine verbindliche *Begriffsdefinition des Schmerzes* voraus. Die ISAP (International Association for the Study of Pain) hat sich 1986 auf folgende Formulierung verständigt:

Schmerz ist ein unangenehmes Sinnes- oder Gefühlserlebnis, das mit aktuellen oder potenziellen Gewebeschädigungen verknüpft ist oder mit Begriffen solcher Schädigungen beschrieben wird.

Funktionell wird Schmerz dem »protektiven System« zugeordnet, einer Gruppe sensorischer und kompensatorischer Regelmechanismen, die dem Schutz und dem Erhalt der Homöostase dienen. Leider gab es lange Zeit keine großen Untersuchungen mit hinreichenden und validen Daten zur Situation der Schmerztherapie. Die erste repräsentative Umfrage war der Nurpin Pain Report von 1985 mit 1245 Nordamerikanern. Bei den Patienten, die mehr als 100 Tage im Jahr unter Schmerzen litten, war die Reihenfolge:
- 1. Gelenkschmerz,
- 2. Rückenschmerz,
- 3. Kopfschmerz.

In den USA leiden etwa 20% der Bevölkerung an chronischen Rückenschmerzen. In der Summe gehen dort pro Jahr ca. 1/2 Mrd. Arbeitstage aufgrund von Schmerzen verloren. In Deutschland leiden derzeit etwa 7–10 Mio. Menschen an chronischen, behandlungsbedürftigen Schmerzen (Wörz 2001).

3.10.1 Problemstellung

Voraussetzung für eine erfolgreiche Schmerztherapie ist die Schmerzanalyse und die Schmerzdiagnose. Zur Schmerzanalyse gehören Dauer, Qualität, Intensität, Lokalisation und die Erfassung der ätiologischen und pathophysiologischen Kriterien. Da viele biologische Vorgänge, z. B. auch die Schmerzempfindlichkeit, zirkadianen Rhythmen folgen, ist die Erfassung der tageszeitlichen Charakteristika sinnvoll. Die Differenzierung zwischen akuten und chronischen Schmerzzuständen ist wichtig, weil sich die Schmerztherapie in vielen Punkten unterscheidet.

Akuter Schmerz als Folge einer Erkrankung oder Schädigung besitzt eine protektive Schutz-, Warn- und Heilfunktion. Nach der Diagnose der akuten Erkrankung sollte eine rasche und ausreichende Schmerzlinderung erfolgen. Wenn akuter Schmerz nicht ausreichend und vollständig medikamentös beherrschbar ist, gilt dies als Warnhinweis und sollte Anlass zum Überdenken der Diagnose geben.

Der Begriff chronischer Schmerz impliziert den Faktor Zeit als das entscheidende Kriterium. Ein Schmerz, der deutlich länger andauert, als der natürliche Ablauf es erwarten lässt, wird als chronischer Schmerz bezeichnet. Dies gilt auch für einen persistierenden Schmerz, der als Begleitsymptom einer chronischen Erkrankung auftritt. Chronischer Schmerz kann außerdem, ohne dass ein somatischer Zusammenhang erkennbar ist, eine organische Projektion von pychosozialen Prozessen sein. Über die Zeitdauer, in welcher ein akuter zum chronischen Schmerz wird, gibt es unterschiedliche Angaben von 4 Wochen bis zu 6 Monaten. Chronische Schmerzen, die länger als 6 Monate andauern, werden als eigenständiges Krankheitsbild ohne biologisch sinnvolle Schutz- und Heilfunktion angesehen und als chronifizierter Schmerz bezeichnet.

Zur wirksamen Prävention der Chronifizierung nach einer Akuterkrankung gehört beim Auftreten der ersten Schmerzepisode eine konsequente medikamentöse Therapie. Bei länger andauerndem Schmerz muss ein individuelles Konzept erarbeitet werden, welches neben der medikamentösen Gabe nach einem festen Zeitschema auch eine antizipatorische Therapie und Schmerzverhinderung mit einschließt.

Die Erfassung der Schmerzstärke in Zahlenkategorien oder verbalen Einstufungen ist unumgänglich, um ein Messverfahren zur Therapie zu haben. Häufig eingesetzt wird hierbei die visuelle Analogskala (VAS). Der Patient wird aufgefordert, eine Schmerzzahl zwichen Null (kein Schmerz) und 100 (maximal vorstellbarer Schmerz) anzugeben. Auch eine Skala mit den Werten 0–10 ist üblich (Schockenhoff 2002).

> **Praxistipp**
>
> Bei der Behandlung von akuten Schmerzen wird eine intravenöse (parenterale) Applikation des Schmerzmittels bevorzugt. Die Medikamente und ihre Dosierung sind häufig standardisiert, und das Zeitintervall richtet sich oft nach dem Bedarf. Bei der Behandlung chronischer Schmerzzustände wird eine orale, ggf. auch transdermale Applikation des Schmerzmittels bevorzugt. Die Auswahl wird im Rahmen eines Stufenplans getroffen und die Dosis immer individuell titriert und regelmäßig angepasst. Das Dosisintervall erfolgt nach einem festgelegten Zeitplan.

3.10.2 Wirkweise und Wirkspektrum, Methoden und Indikationen

Die medikamentöse Schmerztherapie orientiert sich primär am Schmerztyp und erst sekundär an der Schmerzintensität. Wir unterscheiden:

3.10 · Medikamentöse Schmerztherapie

- nozizeptiver Schmerz,
- neuropathischer Schmerz,
- Deafferenzierungsschmerz,
- reflektorischer Schmerz,
- psychosomatischer Schmerz,
- sympathisch unterhaltener Schmerz.

Der nozizeptive Schmerz ist der Prototyp des akuten Schmerzes. Wird der akute Schmerz nicht ausreichend behandelt oder führen die andauernden Schmerzzustände der oben genannten Schmerzarten zu langfristig physiologischen und biochemischen Veränderungen im Zentralnervensystem, kann der Schmerz sich abkoppeln von seinem auslösenden Ereignis und sich verselbstständigen. Man spricht dann von chronischem Schmerz, der eigentlichen Schmerzkrankheit.

Der *nozizeptive Schmerz* ist die physiologische Antwort auf einen den Organismus schädigenden Reiz. Eine Aktivierung der Nozizeptoren durch z. B. Verletzung von Haut und Muskulatur durch chirurgische Eingriffe, Verbrennungen, Entzündungen etc. bewirkt den *somatischen Schmerz*, der meist eng umschrieben und gut lokalisierbar, hell, scharf, stechend, dumpf oder drückend ist. Eine Sensibilisierung der im Thorax, Magen, Darm, Ureter und in der Blase gelegenen Nozizeptoren durch Hypoxie, Dehnungsdruck, Bradykinin oder Prostaglandine löst den viszeralen Schmerz aus, wie er z. B. bei Herzinfarkt oder Koliken angegeben wird. Der *viszerale Schmerz* ist meist schlechter zu lokalisieren, dumpf, tief, manchmal brennend, konstant oder krampfartig. Der nozizeptive Schmerztyp spricht gut auf Analgetika an und ist in der Regel opioidsensibel (Zenz u. Jurna 2001).

Medikamentöse Standards
Behandlung von Nozizeptorschmerz

Durch Verletzungen oder Entzündungen wird eine Vielzahl von hyperalgetisch wirkenden Substanzen freigesetzt (z. B. Braykinin, Histamin, Serotonin, Cytokine), die eine Neubildung des Isoenzyms Cyclooxygenase-2 (COX-2) u. a. in Makrophagen und Fibroblasten induzieren. Hierdurch steigt die Prostaglandinproduktion um mehr als das 20fache an. Das neugebildete Prostaglandin (PGE-2 und PGI-2), das selbst nicht algetisch wirkt, senkt die Erregbarkeitsschwelle der Nozizeptoren erheblich. Es kommt zur primären Hyperalgesie und damit zum Schmerz.

Neben der durch eine Noxe induzierten COX-2 existiert in vielen Zellen eine weitere Isoform, die sog. konstitutive Form COX-1. Diese stellt über ihre Prostanoidbildung verschiedene physiologische Funktionen (Gastroprotektion, Nephroprotektion, Blutstillung) sicher (Hinz u. Brune 2000). Inzwischen gibt es Hinweise, dass auch COX-1 in das akute Entzündungsgeschehen involviert ist und dass andererseits COX-2 zytoprotektive Wirkungen bei Schädigungen der gastrointestinalen Mukosa besitzt.

Möglicherweise birgt eine komplette Hemmung von COX-2 beim Menschen außer einer Nephrotoxizität noch völlig unbekannte Risiken (McMurry u. Hardy 2002). Die Hemmung der Cyclooxygenase durch antipyretische Analgetika wurde in den frühen 1970-er Jahren erstmals bechrieben, und heute gehören die antipyretischen Analgetika zu den weltweit am häufigsten eingenommenen Schmerzmitteln. Alle antipyretischen Analgetika können hinsichtlich ihres pharmakologischen Profils und der physikochemischen Eigenschaften in Untergruppen unterteilt werden.

Wirkstoffe, die bei therapeutischer Dosierung auch deutlich antiinflammatorisch wirken, sind chemisch ausschließlich Säuren und werden als antiphlogistische (antipyretische) oder *saure antipyretische Analgetika* bezeichnet. Ältere hemmen als nichtselektive Cyclooxygenasehemmstoffe beide Isoenzyme, neuere selektiv nur COX-2. Die sauren Analgetika werden auch als nichtsteroidale Antiphlogistika (NSAID) oder nichtsteroidale Antirheumatika (NSAR) bezeichnet. Die bekanntesten Analgetika aus dieser Gruppe sind: Salicylsäure, Indometacin, Diclofenac, Ibuprofen, Ketoprofen, Naproxen, Piroxicam, Phenylbutazon. Als Sondergruppe antipyretischer Analgetika zählen derzeit die selektiven COX-2-Inhibitoren Celecoxib, Rofecoxib und Valdecoxib (De Witt 1999).

Von den sauren antiphlogistisch antipyretisch wirkenden Analgetika werden die *nichtsauren antipyretisch wirkenden Analgetika* abgegrenzt. Hierzu gehören die Anilinderivate, von *welchen heute nur noch Paracetamol therapeutisch zur Anwendung kommt und die Pyrazolinone*. Hierzu gehören Metamizol, Phenazon und Propyphenazon. Die Substanzen verfügen über gute analgetische Effekte bei mäßigen bis mittelstarken Schmerzen und können therapeutisch bei febrilen Zuständen eingesetzt werden.

> **Praxistipp**
>
> Entzündungsschmerzen sind eine Domäne der Säureanalgetika. Je mehr Entzündungsprozesse an der Schmerzentstehung beteiligt sind, desto eher sollten Säureanalgetika mit höherer antiphlogistischer Wirksamkeit wie Naproxen oder Diclophenac eingesetzt werden. Passagere Schmerzen unklarer Genese ohne Entzündungszeichen sind Indikationen für Nichtsäureanalgetika wie Paracetamol oder Pyrazolinderivate.

Zentrale Schmerzhemmung

Opioidsensible Schmerzformen sind Tumorschmerz, postoperativer, traumatischer und ischämischer Schmerz sowie Schmerzen des rheumatischen Formenkreises, bei degenerativen Gelenkerkrankungen, Osteoporose, Polyneuropathien, Phantom-, Stumpf- und Deafferenzierungsschmerz.

Die *Opioidanalgetika* beeinflussen im Gegensatz zu den antipyretischen Analgetika nicht in erster Linie die Empfindlichkeit von Nozizeptoren und schon gar nicht die ggf. entzündliche Ursache, sondern bewirken eine Schmerzhemmung im zentralen Nervensystem über das physiologische Endorphin-Enkephalin-System. Aufgrund der verschiedenen Angriffspunkte ist die Kombination von Stoffen dieser beiden Gruppen bei verschiedenen Indikationen möglich, z. B. bei Frakturschmerz, postoperativen oder rheumatischen Schmerzen. Die Applikationsform des geeigneten Opioids sollte sich v. a. daran orientieren, ob bei einem bestimmten Schmerzzustand eine schnelle, aber vermutlich nicht oft zu wiederholende analgetische Wirkung erzielt werden soll, oder ob eine langdauernde Therapie erforderlich ist.

Aufgrund der unterschiedlichen Affinität zu den verschiedenen Opiatrezeptoren und des unterschiedlichen Agonismus-Antagonismus-Potenzials zeigen die verschiedenen Opioide im Vergleich zu Morphin ein unterschiedliches Wirkungs- und Nebenwirkungsspektrum. Aus der Gruppe der Opioide dominieren heute tilidin- und tramadolhaltige Präparate gefolgt von Dihydocodein und Dextropopoxyphen. Sie sind analgetisch schwächer wirksam als Morphin, besitzen aber in Art und Ausprägung eindeutige Vorteile. Bei oraler Gabe ist die Bioverfügbarkeit besser, und speziell in der Langzeitbehandlung ist die fehlende Obstipation von Tilidin/Naloxon ein wichtiger Vorteil.

Neue retardierte Formulierungen von Oxycodon zeichnen sich durch einen biphasischen Absorptionsmechanismus aus. Initial wird ein Teil des Wirkstoffs schnell absorbiert, gefolgt von einer Phase der prolongierten Absorbtion. Die Wirkung tritt nach etwa 1 h ein und hält ca. 12 h an. In klinischen Studien wurde eine geringere Inzidenz an Nebenwirkungen gefunden. Die Begleiterscheinungen nehmen meist mit zunehmender Therapiedauer ab.

Die Entwicklung einer psychischen Abhängigkeit unter einer Opioidtherapie wurde bislang ausschließlich dann beobachtet, wenn Patienten mit kurz wirksamen Opioiden (bzw. nicht retardierten Zubereitungen) nach Bedarf behandelt wurden, nicht jedoch bei Gabe einer angemessenen Dosis nach festem Zeitplan. In der Behandlung chronischer Schmerzen werden heute Retardpräparate bevorzugt, um die unerwünschten Effekte zu minimieren (Neuroplastizität, Schmerzgedächtnis, Missbrauch, Euphorie). Psychotrope Effekte werden wegen der verzögerten und stetigen Freisetzung und damit dem Fehlen hoher Spitzenkonzentrationen vermieden.

Bei der Behandlung von Schmerzen bei Erkankungen aus dem rheumatischen Formenkreis werden inzwischen auch vermehrt Opioide (Fentanyl, Buprenorphin) über ein Pflaster transdermal appliziert. Die Absorption aus den unteren Hautschichten erfolgt im Wesentlichen unabhängig von der regionalen Hautdurchblutung. Bei erhöhter Hauttemperatur (z. B. Fieber) ist mit einer erhöhten Absorption zu rechnen. Im Vergleich zu oral appliziertem Morphin ist die Nebenwirkungsrate geringer. Nachteilig sind die schlechte Steuerbarkeit, das lange Zeitintervall bis zum Erreichen wirksamer Konzentrationen und die lange Abklingzeit nach Entfernung des Pflasters (Diener u. Maier 1997).

> **Cave**
> - Der Schmerz ist ein starker Atemantrieb. Fällt er durch Medikation weg, kann eine Atemdepression resultieren. Eine Atemdepression kann mit Naloxon antagonisiert werden.
> - Alle Opioide passieren die Plazenta und können auch in die Muttermilch übergehen.
> - Für die Sicherheit ist die initiale Dosistitration von entscheidender Bedeutung. Eine Gewöhnung tritt v. a. bei kurz wirksamen Opioiden und parenteraler Verabreichung ein. Der Patient mit chronischen Schmerzen sollte sein Opioid/Opiat nicht »bei Bedarf« einnehmen, sondern in einem festen Rhythmus.
> - Bei Dauertherapie mit Morphin oder ähnlichen Substanzen sollten Laxanzien (z. B. Lactulose) gegeben werden.

Relevante Kombinationen, Konzepte, Komedikationen
Kombinationen

Wird mit einem Medikament keine ausreichende Analgesie erreicht, oder die notwendige Dosis überschreitet die toxischen Grenzen bzw. verursacht zu starke Nebenwirkungen, dann ist der Einsatz mehrerer Analgetika erforderlich. Es ist nicht sinnvoll, Medikamente aus der selben Stoffklasse zu kombinieren. Die Kombination von Medikamenten mit unterschiedlichem Wirkmechanismus bietet den Vorteil, dass die Dosierung des jeweiligen Medikamentes gesenkt und damit dosisabhängig Nebenwirkungen reduziert werden können *(balancierte Analgesie)*.

Konzepte

Die Therapieoption kann in der orthopädischen Schmerztherapie auch um interventionelle Maßnahmen erweitert werden. Diese Vorgehensweise bezeichnet man als *multimodales Konzept*. Die Verordnungsweise kann sich an dem WHO-Stufenschema orientieren, das aber nicht kritiklos übernommen werden sollte, da das 3stufige Schema als kontrollierte Eskalation der Behandlung von Tumorschmerzen vorgesehen ist. Zunächst wird unter Berücksichtigung der Schmerzart mit Nichtopioiden behandelt (Actylsalicylsäure, Paracetamol, NSAR, Metamizol). Die Kombination von 2 NSAR gilt als obsolet, aber die Kombination von z. B. Paracetamol und NSAR kann sinnvoll sein. Bei unzureichender Analgesie wird ein Nichtopioid

Tabelle 3-9. Parenterale Schmerztherapie

Schmerzmittelgruppe	Wirkstoffe
Nichtopioidanalgetika	Azetylsalizylsäure (Aspisol)
COX-2-Hemmer	Parecoxib (Dynastad)
Nichtsaure Nichtopioidanalgetika	Paracetamol (Perfalgan), Metamizol (Novalgin)

mit einem schwachen Analgetikum (Dihydrocodein, Tramadol) kombiniert. Soll noch weiter gesteigert werden, wird das schwache Opioid durch ein starkes Opioid ersetzt. Wichtig ist, dass schwache und starke Opioide nicht miteinander kombiniert werden.

Komedikationen

Insbesondere bei der Behandlung chronischer Schmerzen kann der Einsatz von *Nichtanalgetika* (Glukokortikoide, Antidepressiva, Calcitonin, Bisphosphonate) sinnvoll sein.

Eine systemische *Glukokortikoidtherapie* ist bei einer entzündlich aktivierten Arthrose nicht indiziert. Hierbei kann eine topische Injektion mit einer Kristallsuspension sehr wirksam sein. Eine Indikation für Kortison existiert bei aktiven Phasen von Kollagenosen/Vaskulitiden und Polymyalgia rheumatica. Weitere Indikationen sind rheumatisches Fieber mit Karditis, aktive Formen einer juvenilen chronischen Arthritis, reaktive Arthritiden (die mit NSAR nicht beherrschbar sind) und akute Sarkoidose.

Eine Reihe von trizyklischen Antidepressiva ist auch analgetisch wirsam. Der Ansatzpunkt ist zentral. Als Adjuvanzien zur Schmerztherapie können Antidepressiva bei Schmerzsyndromen, bei welchen die Schmerzkomponente einen neuropathischen Charakter aufweist (z. B. Tumorschmerz, chronischer Rückenschmerz mit Radikulopathie oder epidurale Fibrose), eingesetzt werden. Die Dosierung sollte zunächst sehr niedrig erfolgen und angepasst an die Nebenwirkungen sehr langsam gesteigert werden. Die schmerztherapeutische Dosis beträgt zwischen 10 und 50% der antidepressiv wirksamen Dosis. Eingesetzt werden Amitriptylin, Amitriptylinoxid, Doxepin, Imipramin oder Clomipramin.

Calcitonin hat eine Doppelfunktion als Hormon und Neurotransmitter. Neben der Osteoporosetherapie dient es als zentralwirksames Analgetikum bei sympathischer Reflexdystrophie oder Phantomschmerz eingesetzt. Eine orale Gabe scheidet wie bei anderen Peptidhormonen aus, sodass bis zur Einführung der nasalen Applikation nur eine s.c. oder i.v. Applikationsform möglich war. In der Schmerztherapie wird die intravenöse Gabe zumeist als Kurzinfusion empfohlen, da ausreichend hohe Spitzenkonzentrationen im Serum notwendig sind, um die Blut-Hirn-Schranke zu durchdringen (Diener u. Maier 1997).

Bisphosphonate hemmen die osteoklastische Knochenresorption. Sie sind nicht für die Therapie akuter Knochenschmerzen gedacht. Schmerztherapeutische Effekte können bei Knochenmetastasen und bei Osteoporose genutzt werden.

Schmerzinjektionen und -infusionen und deren Techniken

Bei akuten Schmerzen wird eine parenterale und bei chronischen Schmerzzuständen eine perorale Applikation von Schmerzmitteln bevorzugt. In der orthopädischen und traumatologischen Schmerztherapie können wir die Therapiemöglichkeiten erweitern, da neben den in der Regel erforderlichen physikalischen Maßnahmen auch intraartikuläre Injektionen und Leitungs- oder regionale Anästhesien sinnvoll eingesetzt werden können.

Parenterale Schmerztherapie

Die Schmerzmittel der parenteralen Schmerztherapie zeigt **Tabelle 3-9**. Paracetamol weist das günstigste Nebenwirkungsprofil der Nichtopioidanalgetika auf, besitzt jedoch keine 100%ige Bioverfügbarkeit in der oralen oder rektalen Form. Deshalb wurde die Entwicklung einer intravenösen Applikationsform von Paracetamol betrieben. Im Unterschied zur oralen Applikation konnte bei intravenöser Zufuhr kein Ceilingeffekt gefunden werden (Tageshöchstdosis 4-mal 1 g i.v., Dosierungsabstand 6 h). Im Vergleich zur oralen Gabe ist die Effektivität besser, und es konnte für intravenöses Paracetamol ein deutlicher opioideinsparender Effekt beobachtet werden.

Metamizol ist ein Pyrazolonderivat, das zusätzlich zu seiner analgetischen eine spasmolytische Wirkung aufweist. Bei intravenöser Applikation wird wegen möglicher Kreislaufreaktionen eine verdünnte Lösung über mindestens 15–20 min infundiert. Die Indikation liegt in der Behandlung von akuten Schmerzen im Bereich des Abdomens, Skelettsystems oder Weichteilschmerzen. Dabei können Kurzinfusionen von bis zu 4 g/Tag appliziert werden. Eine Agranulozytose ist selten und wurde bislang mit einer Inzidenz von 1:1 Mio. angegeben. Sollte Metamizol eingesetzt werden, so ist die Kontrolle der Leukozyten in Betracht zu ziehen.

Parecoxib ist der erste COX-2-Hemmer, der intravenös verabreicht wird. Dabei stellt Parecoxib eine sog. Prodrug,

d. h. Vorläuferform des Valdecoxib (Bextra), dar, die nach intravenöser Injektion in der Leber zu Valdecoxib umgewandelt wird. Hierdurch ergibt sich die duale Applikationsform mit der frühzeitigen Umstellung auf eine orale Einnahme. In der Regel werden 20 oder 40 mg im Abstand von 12 h/Tag verabreicht. Bei einer Leberfunktionsstörung sollte die Höchstdosis 40 mg/Tag nicht überschreiten (Bürkle et al. 2003).

> **Praxistipp**
>
> Gerade bei orthopädischen und traumatologischen Eingriffen (Operationen, Mobilisationen etc.) kommen häufig Regionalanästhesien zur Anwendung. Hierbei haben die COX-2-Hemmer einen deutlichen Vorteil gegenüber unselektiven NSAID, da sie nicht zu einer Beeinträchtigung der Thombozytenfunktion führen und eine gesteigerte Blutungsneigung bislang nicht zu beobachten war.
>
> Durch die Kombination von Nichtopioidanalgetika mit Opioiden kommt es zu einer signifikanten Opioideinsparung in der Akutschmerztherapie.

Systemische Schmerztherapie mit Opioiden

Bei sehr ausgeprägten Schmerzen sind *starke Opioide* und hierbei vornehmlich reine μ-*Rezeptoragonisten* die Analgetika der 1. Wahl. In Deutschland wird v. a. Piritramid, weniger Pethidin oder Morphin verwendet. Nach intravenöser Injektion wird das analgetische Wirkungsmaximum innerhalb weniger Minuten erreicht. Die Opioide wirken damit wesentlich rascher als z. B. ein intravenös appliziertes antipyretisches Analgetikum. Eine adäquate Opioidanalgesie gilt als respiratorisch sicher, solange die Dosis den Schmerzen folgt.

Die Dosis muss sich in erster Linie nach der Schmerzsituation richten und durch Befragen des Patienten angepasst werden. Bei allen gemischten *Agonisten/Antagonisten* bzw. partiellen Agonisten (z. B. Buprenorphin, Pentazocin, Nalbuphin, Meptazinol) ist der Dosisspielraum gegenüber den reinen Agonisten begrenzt, d. h. schon bei relativ niedrigen Dosierungen ist die maximale analgetische Wirkung erreicht. Eine Dosiserhöhung führt lediglich zur Steigerung der Nebenwirkungen. Der Vorteil dieser Opioide kann darin gesehen werden, dass bei ihrer akzidentellen Überdosierung durch das Überwiegen der agonistischen Wirkung das Auftreten einer bedrohlichen Atemdepression weitgehend vermieden wird.

Bei weniger ausgeprägten akuten Schmerzen können *schwache Opioide* eingesetzt werden. Hierzu gehören Tramadol, Dihydrocodein und Tilidin. Tramadol, ein schwacher μ- und κ- Rezeptoragonist, kann als einziges dieser Opioide parenteral genutzt werden. Die kontinuierliche intravenöse Infusion kann eine effektive Analgesie erzeugen. Die Tageshöchstdosis liegt bei 500–600 mg. Mobilisierungsschmerzen werden jedoch schlecht gedämpft. Eine besondere Überwachung kann während der Infusion entfallen. Die sedierende und aktivitätshemmende Nebenwirkung ist zu beachten. Daher sollte vorsichtshalber bei alten und Risikopatienten die intiale Dosis um 30–50% reduziert werden (Twycross 1999).

Weitere Verabreichungswege

- Intermittierende Injektion:
  Starke Opioide wirken innerhalb weniger Minuten. Vorgehensweise am Beispiel von Piritramid: 15 mg Piritramid + 8 ml NaCl 0,9% (1 ml = 1,5 mg Piritramid), Injektionen von 2 ml (0,3 mg) alle 5 min, bis der Schmerz einen Wert von unter 40 (VAS) erreicht hat.
- PCA-Methode:
  Bei der intravenösen «patient controlled analgesia" (PCA) mit einem mikroprozessorgesteuerten Gerät injiziert sich nach einer Beladungsdosis der Patient bei Bedarf das Opioid. Die Einzeldosis ist gering, ein programmierbares Sperrintervall verhindert Überdosierungen. In der Praxis bedeutet dies, dass ein Patient sich z. B. 1–1,5 mg Piritramid mit einer Sperrzeit von 5–10 min verabreichen kann. Bolusdosierungen über 2 mg führen häufiger zu Übelkeit und Sedierung.
- Intramuskuläre/subkutane Injektion:
  Die intramuskuläre und die subkutane Injektion gelten aus pharmakokinetischer und pharmakodynamischer Sicht als fast identisch. Die Opioidresorption jedoch differiert interindividuell erheblich. Die Nachteile liegen v. a. im langsamen Wirkungseintritt. Es wäre jedoch nicht im Sinn der Patienten, diese Injektionspraxis abzulehnen, denn aus personellen Gründen kann auf Station eine intravenöse Opioidtherapie nicht immer genügend überwacht werden. Die 45–60 min nach einer s.c.-Injektion erfolgende Wirkungs- und Nebenwirkungskontrolle ist hingegen praktikabel.

> **Praxistipp**
>
> Bei ausgeprägten akuten Schmerzen sind starke Opioide Mittel der Wahl. Hierbei sollten die reinen μ-Opioidrezeptoragonisten den Vorzug erhalten. Bei mittelstarken Akutschmerzen kann das schwache Opioid Tramadol als einziges parenteral appliziert werden. Reine μ-Agonisten sollten nicht mit partiellen Agonisten kombiniert werden, da die Wirkung abgeschwächt bzw. aufgehoben werden kann.
>
> Alle Opioide können zu Übelkeit, Erbrechen und Sedierung führen. Vor allem bei μ-Agonisten ist die Möglichkeit einer Atemdepression zu beachten.
>
> Die Kombination mit antipyretischen Analgetika trägt während der Akutschmerzbehandlung zu einer Reduktion des Opiatbedarfs bei. Sobald wie möglich

sollte, bei entsprechender Indikation, auf ein retardiertes Opioid per os umgestellt werden.

Interventionelle Techniken
Injektionen, Neuromodulation

Eine der wichtigsten Aufgaben kommt in der orthopädischen Rehabilitation der Wiederherstellung, Verbesserung und der Erhaltung der Funktion des Stütz- und Bewegungsapparates zu. Unter den chronischen schmerzhaften Erkrankungen sind die degenerativen Leiden der Wirbelsäule und Gelenke am häufigsten vertreten. Jeder dritte Patient mit einem schmerzhaften Wirbelsäulensyndrom entwickelt chronisch-rezidivierende Schmerzen (Krämer u. Nentwig 1999).

Nach Operationen oder durch Mobilisation können starke Schmerzen auftreten. Deshalb sollte in der Rehabilitation die Möglichkeit bestehen, sowohl Akutschmerzen als auch chronische Schmerzen zu behandeln. Dabei ist die Unterstützung von anderen Fachdisziplinen (z. B. Anästhesie, Neurologie) von Vorteil. Hierdurch kann über die *intraartikulären Injektionen* und *Lokal- und Leitungsanästhesien* hinaus auch das Spektrum der *Regionalanästhesie* und der *Rückenmarkstimulation* genutzt werden.

An der Wirbelsäule befinden sich die einzelnen Stationen der Nozizeption dicht nebeneinander. Dementsprechend komplex sind die Krankheitsbilder, die sog. Wirbelsäulensyndrome. Wegen ihrer zahlreichen Rezeptoren sind die *Wirbelgelenke* als Schmerzursache im Bewegungssegment von großer Bedeutung. Die nicht radikulären (pseudoradikulären) Ausstrahlungen im Bereich der Schulter-/Nackenmuskulatur gehen von den Wirbelgelenken der Halswirbelsäule aus bzw. vom Schultergelenk. Ischialgiforme Beschwerden in der ischiokuralen Muskulatur haben ihren Ursprung an den lumbalen Wirbelgelenken und der Kreuz-Darmbein-Fuge.

Die von den Wirbelgelenkkapseln ausgehenden Schmerzen werden als Facettensyndrom bezeichnet. Im Unterschied zu den pseudoradikulären Schmerzen liegt bei den radikulären Schmerzen eine Kompression und/oder Dehnung einer spinalen Nervenwurzel zugrunde. Charakteristischerweise erstreckt sich die Schmerzausstrahlung entlang den Dermatomstreifen, und die Sensibilitätsstörung betrifft ausschließlich die Algesie. Muskelatrophien sind isoliert und passen zu keinem peripheren Nerv. Die durch Kompression geschädigte Nervenfaser erhält im Rahmen der Chronifizierung nozizeptive Eigenschaften. Die entzündlich gereizte Nervenwurzel ist Berührungsreizen gegenüber viel empfindlicher als im Normalzustand. Die lokalen Infiltrationen sind dann darauf ausgerichtet, die Überempfindlichkeit der Nervenwurzel zu reduzieren und eine Desensibilisierung zu erreichen.

Die Situation bei der Behandlung der Schmerzsyndrome der Wirbelsäule wird häufig dadurch erschwert, dass insbesondere bei chronischen Reizzuständen der Nozizeptoren und der afferenten Fasern (z. B. im Rahmen eines Postdiskektomiesyndroms) Krankheitserscheinungen mit Beteiligung aller Nervenäste und Nozizeptoren entstehen.

In der Regel ist ein multimodales therapeutisches Konzept angezeigt. Bei *Facettensyndromen* wie bei allen nicht radikulären Schmerzsyndromen ist es das Ziel, durch eine periartikuläre (Kapsel)injektion die Nozizeption in den Wirbelgelenken zu blockieren. *Wurzelsyndrome* können erfolgreich mit Spinalnervanalgesie, d. h. Injektion eines Lokalanästhetikums, ggf. im Gemisch mit Steroiden, in den Bereich des Spinalnervs, behandelt werden.

> **Cave**
> Bei den Komplikationsmöglichkeiten muss der Injektionsort berücksichtigt werden. Sowohl bei der zervikalen Spinalnervanalgesie (CSPA) als auch bei der thorakalen Spinalnervanalgesie muss mit einem Pneumothorax gerechnet werden. Bei der lumbalen Spinalnervanalgesie (paravertebral) ist eine Spinalanästhesie möglich. Die Patienten sollten adäquat überwacht werden.

Bei lumbalen Wurzelsyndromen weisen dermatombezogene Ausstrahlungen ins Bein auf eine Spinalnervirritation hin mit besonderer Beteiligung des Ramus ventralis. Es handelt sich um ein neuralgiformes Krankeitsbild. Die Chronifizierung ist durch die Neuralgie vorgegeben. Beim lumbalen Wurzelsyndrom handelt es sich um eine primär chronische Erkrankung (Krämer u. Nentwig 1999).

Durch eine *epidurale Analgesie (PDA)* kann Einfluss auf den Schmerzausgangspunkt genommen werden. Die Nervenwurzel wird an der Stelle von dem Lokalanästhetikum oder Antiphlogistikum (z. B. 10 mg Triamcinolon) erreicht, an der sie von Bandscheibengewebe, Knochen oder postoperativen Narbenzügen mechanisch gereizt, ödematös aufgequollen und eingeklemmt ist. Epidural applizierte Substanzen gelangen über mikrovaskuläre Transportmechanismen direkt zu den Spinalwurzeln. Da bei einer Periduralanalgesie die Komplikationsmöglichkeit einer (hohen) Spinalanästhesie besteht und auch mit Kreislaufreaktionen gerechnet werden muss, ist eine sorgfältige Überwachung während der Durchführung notwendig. Auch im weiteren Verlauf ist eine Kontrolle zur frühzeitigen Erkennung von Nebenwirkungen und Komplikationen (z. B. neurologische Defizite) erforderlich.

Die chronischen Rückenschmerzen (z. B. »failed back surgery syndrome«, FBSS) erweisen sich häufig als therapierefraktär. Nachdem eine kausale Therapie nicht möglich ist und jeder psychologische Risikofaktor ausgeschlossen wurde, kann bei diesen Patienten eine Neuromodulation indiziert sein. Die Neuromodulation besteht aus einer Inhibition der nozizeptiven Übertragung. Sie kann entweder auf elektrischem Wege wie bei der Rückenmarkstimulation (»spinal cord stimulation«, SCS) oder medikamentös wie bei der intrathekalen Opioidgabe erfolgen (Winkelmüller u. Winkelmüller 1996).

> **Praxistipp**
>
> Bei der Rückenmarkstimulation sollte zunächst eine Versuchsbehandlung mit einer temporären Elektrode durchgeführt werden. Dabei wird in lokaler Anästhesie eine Elektrode perkutan in den interlaminären Raum platziert. Kann eine Schmerzreduzierung von mindestens 50% innerhalb von 2–3 Tagen erreicht werden, ist ein permanentes Implantat in Erwägung zu ziehen.

Eine weitere bedeutende Region für die orthopädische Schmerztherapie ist aufgrund der häufigen Verletzungen und degenerativen Veränderungen das *Kniegelenk*. Auch chronische Knieschmerzen bleiben nozizeptorbetont. Zur medikamentösen Behandlung werden in erster Linie NSAR eingesetzt. Bei aktivierter Gonarthrose mit reaktiver Synovialitis sind *intraartikuläre Injektionen* mit einem Lokalanästhetikum und Kortison indiziert. Mit der Anzahl der intraartikulären Injektionen sollte man jedoch zurückhaltend sein, da es sich um eine symptomatische Therapie handelt; ggf. muss eine Operationsindikation überprüft werden.

Eine andere Behandlungssituation stellt die Rehabilitation nach großen chirurgischen Eingriffen am Knie dar. Bei einer Funktionseinschränkung und Mobilisierung können stärkere Schmerzen auftreten, die u. U. den Rehabilitationserfolg beeinträchtigen. Während bislang bei nicht ausreichender medikamentöser Schmerztherapie eine (kontinuierliche) epidurale Analgesie indiziert war, verfügen wir inzwischen über die Möglichkeit der peripheren (kontinuierlichen) Regionalanalgesie (s. unten).

Schmerzen an der *Schulter* sind im Vergleich zu Rücken- und Knieschmerzen weniger häufig, führen aber wegen ihrer Intensität und Bewegungseinschränkung zu einer großen Beeinträchtigung. Das vorherrschende Krankheitsbild ist früher als sog. Periarthropathia humeroscapularis (PHS) bezeichnet worden. Darunter wurde eine Sammelbezeichnung für alle degenerativen Veränderungen des subakromialen Raums (subakromiales Schmerzsyndrom) verstanden. Heute wird die Zuordnung differenzierter betrachtet, aber der Begriff ist noch allgemein verbreitet.

Zusätzlich zu den Schulterschmerzen, die bei bestimmten Bewegungen auftreten und teilweise in den ganzen Arm ausstrahlen, besteht oft eine zunächst schmerzbedingte (funktionelle) Bewegungseinschränkung. Diese kann relativ schnell zu einer strukturellen Schultersteife werden. Schulterschmerzen sind Nozizeptorschmerzen, haben aber auch eine deutliche neurovegetative Komponente durch sympathische Fasern, die vom zervikalen Grenzstrang zur Schultergelenkkapsel ziehen.

Häufig sind auch neuralgische Begleiterscheinungen durch die Kombination einer PHS mir einem zervikobrachialen Syndrom. Typisch für das Krankheitsbild sind Schmerzen während der Nacht, wenn der Patient auf der betroffenen Seite liegt. Die Schmerzbehandlung erfolgt neben den physikalischen und medikamentösen Maßnahmen durch *lokale Injektionen* meistens unter den subakromialen Bogen, aber auch am Akromioklakivulargelenk und Supraspinatussehnenansatz oder direkt in das Schultergelenk.

Kontinuierliche, periphere Regionalanästhesie (Kathetertechniken)

Die *Regionalanästhesie* gehört zu den effektivsten Techniken der Schmerztherapie (Meier u. Büttner 2004). Durch die Entwicklung neuer bzw. modifizierter Techniken, Innovationen bei Kanülenmaterial und Hilfsmitteln und auch neuen Lokalanästhetika ist die kontinuierliche oder intermittierende Applikation von Medikamenten über Katheter auch in der peripheren Regionalanästhesie möglich geworden (Büttner u. Meier 1999). Hierbei wird das Medikament manuell oder patientengesteuert (PCA) bzw. kontinuierlich über Pumpensysteme zugeführt (Meier u. Büttner 2003).

Diese Verfahren werden inzwischen sehr erfolgreich in der Rehabilitation eingesetzt. Von Vorteil ist hierbei nicht nur die *Analgesie*, sondern auch die regionale *Sympathikolyse*, die mit diesen Techniken einhergeht. Therapeutisch kann dieser Effekt dazu genutzt werden, die Durchblutung der Extremität zu optimieren und einen sympathisch unterhaltenden Schmerz (z. B. CRPS I) zu behandeln.

Während die kontinuierliche *axilläre Plexusanalgesie* schon seit längerer Zeit zur Schmerztherapie bei Mobilisation von Ellbogen oder Hand (z. B. postoperativ, posttraumatisch) eingesetzt wird, ist die Möglichkeit einer kontinuierlichen *N.-suprascapularis-Blockade* zur Behandlung von Schulterschmerzen relativ neu (Meier et al. 2002, 2003). Es handelt sich hierbei um ein sehr effektives, risikoarmes Verfahren, das gerade auch im Vergleich zu einer *interskalenären Plexusanästhesie* über das bessere Nebenwirkungsprofil verfügt (Meier et al. 2001).

An der unteren Extremität wurde der *N.-femoralis-Katheter* als sog. 3-in-1-Katheter zur Schmerztherapie in einem Fallbericht von Rosenblatt zum 1. Mal 1980 beschrieben und klinisch eingeführt, aber erst 1999 ist von einer französischen Arbeitsgruppe der Vorteil dieser Methode in der Rehabilitation nachgewiesen worden (Capdevila et al. 1999). Nach großen kniechirurgischen Operationen wurde in dieser Studie der Verlauf bei Patienten mit einer kontinuierlichen periduralen Analgesie, bei Patienten mit einer kontinuierlichen *N.-femoralis-Blockade* und bei

Patienten mit einer intravenösen patientenkontrollierten Analgesie untersucht.

Die Patienten mit den regionalanästhesiologischen Verfahren hatten eine signifikant kürzere Rehabilitationszeit bis zur Entlassung. Die Gruppe mit dem N.-femoralis-Katheter hatte auch im Vergleich zur Periduralanästhesiegruppe das bessere Nebenwirkungsprofil. Der Einsatz dieser Methode auf Allgemeinstation ist unproblematisch. Dies gilt auch für die kontinuierlichen proximalen und distalen Techniken der N.-ischiadicus-Blockade (Meier 2001).

Diese relativ neuen Methoden haben ein größeres Spektrum zur Behandlung von Schmerzen bzw. Funktionseinschränkungen im Bereich der Kniekehle, des Spunggelenks oder Fußes eröffnet. Auch diese Verfahren sind risikoarm und können unproblematisch in der Rehabilitation eingesetzt werden.

Fazit
- Die medikamentöse Schmerztherapie in der Orthopädie und Traumatologie sollte als balancierte Analgesie auf der Grundlage eines multimodalen Konzeptes durchgeführt werden. Hierbei können saure und nichtsaure antipyretisch wirkende Analgetika miteinander oder mit Opioiden kombiniert werden. Nozizeptorschmerz ist eine Indikation für antipyretisch wirkende Analgetika.
- Bei starken und chronifizierten Schmerzen ist der Einsatz von Opioiden häufig notwendig. Die Kombination eines antipyretisch wirkenden Analgetikums mit einem Opioid trägt zu einem opioideinsparenden Effekt bei.
- Im Rahmen eines multimodalen Konzeptes können zur Schmerztherapie und zur Unterstützung physiotherapeutischer Maßnahmen einzeitige oder kontinuierliche regionale Analgesievefahren sinnvoll eingesetzt werden. Diese Verfahren sind eine Bereicherung des therapeutischen Spektrums und werden inzwischen vermehrt auch im Rahmen rehabilitativer Maßnahmen durchgeführt.

Literatur

Bürkle H, Gogarten W, Van Aken H (2003) Injizierbare Nicht-Opioid-Analgetika in der Anästhesie. Anästhesiol Intensivmed 44: 311–322

Büttner J, Meier G (1999) Kontinuierliche periphere Techniken zur Regionalanästhesie und Schmerztherapie. UNI-MED Verlag, Bremen

Capdevila X, Barthelet Y, Biboulet Ph (1999) Effects of perioperative analgesic technique on the surgical outcome and duration of rehabilitation after major knee surgery. Anesthesiology 91: 8–15

De Witt DL (1999) Cox-2-selective inhibitors: the new super aspirins. Mol Pharmacol 55: 625–631

Diener HC, Maier C (1997) Das Schmerztherapie Buch. Urban & Schwarzenberg München Wien Baltimore

Gybels J (1998) Neurostimulation of pain. Eur J Pain 2: 203–209

Hinz B, Brune K (2000) Specific cyclooxygenase-2 inhibitors. Basis and options of a pharmacotherapeutic concept. Anaesthesist 49: 964–971

Krämer J, Nentwig G (1999) Orthopädische Schmerztherapie. Enke, Stuttgart

McMurry RW, Hardy KJ (2002) COX-2 inhibitors: today and tomorrow. Am J Med Sci 323: 181–189

Meier G (2001) Periphere Nervenblockaden der unteren Extremität. Anaesthesist 50: 536–559

Meier G, Büttner J (2003) Regional anaesthesia – pocket compendium of peripheral nerve blocks. Arcis, München

Meier G, Büttner J (2004) Atlas der peripheren Regionalanästhesie – Anatomie, Anästhesie, Schmerztherapie. Thieme, Stuttgart

Meier G, Bauereis C, Maurer H, Meier T (2001) Interskalenäre Plexusblockade. Anaesthesist 50: 333–341

Meier G, Bauereis C, Maurer H (2002) Die kontinuierliche Nervus suprascapularis-Blockade zur Schmerztherapie der Schulter. Anaesthesist 51: 747–753

Meier G, Maurer H, Bauereis C (2003) Perivaskuläre axilläre Plexusanästhesie. Anaesthesist 52: 535–539

Schockenhoff B (2002) Spezielle Schmerztherapie. Urban & Fischer, München Jena

Twycross RG (1999) Opioids. In: Wall PD, Melzack R (eds) Texbook of pain. Churchill Livingstone, Edingburgh London New York, pp 1187–1214

Winkelmüller M, Winkelmüller W (1996) Long-term effects of continuous intrathecal opioid treatment in chronic pain of non malignant etiology. J Neurosurg 85: 458–467

Wörz R (2001) Differenzierte medikamentöse Schmerztherapie. Urban & Fischer, München Jena

Zenz M, Jurna I (2001) Lehrbuch der Schmerztherapie, Wissenschaftliche Verlagsgesellschaft, Stuttgart

3.11 Neuraltherapie

I. Mudra

3.11.1 Wirkweise und Wirkspektrum

Je nach Therapieziel können Lokalanästhetika zur Schmerzlinderung, zur zeitweiligen Anästhesie oder zur Verbesserung der Gewebetrophik eingesetzt werden. Je geringer der nozizeptive Input, desto geringer ist die Wahrscheinlichkeit des chronischen Schmerzsyndroms. Daher sollte die Neuraltherapie schon frühzeitige Begleittherapie bei degenerativen Erkrankungen sein sowie präoperativ, postoperativ, posttraumatisch, während der Rehabilitation und zu jeder weiteren Zeit danach zum Einsatz kommen.

Mit Lokalanästhetika können Schmerzpunkte, Schmerzzonen, Triggerpunkte und schmerzhafte, indurierte Narben zeitweilig ausgeschaltet werden. Während dieser Zeit kann der Stoffwechsel im erkrankten Gewebe störfrei vorangehen, die Durchblutung verbessert und die Interaktion des geschädigten Gewebes mit dem Gesamtorganismus verbessert werden, wodurch Mobilisationsbehandlungen erleichtert und deren Therapieergebnis verbessert werden können. Begleitödeme werden schneller abgebaut und reflektorische Muskelverspannungen

Tabelle 3-10. Übliche Neuraltherapeutika. (Aus: Badtke u. Mudra 1998)

	Procain	Prilocain	Lidocain
Chemische Struktur	Ester	Amid	Amid
Abbau	Im Gewebe	In der Leber	In der Leber
Konzentration [%]	0,5–1	0,5–1	0,5–1
Oberflächenanästhesie	Nein	Ja	Ja
Wirkungseintritt	Nach 5–10 min	Nach 3–5 min	Nach 1–3 min
Wirkungsdauer	20–30 min	1–2,5 h	2–4 h
Empfohlene Maximaldosis [mg]	600 (im Bereich des Kopfes 200)	400	300
Plazentapassage	Nein	Ja	Ja

zeitweilig unterbrochen, was förderlich für Krankengymnastik und Bewegungsaufbau ist.

3.11.2 Methoden

Die therapeutischen Injektionen können in (fast) jedes Gewebe, auch in morphologisch oder reflektorisch geschädigte Strukturen, gegeben werden, z. B. an und in den Frakturspalt, an und in Wunden und deren Wundränder, an und in Knochengewebe, an die Knochenhaut, in die Muskulatur einschließlich in/an Muskelfaserrisse oder deren Narben, an traumatisiertes Band- und Kapselgewebe, an geschädigte Nervenbahnen und zugehörige Ganglien. Hinzu kommen allgemein wirksame Injektionen mit Lokalanästhetika, z. B. intravenöse Injektionen, intraarterielle Injektionen und Infusionen.

Lokalanästhetika in der Neuraltherapie

Zur Anwendung kommen in der Neuraltherapie nur kurzzeitwirksame Lokalanästhetika in den Konzentrationen von 0,5–1% ohne Zusatz von Vasokonstriktiva.

> Nicht die Menge des Lokalanästhetikums, sondern die Injektionen an die richtigen und wichtigsten Reaktionsstellen entscheiden über den Therapieerfolg.

Alle in **Tabelle 3-10** genannten Lokalanästhetika wirken anästhetisch, sympathikolytisch und spasmolytisch. Procain wirkt gefäßerweiternd, besonders im kapillären Bereich, kapillarabdichtend und entzündungshemmend.

Einen besonderen Stellenwert hat die Procain-Basen-Infusion (Reuter u. Oettmeier 2000). Der Basenzusatz bewirkt eine deutlich bessere Membranverfügbarkeit des Procains bei alkalisierter Zellumgebung. Ein weiterer Vorteil ist der systemische Effekt. Je nach Akuität und Therapiezielen werden Procainmengen von 0,1–0,5 g mit einem Zusatz von 20–120 ml einer 8,4%igen Natriumhydrogenkarbonatlösung pro 500 ml physiologische Kochsalzlösung verabfolgt. Die Infusionszeit sollte etwa 60 min betragen. Die Anzahl der Infusionen ist praktisch unbegrenzt. Die in alter Literatur postulierte Allergisierungsrate des Procains (sog. Paragruppenallergie) konnte in der neuraltherapeutischen Praxis nie bestätigt werden (Reuter u. Oettmeier 2000; Mudra 1996, 2003; Hahn-Godefroy 1993).

Für Infusionen mit Lidocain werden 10 ml 1%iges Lidocain auf 250 ml physiologische Kochsalzlösung empfohlen; Infusionszeit etwa 30 min.

Die in alter Literatur heraufbeschworene Komplikationsgefahr ist in jahrzehntelanger Anwendung ad absurdum gestellt worden. Bei sorgfältiger Handhabung und Beachtung nachstehender Kontraindikationen und Einschränkungen gehört die Neuraltherapie zu den sicheren und sofort überschaubaren Therapiemethoden.

> **Cave**
> - Für alle Injektionstechniken ist die wichtige Kontraindikation zu beachten: die Hämophilie.
> - Für alle Lokalanästhetika sind die bekannten Kontraindikationen zu beachten:
>   – Allergien auf Lokalanästhetika,
>   – relative Anwendungsbeschränkungen gelten bei AV-Block ≥II. Grades,
>   – relative Anwendungsbeschränkungen gelten bei Antikoagulanzientherapie.

Strategie und Therapie
Präoperative Neuraltherapie
Präoperativ sollte die von Huneke beschriebene neuraltherapeutische Störherdsanierung erfolgen, je nach Anamnese mit Injektionen an Zähne, Nasennebenhöhlen, Narben usw.

Bei geplanter prothetischer Versorgung sind angeraten:
- präkapsuläre Umflutung des erkrankten Gelenkes,
- Injektionen an dominante Schmerzpunkte in der umgebenden Muskulatur einschließlich ihrer Insertionsstellen,
- intraarterielle Injektionen und/oder intravenöse Injektionen oder Infusionen,
- Plexusblockaden.

Während der Operation sollte neben der systemischen Gabe zusätzlich und unabhängig die Regionalanästhesie erfolgen.

Postoperative Neuraltherapie
Sie dient vorzugsweise der schnelleren Wundheilung und dem Abbau der Ödeme. Daher sind wundrandnahe Injektionen wichtig und evtl. Injektionen an das jeweilige sympathische Ganglion. Bewährt haben sich intravenöse und periarterielle Depots mit Lokalanästhetika (C-Faserverlauf), um einem Sudeck-Syndrom vorzubeugen.

Neuraltherapie während der Rehabilitation
Gezielte neuraltherapeutische Injektionen müssen fester Bestandteil des Therapieprogramms in jeder Phase der Rehabilitation sein. Je nach Behandlungsziel sind anfangs lokale oder allgemein entstauende Maßnahmen in Form von lokalen oder intravenösen Injektionen sinnvoll. Im weiteren Rehabilitationsverlauf können Detonisierung der schmerzhaft verspannten Muskulatur oder Schmerztherapie am Knochen oder Stumpf vordergründig werden.

Wichtig ist das Zentrieren der neuraltherapeutischen Injektionen auf Schmerzpunkte und Zonen. Nach genauer Palpation der maximal schmerzhaften Punkte, bei Muskelpunkten auch an deren Insertionsstellen, an Periostpunkten, an Narben usw. werden pro Injektion 0,2–0,5 ml Lokalanästhetikum deponiert. Danach sollte die gezielte Dehnung oder Beübung erfolgen. Schmerzfreie oder schmerzarme Beübung schafft mehr Möglichkeiten und damit mehr Muskelaufbau und Anpassung an neue Bewegungsabläufe. Werden diese Lokalanästhetika zusätzlich intravenös, intraarteriell oder an vegetative Ganglien injiziert, so wirken sie entstauend und ödemreduzierend. Das ist von Vorteil, wenn es darum geht, Prothesen rechtzeitig und optimal anpassen zu können.

> **Praxistipp**
> Im Rahmen einer Amputation ist die zweite Extremität häufig bereits längere Zeit fehlbelastet gewesen und wird es nach der Amputation noch vermehrt bleiben. Daher ist es wichtig, die zweite Extremität als ebenso behandlungsbedürftig zu betrachten und in das Neuraltherapieprogramm einzubeziehen.

Therapiekomplex Schulter-Arm
Zunächst gilt frühzeitiges Infiltrieren der Wundränder und der Narben. Zur optimalen Limitierung von Schmerzpunkten ist es ratsam, Bewegungsabläufe bis zur Schmerzgrenze ausführen zu lassen und dann die maximalen Schmerzpunkte zu definieren und zu infiltrieren. Je nach Trauma, Disposition und Vorerkrankungen sind es meist Muskelpunkte in der Mitte des M. trapezius, am distalen Faserteil des M. deltoideus, am Ansatz des M. rhomboideus major, in der Mitte des M. infraspinatus und im M. levator scapulae. Darüber hinaus ist immer der M. serratus anterior an seinen Insertionsstellen und der M. pectoralis zu prüfen. Prüft man die weitere Muskelfunktionskette, so finden sich häufig Myalgiezonen in den Extensoren und/oder Flexoren des Unterarms und an den Epikondylen.

Zusätzlich sind intravenöse Injektionen und intraarterielle Injektionen in die A. axillaris angeraten, auch Stellatumblockaden. Sie dienen der Reduzierung von Ödemen, zur Reduzierung des Gesamtschmerzinputs und zur Stabilisierung des Vegetativums und damit zur Prophylaxe eines Sudeck-Syndroms. Weitere wirksame Therapieoptionen sind Injektionen an den Plexus axillaris und die Schulterblockaden nach Wilhelm (N. suprascapularis und Proc. coracoideus).

> Infolge Fehlbelastung entstehen auch auf der Gegenseite der Skapula und an der zweiten Extremität Myalgiezonen und Insertionstendinosen. Die häufigsten Schmerzstellen befinden sich am medialen Skapularand, im M. trapezius und an den Epikondylen. Diese Befunde müssen selbstverständlich in das neuraltherapeutische Programm aufgenommen werden.
>
> Je nach begleitender Symptomatik können die Beseitigung von eventuellen Rippenblockierungen und präperiostale Injektionen an druckschmerzhafte Dorne der Hals- und Brustwirbelsäule erforderlich sein.

Therapiekomplex Becken-Bein
Zentrieren der neuraltherapeutischen Injektionen je nach Befund auf Wunden, Stumpf- und myoplastische Regionen. In jedem Fall gilt für die neuraltherapeutische Diagnostik die funktionelle Einheit von Lendenwirbel-

säule, Becken und Bein. Deshalb ist es schon vor Rehabilitationsbeginn wichtig, Injektionen an schmerzhafte Periostpunkte der Dornfortsätze an LWS, am Os sacrum und in schmerzhafte Abschnitte der Iliosakralgelenke zu setzen. Schwerpunkt ist das Zentrieren der Injektionen auf jene schmerzhaften Muskel- und Triggerpunkte, welche eine optimale Rehabilitation behindern könnten. Häufige Triggerpunkte findet man in den Mm. glutaeus maximus et medius, im M. piriformis und im M. tensor fasciae latae. Sie sind meist Ursache von pseudoradikulärer Schmerzausbreitung. Je nach Verletzung können sich Triggerpunkte in den Adduktoren oder im M. rectus femoris bilden.

Bei (häufig begleitender) Blockierung in den Tibiofibulargelenken wird ein Depot von 1–2 ml ebendort gesetzt, und zusätzlich werden die Maximalpunkte in den Zehenhebern infiltriert. Je nach Befund gehören auch Injektionen an den Bandapparat der Malleolen und an die jeweils traumatisierte Gelenkkapsel.

Diese lokalen Infiltrationen können je nach Bedarf kombiniert werden mit Injektionen von 2–3 ml Procain in und an die A. femoralis. Auch Injektionen an den Frankenhäuser-Plexus bei der Frau bzw. an die Prostata beim Mann fördern die vegetative Euregulation. Die zweite Extremität und die andere Beckenseite sind in das neuraltherapeutische Programm zu integrieren, z. B. Injektionen an die Iliosakralgelenke und in Maximalpunkte der Mm. glutaei der Gegenseite.

Therapiekomplex Wirbelsäule-Becken

Mit der gezielten Injektion eines Lokalanästhetikums an die in Frage kommende(n) Nervenwurzel(n) lässt sich eine radikuläre Schmerzsymptomatik von einer pseudoradikulären unterscheiden. Letztere wird meistens von Triggerpunkten in den Mm. glutaei oder von Periostpunkten der Iliosakralgelenke ausgelöst. Bei dem sog. Postlaminektomiesyndrom handelt es sich erfahrungsgemäß um sekundäre Triggerpunkte aus den Mm. glutaei, die mit Lokalanästhetika gut zu behandeln sind.

Prä- und postoperativ oder posttraumatisch sollten die jeweils schmerzhaften Areale infiltriert werden. Neuraltherapeutische Injektionen konzentrieren sich daher meist auf präperiostale Injektionen an Dornfortsätze und an zugehörige Ligg. interspinalia, Ligg. longitudinales post. und an Ligg. transversaria. Eine begleitende Schmerzsymptomatik kann auch von wirbelsäulennahen kleinen Muskeln ausgehen, z. B. den Mm. rotatores und Mm. multifidi. Die gezielte Infiltration hier und an tastbare Schmerzpunkte und sekundäre Triggerpunkte in den M. erector spinae, M. spinalis thoracis, M. latissimus dorsi usw. bringen deutliche Besserung der Schmerz- und Bewegungssituation.

Injektionen an/in Narben und zugehöriges Bandgewebe in Kombination mit der Infiltration von Triggerpunkten in den Mm. glutaei und an/in die Iliosakralgelenke können langwierige Schmerzchronifizierung nach Bandscheibenoperation oder Fusion verhindern und die begleitende Medikation reduzieren.

Weitere neuraltherapeutische Injektionen sind möglich, wie die Injektion nach Mink (an kleine Wirbelgelenke). Paravertebrale Blockaden nach Fervers und Shaw (monoradikuläre Wurzelausschaltung), Injektionen an den Plexus sacralis, auch die Sakralanästhesie (Kaudalanästhesie) können wirkungsvolle Hilfe bringen. Bei ausgedehnten trophischen Störungen postoperativ oder posttraumatisch sind intravenöse Injektionen, Infusionen und/oder Injektionen an das Ggl. stellatum oder an die Ganglien des sympathischen Grenzstranges von L1–L4 wirkungsvoll.

> **Fazit**
> - Neuraltherapie ist als eine sehr effektive Behandlungsmethode prä-, peri- und postoperativ sowie in jeder Rehabilitationsphase anwendbar.
> - Zur Anwendung kommen in der Neuraltherapie nur kurzzeitwirksame 0,5–1%ige Lokalanästhetika ohne Zusatz von Vasokonstriktiva.
> - Nicht die Menge des Lokalanästhetikums, sondern die Injektionen an die richtigen und wichtigsten Reaktionsstellen entscheiden über den Therapieerfolg.
> - Neuraltherapeutische Injektionen mit Procain bewirken in systemischer Gabe (intravenös, intraarteriell und als Infusion) die Euregulation und Ödemreduktion des geschädigten Gewebes.
> - Neuraltherapeutische Injektionen mit Prilocain oder Lidocain unterbrechen Schmerzleitungen und alle zugehörigen reflektorischen Fehlfunktionen wie Muskelverspannungen, Myalgien, Vasokonstriktion usw.
> - Die therapeutischen Injektionen können in (fast) jedes Gewebe gegeben werden, z. B. an und in den Frakturspalt, an und in Wunden und deren Wundränder, an und in Knochengewebe, an die Knochenhaut, in die Muskulatur, an/in Narben, an traumatisiertes Band- und Kapselgewebe, an geschädigte Nervenbahnen und zugehörige Ganglien.
> - Mit einer gezielten Anamnese und einer sorgfältigen Diagnostik können die therapeutischen Injektionen zentriert werden. Es ist ratsam, Bewegungsabläufe bis zur Schmerzgrenze führen zu lassen und dann die maximalen Schmerzpunkte zu definieren und zu infiltrieren.
> - Der gesamte Halte- und Bewegungsapparat ist als funktionelle Einheit anzusehen. Muskelfunktionsketten bilden Therapiekomplexe, z. B. den Becken-Bein-Komplex. Bei Amputation ist auch die zweite

> - Extremität in die neuraltherapeutische Diagnostik zu integrieren.
> - Die Wiederholung gezielter neuraltherapeutischer Injektionen bewirkt Stabilität und Optimierung für den Bewegungsaufbau.
> - Intraarterielle und präganglionäre Injektionen sind wirksam zur Prophylaxe bzw. zur Therapie eines Sudeck-Syndroms.

Literatur

Anon (1982) Anatomical atlas of Chinese acupuncture points. Shandong science and technology press, Jinan, China
Badtke G, Mudra I (Hrsg) (1998) Neuraltherapie, Lehrbuch und Atlas, 2. Aufl. Ullstein Medical, Wiesbaden
Barop H ((1996) Lehrbuch und Atlas Neuraltherapie nach Huneke. Hippokrates Stuttgart
Hahn-Godeffroy J.D (1993) Procain in der Neuraltherapie nach Huneke, Allgemeinarzt 15
Mudra I (1996) Akupunktur und Neuraltherapie. In: Pothman R (Hrsg) Systematik der Schmerzakupunktur. Hippokrates, Stuttgart
Mudra I (2003) Chronischer Kopfschmerz, neuraltherapeutische Konzeptionen für Diagnostik und Therapie. Ganzheitsmedizin 4/1: 6–10
Reuter U, Oettmeier R (2000) Procain in der Schmerztherapie. Schmerzther Kolloqu 4: 16–17
Tilscher H, Eder M (1989) Infiltrationstherapie: therapeutische Lokalanästhesie. Hippokrates, Stuttgart
Dosch P (1983) Lehrbuch der Neuraltherapie nach Huneke, 11. Aufl. Haug, Heidelberg
Zieglgänsberger W (1999) Schmerz und Streß, Schmerzther Kolloqu 15. Jahrg, Sonderheft 4: 5–8

3.12 Akupunktur

A. Molsberger

Das Hauptindikationsgebiet der Akupunktur sind die Erkrankungen der Stütz- und Bewegungsorgane. Sie hat sich in den letzten 20 Jahren in der westlichen Medizin, und hier besonders in Deutschland, als verbreitete Therapieform etabliert. Wurde sie Anfang der 1980er Jahre noch als alternative Außenseitermedizin stigmatisiert, so zählt sie heute bei Ärzten und Patienten zu den beliebtesten Therapieformen. So wenden nach Schätzungen der Kassen und Angaben der Akupunkturgesellschaften bis zu 40.000 Ärzte (ca 30% aller niedergelassenen Kollegen) die Methode in Deutschland an. Mehr als jeder zweite niedergelassene Orthopäde bietet die Akupunktur an. Allein 12.000 Ärzte nehmen an den Modellvorhaben zur Erforschung der Akupunktur, den größten ambulanten Therapiestudien der Nachkriegszeit, teil. Die Kosten der gesetzlichen Kassen für Akupunkturbehandlungen liegen zwischen 200 und 270 Mio. Euro (1,0–1,4% des Budgets für Medikamente und Hilfsmittel; Molsberger et al. 2002).

Um die Zeitenwende hat sich die Akupunktur in China zusammen mit der traditionellen chinesischen Medizin unter Einbeziehung konfuzianischer Ideensysteme entwickelt (Unschuld 1997). Damit ist die Akupunktur eine empirisch und historisch gut begründete Therapiemethode, deren klinische Wirksamkeit bei verschiedenen Krankheitsbildern und Krankheitsstadien gewissermaßen in einem »unkontrollierten Feldversuch«, im täglichen Einzelexperiment von Arzt zu Patient, über 2000 Jahre lang beobachtet werden konnte. Dass sie sich unter diesen Beobachtungsbedingungen bis heute gehalten hat, spricht für einen therapeutischen Nutzen und v. a. gegen ausgeprägte unerwünschte Wirkungen. Dieses »evolutionäre Argument« für die Wirksamkeit der Akupunktur begründet das über alle kulturelle Schranken hinweg wachsende Interesse der westlichen Medizin an der Akupunktur – im klinischen Einsatz und in der wissenschaftlichen Erforschung.

3.12.1 Wirkweise und Wirkspektrum

Der Nadeleinstich an Akupunkturpunkten stimuliert periphere Rezeptoren. Afferente Bahnen dünner myelinisierter Nervenfasern leiten den Reiz zum Hinterhornneuron. Dort, auf segmentaler Ebene, wird auf ein 2. Neuron umgeschaltet, und die Erregung erreicht über den Tractus spinothalamicus das ZNS. Auf segmentaler Ebene stimuliert die Akupunktur mindestens die Ausschüttung der Neurotransmitter Enkephalin und Dynorphin, im Bereich des ZNS mindestens die Ausschüttung von β-Endorphin und Serotonin. Durch diese in der Literatur sehr gut belegten neurophysiologischen Mechanismen wird eine Modulation der Schmerzwahrnehmung erreicht; sie erklären v. a. die kurze analgetische Wirkung der Akupunktur (Pomeranz 2000).

Eine neuere Hypothese postuliert die Stimulation spezifischer Wachstumsfaktoren durch die Akupunktur; hierzu gehören »transforming growth factor« β1 und 2 (TGFB 1, TGFB 2), »insulin like growth factor« (IGF 1, 2), »bone derived growth factor« (BDGF), »fibroblasten growth factor« (FGF), »nerve growth factor« (NGF). Durch diese immunologischen Mechanismen lässt sich die bei chronischen Erkrankungen der Stütz- und Bewegungsorgane zu beobachtende langfristige regenerative Wirkung der Akupunktur erstmalig erklären (Molsberger 1994).

3.12.2 Ergebnisse klinischer Forschung

In den letzten 20 Jahren wurden hunderte kontrollierte und nicht kontrollierte Studien zur Akupunktur publiziert. Die meisten Arbeiten weisen allerdings methodische, biometrische und/oder qualitativ-handwerkliche Mängel bei der Akupunkturbehandlung auf. Klinische Studien, die strengen wissenschaftlichen Ansprüchen der evidenzbasierten Medizin genügen – d. h. prospektive, kontrollierte, randomisierte, wenn möglich verblindete Studien nach den Prinzipien der »good clinical practice«

(GCP) –, finden sich genauso selten wie im Bereich der konventionellen Medizin (Stux et al. 2003, Molsberger u. Böwing 1997). Vor diesem Hintergrund entspricht somit die klinisch wissenschaftliche Situation in der Akupunktur etwa derjenigen der westlichen Medizin: Nur knapp 4% aller Therapieverfahren sind hier wie dort durch Wirksamkeitsnachweise belegt (Gerlach 2001).

Bereits seit den 1990er Jahren haben öffentliche Förderprogramme (»Unkonventionelle Medizinische Richtungen«, Forschungsförderprogramm des BMBF) zum Ziel, den Mangel an guten klinischen Studien zu beheben. Publikationen hierdurch geförderter Studien haben in den letzten Jahren die Nachweislage zur Akupunktur insbesondere zu orthopädischen Indikationen wie HWS-Syndrom, chronischer Kreuzschmerz, chronischer Schulterschmerz, deutlich verbessert (Leibing et al. 2002, Irnich et al. 2001, Molsberger et al. 2002a-c).

1997 konstatierte das National Institute of Health (USA) in seinem »Consensus Development Statement« zur Akupunktur, dass für die Wirksamkeit der Akupunktur bei Erkrankungen des Bewegungsapparates gesicherte wissenschaftliche Nachweise – d. h. Studien mit gutem Studiendesign, die von unabhängigen Arbeitsgruppen wiederholt worden sind – fehlten. Jedoch existierten nach Auffassung des NIH im Bereich der Stütz- und Bewegungsorgane gute Studien, die eine analgetische Akupunkturwirkung bei Tennisarm und Fibromyalgie aufzeigten (NIH 1997).

In Deutschland kam im Oktober 2000 der HTA-Bericht des Bundesausschusses der Ärzte und Krankenkassen in seiner Bewertung der Akupunktur zum Ergebnis, dass Hinweise für eine mögliche Wirksamkeit, die weitere klinische Erforschung begründeten, sich für Spannungskopfschmerz, Migräne, Arthrose und Kreuzschmerz fänden (Akupunktur 2001). Der NIH- und HTA-Bericht wurde an verschiedenen Stellen kritisch diskutiert. Tenor: Trotz Bemühung um wissenschaftliche Objektivität spiegelten beide Statements eher die Meinung des beteiligten politischen Plenums als die tatsächliche wissenschaftliche Nachweislage wider (Akupunktur 2001; Molsberger et al. 2002a-c).

Aufgrund des Ergebnisses des HTA-Berichtes verpflichtete der Bundesausschuss der Ärzte und Krankenkassen im Oktober 2000 die GKV, die Akupunkturbehandlung nur noch dann zu bezuschussen, wenn im Rahmen von Modellprojekten die Wirksamkeit der Akupunktur bei chronischem Kreuzschmerz, Gonarthroseschmerz, Spannungskopfschmerz und Migräne wissenschaftlich erforscht wird. Die Folge sind die international größten Therapiestudien zur Akupunktur unter Bedingungen der ambulanten Versorgung (Molsberger et al. 2002a-c).

Bei der Beurteilung der klinischen Akupunkturforschung muss man weiterhin berücksichtigen, dass für viele klinisch häufige Akupunkturindikationen kontrollierte Studien noch gar nicht durchgeführt worden sind, die Frage des Wirksamkeitsnachweises also noch gar nicht gestellt wurde. Dies gilt z. B. für die Therapie aller Ansatztendinosen außer Tennisarm. Die Frage der Wirksamkeit bleibt dort zzt. unbeantwortet. Keinesfalls darf dies, wie fälschlich häufig angenommen, gleichgesetzt werden mit einer erwiesenen Unwirksamkeit. Tatsächlich gibt es – unabhängig von den z. T. gegensätzlichen Ergebnissen von Studien, Übersichtsarbeiten und Metaanalysen – unseres Wissens nach für den Bereich der Stütz- und Bewegungsorgane keine Studie, die die Wirksamkeit der Akupunktur für eine gegebene Indikation widerlegt. Die Akupunkturwirkung wurde also bisher für keine dieser Indikationen falsifiziert.

Klinische Forschung zur Akupunktur bei Kreuzschmerz und Arthrose

– Kreuzschmerz

Die Problematik der klinischer Studien und deren wissenschaftliche und politische Bewertung lässt sich exemplarisch an dem verbreiteten und damit volkswirtschaftlich so wichtigen Krankheitsbild chronischer Kreuzschmerz aufzeigen. Hochrangig publizierte Metaanalysen und Reviews, die die gleichen klinischen Studien zum gleichen klinischen Krankheitsbild analysieren, kommen trotzdem zu entgegengesetzten Schlussfolgerungen und Empfehlungen. So schlossen Van Tulder et al. (2001) in einer systematischen Recherche der Cochrane Collaboration zur Akupunkturanwendung beim unspezifischen Kreuzschmerz aus der Analyse von 11 kontrollierten randomisierten Studien, dass sich eine Wirksamkeit der Akupunktur nicht nachweisen lässt und somit die Akupunktur nicht zur Therapie des chronischen Kreuzschmerzes zu empfehlen sei.

Ernst u. White (1998) hingegen kommen in seiner Metaanalyse der im Wesentlichen gleichen Arbeiten zum entgegengesetzten Ergebnis: Die Akupunktur sei verschiedenen Kontrolltherapien deutlich überlegen und stelle einen vielversprechenden Therapieansatz dar.

Neuere Arbeiten zeigen den Einfluss der Akupunkturqualität auf das Ergebnis. Cherkin et al. (2001) zeigten eine Überlegenheit der Massage gegenüber Akupunktur bei chronischem Kreuzschmerz in einer nicht verblindeten RC-Studie, sofern die Akupunktur von Nichtärzten mit zu geringer Anwendungshäufigkeit durchgeführt wurde. Leibing et al. (2001) zeigten in einer verblindeten RC-Studie an 150 Patienten zu chronischem Kreuzschmerz, dass eine nicht lege artis durchgeführte Verumakupunktur (keine Nadelung von Ahshi-Punkten), zwar einer krankengymnastischen Therapie, jedoch nicht einer Sham-Akupunktur überlegen ist.

Eine eigene neue RC-Studie an 186 verblindeten Patienten mit chronischem Kreuzschmerz vermeidet diese handwerklichen Fehler und zeigt, dass durch eine

Tabelle 3-11. Neuere kontrollierte Studien zu Arthrose und LWS-Syndrom

Erst-autor (Jahr)	Indikation (Patienten-anzahl)	Design (Patienten-anzahl)	Verblindung	Zielkriterien	Ergebnis
Bermann (1999)	Gonarthrose (63)	Akupunktur (37), Standardtherapie (36)	Nein	Schmerz und Funktion (WOMAC)	Verum + Standardtherapie signifikant besser als Standardtherapie allein
Fink (2000)	Coxarthrose (65)	Verumakupunktur (33), Shamakupunktur (32), 9 Sitzungen	Patienten und Untersucher verblindet	Schmerz (VAS), Funktion	Signifikante Schmerzbesserung in Verum und Sham, aber kein signifikanter Unterschied zwischen Verum und Sham; Verum mehr Responder, weniger Dropouts
Molsberger (2002)	LWS (186)	Verumakupunktur + Standard (65), Shamakupunktur + Standard (61), Standardtherapie allein (60), 12 Sitzungen	Patienten und Untersucher verblindet	Schmerz (VAS), Globale Bewertung, Funktion	Akupunktur + Standardtherapie signifikant besser als Kontrollgruppen direkt nach Therapieende und nach 3 Monaten
Cherkin (2001)	LWS (262)	Akupunktur (94), Massage (78), Eigentherapie (90), 8 Sitzungen	Nein	Schmerz (Skala 0–10), Funktion	Massage besser als Akupunktur nach 10 und 52 Wochen
Leibing (2002)	LWS (150)	Verumakupunktur, Shamakupunktur, Krankengymnastik	Verblindet	Schmerz, Funktion u. a.	Verum nicht besser als Sham; beide besser als Krankengymnastik

zusätzliche Akupunkturtherapie die Ergebnisse einer konservativen Standardtherapie bei chronischem Kreuzschmerz hochsignifikant verbessert werden (Molsberger et al. 2002b). Einen Überblick gibt **Tabelle 3-11**.

- Arthrose

Ezzo et al. (2001) kommen in einer systematischen Reviewarbeit zum Ergebnis, dass es deutliche Beweise («strong evidence») für die schmerzlindernde, nicht aber für die funktionsverbessernde Wirkung der Verumakupunktur im Vergleich zu einer Sham-Akupunktur gibt. Dass Akupunktur mit 16 Sitzungen innerhalb von 8 Wochen zusätzlich zur Standardtherapie ein besseres Ergebnis als Standardtherapie allein bei gonarthrosebedingten Schmerzen erzielt, zeigten Berman et al. (1999).

Eine neuere Arbeit von Fink et al. (2000) zur Akupunktur bei Coxarthrose zeigte bei geringer Sitzungsanzahl und nur kurzer Therapiedauer von 3 Wochen an 67 Patienten nach 9 Sitzungen keinen Unterschied der Verumakupuntur zu einer Shamkontrollgruppe, bei der Nadeln an Nichtakupunkturpunkte in gleicher Tiefe wie in die Akupunkturpunkte gestochen wurden. In beiden Gruppen besserten sich die Beschwerden nach 6 Wochen signifikant; in der Verumgruppe fand sich eine höhere Befundkonstanz, eine höhere Responderrate und eine geringere Dropoutrate (**Tabelle 3-11**).

Unerwünschte Wirkungen

Die wissenschaftliche Bewertung der Therapieform Akupunktur erfordert neben dem Wirksamkeitsnachweis die Erfassung von Häufigkeit und Art der (schweren) unerwünschten Wirkungen und deren Abwägen gegen den Therapienutzen. Verschiedene Publikationen wie eigene prospektive Studienergebnisse im Rahmen der German Acupuncture Trials an über 190.000 Patienten – dies entspricht ca 1,9 Mio. Akupunkturbehandlungen – zeigen, dass leichte unerwünschte Wirkungen wie Hämatome am Einstichort (5,1%), Symptomverschlechterung (1,3%), vasovagale Synkopen während der Behandlung (0,7%) selten sind und schwere unerwünschte Wirkungen wie z. B. Pneumothorax maximal mit einer Häufigkeit von 1: 300.000 Behandlungen zu beobachten sind. Zu berücksichtigen ist neben einem wahrscheinlichen Underreporting, dass Nadelungsschmerz, Blutungen am Einstichort und Müdigkeit nach der Behandlung therapeutisch erwünscht sein können und die Gefahr der Infektionsübertragung durch die Verwendung steriler Einmalnadeln ausgeräumt ist.

Da in kontrollierten Studien die Wirksamkeit der Akupunktur mit derjenigen konventioneller Maßnahmen verglichen wird, interessiert dieser Vergleich auch im Bereich der unerwünschten Wirkungen. Hier wiesen Lazarou et al. (1998) darauf hin, dass im Bereich der konventionellen Medizin jährlich allein in den USA zwischen 76.000 und 137.000 Patienten an unerwünschten Medikamentennebenwirkungen sterben, mithin unerwünschte Medikamentennebenwirkungen an 4.–6. Stelle der Todesursachen stehen. Nach bisheriger Datenlage muss die Akupunktur, trotz der Möglichkeit des Underreportings in den genannten Studien, insbesondere im Vergleich zu medikamentösen Therapien, als ein besonders risikoarmes Therapieverfahren angesehen werden.

3.12.3 Anwendung der Akupunktur im Workflow der orthopädischen Rehabilitation

Die Akupunktur eignet sich prinzipiell für alle orthopädischen Krankheitsbilder, die nicht durch irreversible anatomische Veränderungen verursacht sind. Bei akuten Schmerzerkrankungen, wie z. B. Thoraxschmerz nach Rippenprellung, kann der oft innerhalb von Sekunden eintretende Therapieerfolg bereits anhaltend sein. Bei chronischen Krankheitsbildern, wie z. B. chronischer Kreuzschmerz, zeigt die Akupunktur nach in der Regel 15 Behandlungen häufig eine lang anhaltende Beschwerdefreiheit, die bis zur Ausheilung führen kann. Letzteres ist z. B. insbesondere bei chronischen Ansatztendinosen wie z. B. Achillodynie, chronischem Supraspinatussyndrom, Tennisarm und Ansatztendinosen im Wirbelsäulenbereich zu beobachten.

Die Therapie chronischer Erkrankungen erfordert in der Regel mindestens 15 Sitzungen, wobei eine erste Besserung zwischen der 6. und 10. Therapie zu erwarten ist. Hierzu besteht nationaler und internationaler Expertenkonsens (Molsberger et al. 2002a, b). Negative Therapieergebnisse – wie auch unklare Studienergebnisse in der Vergangenheit – sind häufig durch eine zu geringe Anwendungsanzahl der Akupunktur bedingt. Dies belegt auch eine retrospektive Studie an 163 Patienten mit chronischen Schmerzerkrankungen (mittlere Erkrankungsdauer 6,3 Jahre), in der wir gezeigt haben, dass bei Patienten, die sich selbst als erfolgreich behandelt bezeichneten, im Mittel 17,8 Therapiesitzungen erforderlich waren und erste Zeichen der Besserung im Mittel nach 9,8 Sitzungen auftraten (Molsberger u. Stux 1992).

> **Praxistipp**
>
> Bei akuten Erkrankungen reichen häufig 1–6 Therapiesitzungen. Bei chronischen Erkrankungen tritt eine erste Besserung zwischen der 6. und 10. Sitzung auf. Es sollten 15 Sitzungen durchgeführt werden. Wir beobachten in aller Regel eine weitere Besserung der Beschwerden innerhalb von 3 Monaten nach Therapieende (»Nachheilungsintervall«).

Qualitätskontrolle

Für die Entwicklung der Akupunkturtherapie der German Acupuncture Trials (gerac; Modellvorhaben u. a. der AOKs und BKKs) haben wir im Konsens mit führenden nationalen und internationalen Experten sowie der maßgeblichen Literatur Leitlinien zur Akupunkturtherapie entwickelt (Molsberger et al. 2003). Hieraus ergeben sich generell folgende Anforderungen an eine qualitätvolle Akupunkturbehandlung:

- Die Indikationsstellung für eine Akupunkturtherapie erfolgt unter Einbeziehung einer fachorthopädischen Diagnostik. Hierbei wird die Akupunktur nicht als Monotherapie, sondern meist in Kombination mit anderen bewährten orthopädischen Therapieverfahren eingesetzt.
- Einordnung des Krankheitsbildes nach den Kriterien der chinesischen Medizin (Blut und Qi), sowie nach den Ba-Gang-Kriterien Yin und Yang, Leere und Fülle, Kälte und Hitze, innere und äußere Störung.
- Genaue Palpation der Ahshi-Punkte (Locus dolendi) und Zuordnung zu den betreffenden Akupunkturmeridianen.
- Bei chronischen Erkrankungen mit Beteiligung mehrerer Körperregionen wird die Diagnostik durch eine chinesische Syndromdiagnostik, einschließlich Zungen- und ggfs. Pulsdiagnostik, ergänzt.
- Erstellung eines Therapieplans mit Festlegung von in der Regel 5–20 Akupunkturpunkten und der voraussichtlichen Anzahl und Frequenz der Akupunktursitzungen. Neben der Punktauswahl ist die Stichtiefe sowie Art und Intensität der Nadelstimulation – manuell, durch Wärme (Moxibustion), Schröpfköpfe oder elektrisch – zu bestimmen.
- Die Punktauswahl erfolgt zuerst nach den Meridiantheorien. Bei pathologischen Befunden in den chinesischen Syndromen werden zusätzliche energetische Punkte eingesetzt. Ein schriftlicher Ernährungsplan nach Erkenntnissen der chinesischen Medizin und ggf. eine Rezeptur entsprechend der chinesischen Phytotherapie ergänzt die Akupunktur.
- Weitere ergänzende Verfahren, wie die Bewegungstherapie Qi Gong und die chinesische Massagetechnik Tuina, können eingesetzt werden.

- Alle therapeutischen Anwendungen werden detailliert dokumentiert – insbesondere Akupunkturpunkte und Stimulationstechnik.
- Das Therapieergebnis wird evaluiert.

3.12.4 Wertung der Akupunkturtherapie der Stütz- und Bewegungsorgane

Vor dem Hintergrund vorhandener, z. T. auch widersprüchlicher klinischer Studien, Metaanalysen und systematischer Übersichtsarbeiten ergibt sich folgende Bewertung: Mehrere kontrollierte, in Bereichen wie dem chronischen Kreuzschmerz; aber noch widersprüchliche Studien und Reviews liegen vor für: Schmerztherapie bei Gonarthrose (Berman 1999; Brandmeier 1994; Ezzo et al. 2001; Molsberger et al. 1997), chronischer Kreuzschmerz (Cherkin et al. 2001; Leibing et al. 2001; Molsberger et al. 2002), Tennisarm (Haker u. Lundeberg 1990; Molsberger u. Böwing 1997; Fink 2002); Periarthritis humeri scapularis (Kleinhenz et al. 1999; Molsberger 2002; Evidenzgrad mindestens 1b).

Da nach Gerlach nur maximal 4% ärztlicher Therapiemaßnahmen evidenzbasiert sind und sich hierauf allein ärztliche Maßnahmen nicht beschränken können, basieren 96% der in der medizinischen Literatur empfohlenen Therapiemaßnahmen auf einem Expertenkonsens (Gerlach 2001). Hiernach ergeben sich zusammengefasst folgende Indikationsempfehlungen (Evidenzgrad 4; Birch u. Hammerschlag 1996; Focks u. Hillenbrand 2000; Stux et al. 2003):

HWS-Syndrom (Irnich et al. 2001), Coxarthrose (Fink et al. 2000), Fibromyalgie (Deluze et al. 1992), weitere Ansatztendinosen (Epicondylitis humeri ulnaris, Periarthritis coxae, Adduktorenreizung, Styloiditis radii et ulnae), Radikulitiden (auch bei Bandscheibenerkrankungen), Sehnenerkrankungen (Achillodynie, Tendovaginitis), posttraumatisch bedingte Schmerzen (z. B. Schmerzen nach Thoraxprellung, Schleudertrauma der HWS, Gelenkdistorsionen), Arthrosen der kleinen Gelenke, Spannungskopfschmerz und Migräne. Weitere Indikationen außerhalb der Stütz- und Bewegungsorgane s. Lehrbücher zur Akupunktur.

Fazit

- Die Akupunktur hat sich zu einer klinisch etablierten, bei Arzt und Patient beliebten Therapieform entwickelt.
- Erkrankungen der Stütz- und Bewegungsorgane sind das Hauptindikationsgebiet der Akupunktur.
- Die Nachweislage zur Wirksamkeit der Akupunktur entspricht derjenigen der konventionellen Medizin. Weitere Studien zur Verbesserung der wissenschaftlichen Nachweislage sind erforderlich.
- Hauptvorteil der Akupunktur ist eine nahezu nebenwirkungsfreie Behandlung chronischer Erkrankungen.
- Langfristige Therapieerfolge bis hin zur Ausheilung können insbesondere bei chronischen Erkankungsverläufen erzielt werden.
- Entscheidend für den Therapieerfolg ist die Einhaltung definierter Qualitätskriterien.
- Die Akupunktur erweitert das therapeutische Spektrum der westlichen Medizin. Sie wird additiv, zusammen mit bewährten westlichen Therapieformen, eingesetzt.

Literatur

Akupunktur (2001) Zusammenfassender Bericht des Arbeitsausschusses »Ärztliche Behandlungen« des Bundesausschusses der Ärzte und Krankenkassen über die Beratungen der Jahre 1999 und 2000 zur Bewertung der Akupunktur gemäß § 135 Absatz 1 SGV 5, S 39

Berman B, Singh BB, Lao I et al. (1999) A randomized trial of acupuncture as an adjunctive therapy in osteoarthritis of the knee. Rheumatology 39: 340

Birch S, Hammerschlag R (1996) Acupuncture efficacy, a compendium of controlled clincal studies. National Academy of Acupuncture and Oriental Medicine, Tarrytown, New York, p 11

Brandmaier R (1994) Gutachten zum Stand des Nachweises der Wirksamkeit der Schmerztherapie mit Akupunktur bei Gonarthrose. In: Naturheilverfahren und unkonventionelle medizinische Richtungen, Grundlagen, Methoden, Nachweissituationen. Springer, Berlin Heidelberg New York, 15.07

Cherkin DC, Eisenberg D, Sherman KJ et al. (2001) Randomized Trial comparing traditional chinese medical acupuncture, therapeutic massage, and self-care education for chronic low back pain. Arch Intern Med 161: 1081

David J, Modi S, Aluko A et al. (1998) Chronic neck pain: a comparison of acupuncture treatment and physiotherapy. Br J Rheumatol 37: 1118

Deluze C, Bosia L, Zirbs A et al. (1992) Electroacupuncture in fibromyalgia: results of a controlled trial. BMJ 305: 1249

Ernst E (1997) Acupuncture as a symptomatic treatment of osteoarthritis: a systematic review. Scand J Rheumatol 26: 444-

Ernst E, White AR (1998) Acupuncture for low back pain. A meta analysis of randomized controlled trials. Arch Intern Med 158: 2235

Ezzo J, Hadhazy V, Birch S et al. (2001) Acupuncture for osteoarthritis of the knee: a systematic review. Arthrit Rheum 44 (4): 819

Fink MG, Kunsebeck HW, Wippermann B (2000) Effect of needle acupuncture on pain perception and functional impairment of patients with coxarthrosis. Z Rheumatol 59 (3): 191

Fink M, Wolkenstein E, Karst M, Gehrke (2002) Acupuncture in chronic epicondylitis: a randomized controlled trial. Rheumatology 41 (2): 205–209

Focks C, Hillenbrand N (2000) Leitfaden Traditionelle Chinesische Medizin, Schwerpunkt Akupunktur, 2. Aufl. Urban & Fischer, München

Gerlach FM (2001) Qualitätsförderung in Praxis und Klinik – eine Chance für die Medizin. Thieme, Stuttgart New York. S. 80

Haker E, Lundeberg T (1990) Acupuncture treatment in epicondyalgia: a comparative study of two acupuncture techniques. Clin J Pain 6: 221

Irnich D, Behrens N, Molzen H et al. (2001) Randomised trial of acupuncture compared with conventional massage and »sham« laser acupuncture for treatment of chronic neck pain. BMJ 322: 1574

Kleinhenz J, Streitberger K, Windeler J et al. (1999) Randomised clinical trial comparing the effects of acupuncture and a newly designed placebo needle in rotator cuff tendinitis. Pain 83: 235–241

Lazarou J, Pomeranz B, Corey PN (1998) Incidence of adverse drug reactions in hospitalized patients. JAMA 279: 1200

Leibing E, Leonhardt U, Koster G et al. (2002) Acupuncture treatment of chronic low-back pain – a randomized, blinded, placebo-controlled trial with 9-month follow-up. Pain 96 (1–2): 189–196

Molsberger A, Böwing G (1995) The analgesic effect of acupuncture in chronic tennis elbow pain. Br J Rheumatol 33: 1162

Molsberger A, Böwing G (1997) Akupunktur bei Schmerzen des Bewegungsapparates. Kritische Analyse klinischer Studien unter besonderer Berücksichtigung der handwerklichen Qualität der Akupunktur. Schmerz 11: 24

Molsberger A, Stux G (1992) Anzahl der Sitzungen bis zum Therapieerfolg. Vortrag Kassenärztliche Bundesvereinigung, Köln

Molsberger A, Diener HC, Krämer J et al. (2002a) Die gerac Akupunktur Studien – German acupuncture trials. Dtsch Ärztebl 99: A 1819: 1824

Molsberger AF, Mau J, Pawelec DB, Winkler J (2002b) Does acupuncture improve the orthopedic management of chronic low back pain-a randomized, blinded, controlled trial with 3 months follow up. Pain 99(3): 579–587

Molsberger A, Bowing G, Haake M et al. (2002c) Acupuncture in diseases of the locomotor system. Status of research and clinical applications. Orthop 31 (6): 536–543

Molsberger A, Mau J, Gotthardt H. (2003) German research of acupuncture for shoulder pain (grasp) – does acupuncture contribute to the treatment of chronic shoulder pain (cSP). SAR meeting, Cambridge, Harvard University National Institutes of Health, Consensus Development Statement Acupuncture

Pomeranz B (2000) Acupuncture analgesia – Basic research. In: Stux G, Hammerschlag R (eds) Clinical acupuncture – scientific basis. Springer, Berlin Heidelberg New York

Stux G, Stiller N, Pomeranz B (2003) Akupunktur, Lehrbuch und Atlas, 6. Aufl. Springer, Berlin Heidelberg New York

Unschuld PU (1997) Chinesische Medizin. Beck, München

Van Tulder MW, Cherkin DC, Berman B et al. (2001) Acupuncture for low back pain (Cochrane Review. The Cochrane Library, Issue 1

3.13 Technische Orthopädie

B. Greitemann

Technisch-orthopädische Versorgungen spielen in der Rehabilitation heute noch immer eine bedeutende Rolle. Besieht man sich die Geschichte der Orthopädie, so handelt es sich bei der technischen Orthopädie im Prinzip um die »Mutter« des Faches. Dies ist u. a. ausgedrückt durch das krumme Orthopädenbäumchen von Nicholas Andry, das 1741 bereits die technisch-orthopädische Versorgung bei verkrümmten Achsorganen demonstrierte. Orthopädische Behandlungen, insbesondere bei Kindern, zeichneten sich dann auch über viele Jahrzehnte dadurch aus, dass neben dem Haltungsturnen, der heutigen Physiotherapie, technisch-orthopädische Zurichtungen wie Schienen, »Geraderichter« und Korsettapparate usw. angewendet wurden. Durch die Kriegseinwirkungen gesellten sich in späterer Zeit auch die Prothesen hinzu, wobei hierunter Gliedmaßenersatzstücke zu verstehen waren.

In jüngster Zeit hat sich die Orthopädie zunehmend zur orthopädischen Chirurgie entwickelt. Viele primär orthopädische Erkrankungen können heute weitaus besser operativ behandelt werden als durch aufwändige technisch-orthopädische Versorgungen und lange Physiotherapie. Die operative Orthopädie beherrscht heute daher das Feld. Dennoch ist es, gerade in der Rehabilitation, von besonderer Bedeutung, über die Möglichkeiten technisch-orthopädischer Versorgungen zu wissen und diese gekonnt einzusetzen, dies insbesondere unter dem Aspekt, dass verbleibende Funktionsstörungen der Hauptansatzpunkt in der Rehabilitation sind und diese nach operativen Eingriffen verbleibenden Funktionsstörungen zu kompensieren sind. In dieser Hinsicht hat die technische Orthopädie auch weiterhin ihren ganz wichtigen Platz in der rehabilitativen Behandlung.

> »So viel wie nötig, so wenig wie möglich.«

Generell erfordert die technisch-orthopädische Versorgung eine enge Zusammenarbeit des interdisziplinären Teams. Hierunter verstehen wir insbesondere Arzt, Orthopädietechniker, Orthopädieschuhtechniker, aber auch behandelnde Physiotherapeuten. In einer Teambesprechung müssen die funktionellen Ausfälle des Patienten klar herausgearbeitet und die Zielsetzung einer entsprechenden Orthesenversorgung im Team besprochen werden.

Zu diesem Behandlungsteam gehört selbstverständlich auch der mündige Patient. Gerade bei technisch-orthopädischen Versorgungen ist besonders auf seine Bedürfnisse und Wünsche einzugehen, wobei diese – speziell bei den »großen« Orthesen – kosmetisch nicht immer zu befriedigen sind. Besonders sollte man dabei im Auge behalten, dass durch eine Orthesenversorgung nicht zusätzlich noch weitere Funktionen eingeschränkt werden oder dem Patienten z. B. Möglichkeiten zu Kompensationsmechanismen genommen werden. Vom Prinzip heißt es »soviel wie nötig, so wenig wie möglich«.

Die Verordnung einer technisch-orthopädischen Versorgung ist Aufgabe des Arztes. Der Arzt begleitet im Weiteren die technisch-orthopädische Versorgung, vergewissert sich deren korrekter Ausführung, insbesondere aber auch des Wirkerfolges und ist für die Abnahme des Hilfsmittels verantwortlich.

Prinzipiell unterscheidet man bei technisch-orthopädischen Versorgungen zwischen *Orthesen* und *Prothesen*. Bei letzteren handelt es sich um Gliedmaßenersatzstücke, bei ersteren um Schienen, Korsette und Apparate etc., die zur Ruhigstellung, Führung, Stabilisierung der überbrückten Gelenkabschnitte sowie zum Ausgleich bei Lähmungen getragen werden. Weitere wichtige technisch-orthopädische Hilfen, die in der Rehabilitation genutzt werden, sind die große Gruppe der Gehhilfen, die Rollstuhlversorgung, die Versorgung mit technischen Hilfen, die Schuhversorgung inklusive der Maßschuhe sowie die Kompressionstherapie.

Bereiche technisch-orthopädischer Versorgung in der Rehabilitation
- Orthesen
  - Obere Extremität
  - Untere Extremität
  - Wirbelsäule
  - Skoliose
  - Lähmungen
- Prothesen
  - Obere Extremität
  - Untere Extremität
- Hilfen
  - Technische Alltagshilfen
  - Rollstuhlversorgung
  - Schuhversorgung inkl. Maßschuhe
  - Kompressionstherapie
  - Gehhilfen
  - Stehhilfen
  - Greifhilfen

Viele ortohpädisch-traumatologische Krankheitsbilder führen zu schmerzhaften *Funktionsstörungen* an den Gelenken und periartikulären Weichteilen, in deren Folge zu *Fähigkeitsstörungen* mit Rückwirkungen auf das berufliche und soziale Umfeld im Sinne eines *Handicaps*. Zielsetzung einer Gesamttherapie muss es sein, die resultierenden erheblichen Funktionsverluste und die sich daraus entwickelnden Handicaps zu minimieren. Dies kann einerseits durch Abwendung drohender Funktionsverluste geschehen, andererseits durch gezieltes Training von Kompensationsmechanismen oder durch orthopädisch-technisch ruhigstellende und unterstützende Maßnahmen.

Um eine bedarfsgerechte orthopädisch-technische Versorgung zu gewährleisten, die auch vom Patienten akzeptiert wird, bedarf es immer einer funktionsadaptierten Indikation, die sich folgende Fragen stellen muss:
- Welcher funktionelle Nutzen wird durch die Orthesen-/Prothesenversorgung erreicht
- Welche Einschränkungen werden dem Patienten durch die technisch-orthopädische Versorgung zugemutet
- Wie kann ich mit minimalem Aufwand den größtmöglichen Nutzen erzielen

3.13.1 Orthesen für die obere Extremität

Orthesen können bei vielen orthopädischen und traumatologischen Fällen in der Rehabilitation hilfreich sein. Häufig sind Degenerationen der Gelenke nach orthopädischen Krankheitsbildern oder Traumata eine Indikation.

Dabei sind folgende therapeutische Effekte durch orthopädisch-technische Versorgungen bei Arthrosepatienten zu erzielen:
- Lagerung von Gliedmaßen in Funktionsstellungen (Lagerungsorthese zur Kontrakturprophylaxe oder schmerzfreie Lagerung).
- Beseitigung bzw. Minimierung von bestehenden funktionsbeeinträchtigenden Kontrakturen durch Aufdehnung vorhandener Bewegungshemmungen mittels Quengel-Schienen (s. unten).
- Fixierung arthrotisch veränderter und schmerzhafter Gelenkabschnitte.
- Entlastung schmerzhafter Gelenkabschnitte.
- Korrektur von Gelenkfehlstellungen und Gelenkkontrakturen.
- Verbesserung der Mobilität durch Schuhzurichtungen.
- Funktionsunterstützung durch technische Hilfsmittel.

Ein wichtiger Bereich auch der technisch-orthopädischen Versorgung ist die Ausstattung der Patienten mit Hilfsmitteln. Hier ist ein Überlappungsbereich, aber auch ein enger interdisziplinärer Kooperationsbereich mit der Ergotherapie vorhanden.

Generell hat sich die Orthesenversorgung in den letzten Jahren durch die Einsatzmöglichkeiten leichterer und leichter anpassbarer Materialien erheblich verbessert. Insbesondere die Verwendung von Karbon, aber auch Polypropylen als leicht anformbare Kunststoffmaterialien haben das Gewicht der jeweiligen Orthesen erheblich vermindert. Auf diese Weise werden die funktionellen Einschränkungen durch die Orthese selbst vermindert und dadurch natürlich die Akzeptanz seitens der Patienten deutlich erhöht.

Des Weiteren sind insbesondere stabilisierende externe Gelenkanteile durch die Verwendung härterer und belastbarerer, aber leichterer Materialien (z. B. Titan) auf dem Markt erhältlich und erleichtern die Arbeit der Orthopädietechnik. Im Bereich der Einlagentechnik hat der Einzug unterschiedlicher Kunststoffmaterialien mit unterschiedlichen Shore-Härten zu einer großen Vielfalt an leichten, hygienischen und formbeständigen Versorgungen geführt, die nicht mehr mit den Problemen der »alten Einlagentechniken« behaftet sind.

Orthesenversorgungen an der oberen Extremität im Rahmen der Rehabilitation haben ihre Bedeutung speziell in der Nachbehandlung und Betreuung von Patienten nach handchirurgischen Eingriffen sowie nach Operationen im Schulterbereich. Seltenere Indikationen betreffen das Ellbogengelenk.

Schulter

Funktionelle Ausfälle im Bereich der Schulter betreffen insbesondere die Einschränkung der aktiven Beweglichkeit, speziell der Abduktion und Elevation, mit hieraus resultierenden Alltagsproblemen. Beispiele hierfür sind das Kämmen, aber auch Überkopfarbeiten und Greifen von Gegenständen.

> **Mögliche Erkrankungen**
> - Degeneration der Rotatorenmanschette, speziell des Supraspinatussehnenanteils
> - Tendinosis calcarea
> - Bursitis subacromialis
> - Omarthrose, Omarthritis
> - »Frozen shoulder«
> - Bizepssehnentendinitis
> - Akromioklavikulargelenksverletzungen oder -arthrosen
> - Frakturen im proximalen Humerusbereich

Speziell in der frühen postoperativen Phase bieten sich verschiedene technisch-orthopädische Hilfen zur Ruhigstellung des operierten Schultergelenkes an. Dies können sein:
- *Rucksackverband* bei Klavikulafrakturen,
- *Gilchrist-Verband* zur Ruhigstellung des Schultergelenkes nach operativen Eingriffen, nach Schulterluxationen bzw. auch bei subkapitalen Humerusfrakturen,
- *»Oberarm-fracture-brace«* im Sarmiento-Prinzip bei nicht artikulären Oberarmfrakturen ohne wesentliche Dislokation und neurovaskuläre Komplikationen.

Häufig genutzt im Bereich der Schulter werden *Schulterabduktionsorthesen*, die eine Ruhigstellung und Lagerung der Schulter unter teilweise einstellbarem Abduktionswinkel zur Vermeidung von Rezessusverklebungen gewährleisten. Es stehen unterschiedliche Modelle, meist industriell vorgefertigt, zur Verfügung mit anpassbarer Auflagenbreite und -länge bzw. einstellbarem Abduktionswinkel. Bewährt haben sich Orthesen mit höherem Tragekomfort, weil sie von den Patienten auch besser akzeptiert werden. Bei sehr schmerzhaften Reizzuständen bzw. bei postoperativ erforderlicher rigider Ruhigstellung sind Schulterabduktionsorthesen besser als entsprechende Abduktionskeile oder Briefträgerkissen.

Gummielastische *Schulterbandagen* haben ihre Indikation ggf. bei Instabilitäten oder arthritisch/arthrotischen Gelenkdestruktionen. Im Hinblick auf die biomechanische Wirksamkeit im Sinne einer Bewegungseinschränkung darf man sich bei diesen Orthesen allerdings keine falschen Vorstellungen machen, sie ist kaum gegeben. Von daher ist die Indikation für derartige Versorgungen sehr eingeschränkt.

Bei Lähmungen können *Plexusläsionsorthesen*, Serratuslähmungsorthesen zur Anwendung kommen. Sie erfordern eine sehr intensive Zusammenarbeit zwischen Orthopädietechniker und Arzt.

Ellbogengelenk

Im Ellbogengelenkbereich werden in der Rehabilitationsbehandlung in aller Regel Orthesen nach operativen Eingriffen zur Lagerung und Ruhigstellung im Sinne von *Schienenschellen- oder Hülsenorthesen* verwandt. Diese werden konfektioniert angeboten, in problematischeren Fällen wie z. B. Resektionsarthroplastiken etc. sind individuell angepasste Orthesenversionen möglich.

Häufiger werden zudem im Bereich des Ellbogengelenkes, speziell bei weichteilrheumatischen Reizzuständen an der Unterarmstreckmuskulatur oder bei Epikondylitisfällen, *Epikondylitisspangen* bzw. *Gummistrickbandagen* mit entsprechenden Pelotten abgegeben.

Hand, Finger

Orthesenversorgungen im Bereich der Hand bedürfen einer besonderen Sorgfalt. Je nach Situation werden thermoplastische Orthesen mit Materialien niedriger Verarbeitungstemperatur (Anpassung per Fön, heißem Wasser etc., hauptsächlich ergotherapeutische Arbeit) angefertigt oder Orthesen für längerfristige bzw. Dauerversorgungen in herkömmlichen Gießharzkarbontechniken oder vorkonfektioniert abgegeben. Derjenige, der Handorthesen verordnet bzw. herstellt, muss allerdings einige wesentliche Punkte in der Versorgung beachten.
- Lagerung und Bewegungsumfang der Gelenke,
- Handwölbung,
- Vermeiden narbiger Schrumpfung der Seitenbänder in Fingergrund- und -mittelgelenken durch Lagerung in Intrinsic-Plus-Stellung,
- keine unnötige Bewegungseinschränkung von Nachbargelenken.

Zielsetzungen bei Hand- und Fingerorthesen können sein:
- Ruhigstellung nach Knochen- und Weichteiltraumata bei Arthrosen/Arthritiden,
- Verbesserung der Kraft und Funktion einzelner Gelenke durch Stabilisierung, ggf. Immobilisation,
- Prophylaxe bzw. Progredienzverminderung bei Kontrakturen und Achsabweichungen.

3.13 · Technische Orthopädie

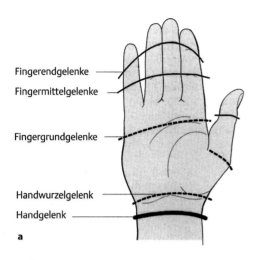

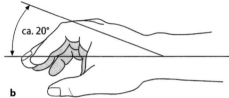

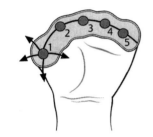

☐ **Abb. 3-37a–c.** Schema der wichtigsten Gelenke der Hand (**a**) nach Malick; **b** Neutral- oder Ruhestellung; **c** funktionelle Handstellung. (Aus: Baumgartner u. Greitemann 2002)

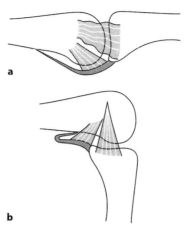

☐ **Abb. 3-38a, b.** Seitenbänder der Fingergrundgelenke bei Streckung (**a**) und Beugung (**b**). Die Seitenbänder sind nur in der Beugung gespannt. (Aus: Baumgartner u. Greitemann 2002)

Besonders berücksichtigen sollte man, dass es an der Hand einige prominente Knochenpunkte gibt, die für technisch-orthopädische Versorgungen problematisch sein können und Berücksichtigung finden müssen (☐ Abb. 3-37 bis 3-39).

Die folgenden Orthesen werden im Handgelenkbereich in aller Regel angewendet.

- *Handlagerungsorthesen* zur Ruhigstellung des Handgelenkes nach operativen Eingriffen zur Gelenkkontrakturprophylaxe, teilweise auch zur Behandlung bei Tendovaginitiden, oder des Karpaltunnelsyndroms. Hier können je nach Indikation palmare und dorsale Handlagerungsorthesen, teilweise auch mit Metallverstärkung, zur Anwendung kommen.
- *Handgelenksriemen* werden bei leichteren Verletzungen des Handgelenkes wie Distorsionen, aber insbesondere bei Überbelastung des Handgelenkes und leichteren Arthrosen gern verschrieben und vom Patienten auch in der Regel gern genutzt. Allerdings werden nur Extrembewegungen eingeschränkt, sodass die Wirkung etwas fraglicher erscheint.
- *Rhizarthroseorthesen*
Bei Arthrosen im Daumensattel- oder -grundgelenk können in der Regel vorkonfektionierte, thermoplastisch anformbare Orthesen schmerzhafte Bewegungen des Daumengrund- oder -sattelgelenkes einschränken. Wesentlich ist bei diesen Orthesen, dass die Hohlhand weitestgehend frei gelassen wird und dass z. B. Handgelenksbewegungen möglichst bzw. Bewegungen der anderen Gelenke nicht eingeschränkt werden.
Im Bereich der rheumatischen Erkrankungen sind meist individuell angefertigte, im Rahmen des ergotherapeutischen Gelenkschutzes hergestellte Kleinorthesen bei den rheumatischen Handveränderungen eine wichtige Hilfe in der Rehabilitation. Die Zielsetzung hierbei ist die Vermeidung fortschreitender Fehlstellungen, die Ruhigstellung bzw. Stabilisation eines betroffenen Gelenkanteils und hierdurch der Erhalt von wichtigen funktionellen Restkapazitäten, speziell der Handkraft und des Faustschlusses.
- *Mittelgelenkflexionsorthesen* werden in dieser Hinsicht z. B. bei Schwanenhalsdeformitäten,
- *Mittelgelenkextensionsorthesen* bei Knopflochdeformitäten abgegeben.
- Bei Strecksehnenverletzungen oder operativen Eingriffen im Sehnenbereich werden entweder Strecksehnenlagerungsschienen oder Endgelenksorthesen im Sinne von *Stack-Schienen* abgegeben.
- Eine wichtige Funktion der Stabilisierung der Hand in der Rehabilitation kommt u. a. auch *Ulnardeviationsspangen* oder *Ulnardeviationsorthesen* zu. Auch hier gilt es, insbesondere darauf zu achten, dass der volare Steg nicht die Beweglichkeit der Grundegelenke der Finger wesentlich einschränkt.

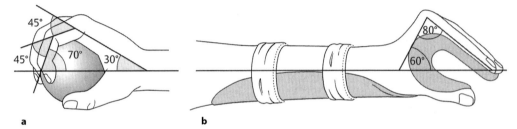

Abb. 3-39a, b. Stellung der Hand nach Malick: Funktionsstellung (a) und Instrinsic-plus-Stellung (b): Durch die maximale Beugung der Grundgelenke der Langfinger bleiben die Seitenbänder gespannt; ein Schrumpfen wird vermieden. (Aus: Baumgartner u. Greitemann 2002)

– Eine breitere Anwendungspalette betrifft die *postoperativen Schienen* nach handchirurgischen Eingriffen bzw. bei rheumatischen Veränderungen. Typischerweise sind dies Schienen, die starre Konstruktionen mit dynamischen Federzug- oder Gummibandagenkonstruktionen verbinden. Hierdurch können selektiv Gelenke mobilisiert, die operativ versorgten Sehnenteile aber dabei geschont werden, es ist eine wichtige Kontrakturprophylaxe möglich. Ziel ist insbesondere die Dehnung bzw. Vermeidung von Adhäsionen und Narben, die Neutralisation antagonistisch wirkender Muskelzüge sowie die Substitution verlorener oder fehlender Bewegungsfunktionen.

> **Praxistipp**
> Generell bedürfen dynamische Schienen einer regelmäßigen Nachpassung an die sich verändernden individuellen lokalen Verhältnisse.

Folgende Schienen werden benutzt:
- *dynamische Daumenorthese* zur Dehnung kontrakter Weichteile im Daumenbereich, meist in der Flexion,
- *Fingergrundgelenkextensionsschiene*, meist dorsalseitig, zur Streckung der Fingergrundgelenke bei Beugekontrakturen,
- *Fingergrundgelenkflexionsschienen* zur Remobilisation von Extensionskontrakturen der Langfinger durch volarseitige dynamische Zügel,
- *Fingermittelgelenkextensionsschienen* bei Mittelgelenkflexionskontrakturen oder Knopflochdeformität,
- *Fingermittelgelenkflexionsschienen* bei Extensionskontrakturen der Mittelgelenke sowie der Schwanenhalsdeformität.

Ein besonderes Feld in dieser Hinsicht sind die
– *dynamischen Handorthesen* des DAHO-Modulsystems. Es handelt sich hierbei um ein Baukastensystem von diversen dynamischen Schienen zu aktiver Extension und Flexion, zum Ausgleich der Handskoliose und zur Handlagerung, zur aktiven Kräftigung der Muskulatur durch Gummizüge und Redression. 3 Grundmodelle sind erhältlich:
- Typ I: Dynamischer dorsoradialer Zug auf MP-Gelenke bei fixiertem oder beweglichem Handgelenk.
- Typ II: Dynamische Extension der distalen und proximalen Interphalangealgelenke sowie der MP-Gelenke mit Handgelenkextension.
- Typ III: Dynamische Flexion der Langfinger bei fixiertem Handgelenk, Fixation aller Fingernägel, mit aufgeklebten Häkchen oder künstlichen Fingergelenken (Abb. 3-40).

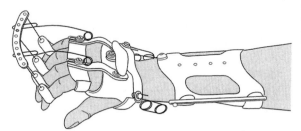

Abb. 3-40. Dynamische Handorthese im DAHO Modularsystem: Extensionsorthese. (Aus: Baumgartner u. Greitemann 2002)

3.13.2 Orthesen für die untere Extremität

Hüftgelenk

Der arthrotische Befall des Hüftgelenkes ist selten eine Indikation für eine orthopädisch-technische Versorgung. Heute sind diese Patienten leichter und schneller operativ durch Implantationen von Hüfttotalendoprothesen versorgbar. Typische Probleme resultieren aus einer schmerzhaften Bewegungseinschränkung speziell der Rotation, besonders der Innenrotation, sowie in einer Bewegungsbehinderung der Extension und Abduktion. Es kommt zur Beugeadduktionskontraktur mit funktioneller Beinlängendifferenz und Überbelastung auch des lumbosakralen Bereichs. An Hüftorthesen sind folgende Versionen zu unterscheiden:

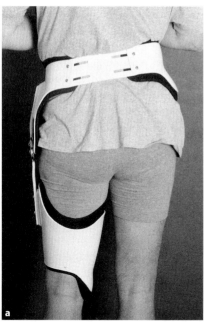
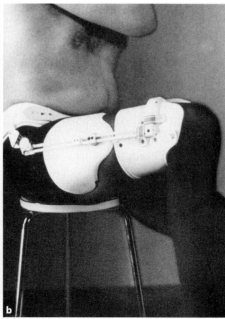

◻ **Abb. 3-41a, b.** Erlanger Orthesenbandage: **a** Hüftorthese »Newport-Classic« (Ansicht von hinten); **b** zirkuläre Beckenfassung (seitlich Ansicht)

- *Stabilisierende Hüftorthese*

Indikationen für derartige Orthesen sind hochgradige arthritische/arthrotische Veränderungen des Hüftgelenkes mit starker Bewegungsschmerzhaftigkeit und fehlender Operationsmöglichkeit.

Die Hüftorthese besteht aus einem Beckenanteil, der im Bereich der Beckenschaufeln eine feste Fixation ermöglicht, einer Oberschenkelhülse, die üblicherweise in langer Ausführung bis knapp oberhalb der Kondylen reicht, und einem seitlichen Scharniergelenk über dem Hüftgelenk. Die Bewegung des Hüftgelenkes wird limitiert durch die Einstellung des Scharniergelenkes. Besonderer Wert ist auf eine gute Passform zu legen.

- *Erlanger Orthesenbandage* (◻ Abb. 3-41)

Indikationen sind ebenfalls schmerzhafte arthritische/arthrotische Veränderungen des Hüftgelenkes, aber ihre Hauptindikation hat diese Orthese zur Luxationsprophylaxe nach Endoprothesenluxationen.

Die Erlanger Orthesenbandage ist eine Weiterentwicklung der Hohmann-Bandage. Bewusst wurde bei dieser Bandagenversion auf eine Fixation der Lendenwirbelsäule verzichtet, um kompensatorische LWS-Bewegungen nicht auszuschalten. Auch die Erlanger Orthesenbandage verfügt über ein Beckenteil, die seitliche Führung ist über ein seitliches Scharniergelenk mit zusätzlicher hülsenartiger Fassung im Kondylenbereich gewährleistet. Die Orthese kann mit einer Anti-Trendelenburg-Fassung geliefert werden, die Flexionsfähigkeit bzw. Extensionfähigkeit des Hüftgelenkes ist über den Gelenkmechanismus regelbar.

In der Rehabilitation spielt gerade diese Orthese eine besondere Rolle insofern, als dass bei den – Gott sei Dank – durch entsprechende Luxationsprophylaxeinformationen in den Akut- und Rehabilitationseinrichtungen selten auftretenden Luxationen diese Orthesen einen sinnvollen und brauchbaren Schutz für den Patienten bieten. Ist es zu einer Luxation gekommen und die Hüfte anschließend geschlossen reponiert worden, so kann in der weiteren Nachbehandlung durch derartige Orthesen bei korrekter Anpassung ein zusätzlicher wichtiger Sicherungseffekt für Reluxationen erreicht werden. Erforderlich ist hierfür, dass der Kondylenumfassungsbereich am Oberschenkel gut angepasst ist, um eine weitestgehende Einschränkung der Rotation zu garantieren, dass die Prothese auch im Beckenbereich gut sitzt, eine Adduktion sicher verhindert wird und in aller Regel zusätzlich eine Flexionslimitierung auf z. B. 60–70° Flexion in der Hüfte gewährleistet.

Natürlich muss man sich darüber im Klaren sein, dass bei entsprechender Weichteilsituation die Bewegungseinschränkungen eine Schwankungsbreite von etwa ±20° in den jeweiligen eingeschränkten Richtungen ermöglichen. Dennoch hat die getragene Orthese neben dem »Mahneffekt« für den Patienten sicher auch eine biomechanische Wirkung im Sinne von Bewegungseinschränkungen.

Wir empfehlen üblicherweise derartige Orthesen nach Erstluxation und leichter Reponierbarkeit für etwa 6–12 Wochen nach dem Ereignis, um eine stabile Narbensituation zu erreichen und Reluxationen, die sonst eine Häufigkeit von etwa 35% haben, zu vermeiden. Die Länge der Tragedauer wird vom individuellen Eindruck der »Festigkeit« bei der Reposition bestimmt.

- *Osteoporosehüftkappenorthese*

Diese Orthese ist indiziert bei höhergradiger Osteoporose mit Minderung der Knochendichte im Ward-

Dreieck zur Schenkelhalsfrakturprophylaxe, meist bei geh- und stehunsicheren Patienten. Es handelt sich um eine gummielastische Hüftbandage, die über dem Trochantermassiv eine eingelegte Kappe aus Kunststoff enthält. Ziel ist es, bei auftretenden Stürzen eine Minderung der Frakturhäufigkeit zu erreichen.
- *Spiralfederorthese nach Thomsen*
Selten abgegebene Orthese bei arthritisch/arthrotischen Veränderungen im Hüftgelenk. Es handelt sich um eine gummielastische Bandage mit eingearbeiteten Spiralfedern, die speziell die Rotationsbewegungen vermindern sollen. Die Wirkung ist zweifelhaft.
- *Hüfthose nach Hildebrandt*
Als Indikation werden Insertionstendinosen des Glutaeus medius am Trochanter angegeben. Es handelt sich um eine aus Baumwollstoff gefertigte Hüfthose mit eingearbeiteten Pelotten über dem Trochanterbereich. Es resultiert allenfalls eine Wärmewirkung.

Knie

Orthesen an den Kniegelenken sind die mit am häufigsten verordneten orthopädischen Hilfsmittel und werden heute meist konfektioniert abgegeben. Zunehmend findet man auf dem Markt die Tendenz zur Abkehr von den früher dominierenden starren Orthesenformen hin zu eher funktionelleren, weniger bewegungseinschränkenden Orthesen, häufig mit Stricktechnik. Grund hierfür ist, dass die Kniegelenksweichteile für den Halt entsprechender Orthesenkonstruktionen oft nicht ideal geeignet sind, d. h. es ist ein erhebliches Verrutschen der Gelenke festzustellen. Die Folge ist eine dann nicht mehr mit dem physiologischen Rollgleitmechanismus des Kniegelenkes kongruente Lage des Orthesengelenkes und eine hierdurch deutlich eingeschränkte Wirksamkeit. Strickorthesen verrutschen weniger, haben über den großflächigen Auflagebereich den zusätzlichen Effekt einer stimulierenden Wirkung auf die Kniegelenkpropriozeption. Die Prinzipien der Knieorthetik zeigt ◘ Abb. 3-42.
- **Kniebandagen** werden insbesondere bei Reizzuständen des Kniegelenkes, bei chondromalazischen Veränderungen, bei leichteren Formen der Gonarthrose ohne wesentliche Fehlstellungen und bei Arthritiden angewendet. Eine wesentliche biomechanische Wirkung kommt ihnen nicht zu, allerdings die Wirkung einer zirkulären Kompression und eines die Propriozeption stimulierenden Effektes. Die subjektive Akzeptanz seitens der Patienten ist in aller Regel hoch.
- *Kniebandagen mit parapatellaren Druckpelotten* ermöglichen gleichzeitig eine Laufbeeinflussung der Patella in beschränktem Maße, was bei Patienten in der Rehabilitation nach Eingriffen im patellaren Sehnenbereich von Bedeutung ist.
- Bei Patellaproblemen bzw. Patienten mit anteriorem Knieschmerz haben sich *Patellasehnenbandagen* teilweise bewährt. Grundvoraussetzung hier ist, dass der Druck nicht zu stark auf das Patelland ausgeübt wird, insbesondere der Ansatzbereich des Patellabandes an der Patellaspitze muss geschont werden.
- In der Rehabilitation nach Eingriffen ebenfalls sehr häufig eingesetzt werden *postoperative Lagerungs- bzw. Führungsorthesen*, teilweise aus Strickbandagenmaterialien, teilweise aber auch als starre Konstruktion entweder im Sinne von Lagerungsorthesen, von Instabilitätsorthesen (speziell zum Schutz des vorderen oder hinteren Kreuzbandes). Bei letzteren Orthesen ist zu beachten, dass maximal etwa 30% der Ventralkräfte durch eine Orthese abzufangen sind, somit die Wirkung hier sicher, auch was den Schutz des vorderen Kreuzbandes angeht, limitiert ist.
- Seltenere Indikationen für Orthesenversorgungen im Kniegelenkbereich sind *Orthesen zur Vermeidung eines Genu recurvatum oder Quengel-Orthesen* bei fortgeschrittenen Kontrakturen des Kniegelenkes, speziell bei Flexionskontrakturen (◘ Abb. 3-43).
- Sogenannte *Osteoarthroseorthesen oder Gonarthroseorthesen* spielen in der Rehabilitation zur Frage der Gelenkentlastung häufig eine untergeordnete Rolle. Zur Zeit ist die Studienlage in dieser Hinsicht noch ausgesprochen dürftig. Viele eher subjektiv positive Äußerungen von Patienten über derartige Orthesentypen im Sinne von einer Entlastungsfunktion werden in größeren randomisierten Studien durch einen nicht nachgewiesenen Effekt in Frage gestellt. Kritisch gesehen werden muss, dass der sehr kurze Hebelarm derartig konfektioniert angepasster Orthesen eine wesentliche Kraftentwicklung auf den Gelenkspalt unter axialer Belastung kaum zulässt.

Bei fortgeschrittenen Gonarthrosen und Belastungsinsuffizienz der jeweiligen Extremität, aber auch nicht bestehender operativer Korrekturmöglichkeit, haben sich individuell angepasste Orthesen bewährt, die einen längeren Hebelarm im Ober- und Unterschenkelbereich besitzen.

Sprunggelenk

Im Sprunggelenkbereich werden typischerweise nach Bandverletzungen bzw. auch nach Frakturen im Sprunggelenkbereich
- *stabilisierende Orthesen* mit thermoplastisch anformbaren Kunststoffen mit Fußteil abgegeben, die das Sprunggelenk ruhig stellen sollen. Der Indikationsbereich betrifft insbesondere fibulare Bandrupturen, Arthrosen im oberen oder unteren Sprunggelenk bzw. posttraumatische Zustände, aber auch teilweise Osteoarthropathien. Je nach Diagnose und individueller Situation stehen Orthesen mit geringem, mittlerem und hohem Stabilisierungsgrad zur Verfügung.

3.13 · Technische Orthopädie

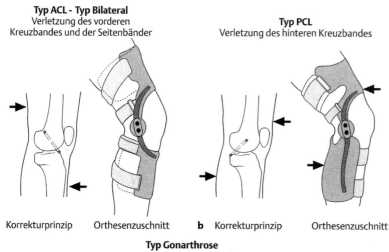

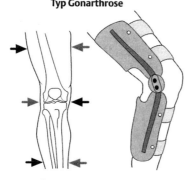

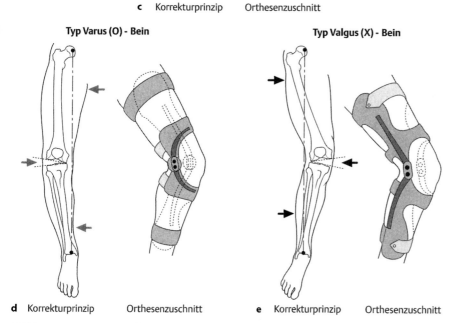

Abb. 3-42a–e. Prinzipien der Knieorthetik nach Fior u Gentz. (Aus: Baumgartner u. Greitemann 2002)

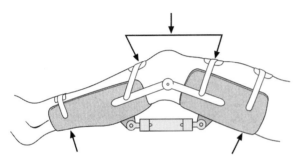

Abb. 3-43. Quengel-Orthese. (Aus: Baumgartner u. Greitemann 2002)

> **Praxistipp**
>
> Dabei ist nach Verletzungen des Außenbandapparates zu beachten, dass eine Plantarflexion des Fußes von >20° bereits die Bänder anspannt. Daher sollte in der Frühphase nach einer derartigen Verletzung eine Orthese gewählt werden, die zwar eine frühfunktionelle Therapie ermöglicht, aber die Plantarflexion sicher begrenzt, um keine dauerhaften Instabilitäten zu provozieren.

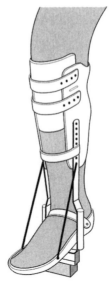

Abb. 3-44. Orthese nach Allgöwer zur vollständigen Entlastung von distalem Unterschenkel und Fuß (Fa. Röck). (Aus: Baumgartner u. Greitemann 2002)

— Zur axialen Entlastung von Unterschenkel und Fuß nach schweren Frakturen im Knöchel und distalen Unterschenkelbereich ist in der Rehabilitation häufiger noch der *Allgöwer-Apparat* zur vollständigen Entlastung von distalem Unterschenkel und Fuß in der Nutzung (Abb. 3-44). Wichtig hierbei ist einerseits die genaue Anpassung der Orthese im proximalen Unterschenkelbereich, um die Kräfte über eine »Patellatendon-bearing-Fassung« abzufangen, andererseits der Höhenausgleich des Schuhs auf der Gegenseite, um ein entsprechend normales Laufen zu ermöglichen.
— Bei der Achillessehnenruptur haben sich in der konservativ-funktionellen Behandlung, aber auch in der postoperativen Nachbehandlung entsprechende Orthesen mit höhenverstellbaren Fersenkeilen bewährt, heute werden sie zumeist als *konfektionierter Spezialschuh* genutzt. Ihnen kommt ein wesentlicher Effekt in der frühen Rehabilitationsphase zu, insofern, als dass der Patient unter Entlastung der verletzten bzw. operierten Sehne schnell wieder mobilisiert werden kann.
— Ähnliches gilt für die *Fersenentlastungsorthese* nach Settner u. Münch. Sie ermöglicht, auch bei komplexeren Fersenbeinfrakturen eine Mobilisation des Patienten ohne aufwändige große entlastende Apparatekonstruktionen.
— Nicht selten sind in der Rehabilitation gerade bei bandscheibenoperierten Patienten Restbeschwerden, insbesondere Fußheberschwächen, zu diagnostizieren. Wenn der Patient dabei beim Gehen stolpert bzw. eine Sturzgefahr besteht, sind entsprechende *Fußheberorthesen* zu verordnen. Ihre Indikationen betreffen schlaffe Lähmungen (speziell den Hänge- oder Fallfuß), Poliomyelitis, aber auch Hemiplegiefälle. Die Orthese selbst sollte schwereren Fällen von Paresen vorbehalten werden, da bei leichten Paresen über ein entsprechendes Training und v. a. die Propriozeptionseinflüsse über die Bodensensibilität ein Stimulationseffekt sicher günstiger ist.

Entsprechende Orthesen gibt es in unterschiedlichen Versionen, so Orthesen mit vorderen gekreuzten, elastischen Zügeln, Spitzfußfedern mit seitlich abnehmbarem Federstab, Lähmungswinkel aus Polypropylen, die meist heute industriell vorkonfektioniert angeboten werden bzw. die Heidelberger Feder.

3.13.3 Wirbelsäulenorthesen

Orthesen spielen in der rehabilitativen Behandlungen bei Wirbelsäulenproblemen eine nicht unerhebliche Rolle. Hauptziele bei orthetischen Maßnahmen am Achsorgan sind Ruhigstellung und Entlastung. Zusätzlich sind ggf. seitliche Bewegungseinschränkungen, eine Extensions- oder Flexionslimitierung im Bereich einzelner Wirbelabschnitte möglich. Schwierig ist die Einschränkung der Rotation.

Wirkprinzipien
- Kinästhetische Erinnerungsfunktion (Mahnwirkung)
- Abstützung durch Erhöhung des intraabdominalen Druckes (»Zahnpastatubeneffekt«)
- 3-Punkt-Abstützung
- Extension
- Endpunktbewegungskontrolle

Einteilung der Orthesen an der Wirbelsäule
- Leibbinden (körperumschließende Orthese nach Maß aus Drell, teilweise mit elastischen Materialien)
- Miederbandagen (aus unterschiedlichen Materialien hergestellt, oft mit Pelotten oder Federstäben im Wirbelsäulenbereich versehen, immer ohne Beckenkorb)
- Korsettrumpforthese
- Orthese nach Maß oder Abdruck, ganz oder teilweise aus festen Materialien hergestellt, stärkere Bewegungseinschränkungen und Bewegungsführung möglich

Indikationen
- Wirbelfrakturen
- Zustände nach operativen Eingriffen am Achsorgan (insbesondere Hals- und Lendenwirbelsäule)
- Skoliose
- Spinalkanalstenose
- chronische Schmerzsyndrome speziell im LWS-Bereich

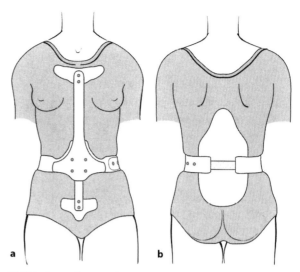

Abb. 3-45a, b. 3-Punkt-Korsett nach Vogt u. Baehler in der Ansicht von vorn (a) und hinten (b). (Aus: Baumgartner u. Greitemann 2002)

Halswirbelsäule
Im Bereich der Halswirbelsäule besteht die Möglichkeit, durch Orthesen je nach individueller Situation aufsteigend eine progrediente Immobilisation zu erreichen. Nach zunehmendem Immobilisierungsgrad geordnet sind dies
- Schaumstoffzervikalstützen,
- starrere Zervikalstützen aus festeren Materialien,
- semistabile Plastikzervikalstütze aus Plastazote,
- Philadelphia-Kragen,
- Philadelphia-Kragen mit thorakaler Extension,
- Halo-Zervikalorthese.

Zu achten ist dabei insbesondere auf korrekte Anpassung der Größe der Orthese, eine Immobilisierung möglichst in leichter Flexionshaltung des Kopfes (ca. 20–30°) und für eine gute Polsterung entsprechende Abstützflächen zur Vermeidung von Druckulzerationen.

Generell sind im Bereich der Rehabilitation diese Orthesen nicht selten gerade bei postoperativen Zuständen verordnet. Man darf sich allerdings über die Bewegungslimitierung der Orthesen keine Illusionen machen. Bis auf die starren, rigiden Konstruktionen mit Abstützung am Thorax sind Restbewegungen der Halswirbelsäule häufig noch in sehr großem Maße möglich, sodass generell diese Orthesen eher als postoperative Mahnorthesen zu verstehen sind. Bei banalen HWS-Syndromen bzw. nach HWS-Distorsionstraumata sind diese als längerfristig genutzte Orthesen eher kontraindiziert.

Orthesen bei Wirbelfrakturen
Die meisten Frakturen resultieren insbesondere im unteren Thorakal- und oberen Lendenwirbelsäulenbereich an der typischen Umschlagstelle zwischen thorakaler Kyphose und Lendenlordose. Es kommt in aller Regel zu einer kyphotischen Einstauchung der betroffenen Wirbelkörper, die in der Folge bei häufig zugrundeliegender Haltungsinsuffizienz etc. zur progredienten kyphotischen Deformierung des Wirbelkörpers führt, der dann längerfristig Probleme bereitet. Hier liegt eindeutig ein Indikationsfeld für nach dem 3-Punkt-Prinzip abstützende und aufrichtende Orthesen. Diese werden heute meist konfektioniert angeboten (Abb. 3-45). Zu achten ist auf einen korrekten Sitz und eine gute Abstützung an Sternum und Symphyse. Die dorsale Pelotte sollte von der Höhe je nach Frakturlokalisation gewählt werden.

Degenerative Veränderungen
Bei degenerativen Veränderungen der Lendenwirbelsäule und Spinalkanalstenose gibt es eine breite Palette von Orthesen insbesondere im LWS-Bereich. Dies reicht von der einfachen Leibbinde über die Tigges-Bandage, das Kreuz-/Stützmieder, das Lindemann-Mieder, letztendlich bis zum starren Überbrückungsmieder nach Hohmann.

Je nach Indikation kann man somit auf dieser Palette spielen.

> **Cave**
>
> Achten sollte man darauf, dass bei Veränderungen, die pseudoradikuläre Beschwerden verursachen, nicht selten entsprechende Bandagen, die eine starke Pelottierung zeigen, den Patienten in die Lordose »treiben« und das Beschwerdebild nicht selten weiter unterhalten.

Häufig wird insbesondere von Physiotherapeutenseite gegenüber Orthesen die Skepsis geäußert, dass die Muskulatur darunter atrophiere. Dies ist nicht richtig. Es gibt einerseits EMG-Untersuchungen, die bestätigt haben, dass auch bei getragener Orthese die Wirbelsäulenmuskulatur trainiert und stimuliert werden kann, andererseits sollten Orthesen aus Sicht des Autors insbesondere bei zu erwartenden Belastungen (lange Gehstrecken, anstrengende körperliche Tätigkeiten etc.) getragen werden. Ein Training der Rückenmuskulatur ist in der verbliebenen Zeit dann problemlos weiter möglich.

Skoliose

Bei der Skoliose handelt es sich häufig um rechtsthorakale Adoleszentenskoliosen. Hierunter versteht man eine dreidimensionale Fehlform der Wirbelsäule, die eine Korrektur in allen Raumebenen verlangt. Für die Korsettindikation sind der Cobb-Winkel und das Knochenalter ausschlaggebend. Es handelt sich insgesamt bei dieser Therapie, insbesondere durch die Notwendigkeit zum ganztägigen Tragen, um eine eingreifende Maßnahme, die eine intensive Auseinandersetzung des Patienten, aber auch der Angehörigen mit dieser Therapie erfordert.

Bereits bei der Indikationsstellung muss ein realistisches Therapieziel mit dem Patienten zusammen erarbeitet werden, ansonsten fehlt die Akzeptanz. Nur erfolgversprechende Voraussetzungen sollten dazu führen, dass ein Korsett verordnet wird, da sonst die Methode versagt. Wesentlich bei der entsprechenden Versorgung ist einzig und allein der primäre Korrektureffekt.

Die Korsettbehandlung bei Skoliosen betrifft in der Rehabilitation häufig nur einzelne Patienten, selten gibt es spezialisierte Zentren wie z. B. die Katharina-Schroth-Klinik in Bad Sobernheim, wo eine Vielzahl derartiger Patienten mit einem spezifischen Therapieprogramm behandelt wird.

Immer muss eine derartige Korsetttherapie begleitet werden von einem intensiven krankengymnastischen Therapieprogramm, die Korsetttherapie ist somit als Begleittherapie bzw. Zwischenschritt auf dem Weg zu einer erfolgreichen Endtherapie zu sehen. Als Therapieziel kann hier insbesondere die langfristige Verhinderung einer Progredienz festgelegt werden, auch die Verhinderung einer Operation. Die röntgenologische Kontrolle der Kor-

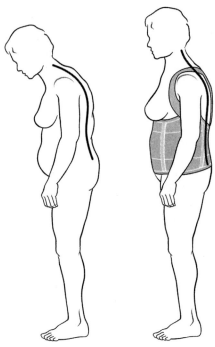

Abb. 3-46. Prinzip einer elastisch-aufrichtenden Orthese. (Aus: Baumgartner u. Greitemann 2002)

rekturwirkung im Korsett ist dabei ein ganz wesentliches Kriterium.

Je nach Art der Skoliose (Fehlbildung, Säuglings- oder Wachstumsskoliose) sind verschiedene Orthesentypen gebräuchlich. Die beiden wesentlichen Orthesentypen sind im Lumbalbereich die *Boston-Orthese* und im Thorakalbereiche die *Cheneau-Orthese*.

Osteoporose

Patienten mit Osteoporose spielen in der Rehabilitation eine zunehmende Rolle (s. Kap. 5.1). Im Rahmen der technischen Orthopädie ist insbesondere bei stark schmerzgeplagten Patienten eine Behandlung mit Osteoporoseorthesen möglich. Ziel sämtlicher orthetischer Versorgungen in dieser Hinsicht ist eine aufrichtende Wirkung, die heute eher vorsichtig elastisch angegangen wird. Nur sehr selten werden die bisher üblichen starren Rahmenstützkorsette verwendet. Problem dieser Orthesenversorgung ist häufig der Druck auf die Klavikula bzw. die vorderen Brustbereiche, was vom Patienten im hohen Alter nur sehr selten toleriert wird. Die heute gängigen konfektionierten elastischen Osteoporoseorthesen werden hingegen häufig sehr gut akzeptiert und bewirken nicht selten eine merkbare Schmerzlinderung und eine Reduktion von Schmerzmitteln (Abb. 3-46).

Im Wesentlichen sind 3 gängige Osteoporoseorthesen derzeit konfektionell auf dem Markt erhältlich:
- Spinomed-Orthese,
- Vibrostatic-Orthese,
- Osteomed-Osteoporoseorthese.

3.13 · Technische Orthopädie

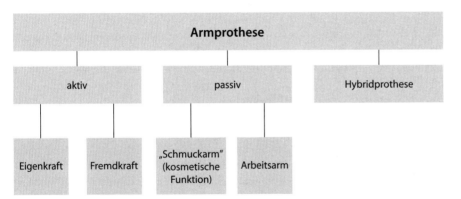

Abb. 3-47. Die verschiedenen Typen von Armprothesen

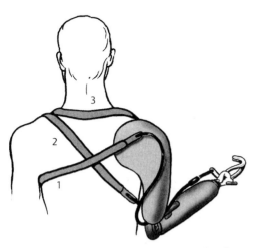

Abb. 3-48. Oberarmkraftzugprothese nach Kuhn mit *1* Greifzug, *2* Beugezug, *3* Sperrzug. Der Greifzug öffnet den Haken oder die Hand, die beiden anderen bedienen das Ellbogengelenk. (Aus: Baumgartner u. Greitemann 2002)

3.13.4 Prothetik der oberen Extremität

Die Rehabilitation von Patienten mit Amputationen an den oberen Extremitäten ist eine besondere Herausforderung. Prinzipiell unterscheidet man bei Armprothesen zwischen verschiedenen Prothesentypen (◘ Abb. 3-47).

- *Passivprothesen* oder *Schmuckprothesen* sind für jede Amputationshöhe möglich. Dabei ersetzen sie, und dies ist besonders wichtig, für den Patienten zunächst erst einmal den Armverlust optisch, und die Stigmatisierung entfällt für den Patienten. Zusätzlich eignet sich dieser Arm auch gut als Gegenhalt oder am Lenkrad. Die Vorteile sind leichtes Gewicht, hoher Tragekomfort, kosmetisch gutes Ergebnis und wenig unangenehme Beanspruchungen für den Stumpf.
- Aktivere Prothesen bedürfen als *Aktivprothesen (Eigenkraftprothesen)* entsprechender zusätzlicher Einschränkungen oder Beeinträchtigungen durch Kraftzüge (◘ Abb. 3-48). Hierzu müssen die angrenzenden Gelenke in der Beweglichkeit frei sein, damit derartige Bewegungen möglich sind.

- *Fremdkraftprothesen* sind heute meist myoelektrisch gesteuert und bedürfen einer sorgfältigen, insbesondere ergotherapeutischen Schulung in der Nutzung. Wichtigstes Kriterium hier ist, dass zunächst die entsprechenden elektrischen Erregerströme der Stumpfmuskeln über Hautelektroden abgeleitet werden können. Eine derartige Versorgung ist Standardversorgung für Amputationen im Unterarmbereich, je höher die Amputationen durchgeführt werden, umso geringer ist allerdings die Nutzung einer entsprechenden Prothese (Stinus u. Baumgartner 1992).
- Bei Amputationen im Oberarmbereich haben sich sogar die *Hybridprothesen*, d. h. Kombinationen von passiven Elementen, Eigenkraftelementen und Fremdkraftsteuerungen bewährt. Ein besonderes Beispiel hierfür ist eine Oberarmprothese mit myoelektrischer Handfunktion sowie mechanischer Ellbogengelenkver- und -entriegelung.

Auch im Bereich der Armprothetik ermöglichen diverse Passteile unterschiedliche Anpassungen an diverse Belastungen, so z. B. der Elektrogreifer an starke berufliche Belastungen, ein Hook insbesondere bei Greifanforderungen. Die Schaftversorgung ist im Oberarmbereich heute zumeist mit Silikonliner-Technik zu erstellen, um möglichst die vorhandene Rotationsfähigkeit durch eine ansonsten erforderliche Schulterkappe nicht zu beeinträchtigen.

3.13.5 Prothetik der unteren Extremität

Die Prothesenversorgung amputierter Patienten ist eine der wesentlichen rehabilitativen Aufgaben. Sie verlangt ein interdisziplinär zusammenarbeitendes Team, das große Erfahrung in der Versorgung Amputierter hat. Es kann nicht genug darauf hingewiesen werden, dass es nicht sinn- und verantwortungsvoll ist, sich mit dieser Thematik zu befassen, wenn pro Jahr Fallzahlen unter 50 amputierter Patienten behandelt werden. So kann vom Team keine Erfahrung gesammelt werden, und die Versorgung für den Patienten bleibt suboptimal.

Eine Prothesenversorgung wird im Rehabilitationsteam besprochen, das hierzu zuvor einen Eindruck über die funktionellen Kapazitäten, die Psyche und das soziale Umfeld des Patienten erarbeitet hat (s. ▶ Kap. 4.9: »Rehabilitation nach Amputation«).

Für die Prothesenversorgung an den unteren Extremitäten sind folgende Kriterien wesentlich:
- Passform des Schaftes (geringe Stumpfschaftpseudarthrose),
- korrekter statischer Aufbau,
- funktionell adäquate Prothesenpassteile,
- intensive Schulung des Patienten in
  - Gangschulung,
  - Anziehen/Ausziehen,
  - Falltraining.

Schaftpassform

Anzustreben ist ein sog. *Vollkontaktschaft*. Dies beinhaltet, dass der Schaft so exakt wie möglich den Stumpf umschließt ohne Ausbildung einer Pseudarthrose. Der Schaftboden sollte dabei möglichst viel axiale Kräfte (soweit von der Amputation her möglich) von der Stumpfspitze übernehmen. Hierzu bedarf es eines belastungsfähigen Stumpfes. Der Schaftboden muss primär parallel zum knöchernen Stumpfende gebaut werden und sich nicht nur der Kontur der Weichteile anpassen, sondern insbesondere auf die knöcherne Stumpfsituation Rücksicht nehmen.

> **Cave**
> Abflusshindernisse in Form von proximalen Hinterschneidungen, Gurten oder Verschlüssen sollten unterbleiben. Problematisch sind auch Fensterungen des Schaftes zur »Entlastung«, da sie nicht selten Fensterödeme zur Folge haben und die Haut zusätzlich mazerieren.

Heute werden meistens Weichwandschafttechniken verwendet aus Polyethylenschäumen, die einerseits polstern, andererseits Nachpassungen ermöglichen. Im Oberschenkelbereich sind auch Holzschäfte noch gebräuchlich und längst nicht veraltet, da sie vielfältige Vorteile im Hinblick auf die Nachpassungen und den Tragekomfort bieten.

Die Linertechnik ist insgesamt deutlich auf dem Vormarsch. Es werden eine Vielzahl unterschiedlicher Liner aus Silikon oder Polyurethan verwendet. Diese breite Palette wird durch zusätzliche Linerarmierungen ergänzt, die das bisher problematische »Pumpen« bzw. »Ziehen« der Liner an den Weichteilen mindern. Die Linertechnik hat den Vorteil einer sicheren Befestigung der Prothese am Stumpf und speziell im Oberschenkelbereich den Vorteil einer leichteren Anziehbarkeit durch den Patienten gegenüber der herkömmlichen Versorgung, sie hat den Nachteil der nicht seltenen Stumpfödeme durch Zug am Stumpfende sowie einer verminderten Endbelastbarkeit dadurch, dass sich die »Linertasse« nicht den knöchernen Stumpfformen anpasst bzw. anpassen lässt und über das knöcherne Stumpfende »kippt«.

Statik/Aufbau

Der statische Aufbau der Prothese orientiert sich prinzipiell zunächst an der normalen Anatomie, d. h. in der Ansicht von vorn an der Mikulicz-Linie, in der Ansicht von der Seite ebenfalls an der normalen Lage des Körperschwerpunktes. Um dem Patienten mehr Standsicherheit zu geben, speziell beim Auftritt, wird im Kniegelenkbereich die Achse des künstlichen Kniegelenkes nicht selten *hinter* die Gesamttragachse gelegt. Nachteil ist, dass in der Schwungphase hierdurch das Vorbringen des Kunstbeines manchmal schwieriger ist.

Passteile

Die Auswahl der Passteile ist im interdisziplinären Team eine der wesentlichen Aufgaben in der Rehabilitation. Zu berücksichtigen sind speziell der Funktions- und Aktivitätsgrad des Patienten, zusätzlich Einfluss nehmen die örtlichen Voraussetzungen im Heimatbereich des Patienten, die Anforderungen seines täglichen Lebens bzw. die berufliche Situation. Gerade in der Anfangsphase der Rehabilitation spielt auch die Psyche eine wesentliche Rolle.

Insgesamt steht eine Vielzahl unterschiedlicher Passteile zur Verfügung. Im Hinblick auf die genauen Informationen ist auf entsprechende Fachbücher (z. B. Baumgartner u. Greitemann (2003); Baumgartner u. Botta (1995) zu verweisen.

Im Wesentlichen unterscheidet man zwischen Knie- und Fußpassteilen. Neuere Entwicklungen betreffen insbesondere den Bereich der Verbindungsteile zwischen Kniepassteil und Fußpassteil.
- *Fußpassteile*
  Prinzipiell werden unterschieden:
  - Fußpassteile für niedrigere Aktivitätsgrade, gelenklose Füße mit eher stoßdämpfender Funktion (z. B. »geriatric light foot«, SACH-Fuß etc.),
  - Passteile für höhere Aktivitätsgrade üblicherweise Füße mit federnder Rückstellkraft, entweder über Carbon- oder Kunststofffedern bzw. Federkeile (Beispiel Seattle-Fuß, Flex-Foot, Springlight-Foot, auch Dynamic-Fuß),
  - Gelenkfüße.

  Für unebene Böden gibt es ebenfalls besondere Konstruktionen, die auch Pro-/Supination gewährleisten. So z. B. den Shureflex-Fuß oder Multiflex-Fuß.
- *Unterschenkelanteil*
  Der Unterschenkelanteil ist in aller Regel zunächst eine starre Verbindung durch ein Titan- oder Aluminiumrohr, das das Kniepassteil mit dem Fußpassteil verbindet. Neuerdings gibt es auch Stäbe in Karbonfasertechnik, die ein Federn bzw. Druckaufnehmen des

Unterschenkelanteils ermöglichen. Weitere Systeme wie z. B. schockabsorbierende und die Endrotation zumindest beschränkt ermöglichende Rohrpassteile sind im Angebot.

- *Kniepassteile*
Für ältere Patienten das sicherste Kniepassteil ist immer noch ein Feststellknie. Dies eignet sich für Patienten mit niedrigem Aktivitätsgrad, für die insbesondere nur Transferfunktionen bzw. das sichere Gehen über kleinere Entfernungen notwendig sind. Hierbei ist der große Vorteil, dass ein Einbrechen des Kniegelenkes und dementsprechend ein dadurch bedingtes Hinstürzen nicht möglich ist.

Ist der Aktivitätsgrad allerdings höher, und das Gangbild soll verbessert werden, so sind aktivere Passteile erforderlich. Diese sind mit beweglichen Kniegelenken ausgerüstet. Bei Kniegelenkskonstruktionen, die bewegliche Kniegelenke beinhalten, muss man unterscheiden zwischen 2 wesentlichen funktionellen Anforderungen:
- einerseits einer sicheren Standphase,
- andererseits einer möglichst dynamischen Schwungphase.

Hierin unterscheiden sich die auf dem Markt angebotenen Kniegelenkskonstruktionen.

Ein wesentliches Element der Kniesicherheit ist die Achse des eingebrachten Gelenkes und hierdurch die Gelenkfunktion. Man unterscheidet Kniegelenke mit 1 Achse (monozentrisch), Kniegelenke mit 2 Achsen (zweiachsige polyzentrische Gelenke) und Kniegelenke mit 4 oder mehr Achsen (polyzentrische Gelenke). Bei monozentrischen Gelenken wird vom statischen Aufbau der Prothese her der Gelenkdrehpunkt meist etwas hinter die Traglinie im Kniegelenkbereich gelegt, um ein Sicherungselement zu erzeugen. Bei polyzentrischen Kniegelenken findet sich per se der Kniedrehpunkt in aller Regel hinter und oberhalb des Kniegelenkes, sodass ebenfalls ein kniesicherndes Moment eintritt.

Im Hinblick auf die *Standphasenkontrolle* sind zu unterscheiden:
- Standphasenkontrolle mit Kniefeststellung,
- Standphasenkontrolle mit Rückverlagerung des Kniedrehpunktes,
- Standphasenkontrolle mit gewichtsabhängiger Bremse (Bremsknie),
- Standphasenkontrolle mittels polyzentrischem Kniegelenk und verlagertem Kniedrehpunkt,
- Standphasenkontrolle mit hydraulischen bzw. pneumatischen Dämpfereinheiten (aktivere Gelenke).

Je aktiver der Amputierte wird, umso mehr bedarf er einer dynamischen *Schwungphasensteuerung*. Dabei sollten sowohl Beuge- als auch Streckbewegungen des Kniegelenkes individuell auf die Bedürfnisse des Amputierten einstellbar sein. Technische Ausführungen hier sind in ansteigender Aktivität
1. äußere Vorbringer,
2. innere Vorbringer,
3. mechanische Bremsen,
4. pneumatische Dämpfer,
5. hydraulische Dämpfer.

Sicherlich in dieser Hinsicht die aktivsten Passteile sind Kniegelenke mit hydraulischen Dämpferkonstruktionen, sie sind ebenso wie die pneumatischen Gelenke mit einer Zylinderkolbeneinheit bestückt. Es gibt hier auf dem Markt unterschiedlichste, teils sehr »aktive« Kniegelenksysteme. Das wohl sicherste und derzeit technologisch führende Gelenk ist das sog. C-Leg, ein hydraulisches Einachskniegelenk mit mikroprozessorgesteuerten Ventilen für Flexion, Extension und Standphase.

- *Hüftpassteile*
Bei Hüftexartikulationen und höheren Amputationsniveaus sind zusätzlich Hüftgelenkskonstruktionen erforderlich. In dieser Hinsicht bildet das Grundprinzip heute die sog. Canada-Prothese nach McLaurin (1954). Patienten mit Hüftexartikulation oder Hemipelvektomien bedürfen eines Beckenkorbes, nicht nur zum Sitzen im Rollstuhl, sondern auch zur Prothesenversorgung, eines künstlichen Hüft- und Kniegelenkes sowie eines künstlichen Fußpassteiles. Es gibt in dieser Hinsicht diverse Modelle auf dem Markt. Nicht selten ist es aber so, dass Hüftexartikulierte schneller mittels 2 Unterarmgehstützen mobil sind.

- *Zubehör*
Ein nützliches Zubehör für das leichtere An- und Ausziehen aller Prothesen ist ein sog. Drehadapter. Es handelt sich um einen Adapter, der oberhalb des Kniegelenkes in die Prothesenstruktur eingesetzt wird und durch Knopfdruck eine Verriegelung löst, anschließend sind Drehbewegungen und Gelenkachse der Prothese freigegeben und erlauben ein leichtes Anziehen der Prothese.

Weitere wichtige Zubehörteile sind Anziehhilfen, heute meist aus leicht handhabbarem Segeltuch, ggf. ein Anziehstock und Stumpfpflegemittel.

3.13.6 Gehhilfen

Gehhilfen spielen in der orthopädisch-traumatologischen Rehabilitation eine wesentliche Rolle. Im Fortgang des rehabilitativen Prozesses können sie zudem selbst häufig wechseln und so den Fortschritt des Patienten angepasst werden. Folgende Gehhilfen werden in der Rehabilitation häufig genutzt:

- *Gehwagen mit Armauflage*
Gehgestell für die frühere Mobilisationsphase, speziell in Kliniken, mit Abstützmöglichkeit für Unterarm und Achselstützen. Indikation: bei Gangunsicherheit

zur frühen postoperativen, posttraumatischen und geriatrischen Mobilisation sowie bei neurologischen Gangunsicherheiten.
- *Gehbock*
Vierfußgestell ohne Räder. Indikation: bei höchstgradigen Gang- und Standunsicherheiten, Lähmungen, neurologischen Krankheitsbildern und zerebralen Gangunsicherheiten. Gewährleistet sehr sichere Mobilisations- und auch Stehhilfe, allerdings schlechte dynamische Mobilisation.
- *Kay-walker*
Stahlrohrrahmengestell mit zwei vorderen Rädern, hinteren Standflächen. Indikation: insbesondere bei Gangunsicherheiten in der neurologischen Rehabilitation, Nutzung in frühen Rehabilitationsphasen, sichere Mobilisationshilfe auch ohne Bremsen.
- *Vierpunktrollator*
Mobilisationshilfe mit 4 Rädern zur Entlastung der unteren Extremität und zur Gangsicherheit als Rahmengestell, häufig kombiniert mit Aufsitzplatte sowie kleinem Einkaufskorb. Die Bremssituation sollte den individuellen Bedürfnissen des Patienten angepasst sein, meist werden Bremsen genutzt, die sich auf Druck aktivieren. Günstig sind zusätzliche Blockadebremsen für das Hinsetzen.
- *Dreipunktrollator*
Mobilisationshilfe mit 3 Rädern zur Entlastung der unteren Extremitäten, zur Gangsicherheit. *Indikation:* insbesondere bei postoperativen, posttraumatischen und geriatrischen Mobilisationen. Problematisch ist die seitliche Kippneigung über das Vorderrad. Vorteil ist allerdings auch die Nutzbarkeit in engen Wohnlagen.
- *Achselgehstützen*
Gehhilfen zur Entlastung einer oder beider unterer Extremitäten bei zusätzlich fehlender Belastbarkeit der oberen Extremität. Problematisch ist teilweise der Druck in der Axilla, manchmal mit hierdurch verursachten neurologischen Ausfällen.
- *Arthritikerstütze*
Unterarmgehstützen mit Ellbogengelenkauflage zur Entlastung der unteren Extremitäten, Einsatzbereich auch bei deutlich eingeschränkter Belastbarkeit von Hand und Handgelenk z. B. bei Rheumatikern.
- *Vierpunktgehstock*
Gehhilfe mit einem Vierfußstand. Nutzung zur Entlastung der unteren Extremitäten, insbesondere bei höheren Gangunsicherheiten und Gleichgewichtsstörungen, aber auch bei Lähmungen. Häufig auch angewandt bei geriatrischen Patienten, erhöhte Sicherheit gegenüber der Unterarmgehstütze, aber größerer Raumbedarf.
- *Unterarmgehstütze*
Metall- oder Kunststoffstütze mit Abwinkelung im Ellbogengelenkbereich und dorsaler Fassung zur Entlastung der unteren Extremitäten. In der Rehabilitation sehr häufig genutztes Hilfsmittel.
- *Gehstock*, auch *Fritz-Krücke* genannt
Hilfsmittel zur einseitigen Entlastung der unteren Extremität, z. B. zur konservativen Behandlung bei Gon- und Koxarthrosen, Arthrosen der unteren Extremität generell und zur postoperativen Nachbehandlung bei noch eingeschränkter Sicherheit. Nutzung auf der Gegenseite (!) der betroffenen Seite, teilweise insofern etwas problematisch, als dass Patienten sich gerne dann auf den Gehstock neigen.

3.13.7 Technische Hilfen

- *Stehhilfen* sind im rehabilitativen Setting insbesondere bei schwerst- und schwerbehinderten Patienten im Einsatz. Man unterscheidet hier zwischen passiven und aktiven Stehgestellen oder auch z. B. einem Aufrichtrollstuhl. Die Indikationen betreffen meist Kinder bis zum 14. Lebensjahr, der Aufrichtrollstuhl oder Stehrollstuhl auch Erwachsene zum Stehtraining bei Lähmungszuständen, Querschnitten oder auch zum Kreislauftraining. Teilweise kann man einen derartigen Aufrichtrollstuhl als Hilfe bei der Entleerung der oberen Harnwege nutzen.
- *Greifhilfen*
Gerade in der Rehabilitation nach Hüfttotalendoprothesen, aber auch bei mangelnder Beugefähigkeit im Hüftgelenk oder Kniegelenk sind Greifhilfen in der Rehabilitation unverzichtbar. Meist werden sie in Form einer Zange mit Stiel zum Aufheben von Gegenständen angeboten mit der Indikation zur Vermeidung von starker Beugung an den unteren Extremitäten, z. B. bei Hüft-TEP, oder bei eingeschränktem Greifbereich durch Erkrankungen der oberen Extremitäten.
- *Griffverlängerungen* werden in der Rehabilitation häufig bei rheumatischen Erkrankungen mit Einschränkung der Greif- und Drehkraft der oberen Extremitäten, postoperativ oder bei posttraumatischen Zuständen mit entsprechenden Einschränkungen oder bei Schultererkrankungen eingesetzt. Durch Griffverlängerungen kommt es durch eine Hebelarmverlängerung zu einer Krafterhöhung und bei gestörter Funktion der oberen Extremitäten auch zu einer Erhöhung der Reichweite. Griffverlängerungen werden zumeist thermoplastisch durch die Ergotherapeuten angefertigt und an entsprechende Gebrauchsgegenstände angepasst.
- *ADL-Hilfen*
An Hilfen für den Alltag (ADL = »activity of daily life«) existiert eine große Variationsbreite an Hilfsmitteln seitens der technischen Orthopädie, die häufig über die Ergotherapie mitangeboten werden. Sie richten sich je nach dem individuellen Funktionsausfallprofil des betroffenen Patienten.

3.13 · Technische Orthopädie

ADL-Hilfen
(nach Baumgartner u. Greitemann 2002)

- Haushaltshilfen
  - Schneide- und Schälhilfen
  - Rotierende oder elektrische Zerkleinerungsmaschinen (Gemüse, Zwiebeln)
  - Dosenöffner (ggf. mit Wand-/Tischhalterung)
  - Schöpfkellen mit verlängertem Griff
  - Flaschen- oder Gläseröffner
  - Scheren für Linkshänder, Spezialscheren
  - Bügelbretter
  - Topfbefestigungen
  - Rutschfeste Unterlagen
  - Griffverdickungen
  - Einhänderschneidebrett
  - Kehrgarnitur
  - Tragegurt
  - Schlüsselhilfen
  - Ergonomische Messer
  - Universalgriff
- Hilfen zur Nahrungsaufnahme:
  - Spezialessbestecke
  - Besteckhalter
  - Frühstücksbrett
- Hilfen zum Ankleiden:
  - Schuhanzieher
  - Reißverschlusshilfe
  - Elastische Schnürsenkel
  - Strumpfanziehhilfe
  - An- und Ausziehhaken
  - Knöpfhilfe
- Hygienehilfen:
  - Handwaschbürste mit Saugnapf
  - Rasiererhalterungen
  - Badewannengriffe, -sitze, -lifter, -verkürzer
  - Duschklappsitz, Duschhocker, Wandgriffe
  - Gleitschutzmatten
  - Toilettensitze, -erhöhungen
  - Toilettenstützgestell
  - Höhenverstellbares WC
  - Berührungsfreies WC
  - Dusch- und Toilettenstuhl
  - Stützgriffe in der Toilette
  - Kippspiegel
  - Fuß- und Zehenreiniger
  - Griffverlängerungen
  - Tamponapplikatoren
- Hilfen zum Schreiben, Lesen, Sprechen, Hören
  - Schreibgeräte und -hilfen
  - Zeichenplatte
  - Kommunikatoren
  - Stirnstab
  - Prismenbrille
  - Blattwender
  - Leseständer
- Lagerungs- und Sitzhilfen
  - Dekubitusmatratzen
  - Bettgalgen
  - Pflegebett
  - Stehhilfe
  - Arthrodesestuhl
  - Sitzkissen
- Mobilitätshilfen:
  - Drehscheibe
  - Lifter
  - Dreirad mit Sonderausstattung
  - Transportwagen.
- Hilfen im Freizeitbereich
  - Spielkartenhalter
  - Fahrradzurichtungen
- Treppenlifter, Rampen
- Hilfen am Arbeitsplatz
  - Handgelenkauflagen
  - Ergonomisches Mousepad
  - Stehstuhl
  - Armauflagen
  - Höhenverstellbarer Arbeitstisch
  - Griffverdickungen
- Fahrbedienungshilfen für das Auto
  - Lenkhilfen, z. B. Drehknopf, Sondergriffe
  - Sondersteuerungen, z. B. Joysticksteuerung
  - Handbedienungsgeräte für Kupplung, Gas, Bremse
  - Fußschaltungen für Armamputierte
  - Fußbedienbares System für Ohnhänder
  - Elektrisch bedienbare Feststellbremse
  - Sehr leichtgängige Servolenkung
  - Adaptierte Bedienhebel für Blinker, Wischer etc. bei Arm- und Handbehinderungen
  - Hilfen zum Gasgeben, z. B. Gashebel, Gasring
  - Fahrzeugausstattung für Kleinwüchsige
- Andere Autohilfen
  - orthopädische Sitze
  - Schwenksitze
  - Elektrische Sitzverstellungen
  - Elektrische Türöffner
  - Sitzschienenverlängerung für bequemeren Einstieg
  - Vorklappberer Beifahrersitz für Rollstuhlfahrer
  - Auffahrschienen/Rampen für Rollstuhlfahrer
  - Ausfahrbare Trittstufe
  - Rollstuhlverladesysteme (Dach-, Kofferraumlifter)
  - Absenkbare Fahrzeuge
  - Hebebühnen

3.13.8 Rollstuhlversorgung

Rollstühle spielen in der Rehabilitation, aber auch in der späteren Resozialisierung im heimischen Umfeld inzwischen eine bedeutende Rolle. Sie sind sozial akzeptiert, Rollstuhlfahrer fallen üblicherweise im Straßenbild kaum noch auf. Moderne Rollstühle sollen ihrem Benutzer die bestmöglichen Voraussetzungen schaffen, sich in seinem Lebensumfeld möglichst aktiv zu bewegen und seine Umwelt im wahrsten Sinne des Wortes zu »erfahren«. Hierzu bedarf es einer optimalen Versorgung, die in einer Rehabilitationsklinik mit dem Patienten individuell abgesprochen und angepasst werden muss. Hierbei muss – je nach Behinderungsart – in enger Zusammenarbeit mit dem Patienten der für ihn jeweils sinnvolle Einsatzzweck herausgearbeitet und der passende Rollstuhl ausgewählt werden. Überwiegend kommen für durchschnittlich aktive Patienten Standardrollstühle sowie Adaptivrollstühle, für aktivere Patienten Adaptivrollstühle bzw. Sportrollstühle zum Einsatz.

Bei den heutigen Rollstühlen ermöglicht ein umfassendes Baukastensystem die bestmögliche Anpassung an das jeweilige Handicap des Patienten. Nicht jeder Patient ist gleich groß, so müssen spezifisch Körpergröße, Greiffunktion und Greifradius, Unterschenkellänge und Oberschenkellänge, Sitzbreite etc. mit dem Patienten erarbeitet werden. An Ausstattungsdetails stehen zusätzlich unterschiedliche Armlehnen, Fußstützen, Antriebsräder, Bereifungen, Bremssysteme etc. zur Verfügung.

> **Praxistipp**
>
> Bei dauerhaft auf den Rollstuhl angewiesenen Patienten muss man an die Gefahr eines Dekubitus denken und vorbeugend z. B. Gelkissen verwenden. Die Gefahr eines rückwärtigen Überschlages muss speziell bei Patienten nach Amputationen (durch den Gewichtsverlust im vorderen Anteil des Rollstuhles) Rechnung getragen werden durch Radstandsverlängerung oder Antikippräder. Bei Amputierten hat sich zudem zur Vermeidung von Stumpfkontrakturen eine Stumpfauflage bewährt.

Folgende Besonderheiten sind bei den unterschiedlichen Rollstuhlsystemen zu beachten:
- *Standardrollstühle* sind in der Regel nicht oder nur eingeschränkt in den Grundeinstellungen veränderbar und schwierig auf die individuelle Situation des Benutzers anzupassen. Sie sind insbesondere Mobilisationshilfen im stationären Bereich, in Heim- und Pflegebereichen, ggf. bei inaktiveren Patienten auch im heimischen Bereich.
- *Adaptivrollstühle* sind sicherlich die zzt. meist abgegebenen Rollstühle. Sie werden der individuellen Situation des Patienten am meisten gerecht, da sie ein variabel einstellbares Fahrwerk mit multiplen Möglichkeiten zur Optimierung von Radstand, Sturzprophylaxe und Sitzhöhe bieten und dementsprechend für den Langzeiteinsatz optimal anpassbar sind.
- *Sportrollstühle* werden überwiegend für rein sportliche Zwecke genutzt, moderne Sportrollstühle bieten aber auch alltagstaugliche Lösungen und kommen deshalb bei sehr aktiven Patienten durchaus als Alternative in Betracht. Bei Sportrollstühlen ist meist allerdings ein starrer, nicht faltbarer Rahmen vorhanden, der natürlich unter sportlichen Aspekten durch das bessere Abfangen der wirkenden Antriebskräfte effizienter und günstiger zu nutzen ist. Sie haben den Nachteil, dass sie beim Transport sperriger sind.
- *Lagerungs- und Multifunktionsrollstühle* sind in der Regel der Versorgung schwer pflegebedürftiger Patienten mit schwersten Behinderungen vorbehalten, wobei hierbei der Schwerpunkt nicht auf Leichtgängigkeit und geringem Gewicht, sondern auf der möglichst großen Adaptierbarkeit in Bezug auf unterschiedliche Sitz- und Lagerungspositionen und die Anpassung an das Krankheitsbild gesetzt wird.
- Bei den *Elektrorollstühlen* ist das hohe Gewicht zu erwähnen. Sie eignen sich daher nur für einen begrenzten Indikationsbereich und kommen bei älteren Personen sowie Patienten mit schweren Beeinträchtigungen der Gehfähigkeit zum Einsatz. Es werden unterschiedliche Modelle angeboten. Man muss bei der individuellen Versorgung sehr genau die Verkehrssicherheit und das Fahrverhalten der einzelnen Modelle auf das individuelle Krankheitsbild des Patienten abstimmen. Bei bestimmten Elektrorollstühlen ist eine strenge Anforderung an die Seh- und Konzentrationsfähigkeit des Patienten zu stellen, da sie wie Verkehrsmittel zu bewerten sind. Dies muss vom Verordner mit abgeprüft werden.

> **Bei der Rollstuhlverordnung zu beachten (aus Baumgartner u. Greitemann 2003)**
> - Auswahl der passenden Abmessungen
>   - Sitzbreite (möglichst gering zwecks besserer Handlichkeit, jedoch bequem)
>   - Sitztiefe (Vorderkante der Sitzfläche bis ca. 2 cm vor der Kniekehle bietet eine bequeme Auflage, ohne die Blutzirkulation zu beeinträchtigen)
>   - Sitzhöhe (niedrige Sitzhöhe = stabiler Rollstuhl) und
>   - Höhe des Rückengurts (bei ausreichender Sitzstabilität möglichst niedrig, um die Bewegungsfreiheit im Schultergelenk nicht zu beeinträchtigen)
> - Alter und körperliche Leistungsfähigkeit des Patienten (Gewicht und Fahrwerkeinstellung)

- Körpergröße und Gewicht des Benutzers (evtl. verstärktes Fahrwerk!)
- Art der Behinderung, Greiffunktion (Ausstattung)
- Sitzstabilität und Gleichgewicht (evtl. spezielle Sitzeinheiten, Pelottierung)
- Verwendungszweck und -dauer
- Sicherheitsrelevante Aspekte (Antikipprollen, Radstandverlängerung, Größe der Lenkräder, Haltegurte, Bremsen)
- Dekubitusprophylaxe (durch Gelkissen, Sitzschalen oder vergleichbare Systeme)
- Ästhetischer Anspruch des Benutzers an seinen Rollstuhl
- Finanzierung

Ziele
- Erhalten bzw. Wiedererlangen des größtmöglichen aktiven Bewegungsausmaßes; größtmögliche Mobilität auch für nicht aktive Patienten durch schiebende Betreuungspersonen
- Weitgehende Unabhängigkeit von fremder Hilfe
- Möglichkeit zur Teilnahme am öffentlichen Leben
- Erweiterung des Aktionsradius
- Erhaltung bzw. Steigerung der körperlichen Leistungsfähigkeit
- Möglichkeit zu sportlichen Aktivitäten

3.13.9 Einlagenversorgungen

Viele Patienten brauchen im Rahmen der Rehabilitationsbehandlung Hilfen durch Zurichtungen am Schuh, Einlagenversorgung oder Maßschuhe. Nicht selten z. B. sind nach endoprothetischen Eingriffen Beinlängendifferenzen vorhanden, die am Schuh ausgeglichen werden müssen. Fehlstellungen, posttraumatische Arthrosen, aber auch Verletzungsanfälligkeit an den unteren Extremitäten können eine entsprechende Schuhversorgung und Schuhzurichtung indizieren.

Orthopädische Einlagen werden als orthopädische Hilfsmittel zur Behandlung von Fußleiden individuell nach Maß oder mit Hilfe dreidimensionaler Abdruckverfahren/Gipsabdruck angefertigt. Es ist streng darauf hinzuweisen, dass Einlagen mit dem Schuhwerk eine funktionelle Einheit bilden müssen. Folgende Einlagenprinzipien sind möglich:

- *Korrigieren*
  Fehlstellungen können durch Einlagen nur noch dann korrigiert werden, wenn die Korrektur auch per Hand und vorheriger Untersuchung durch den Arzt ohne großen Kraftaufwand zu erreichen ist. In dieser Hinsicht ist die Indikation für korrigierende Einlagen im Bereich der Rehabilitation geringer als die für stützende und bettende Einlagen. Bei spastischen Lähmungen sind Einlagen ggf. auch korrigierend bzw. überkorrigierend sinnvoll, um hierdurch detonisierende Effekte auslösen zu können.
- *Stützen*
  Bei sich entwickelnden Fußdeformitäten, insbesondere bei hypotonen Zuständen, bei denen es u. a. durch den Ermüdungsplattfuß zu Schmerzen kommen kann, sind stützende Einlagen erforderlich. Gleiches gilt zur Abstützung des Quergewölbes bei sich entwickelnden Metatarsalgien oder bei Überbelastungen der Mittelfußbereiche und verletzbaren Fußsohlen wie beim Diabetes.
- *Betten*
  Bettende (entlastende) Einlagen sind heute meist weichbettende Einlagen und sind insbesondere indiziert bei schmerzhaften Zuständen unter der Fußsohle, Verletzungsanfälligkeiten wie beim diabetischen Fußsyndrom, bei der Spina bifida oder anderen neuropathischen Zuständen sowie generell zur Weichbettung schmerzhafter Knochenvorsprünge.

Indikationen für Einlagen
- 1. Korrektureinlagen
  Indikation meist im Laufe des Wachstums bei Knick-/Senkfuß, Fersenvarus oder -valgus, falls noch korrigierbar
- 2. Stützeinlagen
  Indikation insbesondere bei Erwachsenenfüßen (Knick-/Senkfuß, Hohlfuß, Spreizfuß, Instabilität im oberen Sprunggelenk, Fersenvarus oder -valgus)
- 3. Bettungseinlagen
  Indikation bei Weichteilatrophien und Verletzbarkeit bei Neuropathien, Rheuma, Fersensporn, kontrakter Fehlform bei Plattfuß, Hohlfuß, Spreizfuß mit Metatarsalgien und Hallux rigidus

In letzterer Zeit werden zunehmend propriozeptiv wirkende Einlagen propagiert. Solche Einlagen dienen der Dämpfung pathologischer Bewegungsmuster bei neurologischen Erkrankungen von Hirn und Rückenmark. Sie sind Bettungseinlagen, teilweise aber auch Stützeinlagen nicht unähnlich und versuchen, durch entsprechende Stimulation der Propriozeption an bestimmten Punkten (mit den Physiotherapeuten auszutesten) eine Wirkung zu erzielen. Derzeit ist der Gesamteffekt noch umstritten.

3.13.10 Schuhzurichtungen

Konfektionsschuhe

Schuhzurichtungen am Konfektionsschuh sind bei einer Vielzahl von Patienten im Rahmen des rehabilitativen Settings sinnvoll. Man muss darauf hinweisen, dass das Schuhwerk hierzu allerdings von der Qualität und vom Material her für Schuhzurichtungen geeignet sein muss, von daher scheiden Billigstschuhe häufig aus.

Schuhzurichtungen am Absatz

- *Pufferabsatz*
  Häufig eingesetztes orthopädisches Hilfsmittel zur Dämpfung axialer Stöße beim Fersenauftritt. Indikation bei Zustand nach Kakaneus- oder Talusfraktur, bei schmerzhaften Fersenspornen, bei Arthrosen von Sprunggelenk, Knie, Hüfte bis Wirbelsäule, Zustand nach Endoprothesen bei Polyarthritis.
- *Flügelabsatz*
  Verbreiterung des Absatzes nach lateral oder medial und hierdurch Unterstellung unter die Tragachse. Wichtig ist gleichzeitig eine seitliche Verstärkung der Fersenkappe, um einen aufhebenden Effekt des Einbrechens der Fersenkappe zu vermeiden. Indikationen sind:
    – Flügelabsatz nach medial (starker Knick-/Plattfuß, Genu valgum),
    – Flügelabsatz nach lateral (Rückfußvarusstellung, Klumpfuß, Genu varum, Kalkaneusfraktur, Spitzfuß, laterale Instabilität des Sprunggelenkes)
- *Keilabsatz*
  Der Keilabsatz stabilisiert das Sprunggelenk und vergrößert die Standfläche. Er wird deshalb insbesondere bei Patienten mit Geh- und Standunsicherheiten, häufig auch geriatrischen Patienten angewandt. Indikationen sind kontrakter Knick-/Senkfuß, Osteoarthropathien, Innenschuhversorgungen, zum Beinlängenausgleich, Ober- und Unterschenkelorthesen, geriatrische Patienten, Standunsicherheiten.
- *Schleppenabsatz*
  Der Schleppenabsatz führt dazu, dass ein Bodenkontakt in der Standphase schneller hergestellt wird. Er wirkt einer Dorsalextension im Sprunggelenk und einem Hackenfuß entgegen, der hintere Fußhebel ist verlängert. Indikationen sind Hackenfuß, Lähmungen der Wadenmuskulatur und allgemeine Unsicherheit beim Stehen und Gehen.
- *Beinlängenausgleich*
  Ein Beinlängenausgleich muss jeweils funktionell eingehend analysiert werden. Nicht jede Beinlängendifferenz ist sinnvollerweise auszugleichen. Eine Absatzerhöhung ist bis zu 3 cm möglich, eine Absatzerniedrigung bis 1 cm. Sind jedoch Ausgleiche von mehr als 1 cm nötig, so ist meist ein Ausgleich an Absatz und Sohle sinnvoll, da sonst eine Spitzfußstellung resultiert. Der Ausgleich an der Sohle ist vorzugsweise als Abrollrampe zu gestalten, da sonst die Stolpergefahr größer wird.

Zurichtungen an der Laufsohle

- *Rollentechniken*
  Üblicherweise hat der Schuh etwa knapp hinter den Mittelfußköpfchen eine entsprechende Abrolllinie angebracht. Die Rollentechnik kann genutzt werden, gezielt bestimmte Teile des Fußes durch Einleiten einer frühzeitigen oder verspäteten Abrollung zu entlasten bzw. auch die Standsicherheit zu erhöhen. Man unterscheidet hier folgende Rollen von proximal nach distal:
    – *Mittelfußrolle*
      Der Rollenscheitel liegt hier deutlich hinter der vorderen Fußquerachse. Die Fußabrollung wird daher schon beim Anheben des Absatzes eingeleitet und damit erleichtert. Entlastet werden insbesondere die Sprunggelenke und die Fußwurzel.
      Indikationen sind: schmerzhafte Prozesse im hinteren Fußabschnitt, Arthrose im Sprunggelenk und der Fußwurzel, rheumatische Veränderungen im hinteren Bereich des Fußes, Osteoarthropathien, posttraumatische Zustände in Rück- und Mittelfuß.
    – *Ballenrolle*
      Bei der Ballenrolle befindet sich der Rollenscheitel in Höhe der Ballenlinie, somit der Verbindung zwischen Mittelfußköpfchen I und IV, bei der rückversetzten Ballenrolle wird die Rolle hinter dieser Linie angebracht und dadurch der Zehenabstoß vermindert, die Mittelfußköpfchen und Zehengelenke werden geschont.
      Indikationen sind: Hallux rigidus, Hallux valgus, Arthrose der Zehengelenke, Spreizfußmetatarsalgie, Morton-Neuralgie, M. Köhler, athropathische Veränderungen beim Diabetes mellitus im Mittelfußköpfchenbereich
    – *Schmetterlingsrolle*
      Es handelt sich hierbei um eine Ballenrolle, bei der die überlasteten, tiefer getretenen Mittelfußköpfchen ausgespart sind. Die Rolle wird verdeckt gearbeitet, also unter die Laufsohle gelegt. Wichtig ist, dass diese Veränderungen eher bei kontrakten Deformitäten angewendet werden. Liegen dynamische Verhältnisse vor, so verschlechtert die Schmetterlingsrolle auf lange Sicht meist die Situation, indem die betroffenen Mittelfußköpfchen in die verminderte Sohlenresistenz eintauchen.
      Indikationen sind insbesondere Metatarsalgien und rheumatische Veränderungen.
    – *Zehenrolle*
      Der Rollenscheitel ist hier weit nach distal zu den Zehengrundgelenken gelegt. Dadurch wird der vordere

Hebel verlängert und ein rückhebelnder Effekt auf Fuß, Knie und Hüfte erreicht.
Indikationen sind Instabilitäten des Kniegelenkes, z. B. Quadrizepsparese, chondropathische Veränderungen an der Patella oder Arthrosen im Femuropatellargelenk, teilweise auch Standunsicherheiten.
- *Richtungsrolle*
Eine Richtungsrolle zeigt eine asymmetrische Form der Abwinkelung des Fußes nach innen oder außen, je nach Bedarf. Ziel ist es, Rotationsfehlstellungen des Beines zu beeinflussen.
Indikationen sind Innen- oder Außenrotationsfehlstellung des Beines und Fußes, teilweise Hallux rigidus, Sesamoiditis.
- *Außenranderhöhungen*
Es handelt sich hierbei um Erhöhungen an Sohle und Absatz keilförmig seitlich um etwa 4–6 mm.
Indikationen sind insbesondere seitliche Bandinstabilitäten des Sprunggelenkes sowie ein Genu varum.
- *Innenranderhöhung*
Bei der Innenranderhöhung sind die Indikationen Genu valgum, kontrakter Knickfuß, Plattfuß und Rupturen bzw. Überbeanspruchung der M.-tibialis-posterior-Sehne.
- *Sohlenversteifungen*
Sohlenversteifungen entlasten die Fußsohle und die Mittelfußköpfchen durch Reduktion der Scherkräfte auf den Fuß. Beim Diabetesfuß mit Neuropathien und Osteoarthropathien ist sie unumgänglich.
Indikationen sind Vorfußamputationen, chronische Polyarthritis, Osteoarthropathien, Neuropathien, schwere Fälle von Hallux rigidus.

Hinterkappenzurichtungen

Hinterkappenzurichtungen sind Verstärkungen im Schaftbereich an der Ferse, teilweise auch entsprechende Weichbettungsauflagen in der Hinterkappe. Eine wichtige Indikation für derartige Veränderungen sind Bursitiden bei Haglund-Exostosen, Achillodynien und Enthesiopathien.

Spezialschuhe

Spezialschuhe sind bei multiplen Indikationen in der Rehabilitation in Verwendung.
- *Interimsschuhe* dienen zur schnellen Mobilisation in der Regel nach operativen Eingriffen. Sie bieten die Möglichkeit zur Anbringung aller orthopädietechnischen Versorgungen. Sie haben zusätzlich Platz für Verband oder Weichteilschwellungen; Reinigung und Desinfektion sind möglich.
Eine Sonderform derartiger Interimsschuhe sind *Verbandsschuhe*.
- *Postoperative Stabilisationsschuhe* sind meist knöchelübergreifende Schuhe, die insbesondere nach Eingriffen an der Achillessehne zur konservativen Behandlung nach operativ versorgten Frakturen, Sehnenrupturen oder Arthrodesen und zur Stabilisation von Gelenken bei muskulären Schwächen und Lähmungen verwendet werden.
- Eine Sonderform des postoperativen Schuhs ist der *Fußentlastungsschuh*. Meist wurden diese Schuhe für postoperative Eingriffe nach rheumatischen Erkrankungen im Vorfußbereich gewählt. Sinnvoll ist der Vorfußentlastungsschuh mit halbhohem Schaft und Vorfußplatte, um ein Abwinkeln des Vorfußes über die zurückgezogene Kante des Schuhs zu vermeiden.

Orthopädische Maßschuhe

Orthopädische Maßschuhe sind individuell für den Patienten über einen Leisten angefertigte Schuhe. Sie sind grundsätzlich nur dann indiziert, wenn ein pathologisch deformierter Fuß mit einfacheren Maßnahmen nicht zufriedenstellend versorgt werden kann.

Die Indikationen sind hochgradige Knick-/Plattfüße, alle Klumpfüße mit Restdeformitäten, alle kompletten Versteifungen des oberen Sprunggelenkes, schmerzhafte Funktionsstörungen und Versteifung der Fußwurzelgelenke, auch als Verletzungsfolge, mit gleichzeitiger Vorfußverformung, Beinverkürzungen von 3 cm und mehr, angeborene und erworbene Missbildungen mit entsprechenden Fehlstellungen und Fußverformungen, ausgeprägte Lähmungsfüße, schwere Hohlfüße mit Trageschwäche, Exartikulationen der Großzehen im Grundgelenk, Fußamputationen, grobe Zehenverformungen und Mittelfußveränderungen mit hochempfindlichem inneren und äußeren Ballenwinkel, Kontrakturen der Zehengrundgelenke mit Abrollbehinderung, wenn eine operative Korrektur nicht möglich ist, schmerzhafte Versteifung der Zehengelenke nach akuten oder chronischen Gelenkentzündungen mit wesentlicher Beeinträchtigung der Belastungsfähigkeit, grobe oder auch funktionelle Veränderungen der Fußform und der Sensibilität sowie der Durchblutung des Fußes wie z. B. von Diabetes mellitus etc., Maßschuhe über Fußteilprothesen oder orthopädische Beinorthesen, andauernde grobe Schwellungszustände der Füße und Unterschenkel, z. B. Elephanthiasis.

Prinzipiell sind am Maßschuh die gleichen Schuhzurichtungen wie an Konfektionsschuhen möglich.

Innenschuh

Eine Alternative zum orthopädischen Maßschuh ist der orthopädische Innenschuh. Er enthält alle orthopädietechnischen Elemente des Maßschuhs und passt häufig noch in einen geeigneten Serienschuh. Er ermöglicht dem Patienten dadurch oft noch, Konfektionsschuhe tragen zu können.

Literatur

Baumgartner R, Botta P (1995) Amputation und Prothesenversorgung der unteren Extremität. Enke, Stuttgart

Baumgartner R, Greitemann B (2002) Grundkurs Technische Orthopädie. Thieme, Stuttgart

Berschin C et al. (2003) Achstreue und Achsenmigration von Knieorthesen in der Praxis. MOT 3: 69–77

Greitemann B (1997) Armamputation und Haltungsasymmetrie. Enke, Stuttgart

Landauer F (2003) Therapieziel der Korsettbehandlung bei idiopathischer Adoleszentenskoliose. MOT 3: 33–38

McLaurin CA (1954) Hip disarticulation prostheses. Rep No 15 Prosthetic Service Center, Dep Vet Affairs, Toronto, Can, Iss March

Stinus H, Baumgartner R (1992) Über die Akzeptanz von Armprothesen. MOT 112: 7–12

3.14 Psychosomatik in der orthopädischen Rehabilitation

U. Peschel

In der orthopädischen Rehabilitation spielt die Psychosomatik vielerorts noch eine untergeordnete Rolle. Dabei entsprach es schon dem Wunsch der Kostenträger der Rehabilitation, mit der Einführung von Psychologenstellen diese Vernetzung auszubauen. Leider ist es hierdurch nicht zu einer integrierten Therapieform gekommen. Dies würde Psychosomatik im engeren Sinne bedeuten, nämlich das gleichberechtigte Nebeneinander von psychotherapeutischen und somatischen Therapieansätzen. Dies findet mehrheitlich nicht in klassischen psychosomatischen Kliniken statt, sondern hier liegt eher der Schwerpunkt auf der psychotherapeutischen Behandlung von Krankheiten, die sich auch über den Körper ausdrücken können.

Es wird in diesem Beitrag davon ausgegangen, dass in jeder orthopädischen Rehabilitationsklinik durch die vorhandenen Psychologen eine psychotherapeutische und fachliche Kompetenz besteht. Deshalb sollen hier nicht einzelne psychotherapeutische Verfahren erläutert werden. Es ist aus der Sicht des Autors sinnvoller, darzustellen, wie eine Integration der somatischen und psychotherapeutischen Verfahren möglich ist.

3.14.1 Problemstellung

Eine übergreifende Vorgehensweise, die nicht mit dem Dualismus psychotherapeutisch/somatisch behaftet ist, kann in Bezug auf ihre Wirkungsweise nur in Ansätzen erahnt werden. Es gibt im Bereich der Onkologie, der chronischen Schmerzen und anderer Indikationen einige evaluierte Studien, die eine gute Wirksamkeit multimodaler Programme unter Integration von Ärzten, Psychologen und Bewegungstherapeuten aufzeigen (Flor et al. 1992). Die Idealvorstellung einer Integration von somatischer Therapie und Psychotherapie als Bestandteil der Medizin ist in Deutschland von Viktor von Weizsäcker (1997b) begründet worden. Seine Publikation über den Gestaltkreis und sein Spätwerk »Die Pathosophie« sind im Wesentlichen unbeachtet geblieben. Etwas später entwickelte sich in England unter Michael Balint (2001) der Versuch einer Integration zwischen psychoanalytischen und somatischen Verfahren. Von der Vielfalt seiner fruchtbaren Bemühungen sind die auch heute noch in weiter Verbreitung praktizierten Balint-Gruppen übrig geblieben.

In Deutschland wurde diese integrative Medizin weiterentwickelt durch T. von Uexküll et al. (1998, 2002). Sie haben das Fehlen einer Theorie der Humanmedizin umfassend beschrieben. Analog ist hier an die theoretische Physik zu denken, in der sich die Grundlagen des Fachs wiederfinden und deren Bild sich im letzten Jahrhundert entscheidend gewandelt hat. Eine solche Theorie fehlt der Medizin, die sich ja als ein eigenes Fachgebiet versteht. Medizin als angewandte Physik und Chemie zu sehen, hieße die Geschichte des Fachgebietes vor Entwicklung der Physiologie zu ignorieren. Medizin auf eine rein sozialwissenschaftliche Grundlage zu beziehen, hieße den Fortschritt des 20. Jahrhunderts zu ignorieren.

Im Zentrum ihrer Theorie steht die Bedeutung der Wechselwirkung eines biologischen Systems mit seiner Umwelt. Für die Medizin sind in dieser Theorie die Arzt-Patienten-Beziehung und die Wirkweise des ärztlichen Gespräches die wichtigsten Fragen. Diese Beziehung sehen sie nicht unter einem psychotherapeutischen Aspekt allein, sondern in einem erweiterten biologischen und philosophischen Sinne. »Lebewesen interpretieren ihre Umgebung nach ihrem inneren Zustand als Bühne für ihr Verhalten« (Uexküll et al. 1998, S. 46). Patient und Arzt befinden sich jeder im Zustand der eigenen Interpretation der Umwelt. Wir müssen die Zeichen, die wir von unseren Patienten empfangen, in unserer Sprache deuten und wiederum in unseren Zeichen und unserer Kenntnis formulieren. Das heißt, dass wir neben den physiologischen Zeichen auch die Zeichen der Anpassung unseres Patienten an seine individuelle Umwelt erkennen und berücksichtigen müssen.

Dies gelingt nur in einer gemeinsamen Fachlichkeit. Das hier Dargestellte mag sehr anspruchsvoll klingen. Aber nur eine übergreifende Sichtweise kann uns dienen, die Gräben eines Nebeneinander des Somatischen und Psychischen zu verbinden.

Leider kommt es im Dialog zwischen Psychotherapeuten und somatisch ausgerichteten Therapeuten immer wieder zu Missverständnissen und Sprachverwirrungen. Eine der häufigsten ist der Objektivismusstreit oder der Streit, welche Systeme zuerst erkrankt seien. Der Anspruch, dass somatische Befunde objektiv, konkret und fassbar und psychische Befunde subjektiv, weitschweifig und nicht reliabel seien, ist eine müßige Diskussion. Sie resultiert im Wesentlichen aus der Ansicht, dass Medizin angewandte reine Naturwissenschaft sei.

Die Anforderungen an die Genauigkeit physikalischer Messsysteme (Tipler 1994) entsprechen kaum der Genauigkeit und Reproduzierbarkeit unserer Angaben in der orthopädischen Befundung. Allenfalls Laborwerte erfüllen diese Anforderungen. Die Messgenauigkeit empirisch evualierter Instrumente, wie sie in der psychotherapeutischen Diagnostik gebraucht werden, ist sehr hoch.

Der Streit um den Anfang der Beschwerden führt je nach Systemstandpunkt dazu, dass man der Ansicht ist, ein depressiver Mensch neige eher zu verstärkten Schmerzen oder dass eben organisch begründete Schmerzen auf Dauer zu einer reaktiven depressiven Fehlhaltung führen, dies wiederum führt dann zu einer begrenzten Sichtweise des Patienten. Der mehr somatisch ausgerichtete Arzt kommt zu der Ansicht, bevor er nicht alle Möglichkeiten einer somatischen Erkrankung diagnostisch ausgeschlossen hat, sollte eine psychotherapeutische Intervention nicht stattfinden. Der mehr psychotherapeutisch tätige Arzt oder Psychologe möchte die Entwicklungspotenziale und Ressourcen seines Patienten eher abwarten, bevor er eine invasive oder operative Maßnahme anregt. Dabei ist die Frage des Beginns ebenso wichtig wie die Frage nach dem Huhn oder dem Ei.

Aus einer breiten Studienlage ist bekannt, dass chronifizierte orthopädische Leiden eine hohe psychische Komorbidität von Depression und Angst haben, ferner dass mentale Grundhaltungen und Bewältigungsstile, die schon vor Krankheitsbeginn angelegt sind, bei der Entwicklung der Krankheit eine wesentliche Rolle spielen (Waddell 1998). Viel mehr Beachtung sollte in Zukunft der Frage geschenkt werden: »Welche Intervention hat zu welchem Zeitpunkt ihren Platz?« wie auch in der Diagnostik die von Viktor von Weizsäcker gestellte Frage: »Warum hier? Warum jetzt?«.

Eigene Kasuistik

Eine 54-jährige Frau mit heftigsten Schmerzen im Schulter-Nacken- und LWS-Bereich klagt über einen Dauerschmerz, der vom HWS-Bereich den rechten Arm hinunterstrahlt und in der LWS in beide Oberschenkel vorderseitig bis zum Knie. Bei der LWS handelt es sich um einen unbeeinflussbaren Dauerschmerz, der auch nachts vorhanden ist. Die durchschnittliche Schmerzstärke wird mit 6–8 angegeben. An der HWS besteht ein eher belastungsabhängiger Schmerz, der in Ruhe nachlässt. Die durchschnittliche Schmerzstärke wird mit 3–5 angegeben. Es bestehen Beeinträchtigungen in der körperlichen Mobilität. Gehstrecken über 300 m können nicht mehr zurückgelegt werden, schweres Heben und Tragen ist überhaupt nicht mehr möglich, Autofahren für maximal eine 30 min, Radfahren nicht mehr. Sitzen ist für maximal eine 45 min möglich, danach muss ein Positionswechsel angestrebt werden.

Der Beruf als Sachbearbeiterin einer Versicherung wird seit 1/2 Jahr nicht mehr ausgeübt (arbeitsunfähig). Die Patientin bezieht Krankengeld. Sie ist geschieden, keine Kinder, lebt in einer 2-Zimmer-Wohnung zur Miete. Ihre ursprünglichen Hobbys, Tanzen, Tennis und der Besuch von Theater und Musical, wurden weitestgehend aufgegeben. Die früheren sozialen Kontakte im Freunde- und Bekanntenkreis haben sich reduziert, es sind aber durchaus noch soziale Bezüge vorhanden.

- Körperlicher Befund:
  54-jährige Frau im altersentsprechenden Allgemein- und leicht vermehrten Ernährungszustand (Body-Mass-Index 26). Das Gangbild ist kleinschrittig, ohne Mitrotation der LWS, bei regelrechtem Abrollvorgang. Fehlstreckhaltung der Lendenwirbelsäule mit ausgeprägtem Muskelhartspann beidseits. Schober 10/12,3 cm, Finger-Boden-Abstand >40 cm. Die ischiokrurale Muskulatur und der M. piriformis sind beidseits verkürzt. Die Bauchmuskulatur ist schwach ausgeprägt. Ein Aufrichten in den Langsitz im Liegen ist nicht möglich. HWS: Vorneigen/Rückneigen 40/0/60°, Seitneigen 30/0/20°, Rotation 60/0/50°. Neurologisch keine Zeichen einer radikulären Erkrankung. Keine Varikosis. Der Femoralispuls rechts erscheint abgeschwächt. Die neurologische Untersuchung zeigt keine radikulären Zeichen.

- Medikamentenanamnese:
  MST 30 2-mal 1 Tbl., Amitriptylin 20 1-mal 1 Tbl., Sirdalud 2-mal 1 Tbl.
  Die Patientin gibt als Ursache ihrer Beschwerden einen vor 3 Jahren im Kernspintomogramm diagnostizierten Bandscheibenvorfall an. Alle Behandlungsmaßnahmen wie Physiotherapie, Massagen und andere physikalische Therapie, mehrfache epidurale Injektionen und ein TENS-Gerät haben ihr wenig Erleichterung gebracht. Ihre Schmerzen hätten sich immer weiter verschlimmert. Seitdem sie die Morphintabletten nehme, fühle sie sich insgesamt etwas besser, ihre Schmerzen seien aber kaum beeinträchtigt.

- Chronifizierungsschema nach Gerbershagen: Grad III.

- Technische Befunde:
  LWS-Nativaufnahmen und MRT neueren Datums sowie HWS-Nativaufnahmen 1 Jahr alt: Verdacht auf fragliche Foramenstenose C6 rechts bei degenerativen Veränderungen der unteren HWS. Steilstellung der LWS. Mäßiggradige degenerative Veränderungen der unteren 3 Wirbelsäulenabschnitte, die sich im MRT weiter bestätigen. Kein Nachweis eines Bandscheibenvorfalls oder einer spinalen Raumforderung.

Mit dieser Befundkonstellation wurde zunächst in einem multimodalen psychotherapeutisch kombinierten Therapieansatz sowie einem ärztlich überwachten

Morphinentzug behandelt. Es gelang, den Morphinkonsum ohne weitere Entzugserscheinungen einzustellen, Bewältigungsstrategien aufzubauen und eine deutlich verbesserte Belastbarkeit der Wirbelsäule zu erreichen sowie eine Schmerzreduktion auf einen durchschnittlichen Schmerzwert von 4. Es verblieb aber ein hartnäckiger Schmerz, der von der Beckenregion den rechten Oberschenkel herunterstrahlte. Eine nochmalige intensive orthopädische Untersuchung ergab keine neuen Erkenntnisse. Der Stationsärztin wird der abgeschwächte Femoralispuls erinnerlich, ein hinzugezogener Angiologe diagnostiziert letztendlich eine A.-iliaca-Stenose. Diese wird interventionell behandelt, und die Patientin war von Seiten des Oberschenkelschmerzes beschwerdefrei.

Der Erfolg einer integrierten psychotherapeutischen und somatischen Behandlung hängt im Wesentlichen davon ab, welche Interventionen zu welchem Zeitpunkt durchgeführt werden. Weiter soll aufgezeigt werden, dass die in der Rehabilitation erhobenen Basisparameter bei Anamnese und Befund, wie sie das Qualitätssicherungsprogramm des VDR vorschreibt, eine in den meisten Fällen ausreichende Information abgeben, um integrierte Behandlungsschritte einzuleiten. Entscheidend ist die Sichtweise des Untersuchers oder des Therapeuten, der diese Befunde interpretiert.

3.14.2 Methoden

Die Methodik einer integrierten somatischen und psychotherapeutischen Diagnostik unterscheidet sich für den somatischen Anteil in keinem Punkt von dem bisher üblichen Procedere. Dies gilt in gleicher Weise für den psychotherapeutischen Part. Ein hilfreiches Schema für die integrative Gesamtdarstellung bei der Diagnostik ist das WHO-Schema mit den 3 Ebenen Körperschaden, Aktivitätsminderung und Partizipation. Hier ist in Zukunft noch einiges Entwicklungspotenzial durch konsequente praxisnahe Umsetzung des ICF (ICIDH 2) zu erwarten (Schuntermann; s. Homepage des VDR). Von psychotherapeutischer Seite stehen als Interventionsverfahren die psychodynamischen Verfahren und die verhaltensmedizinischen Verfahren zur Verfügung.

Voraussetzung für die Entwicklung einer integrativen Zusammenarbeit ist eine konsequente gemeinsame Zielsetzung für alle am Behandlungsprozess beteiligten Teammitglieder. Eine weitere Voraussetzung ist das Verständnis für die Fachlichkeit der anderen Berufsdisziplinen. Hier ist es besonders wichtig, die Grenzen der einzelnen Interventionsmöglichkeiten zu kennen. Ein wichtiges Mittel für den Aufbau einer integrativen Arbeit sind regelmäßige Teambesprechungen. Diese sollten sich jedoch nicht allein auf den Austausch von Informationen über die zu behandelnden Patienten beschränken, sondern auch immer wieder die Arzt-Patient-Beziehung der verschiedenen Teammitglieder reflektieren. Deshalb sollten sie unter der Leitung eines Teammitgliedes mit therapeutischer Ausbildung oder Erfahrung in Balint-Gruppenarbeit stehen.

Wichtig ist es auch, dass die Patienten von einem festen Behandlungsteam betreut werden. Gerade unter dem Kostendruck, unter dem Rehabilitationskliniken stehen, ist es oft sehr schwierig, zeitliche und personelle Ressourcen für ein solches Vorgehen zu schaffen. Vom ärztlichen Selbstverständnis her sollte bei einem integrativen Vorgehen bedacht werden, dass es nicht darum geht, ärztliches Handeln zu psychotherapeutisieren, sondern um ein erweitertes Arztsein, ja um das Wiederentdecken traditioneller Tugenden des ärztlichen Berufsstandes.

Von psychotherapeutischer Seite her ist es wichtig, in der Sprache verständlich zu bleiben und therapeutisches Bemühen im Team plastisch darzustellen. Von der Seite der Physiotherapeuten, Ergotherapeuten und physikalischen Therapeuten ist es von elementarer Bedeutung, in den Grenzen des Behandlungsauftrages zu bleiben. Diese Berufsgruppen haben in der Regel die längsten Kontaktzeiten mit den Patienten. Die dabei gemachten Beobachtungen und Wahrnehmungen sollten im Team kommuniziert und aufgearbeitet werden.

Diese genannten ärztlichen Tugenden sind nicht aus einem beliebigen Kontext gegriffen. Exemplarisch seien hier zwei Quellen genannt: in den hippokratischen Schriften (z. B. Epidemien I) und bei Paracelsus wird die Arzt-Patient-Beziehung eingehend dargestellt (Von Engelhardt 1999). Diese und andere Vorstellungen waren lange für Ärzte richtungsweisend, bevor Freud mit des Darstellung der Übertragung und Gegenübertragung der Arzt-Patient-Beziehung eine psychotherapeutische Dimension gab.

3.14.3 Indikationen

> Psychotherapeutische Verfahren sind immer dann einzusetzen, wenn eine signifikante psychotherapeutische Komorbidität, hier meistens Angst und Depression, besteht oder wenn eine Chronifizierung oder ein Chronifizierungspotenzial erkennbar wird.

Bei einer so integrativ ausgestalteten Therapie in der orthopädischen Rehabilitation muss von der psychotherapeutischen Fachlichkeit die Grenze eines solchen Zugangs beachtet werden. Psychiatrische Erkrankungen im engeren Sinne, schwerere psychotherapeutische Störungen, wie z. B. narzisstische Störungen, Borderline-Störungen, müssen erkannt und einer Behandlung in der entsprechenden Fachlichkeit zugeführt werden.

Zur grundlegenden Problemstellung ist zu sagen, dass bei orthopädischen Leiden, hier insbesondere bei Zervikobrachialgien, zervikal bedingten Kopfschmerzen, nichtradikulären Rückenschmerzen und Epikondylitiden, immer häufiger psychotherapeutische Diagnosen zusätzlich gestellt werden. Oft kommen solche Patienten dann nicht mehr in eine orthopädische, sondern in eine psychotherapeutische Fachabteilung in psychosomatischen Kliniken. Eine gesicherte Studienlage zeigt, dass jedoch 21% dieser Patienten eine solche Behandlung ablehnen und eine eher somatisch ausgerichtetere Therapie bevorzugen (Potrek et al. 1994). Andererseits kann aber auch aufgezeigt werden, dass rein somatische Therapieansätze ohne das Erkennen psychischer Komorbidität oder einer Chronifizierung ebenfalls nicht wirksam sind.

Durch eine Integration psychotherapeutischer Verfahren in der orthopädischen Rehabilitation und fachgerechter Entscheidung, welche Verfahren zu welchem Zeitpunkt Anwendung finden sollten, tun sich in der orthopädischen Rehabilitation Zukunftspotenziale auf. Dies setzt allerdings psychosoziale Kompetenz der ärztlichen orthopädischen Leitung voraus. Aus meiner Sicht ist es notwendig, dass diese Abwägung fachlich auch aus einer Hand erfolgt. Der Weg, der von einigen Kostenträgern beschritten wird, nämlich diese Patienten in orthopädischen und psychosomatischen Fachabteilungen auf interdisziplinären Stationen zu behandeln, erscheinen mir als ein Irrweg.

> **Fazit**
> Psychotherapeutische Behandlungsmethoden und orthopädische Handlungsweisen führen vordergründig immer wieder zu Auseinandersetzungen und Polarisierungen. Gelingt es, diese zu klären, so könnte sich aus einer Integration eine zukunftsweisende Richtung der orthopädischen Rehabilitation erweisen. Eine Brücke ist sicher die Vorstellung, dass es beim Vermitteln psychosozialer Kompetenz nicht darum geht, ein Vollblutpsychotherapeut zu werden, sondern eher, sich zu vergegenwärtigen, dass es im Wesentlichen um die Gestaltung der Arzt-Patient-Beziehung geht und wir damit auf eine lange Tradition in der Geschichte der Medizin zurückgreifen.

Literatur

Balint M (2001) Der Arzt, sein Patient und die Krankheit, 10. Aufl. Klett-Cotta, Stuttgart
Dörner K (2001) Der gute Arzt. Schattauer, Stuttgart
Engelhardt D v. (1999) Krankheit, Schmerz und Lebenskunst. Beck, München
Flor H, Fydrich T, Turk DC (1992) Efficacy of multidisciplnary pain treatment centers; a metaanalysis review. Pain 49: 221–30
Potreck-Rose F, Koch U (1994) Chronifizierungsprozesse bei psychosomatischen Patienten. Schattauer, Stuttgart
Tipler PA (1994) Physik. Spektrum Akademischer Verlag, Heidelberg Berlin Oxford
Uexküll T, Wesiack W (1998) Theorie der Humanmedizin, 3. Aufl. Urban & Schwarzenberg, München Wien Baltimore
Uexküll T, Geigges W, Plassmann R (2002) Integrierte Medizin. Schattauer, Stuttgart
Waddell G (1998) The back pain revolution. Churchill Livingstone, Edinburgh London New York
Weizsäcker V von (1997a) Gesammelte Schriften, Bd 4: Der Gestaltkreis. Suhrkamp, Frankfurt/Main
Weizsäcker V von (1997b) Gesammelte Schriften, Bd 10: Pathosophie. Suhrkamp, Frankfurt/Main

Internetadresse
Schuntermann MF, Ausbildungsmaterialien zur ICF. VDR-Homepage: http://www.vdr.de

3.15 Ernährung – Ernährungstherapie

P. Schauder

Die Weltgesundheitsorganisation (WHO) hat kürzlich am Beispiel der Osteoporose nachdrücklich darauf hingewiesen, dass Ernährung und Ernährungstherapie auch für die Verhinderung und Behandlung von Erkrankungen der Stütz- und Bewegungsorgane eine große Bedeutung besitzen. In diesem Zusammenhang äußerte sich die WHO folgendermaßen:

Um die Belastungen der Gesundheitssysteme durch chronische Krankheiten wie Adipositas, Typ-2-Diabetes, kardiovaskuläre Erkrankungen, darunter Bluthochdruck und Schlaganfall, Krebs, Zahnerkrankungen und Osteoporose zu senken, müssen Maßnahmen zur Förderung vernünftiger Ernährung, ausreichender körperlicher Bewegung sowie zur Eindämmung von Nikotin- und Alkoholabusus zum wichtigsten Bestandteil der Gesundheitspolitik werden. (WHO 2003)

Um die individuell angemessene ernährungsmedizinische Betreuung festzulegen zu können, stellen sich folgende grundsätzliche Fragen: Leidet der Patient »nur« an einer Erkrankung der Stütz- und Bewegungsorgane oder finden sich Hinweise auf weitere Krankheiten, die einer speziellen ernährungsmedizinischen Behandlung bedürfen

3.15.1 Gesunde Ernährung als Basis einer ernährungsmedizinischen Therapie

Die Basis der ernährungsmedizinischen Versorgung von Patienten mit Erkrankungen der Stütz- und Bewegungsorgane ist die sog. gesunde Ernährung. Ernährung ist definiert als Aufnahme von Nährstoffen für den Aufbau, den Erhalt und die Fortpflanzung eines Lebewesens. Bei natürlicher Ernährung werden die Nährstoffe in Form von Lebensmitteln aufgenommen. Eine »gesunde« Ernährung hat nach derzeitigem wissenschaftlichem Verständnis folgende Ziele:

Tabelle 3-12. D-A-CH-Referenzwerte für die tägliche Nährstoffzufuhr. (Nach Heseker 2003)

Empfehlungen	Schätzwerte	Richtwerte
Vitamin A	Vitamin E	Kalium
Vitamin D	Vitamin K	Natrium
Vitamin C	β-Carotin	Chlorid
Thiamin	Biothin	Fluorid
Riboflavin	Pantothensäure	Energie
Vitamin B6	Selen	Fette
Niacin	Kupfer	Kohlenhydrate
Vitamin B12	Mangan	Proteine
Folsäure	Chrom	Fettsäure
Kalzium	Molybdän	Ballaststoffe
Phosphor		Wasser
Magnesium		
Eisen		
Jod		
Zink		

- Vermeidung von ernährungsabhängigen Krankheiten,
- Förderung der Gesundheit,
- Verbesserung der Lebensqualität.

In einer dazu geeigneten Ernährung müssen die Lebensmittel so kombiniert werden, dass sie die von den wissenschaftlichen Gesellschaften empfohlene Nährstoffzufuhr sicherstellen. Mit welchen Lebensmitteln die empfohlenen Nährstoffmengen zugeführt werden, ist regional, von Land zu Land sowie von Kontinent zu Kontinent unterschiedlich. Gesunde Ernährung ist keine Einheitskost (James et al. 1990).

D-A-CH-Referenzwerte für die tägliche Nährstoffzufuhr

D-A-CH-Referenzwerte sind die im deutschsprachigen Raum gültigen Werte (D für Deutschland; A für Österreich; CH für die Schweiz).

Die Nährstoffempfehlungen waren ursprünglich vorrangig auf die Verhütung von Mangelerkrankungen ausgerichtet. Sie stützten sich auf den Mindestbedarf eines Nährstoffs. Dieser entspricht der niedrigsten Nährstoffmenge, die erforderlich ist, um Mangelerscheinungen zu verhüten, die durch objektive Messungen nachzuweisen sind. In der Regel wurde der Mindestbedarf zwar in gut kontrollierten Mangelversuchen, aber nur mit sehr wenigen Versuchspersonen ermittelt. Für die Bevölkerung wurden daher aus diesen Daten durch die Addition des für definierte Gruppen geschätzten Mehrbedarfs [z. B. 2 Standardabweichungen (SD) des beobachteten Mindestbedarfs] und durch Berücksichtigung von Sicherheitszuschlägen empfohlene Nährstoffzufuhrmengen berechnet und publiziert.

Bis heute liegen allerdings immer noch nicht für alle Nährstoffe genaue Daten zum Mindestbedarf vor, sodass für diese Nährstoffe genau genommen keine exakten Empfehlungen ausgesprochen werden können. Diese unterschiedliche Datenlage findet in den neuen D-A-CH-Referenzwerten ihren Ausdruck, in denen zwischen Empfehlungen, Schätzwerten und Richtwerten unterschieden wird (Tabelle 3-12).

- *Empfehlungen* für die tägliche Nährstoffzufuhr werden ausgesprochen, wenn der durchschnittliche Nährstoffbedarf einschließlich individueller physiologischer Schwankungen und Bioverfügbarkeit aus am Menschen durchgeführten Bilanz- oder Stoffwechselversuchen bekannt ist. Der Nährstoffbedarf ist dabei definiert als die tägliche Nährstoffmenge, von der angenommen wird, dass sie den Bedarf von 50% einer definierten Personengruppe deckt. Eine empfohlene Nährstoffaufnahme stellt die durchschnittliche tägli-

3.15 · Ernährung – Ernährungstherapie

Tabelle 3-13. Nährstoffempfehlungen für die Vollkost im Krankenhaus (19–65 Jahre alte Patienten; Energiezufuhr 2000 kcal/Tag). (Nach DGE 1996)

Nährstoff	Menge
Protein	15 Energie-%
Fett	30 Energie-%
Kohlenhydrate	55 Energie-%
Ballaststoffe	>30 g
Cholesterin	<300 mg
Kalzium	1000 mg
Magnesium	350 mg
Eisen	15 mg
Zink	15 mg
Jod	200 µg
Vitamin-A-Equivalent	1,3 mg
Vitamin B1	2,0 mg
Vitamin B2	2,1 mg
Vitamin B6	2,3 mg
Folsäure	460 µg
Vitamin C	107 mg

che Nährstoffmenge dar, die ausreicht, um den Bedarf nahezu aller (97,5%) gesunden Individuen einer definierten Personengruppe (Geschlecht, Alter) zu decken und wird aus dem Bedarf berechnet:
Empfehlung = (mittlerer Bedarf + 2 SD) : Bedarf
- Sogenannte *Schätzwerte* werden aus der durchschnittlichen Zufuhr adäquat ernährter Personengruppen abgeleitet, wenn der Bedarf nicht genau bestimmt werden kann. Schätzwerte sind ein Ersatz für Empfehlungen. Sie bewegen sich oberhalb des Bedarfs und möglicherweise auch oberhalb einer Nährstoffempfehlung.
- *Richtwerte* werden festgelegt, wenn keine genauen Referenzwerte oder -bereiche berechnet werden können, aber dennoch bekannt ist, dass die tägliche Zufuhr bestimmter Mengen aus gesundheitlichen Gründen erforderlich ist. Diese stellen Orientierungshilfen dar, u. a. bei nichtessenziellen Nährstoffen wie den Kohlenhydraten.

Mengenangaben für die Nährstoffzufuhr

In **Tabelle 3-13** sind die empfohlenen Nährstoffmengen für eine Standardkost im Krankenhaus gezeigt. Das Beispiel gilt für Patienten von 19–65 Jahre und für eine Energiezufuhr von 2000 kcal/Tag (DGE 1996). Die Energiezufuhr soll zu mindestens 55% in Form von Kohlenhydraten und zu höchstens 15% in Form von Eiweiß sowie zu 30% über Fett erfolgen. Bei der Fettzufuhr ist auf eine bestimmte Zusammensetzung der chemisch und biologisch unterschiedlichen Fettsäuren zu achten. Die D-A-CH-Empfehlungen bezüglich der 3 hauptsächlichen Fettsäuregruppen an der Energiezufuhr sind folgendermaßen:
- Gesättigte Fettsäuren (GFS): 7–10%,
- einfach ungesättigte Fettsäuren (EUFS): 10–15%,
- mehrfach ungesättigte Fettsäuren (MUFS): 7–10%.

Bezüglich der essenziellen MUFS wird ein Verhältnis der Ω-6- : Ω-3-Fettsäuren von 5:1 empfohlen (DGE et al. 2000). Bei einer Energiezufuhr von 2000–2100 kcal/Tag und unter Berücksichtigung des wünschenswerten Anteils der einzelnen Energieträger an der Gesamtenergiezufuhr errechnen sich folgende Mengen, die täglich pro Kilogramm Körpergewicht verzehrt werden können
- Kohlenhydrate etwa 4 g,
- Fett etwa 1 g,
- Eiweiß etwa 0,8–1,0 g.

Lebensmittelauswahl

Um die genannten Referenzwerte für die Nährstoffzufuhr zu erreichen, ist es notwendig, vielseitig zu essen. Die dazu geeigneten Kombinationsmöglichkeiten von Lebensmitteln sind nahezu unerschöpflich. Es gibt also zahlreiche Formen gesunder bzw. vernünftiger Ernährung.

Als Hilfe für die »richtige« Kombination von Lebensmitteln hat die Deutsche Gesellschaft für Ernährung Lebensmittel in 7 Gruppen eingeteilt. Sie sind im Folgenden aufgeführt, zusammen mit den empfohlenen Verzehrsmengen für Erwachsene.

Die 7 Gruppen der Lebensmittel (DGE)

- *Gruppe 1: Getreide, Getreideerzeugnisse und Kartoffeln*
  Diese Lebensmittelgruppe liefert Vitamine, Mineralstoffe und Ballaststoffe.
  Verzehrempfehlungen:
  – Täglich 5–7 Scheiben Brot (ca. 200–350 g) und
  – 1 Portion Reis oder Nudeln (roh ca. 75–90 g) oder
  – 1 Portion Kartoffeln (ca. 250–300 g, 4–5 mittelgroße Kartoffeln)
- *Gruppe 2: Gemüse und Hülsenfrüchte*
  Bis auf wenige Ausnahmen sind Gemüse und Salat energiearm und reich an Vitaminen und Mineralstoffen. Hülsenfrüchte sind hingegen reich an Eiweiß und Stärke und liefern somit entsprechend viel Energie. Sie haben einen hohen Gehalt an Mikronährstoffen und Ballaststoffen.

Verzehrsempfehlungen:
- Täglich mindestens 2 Portionen Gemüse (ca. 250–300 g).

— *Gruppe 3: Obst*
Obst liefert ähnlich wie Gemüse viele Mikronährstoffe, ist wegen seines Zuckergehaltes aber in der Regel energiereicher als Gemüse. Als Nachspeise oder Zwischenmahlzeit ist Obst ideal. Trockenobst enthält viel Ballaststoffe und Kalium.
Verzehrsempfehlungen:
- Täglich mindestens 2 Portionen Obst (ca. 250–300 g).

— *Gruppe 4: Getränke*
Eine ausreichende Flüssigkeitszufuhr ist lebensnotwendig. Ideal sind Wasser, Mineralwasser, ungesüßter Kräuter- und Früchtetee, Gemüsesaft und verdünnter Obstsaft. In Maßen sind Kaffee und schwarzer Tee akzeptabel.
Verzehrsempfehlungen:
- Täglich 1,5 l Flüssigkeit.

— *Gruppe 5: Milch und Milchprodukte*
Die Lebensmittel dieser Gruppe sind die wichtigsten Kalziumlieferanten unserer Nahrung. Sie liefern darüber hinaus Magnesium, Zink und die Vitamine B_1, B_2 und B_{12}. Wegen des teilweise hohen Fettgehalts sind fettarme Produkte zu bevorzugen.
Verzehrsempfehlungen:
- Täglich 1/4 l Milch und
- 3 Scheiben fettarmen Käse (90 g).

— *Gruppe 6: Fisch, Fleisch und Eier*
Seefisch liefert Jod und Ω-3-Fettsäuren. Fleisch ist ein wichtiger Lieferant von Eisen und anderen Mikronährstoffen. Fleisch und v. a. Wurst liefern aber auch viel Purine, Cholesterol und meist sehr viel Fett. Bei entsprechender Veranlagung kann ein hoher Konsum zur Entstehung von ernährungsabhängigen Erkrankungen beitragen. Eier enthalten neben zahlreichen Nährstoffen viel Fett und Cholesterin.
Verzehrsempfehlungen:
- Wöchentlich 1–2 Portionen Seefisch (150 g).
- Höchstens 2- bis 3-mal/Woche eine Portion Fleisch (maximal 150 g) sowie
- 2- bis 3-mal/Woche Wurst (maximal 50 g).
- Wöchentlich bis zu 3 Eier.

— *Gruppe 7: Fette und Öle*
Fett liefert essenzielle Fettsäuren, ist Träger fettlöslicher Vitamine, liefert aber viel Energie. Hier ist Zurückhaltung geboten. 1 g Fett/kgKG und Tag reicht für den Erwachsenen aus. Neben der Einschränkung von Streich- und Kochfett bzw. Ölen ist auch auf den Konsum fettarmer Lebensmittel zu achten. Pflanzenfette und -öle sind aufgrund ihrer Fettsäurenzusammensetzung und/oder ihres Vitamin-E-Gehalts (z. B. Färber-Distel-, Maiskeim-, Weizenkeim-, Sonnenblumen-, Oliven- oder Rapsöl) zu bevorzugen.
Verzehrsempfehlungen:
- Täglich höchstens 40 g Streich- oder Kochfett, z. B. 2 Esslöffel Margarine oder Butter und 2 Esslöffel hochwertiges Pflanzenfett.

Mit den aufgeführten Verzehrsmengen wird eine tägliche Energieaufnahme von etwa 1800–2000 kcal erreicht.

3.15.2 Diäten

Diät ist definiert als eine von der normalen (gesunden) Ernährung abweichende Kostform, die bei bestimmten Krankheiten oder Krankheitssymptomen eingesetzt wird. Ein Gesunder benötigt keine Diät, er soll sich gesund ernähren.

Der Nährstoffgehalt in Diäten ist für einzelne oder mehrere Nährstoffe niedriger oder höher, verglichen mit den Werten, die für eine gesunde Kost empfohlen werden. Welche Änderung vorliegt, hängt von der jeweiligen Krankheit oder dem jeweiligen Krankheitssymptom ab. In der folgenden Liste sind exemplarisch Krankheiten und Symptome aufgeführt, die einer »diätetischen« Behandlung zugänglich sind.

Beispiele von Krankheiten und Krankheitssymptomen, die einer diätetischen Behandlungen zugänglich sind
— Adipositas
— Untergewicht
— Arterielle Hypertonie
— Diabetes mellitus
— Hyperlipoproteinämie
— Hyperurikämie
— Chronische Pankreatitis
— Harnsteine
— Einheimische Sprue
— Laktosemalabsorption
— Jodmangelstruma
— Eisenmangelanämie
— Osteoporose
— Rheumatische Erkrankungen

Die am häufigsten eingesetzte Diät ist die sog. kalorienreduzierte Diät zur Senkung von überhöhtem Körpergewicht bzw. zur Behandlung der Adipositas. Diätetische Behandlung muss sich sinnvoll in das Gesamtkonzept

Tabelle 3-14. Prävalenz rheumatischer Krankheiten in Populationen mit unterschiedlichem Fleischverzehr. (Nach Adam 2003)

Land	Prävalenz rheumatischer Krankheiten pro 1 Mio. Einwohner	Fleischverzehr (g/Person/Tag)
Deutschland	170	103,5
Frankreich	120	89,8
Italien	100	55,7
Japan	82	14,5
Grönland	80	7,2

der Krankheitstherapie einfügen. Welcher Stellenwert der diätetischen Behandlung im Vergleich zu sonstigen Maßnahmen, z. B. der Pharmakotherapie, zukommt, hängt von der jeweiligen Krankheit ab. Viele Menschen mit Erkrankungen der Stütz- und Bewegungsorgane leiden gleichzeitig an weiteren Krankheiten, die einer diätetischen Therapie bedürfen. Die zusätzlichen Erkrankungen dieser Patienten sollten natürlich ebenfalls therapiert werden.

Über die Zahl multimorbider Patienten, die außer an Erkrankungen der Stütz- und Bewegungsorgane sonstige, einer diätetischen Therapie zugängliche Erkrankungen haben, gibt es keine genauen Angaben. Solche Kombinationen sind jedoch vermutlich sehr häufig, wenn man z. B. berücksichtigt, dass derzeit etwa 4 Mio. Bürger an einem Diabetes mellitus Typ 2 und 8 Mio. an einer arteriellen Hypertonie leiden (Schauder et al. 2004).

Diät und Erkrankungen der Stütz- und Bewegungsorgane

Zu den häufigsten Gründen, die Schäden an Stütz- und Bewegungsorganen verursachen, gehören entzündliche rheumatische Krankheiten, die Osteoporose sowie die Adipositas.

Entzündliche rheumatische Krankheiten

Biochemische Zusammenhänge zwischen rheumatischen Erkrankungen und der Ernährung sind erst seit der Entdeckung der Eicosanoide gut belegt. Einige Eicosanoide wirken proinflammatorisch und entstehen ausschließlich aus Arachidonsäure. Diese mehrfach ungesättigte Fettsäure gelangt nur über Produkte tierischer Provenienz in die Nahrungskette. So besteht z. B. ein Zusammenhang zwischen der Menge des Fleischverzehrs und der Prävalenz rheumatischer Krankheiten (**Tabelle 3-14**).

Der Anfall proinflammatorischer Eicosanoide lässt sich mit Hilfe von 3 Maßnahmen senken:

- vegetarische Kost,
- antioxidativ wirkende Nahrungsbestandteile,
- Ω-3-Fettsäuren.

Vegetarische Kost ist wirksam, weil sie keine Arachidonsäure enthält.

Antioxidativ wirkende Nahrungsbestandteile wie Vitamin E, Vitamin C oder Selen hemmen die Oxidation der Arachidonsäure u. a. durch Abfangen von Sauerstoffradikalen in der Zellwand.

> Patienten mit entzündlich-rheumatischen Erkrankungen benötigen höhere Mengen an Antioxidanzien als in der sog. gesunden Kost empfohlen, z. B. anstatt 100 mg Vitamin C 200 mg oder anstatt 100 µg Selen 200 µg/Tag.

Ω-3-Fettsäuren hemmen kompetetiv das Enzym Cyclooxygenase, das den Umbau von Arachidonsäure zu proinflammatorischen Eicosanoiden fördert, darunter verschiedene Prostaglandine. Die daraus abzuleitenden Prinzipien für die Ernährungs bzw. Ernährungstherapie bei rheumatischer Arthritis sind:

- Verminderung der Arachidonsäureaufnahme auf <50 mg/Tag (350 mg/Woche) durch eine laktovegetarisch orientierte Kost.
- Ω-3-Fettsäuren durch Fischöle und α-Linolensäure-haltige Pflanzenöle vermehrt zuführen. Pro Tag sollten 8 g Linolsäure, 4 g α-Linolensäure und 1 g Eicosapentaensäure aufgenommen werden (2 Fischmahlzeiten/Woche, Verwendung von Soja-, Walnuss-, Lein- oder Rapsöl, Einbeziehung von Sojaprodukten, evtl. Fischölkapseln).
- Antioxidanzien ausreichend zuführen (auf schonende Zubereitung der Kost achten, um Vitamine zu erhalten; Kost so zusammenstellen, dass die Zufuhr von Vitaminen und Spurenelementen in ausreichender Menge gewährleistet ist.
- Außerdem sollten Oxidanzien gemieden werden, d. h. die Patienten sollten nicht rauchen und Alkohol in größeren Mengen meiden.

Osteoporosefragilitätsfrakturen

Die Osteoporose ist die häufigste metabolische Knochenerkrankung. Patienten mit Osteoporose neigen zu Fragilitätsfrakturen, d. h. zu Brüchen »ohne adäquates Trauma«. Der Pathomechanismus gilt als noch nicht vollständig aufgeklärt. Eine Verminderung der Knochenmasse ist eine wichtige, wenn auch nicht die einzige Ursache. Im Jahr 1999 erlitten in Deutschland 118.964 Patienten eine Schenkelhalsfraktur (Pientka 2004). Viele von ihnen bleiben nach dem akuten Ereignis lange Zeit, gelegentlich für den Rest ihres Lebens, pflegebedürftig. Es herrscht allgemeines Einverständnis darüber, dass eine Verbesserung der medizinischen Situation nicht in einer Verbesserung der Frakturbehandlung, sondern vielmehr in einer Prävention der Frakturen bestehen muss. Hierzu können gesunde Ernährung und ernährungsmedizinische Therapie einen wichtigen Beitrag leisten.

> Zur Aufrechterhaltung eines Gleichgewichts zwischen Knochenaufbau und -abbau und damit einer ausreichenden Knochenmasse ist eine adäquate Kalziumzufuhr erforderlich. Darauf sollte durch Einhaltung einer gesunden Ernährung während des gesamten Lebens, und nicht erst im Alter nach Ausbildung einer Osteoporose, geachtet werden. Für alte Menschen beträgt die empfohlene Kalziumaufnahme 1200 mg/Tag. Dies lässt sich im Prinzip durch eine »kalziumreiche Diät« erreichen (◘ Tabelle 3-15).

Tabelle 3-15. Kalziumgehalt von Milch und Milchprodukten (*F.* Fett, *F. i. Tr.* Fett in der Trockenmasse). (Nach Kotthoff u. Haydous 1992)

Lebensmittel 100 g		Kalzium [mg]
Milch	3,5% F.	120
Joghurt	3,5% F.	120
Buttermilch		109
Speisequark, mager		92
Camenbert	45%F. i. Tr.	570
Brie-Käse	50%F. i. Tr.	400
Emmentaler	45%F. i. Tr.	1020
Edamer	30%F. i. Tr.	800
Harzer		125

Lebensmittel mit dem höchsten Kalziumgehalt sind Milch und Milchprodukte. Sonstige recht kalziumreiche Lebensmittel (mg je 100 g essbares Lebensmittel) sind Brokkoli (105), Grünkohl (212), Ölsardinen (330) oder Eigelb (140). In den verschiedenen Brotsorten liegt der Kalziumgehalt meist bei oder unter 50 mg/100 g. Gute Kalziumquellen sind auch Mineralwässer, von denen viele pro Liter etwa 500–600 mg Kalzium enthalten.

> Zu den Ernährungsempfehlungen bei Osteoporose gehört auch die Empfehlung, oxalatreiche Lebensmittel zu meiden, um dadurch das Risiko für die Entwicklung von Nierensteinen zu senken. Zu den besonders oxalsäurereichen Lebensmitteln gehören: Mangold, Spinat, Rhabarber, rote Bete und Kakaopulver.
> Zur ernährungsmedizinischen Prophylaxe von Fragilitätsfrakturen gehört auch die Vermeidung von Untergewicht.

Tabelle 3-16. Klassifikation der Adipositas. (Nach WHO 2000)

Gewichtsklassifikation	BMI [kg/m²]
Untergewicht	<18,5
Normalgewicht	18,5–24,9
Übergewicht	≥25
Präadipositas	25–29,9
Adipositas Grad I	30–34,9
Adipositas Grad II	35–39,9
Adipositas Grad III	>40

Bei älteren Patienten mit oft einseitigen Essgewohnheiten und geringer Exposition gegenüber Sonnenlicht aufgrund geringer außerhäuslicher Aktivitäten ist es oft sicherer, Kalzium und Vitamin D zu supplementieren als auf eine ausreichende Zufuhr mit der Nahrung zu vertrauen. Die Dosierungsempfehlungen liegen bei 1000 mg Kalzium bzw. 400 Einheiten Vitamin D pro Tag.

3.15.3 Adipositas

Der Begriff Adipositas beschreibt eine pathologische Vermehrung in der Körperfettmasse, die mit einer Gesundheitsgefährdung einhergeht und präventive sowie therapeutische Bemühungen erfordert. Der Begriff Übergewicht ist dagegen weniger spezifisch, da ein erhöhtes Körpergewicht auch auf andere Ursachen (Muskelhypertrophie bei Leistungssport, Ödeme bei Herz- oder Niereninsuffizienz) beruhen kann. Häufig wird der Begriff Übergewicht für die leichteren Formen eine Fettgewebsvermehrung verwendet, während die Bezeichnung Adipositas meist den schweren, therapiebedürftigen Formen einer Fettgewebsvermehrung vorbehalten bleibt. Beide Begriffe werden oft synonym gebraucht.

Zur Erfassung des Ausmaßes der Adipositas werden Gewichts-Größen-Indizes verwendet. Der am weitesten verbreitete Index ist der Body-Mass-Index (BMI), der Quotient aus Körpergewicht in kg und dem Quadrat der Körpergröße in m (kg/m²). Die Klassifikation der Adipositas beruht auf einem Vorschlag der WHO (2000; ◘ Tabelle 3-16).

Zu den typischen Begleit- und Folgeerkrankungen bei Übergewicht/Adipositas gehören Bindegewebs- und Skeletterkrankungen, d. h. degenerative Gelenkerkrankungen (Husemann 1997). Patienten, bei denen bereits adipositasassoziierte Gelenkschäden vorliegen, müssen abnehmen. Zu den beleggestützten Methoden der Adipositastherapie gehören ernährungsmedizinische Maßnahmen, die von zusätzlichen Strategien flankiert sein müssen.

Beleggestützte Methoden der Adipositasbehandlung
- Ernährungstherapie
  - fettreduzierte Ernährung
  - mäßig kalorienreduzierte Mischkost (1000–2000 kcal/Tag)
  - drastisch kalorienreduzierte Kost (<1000 kcal/Tag, z. B. Formuladiät)
- Verhaltensmodifikationstraining
- Steigerung der körperlichen Aktivität

Unter fettreduzierter Ernährung versteht man eine Senkung des Fettanteils entsprechend der Prinzipien gesunder Ernährung auf 30 kcal-% oder weniger. Die Kalorienreduktion kann auch durch andere Kostformen als Mischkost, z. B. durch vegetarische Kost, angestrebt werden. Gewichtsreduzierende Medikamente kommen allenfalls kurzfristig, der Einsatz chirurgischer Maßnahmen nur bei ausgeprägter Adipositas in Frage, z. B. bei Adipositas Grad III, und unter sorgfältiger Beachtung verschiedener Kriterien. So muss eine psychiatrische Erkrankung als Ursache der Adipositas ausgeschlossen sein (Wirth 2000).

3.15.4 Ernährungsanamnese – Ernährungsberatung

Eine sorgfältige Ernährungsanamnese ist die Basis für eine individuelle Ernährungsberatung. Die etablierten und klinisch brauchbaren Methoden geben einen recht guten Überblick über die tägliche Kalorienzufuhr. Sie dienen aber besondes dazu, die Zusammensetzung der Mahlzeiten und eventueller Snacks zu analysieren und damit eventuelle individuelle Ernährungsfehler. Für die

Präventive oder therapeutische Ernährungsberatung ist nicht gleichzusetzen mit der Überreichung von Informationsmaterialien. Es ist immer zu entscheiden, ob die Beratung als Einzel- oder Gruppenberatung sinnvoll ist. Auch bei Gruppenberatung muss die individuelle Situation ausreichend berücksichtigt werden.

Ernährungsanamnese sollten nach Möglchkeit strukturierte Fragebögen verwendet werden, z. B. ein freies 7-Tage-Protokoll.

Ernährungsberatung sollte in Kooperation zwischen Arzt und nichtärztlichem Fachpersonal erfolgen, z. B. entsprechend der »Beratungsstandards« der Deutschen Gesellschaft für Ernährung (DGE 2001). Ärzte führen die Ernährungsberatung in der Regel nicht selbst durch. Die Aufgaben des Arztes im Rahmen der Ernährungsberatung sind folgende (Bundesärztekammer 1998):
- Indikationsstellung zur prophylaktischen oder therapeutischen Ernährungsberatung,
- Festlegung des therapeutischen Ziels,
- Benennung der dazu geeigneten Ernährungsform,
- Beurteilung des Beratungserfolgs anhand klinischer Parameter,
- Änderung des Beratungskonzepts bei ausbleibendem Beratungserfolg.

Fazit
- Eine gesunde Ernährung kann das Auftreten von Krankheiten der Stütz- und Bewegungsorgane verhindern. Wenn dies nicht gelingt, kann der Verlauf dieser Krankheiten durch diätetische Maßnahmen günstig beeinflusst werden.
- Viele Patienten mit Erkrankungen der Stütz- und Bewegungsorgane sind multimorbide. Sie leiden an zusätzlichen Krankheiten wie arterielle Hypertonie oder Typ-2-Diabetes. Auch diese Krankheiten müssen ernährungsmedizinisch »mitbehandelt« werden.

Literatur

Adam O (2003) Rheumatische Erkrankungen. In: In: Schauder P, Ollenschläger G (Hrsg) Ernährungsmedizin. Prävention und Therapie, 2. Aufl. Urban & Fischer, München, S 863–874

Bundesärztekammer (Hrsg) (1998) Gesund essen – Leitlinien für die ärztliche Ernährungsberatung und Ernährungstherapie, 2. Auflage. Text und Materialien der Bundesärztekammer zur Fortbildung und Weiterbildung, Bd 8. Köln

Deutsche Gesellschaft für Ernährung (DGE) (1996) Nährstoffempfehlungen für die Vollkost im Krankenhaus. DGE-Info 07

Deutsche Gesellschaft für Ernährung (DGE) (2001) DGE-Beratungsstandards. DGE, Frankfurt/Main

Deutsche Gesellschaft für Ernährung (DGE), Österreichische Gesellschaft für Ernährung, Schweizerische Gesellschaft für Ernährungsforschung, Schweizerische Vereinigung für Ernährung (Hrsg) (2000): Referenzwerte für die Nährstoffzufuhr. Umschau Braus, Frankfurt/Main

Heseker H (2003) Referenzwerte für die tägliche Nährstoffzufuhr. In: Schauder P, Ollenschläger G (Hrsg) Ernährungsmedizin. Prävention und Therapie, 2. Aufl. Urban & Fischer, München, S 31–34

Husemann B (1997) Chirurgische Therapie der extremen Adipositas. Dtsch Ärztebl 33: 2–7

James WPT, Ferro-Luzzi A, Isaksson B, Szostak WB (1990) Gesunde Ernährung. Zur Verhütung von ernährungsbedingten Krankheiten

in Europa. Weltgesundheitsorganisation Regionalbüro für Europa, Kopenhagen. Europäische Schriftenreihe Nr 24
Kotthoff G, Haydous B (1992) Ernährungs- und Diättherapie. Indikation, Ernährungsprinzip, Nährstoffrelation. Deutscher Ärzte-Verlag, S 109–111.
Pientka L (2004) Fragilitätsfrakturen. In: Schauder P, Berthold H, Eckel H, Ollenschläger G (Hrsg) Zukunft sichern. Senkung der Zahl chronisch Kranker. Verwirklichung einer realistischen Utopie. Deutscher Ärzte-Verlag (im Druck)
Schauder P, Berthold H, Eckel H, Ollenschläger G (Hrsg) (2004) Zukunft sichern. Senkung der Zahl chronisch Kranker. Verwirklichung einer realistischen Utopie. Deutscher Ärzte-Verlag (im Druck)
WHO (2000) Obesity-preveting and managing the global epidemic. Report of a WHO consultation on obesity. World Health Org Tech Rep Ser 894
WHO (2003) Diet, nutrition and the Prevention of chronic diseases. World Health Org Tech Rep Ser 916: i.v.iii, 1–149
Wirth A (2000) Adipositas: Epidemiologie, Ätiologie, Folgekrankheiten und Therapie, 2. Aufl. Springer, Berlin Heidelberg New York

3.16 Patientenschulung

H. Bork, F.-J. Ludwig, S. Middeldorf

3.16.1 Entwicklung der Patientenschulung

Die Patientenschulung hat sich in den vergangenen 30 Jahren zu einem wichtigen Baustein in der Medizin und insbesondere in der Rehabilitation entwickelt. Neben Diagnostik und Therapie stellt sie mittlerweile ein gleichrangiges Behandlungsmodul in allen Indikationsbereichen dar.

Gut strukturierte, didaktisch ausgereifte und entsprechend evaluierte Schulungsprogramme entstanden zunächst für den Diabetes mellitus. Bereits 1979 gründete die Europäische Diabetes-Gesellschaft (EASD) eine spezielle Arbeitsgruppe (Diabetes Education Study Group) mit dem Ziel, Grundlagen, Strukturen und Probleme der Patientenschulung auf internationaler Ebene zu diskutieren (Bott 2000).

In vielen Bereichen der Patientenschulung (Diabetes, Hypertonie, Asthma, rheumatoide Arthritis etc.) wurde mittlerweile ein *verbindliches Curriculum* im Sinne eines strukturierten Lehrplans erstellt. Dieses Curriculum dokumentiert die Lernziele und die Inhalte der Schulungen einschließlich der methodischen Zugänge. Die Vorteile dieser strukturierten Lehrpläne bestehen darin, überregional vergleichbare Programme anzubieten, Schulungsteams systematisch einzuarbeiten, Lernerfolge messbar zu machen und eine vermehrte Transparenz für Kostenträger zu schaffen.

Eine standardisierte Patientenschulung setzt voraus, dass die Ärzte und Therapeuten, die das Programm als Moderator oder Trainer leiten, dafür ausgebildet werden. Verschiedene Fachgesellschaften, wie z. B. die Deutsche Gesellschaft für Rheumatologie, bieten daher Seminare für die Schulungsleiter an. Diese *Train-the trainer-Seminare* vermitteln nicht nur den Inhalt der Schulung, sondern führen auch in die Methodik ein. Schulungstechniken wie Brainstorming, interaktives Erarbeiten von Lerninhalten oder Rollenspiele werden hier geübt, die Teilnehmer werden für kommunikative und gruppendynamische Prozesse sensibilisiert. Um positive Effekte bei der Patientenschulung erreichen zu können, ist die Vermittlung von Inhalt und Methodik allein jedoch nicht ausreichend. Vielmehr müssen auch die Trainer selbst von der Wirksamkeit des Therapiebausteins »Schulung« überzeugt sein (Ehlebracht-König u. Bönisch 2002).

Auf der Ebene der Wissensvermittlung werden moderne Medien wie Metaplantafeln, Flipcharts oder Overhead- bzw. Beamerpräsentationen genutzt, um den langfristigen Lerneffekt zu verbessern. Durch bloßes Zuhören werden nur zwischen 5% und 20% des zu lernenden Stoffs im Langzeitgedächtnis behalten. Werden zusätzlich visuelle Informationen aufgenommen, können bis zu 60% der neuen Informationen behalten werden. Das Diskutieren des Stoffs in Gruppen oder das eigene, aktive Erarbeiten können den Lernerfolg noch weiter verbessern (Weidenmann 1986).

Über die Wissensvermittlung hinaus möchten die Schulungsprogramme die Einstellung des Patienten von einer eher passiven, hilflosen Haltung zu einem aktiven Umgang mit der Erkrankung verändern. Der Patient soll durch das interaktive Gespräch in der Gruppe und mit dem Moderator ermutigt werden, eigenverantwortlich bei seiner Krankheitsbewältigung mitzuwirken. Über dieses *»empowerment«* soll letztlich ein *»Selbstmanagement«* des Patienten erreicht werden, der Patient wird zum Experten in eigener Sache. Nach heutigem Verständnis können wichtige Therapieziele, wie etwa die Vermeidung von Folgeerkrankungen und insbesondere die Wahrung der höchstmöglichen Lebensqualität, nur dann erreicht werden, wenn die Patienten zu einem aktiven Selbstmanagement geführt werden (Bott 2000).

Die *Effektivität* solcher Schulungs- oder Trainingsprogramme wird durch eine Vielzahl von prospektiven und randomisierten Kontrollgruppenstudien belegt. So existieren für den Bereich der Asthmaschulung eindrucksvolle Einzelstudien (z. B. Bailey et al. 1999), Metaanalysen (z. B. Clark u. Nothwehr 1997) und sogar ein systematischer Review der Cochrane Collaboration über 25 randomisierte Kontrollgruppenstudien (Gibson et al. 2000). Die Arbeiten zeigen, dass eine Patientenschulung bei erwachsenen Asthmatikern die Ergebnisse der medizinischen Therapie statistisch und klinisch signifikant verbessert. Daher bildet die Patientenschulung mittlerweile auch eine zentrale Komponente des modernen Asthmamanagements in den nationalen und internationalen Therapieempfehlungen.

Im Bereich der *medizinischen Rehabilitation* wurden zunächst in vielen Kliniken eigene Schulungskonzepte für verschiedene Indikationen entwickelt. In der Orthopädie und Unfallchirurgie standen die Gelenkschule (s. ▶ Kap. 3.16.2) und die Rückenschule (s. ▶ Kap. 3.16.3) im Vordergrund.

Der VDR als Zusammenschluss aller Träger der gesetzlichen Rentenversicherung hat 1985 ein Seminarprogramm mit dem Titel »Gesundheit selber machen« vorgelegt, das zum weiteren Ausbau der Patientenschulung beigetragen hat. Als Überarbeitung und Erweiterung dieses Konzeptes erschien 2000 die Seminarreihe »Aktiv Gesundheit fördern – Gesundheitsbildungsprogramm der Rentenversicherung für die medizinische Rehabilitation«. Dieses Programm verlagert den Schwerpunkt von den *Risikofaktoren* (z. B. Übergewicht), die dem Patienten »verboten« wurden, zu den *Schutzfaktoren* (z. B. gesunde Ernährung). Über die gemeinsame Erarbeitung solcher Schutzfaktoren sollen die Ressourcen des einzelnen Patienten genutzt werden, die Einstellung soll positiv verändert werden, und der Patient soll letztlich zu einem gesundheitsbewussten Verhalten gelangen.

Tabelle 3-17. Curricula bei degenerativen Erkrankungen der Haltungs- und Bewegungsorgane

Indikation	Curriculum
Rückenschule	6 Module
Osteoporose	1 Modul
Arthrose	1 Modul
Endoprothesen	2 Module
Rückenschmerzen	1 Modul

Die 5 Themenbereiche des Programms »Aktiv Gesundheit fördern« des VDR

- Seminareinheit Schutzfaktoren: Was hält uns gesund
- Seminareinheit Essen und Trinken
- Seminareinheit Bewegung und körperliches Training
- Seminareinheit Stress und Stressbewältigung
- Seminareinheit Alltagsdrogen: Zwischen Genuss und Sucht

Diese Seminareinheiten sind nicht störungsspezifisch, sondern eher indikationsübergreifend gestaltet. Ein Bezug zu dem jeweiligen Krankheitsbild bzw. zu den daraus resultierenden Einschränkungen besteht bei dem Konzept nicht. Jede Einheit ist nach dem Baukastenprinzip aufgebaut, die einzelnen Bausteine können je nach Bedarf und Zeitkapazität der betreffenden Klinik in der Zusammenstellung und in der Reihenfolge beliebig ausgewählt werden. Für die Patientenschulung »Bewegung und körperliches Training« wird ein Zeitansatz zwischen 1 und 4 h vorgeschlagen.

Bei der Frage der Gruppenorganisation wird die bessere Gruppendynamik bei geschlossenen Gruppen mit 12–15 Teilnehmern den organisatorischen Vorteilen und dem geringeren Personalaufwand bei offenen Gruppen mit höherer Gruppengröße gegenübergestellt. Das Schulungskonzept des VDR sieht keine umschriebenen Zielgruppen vor und macht nur grobe Vorgaben zu Form, Inhalt und Zeitansatz der Schulung. Daher erscheint eine Evaluation nicht möglich.

Die *BfA* veröffentlichte 1995 ein eigenes Konzept »Gesundheitstraining in der Medizinischen Rehabilitation«, das von der Arbeitsgruppe Gesundheitstraining entwickelt wurde. Dieser Diskussionsvorschlag zeigt *indikationsbezogen* eine stärkere Differenzierung, weil »das allgemeine Programm in vielen Fällen zu Vortragsveranstaltungen degeneriert ist«. Das Konzept der BfA unterscheidet 10 Indikationsbereiche, wobei in einigen Bereichen für mehrere Schulungsthemen ein Curriculum ausgearbeitet wurde. Bei den degenerativen Erkrankungen der Haltungs- und Bewegungsorgane werden die in Tabelle 3-17 genannten Curricula vorgeschlagen. Für jedes Modul werden Zeitdauer, Zielgruppe, Leitung, Grob- und Feinziele vorgegeben.

Im Januar 2003 wurde von der Arbeitsgruppe Gesundheitstraining der BfA eine wesentlich erweiterte Version des Schulungskonzeptes »Gesundheitstraining in der medizinischen Rehabilitation« herausgegeben. Das Programm umfasst in dieser aktuellen Fassung 7 Indikationsbereiche, für die modellhaft 24 Curricula erarbeitet wurden:

- *Neubildungen* (Tumorerkrankungen).
- *Ernährungs- und Stoffwechselkrankheiten* (gesunde Ernährung, Übergewicht, Typ-2-Diabetes mellitus).
- *Krankheiten des Herz-Kreislauf-Systems* (Herz-Kreislauf-Erkrankungen, Hypertonie, Gerinnungsselbstkontrolle, Herzklappenerkrankungen).
- *Krankheiten des Atmungssystems* (Asthma bronchiale, chronisch-obstruktive Bronchitis, Bronchiektasen, chronische Entzündungen der Nasennebenhöhlen, Mukoviszidose, O_2-Langzeittherapie).
- *Krankheiten der Haut* (Neurodermitis constitutionalis).
- *Krankheiten des Verdauungssystems*

Tabelle 3-18. Module des Gesundheitstrainings Gelenkerkrankungen der DGOOC

Modul 1 – Grundlagen (Arzt)		
Basisteil		
Ergänzungsteil:	Ergänzungsteil:	Ergänzungsteil:
Arthrose	Stoffwechselbedingte und entzündliche Gelenkerkrankungen	Operative Eingriffe am Gelenk
Modul 2 – Selbstbehandlung + eigentätiges Üben (Physio-/Sporttherapeut)		
Basisteil		
Selbstbehandlung + eigentätiges Üben		Selbstbehandlung + eigentätiges Üben
Bei Arthrose und rheumatischen Gelenkerkrankungen		Nach operativen Eingriffen am Gelenk
Modul 3 – Alltagsbewältigung (Ergotherapeut)		
Basisteil		
Ergänzungsteil:	Ergänzungsteil:	Ergänzungsteil:
Arthrose	Stoffwechselbedingte und entzündliche Gelenkerkrankungen	Operative Eingriffe am Gelenk

(chronisch-entzündliche Darmerkrankungen, chronische Pankreatitis, chronische Lebererkrankungen, Anus praeter naturalis).
- *Krankheiten der Bewegungsorgane*
(Rückenschule, chronischer Schmerz, Osteoporose, Arthrose, Versorgung und Leben mit Endoprothesen).

Dem Schulungskonzept wurde eine umfassende Einführung vorangestellt, die Hinweise zu den Grundlagen und der Durchführung des Gesundheitstrainings sowie zu den vorgesehenen Maßnahmen zur Qualitätssicherung gibt. Das Programm ist durchgängig *interaktiv, interdiziplinär* und *curricular* aufgebaut.

Die 24 Curricula berücksichtigen jeweils 3 Schulungskategorien:
- Vermittlung von Wissen und Fertigkeiten, um trotz krankheitsbedingter Einschränkungen an Alltag und Beruf aktiv teilzuhaben (Kategorie »Wissen«),
- Aufbau einer positiven Grundhaltung zur aktiven Mitarbeit in der Rehabilitation und Motivation zu einem gesundheitsgerechten Lebensstil (Kategorie »Einstellung«),
- Stärkung des Rehabilitanden in seiner gesundheits- und krankheitsbezogenen Eigenverantwortung und Entscheidungsfähigkeit (Kategorie »Handlungskompetenz« bzw. »empowerment«).

Jedes indikationsbezogene Curriculum (z. B. Rückenschule) ist in themenspezifische *Module* gegliedert (z. B. Grundlagen, degenerative Veränderungen der Wirbelsäule, Körperwahrnehmung etc.). Die Module wiederum enthalten konkret formulierte *Lernziele* (z. B. der Patient kann einige für ihn hilfreiche Therapieverfahren nennen). Um die Orientierung zu erleichtern, haben die Lernziele in allen Curricula ein einheitliches Layout: Sie werden jeweils auf einer Seite erläutert, eine Kopfzeile informiert den Moderator, welcher Kategorie das Thema primär zuzuordnen ist: »Wissen«, »Einstellung« und/oder »Handlungskompetenz«.

Durch die Vorgabe der indikationsbezogenen Zielgruppe, des Zeitrahmens und des Schulungsablaufs bis hin zu den konkreten Lernzielen bildet das Konzept der BfA die Grundlage für eine Standardisierung der Patientenschulung. Allerdings enthält das Schulungsprogramm keine Arbeitsmaterialien für die Moderatoren (z. B. Bildmaterial für die einzelnen Curricula bzw. Lernziele). Zudem variiert der Ausbildungsstand der Referenten im Hinblick auf kommunikative und gruppendynamische Prozesse erheblich, sodass derzeit – auch in den Kliniken der BfA – nicht von einem einheitlichen Schulungsstandard gesprochen werden kann.

Für den Bereich der Gelenkerkrankungen hat die DGOOC (Sektion Physikalische Medizin und Rehabilitation) daher ein interaktives und interdisziplinäres Schulungsprogramm entwickelt, das mit den Curricula »Arthrose« und »Leben mit Endoprothesen« des BfA-Konzeptes kompatibel ist. Dieses *Gesundheitstraining Gelenkerkrankungen* bietet umfangreiche Arbeitsmaterialien und sieht eine inhaltliche und methodische Schulung der

3.16 · Patientenschulung

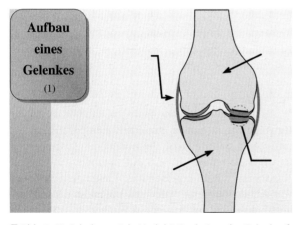

Abb. 3-49. Schulungsziele Modul 2: Erarbeiten des Gelenkaufbaus

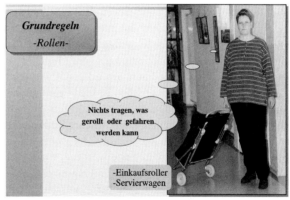

Abb. 3-50. Schulungsziele Modul 3: Grundregel Rollen

Moderatoren vor (s. unten). Durch die Kombination einer klinikübergreifenden, indikationsbezogenen Konzeption mit einheitlichen Arbeitsmaterialien und geschulten Referenten könnte so zukünftig ein einheitlicher Qualitätsstandard in der orthopädischen Patientenschulung erreicht werden. Über dieses Schulungsprogramm hinaus sind weitere Konzepte für die Indikationen Osteoporose und chronischer Schmerz geplant.

3.16.2 Gesundheitstraining Gelenkerkrankungen der DGOOC

Das Gesundheitstraining Gelenkerkrankungen der DGOOC wurde 2002 von der Sektion Physikalische Medizin und Rehabilitation als integrativer Bestandteil einer stationären Rehabilitations- bzw. Anschlussheilbehandlung neben den Bereichen Diagnostik und Therapie entwickelt, um das Selbstmanagement von Patienten im Umgang mit Gelenkerkrankungen während eines klinischen Aufenthaltes zu stärken. Das Schulungsprogramm ist modifizierbar und kann je nach Behandlungsschwerpunkt einer Klinik auf Patienten mit degenerativen oder entzündlichen Gelenkerkrankungen bzw. auf Patienten mit Gelenkersatz ausgerichtet werden. Ein Basisteil ist allen 3 Schulungsschwerpunkten gemeinsam.

Die Schulung findet in Kleingruppen von maximal 15 Teilnehmern statt und gliedert sich in ein ärztliches, drei physiotherapeutische und ein ergotherapeutisches Modul (Tabelle 3-18). Im Rahmen eines interaktiven Gesprächs mit dem Arzt bzw. Therapeuten, aber auch untereinander sollen Patienten ermutigt werden, aktiv bei ihrer Krankheitsbewältigung mitzuarbeiten und Eigenverantwortung für den weiteren Krankheitsverlauf zu übernehmen. Die Schulung findet innerhalb einer geschlossenen Gruppe statt, wobei der Zeitrahmen einer Schulungseinheit zwischen 30–60 min liegt.

Neben der Vermittlung von Wissen über den Gelenkaufbau (Abb. 3-49), der Bedeutung der Muskulatur für die Stabilität und Funktion eines Gelenkes und Kenntnissen über Gelenkerkrankungen und deren konservative sowie operative Behandlungsmöglichkeiten soll in einem praktischen Übungsteil insbesondere die Handlungskompetenz von Patienten zur Selbstbehandlung durch eigentätiges Üben gestärkt und die Möglichkeit der eigenen Einflussnahme auf die Erkrankung und deren Verlauf aufgezeigt werden. Übungen zur Verbesserung der Körperwahrnehmung, zur Kräftigung der Muskulatur und Steigerung der Beweglichkeit zählen ebenso dazu wie das Aufstehen und Hinsetzen mit Unterarmgehstützen, die Gangschulung und das Koordinationstraining beim endoprothetisch versorgten Patienten.

Schulungsziele Modul 2
- Besserung der Gelenkbeweglichkeit und Muskelkraft
- Schaffung eines flüssigen und koordinierten Gangbildes
- Gangsicherheit auch auf unebenem Gelände und Treppen
- Rückgewinnung des Vertrauens in die körperliche Leistungsfähigkeit

Der ergotherapeutische Teil greift zum Schluss häufig gestellte Fragen auf: »Wie lebe ich mit einer Gelenkerkrankung bzw. einem Kunstgelenk« und »Was muss ich beachten«. Zudem widmet er sich speziell den Themen Hilfsmittel, gelenkschonendes Verhalten und Sturzprophylaxe. Gemeinsam mit den Patienten werden sinnvolle Lösungsmöglichkeiten für alltagsrelevante Probleme im häuslichen Bereich erarbeitet und Hinweise auf Stolperfallen und Rutschgefahren gegeben. Auch Aspekte der Körperpflege, Haushaltsführung sowie des richtigen Hebens und Tragens werden angesprochen (Abb. 3-50).

Die Motivation zu gesundheitsbezogenem Handeln soll so gefördert und Risikoverhalten abgebaut werden.

Zu Beginn jeden Moduls werden im Rahmen eines Gesprächs zunächst Vorerfahrungen der Teilnehmer aufgegriffen und spezielle Interessen erkundet, um früh eine aktive Beteiligung zu erzielen. So bleibt gewährleistet, dass nicht an den Wünschen der Patienten »vorbeigeschult« wird. Die gemeinsam erarbeiteten Kursinhalte werden im Weiteren durch Kurzvorträge der Moderatoren wiederholt bzw. ergänzt. Um das erworbene Wissen zu festigen, erfolgt zu Beginn jeder Schulungseinheit eine Wiederholung der wichtigsten Botschaften aus der jeweils vorangegangenen Einheit. Am Ende der Schulung erhält jeder Patient ein Handout mit den wichtigsten Übungen, die im Modul 2 erlernt wurden, um auch das Eigentraining zu Hause zu fördern.

3.16.3 Rückenschule

Rückenschmerzen gehören mit Krankheiten des Skeletts, der Muskeln und des Bindegewebes mit 26,2% zu den mit Abstand häufigsten Ursachen für Arbeitsunfähigkeit (1996: Männer 28,6%, Frauen 23,3%) und sind zudem oft mit langen Ausfallzeiten verbunden (Bundesministerium für Gesundheit 1999). Bei den Kosten, die durch Arbeitsunfähigkeit entstehen, liegt diese Krankheitsgruppe an 1. Stelle, im Jahr 1994 nahmen Rückenschmerzen den 1. Rang aller indirekten Krankheitskosten ein (Statistisches Bundesamt 1999).

In den alten Bundesländern weisen 40% aller Erwachsenen Rückenschmerzen auf (Punktprävalenz), innerhalb eines Jahres (Periodenprävalenz) leiden 70% an Rückenschmerzen, und die Lebenszeitinzidenz liegt bei etwa 80%. In der Praxis des orthopädischen Facharztes stellen Rückenschmerzen die mit Abstand am häufigsten gestellte Diagnose dar, jeder 2.-3. Patient sucht die Praxis aufgrund von Beschwerden im Bereich der WS auf. In der Praxis des Allgemeinmediziners werden Rückenschmerzen von jedem 6. Patienten als Grund der Konsultation angegeben (Zentralinstitut für die kassenärztliche Versorgung 2000).

Dabei remittieren bei über 90% der Betroffenen Rückenschmerzen innerhalb weniger Tage und Wochen auch ohne Behandlung von selbst. Bei weniger als 10% halten die Rückenschmerzen länger als 2-3 Monate an. Bei dem größten Teil der Beschwerdebilder lässt sich eine eindeutige pathologisch-anatomische Veränderung als Auslöser nicht nachweisen (Lühmann et al. 1998).

Unter der Vorstellung, dass Aktivität und Bewegungsübungen die besten präventiven Interventionen darstellen (Linton u. van Tuldor 2000), etablierten sich bereits in den 1980er Jahren in Deutschland Rückenschulen. Unter dem Begriff »Rückenschule« versteht man Programme, in die der Betroffene durch das Erlernen eines rückengerechten Verhaltens aktiv eingebunden wird. Dienten die ersten Rückenschulprogramme noch in erster Linie zur Primärprävention, d. h. zur Vermeidung von Rückenschmerzen, ist ihr Einsatz heutzutage insbesondere bei bereits bestehenden Rückenschmerzen bzw. zur Vermeidung einer höhergradigen Chronifizierung (Sekundärprävention) festzustellen.

Rückenschulen finden heute im Rahmen ambulanter Angebote, z. B. von Krankenkassen, oder auch im stationären Setting statt. Die inhaltliche Ausgestaltung ist oft unterschiedlich und auf spezielle Zielgruppen abgestimmt (Primärprävention, Sekundärprävention, wirbelsäulenoperierte Patienten). Die meisten Kursangebote haben eine Dauer von 6-8 Wochen bei 2 Einheiten zu 90 min pro Woche, sodass etwa 12-16 Termine zustande kommen. Zusätzlich werden den Kursteilnehmern »Refresherkurse« und weiterführende Angebote, wie Ausdauertrainings- und Wassergymnastikkurse sowie Selbsthilfeangebote empfohlen.

Im stationären Rehabilitationsbereich sind Umfang und Inhalt entsprechend der kürzeren Aufenthaltsdauer der Teilnehmer angepasst. Von Seiten der Bundesversicherungsanstalt für Angestellte (BfA) bestehen seit neuestem konkrete Vorgaben bezüglich Struktur und Inhalt, die in einem entsprechenden Curriculum niedergelegt sind.

Die klassische Rückenschule beinhaltet ein gezieltes Muskeltraining, körperliche Aktivierung, Einüben rückengerechter Haltungs- und Bewegungsmuster, Entspannungsübungen, Anregungen und Empfehlungen zur ergonomischen Gestaltung des Arbeitsplatzes, Übungsvorschläge für ein Heimtraining sowie Informationen über Anatomie, Physiologie und Rückenschmerz.

Ziel der Teilnehmer ist es, dem Auftreten von Rückenschmerzen durch geeignete Maßnahmen vorzubeugen und bestehende Beschwerden zu reduzieren. Auch zur Rezidivprophylaxe werden Rückenschulprogramme angeboten. Wird der Kurs durch einen Arbeitgeber/Betrieb oder Kostenträger des Gesundheitswesens finanziert, steht natürlich auch der volkswirtschaftliche Nutzen im Sinne von Reduktion der Arbeitsunfähigkeit, aktuell und in der Zukunft, im Sinne eines »return on investment« mit im Vordergrund.

Die Rückenschule wird in der Regel interdisziplinär durchgeführt. Voraussetzung ist eine optimale Zusammenarbeit zwischen Arzt, Krankengymnast oder Gymnastiklehrer bzw. Sportpädagogen.

Zu den Aufgaben des Arztes gehören die Vermittlung von medizinischen Grundlagen im Hinblick auf Anatomie, Physiologie der Wirbelsäule und des Bewegungsapparates sowie die Information über pathophysiologische Erkenntnisse und Behandlungsmöglichkeiten bei Rückenschmerzen. Die Präsentation der Inhalte sollte den Anforderungen einer modernen Erwachsenenbildung gerecht werden, in keinem Fall im Sinne eines Frontalunterrichts.

Zu den Aufgaben des Therapeuten, der sich im Vorfeld spezifisch zu qualifizieren hat, gehören neben einem Auf-

Tabelle 3-19. Beispiel für ein Rückenschulprogramm

1. Stunde:	Einführung, Informationen durch den Arzt, Erlernen der ergonomisch adäquaten Haltung im Stehen und Sitzen, Selbstbeobachtung, Körperwahrnehmung
2. Stunde:	Rückengerechtes Sitzen (verschiedene Sitzmöbel), Sitzen am Arbeitsplatz, im Auto etc., Entlastungshaltungen
3. Stunde:	Liegen, Bewegungsübergänge, z. B. Aufstehen aus dem Liegen
4. Stunde:	Alltagsverhalten zu Hause (morgens am Waschbecken, in der Küche, am Schreibtisch, abends vor dem Computer oder Fernseher), Bücken und Heben, Erlernen von Minipausen für den Alltag
5. Stunde:	Heben und Tragen, Verhalten am Arbeitsplatz, Arbeitsplatzgestaltung, Hausarbeit
6. Stunde:	Eigenübungsprogramm: mobilisieren, dehnen, kräftigen
7. Stunde:	Freizeitverhalten, Hobbys, Sport
8. Stunde:	Abschließendes Gespräch mit Arzt und Therapeut, Beantwortung von Fragen, Evaluation mit Abfrage des erworbenen Wissens und der Schulungszufriedenheit

wärmtraining mit Dehnübungen und sog. kleinen Spielen edukative und praktisch-übende Inhalte, die sich flexibel an den Bedürfnissen der Gruppe orientieren sollen. In einer eigenen Stunde sollte das Freizeitverhalten (Gartenarbeit, Hobbys) bzw. die sportliche Betätigung (Darstellung von Sportarten, die den Rücken belasten bzw. entlasten) besprochen werden. Die sog. kleinen Spiele und Partnerübungen lockern das Programm auf, fördern die rückengerechte Koordination und Reaktion und machen den Teilnehmern zudem Spaß. Den Abschluss jeder Stunde sollte eine Entspannungseinheit bilden. Das Beispiel für ein Rückenschulprogramm zeigt **Tabelle 3-19**.

Die indikationsbezogenen Curricula der BfA zum Gesundheitstraining in der medizinischen Rehabilitation behandeln ebenfalls das Thema »Rückenschule« und haben mit ihren Hinweisen für Struktur und Inhalt Leitliniencharakter. Das Programm ist modular aufgebaut und berücksichtigt die bereits angesprochene Interdisziplinarität. 6 Module (Grundlagen; degenerative Veränderungen der Wirbelsäule; Körperwahrnehmung; psychische Faktoren; Körpererhaltung und Bewegungsabläufe im Alltag und Beruf; Sport und Freizeit) sind im Hinblick auf Lernziel, Inhalt, Durchführung sowie zeitlichen Umfang konkret definiert. Mit verhaltenstherapeutischem Ansatz finden sich Schwerpunkte der Module im Bereich »Wissen«, »Einstellung« und »Handlungskompetenz«(s. oben).

Effizienz und Effektivität der angebotenen Programme werden aktuell in der Literatur kontrovers diskutiert. Eine Evaluation sekundärpräventiver ambulanter Rückenschulen bei Teilnehmern unter 55 Jahren mit der Diagnose »unspezifischer Rückenschmerz« im Einzugsgebiet der AOK Niedersachsen Ende der 1990er Jahre wies deutliche kurz- und längerfristige Effekte nach (Walter et al. 2002). Die Kursteilnehmer gaben nach 1 Jahr nicht nur weniger Schmerzen an, sondern hatten auch im Vergleich zur Kontrollgruppe innerhalb von 2 Jahren deutlich weniger Arbeitsunfähigkeitstage.

Die Autoren folgerten, dass die Programme volkswirtschaftlich und einzelwirtschaftlich lohnend seien. Darüber hinaus konnten weitere epidemiologische Studien zur Wirksamkeit der Rückenschule widersprüchliche, teils positive, teils negative Ergebnisse, d. h. gleiche oder sogar schlechtere Werte als in den Referenzgruppen, nachweisen (Koes et al. 1994). Die sog. »Schwedische Rückenschule« (Zachrisson-Forsell 1980) mit Informationen über Anatomie und Funktion des Rückens – Bedeutung und Erhaltung – verbunden mit der Anregung, die körperliche Aktivität in der Freizeit zu erhöhen, ergab nur im betrieblichen Setting einen Nutzen.

Zukünftig durchzuführende Studien sollten insbesondere der Tatsache gerecht werden, dass Schmerzen und deren Chronifizierung nicht nur somatische Ursachen haben können, sondern vielmehr psychosozial oder auch psychosomatisch (subjektives Stresserleben im Beruf, Unzufriedenheit am Arbeitsplatz, depressive Störung, Angstkrankheiten und Substanzmissbrauch) mitverursacht sind oder durch solche Faktoren unterhalten und verstärkt werden (Turk 1997).

Fazit

- Die Patientenschulung hat sich in den letzten Jahren zu einem wichtigen Baustein in der Rehabilitation entwickelt und ist aus einer modernen Gesundheitserziehung nicht mehr wegzudenken. Neben Diagnostik und Therapie stellt sie mittlerweile einen gleichrangigen Behandlungsbaustein v. a. im stationären rehabilitativen Setting dar.
- Kennzeichen dieser interdisziplinären und interaktiven Schulung ist, dass sie überregional vergleichbar ist und von hierfür speziell geschulten Ärzten und Therapeuten in Kleingruppen geleitet wird. Im Rahmen eines interaktiven Gesprächs mit dem Arzt bzw. Therapeuten, aber auch untereinander sollen Patienten ermutigt werden, aktiv bei ihrer Krankheitsbewältigung mitzuarbeiten und Eigenverantwortung für den weiteren Krankheitsverlauf zu übernehmen.
- Für den Bereich Gelenkerkrankungen bietet die Sektion Physikalische Medizin und Rehabilitation der DGOOC ein bundesweit einheitliches interdisziplinäres Schulungsprogramm an, das sich in 3 Module (Arzt, Physio- und Ergotherapeut) gliedert. Weitere Lehrprogramme für die Indikationen Osteoporose und chronischer Schmerz werden derzeit erarbeitet. Weit verbreitet haben sich seit langem die sog. Rückenschulen, deren Effektivität und Effizienz in der Literatur aber aufgrund ihrer Uneinheitlichkeit noch kontrovers diskutiert wird.

Literatur

Bundesministerium für Gesundheit (1999) Daten des Gesundheitswesens. Nomos, Baden-Baden

Bundesversicherungsanstalt für Angestellte (2003) Indikationsbezogene Curricula, Gesundheitstraining in der Medizinischen Rehabilitation. BfA, Berlin

Bailey WC, Kohler CL, Richards JM et al. (1999) Asthma self-management. Do patient education programs always have an impact? Archives of Internal Medicine 159: 2422–2428

Bork H, Ludwig F-J, Middeldorf S (Arbeitskreis IV) derSektion III, Physikalische Medizin und Rehabilitation der DGOOC (2003) Gesundheitstraining Gelenkerkrankungen. DGOOC

Bott U (2000) Didaktische Konzeption der Patientenschulung. Prax Klin Verhaltensmed Rehab 51: 16–26

Clark N, Nothwehr F (1997) Self-management of asthma by adult patients. Patient Educ Counsel 32: 5–20

Ehlebracht-König I, Bönisch A (2002) Grundlagen der rheumatologischen Patientenschulung. Theoretische Grundlagen und Didaktik. Z Rheumatol 61: 39–47

Gibson PG, Coughlan J, Wilson AJ et al. (2000) Self-management education and regular practitioner review for adults with asthma. Cochrane Library, Oxford, Issue 3

Koes BW, van Tulder MW, van der Windt DAWM, Bouter LM (1994) The efficacy of back schools: A review of randomized clinical trials. J Clin Epidemiol 47: 851–862

Linton SJ, van Tuldor MW (2000) Preventive interventions for back and neck pain. In: Nachemson AL, Jonsson E (eds) Neck and back pain. The scientific evidence of causes, diagnosis, and treatment. Lippincott Williams & Wilkins, Philadelphia Baltimore New York, pp 127–147

Lühmann D, Kohlmann T, Raspe H (1998) Die Evaluation von Rückenschulprgrammen als medizinische Technologie. Health Technology Assessment. Schriftenreihe des Deutschen Instituts für Medizinische Dokumentation und Information im Auftrag des Bundesmininsteriums für Gesundheit, Bd 2. Nomos, Baden-Baden

Petermann P (Hrsg) (1997) Patientenschulung und Patientenberatung – Ziele, Grundlagen und Perspektiven. In: Patientenschulung und Patientenberatung. Ein Lehrbuch. Hogrefe, Göttingen, S 3–21

Statistisches Bundesamt (1999) Kosten nach Krankheitsarten. Wiesbaden

Turk DC (1997) The role of demographic and psychosocial factors in transition from acute to chronic pain. In: Jensen ST, Turner JA, Wiesenfeld-Hallin Z (eds) Proceedings of the 8th World Congress on Pain 1997. IASP Press, Seattle, pp 185–213

Walter U, Hoopmann M, Krauth C et al. (2002) Unspezifische Rückenbeschwerden: Medizinische und ökonomische Bewertung eines ambulanten Präventionssansatzes. Dtsch Ärztebl 99 (34–35): A-2257

Weidenmann B (1986) Psychologie des Lernens mit Medien. In: Weidenmann B, Krapp A (Hrsg) Pädagogische Psychologie. Beltz, Weinheim, S 493–554

Zachrisson-Forsell M (1980) The Swedish back school. Physiotherapie 66: 112–114

Zentralinstitut für die kassenärztliche Versorgung (2000) ADT-Panel-ZI, Versicherten-/Praxenstichprobe 4. Quartal 1999. Köln

3.17 Sozialmedizinische Beratung und Maßnahmen zur beruflichen Rehabilitation

W.F. Beyer, J. Huber-Rypacek

3.17.1 Problemstellung

Die sozialmedizinische Beratung stützt und begleitet den Patienten in von verschiedensten unfallbedingten/orthopädischen Krankheitsbildern ausgelösten sozialen Problemsituationen. Dies berücksichtigt alle wirtschaftlichen, häuslichen und auch die damit verbundenen psychologischen Hindernisse, die der Genesung entgegenstehen. Ziel der unterschiedlichen Maßnahmen ist es, zum einen den Patienten bereits während des Rehabilitationsprozesses von akuten Folgen dieser sozialen Probleme zu entlasten (z. B. Finanznot).

Damit soll gesichert werden, dass eine Aufmerksamkeitsbelegung zugunsten der verschiedenen anderen rehabilitativen Maßnahmen erfolgen kann. Zum anderen geht es darum, eine langfristige soziale Perspektive (z. B. berufliche Neuorientierung) gemeinsam mit dem Patienten zu entwerfen, da erst dann eine grundlegende Krankheitsbewältigung zu erwarten ist. Das Annehmen einer neuen Lebenssituation, ein erzwungener Anpassungsprozess, z. B. durch ein traumatisches Ereignis, kann somit durch sozialmedizinische Beratung in Gang gesetzt bzw. unterstützt werden. Der behandelnde Arzt sollte deshalb, wegen der Vielzahl von Krankheitsbildern und damit einhergehenden sozialen Problemstellungen, über eine große Bandbreite an sozialmedizinischem Wissen verfügen.

3.17.2 Methoden

Grundlage für diese Beratungsform stellt eine gründliche *Sozialanamnese* dar, also die Eruierung der die soziale Situation bestimmenden Faktoren wie Alter, Schulbildung, Beruf, Aus-, Fort- und Weiterbildung etc. Der bisherige soziale Hintergrund ist in der Regel wesentlich für den Zuschnitt einer sozialmedizinischen Beratung. Im Bedarfsfall geht es zunächst darum auszuloten, inwieweit überhaupt die existierende soziale Situation verändert werden muss, um eine krankheits- oder unfallbedingte Anpassung zu ermöglichen. Oftmals sind kleinere Schritte bereits ausreichend, um eine Stabilisierung zu erreichen.

Für den Fall, dass weitergehende Maßnahmen erforderlich werden, dienen die erhobenen Daten der Konkretisierung von Möglichkeiten. So ist z. B. die Übernahme von Kosten für eine berufliche Rehabilitation bzw. Art oder Umfang derselben oft abhängig von bisherigen beruflichen Vorerfahrungen des Rehabilitanden. Der erfolgreiche Abschluss eines Ausbildungsberufs in der Vergangenheit steigert die Chancen, dass von Kostenträgerseite eine Vollumschulung finanziert wird. Ebenso kann eine bisherige Tätigkeit im erlernten und ausgeübten Beruf dazu führen, dass Anspruch auf eine teilweise Erwerbsminderungsrente wegen Berufsunfähigkeit besteht.

Familiäre Hintergründe wie z. B. die Verantwortung als Alleinerziehender für kleine Kinder, können sich auf die Möglichkeiten einer beruflichen Veränderung massiv auswirken.

Ist die Sozialanamnese gründlich erfolgt, kann mit der Einleitung weiterer Maßnahmen begonnen werden. Dabei können individuell zugeschnitten verschiedenste Hilfskonzepte mit dem Rehabilitanden erarbeitet werden, die dessen soziale Situation schrittweise zum Positiven verändern. Zur besseren Verdeutlichung sollen einige wesentliche Maßnahmen im Einzelnen genannt und dargestellt werden.

Berufsfördernde Maßnahmen

Stellt sich im Verlauf der Sozialanamnese heraus, dass eine berufliche Veränderung erfolgen muss, da die bisher ausgeübte Tätigkeit unfall- oder krankheitsbedingt nicht mehr in Frage kommt bzw. ein Verbleib in derselben kurz- oder mittelfristig den Gesundheitszustand verschlechtern würde, empfiehlt sich bei einem entsprechendem Restleistungsvermögen die Beantragung von *Leistungen zur Teilhabe am Arbeitsleben (LTA)* bei den entsprechenden Kostenträgern (Rentenversicherer, Berufsgenossenschaften etc.).

Damit verbunden ist eine ganze Reihe unterschiedlichster Hilfsangebote. Besteht die Möglichkeit eines Verbleibs am bisherigen Arbeitsplatz, wenn dieser an die Einschränkungen des Rehabilitanden angepasst wird, so kann bereits die *Versorgung mit Hilfsmitteln oder ein ergonomischer Umbau des Arbeitsplatzes* dafür sorgen, dass die soziale Situation stabilisiert wird.

Ist das Verlassen des bisherigen Arbeitsplatzes zwar erforderlich, besteht aber die Möglichkeit zum Verbleib beim derzeitigen Arbeitgeber, so kann durch eine *Eingliederungshilfe* in Form eines finanziellen Anreizes an den Arbeitgeber eine innerbetriebliche Umsetzung auf einen zustandsgerechten Arbeitsplatz gefördert werden. Der umsetzende Betrieb erhält für eine Zeit von ca. 6–12 Monaten die Hälfte des Bruttolohns vom Kostenträger der LTA zurückerstattet, um Zeiten der Einarbeitung des Rehabilitanden für den Arbeitgeber attraktiver zu gestalten. Auch ein eventueller Arbeitgeberwechsel kann mit dieser Hilfeleistung unterstützt werden.

Lassen Alter und Leistungsprognosen dies zu, besteht die Möglichkeit zu einer *Teil- oder auch Vollqualifizierung* des Rehabilitanden in einem neuen Berufsbild. Entsprechend der Eignung und Neigung des zukünftigen Umschülers wird dieses Berufsbild im Einklang mit dem jeweiligen Kostenträger festgelegt.

Oftmals bestehen aber auf Seiten des Rehabilitanden große Unsicherheiten bezüglich einer solchen Wahl. Zur Unterstützung auf diesem Weg bietet sich in vielen Fällen die Möglichkeit einer *Berufsfindungs-/Arbeitserprobungsmaßnahme (BF/AP)* an. Diese Maßnahme kann von wenigen Tagen, sog. *Kurzarbeitserprobung*, bis zu mehreren Wochen in Anspruch genommen werden. In ihrem Verlauf kann der Rehabilitand zwischen verschiedenen, seinem Restleistungsvermögen entsprechenden Tätigkeitsfeldern eine Auswahl treffen und sowohl theoretische als auch praktische Anforderungen dieser Berufe kennenlernen. Auf solch intensive Art mit den tatsächlichen Anforde-

> **Praxistipp**
>
> In nur wenigen orthopädischen Rehabilitationskliniken existiert bereits die Möglichkeit, während des mehrwöchigen Rehabilitationsverlaufs Kurzarbeitserprobungs- bzw. Berufsfindungsmaßnahmen durchzuführen. Dabei wird die medizinische Rehabilitation für ca. 4 Tage unterbrochen (im Anschluss erfolgt eine Verlängerung), der Rehabilitand wird in einem Berufsförderungswerk getestet, nach Testung wird die medizinische Rehabilitation fortgesetzt, der Bericht des Berufsförderungswerkes wird der Rehabilitationsklinik noch vor Entlassung zur Verfügung gestellt.
>
> Diese Möglichkeit hat sich insbesondere dann bewährt, wenn bereits feste berufliche Vorstellungen vom Rehabilitanden genannt wurden, die noch auf ihre Alltagstauglichkeit überprüft werden müssen.

rungen konfontiert zu sein verhindert oft, dass sich der Rehabilitand in eine Traumvorstellung von einem Tätigkeitsfeld verliert.

Besteht über die Art der Qualifizierung keine Unsicherheit mehr, dann mündet die Berufsfindungsmaßnahme in der Regel in eine 2jährige Vollumschulung in verschiedensten Bereichen. Aber auch die Teilqualifizierung in mehrmonatigen Qualifizierungslehrgängen stellt eine Möglichkeit der beruflichen Rehabilitation dar. Teilqualifizierungen sind aber auch in kürzerer Form denkbar, z. B. wenn der Rehabilitand, um seinen bestehenden Arbeitsplatz abzusichern bzw. um eine zustandsgerechte Arbeit zu erlangen, bestimmte Kurse wie Computerschulungen, Erwerb von Buchhaltungskenntnissen etc. absolvieren muss.

Sollte altersbedingt oder aufgrund der Neigung des Einzelnen eine Qualifizierung nicht möglich oder wünschenswert sein, dann besteht als weitere Chance auf eine berufliche Neuorientierung der Weg über sog. *praxisorientierte Reintegrationsmaßnahmen*. Bei diesen werden die Rehabilitanden nach einer kurzen Trainingsphase in einem mehrmonatigen Betriebspraktikum eingesetzt. Betriebe, die zustandsgerechte Arbeiten bieten und eine Übernahme der Praktikanten in Aussicht stellen, können diese in der Regel mehrere Monate prüfen, bevor sie entscheiden, ob ein Rehabilitand für eine Übernahme in Frage kommt. Diese Reintegrationsmaßnahme wird oft durch eine Eingliederungshilfe unterstützt, um dem Arbeitgeber einen weiteren Übernahmeanreiz zu bieten.

Während der berufsfördernden Maßnahmen erhält der Rehabilitand zur Bestreitung seines Lebensunterhalts vom Leistungsträger ein *Übergangsgeld*.

Rentenberatung

Ein weiterer wichtiger Bestandteil sozialmedizinischer Beratung stellt die Aufklärung über den Weg in die Rente dar. Sollte die Einsetzbarkeit bzw. die Vermittelbarkeit des Rehabilitanden auf dem Arbeitsmarkt so deutlich reduziert sein, dass an eine Eingliederung trotz Berufsförderung nicht mehr zu denken ist, so bleibt oftmals nur ein Ausscheiden aus dem Arbeitsmarkt. Zur Absicherung der sozialen Situation existiert dann für die meisten nur der Weg in die Rente. Zunächst muss im Beratungsverlauf abgeklärt werden, ob der Patient überhaupt Ansprüche in einem gesetzlichen Rentenversicherungssystem erworben hat bzw. ob notwendige Wartezeiten erfüllt bzw. Altersgrenzen erreicht sind.

> Besteht die Möglichkeit, in Altersrente zu gehen, müssen die derzeit bis zu 18%igen Abzüge bei vorzeitiger Inanspruchnahme vor dem 65. Lebensjahr im Beratungsverlauf berücksichtigt werden. Seit Dezember 2003 ist bei den Erwerbsminderungsrenten der Maximalabzug von 10,8% bei Inanspruchnahme vor dem 60. Lebensjahr erreicht.

Ist das Ausscheiden aus dem Erwerbsleben frühzeitig, also vor Erreichen bestimmter Altersgrenzen erforderlich, so besteht die Möglichkeit, *Erwerbsminderungsrente* zu beantragen. Dabei kann die volle Erwerbsminderungsrente ebenso über ein Restleistungsvermögen (bezogen jeweils auf den gesamten Arbeitsmarkt) von <3 h täglicher Einsetzbarkeit als auch über den Umweg über ein Restleistungsvermögen von >3 bis <6 h erreicht werden, wenn der Rentenversicherungsträger eine *Nichtvermittelbarkeit auf dem allgemeinen Arbeitsmarkt* für das verbliebene Restleistungsvermögen feststellt. Ist eine Vermittelbarkeit möglich bzw. besteht schon ein teilschichtiges, noch ausübbares Arbeitsverhältnis, erhält der Rentenantragsteller unter Berücksichtigung speziell berechneter Einkommensgrenzen die sog. *teilweise Erwerbsminderungsrente*.

Bei höheren Einkünften als erlaubt ist bei allen Erwerbsminderungsarten die Zahlung anteiliger Renten möglich.

Von großer Bedeutung ist die teilweise Erwerbsminderungsrente auch für Personen, die zwar auf dem allgemeinen Arbeitsmarkt noch ein Restleistungsvermögen von >6 h haben, die aber im erlernten und ausgeübten Beruf nur noch <6 h tägliche Einsetzbarkeit vorweisen können und vor Jahrgang 1961 geboren sind. Ist eine Verweisung dieser Personen auf Tätigkeitsfelder, die zwar Hilfstätigkeiten sein können, aber mit den bisherigen beruflichen Kenntnissen in Verbindung stehen müssen, nicht möglich, so können sie eine *teilweise Erwerbsminderungsrente wegen Berufsunfähigkeit* erhalten.

Da die Verweisung nur möglich ist, wenn auf dem Arbeitsmarkt genügend derartige Arbeitsplätze vorhanden sind, sollte diese Rentenart beim Beratungsgespräch mit älteren Rehabilitanden durchaus eine Rolle spielen. Es handelt sich dabei nämlich um eine Form des Ausgleichs von Einkommenseinbußen, die entstehen, wenn höher qualifizierte Fachleute aus gesundheitlichen Gründen ihre bisherige Tätigkeit aufgeben müssen, selbst wenn dann eine vollschichtige, aber schlechter bezahlte zustandsgerechte Hilfstätigkeit ausgeübt werden muss.

> **Praxistipp**
>
> Der Bezug einer teilweisen Erwerbsminderungsrente berechtigt immer noch dazu, Leistungen zur Teilhabe am Arbeitsleben für das verbliebene Restleistungsvermögen zu erhalten.
> Gerade bei Berufsunfähigen, die trotz Rentenbezug noch vollschichtig weiter arbeiten wollen, kommen unterstützend Eingliederungshilfen oder praxisorientierte Maßnahmen durchaus in Frage.

Beratung bezüglich Schwerbehindertenrecht

Eine häufige Form sozialmedizinischer Beratung stellt die Beratung bezüglich Schwerbehindertenrecht dar. Diese Form ist nicht nur für erwerbstätige Personen von Interesse, sondern auch Rehabilitanden im Ruhestand etc. können von ihr profitieren. Gerade die Einschränkungen, die durch unfallbedingte/orthopädische Leiden entstehen, hindern den Menschen oft an der Teilhabe am kulturellen Leben bzw. erschweren sie deutlich.

Durch die Beantragung eines *Grades der Behinderung (GdB)* beim zuständigen Versorgungsamt können diese Einschränkungen durch sog. Nachteilsausgleiche reduziert werden. Zum einen sind dies steuerliche Vorteile, die bereits ab einem GdB von 25 wirksam werden können. Bei massiven Beschwerdebildern ist ab einem GdB von 50 auch die zusätzliche Anerkennung von *Merkzeichen* möglich. Diese können vielfache Vorteile mit sich bringen. So berechtigt das *Merkzeichen G* entweder zur Reduzierung der Kfz-Steuer oder aber zur Freifahrt mit öffentlichen Personennahverkehrsmitteln im Umkreis von 50 km um den Wohnort (bei Lösen einer Wertmarke). Das *Merkzeichen aG* berechtigt zum Parken auf Schwerbehindertenparkplätzen. Für den Berufstätigen bietet die Schwerbehinderteneigenschaft u. a. einen verbesserten Kündigungsschutz, 1 Woche mehr Jahresurlaub und das Recht, Mehrarbeit abzulehnen.

Über eine *Gleichstellung* beim zuständigen Arbeitsamt können auch Personen mit einem GdB von unter 50, aber mindestens 30 im Kündigungsschutz mit Schwerbehinderten gleichgestellt werden. Dies verbessert oftmals die Absicherung der Betreffenden im Betrieb und ermöglicht häufig eine bevorzugte innerbetriebliche Umsetzung.

Unterstützend kann sich ein GdB bei einem laufenden Verfahren zum Erhalt einer Erwerbsminderungsrente auswirken. Ein GdB von ≥50 berechtigt ab 60 Jahren zum Eintritt in die Altersrente bei Schwerbehinderung, sofern eine Wartezeit von 35 Jahren erfüllt wurde.

Weitere Ebenen sozialmedizinischer Beratung

Über die oben genannten Pfeiler sozialmedizinischer Beratung hinaus sind noch viele weitere fundierte Kenntnisse erforderlich, um den Patienten durch schwere soziale Situationen begleiten zu können. Ersatzleistungen wie Krankengeld, Arbeitslosengeld und Arbeitslosenhilfe sind wichtige Hilfestellungen, durch die oft Zeiten erst überbrückt werden können, die dann z. B. in die Rente oder auch in die Berufsförderung führen. Daher ist es äußerst wichtig, über deren Höhe, die maximale Leistungsdauer und die Voraussetzungen für ihren Erhalt Bescheid zu wissen.

Auch Kenntnisse über das Bundessozialhilfegesetz sind im Beratungsalltag immer wieder erforderlich. Da die soziale Situation immer mit der psychischen Ebene in Verbindung steht, sind im Beratungsgespräch kommunikationspsychologische Kenntnisse (z. B. gesprächspsychotherapeutische Ansätze nach Rogers) hilfreich, um mit dem Patienten zusammen eine möglichst gute Lösung seiner Probleme zu erreichen.

> Vor Beantragung eines GdB sollte die berufliche Situation genau beleuchtet werden. Strebt ein Rehabilitand eine berufliche Umorientierung außerhalb des bisherigen Betriebs an, so muss bedacht werden, ob der Erhalt eines GdB oder gar einer Schwerbehinderteneigenschaft (GdB ≥50) nicht spätere Einstellungschancen deutlich reduziert. Ebenso sollten Personen, die bereits einen GdB von ≥50 besitzen und eine Erhöhung ihres GdB mittels Verschlechterungsantrag anstreben, darüber informiert werden, dass es zu einer Neubewertung ihres Gesundheitszustands kommt, was ggf. auch zu einer Rückstufung des bisherigen GdB führen kann.

> **Fazit**
>
> - Die sozialmedizinische Beratung ist unerlässlicher Teil einer erfolgversprechenden Behandlung unfallbedingter/orthopädischer Krankheitsbilder und kann den Genesungsprozess unabdingbar beeinflussen. Sie kommt überall dort zum Einsatz, wo ein derartiges Krankheitsbild Veränderungen in der sozialen Situation erforderlich macht.
> - Da diese Veränderungen für den Rehabilitanden oft große Einschnitte in sein bisheriges Leben mit sich bringen (geringere Einkünfte, Erarbeiten neuer komplexer Handlungsmuster im Beruf etc.), kann es häufig vorkommen, dass der Patient sich teils unbewusst gegen eine solche Veränderung wehrt. Eine umfassende und realitätsorientierte sozialmedizinische Beratung, die nach Möglichkeit bisherige Erfahrungen des Patienten z. B. im Beruf anerkennt und mit einbezieht und Veränderungen nur soweit wie tatsächlich notwendig veranlasst, hilft dem Rehabilitanden, Neuerungen in seinem Leben anzunehmen.

- Die Bandbreite der Inhalte sozialmedizinischer Beratung und die vielfältigen Kombinationsmöglichkeiten verschiedener Hilfsangebote einerseits, die Auswirkungen auf das gesamte Erleben und Verhalten des Rehabilitanden andererseits machen fundierte sozialrechtliche und kommunikationspsychologische Kenntnisse unerlässlich, um den Beratungsverlauf positiv zu gestalten.
- Leider wird bislang nur ein Bruchteil der Patienten mit orthopädischem/unfallbedingtem Krankheitsbild auch sozial beraten. Im Zuge sich verändernder Sozialsysteme und der immer knapper werdenden Ressource Arbeit muss damit gerechnet werden, dass sozialmedizinische Beratung einen immer höheren Stellenwert im Rehabilitationsprozess erhalten wird.

Literatur

Kreft D, Mielenz I (1996) Wörterbuch der sozialen Arbeit, 4. Aufl. Beltz, Weinheim Basel

Bayerisches Staatsministerium für Arbeit- und Sozialordnung (Hrsg) (2002) Schwerbehinderte Menschen – ihre Rechte. Stand Oktober 2002

Meine Rente – die Informationsreihe der Rentenversicherung – die Renten wegen Erwerbsminderung. LVA Oberbayern

Spezifische Behandlungsstrategien in der orthopädisch-traumatologischen Rehabilitation

4.1 Rehabilitation an Hüft- und Kniegelenk

J. Heisel

4.1.1 Problemstellung

Grundlagen und Epidemiologie

Beschwerdebilder bei *degenerativen Veränderungen* des Hüft- und Kniegelenkes sind häufige Gründe für Arztbesuche, aber auch für die Inanspruchnahme rehabilitativer Leistungen der Krankenkassen und Rentenversicherungsträger. Gründe für das bevorzugte Auftreten von Aufbrauchserscheinungen mit dann typischer Progredienz im zeitlichen Längsschnitt gerade im Bereich der Großgelenke der unteren Extremität sind die vermehrte axiale Belastung im täglichen Leben, übersteigertes Körpergewicht, zunehmendes Lebensalter sowie ein deutliches Ansteigen ernsterer Sport- und Freizeitunfälle.

Pro Kalenderjahr werden allein in Deutschland über 140.000 *Schenkelhals-* und *proximale Oberschenkelfrakturen* meist betagter Patienten mit osteoporotischer Knochensituation operativ versorgt; des Weiteren werden etwa 160.000 *Hüft-* und 70.000 *Knieendoprothesen* implantiert. Auch in diesen Fällen besteht bei heutzutage nur kurzem Aufenthalt im versorgenden Akuthaus ein nicht unerheblicher Nachsorgebedarf.

Rehabilitative Leistungen gehen meist deutlich über die sog. allgemeinen medizinischen Leistungen der Krankenkassen hinaus. Klassische Verfahren sind hier das stationäre *Heilverfahren (HV)* bzw. die *Anschlussheilbehandlung (AHB)* in speziellen orthopädisch ausgerichteten Rehabilitationskliniken, die *teilstationäre Rehabilitation (TSR)* bzw. zukünftig auch die *ambulante Rehabilitation* in zugelassenen Rehabilitationsliniken/-zentren und bei jüngeren mobilen Patienten ohne wesentliche komplizierende Begleiterkrankungen die sog. *erweiterte ambulante Physiotherapie (EAP)*.

Rehabilitationsfähigkeit und -ziele

In Abgrenzung zur Pflegebedürftigkeit des betroffenen Patienten muss vor Einleitung rehabilitativer Maßnahmen zunächst die individuelle *Rehabilitationsfähigkeit* überprüft und bestätigt werden: Im Fall einer postoperativen AHB reizfreie Wundverhältnisse ohne Anhalt für lokale Infektion; weitgehende Eigenständigkeit für die wichtigsten ADL (»activities of dayly life«; Barthel-Index von zumindest 35 Punkten), ausreichende und sichere Mobilität zumindest für kurze Wegstrecken auf Stationsebene (evtl. unter Zuhilfenahme von Gehstützen); ausreichende persönliche Motivation zur Rehabilitation, ausreichendes kognitives Zustandsbild u. a.

Vor Beginn spezieller Behandlungsmaßnahmen ist mit dem betroffenen Patienten das jeweilige *Rehabilitationsziel* individuell und auch möglichst detailliert abzusprechen und abzustimmen, wobei realitätsbezogen erläutert werden muss, was im geplanten mehrwöchigen Zeitraum bei entsprechender aktiver Mitarbeit erreicht werden kann und was nicht. Mitentscheidend sind hier zunächst die Informationen des vorbehandelnden Arztes zum Verlauf des Krankheitsprozesses, des Weiteren das aktuelle klinische Bild sowie, v. a. nach gerade zurückliegendem operativem Eingriff, auch die radiologische Situation (Übungsstabilität? Belastungsstabilität?).

In diesen Zusammenhang gelten als wesentliche Ziele:
- Reduktion des Schmerzbildes bis zur Schmerzfreiheit (auch unter Belastung),
- Rückgang des (entzündlichen) Gelenkbinnenreizzustandes,
- Verbesserung der Gelenkfunktion,
- Verbesserung der Kraftentfaltung der gelenkumspannenden Muskulatur,
- Verbesserung der (Gesamt)mobilität, (weitgehende) Unabhängigkeit von Gehhilfen,
- Verbesserung der Belastbarkeit der betroffenen unteren Extremität im Alltag, Beruf und/oder Sport,
- (weitgehende) Selbstständigkeit im täglichen Leben, (weitgehende) Unabhängigkeit von Hilfspersonen und/oder Hilfsmitteln.

4.1.2 Strategie, Therapie und Nachsorge

Medikamentöse Maßnahmen

Degenerative Hüft- und Kniegelenkerkrankungen zeigen belastungsabhängig nicht selten einen kompensierten blanden klinischen Verlauf; lediglich ein aktivierter Binnenreizzustand mit entsprechendem subjektivem Beschwerdebild, aber auch rheumatische Affektionen sowie die frühe postoperative Rehabilitationsphase nach künstlichem Gelenkersatz erfordern in den meisten Fällen symptomatische *systemische analgetische* und *antiphlogistische* Maßnahmen.

Zentral oder peripher wirkende *Analgetika* (◘ Tabelle 4-1) dienen der reinen symptomatischen Schmerzbekämpfung; sie verfügen über keinen antiinflammatorischen Effekt.

Indikationen im Rahmen der Rehabilitation: nicht oder nur wenig entzündliche Schmerzzustände aufgrund degenerativer Veränderungen, periarthropathische Reizzustände, Insertionstendopathien, postoperative Schmerzzustände, vor einer geplanten krankengymnastischen Mobilisationsbehandlung im Fall einer schmerzhaften Kontraktur des Gelenkes.

Kontraindikationen: bekannte Unverträglichkeit, Allergieneigung; nicht zur Dauertherapie geeignet.

Die unterschiedlichen *nichtsteroidalen Antirheumatika (NSAR;* ◘ Tabelle 4-2) wirken ebenfalls rein symptomatisch im Sinne einer unspezifischen lokalen Entzün-

Tabelle 4-1. Analgetika

Stoffgruppe	Präparatename	Tageshöchstdosis [mg]
Zentral wirksame Substanzen		
Flupirtinmaleat	Katadolon	900
Pentazocin	Fortral	350
Tramadol	Tramal	400
Tilidin	Valoron-N	600
Buprenorphin	Temgesic	1,2
Peripher wirksame Substanzen		
Paracetamol	ben-u-ron	2000
Metamizol	Novalgin	2000
Propyphenazon	Arantil	4000

dungshemmung am Ort der Erkrankung (antiexsudativ, antiproliferativ). Jede einzelne Substanz zeigt eine individuell unterschiedliche Wirksamkeit und Verträglichkeit; darüber hinaus gibt es substanzspezifische Unterschiede in der Pharmakokinetik (Wirkungsmaximum etwa nach dem 4fachen der Plasmahalbwertszeit). Die Magen-Darm-Verträglichkeit konnte durch die selektiven COX-2-Hemmer wesentlich verbessert werden.

Indikationen im Rahmen der Rehabilitation: als Sofortmaßnahme zur Beeinflussung erheblicher Schmerzzustände mit entzündlicher Komponente (Belastungsschmerz, Morgensteifigkeit, synovialer Binnenreizzustand mit resultierender funktioneller Beeinträchtigung), chronisch entzündliche Gelenkirritationen aufgrund degenerativer oder rheumatischer Affektion im aktivierten Stadium, vor einer geplanten krankengymnastischen Mobilisationsbehandlung im Fall einer schmerzhaften Gelenkkontraktur.

Kontraindikationen: floride Gastritis oder Ulcus duodeni, allgemeine Blutungsneigung, ungeklärte Leuko- und Thrombopenien, bekannte Allergie u. a.

Die Effizienz lokal eingesetzter Präparate – sog. *Externa* – ist belegt. Die Wirkung der einzelnen antiphlogistischen Salben, Gele, Sprays u. a. erfolgt in den meisten Fällen durch eine lokale Anreicherung der Wirksubstanz im Gewebe des entzündlich gereizten Gelenkes v. a. über den Blutweg, kaum jedoch über eine direkte lokale Diffusion.

Indikation im Rahmen der Rehabilitation: Tendomyosen und Insertionstendopathien, periarthralgische Reizzustände, Arthralgien, Myalgien, postoperative Reizzustände u. ä.

Kontraindikationen: lokale floride Entzündungen der Haut, Ekzeme und Kontaktallergien, sezernierende Prozesse.

Die oral eingesetzten *Chondroprotektiva* (z. B. D-Glukosaminsulfat, Ademetionin) haben über die dosisabhängige Steigerung der Synthese sulfatierter Mukopolysaccharide eine Bedeutung in der Behandlung von Schäden des Gelenkknorpels. Sie werden i. allg. zur Langzeittherapie leichterer und mittelschwerer degenerativer Aufbrauchsprozesse großer Körpergelenke mit intermittierenden arthralgischen Reizzuständen eingesetzt. Noch effektiver bezüglich der Beeinflussung des Kollagenstoffwechsels erscheinen die *intraartikulär* applizierten Substanzen aus *Hyaluronsäure(derivaten)*, v. a. im Bereich des Kniegelenkes.

Eine systemische *orale* Applikation von *Glukokortikoiden* (als kurzfristige Stoßbehandlung oder als längerfristige Dauermedikation) kommt, nach sorgfältiger Abwägung des Nutzen-Risiko-Verhältnisses, im Rahmen der Rehabilitation von Hüft- und Kniegelenkserkrankungen nur in seltenen Ausnahmefällen in Frage wie z. B. bei stark entzündlichen Verläufen rheumatischer Erkrankungen, die durch eine ausreichend dosierte nichtsteroidale Medikation nicht befriedigend eingestellt werden können, außerdem bei immobilisierenden Schmerzbildern.

Eine *intraartikuläre* Applikation von *Kristallkortikoiden* ist in erster Linie bei ausgeprägten exsudativen synovitischen Reizzuständen, aber auch im Fall einer aktivierten Arthrose mit akzentuiertem Beschwerdebild zu überlegen. Die Dosierung ist abhängig vom Einzelpräparat (Tabelle 4-3), maximal 3–4 Einzelinjektionen bei einem Mindestintervall von etwa 1–2 Wochen.

Die *Basistherapeutika* wie Sulfasalazin, Leflunomid, Chloroquin (Antimalariamittel), Goldpräparate, D-Penicillamin sowie *Immunsuppressiva* wie Methotrexat, Ciclosporin A u. a. sind wichtige Stoffgruppen in der Langzeitbehandlung destruierend verlaufender Erkrankungen

Tabelle 4-2. Nichsteroidale Antirheumatika (Stand: Juli 2004)

Stoffgruppen	Chemische Substanzen	Präparate	Tageshöchstdosis [mg]	Halbwertszeit (h)
Salizylate	Azetylsalizylsäure	Acesal, Aspirin, Aspro-500, ASS, Romigal, Santasal-N, Spalt ASS, Thomapyrin akut, Togal u. a.	2.000–6.000	0,2–3
Anthranilsäurederivate (Fenamate)	Mefenaminsäure	Parkemed, Ponalar	1.500	2–5
Arylessigsäurederivate (Fenac-Verbindungen)	Acemetacin	Acatamin-Heumann, Peran, Rantudil	180	2–5
	Diclofenac	Alvoran, arthrex, Benfofen, Diclac, Diclophlogont, diclo, Diclo-Puren, Duravolten, Effekton, Jenafenac, Monoflam, Myogit, Dolgit-Dolo, Voltaren u. a.	200	1–4
	Acelofenac	Beofenac	200	2–5
	Indometacin	Amuno, Indocontin, Indomet, Indomisal, Indo-Phlogont, Inflam u. a.	150–175	2–5
	Lonacolac	Argun, Arthro-akut	600	6
	Proglumetacin	Protaxon	600	2–5
Arylpropionsäurederivate (Profen-Verbindungen)	Flurbiprofen	Froben	300	4
	Ibuprofen	Aktren, Anco, Brufen, Dolgit, Dolo-puren, Dolormin, Esprenit, Ibuflam, Ibuhexal, Ibuphlogont, Imbun, Jenaprofen, Novogent, Optalidon-200, Opturem, Parsal, Tabalon, Urem u. a.	1.600	1–2,5
	Ketoprofen	Aleve, Gabrilen, Orudis, Spondylon	300	1,5–2,5
	Naproxen	Dysmenalgit, Malexin, Proxen	750–1.000	12–14
	Tiaprofensäure	Surgam	600	1–2
Oxikame	Piroxicam	Brexidol, Duraprox, Fasax, Felden, Jenaprox, Piroflam, prox	20 (–40)	45–55
	Meloxicam	Mobec	15	18–30
	Lornoxicam	Telos	16	3–4
Cox-2-Hemmer	Rofecoxib	Vioxx	25	16
	Celecoxib	Celebrex	400	8–12
	Valdecoxib	Bextra	40	8–11
Pyrazolonderivate	Azapropazon	Tolyprin	1.800	12
	Mofebutazon	Diadin-M, Mofesal	900	2
	Phenylbutazon	Ambene-N*, Butazolidin, Demoplas, Exrheudon OPT	600	70–75

Tabelle 4-3. Intraartikulär applizierbare Glukokortikoide und ihre Dosierung am Hüft- und Kniegelenk

Chemische Substanz	Präparat (Handelsname)	Einzeldosis [mg]
Prednisolon	Predni-Lichtenstein, Prednigexal, Predni-H-Inject, Prednisolut	25–50
Triamcinolon		
– diacetat	Delphicort, Delphimix	10–25
– acetonid	Kenalog, Volon A, Triam Lichtenstein, Triam inject, Triamhexal	20–40
– hexacetonid	Lederlon	20–40
Dexamethason	Supertendin	5–10
– Palmitat	Lipotalon	8–12
Betamethason	Celestan-Depot	7
	Diprosone Depot	9

des rheumatischen Formenkreises. Die Einstellung des Patienten auf diese Präparate sowie die Überwachung im Hinblick auf das Auftreten ihrer nicht seltenen Nebenwirkungen obliegt einem erfahrenen Rheumatologen; im Rahmen der Rehabilitation spielen diese Substanzen i. allg. keine wesentliche Rolle.

Zu erwähnen bleibt die postoperative medikamentöse *Ossifikationsprophylaxe* mit NSAR nach endoprothetischem Hüftgelenksersatz, deren Dauer in der Praxis zwischen 1 und 3 Woche/n schwankt (als Alternative zu einer fraktionierten Röntgenbestrahlung). Eine *Thromboembolieprophylaxe* mit im Hoch- bzw. Höchstrisikobereich zugelassenen Präparaten (z. B. fraktionierten Heparinen) ist nach jedem operativen Eingriff im Bereich der unteren Extremität in aller Regel für etwa 4 Wochen unerlässlich sowie bei postoperativ axialer (Teil)entlastung sogar bis zum Zeitpunkt der voll belastbaren Mobilität.

Diätetische Maßnahmen

Bei Vorliegen degenerativer Gelenkaffektionen, auch nach alloplastischem Gelenkersatz, sollte zur Vermeidung eines raschen progredienten Verlaufs die exogene axiale Stauchungsbelastung der betroffenen Knorpelstrukturen im Zuge eines normalen Tagesablaufs möglichst gering gehalten werden. In diesen Fällen ist unbedingt eine *Normalisierung des Körpergewichtes* durch kalorisch knappe, ballaststoffreiche, möglichst fettarme, kohlehydrat- und eiweißreiche Nahrung anzustreben; evtl. zusätzliche Gabe von Spurenelementen (z. B. Selen) und Vitaminen (Vitamin C und E). Besteht eine erhebliches Übergewicht, ist zur Verhinderung einer möglichen Stoffwechselentgleisung eine Radikalkur abzulehnen; günstiger erscheint eine langfristig angelegte Umstellung der Ernährungsgewohnheiten mit mehreren kleinen Mahlzeiten pro Tag (insgesamt während der Reduktionsphase von etwa 1.000 kcal/Tag), ▶ Kap. 5.4 »Adipositas«.

Die Effizienz einer speziellen *»antiarthrotischen Diät«*, wie teilweise in der Laienpresse propagiert (Einnahme sog. Gelatineprodukte), ist medizinisch nicht belegt. Neuere Untersuchungen (Kjeldsen-Kragh 1999) scheinen darüber hinaus die Wirksamkeit einer veganen, hypoallergen Ernährung ohne Gluten, Zucker, Zitrusfrüchte, Salz, Gewürze, Konservierungsstoffe, Alkohol, Tee und Kaffee mit anschließender laktovegetarischer Kost ebenso wie die Zufuhr mehrfach ungesättigter Fettsäuren auf die klinisch-entzündliche Aktivität der rheumatoiden Arthritis zu belegen.

Physikalische Maßnahmen

Der Einsatz lokal wirksamer physikalischer Behandlungsstrategien ist als unverzichtbarer Bestandteil eines konservativen Behandlungsplanes im Fall von periarthralgischen oder von Binnenreizzuständen des Hüft- und/oder Kniegelenkes anzusehen. Ganz allgemein betrachtet zielen die einzelnen Maßnahmen auf eine Linderung des subjektiven Beschwerdebildes (Analgesie) sowie den Rückgang des begleitenden reaktiv-entzündlichen Prozesses (Antiphlogese) ab.

Die *Wärmetherapie* bewirkt über eine Vasodilatation der kapillären Endstrombahn eine lokale Temperaturerhöhung und damit eine Steigerung der Durchblutung und des Stoffwechsels; der Tonus der hüftumspannenden Muskulatur wird leicht herabgesetzt, die Dehnbarkeit der kollagenen Gewebe verbessert (sog. Bewegungsstarter; ◘ Tabelle 4-4). Zu unterscheiden sind Ganzkörperanwendungen wie Vollbäder oder Dampfduschen von Maßnahmen mit umschriebenem Einsatz trockener oder feuchter Wärme (◘ Tabelle 4-5 und 4-6) und letztendlich Teilbäder.

Tabelle 4-4. Lokale physiologische Wirkung einer Wärme- bzw. Kältetherapie

Gewebestruktur bzw.-prozess	Wärmewirkung	Kältewirkung
Blutgefäße	Dilatation	Konstriktion
Kapillarpermeabilität	Steigerung	Herabsetzung
Zellstoffwechsel	Steigerung	Herabsetzung
Gewebeentzündung	Verstärkung	Abschwächung
Bindegewebsdehnbarkit	Verbesserung	Verminderung
Muskeltonus	Herabsetzung	Herabsetzung
Muskelkontraktilität	Erhöhung	Herabsetzung
Nervenleitung	Verbesserung	Verminderung
Viskosität der Synovialflüssigkeit	Herabsetzung	Erhöhung

Tabelle 4-5. Beispiele für lokale Anwendungen trockener Wärme

Applikationsform	Besonderheiten
Heizkissen, Wärmflasche	v. a. bei bettlägrigen Patienten
Heißluft	z. B. Heizstrahler als Vorbehandlung einer manuellen Massage; Wolframfadenlampe
Wickel oder Packungen	z. B. über Wasserdampf erhitzter Heublumensack (43–45°C) für etwa 10 min; in Leintuch eingewickelter Kartoffelbrei (10–15 min); in Wasser gekochter Leinsamen (in Leinensäckchen) für etwa 5 min
Trockener heißer Sand	
Infrarotstrahler	Absorption des langwelligen Lichtes mit Reizung der Wärmerezeptoren der Haut (rein oberflächlicher Effekt mit Eindringtiefe von nur etwa 0,2 bis maximal 3,0 cm in das darunterliegende Gewebe)
Laserstrahler	Wellenlänge 632,8 mm
Elektrotherapie	Diathermie mit hochfrequenten Kurzwellenströmen mit guter Tiefenwirkung
Ultraschalltherapie	v. a. bei Sehnenansatzirritationen

Hauptindikation im Rahmen der Rehabilitation: in erster Linie chronisch entzündliche Gelenkprozesse.

Kontraindikationen: akut entzündliche Zustandsbilder wie aktivierte Arthrosen, Gichtanfall, aber auch Infektionskrankheiten, Thrombophlebitiden u. a. sowie in der lokalen Applikation auch Gelenke in der postoperativen Phase.

Im Gegensatz hierzu wird die *Kälte- oder Kryotherapie* zum lokalen Wärmeentzug eingesetzt. Über eine initiale Vasokonstriktion kommt es zur Herabsetzung der Durchblutung mit Ödemhemmung, Verlangsamung der Stoffwechselvorgänge (Abnahme der Aktivität enzymatischer Gelenkbinnenprozesse), aber auch zu einer Muskeldetonisierung (Auflösung spastischer Muster) und einer ausgeprägten Analgesie über die Herabsetzung der nervalen Aktivität (**Tabelle 4-4**). Typische Anwendungsformen sind Eis- oder spezielle anmodellierbare Gelpackungen, Kältesprays, Eiskompressen, Eismassagen, Blitzgüsse, Kaltluft sowie kalte Peloidpackungen und Retterspitz-Wickel (**Tabelle 4-7**).

Wichtige Indikationen im Rahmen der Rehabilitation: akute Gelenkbinnenreizzustände (frisch posttraumatisch, entzündlich, Gicht), aktivierte Arthrosen, aber auch als einleitende Maßnahme vor Durchführung krankengymnastischer Übungen.

4.1 · Rehabilitation an Hüft- und Kniegelenk

Tabelle 4-6. Beispiele für lokale Anwendungen feuchter Wärme

Applikationsform	Besonderheiten
Organische Peloide (Torf, Moorerde, Schlick)	Große Wärmehaltung (ca. 50°C); geringe Wärmeleitung
Anorganische mineralische Peloide (Fango, Sand, Lehm, Kreide)	Geringer Wassergehalt; geringe Wärmehaltung (ca. 45–50°C), höhere Wärmeleitung; Behandlungszeit 10–30 min mit anschließender Nachruhe (oder funktionelle Übungsbehandlung); Puzzlefango (nach Brügger) mit Fangostreifen
Heiße Handtücher (sog. »heiße Rolle«)	45 bis maximal 67°C; Auflage trichter- oder zylinderförmig zusammengerollter Frotteetücher, die zuvor mit kochendem Wasser getränkt wurden für Umschläge, Wickel oder Packungen (10–20 min); kein Hitzestau möglich
Prießnitz-Wickel	Auflage wassergetränkter heißer Kompressen mit anschließender Behinderung des Wärmeabstroms; nach 20–30 min Auftreten eines Wärmestaus
Teilbäder	z. B. für Unterschenkel oder Füße

Kontraindikationen: arterielle Durchblutungsstörungen, Kälteallergien u. ä.

Eine artikuläre Kryotherapie kann auch im Rahmen einer *Gesamtkörperkältetherapie* erfolgen, hier wird der Patient in einer speziellen Kältekammer (Vor- und Hauptkammer) im Badeanzug unter Schutz der Akren 30 s bis 3 min einer Temperatur von etwa –110°C ausgesetzt. Die Effekte sind Schmerzlinderung, Verbesserung der Gelenkfunktionen, allgemeine Leistungssteigerung, auch Minderung einer Bronchospastik.

Indikationen im Rahmen der Rehabiliation: chronisch entzündliche Gelenkerkrankungen (z. B. rheumatoide Arthritis), weichteilrheumatische Krankheitsbilder, Kollagenosen, Autoimmunerkrankungen.

Kontraindikation: medikamentös nicht korrekt eingestellte Hypertonie.

Die Anwendung von Wärme oder Kälte mit Wasser als Temperaturträger wird als *Hydrotherapie* bezeichnet, wobei evtl. zusätzliche mechanische Maßnahmen (Reibungen, Bürstungen, Güsse), aber auch natürliche bzw. externe Zusatzstoffe wie Salze, Öle, Pflanzenextrakte u. a. eingesetzt werden können. Bei der *Balneotherapie* kommen ortsgebundene Heilmittel (Heilwasser mit zumindest 1 g/l gelösten festen Mineralien mit einem Anteil einzelner Ionen von >20 mval/l; Sole-, Schwefel- oder Moorbäder) zur Anwendung. Von wesentlicher Bedeutung ist hier der muskelentspannende Effekt des warmen Wassers (34–36°C) im Hinblick auf eine Linderung von Gelenkschmerzen, v. a. aber die Erleichterung der Durchführung aktiver Bewegungen durch den Wasserauftrieb sowie die Ausnutzung des Wasserwiderstandes. Die axiale Belastung der unteren Extremität beträgt im flüssigen Medium nur etwa ein Zehntel des Körpergewichtes (wichtig in der frühen postoperatven Entlastungsphase!).

> Neben den physikalischen Effekten des Mediums Wasser ist für die Rehabilitation v. a. die gleichzeitige Durchführung einer krankengymnastischen Mobilisationsbehandlung von grundlegeneder Bedeutung (▶ Kap. 3.5: »Hydro- und Balneotherapie«).

Im Rahmen der *Elektrotherapie* ist der menschliche Körper insgesamt oder aber nur ein bestimmtes Körperareal Teil des Stromkreises. Des Weiteren werden auch elektromagnetische Felder und Schwingungen zur lokalen Behandlung eingesetzt (**Tabelle 4-8**).

> Grundsätzlich gilt hier: Je akuter der Prozess, desto kürzer die Behandlung; je chronischer der Verlauf, desto länger kann behandelt werden.

Einzelheiten zu den Indikationen und Kontraindikationen der einzelnen elektrotherapeutischen Verfahren sind in ▶ Kap. 3.7 dargestellt.

Die *pulsierende Signaltherapie (PST)* wird in den letzten Jahren im Fall subjektiv beeinträchtigender, degenerativ bedingter Gelenkveränderungen als schmerzfreie Alternative zu einer Gelenkoperation propagiert; die Applikation von Gleichstromimpulsen zielt angeblich auf die Selbstheilungskräfte des Körpers ab und versucht, bei Vorliegen einer Arthrose körpereigene Prozesse zur Rege-

Tabelle 4-7. Praxisrelevante Spielarten der (lokalen) Kryotherapie

Applikationsformen	Lokale Temperatur	Besonderheiten
So genannte »starke« Kälte		
Eischips/Eisgranulat (bis etwa walnußgroß)	−0,5 bis −1,0°C	Nach etwa 20 min Hauttemperatur um 5–8°C; evtl. auch als Massage mit kräftigerem Kältereiz gegenüber einer stationären Anwendung
Eisbeutel (mit Wasser)	0°C	Nach etwa 20 min Hauttemperatur 10–12°C; durch die Plastikhülle ist der Kältereiz etwas abgeschwächt
Gestielter Eisroller (mit Plastikbecher)	−0,5 bis −1,0°C	Zur Tupfung eingesetzt
Kältekompresse	1–3°C	Wassergetränkte tiefgefrorene Tücher, modellierbar; auch als Einmalfertigprodukt erhältlich
Gelpackung	−15 bis −20°C	Einsatz evtl. mit zwischengelagertem trockenem Tuch; auch im niedrigen Temperaturbereich noch gut modellierbar, wieder verwendbar; deutlich geringere Wärmeleitfähigkeit
Chemische Kompresse	0°C	Nach Öffnung der Verpackung kommt es zu einer Reaktion zweier chemischer Komponenten; Kältekapazität wie ein Eisbeutel
Kältespray (z. B. Chloräthyl)	−0,5 bis −1,0°C	Kurzfristige, aber starke Wirkung über Verdunstungskälte; Einsatz v. a. bei frischen Sportverletzungen
Kaltgase		
– Kaltluft	ca. −30°C	Einsatz v. a. bei Erkrankungen des rheumatischen Formenkreises
– Stickstoff	−110 bis −160°C	
So genannte »milde« Kälte		
Stöckli-Wickel	0°C	In Eiswasser getränkte Tücher für großflächige Anwendungen (z. B. auch bei fortgeleiteten radikulären Schmerzbildern)
Kalte Wickel	+3 bis +5°C	Mit kaltem Wasser getränkte Tücher
Kalte Peloide	+3°C	z. B. Kaltmoor, Retterspitz u. a.; große thermische Kapazität; gute Tiefenwirkung
Quark	+5 bis 15°C	v. a. bei älteren Menschen mit pAVK

neration von Knorpelzellen anzuregen. Die Effizienz dieser Methode ist bis heute nicht eindeutig belegt, weswegen die gesetzlichen Krankenkassen eine Kostenübernahme ablehnen.

Bei der *Ultraschalltherapie* erfolgt eine lokale Wärmeerzeugung durch mechanische Longitudinalschwingungen; Hauptwirkungsort ist der Grenzflächenbereich unterschiedlicher Dichte (z. B. am Übergang von Weichteilen zum Knochengewebe, wo eine Schallreflexion erfolgt). Die Eindringtiefe der Schallwellen liegt bei etwa 3–6 cm. Ein Luftspalt zwischen Schallkopf und Oberhaut wird nicht überwunden, daher ist ein direkter Hautkontakt erforderlich.

Dosis: anfänglich 0,1–0,5 W/cm^2 Hautoberfläche; Steigerung bis maximal 2,0 W/cm^2 Hautoberfläche möglich. Sowohl eine statische (ruhender Schallkopf) als auch eine dynamische Applikation (bewegter Schallkopf, hier reduzierte Verbrennungsgefahr) sind möglich, ebenso wie eine Kombination mit Ankopplungsmedien (Externa wie Salben, Öle oder Gele; sog. *Ultraphonophorese*), aber auch mit diadynamischen Strömen (sog. *Phonoiontophorese*). Eine indirekte Therapie durch Ankopplung über ein Wasserbad (subaqual) ist besonders geeignet für eine Anwendung im Bereich der unteren Extremitäten.

Effekt: Permeabilitäts- und damit Diffusionssteigerung des durchfluteten Gewebes mit Stoffwechselerhöhung, lokale Analgesie, muskuläre Relaxation; Lösen von Gewebeverklebungen, Verbesserung der Gewebetrophik (je homogener das beschallte Gewebe, desto größer die Eindringtiefe mit dann kegelförmiger Ausbreitung).

Tabelle 4-8. Elektrotherapeutische Verfahren bei der Rehabilitation an Hüft- und Kniegelenk

Verfahren	Hauptindikation
Niederfrequente Ströme Stabile Quergalvanisation	Analgesie zwischen 2 Triggerpunkten
Zweizellenbad	Degenerative arthritische Reizzustände
Stanger-Bad	Multiartikuläre Reizzustände, Neuralgien
Iontophorese	Schmerzhafte periarthropathische und Binnenreizzustände, Myogelosen
Diadynamische Bernard-Impulsströme	Akute traumatische exsudative arthritische Reizzustände
Transkutane elektrische Nervenstimulation (TENS)	Schmerztherapie
Mittelfrequente Ströme (Behandlungsart: Nemectrodyn)	Muskuläre Dysfunktion, Gelenkbinnenreizzustände
Hochfrequente Ströme (mit den Anwendungsformen Kurzwelle, Dezimeterwelle und Mikrowelle)	Schmerzhafte chronische Gelenk- und Weichteilprozesse

Hauptindikation im Rahmen der Rehabilitation: periarthralgische Reizzustände, Sehnenansatzirritationen, Verwachsungen und Narbenbildungen.

Kontraindikationen: hohe Entzündungsaktivität, lokalisierte Infektionen, Phlebothrombosen, Gerinnungsstörungen, arterielle Durchblutungsstörungen, einliegende Metallimplantate (Gefahr der Überhitzung).

Die *Magnetfeldbehandlung* (Einsatz extrem niederfrequenter, gepulster Magnetfelder niedriger Intensität) besitzt bei Hüft- und Kniegelenkerkrankungen im Rahmen der Rehabilitation keine wesentliche Bedeutung. Ihre Effizienz in der Behandlung aseptischer partieller Hüftkopfnekrosen bzw. zur Förderung der Osteointegration zementfreier Alloplastiken ist wissenschaftlich nicht belegt.

In seltenen Fällen sonstig therapierefraktärer arthritischer oder periarthropathischer Reizzustände kann als Methode der 2. Wahl eine *Röntgenreizbestrahlung* erfolgen, wenn die veränderte lokale Stoffwechsellage eine Erhöhung der Empfindlichkeit auf ionisierende Strahlen mit sich bringt.

Die Hauptindikationen der *Massagetherapie* im Rahmen der Rehabilitation von Hüft- und Kniegelenk sind schmerzhafte Verspannungen, Verkürzungen oder Verhärtungen der gelenkumspannenden Muskulatur, Narbenbildungen, lokale postoperative Verwachsungen sowie Gelenkkontrakturen. Als weitere Maßnahme ist die Unterstützung der Muskelpumpe bei venösen oder lymphatischen Umlaufstörungen der unteren Extremitäten in der frühen postoperativen Phase durch manuelle oder apparative *Lymphdrainage* hervorzuheben.

Kontraindikationen der Massagetherapie stellen lokale entzündliche Prozesse, Thrombophlebitiden oder Beinvenenthrombosen sowie die dekompensierte Herzinsuffizienz dar (▶ Kap. 3.6 »Massage und Thermotherapie«).

Bewegungstherapeutische Maßnahmen

Durch schonungsbedingten Wegfall der funktionellen Bewegungs- und Dehnungsreize im Gefolge schmerzhafter entzündlicher Gelenkbinnenreizzustände bzw. deren Folgeerscheinungen, auch durch längere Zeit fortbestehende postoperative Schmerzbilder kommt es nicht selten zu einer Schrumpfung der artikulären und periartikulären Weichteilstrukturen. Betroffen sind hier im Bereich der Hüfte v. a. die ventrale Gelenkkapsel, aber auch die Außenrotatoren- und Adduktorenmuskulatur, im Bereich des Kniegelenks die ischiokrurale Muskulatur sowie der M. quadriceps femoris. Zum Erhalt bzw. zur Wiederherstellung eines Höchstmaßes an funktioneller Leistungsfähigkeit des betroffenen Gelenks ist deshalb in nahezu allen Fällen eine gezielte bewegungstherapeutische Behandlung erforderlich.

Bei der *krankengymnastischen Einzelbehandlung* werden Intensität sowie Dosierung der einzelnen Übungsteile von der aktuellen Krankheitsaktivität, aber auch vom Ausmaß der gegebenen Funktionsbeeinträchtigung des betroffenen Gelenks bestimmt; weitgehende Schmerzfreiheit sowie ausreichende Erholungspausen sollten gewährleistet sein. Eine möglichst kontinuierliche tägliche Behandlung, evtl. in zusätzlicher Eigenregie durch den Patienten selbst, ist erstrebenswert. Mit Ausnahme des Treppensteigens sowie des Arbeitens gegen erheblichen mechanischen Widerstand wird eine Leistungsanforderung von 25 W/min i. allg. nicht überschritten.

Im akuten Stadium mit entsprechendem subjektivem Beschwerdebild kommen in erster Linie assistive Übungen unter Abnahme der Eigenschwere in Frage. Im späteren Verlauf bei Rückgang des Gelenkreizzustands stehen dann v. a. aktive isotonische (dynamische) Bewegungen, auch gegen manuellen Widerstand (statische oder isometrische Übungsteile), des Weiteren eine Kräftigung der

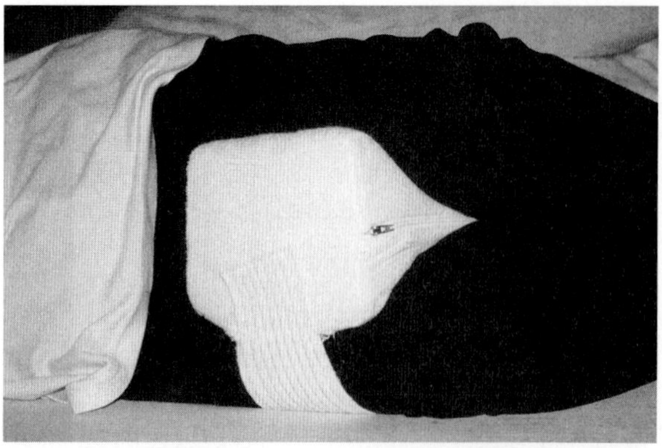

◘ **Abb. 4-1.** Ergotherapeutische Versorgung: Beinkissen zur Verhinderung der Hüftadduktion im Liegen (Luxationsprophylaxe nach Hüft-TEP)

antagonischen Muskulatur im Vordergrund. Im Rahmen der Einzelbehandlung ist ein individuelles Üben optimal praktikabel, auch die jeweilige Schmerzgrenze des Patienten kann so berücksichtigt werden. Die Behandlungsziele sowie die funktionellen Einzelmaßnahmen sind im Fall eines erfolgten endoprothetischen Gelenkersatzes weitgehend identisch.

Lagerung: In den ersten Tagen nach einem aufwändigeren operativen Eingriff (Osteosynthese einer Fraktur mit Gelenkbeteiligung, gelenknahe Korrekturosteotomie, endoprothetischer Gelenkersatz) wird das betroffene Bein in aller Regel in einer weichen Schaumstoffschiene gelagert, nach Implantation einer Hüft-TEP soll ein Keil zwischen beiden Beinen eine luxationsbegünstigende Adduktion verhindern (◘ Abb. 4-1).

Eine präoperativ oft bestehende Außenrotationskontraktur ist postoperativ nicht in allen Fällen ausreichend korrigiert, da nicht selten auf eine Diszision der entsprechenden Sehnenansätze verzichtet wird. Aus diesem Grund bleibt diese typische Schonhaltung einer Koxarthrose auch in der frühen postoperativen Phase meist in mehr oder weniger ausgeprägtem Umfang fortbestehen. Der Patient selbst bevorzugt subjektiv zu diesem Zeitpunkt eher eine Entlastungsstellung der Hüfte in leichter Flexion, Adduktion und Außenrotation, da die hüftumspannenden Weichteile hierbei am meisten entspannt sind; intraoperativ wird die verdickte und entzündlich gereizte Gelenkkapsel meist subtotal reseziert, damit von ihr im weiteren frühen postoperativen Verlauf keine wesentlichen Beschwerden mehr ausgelöst werden können.

Eine vom Patienten eingenommene Schonhaltung der Hüfte würde über kurz oder lang jedoch eine Hüftbeuge- und Außenrotationskontraktur begünstigen: Aus diesem Grund muss auch nach Abklingen des Wundschmerzes (nach etwa 36–48 h) wieder zwingend auf eine *korrekte Beinlagerung* geachtet und z. B. die Positionierung eines subjektiv durchaus als angenehm empfundenen Kissens unter dem homolateralen Kniegelenk möglichst vermieden werden. Nach Einbau einer Knie-TEP sollte das betroffene Bein konsequent in maximaler Streckstellung gelagert werden.

Im Rahmen der frühen postoperativen *krankengymnastischen Mobilisationsbehandlung* steht zunächst v. a. die Funktionalität des Gelenkes im Vordergrund. Das Muskeltraining sollte hier möglichst nicht im offenen, sondern lediglich im geschlossenen System durchgeführt werden. Alltagssituationen spielen sich nicht in der »Luft« ab, sondern stets mit Bodenkontakt des betroffenen Beines, wobei ständig sowohl eine Anspannung des M. quadriceps femoris als auch der ischiokruralen Muskulatur abverlangt wird.

Die Kräftigung der Abduktoren stellt einen äußerst wichtigen Anteil der krankengymnastischen Nachbehandlung nach operativen Eingriffen im Bereich des Hüftgelenks dar, v. a. um später im Rahmen der Gangschulung einem Duchenne- oder Trendelenburg-Hinken entgegenzuwirken. Gewisse Vorsicht ist allerdings bei Patienten geboten, bei denen intraoperativ der M. tensor fasciae latae abgelöst bzw. eine Trochanterosteotomie durchgeführt wurde.

Durch Übungen auf einer labilen Unterstützungsfläche (u. a. Schaukelbrett, Trampolin, Pezziball) werden auf die noch vorhandenen Mechanorezeptoren neue Reize gesetzt mit einer nachfolgenden Neuaktivierung propriozeptiver Afferenzmuster. Bei Einsatz der Geräte gibt es eine Vielzahl verschiedener Übungsangebote, die durch die Kreativität des Therapeuten variiert und ausgebaut werden können. In jedem Fall sollte hier eine Belastbarkeit des betroffenen Beines mit zumindest dem halben Körpergewicht erlaubt sein.

In vielen Fällen besteht bei Patienten postoperativ nach künstlichem Hüftgelenksersatz eine eingeschränkte Extension (Aufhebung der physiologischen Überstreckung; ◘ Abb. 4-2a), die sich meist durch die langdauernde präoperative Schonhaltung erklären lässt. Diese Beugekontraktur bringt dann oft ein schlechtes Gangbild mit sich, weswegen Hüftpatienten aufgrund der kompensatorischen hyperlordotischen Einstellung der Lendenwirbelsäule nicht selten auch über gleichzeitig bestehende Rückenschmerzen klagen. Typischerweise wird beim Gehen in der Hauptbelastungsphase die fehlende Extension auch durch eine Beckenrotation des Standbeines im Uhrzeigersinn ausgeglichen.

Zur Beurteilung einer *ökonomischen Gangabwicklung* existieren einige grundsätzliche Beobachtungskriterien:

Die *Schrittlänge* (Fußkontakt des vorderen Beines einerseits und Vorfußbelastung des hinteren Beines andererseits) liegt normalerweise zwischen 60 und 90 cm (2,5–4 Fußlängen). Der Patient tendiert mit seinem gesunden Bein meist dazu, einen kürzeren Schritt zu machen, um das operierte Bein weniger stark belasten zu müssen. In aller Regel beträgt das Verhältnis Standbein/Spielbein 60 : 40%.

4.1 · Rehabilitation an Hüft- und Kniegelenk

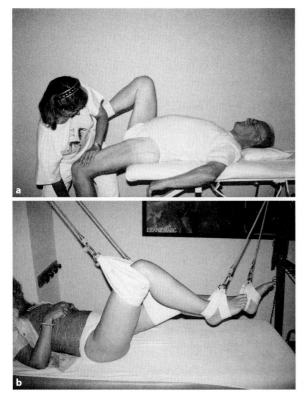

Abb. 4-2a, b. Krankengymnastische Behandlung: **a** Einzeltherapie zur Verbesserung der Hüftextension links (bei Aufhebung der Lendenlordose durch maximal flektierte Hüfte rechts); **b** Aufhängung des rechten Beins im Schlingentisch (sog. 2-Punkt-Aufhängung)

Die Ferse des Spielbeines überholt mit ihrer inneren Seite das Standbein und berührt geradeeben nicht den inneren Malleolus. Die *Spurbreite* ist abhängig u. a. vom Hüftgelenksabstand, einer evtl. vorliegenden Oberschenkeladipositas sowie einer möglicherweise bestehenden erheblichen Varus- oder Valgusfehlstellung der Beine. Ist ein Patient gezwungen, seine Füße breiter auseinander aufzusetzen, wird sein Gangbild unökonomischer, da in diesem Fall zuviel Gewicht von einer auf die andere Seite verlagert werden muss.

Am schonensten und ökonomischsten für die Gelenke der unteren Extremität im Hinblick auf Zug- und Druckbelastung ist ein *Gangtempo* von etwa 110–120 Schritten/min. Erst ab dieser Schrittfrequenz kann überhaupt ein reaktives Armpendel erwartet werden, was als aktivpassives Widerlager für die Brustwirbelsäule angesehen werden kann. Durch den Gehmechanismus der Körperabschnitte Becken–Beine entsteht eine Rotationswirkung auf die Brustwirbelsäule, die jedoch aktiv durch die kleinen Rückenstrecker (u. a. Mm. rotatores, M. multifidus) widerlagert wird.

In der Anfangsphase der Gehschule darf ein derartiges Schritttempo nicht erwartet werden; ein langsames bewusstes Üben des Bewegungsablaufs eines Schrittzyklus am Ort ist sinnvoll. Der Gehbarren gibt dem Patienten hierfür eine ausreichende Sicherheit.

Für den Gangablauf mitentscheidend ist, ob die Brustwirbelsäule in ihrer Körperlängsachse erhalten bleiben kann oder ob sie zur operierten Seite im Sinne des sog. Duchenne-Phänomens abweicht bzw. das Becken in der Spielbeinphase des nicht operierten Beins absinkt (Trendelenburg-Symptomatik).

Beim *Abrollen* über die funktionelle Fußlängsachse in der Standbeinphase setzt der Fuß mit der lateralen Ferse auf; dann erst erfolgt der Sohlenkontakt über den lateralen Fußrand. Die letzte Kontaktstelle des Abrollvorgangs ist der Vorfuß in Höhe des Großzehengrundgelenks.

Patienten mit einer zementierten Hüft- oder Kniealloarthroplastik sind i. allg. schon nach wenigen postoperativen Tagen bei voller axialer Belastung der betroffenen Extremität gut in der Lage, sich im *Vierpunktegang* fortzubewegen. Im Fall einer zementfreien Endoprothese gehen die Empfehlungen nicht selten dahin, dass innerhalb der ersten 2–4 Wochen lediglich eine Teilbelastung von 20–40 kp im *Dreipunktegang* erfolgen sollte; teilweise wird aber auch eine wöchentliche Steigerung des Belastungsgewichtes um 10–20 kp erlaubt. Erst zum Zeitpunkt einer Belastung von zumindest 80% des Körpergewichtes ist dann ein Vierpunktegang erlaubt.

In der Frage, ob die Abschulung von den Gehstützen über den vorübergehenden Einsatz lediglich einer kontralateralen Gehhilfe erfolgen oder ob sofort mit einem freien Gehen begonnen werden sollte, gehen die Meinungen auseinander. Der Nachteil, lediglich auf eine Unterarmgehstütze zurückzugreifen, besteht darin, dass sich der Patient möglicherweise zu stark auf diese abstützt und somit ein schiefes Gangbild entwickelt. Andererseits ist aber auch der Übergang von 2 Unterarmgehstützen auf überhaupt keine unterstützende Gehhilfe oft relativ groß, wird von einigen Patienten als unangenehm empfunden und daher auch nur ungern toleriert.

Bei längeren Gehstrecken kommen Ermüdungserscheinungen der hüftumspannenden Muskulatur hinzu, die dann, trotz zunächst zufriedenstellender Gangabwicklung, wieder einen Hinkmechanismus entstehen lassen, sodass durchaus auch über einen längeren postoperativen Zeitraum der Einsatz einer oder sogar beider Gehhilfen sinnvoll sein kann (**Tabelle 4-9 und 4-10**).

Ein weiterer unverzichtbarer Bestandteil eines funktionellen Behandlungsprogramms in der frühen postoperativen Phase ist die *CPM* (»continuos passive motion« nach Salter) zur ausschließlich passiv geführten Gelenkmobilisation unter Einsatz einer elektrischen Bewegungsschiene (1- bis 2mal tgl. über 15–20 min). Hier erfolgen in ihrem Funktionsausmaß definierte gleichmäßige Bewegungsabläufe meist in einer Ebene (v. a. Extension/Flexion) bis zur bzw. bis knapp über die aktuelle Schmerzgrenze.

Tabelle 4-9. Umfang der axialen Mindestbelastung der betroffenen Extremität bei Einsatz unterschiedlicher Gehhilfen

Verwendete Gehhilfen	Axiale Beinbelastung
2 Unterarmgehstützen (Dreipunktegang)	20–30 kp
2 Unterarmgehstützen (Vierpunktegang)	50–60% des Körpergewichtes
1 Unterarmgehstütze (kontralateral)	75% des Körpergewichtes
2 Handstöcke	70–80% des Körpergewichtes
1 Handstock (kontralateral)	80% des Körpergewichtes
Rollator	80–90% des Körpergewichtes

Ziele dieser Maßnahme sind die dosierte Dehnung der bereits präoperativ (teil)kontrakten gelenkumspannenden Weichteile zur schrittweisen Verbesserung des Bewegungsausschlages des betroffenen Gelenkes, aber auch die Verbesserung der Gleiteigenschaften der periartikulären Gewebeschichten, die Optimierung ihrer lokalen Stoffwechselsituation sowie letztendlich die Verhinderung einer kapsulär bedingten Gelenkeinsteifung. Als Steigerung der CPM-Mobilisation gelten aktive Übungen auf dem Motomed (**Abb. 4-3**) und auch auf dem Fahrradergometer (**Tabelle 4-11**).

Am Ende der Frührehabilitation (Entlassung aus dem Akuthaus) sollte in aller Regel bezüglich des betroffenen operierten Hüftgelenks ein Bewegungsausmaß von 90° Flexion bei freier Extension gegeben sein. Im Fall eines dorsalen Zugangswegs zum Hüftgelenk nach TEP sollte die Beugung in der Anfangsphase jedoch 60–70° nicht überschreiten, um eine Prothesenluxation zu vermeiden. Ein operiertes Kniegelenk sollte zu diesem Zeitpunkt bei freier Streckung zumindest bis 90° zu beugen sein.

Ergänzend zur Einzelbehandlung, v. a. zum Abschluss eines Rehabilitationsprogramms, steht dann die krankengymnastische *Gruppentherapie* mehr im Vordergrund, wobei hier auch stimulative psychologische Effekte einer Partnerbehandlung die Motivation des Patienten fördern sollen. Es sollte möglichst auf eine sinnvolle Zusammenstellung der Behandlungsgruppen bezüglich der individuellen körperlichen Belastbarkeit der Teilnehmer geachtet werden (z. B. ob bereits eine Vollbelastung des operierten Beins erlaubt ist oder nicht); außerdem sollten die Gruppen zwecks besserer Betreuung übersichtlich klein sein (maximal 10–12 Teilnehmer).

Vordringliches Ziel dieser Behandlungseinheiten ist in erster Linie die Verbesserung der Koordination mit einem spielerischen Verlängern der Standbeinphase. Die erlernten Übungen sollten dann über die therapeutisch geführten Übungen hinaus später zu Hause in Eigenregie fortgeführt werden (individuell abgestimmtes Hausprogramm mit speziellen Bewegungsabläufen). Typische fehlerhafte Ausführungen durch Ausweichbewegungen müssen jedoch bereits während der Einzeltherapie bewusst gemacht werden, damit der Patient sie später wirksam vermeiden kann.

Im Rahmen der *Endoprothesenschule* (Jerosch u. Heisel 1996; **Tabelle 4-12 und 4-13** sowie Übersicht) sollte der Patient im Rahmen theoretischer Vorträge und auch praktischer Demonstrationen darauf hingewiesen werden, dass innerhalb der ersten 4–6 postoperativen Wochen keine Hüftflexion über 90° erfolgen sollte; die Beine sollten nicht über Kreuz gehalten werden, eine Adduktion des operierten Beines über die Mittellinie hinaus sollte vermieden werden. Sitzen in tiefen Sesseln ist nicht gestattet; eine entsprechende Stuhlauflage und eine Erhöhung des Bettes (zweite Matratze) wird in den ersten Wochen oft erforderlich.

4.1 · Rehabilitation an Hüft- und Kniegelenk

Tabelle 4-10. Richtlinien für die Entlastung der betroffenen unteren Extremität in der postoperativen Rehabilitation von Erkrankungen des Hüft- und Kniegelenks

Erkrankung/Versorgung	Völlige Entlastung (nur Abrollen des betroffenen Beines)	Teilbelastung mit 20 kp (Dreipunktegang) an zwei Unterarmgehstützen	Weitgehende Vollbelastung (Vierpunktegang) an 2 Unterarmgehstützen	Vollbelastung an einer kontralateralen Gehstütze	Völlig unterstützungsfreies Gehen
Hüftgelenk					
Azetabulumfrakturen:					
– konservative Behandlung	Ab 2.–3. Tag	Ab 6. Woche	Ab 10. Woche	Ab 12. Woche	Ab 16. Woche
– operative Behandlung	Ab 1.–3. Tag	Ab 2.–4. Woche	Ab 6.–8. Woche	Ab 10.–12. Woche	Ab 14. Woche
Beckenosteotomien, Pfannendachplastiken (Chiari, Tönnis)	Ab 1.–3. Tag	Ab 4.–6. Woche	Ab 8.–10. Woche	Ab 12. Woche	Ab 16. Woche
Mediale Schenkelhalsfrakturen					
– konservative Behandlung (Typ Garden I)	Ab 2.–3. Tag	Ab 3. Woche	Ab 6. Woche	Ab 8. Woche	Ab 10.–12. Woche
– Osteosynthese mit kanülierten Schrauben	Ab 1.–2. Tag	Ab 1. Woche	Ab 4.–6. Woche	Ab 6.–8. Woche	Ab 8.–10. Woche
– Osteosynthese mit DHS	Ab 1.–2. Tag	Ab 1. Woche	Ab 2. Woche	Ab 6. Woche	Ab 8.–10. Woche
– endoprothetische Versorgung	Ab 1. Tag	Ab 1. Woche	Ab 2. Woche	Ab 4. Woche	Ab 6.–8. Woche
Laterale Schenkelhalsfrakturen					
– Osteosynthese mit 120°-Winkelplatte	Ab 1.–2. Tag	Ab 1. Woche	Ab 3.–4. Woche	Ab 6.–8. Woche	Ab 10.–12. Woche

Tabelle 4-10. Fortsetzung

Erkrankung/Versorgung	Völlige Entlastung (nur Abrollen des betroffenen Beines)	Teilbelastung mit 20 kp (Dreipunktegang) an zwei Unterarmgehstützen	Weitgehende Vollbelastung (Vierpunktegang) an 2 Unterarmgehstützen	Vollbelastung an einer kontralateralen Gehstütze	Völlig unterstützungs-freies Gehen
– Osteosynthese mit DHS	Ab 1.–2. Tag	Ab 1. Woche	Ab 2. Woche	Ab 6. Woche	Ab 8.–10. Woche
– Osteosynthese mit γ-Nagel	Ab 1.–2. Tag	Ab 1. Woche	Ab 2. Woche	Ab 6. Woche	Ab 8.–10. Woche
Pertrochantäre Oberschenkelfrakturen stabil					
– Osteosynthese mit DHS	Ab 1.–2. Tag	Ab 1.–2. Woche	Ab 2.–4. Woche	Ab 6.–8. Woche	Ab 10.–12. Woche
– Osteosynthese mit γ-Nagel bzw. PNF-Nagel	Ab 1.–2 Tag	Ab 1. Woche	Ab 2. Woche	Ab 6. Woche	Ab 8.–10. Woche
instabil					
– Osteosynthese mit γ-Nagel bzw. PNF-Nagel, evtl. Osteoporose	Ab 1.–2. Tag	Ab 1.–2. Woche	Ab 4.–6. Woche	Ab 8.–10. Woche	Ab 10.–12. Woche
Subtrochantäre Oberschenkelfrakturen					
– Osteosynthese mit 95°-Winkelplatte	Ab 1.–2. Tag	Ab 2. Woche	Ab 6.–8. Woche	Ab 8.–10. Woche	Ab 12. Woche
– Osteosynthese mit γ-Nagel bzw. PNF-Nagel	Ab 1.–2. Tag	Ab 1. Woche	Ab 2. Woche	Ab 6. Woche	Ab 8.–10. Woche
Hüftgelenksnahe Oberschenkelosteotomien	Ab 1.–2. Tag	Ab 1.–2. Tag	Ab 6.–8. Woche	Ab 8.–10. Woche	Ab 12. Woche

4.1 · Rehabilitation an Hüft- und Kniegelenk

Tabelle 4-10. *Fortsetzung*

Erkrankung/Versorgung	Völlige Entlastung (nur Abrollen des betroffenen Beines)	Teilbelastung mit 20 kp (Dreipunktegang) an zwei Unterarmgehstützen	Weitgehende Vollbelastung (Vierpunktegang) an 2 Unterarmgehstützen	Vollbelastung an einer kontralateralen Gehstütze	Völlig unterstützungsfreies Gehen
Avaskuläre Hüftkopfnekrose					
– nach operierter Ausräumung und subchondraler Spongiosaplastik	1.–2. Tag	Ab 2. Woche	Ab 10.–12. Woche	Ab 12.–14. Woche	Ab 16. Woche
Hüftendoprothese					
– Schenkelhalsprothese	Ab 1.–2. Tag	Ab 2. Woche	Ab 5.–6. Woche	Ab 8.–10. Woche	Ab 10.–12. Woche
– zementierte Vollprothese	Ab 1.–2. Tag	Ab 1. Woche	Ab 2. Woche	Ab 6. Woche	Ab 7.–8. Woche
– Hybridprothese	Ab 1.–2. Tag	Ab 1. Woche	Ab 2. Woche	Ab 6. Woche	Ab 7.–8. Woche
– zementfreie Vollprothese	Ab 1.–2. Tag	Ab 1. Woche	Ab 2. Woche	Ab 6.–8. Woche	Ab 8.–10. Woche
TEP-Wechsel					
– ohne Besonderheiten	Ab 1.–2. Tag	Ab 1. Woche	Ab 6. Woche	Ab 10.–12. Woche	Ab 10.–12. Woche
– aufwändige Rekonstruktion des Pfannenlagers	Ab 1.–3. Tag	Ab 2.–3. Woche	Ab 8.–10. Woche	Ab 12. Woche	Ab 14.–16. Woche
– Deckelung der Femurschaftkortikalis	Ab 1.–3. Tag	Ab 2.–3. Woche	Ab 8.–10. Woche	Ab 12. Woche	Ab 14.–16. Woche

Tabelle 4-10. Fortsetzung

Erkrankung/Versorgung	Völlige Entlastung (nur Abrollen des betroffenen Beines)	Teilbelastung mit 20 kp (Dreipunktegang) an zwei Unterarmgehstützen	Weitgehende Vollbelastung (Vierpunktegang) an 2 Unterarmgehstützen	Vollbelastung an einer kontralateralen Gehstütze	Völlig unterstützungsfreies Gehen
Kniegelenk					
Suprakondyläre Oberschenkelfrakturen					
– Plattenosteosynthese	Ab 1.–2. Tag	Ab 2.–3. Woche	Ab 6. Woche	Ab 8.–10. Woche	Ab 10.–12. Woche
– dynamische Versorgung	Ab 1.–2. Tag	Ab 2. Woche	Ab 6. Woche	Ab 8.–10. Woche	Ab 10.–12. Woche
Schienbeinkopffrakturen					
– konservative Behandlung	Ab 1.–2. Tag	Ab 2.–4. Woche	Ab 12. Woche	Ab 14.–16. Woche	Ab 16. Woche
– Schraubenosteosynthese	Ab 1.–2. Tag	Ab 2.–4. Woche	Ab 10. Woche	Ab 12. Woche	Ab 14. Woche
– Plattenosteosynthese	Ab 1.–2. Tag	Ab 2. Woche	Ab 8.–10 Woche	Ab 10.–12. Woche	Ab 12.–14. Woche
Knorpelplastik (Femurrolle, Schienbeinkopf, Patella)					
– Abrasion	Ab 1.–2. Tag	Ab 1. Woche	Ab 6.–8. Woche	Ab 10. Woche	Ab 10.–12. Woche
– Mosaikplastik	Ab 1.–2. Tag	Ab 2. Woche	Ab 8.–10. Woche	Ab 12. Woche	Ab 12.–14. Woche
– Chondrozytentransplantation	Ab 1.–2. Tag	Ab 2. Woche	Ab 12. Woche	Ab 14. Woche	Ab 14.–16. Woche
Kreuzbandverletzungen					
– konservative Behandlung	Ab 1.–2. Tag	Ab 2. Woche	Ab 6.–8. Woche	Ab 8.–10. Woche	Ab 12. Woche

4.1 · Rehabilitation an Hüft- und Kniegelenk

Tabelle 4-10. *Fortsetzung*

Erkrankung/Versorgung	Völlige Entlastung (nur Abrollen des betroffenen Beines)	Teilbelastung mit 20 kp (Dreipunktgang) an zwei Unterarmgehstützen	Weitgehende Vollbelastung (Vierpunktgang) an 2 Unterarmgehstützen	Vollbelastung an einer kontralateralen Gehstütze	Völlig unterstützungsfreies Gehen
– frische operative Rekonstruktion	Ab 1.–2. Tag	Ab 2. Woche	Ab 6. Woche	Ab 8.–10. Woche	Ab 12. Woche
– plastischer Ersatz	Ab 1.–2. Tag	Ab 2. Woche	Ab 6. Woche	Ab 8.–10. Woche	Ab 12. Woche
Kniegelenksnahe Korrekturosteotomien					
– suprakondylär	Ab 1.–2. Tag	Ab 2. Woche	Ab 6.–8. Woche	Ab 8.–10. Woche	Ab 12. Woche
– infrakondylär					
– additiv	Ab 1.–2. Tag	Ab 2. Woche	Ab 8.–10. Woche	Ab 12. Woche	Ab 16. Woche
– subtraktiv	Ab 1.–2. Tag	Ab 2. Woche	Ab 6.–8. Woche	Ab 8.–10. Woche	Ab 12. Woche
Knieendoprothese					
– mediale Schlittenprothese	Ab 1.–2. Tag	Ab 1. Woche	Ab 2. Woche	Ab 4. Woche	Ab 6. Woche
– achsfreier Oberflächenersatz					
zementfrei	Ab 1.–2. Tag	Ab 1. Woche	Ab 2.–4. Woche	Ab 6. Woche	Ab 8. Woche
zementiert	Ab 1.–2. Tag	Ab 1. Woche	Ab 2. Woche	Ab 4.–6. Woche	Ab 6.–8. Woche
– achsgeführte Alloplastik	Ab 1.–2. Tag	Ab 1. Woche	Ab 2. Woche	Ab 4.–6. Woche	Ab 6.–8. Woche
TEP-Wechsel	Ab 1.–3. Tag	Ab 1.–2. Woche	Ab 4.–6. Woche	Ab 6.–8. Woche	Ab 8.–12. Woche

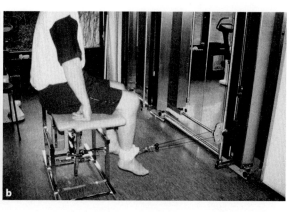

Abb. 4-3a, b. Medizinische Trainingstherapie (MTT): a Motomed-Training im Sitzen bei noch eingeschränkter Hüft- und Knieflexion; b Rollenzugtraining der Kniebeuger rechts im Sitzen

Tabelle 4-11. Mobilisationstherapie nach Implantation einer Hüft- bzw. Knieendoprothese

Art der Maßnahme	Hüft-TEP	Knie-TEP
CPM-Schiene	Ab dem 1. postoperativen Tag, solange Hüftbeugung <90°	Ab dem 1. postoperativen Tag, solange Kniebeugung <90°
Motomed	Ab der 2. postoperativen Woche; wenn Hüftbeugung >70°	Ab der 3. postoperativen Woche, wenn Kniebeugung zumindest 70°
Ergometer	Ab der 3. postoperativen Woche, wenn Hüftbeugung zumindest 90°	Ab der 4. postoperativen Woche, wenn Kniebeugung zumindest 90°

10 Regeln der Endoprothesenschule nach Jerosch u. Heisel (1996)

1. Eine Endoprothese kann das natürliche Gelenk nie voll ersetzen.
2. Schon einige Wochen nach der Operation sind alle normalen Bewegungsabläufe wieder möglich – lediglich extreme Gelenkstellungen sind zu meiden.
3. In sitzender Körperhaltung sollen die Kniegelenke nie höher stehen als die Hüften (Gefahr der Luxation einer Hüft-TEP).
4. Das operierte Bein sollte im täglichen Leben möglichst gleichmäßig belastet werden; Bewegungsabläufe mit kinetischen Kraftspitzen (plötzlich einwirkende oder auch maximale Belastungen) sind auszuschließen.
5. Das Tragen von Lastgewichten, die mehr als 20% des eigenen Körpergewichtes betragen, sollte vermieden werden.
6. Der Endoprothesenträger muss bei veränderten äußeren Gegebenheiten mit erhöhter Sturzgefahr (z. B. nasser Bodenbelag, Schnee, Glatteis) besondere Vorsicht an den Tag legen.
7. Die Endoprothese muss stets vor der gefürchteten Komplikation einer eitrigen Entzündung geschützt werden. Daher ist bei einer fieberhaften bakteriellen Infektion, bei zahnärztlichen oder urologischen Behandlungen immer ein besonderer Antibiotikaschutz erforderlich.
8. Im Falle unklarer, insbesondere zunehmender Schmerzbilder im Bereich des Kunstgelenks, v. a. unter körperlicher Belastung, sollte unverzüglich der betreuende Arzt konsultiert werden.
9. Auch wenn keine wesentlichen Beschwerdebilder bestehen, sollte das künstliche Gelenk regelmäßig in etwa jährlichen Abständen ärztlicherseits klinisch und röntgenologisch kontrolliert werden.
10. Der (sorgfältig ausgefüllte) Endoprothesenpass sollte immer bei sich getragen werden.

Im Hinblick auf eine mögliche Luxation des Kunstgelenks ist eine Hüftflexion in Kombination mit einer gleichzeitigen Außenrotation gefährlich, derartige Bewegungsmuster sollten in den ersten 6–12 Wochen nach dem Eingriff ebenfalls nicht durchgeführt werden; auch Oberkörperdrehbewegungen bei fixiertem Fuß (z. B. beim Stehen auf Teppichboden) sollten vermieden werden. Innerhalb

Tabelle 4-12. Besonderheiten in der frühen Rehabilitation nach Hüft-TEP

	Zeitpunkt
Liegen auf der nichtoperierten Seite (mit einem Kissen zwischen den Beinen)	2.–4. Woche
Liegen auf der operierten Seite	5.–6. Woche
Übereinanderschlagen der Beine	Ab 6. Woche
Tiefes Bücken, Extrembewegungen (z. B. Kürzen der Zehennägel)	Ab 12. Woche
Freies Gehen	8.–12. Woche
Autofahren	8.–12. Woche
Sexualität: abhängig von Mann/Frau und von Körperstellung	4.–12. Woche

Tabelle 4-13. Besonderheiten in der frühen Rehabilitation nach Knie-TEP

	Zeitpunkt
Trotz gehäuft vorliegendem intraartikulärem Resterguss Zurückhaltung bezüglich Punktion des Kniegelenks	
Keine provozierte mechanische Ablösung von Hautkrusten bzw. trockenen Oberflächennekrosen (Infektionsgefahr!)	
Postoperative Rückenlagerung (keine Knierolle)	Etwa 2 Wochen
Keine Widerstandsextension am langen Hebel (nach erfolgter Osteosynthese der Tuberositas tibiae)	Für 6–8 Wochen
Freies Gehen	8.–12. Woche
Auto fahren	8.–12. Woche
Sexualität: abhängig von Mann/Frau und von Körperstellung	4.–12. Woche

der ersten 3–4 Wochen nach Implantation einer Hüft-TEP sollte der Patient ganz überwiegend in Rückenlage schlafen; dann ist ein Liegen auf der nicht operierten Seite mit einem Kissen zwischen den Beinen (◘ Abb. 4-1) erlaubt; ab der 6. postoperativen Woche und reizfreien Wundverhältnissen ist auch das Liegen auf der operierten Seite gestattet. Das Ein- und Aussteigen aus dem Bett sollte in dieser Zeit möglichst über die operierte Seite erfolgen.

Neben der krankengymnastischen Behandlung des Hüft- und Kniepatienten »im Trockenen zu Lande« ist v. a. die therapeutisch geführte *Hydrotherapie* ein wesentlicher Eckpfeiler der Rehabilitation. Allgemeine Ziele sind hier die Steigerung der Vitalkapazität sowie der Gesamtkörperdurchblutung; eine Wassertemperatur von etwa 34–36°C wirkt detonisierend und hilft, muskuläre Kontrakturen abzubauen. Spezielle Übungen fördern die Mobilisation, die Koordination, die Ausdauer und schließlich auch die Kraftentfaltung der geschwächten oder durch einen operativen Eingriff vorübergehend geschädigten gelenkumspannenden Muskulatur.

Behandlungsindikationen im Rahmen der Rehabilitation: Unterstützung von Gangübungen (geringere Gewichtsbelastung) im Rahmen der frühen postoperativen Mobilisierungsphase nach alloplastischem Gelenkersatz oder gelenknaher Korrekturosteotomie, konservative und postoperative Nachbehandlung von Frakturen, allgemeine muskuläre Schwäche u. ä.

Die *Einzelbehandlung* erfolgt v. a. in liegender Körperposition des Patienten (◘ Abb. 4-4), die Gruppentherapie im Stand, wobei verschiedene Hilfsmittel wie Ringe, Bälle, Reifen, Schwimmärmel, Flossen und schließlich auch Styroporstangen (»Aqua-Gym-Sticks«) eingesetzt werden können. Diese Hilfsmittel dienen einerseits der Erleichterung gewisser Bewegungsabläufe, können aber auch, um gezielte Kraftübungen durchzuführen, erschwerend funktionieren.

Die krankengymnastische Einzelbehandlung im Rahmen der postoperativen Hydrotherapie beginnt sinnvollerweise mit einem einleitenden Floaten zur allgemeinen muskulären Entspannung und Gewöhnung an das

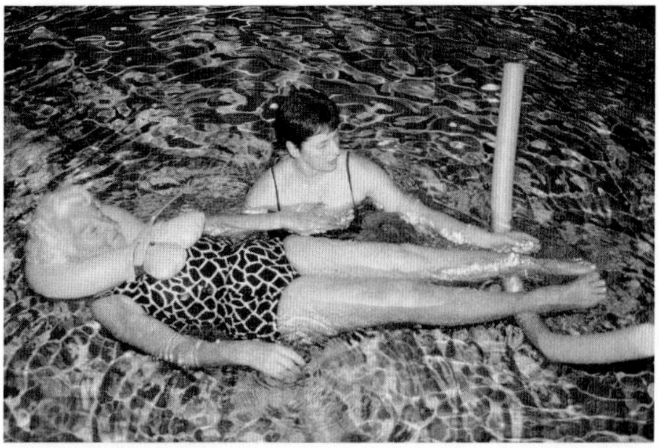

Abb. 4-4. Balneotherapie: Einzelbehandlung in Rückenlage mit Nackenrolle und Aqua-Gym-Stick

Medium. Eine entspannte Rückenlage kann bei älteren, ängstlichen Patienten evtl. durch eine spezielle Halskrause (aufblasbare Manschette) erreicht werden, wobei der am Kopfende stehende Therapeut den Patienten im Bereich des Thorax mit beiden Händen fixiert und durch das Becken gleiten lässt.

Ein großer *Vorteil der Wasserbehandlung* nach endoprothetischem Hüft- und Kniegelenkersatz ist die Möglichkeit der sofortigen vollen axialen Belastung des betroffenen Beins, selbst im Fall einer zementfreien Implantatfixation. Eine seitliche Abstützung auf Brettchen bei speziellen Übungen bzw. das eigenständige manuelle Absichern an einer Stange des Beckenrandes ist nur in Ausnahmesituationen erforderlich.

Andererseits beinhaltet die Hydrotherapie generell einige *behandlungsimmanente Nachteile*, dies gerade im Hinblick auf eine mögliche Luxationsgefahr einer Hüft-TEP bei Einsatz eines langen Hebelarms und noch geschwächter hüftumspannender Muskulatur. So soll z. B. das gestreckte Bein im Wasser nicht schnell angehoben werden, maximale Bewegungsausschläge (übersteigerte Hüftflexion über 90°) sowie Adduktions- und Außenrotationsbewegungen sollten vorerst limitiert bzw. vom Physiotherapeuten überwacht werden. Brustschwimmen ist für die ersten 6 postoperativen Monate zu verbieten und sollte nachfolgend möglichst gemieden werden.

Generelle Kontraindikationen: Wundheilungsstörungen, tiefe Wundinfektionen, frische Thrombosen bzw. Thrombophlebitiden, floride Allgemeinerkrankungen (insbesondere Infektionen), dekompensierte Herz-Kreislauf-Erkrankungen; problematisch sind eine Stuhl- und Harninkontinenz.

Unterwassermassagen bzw. sonstige *Druckstrahlmassagen* sind im Rahmen der Hydrotherapie frisch operierter Patienten ebenfalls nicht zu empfehlen, da die Gewebeausheilungsvorgänge zu diesem Zeitpunkt noch nicht abgeschlossen sind und hier einer Serom- bzw. einer Hämatombildung Vorschub geleistet werden könnte. Darüber hinaus ist eine direkte, teilweise nur ungenügend dosierbare Druckstrahlbehandlung für die intraoperativ abgelöste bzw. reinserierte Muskulatur in der frischen Phase der Rehabilitation oft mit erheblichen lokalen Beschwerden verbunden.

Die *medizinische Trainingstherapie (MTT)* stellt einen Sammelbegriff für ein physiotherapeutisches Behandlungskonzept zur Erhaltung bzw. Wiederherstellung von Körper- und hier v. a. von Gelenkfunktionen dar (sog. *gerätegestützte Physiotherapie*). Sie wird v. a. im Rahmen der Rehabilitation orthopädischer Erkrankungen, u. a. bei degenerativen Gelenkveränderungen mit begleitenden Defiziten der Funktionalität und Kraftentfaltung der jeweiligen gelenkumspannenden und -bewegenden Muskulatur eingesetzt; die MTT beinhaltet ausschließlich aktive Übungen, die über die Bewegungsbahn, den Widerstand und auch die Repetition selektiv modifiziert werden. Der jeweilige Widerstand richtet sich nach den individuellen Gegebenheiten des Patienten. Ein effektives Ausdauertraining besteht i. allg. aus 15–20 Wiederholungen des Bewegungsablaufes im Atemrhythmus des Patienten.

Ein wichtiges Prinzip der medizinischen Trainingstherapie ist die Beachtung der wechselweisen Beanspruchung unterschiedlicher Muskelgruppen. Ein reduziertes Gewicht ist hierbei wichtiger als ein spezielles Training der Kraftausdauer, insbesondere, weil hiermit eine höhere Anzahl an Einzelwiederholungen erfolgen kann, als dies bei größeren Gewichten möglich wäre. Die jeweiligen Übungen sollten immer möglichst langsam und ohne Schwung (»Anlauf«), darüber hinaus ohne Ausweichbewegungen durchgeführt werden.

Ist es dem Patienten möglich, ein spezielles Gewicht repetitiv 10-mal zu bewegen und spürt er beim 10. Mal eine gewisse muskuläre Belastung, so beansprucht er sich in etwa in einem Kraftleistungsbereich von 60–70%. Kann der Patient die Übungen 25-mal hintereinander ausführen, bevor er eine muskuläre Kraftanstrengung verspürt, liegt der Kraftleistungsbereich bei etwa 40%. Im Fall einer degenerativ bedingten Gelenkstörung sind zu Beginn Kraftleistungsbereiche von 20–30% sinnvoll, was in etwa 30 bis allenfalls 40 wiederholten Übungen mit niedrigen Gewichten entspricht, ohne dass dabei eine nennenswerte muskuläre Ermüdung auftritt.

Ein *Präventionstraining* liegt dem gegenüber bei etwa 60–70% muskulärer Kraftanstrengung, wobei die einzelnen Übungen regelmäßig zumindest 1- bis 2-mal pro Woche, möglichst jedoch täglich durchgeführt werden sollten. Die ideale Dosis hängt hier sehr vom Einzelfall ab und ist immer eng dem jeweiligen Heilungsverlauf anzupassen.

Bei den einzelnen Übungen sollte unbedingt auf einen langsamen Beginn mit möglichst exakter Ausführung der Bewegungsabfolge geachtet werden. Dies betrifft sowohl die konzentrischen als auch die später durchzuführenden exzentrischen Funktionsmuster. Sowohl Patient als auch Therapeut sollten stets kontrollieren, dass tatsächlich nur der jeweils betroffene Muskel gezielt trainiert wird; Ausweichbewegungen, die meistens eine Belastung der Wirbelsäule mit sich bringen, sollten unterbleiben. Ursache für solche technischen Fehler ist meistens die Verwendung eines zu großes Übungsgewichtes.

Pressatmung (Luftanhalten während der einzelnen Kraftleistungen) ist unbedingt zu vermeiden. Unter diesem Gesichtspunkt ist bei körperlicher Anstrengung die Ausatmung zu empfehlen, das Einatmen bei der Entlastung.

> **Bestandteile der medizinischen Trainingstherapie**
> - Gelenktraining (sowohl Automobilisation als auch Autostabilisation)
> - Muskeltraining zur Verbesserung von Kraft und Ausdauer
> - Koordinationstraining
> - Prophylaxe bei Alltagsbewegungen

Voraussetzung zur Durchführung der medizinischen Trainingstherapie ist die auf der ärztlichen Diagnose aufbauende Funktionsuntersuchung durch den Therapeuten. Hieraus ergeben sich, den Gesetzen der manuellen Medizin folgend, die Behandlungsprinzipien einer Mobilisation bei Gelenkhypomobilität sowie einer Stabilisation im Fall einer Hypermobilität. Zu beachten ist hier zwingend, dass zunächst das betroffene Gelenk und erst dann die Muskulatur behandelt wird. Verkürzte Muskelgruppen müssen zu Beginn gedehnt, erst anschließend dürfen ihre geschwächten Anteile gekräftigt werden; paretische Muskulatur ist nicht in Dehnstellung zu bringen. Außerdem sollten die Behandlungsstrategien der medizinischen Trainingstherapie immer weitgehend schmerzfrei sein. Toleriert werden lediglich anfängliche leichte muskuläre Beschwerden aufgrund der Belastung bzw. einer erfolgten Dehnung bei bereits eingetretener muskulärer Verkürzung.

Sinnvollerweise beginnt die Behandlungseinheit mit einer kurzen *Aufwärmphase*, v. a. im Hinblick auf eine Aktivierung des Herz-Kreislauf-Systems. Dies gelingt z. B. durch eine 5- bis 10minütige unterschwellige, jedoch gleichmäßige Bewegungsbelastung (z. B. durch lockeres Gehen auf dem Laufband, Ergometertraining), um Herzfrequenz und Blutdruck an ihren Arbeitsbereich heranzuführen. Erstrebenswert ist hier ein Pulswert von etwa 100–110 Schlägen/min. An diese Aufwärmphase schließt sich ein kurzes *Stretchingprogramm* der später zu trainierenden Muskelgruppen an.

Auch im Rahmen eines Rehabilitationstrainings sollte, wie es ja im Breitensport üblich ist, eine gesteigerte körperliche Aktivität nicht plötzlich abgebrochen werden. Dem Körper sollte vielmehr Zeit gelassen werden, sich langsam wieder zu erholen. In diesem Zusammenhang sind aktive Maßnahmen, wie z. B. ein lockeres Auslaufen bzw. muskelentspannende Dehnungsübungen, aber auch passive Therapieeinheiten sinnvoll.

Über die *Einzelbehandlung* erlernt der Patient zunächst einfache selektive Funktionsabläufe, um diese dann zu komplexen Bewegungsmustern zusammenzusetzen. Er bleibt so lange in physiotherapeutischer Einzelbetreuung, bis er sich koordinativ weitgehend selbstständig kontrollieren kann. Wichtig für den Erfolg der medizinischen Trainingstherapie ist das anschließende *Gruppentraining*, welches möglichst täglich, zumindest aber 3-mal wöchentlich jeweils über 30–60 min und insgesamt über mehrere Monate stattfinden sollte, um neu erlernte Bewegungsmuster bestmöglichst zu automatisieren. Hier fördert ein dem Patienten ständig neu angepasstes Trainingsprogramm sicherlich deutlich die Motivation.

Körperpositionen: Bauchlage, Rückenlkage, Seitlage, Sitz, Stand.

Apparative technische Ausstattung: Fahrradergometer, Rollenzüge, Schrägbretter, Schenkeltrainer, Trainingstische, Mobilisationsbank, Hanteln u. a. (◘ Abb. 4-3).

Kontraindikationen: lediglich dann, wenn sich jegliche physikalische Therapie aufgrund einer entzündlichen Störung (lokaler entzündlicher Prozess, virale oder bakterielle Infektionen) oder internistischer Probleme (dekompensierte Herzinsuffizienz, medikamentös nicht ausreichend eingestellte Hypertonie u. a.) verbietet.

Als Steigerung der medizinischen Trainingstherapie bleibt für das Spätstadium der Rehabilitation nach Abklingen jeglicher Gelenkbinnenreizzustände das *isokinetische Training* zu erwähnen. Vordringliches Behandlungsziel ist dabei die Kräftigung der hüftumspannenden Muskulatur, aber auch die des M. quadriceps femoris sowie die der Kniebeugergruppe. Die Besonderheit dieses technisch aufwändigen und kostenintensiven Trainingsprogramms liegt darin, dass hier die individuellen Kraftvorgaben des Patienten den jeweiligen Übungswiderstand determinieren, der dann computergesteuert apparativ vorgegeben wird.

Auch der *therapeutische Sport* ist wesentlicher integrativer Bestandteil eines konservativen Rehabilitationsprogramms im Fall von Gelenkerkrankungen der unteren Extremitäten; er steht meist erst am Ende des funktionellen Trainings, wobei hier, neben dem Erhalt einer beschwerdefreien (Rest-)gelenkfunktion sowie der muskulären Kraftentfaltung v. a. auf die Verbesserung der koordinativen Leistungsfähigkeit (Schulung einer möglichst optimalen Körperbeherrschung) abgezielt wird; evtl. bestehende Behinderungen werden so leichter überwunden (Bedeutungsreduktion). Der psychische Einfluss durch das Gruppenerlebnis sowie die Bewusstmachung der individuellen Belastbarkeit darf nicht unterschätzt werden.

Bei Vorliegen degenerativer Gelenkveränderungen wie auch nach erfolgtem endoprothetischem Gelenkersatz

Tabelle 4-14. Hüft- bzw. Knieschaden und sportliche Belastbarkeit

Sportart	Gut geeignet	Weniger geeignet	Nicht geeignet
American Football			x
Angeln	x		
Badminton			x
Ballett			x
Baseball			x
Basketball			x
Bergsteigen			x
Billard		x	
Biathlon			x
Bobfahren			x
Bodybuilding		x	
Bogenschießen	x		
Bowling		x	
Boxen			x
Cricket			x
Curling		x	
Dart	x		
Eishockey			x
Eiskunstlauf			x
Eisschnelllauf		x	
Eisstockschießen		x	
Eistanz			x
Fallschirmspringen			x
Faustball		x	
Fechten			x
Freiklettern			x
Fußball			x
Gerätturnen			x
Gewichtheben			x
Golf		x	
Gymnastik	x		
Handball			x
Hockey			x
Inline-Skaten		x	
Jogging		x	

4.1 · Rehabilitation an Hüft- und Kniegelenk

Tabelle 4-14. *Fortsetzung*

Sportart	Gut geeignet	Weniger geeignet	Nicht geeignet
Judo			x
Kampfsport (Karate u. a.)			x
Kanufahren		x	
Kegeln		x	
Leichtathletik			
– Kurz-, Mittel- und Langstrecke		x	
– Hürdenlauf			x
– Weit-, Hoch-, Drei-, Stabhochsprung			x
– Diskus-, Hammerwurf			x
– Kugestoßen			x
– Speerwerfen			x
Motorradrennen			x
Motorsport (Auto)		x	
Radfahren			
– Ergometer	x		
– Bahnrennen		x	
– Straße		x	
– Mountainbiking			x
– Kunstrad			x
Reitsport			
– Dressur	x		
– Trabrennen		x	
– Springen		x	
– Military			x
Ringen			x
Rodeln			x
Rollschuhlaufen		x	
Rollstuhlsport	x		
Rudern		x	
Rugby			x
Schießen	x		
Schwimmen	x		
Segeln		x	
Skateboardfahren		x	
Skifahren			

◘ **Tabelle 4-14.** *Fortsetzung*

Sportart	Gut geeignet	Weniger geeignet	Nicht geeignet
– alpin		x	
– Langlauf		x	
– Snowboard			x
– Trickski			x
Squash			x
Surfen			x
Tanzen	x		
Tauchen	x		
Tennis		x	
Tischtennis		x	
Trampolinspringen		x	
Triathlon			x
Turmspringen		x	
Volleyball			x
Wandern		x	
Wasserball		x	
Wasserskifahren			x

sollte der Sportmediziner dem betroffenen Patienten die einzelnen Bewegungsprogramme individuell und detailliert vorgeben, evtl. mit Anpassung bzw. Modifikation gewisser Sportarten an bereits bestehende Behinderungen (unterschiedliche Belastungsstufen).

In diesem Zusammenhang müssen sportliche Betätigungen mit hohen kinetischen (dynamischen) Kraftspitzen unbedingt vermieden werden; in erster Linie sollten gleichmäßige Bewegungsabläufe in das Programm integriert werden, die die muskulären Schutzmechanismen des betroffenen Gelenks nicht überfordern und somit bereits knorpelgeschädigte Gelenkbereiche nicht über Gebühr strapaziert werden. Unter diesem Gesichtspunkt sind v. a. Kampf- und Ballsportarten, die einen teilweise unkontrollierbaren direkten Körperkontakt mit sich bringen, unter therapeutischen Gesichtspunkten im Rahmen eines Rehabilitationsprogramms weniger gut geeignet (◘ Tabelle 4-14).

Ergotherapie

Wichtigste Aufgabe der Ergotherapie ist die Beurteilung, ob »innere«, vom Patienten selbst ausgehende Kompensationsmechanismen genügen, um eine defizitäre Situation auszugleichen, oder ob hierfür zusätzliche unterstützende »äußere« Hilfsmittel erforderlich werden.

Die *Einzel- und Gruppenbehandlungen* beinhalten in erster Linie eine funktionelle und ablenkende Selbstbeschäftigung mit integrierter individueller *Bewegungstherapie* durch immer wiederkehrendes Üben wichtiger Gelenk- und Muskelfunktionen im Rahmen handwerklicher Tätigkeiten, wobei sowohl die Tätigkeit selbst als auch die verwendeten Geräte und Materialien der vorliegenden Funktionsstörung angepasst sein müssen.

Im Fall einer degenerativen Affektion des Hüft- oder Kniegelenks, aber auch im Zuge der postoperativen Rehabilitation nach alloarthroplastischem Ersatz kommen v. a. das Arbeiten am Kufenwebstuhl, außerdem Holzarbeiten wie Hobeln und Sägen, letztendlich auch Töpferarbeiten in Frage.

Ziele: Wiedergewinnung bzw. Erhalt der Gelenkfunktion, muskuläre Kräftigung im Bereich der unteren Extremitäten, prophylaktischer Gelenkschutz (Bewegungsökonomie) durch Erlernen von Ausweich- und Kompensationsbewegungen; berufliche Wiedereingliederung, psychologische Ablenkung von Krankheit und funktioneller Behinderung.

Relative Kontraindikation: akut entzündliche und dadurch mit starken Schmerzen verbundene Phasen einer Gelenkaffektion.

Wesentlicher Bestandteil der Ergotherapie v. a. in der Phase der frühen postoperativen Rehabilitation ist weiterhin das (Wieder)erlangen von Unabhängigkeit von fremder Hilfe mit Erhalt der Selbstständigkeit. Hierzu zählt das *Selbsthilfetraining* (als Einzeltherapie oder in einer kleinen Gruppe) bezüglich der ADL (»activities of daily life«) wie An- und Auskleiden, Maßnahmen der Körperhygiene, des Transfers u. a.

In die Ergotherapie integriert ist die individuelle *Hilfsmittelversorgung*, z. B. im Fall vorübergehender oder bleibender Defizite zur Erleichterung des Ankleidens mit speziellen Strumpfanziehhilfen (◘ Abb. 4-5) und langstieligen Schuhlöffeln. Nach endoprothetischem Ersatz des Hüftgelenks sind in den ersten 12 postoperativen Wochen zur Vermeidung einer extremen Gelenkstellung mit der Gefahr einer Luxation des Kunstgelenks außerdem besondere Greifhilfen und die Verwendung einer sitzerhöhenden Stuhlauflage wichtig. In diesem Zusammenhang müssen weiterhin Wohnung und Arbeitsplatz möglichst behinderungsgerecht eingerichtet werden (z. B. Beachtung der optimalen Sitz- und Tischhöhe, Einbau von Sitzschalen nach Maß im Fall einer einseitigen Hüfteinsteifung, Versorgung des Bades mit einer Toilettensitzerhöhung, einem Duschhocker, einem Badewannenlifter u. a.).

Ein wesentliches Behandlungsprinzip im Fall bestehender Defizite in der muskulären Kraftentfaltung bzw. artikulärer Reizzustände ist die temporäre (bei postoperativen Zustandsbildern) oder dauerhafte (bei bleibenden Funktionsdefiziten) Gelenkschonung durch Entlastung. Hierzu gehört die Versorgung des Patienten mit adäquaten *Geh-* bzw. *Fortbewegungshilfen* (unterschiedliches Ausmaß der axialen Belastung des betroffenen Beins ◘ Tabelle 4-9) wie Handstöcke, Unterarmgehstützen (evtl. mit speziellen rutschfesten Haftpuffern, Vierfüßlergehstützen, Achselkrücken, Rollatoren, einem Achselgehwagen und – im Extremfall – mit einem Rollstuhl.

Spezielle form- und funktionsgerechte orthopädische *Zurichtungen am Konfektionsschuhwerk* helfen, die Belastungssituation der betroffenen Gelenke der Extremität zu optimieren. Hierzu zählen eine *Einlagenversorgung* mit schmerzentlastender Weichbettung, stoßdämpfende Pufferabsätze, ein *Verkürzungsausgleich* im Sohlenbereich der Ferse (auch als Schuheinlage im Sinne eines Fersenkissens), eine *Schuhinnen-* bzw. *Schuhaußenranderhöhung* im Fall einer zusätzlichen hemilateralen Knieproblematik zur Verlagerung der Trageachse des Beins nach außen (Genu varum) oder nach innen (Genu valgum), letztendlich auch *Abrollhilfen* sowie gewölbeunterstützende *Pelotten*.

Orthetische Versorgung

In Abhängigkeit von der Stabilität des betroffenen Gelenks kann eine spezielle konfektionierte oder individuell gefertigte Orthese die Belastbarkeit der homolateralen unteren Extremität im täglichen Leben und damit die Mobilität des betroffenen Patienten erheblich verbessern. Eine entsprechende Versorgung ist jedoch meist sehr aufwändig und kostenintensiv, letztendlich für den Patienten aber auch subjektiv auftragend und damit im Tragekomfort beinträchtigend.

Unterschieden werden einerseits lediglich stützende *Bandagen* – hergestellt aus Textilien mit entsprechenden individuell eingearbeiteten Verstärkungen im Fall leichterer Instabilitäten – von starren, aus Kunststoffteilen vorgefertigten, das Gelenk weitgehend immobilisierenden orthopädischen Apparaten im Fall einer erheblich gestörten Gelenkmechanik.

Hauptindikation für eine temporäre orthetische Versorgung des *Hüftgelenkes* (◘ Abb. 4-6) ist eine postoperativ nach endoprothetischem Ersatz aufgetretene Instabilität mit spontaner Luxationsgefahr bei unbedachten Bewegungsausschlägen. In diesen Fällen sollte die Orthese über einen Zeitraum von zumindest 3 Monaten möglichst Tag und Nacht getragen werden, bis nach Eintreten einer Schrumpfung der hüftumspannenden Weichteile wieder eine ausreichende Gelenkstabilität eingetreten ist.

Auch im Fall einer Resektionshüfte nach Girdlestone (entweder als primäre Situation nach eitriger Coxitis mit nachfolgender Kopf-Hals-Resektion oder sekundär nach septischem Fehlschlagen einer Totalalloarthroplastik mit Belassen der defizitären Situation) resultiert neben einer teilweise nicht unerheblichen Beinverkürzung oft auch eine schmerzhafte instabile und damit wenig belastbare Hüfte, die eine dauerhafte orthetische Versorgung erforderlich machen kann.

Im Bereich des *Kniegelenkes* kommt eine orthetische Versorgung v. a. in der frühen Phase nach operativer (Kreuz-)bandrekonstruktion bzw. im Fall einer persistierenden Bandinstabilität in Betracht.

Qualitätssicherung und Ergebnisse

Der *Barthel-Index* (0–100 Punkte) dient in erster Linie der Erfassung der Pflegeaufwändigkeit im Rahmen der stationären Rehabilitation. Der *Staffelstein-Score* (Middeldorf u. Casser 2000) berücksichtigt die Parameter Schmerz (40–120 Punkte) und ADL (ebenfalls 40–120 Punkte). Eine wöchentliche Erhebung zur Dokumentation des schrittweisen Rehabilitationsrfolgs im zeitlichen Längsschnitt ist sinnvoll.

Zur detaillierten standardisierten Erfassung subjektiver und objektiv-funktioneller Rehabilitationsergebnisse nach operativen Eingriffen im Bereich des *Hüftgelenkes*, v. a. nach endoprothetischem Ersatz, wird meist der *Harris-Hip-Score* (1969) bzw. der *Merle d'Aubigné/Postel-Score* (1954) verwendet, seltener die Scores nach Shepherd

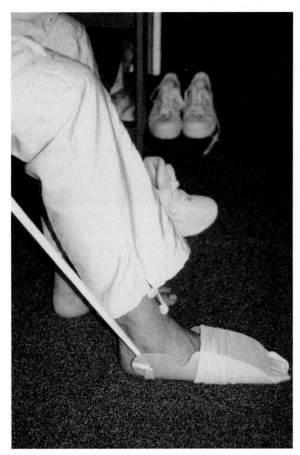

◘ Abb. 4-5. Ergotherapeutische Versorgung: Strumpfanziehhilfe (bei eingeschränkter Hüft- und Knieflexion)

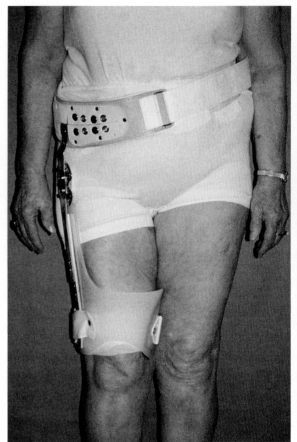

◘ Abb. 4-6. Hüftorthese rechts zur Luxationsprophylaxe bei Hüft-TEP

(1954), Hinchey u. Day (1964), Swanson u. Evarts (1984), Rosso (1988) bzw. McCutchen et al. (1990).

Nach Operationen des Kniegelenks, wieder in erster Linie nach Implantation eines Kunstgelenks, sind zur Ergebnisevaluation meist der *Knee Society-Score* (subjektiv und objektiv; 0–100 Punkte; Insall et al. 1989), der *HSS-Score* (subjektiv und objektiv; 0–100 Punkte; Ranawat u. Shine, 1973) und der *Brigham-Score* (rein subjektiv; 0–50 Punkte; Ewald et. al. 1984) gebräuchlich; seltener eingesetzt werden der Baltimore-Score (Hungerford et al. 1982), der Bristol-Score (Mackinnon et al. 1988) bzw. der London-Score (rein subjektiv; 0–50 Punkte; Freeman et al. 1977).

Zur wissenschaftlichen Bewertung der Langzeitergebnisse wird eine Weitergabe der jeweiligen Befunde an das *deutsche Endoprothesenregister* empfohlen.

Nachsorge

Die weitere ambulante Betreuung nach Abschluss der Rehabilitation obliegt i. allg. dem niedergelassenen Haus- und/oder Facharzt. Vor allem nach alloplastischem Ersatz des Hüft- bzw. des Kniegelenks sind auch im Fall subjektiver Beschwerdefreiheit jährliche standardisierte klinische und radiologische Kontrolluntersuchungen mit sorgfältiger Dokumentation der Befunde im *Endoprothesenpass* anzuraten.

Literatur

Bernard PD (1949) La thÈrapie diadynamique. Naim, Paris
Cotta H, Heipertz W, Hüter-Becker A, Rompe G (Hrsg) (1986) Krankengymnastik, Bd 3. Thieme, Stuttgart
Debrunner AM. (2002) Orthopädie – Orthopädische Chirurgie, 4. Aufl. Huber, Bern Göttingen Toronto Seattle
Delbrück H, Haupt E (Hrsg) (1996) Rehabilitationsmedizin. Urban & Schwarzenberg, München Wien Baltimore
Dirschauer A, Dirschauer U, Hohenhöfel J (1986) Physikalische Therapie in Klinik und Praxis, 4. Aufl. Kohlhammer, Stuttgart
Drabiniok T, Bork H, Theil J, Heisel J (1997) Möglichkeiten und Grenzen der ambulanten Rehabilitation – Erste klinische Ergebnisse. Orth Prax 33: 718
Drabiniok T, Sonnekalb U, Heisel J (2001) Stationäre Anschlussheilbehandlung nach alloarthroplastischem Hüftgelenksersatz bei älteren Menschen. Orth Prax 37: 794
Drexel H, Hildebrandt G, Schlegel KF Weimann G (1993) Physikalische Medizin, Bd 4, 2. Aufl. Hippokrates, Stuttgart
Ewald FC, Jacobs MA, Miegel RE et al. (1984) Sledge kinematic total knee replacement. J. Bone Jt Surg 66-A: 1032
Fass V, Müller W (1994) Postoperative Rehabilitation und Physiotherapie des älteren Patienten nach totalendoprothetischer Versorgung. Orth Prax 30: 211

Finkbeiner GF (1992) Rehabilitation von Erkrankungen und Behinderungen der Haltungs- und Bewegungsorgane. BV Orthopädie 23

Freeman MA, Sculco RT, Todd RC (1977) Replacement of the severely damaged arhritic knee by the ICLH (Freeman-Swanson) arhroplasty. J Bone Jt Surg 59-B 64

Frisch H (1995) Programmierte Untersuchung des Bewegungsapparates, 6. Aufl. Springer, Berlin Heidelberg New York

Frisch H (2003) Programmierte Therapie am Bewegungsapparat. Chirotherapie – Osteopathie – Physiotherapie, 4. Aufl. Springer, Berlin Heidelberg New York

Gabel M, Springorum HW, Kupfer HJ (1995) Sofortbelastung nach zementfreiem Kniegelenkersatz. Orth Prax 31: 668

Gersh MR (ed) (1992) Electrotherapy in rehabilitation. Davies, Philadelphia

Gillert O, Rulffs W (1995) Hydrotherapie und Balneotherapie. 12. Aufl. Pflaum, München

Gillert O, Rulffs W, Boegelein K (1995) Elektrotherapie, 3. Aufl. Pflaum, München

Günther R, Jantsch H (1986) Physikalische Medizin, 2. Aufl. Springer, Berlin Heidelberg New York

Haarer-Becker R, Schoer D (1998) Physiotherapie in Orthopädie und Traumatologie, 2. Aufl. Thieme, Stuttgart

Harris WH (1969) Traumatic arthritis of the hip after dislocation and acetabular fractures treatment by Mold arthroplasty. An end result study using a new method of result evaluation. J Bone Jt Surg 51-A: 737

Heisel J (1992) Entzündliche Gelenkerkrankungen. Bücherei des Orthopäden, Bd. 58. Enke, Stuttgart

Heisel J, Jerosch J (1996) Rehabilitationsmaßnahmen nach künstlichem Hüftgelenkersatz – eine notwendige Maßnahme? Orth Prax 32 683

Heisel J (1998) Rehabilitationsergebnisse und berufliche Reintegration nach orthopädischer Rehabilitation. Rehabilitation 1998. BfA, Berlin, S 46

Heisel J, Drabiniok T, Bork H (1998) Postoperative Belastungsstrategie nach alloarthroplastischem Hüftgelenkersatz. Med Orth Tech 118: 170

Heisel J (2001a) Rehabilitation und Belastbarkeit von Hüftendoprothesenpatienten mit Gelenkgleitpaarung Keramik/Keramik Was gilt zu beachten? In: Toni A, Willmann G (Hrsg) Bioceramics in joint arthroplasty. Thieme, Stuttgart, S 45

Heisel J (2001b) Konservative Behandlungsstrategien bei Gelenkknorpelschäden. In: Erggelet C, Steinwachs M (Hrsg) Gelenkknorpeldefekte. Steinkopff, Darmstadt, S 189

Fazit

- Die medizinische Rehabilitation im Bereich der Hüft- und Kniegelenke kann entweder im Sinne einer separaten, rein konservativen Behandlungsstrategie durchgeführt werden oder als Anschlussheilbehandlung (AHB, AR) bzw. berufsgenossenschaftliche stationäre Weiterbehandlung (BGSW) integrativer Bestandteil einer postoperativen organbezogenen Komplexbehandlung sein.
- Hauptindikationen für die Durchführung solcher medizinischen Rehabilitationsmaßnahmen sind:
  - degenerativer Gelenkaufbrauch (Arthrose) v. a. im frühen und mittleren Stadium mit rezidivierenden/persistierenden Beschwerdebildern, Funktionseinschränkung, Beeinträchtigung der Mobilität und Belastbarkeit (meist als Heilverfahren),
  - entzündlich-rheumatische Gelenkaffektionen, Zustand nach (evtl. arthroskopisch erfolgter) Synovektomie (HV, AHB),
  - posttraumatische Zustandsbilder, z. B. konservativ oder operativ behandelte Azetabulum-, Schenkelhals- bzw. proximale Oberschenkelfrakturen, kniegelenksnahe Frakturen (perkondylär, Schienbeinkopf; meist als AHB),
  - Zustandsbilder nach gelenkerhaltender Korrekturosteotomie in der frühen postoperativen Phase, z. B. im Beckenbereich, intertrochanter, kniegelenksnah supra- oder infrakondylär) mit temporär limitierter Belastbarkeit und Funktionsbeeinträchtigung (als AHB),
  - Zustandsbilder nach operativen gelenkerhaltenden knorpelsanierenden Verfahren in der frühen postoperativen Phase (z. B. nach Ausräumung einer Hüftkopfnekrose, nach Knorpel-/Knochentransplantation am Kniegelenk u. a.) mit temporär limitierter Belastbarkeit (als AHB),
  - nach erfolgter operativer Bandrekonstruktion am Kniegelenk (v. a. des vorderen Kreuzbands),
  - nach endoprothetischem Ersatz des Hüft- bzw. Kniegelenks mit zementfreier/zementierter Alloplastik in der frühen postoperativen Phase mit noch bestehenden lokalen Reizzuständen, muskulären und/oder funktionellen Defiziten, temporär limitierter Belastbarkeit u. a. (meist als AHB).
- Bei Betroffenen mit/nach weichteil- bzw. gelenkentzündlichen Verlaufssituationen muss infolge der statischen Beanspruchungen des Hüftgelenks häufig mit dem Auftreten degenerativer Veränderungen gerechnet werden, insbesondere nach artikulären Anlage- und Aufbaustörungen im Kindes- und Jugendalter sowie bei übermäßiger Adipositas.
- Am Kniegelenk werden nach vergleichbaren Affektionen schnell unkritisch vermeintlich erleichternde, zunächst geringe, dann aber nicht selten zunehmende Flexionspositionierungen durch die Betroffenen eingenommen, durch überwiegend sitzende Tätigkeiten noch begünstigt oder sogar verstärkt.
- Intraartikuläre Frakturen führen bei inkompletter Rekonstruktion der Gelenkpartner und daraus resultierender Inkongruenz zu sekundärer Gelenkdegeneration und -instabilität.

Heisel J (2002a) Rehabilitation des Hüftgelenkes. In Stahl, Ch, H. Zeidler, J. Koebke, R. Lorenz (Hrsg) Klinische Arthrologie. Ecomed, Landsberg/Lech, S IV –9.1

Heisel J (2002b) Rehabilitation nach endoprothetischem Kniegelenkersatz. Orth Prax 38: 434

Heisel J (2003a) Rehabilitation nach operativen knorpelsanierenden Maßnahmen. In: Jerosch J, Heisel J, Imhoff A (Hrsg) Fortbildung Orthopädie – Traumatologie, Bd 8. Steinkopff, Darmstadt, S 6

Heisel J (2003b) Richtlinien der Rehabilitation nach endoprothetischem Hüftgelenksersatz. Orth Prax 39

Hipp EG, Plötz W, Thiemel G (Hrsg) (2003) Orthopädie und Traumatologie. Thieme, Stuttgart New York

Hoffmann J, Heisel J (1997) Effizienz einer stationären Anschlußheilbehandlung nach primärem endoprothetischen Kniegelenkersatz. Orth Prax 33: 173

Hoffmann, J, Heisel J (1997) Rehabilitationsergebnisse nach primärem endoprothetischem Kniegelenksersatz unter Einbeziehung poststationärer Ergebnisse ein Jahr nach Beendigung der AHB. Orth Prax 33: 764

Hoffmann, J, Heisel J (1998) Indikation zur orthetischen Versorgung nach knieendoprothetischer Versorgung. Phys Rehab Kur Med 8: 135

Hoffmann, J, Heisel J (2001) Die Medizinische Trainingstherapie als Baustein der Endoprothesenschule. Orth Prax 37: 243

Hoffmann, J, Heisel J (2002) Anschlussheilbehandlung nach vorderer Kreuzbandplastik. Orth Prax 38: 168

Hungerford DS, Kenna RV, Krackow KA (1982) The porous-coated anatomic total knee. Orthop Clin North Am 13: 103

Hüter-Becker A, Schewe H,. Heipertz W (Hrsg) (1997) Physiotherapie,. Bd 5: Praxis der physikalischen Therapie. Thieme, Stuttgart, New York

Insall JN, Dorr LD, Scott R, Scott WN (1989) Rationale of the knee society clinical rating system. Clin Orthop 248: 13

Jenrich W (2000) Grundlagen der Elektrotherapie. Urban & Fischer, MünchenJena

Jerosch J, Heisel J (1996) Endoprothesenschule. Rehabilitations- und Betreuungskonzepte für die ärztliche Praxis. Deutscher Ärzteverlag, Köln

Jerosch J, Heisel J Knieendoprothetik. Indikationen, Operationstechnik, Nachbehandlung, Begutachtung. Springer, Berlin, Heidelberg, New York (1999)

Jerosch J, Heisel J (2001) Künstlicher Gelenkersatz Hüfte – Knie – Schulter. Pflaum, München

Jerosch J, Heisel J (2003) Rehabilitation nach Knieverletzungen. Pflaum, München

Kjeldsen-Kragh J (1999) Rheumatoid arthritis treated with vegetarian diets. Am J Clin Nutrit 70: 5945

Knoch HG, Huhn K (1991) Therapie mit Ultraschall, 4. Aufl. Fischer, Jena

Kober L, Krölling P, Grüninger M (1995) Einfluß von Kaltluft und Kältepackung auf die Schmerzschwelle und Mobilität bei der KG-Kontrakturbehandlung des Kniegelenkes. Phys Reha Kur Med 5: 125

Kolster B, Ebelt-Paprotny G (Hrsg) (1998) Leitfaden Physiotherapie, 3 Aufl. Fischer, Lübeck Stuttgart Jena Ulm

Kottke FJ, Lehmann JF (eds) (1990) Krusens handbook of physical medicine and rehabilitation, 4 edn. Saunders, Philadelphia

Krölling P, Gottschild (1999) TENS hebt die Druckschmerzschwelle in Abhängigkeit von elektrischen und topischen Parametern. Phys Rehab Kur Med 9: 48

Mackinnon J, Young S Baily RAJ (1988) The St. Georg Sledge for unicompatimental replacement of the knee. A prospective study of 115 cases. J Bone Jt Surg 70-B: 217

Maloney WJ, Schurman DJ, Hangen D et al. (1990) The influence of continuous passive motion on outcome in total knee arthroplasty. Clin Orth 256: 162

McCutchen JW, Collier JP, Mayor MB (1990) Osseointegration of titanium implants in total hip arthroplasty Clin Orthop 261 114

Merle dAubignÈ R, Postel M (1954) Functional results of hip arthroplasty with acrylic prosthesis. J Bone Jt Surg 36-A: 451

Middeldorf S, Casser H-R (2000) Verlaufs- und Ergebnisevaluation stationärer Rehabilitationsmaßnahmen nach alloarthroplastischem Hüft- und Kniegelenkersatz mit dem Staffelstein-Score. Orth Prax 36: 230

Miehle W (1999) Rheumatoide Arthritis Klinik – Diagnostik – Therapie, 2 Aufl. Thieme, Stuttgart New York

Miehle W, Fehr K, Schattenkirchner M, Tillmann K (1999) Rheumatologie in Praxis und Klinik, 2 Aufl. Thieme, Stuttgart New York

Mucha C, Fenzl M (2000) Eine vergleichende Untersuchung zum Nachbehandlungsverfahren beim vorderen Kreuzbandriss. Physik Ther 21: 17

Nemec H (1973) Der interfero-dynamische Strom in der komplexen Interferenz-Therapie. Physiotherapy 64: 581

Paes P (1992) Maßnahmen zur Rehabilitation von Patienten mit Hüftarthroplastiken. BV Orthopädie, S 80

Paes P (1992) Maßnahmen zur Rehabilitation von Patienten mit Kniearthroplastiken. BV Orthopädie, S 129

Protz W, Gerdes N, Maier-Riehle B, Jäckel WH (1998) Therapieziele in der medizinischen Rehabilitation. Rehabilitation 37, Suppl 1: S 24

Ranawat CS, Shine JJ (1973) Duocondylar total knee arthroplasty. Clin Orthop 94: 185

Reichelt A (1989) Therapie orthopädischer Erkrankungen Enke, Stuttgart

Rentsch W (1985) Kurzwellen- und Mikrowellentherapie. Fischer, Jena

Rosso R (1988) Five-year review of the isoelastic RM total hip endoprothesis. Arch Orthop Trauma Surg 107: 86

Salter RB (1989) The biologic concept of continous passive motion on synovial joints. Clin Orth 242: 12

Schmidt KL, Drexel H, Jochheim KA (Hrsg) (1995) Lehrbuch der Physikalischen Medizin und Rehabilitation. Fischer, Stuttgart

Schmidt-Kessen A, Adam A (1980) Wirkungsmechanismus der »Heißen Rolle«. Z Krankengymn 32: 648

Schröck R (1996) Prüfstand »Reha«. Dtsch Ärztebl 93: B-1873

Schröder D, Anderson M (1995) Kryo- und Thermotherapie. Fischer, Stuttgart Jena

Senn E (1990)Elektrotherapie. Thieme, Stuttgart

Shepherd MM (1954) Assessment of function after arthroplasty of the hip. J Bone Jt Surg 36-B: 354

Steinbrück K, Nicolaus C (1996) Prinzipien der Rehabilitation nach Sportverletzungen – Rehabilitation nach vorderem Kreuzbandersatz. Dtsch Z Sportmed 47: 268

Swanson RL, Evarts CM (1984) Dual-lock total hip arthroplasty. A preliminary experience. Clin Orthop 191: 224

Theil J, Drabiniok T, Heisel J (1999) Konzeption der orthopädischen Schmerztherapie innerhalb der orthopädischen Rehabilitation Orth Prax 35: 756

Theil J, Zimmermann R, Heisel J (2001) Häufigkeit und Management von Hüft-TEP-Luxationen im Rahmen der orthopädischen Frührehabilitation. Orth Prax 37: 251

Thom H (1982) Physikalische Therapie von posttraumatischen Gelenksteifen. Unfallchirurgie 8: 334

Trnavsky G (1985) Kryotherapie, 2 Aufl. Pflaum, München

Vince KG, Kelly MA, Beck J, Insall JN (1987) Continuous passive motion after total knee arthroplasty. J Arthroplast 2: 281

Vogler P (1983) Physiotherapie, 3 Aufl. Thieme, Stuttgart

Vossius G (1990) Der Einsatz der funktionellen Elektrostimulation in der klinischen Rehabilitation. Med Orth Techn 110: 244

Wirth CF, Bischoff HP (2000) Praxis der Orthopädie, 3 Aufl. Thieme, Stuttgart

4.2 Leistungsdefizite bei Arthrose und nach Endoprothesenimplantation – Möglichkeiten ihrer sporttherapeutischen Beeinflussung

T. Horstmann, G. Haupt

4.2.1 Problemstellung

Unser Gesundheitssystem steht vor dem Umbruch. Aufgrund der demographischen Entwicklung mit einer ständig älter werdenden Bevölkerung nimmt auch die Anzahl der Arthrosepatienten weiter zu. Nicht nur, aber auch aus Kostengründen ist die Integration sporttherapeutischer Maßnahmen nach Abschluss oder begleitend zur physiotherapeutischen Einzelbehandlung indiziert. Ein Umdenken in der Therapiestrategie des geschädigten arthrotischen Gelenks wird unumgänglich. Die Arthrose sowie der endoprothetische Ersatz haben volkswirtschaftlich eine große Bedeutung erlangt, betragen die Ausgaben für die Gesundheit in Deutschland doch fast 10% des Bruttosozialprodukts. Die degenerativen Erkrankungen nehmen dabei mit 51,8 Mio. Arbeitsausfalltagen, über 5 Mio. Krankenhaustagen und einem Anteil von 42% an den Rehabilitationsmaßnahmen eine bedeutende Rolle ein.

Ärzte und Therapeuten sehen sich bei der Therapie der Coxarthrose zunehmend 2 Tendenzen gegenüber. Auf der einen Seite wird das Alter der Patienten immer höher, da heute auch über 80-Jährige endoprothetisch versorgt werden; auf der anderen Seite wird die Indikation durch neue nicht zementierte Verankerungstechniken häufiger früher gestellt. Bei diesen jüngeren, körperlich aktiven Patienten ist auch der Anspruch an das endoprothetisch versorgte Gelenk höher, teilweise spielt schon bei der Indikationsstellung für eine endoprothetische Behandlung der Wunsch des Patienten, wieder sportlich aktiver zu werden, eine nicht unwichtige Rolle. Aber auch im mittleren und höheren Alter wird Lebensqualität häufig mit Bewegungsqualität gleichgesetzt (Küsswetter 1998; Horstmann 2000; Healy et al. 2001; Vad et al. 2002).

Der Operateur und der weiterbehandelnde Arzt werden deshalb zunehmend mit der Frage der Belastbarkeit und Sportfähigkeit nach Hüftendoprothesenversorgung konfrontiert. Bei vernünftiger sportlicher Betätigung scheint der dadurch bedingte Trainingseffekt auf die gelenkumgreifende Muskulatur sowie auf das knöcherne Implantatlager die Haltbarkeit von Endoprothesen zu begünstigen (Vad et al. 2002). Inaktivität und Übergewicht scheinen eher Risikofaktoren für eine vorzeitige Prothesenlockerung darzustellen. Als technische Voraussetzungen sind die Widerstandsfähigkeit des Knochenlagers, die korrekte und stabile Verankerung der Implantate und der luxationsfreie Bewegungsumfang anzusehen.

Bislang liegen noch keine einheitlichen Ergebnisse zur Beurteilung der Leistungsfähigkeit und Belastbarkeit von hüftendoprothetisch versorgten Patienten vor. Radiologische und klinisch angewendete Scores spiegeln nur unzureichend den Gesamtzustand der Patienten wieder. Die Suche nach geeigneten Parametern, die reliabel und leicht messbar sind, ist deshalb bis heute nicht abgeschlossen. So kann z. B. das Gangbild im Praxisraum über kürzeste Strecken nur stark ausgeprägtes Hinken aufzeigen, die meisten Patienten beginnen jedoch erst nach einiger Belastung zu hinken. Das Trendelenburg-Zeichen ist präoperativ wegen der Schmerzen nicht verwertbar, postoperativ konnte kein Zusammenhang zum hinkenden Gangbild nachgewiesen werden. Ein abnormer Gang bei Ermüdung wird jedoch ebenso wie ein positives Trendelenburg-Zeichen oder ein schweres Hinken als prognostisch schlechtes Zeichen bezüglich der Endoprothesenhaltbarkeit angesehen (Long et al. 1993; Sutherland et al. 1999). Neuere Untersuchungen konnten zeigen, dass nach erfolgreicher Endoprothetik der Schmerz keinen Einfluss auf ein hinkendes Gangbild hat, hier korreliert das Hinken vielmehr mit der abgeschwächten Hüftextensorenkraft und v. a. der Hüftextensorenkraftausdauer (Horstmann et al. 2001a).

Defizite in Leistungsfähigkeit und Belastbarkeit hüftendoprothetischer Patienten

Nach Implantation einer Hüftendoprothese verbleiben Defizite, die auch in der Rehabilitation nicht ausgeglichen werden können. So belegen Untersuchungen, dass eine Reihe von Parametern sich auch nach der endoprothetischen Versorgung nicht normalisieren (Henderson et al. 1992; Horstmann et al. 2001a, b, 2002).

Defizit Kraft

An einer Patientengruppe (n=55) mit einem Durchschnittsalter von 59 Jahren und einer Kontrollgruppe (n=24, 56 Jahre) wurden Maximalkraft und Kraftausdauer getestet. Die hüftumgreifende Muskulatur bei Männern und Frauen wies von präoperativ zu postoperativ für die Extensionsbewegung der Hüfte zwar deutliche Kraftverbesserungen auf, dennoch verblieben zu gesunden Altersgruppen große Defizite. Selbst 6 Monate postoperativ, zu einem Zeitpunkt, an dem die jüngeren Patienten oft wieder in das Arbeitsleben eintreten, bestanden noch deutliche Kraftdefizite der Abduktoren und v. a. Hüftextensormuskeln.

Gravierende Unterschiede im Vergleich von Patienten- und Normgruppe wurden dabei nicht nur bei der Messung der Maximalkraft, sondern v. a. im Bereich der Kraftausdauer ersichtlich (◘ Abb. 4-7). Als Beurteilungsbasis wurde hierfür die Arbeitsleistung der Muskulatur über 1 min bestimmt (Horstmann et al. 2001a, b).

Die persistierenden Defizite legen therapeutische Ansätze nahe, die geeignet sein könnten, diese auszugleichen, zumal die pathophysiologischen Grundlagen der Arthrose diese Auffassung stützen. So können abrupte Belastungen mit geschulter Muskulatur und neuronalen Strukturen durch erhöhte Gelenkstabilität und Gelenkführung besser abgefangen werden. Atrophierte und schnell ermüdende Muskeln führen dagegen zu einer hohen Gelenkbelastung, die der Gelenkentzündung und dem Schmerz Vorschub leisten. Schmerzbedingte Kontrakturen erhöhen wiederum den Gelenkbinnendruck und verändern die Gelenkkongruenz durch ein auf das Gelenk wirkendes Kräftemissverhältnis. Durch Muskelentspannung lässt sich hingegen der Binnendruck reduzieren.

Es liegt deshalb nahe, der Muskelkräftigung und Widerstandsfähigkeit gegen Ermüdung (Kraftausdauer) neben der Dehnfähigkeit der periartikulären Muskulatur bei der Rehabilitation der Arthrose eine große Bedeutung beizumessen. Wissenschaftliche Untersuchungen zur Effektivität von Training bei Coxarthrose liegen jedoch in erstaunlich geringer Zahl vor. Martini et al. (1994) beschrieben bei Hüftarthrosepatienten, dass die präoperative Physiotherapie die Beweglichkeit und Bewältigung der Schmerzen positiv beeinflusst und auch die Operation bis zu 4 Jahre herausschieben kann. Zudem atrophieren präoperativ trainierte Muskeln langsamer und erholen sich postoperativ schneller (Gilbey et al. 2003).

Defizit Gang

Mit dem Einsatz der Elektromyographie konnte gezeigt werden, dass der Gangzyklus und die elektrische Ansteuerung bei arthrotischen und hüftendoprothetischen Patienten deutlich von dem einer Normperson abweicht. Fest steht, dass eine abnormale afferente Information von sensibilisierten Rezeptoren in gestörten Gelenken eine Abnahme der Motorneuronenaktivität nach sich zieht. Dieses Defizit in der zentralen Ansteuerung ist in eigenen EMG-Messungen während des normierten Gangs mit 3 km/h bei hüftarthrotischen Patienten sichtbar. Sie haben eine höhere EMG-Aktivität als die Normalpersonen für den gleichen mechanischen Output (Horstmann et al. 2001a, b).

Defizite Laktat und Herzfrequenz

Ein sehr interessanter Aspekt ist die Gangökonomie des Hüftpatienten prä- und postoperativ, da die Veränderungen des Gangbildes energetische Veränderungen zwangsläufig nach sich ziehen. Die Gehbelastung erfolgte auf dem Laufband Saturn, HP Cosmos, (Traunstein, Germany). Vor Beginn des Belastungstests durften sich die Testpersonen auf dem Laufband 2: 30 min warm gehen. Die Geschwindigkeit wurde konstant auf 3 km/h eingestellt. Eine standardisierte stufenweise Belastungssteigerung im Gehen mit 1% Inkrement alle 35 s wurde über 9 min bis 15% Steigung oder bis zum vorzeitigen Abbruch durchgeführt. Anschließend erfolgte das Ausgehen auf der Ebene über 3 min. In Ruhe, alle 2 min während der Belastung, direkt nach Abbruch und 3 min nach Belastung wurden Laktatwerte und Herzfrequenz gemessen.

Im Vergleich zur Normgruppe liegt der Ruhepuls der Patienten präoperativ um 20 Schläge/min und postoperativ um 10 Schläge/min höher. Mit zunehmender Belastung steigt die Differenz zur Normgruppe auf 30 Schläge/min prä- und 20 Schläge/min postoperativ noch weiter an (◘ Abb. 4-8). Postoperativ hat sich die Herzfrequenz der Patientengruppe durchgehend auf allen Belastungsstufen gesenkt. Im Mittel liegen die Belastungsfrequenzen der Patienten jedoch noch deutlich oberhalb der der Normgruppe.

Die Laktatbestimmung zeigt für die Normgruppe keinen signifikanten Anstieg während oder nach der Belastung. Die Werte liegen alle zwischen 0,8 und 1,0 mmol/l. Dies deutet auf eine sehr moderate Belastung hin. Bei der Patientengruppe ist bereits der Ruhelaktatwert leicht erhöht und steigt bei Belastung präoperativ kontinuierlich bis maximal 3,1 mmol/l an. Die ◘ Abb. 4-8 verdeutlicht, dass bis auf die Vorbelastungsphase alle Werte außerhalb des Konfidenzbereichs der Normgruppe liegen. Zu berücksichtigen ist, dass nicht alle Patienten die maximale Stufe erreichen und dass die Nachbelastungswerte postoperativ nach einer 0,9% höheren Steigung (ca. 8%) bestimmt worden sind (Horstmann et al. 2002).

Defizite auch nach Implantation einer Prothese und nach abgeschlossener Rehabilitation bleiben bestehen in:
- Kraft,
- Kraftausdauer,
- kardiopulmonaler und metabolischer Belastbarkeit.

4.2.2 Strategie und Therapie: sporttherapeutische Maßnahmen

Neben der gängigen symptomorientierten Therapie der Coxarthrose werden daher spezielle sporttherapeutische Maßnahmen gefordert, um die persistierenden Defizite zu reduzieren bzw. auszugleichen. Die Therapie sollte präoperativ mit der ersten Diagnosestellung beginnen und 6 Monate nach Implantation einer Endoprothese nicht enden. Sie muss als oberstes Ziel die Wiederherstellung und Erhaltung der Muskelfunktion und aeroben/anaeroben Ausdauer neben einer gesteigerten Gelenkbeweglichkeit haben. Beginnend mit statischen Übungen sollte ein schneller Übergang zu dynamisch-konzentrischen Belastungsformen zum Kraftaufbau erfolgen. Anschließend ist additiv ein gezieltes Training der Kraftausdauer durchzuführen, da sich hier die größten Defizite während und

4.2 · Leistungsdefizite bei Arthrose und nach Endprothesenimplantation

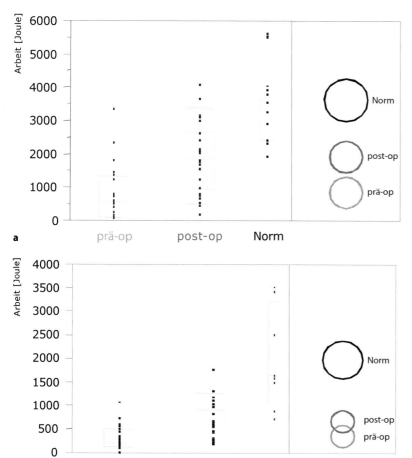

Abb. 4-7a, b. Arbeitsleistung über 1 min [Joule] für die Hüftextension einer männlichen (n=24; **a**) und weiblichen Patientengruppe (n=25; **b**) unmittelbar prä- und 6 Monate postoperativ nach Implantation einer Hüfttotalendoprothese sowie die jeweilige altersgematchte männliche (n=14) und weibliche (n=8) Normgruppe. Dargestellt sind die Box- und Whisker-Plots mit Median 5, 25, 75 und 95% Konfidenzbereich (*links*) und Vergleichskreise (*rechts*)

am Ende der Rehabilitationszeit zeigen. Begleitend sollte versucht werden, Störungen im koordinativen Bereich zu beseitigen (Heitkamp et al. 1997; Munin et al. 1998; Kuster 2002; de Jong et al. 2003; Klassbo et al. 2003).

Postoperatives Krafttraining nach einer Hüftendoprothese bewirkt
- einen 12%igen Muskeldurchschnittszuwachs,
- ein um 25% gesteigertes Kraftniveau,
- eine 30%ige Verbesserung der Funktionen,
- eine Verkürzung des Krankenhausaufenthalts von 15 auf 10 Tage (20)

Umfangreichere Studien zur Trainingswirksamkeit für das Kniegelenk zeigen, dass es in einer zusätzlich isokinetisch trainierenden Versuchsgruppe neben einer deutlich verbesserten Kraftausdauerleistung der Kniestreckmuskulatur (26%) auch zu einer signifikant höheren Schmerzreduktion im Vergleich zur konservativklassisch behandelten Gonarthrosepatientengruppe kam. Insbesondere die deutliche Verbesserung des Schmerzes in der Versuchsgruppe ist als Folge einer verbesserten Gelenkstabilität durch physiologischere Kraftverhältnisse der einzelnen Muskelgruppen am Kniegelenk anzusehen (**Abb. 4-9**; Horstmann et al. 2000).

Ein gezieltes Training der Propriozeption, wie es am Knie- und Sprunggelenk sehr erfolgreich eingesetzt wird, sollte erfolgen, sobald die volle Belastbarkeit der Extremität möglich ist. Instabile Unterstützungsflächen wie Therapiekreisel, Kippbretter, Balance Pads, Minitrampolin und Posturomed sollten daher zur Förderung der Sensitivität und Regelleistung der Motorik bereits bei arthrotisch geprägten Gelenken, aber auch postoperativ nach Endoprothesenimplantation in den Therapieablauf eingebunden werden.

Studien konnten zeigen, dass einerseits Walking, aber auch Krafttraining dem Gonarthrosepatienten durchaus zugemutet werden können, für den Coxarthrotiker und Endoprothesenpatienten bleibt dies zu beweisen (Heitkamp et al. 1997).

Für die Verbesserung der aeroben Ausdauerfähigkeit und als mildes Krafttraining sind Radfahrtraining, Fahren auf dem Ergometer oder unter Aktivierung problemferner Muskelgruppen die Handkurbelergometrie

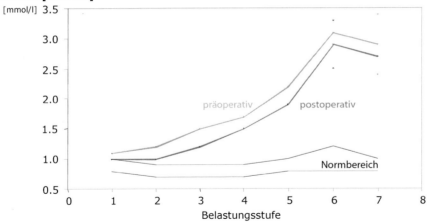

Abb. 4-8. Laktat vor, während (alle 2 min) und nach der Laufbandbelastung (3 km/h, Steigung 1%/35 s). Dargestellt sind die Mittelwerte der Patienten mit den jeweils maximalem Konfidenzbereich prä- und postoperativ (Punkte) sowie der Konfidenzbereich der Normpersonen

kombiniert mit einem individuell zusammengestellten Krafttraining gut einsetzbar. Sportarten wie der Skilanglauf oder das artverwandte Inline-Skating sind zwar vom biomechanischen Aspekt vertretbar, jedoch mit erhöhter Sturzgefahr versehen. Das in der Traumatologie und Sportmedizin rehabilitativ eingesetzte Aquajogging findet in der Behandlung von Arthrotikern und Endoprothesenpatienten noch wenig Beachtung, vermutlich wegen des Aufwandes. Hier kann ohne Belastungsspitzen auf das Skelettsystem die Muskulatur gekräftigt und das Herz-Kreislauf-System trainiert werden (DGSP 1998).

Hüftschule

Die Ergebnisse wissenschaftlicher Studien sowie die steigende Zahl von Patienten mit Hüftgelenkarthrose und nach endoprothetischem Ersatz waren 1997 Anlass, in einer Kooperation zwischen Sportmedizin, Orthopädie und dem Präventionssportverein Tübingen e. V. Hüftsportgruppen zu gründen und zu betreuen. In konstruktiver Zusammenarbeit der verantwortlichen Übungsleiter und Ärzte entwickelte sich durch die intensive Auseinandersetzung mit Kursteilnehmern und Studierenden der Medizin und Sportwissenschaften ein Kurskonzept, das mittlerweile viele Betroffene erfolgreich anwenden: Die »Hüftschule Tübingen« für Patienten mit Hüftarthrose und nach deren operativer Versorgung.

Kursangebot und Zielsetzung

Die Nachfrage war von Anfang an groß – die Kurse boomen. Die Zahlen sprechen für sich. Den anfänglich 2 Kursen in der Orthopädischen Universitätsklinik Tübingen von 1997 stehen momentan knapp 30 Anfänger- und Fortgeschrittenenkurse mit über 500 Teilnehmern gegenüber. Das Interesse an dem Kursangebot ist ungebrochen, sodass sich auch im Umland Gruppen etablieren. Angesprochen sind Hüftarthrosepatienten mit und ohne aktuelle Operationsindikation.

Ziele nach einer erfolgten endoprothetischen Versorgung sind:
- eine verbesserte Stabilisierung und damit
- eine Optimierung des Operationsergebnisses.

Voraussetzungen für die Kursteilnahme sind:
- sichere Verankerung des Implantates,
- Gehen ohne Stützen,
- eine Zeitspanne von 6 Monaten nach erfolgter Operation.

Das aktuelle Beschwerdebild und die Belastbarkeit der einzelnen Teilnehmer zeigt aufgrund der meist sehr inhomogenen Gruppenstruktur oft große individuelle Unterschiede. Dies gilt ebenso für das Alter. Das Durchschnittsalter in einem Anfängerkurs lag beispielsweise bei 62,7 Jahre. Die Bandbreite reichte von 39 bis 79 Jahre. Der Anteil der Operierten betrug 50%, der zeitliche Abstand zur Operation 3 Jahre. Etwa 80% belegten einen Folgekurs.

Der Kurs erstreckt sich über einen Zeitraum von 6 Monaten und findet 1-mal pro Woche für 1 h statt. Die Teilnehmerzahl ist begrenzt auf etwa 15.

Zu Beginn und am Ende eines Kurses erfolgt eine Untersuchung:
- des Bewegungsausmaßes,
- der Dehnfähigkeit der hüftübergreifenden Muskulatur,
- ein sportmotorischer Test.

Anhand eines Fragebogens werden zudem das Schmerzbild und die Aktivitäten des täglichen Lebens ermittelt. Beide Parameter zeigen nach 6 Monaten signifikante Verbesserungen (Horstmann et al. 2001a, b).

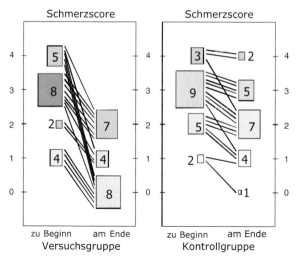

Abb. 4-9. Vergleich der Veränderungen des subjektiven Schmerzempfindens bei Gonarthroseversuchs- und Kontrollgruppe nach einem Behandlungszeitraum von 4 Wochen. Schmerzscore mod. nach Raunest u. Löhnert (0= kein Schmerz, 4= starker Ruheschmerz)

Konzeption und Methodik

Primäres Kennzeichen des Kurses ist sein ganzheitlicher Ansatz. Das Konzept vereinbart soziale, pädagogische und motorisch-funktionale Aspekte. Übergeordnetes Ziel ist es, die Teilnehmer in die Lage zu versetzen, den Alltagsanforderungen besser gerecht zu werden und über verbesserte Bewegungsmöglichkeiten die Lebensqualität zu steigern. Sie sollen trotz Endoprothese ihr Leben ohne übertriebene Angst, aber mit der notwendigen Um- und Vorsicht gestalten. In den Übungseinheiten erfahren sie dosierte funktionelle Belastungsreize und lernen, sich richtig zu verhalten, zu bewegen und in angepasster Weise körperlich und sportlich zu betätigen.

Auf der pädagogischen Ebene erscheint es außerordentlich wichtig, gewisse anatomische und trainingswissenschaftliche Grundlagen zu vermitteln und entscheidende funktionelle Zusammenhänge zu verdeutlichen. Mit dem notwendigen Wissen und Verständnis fällt es dem Teilnehmer langfristig leichter, selbstständig effektiv und richtig zu belasten und sich beim Üben und im Alltag zu kontrollieren und zu korrigieren. Bei nur einer Kursstunde pro Woche ist die Complianceförderung und die Anleitung zu Eigenübungen auf den sehr unterschiedlichen individuellen Niveaus eine vordringliche Aufgabe.

Das freudvolle Bewegen in der Gruppe und der direkte Erfahrungsaustausch sind nicht zu unterschätzende psychosoziale Aspekte. Grundlage dafür ist ein offenes, vertrauensvolles Klima innerhalb der Gruppe und gegenüber der Kursleitung. Die Teilnehmer sollen sich selbst, ihre Leistungsfähigkeit, aber auch deren Grenzen erfahren und Überlastungen einschätzen lernen. Sie sollen sich aktiv in die Gruppe einbringen und sich von dieser wiederum motivieren lassen.

Zentrales motorisch-funktionales Thema ist die globale Verbesserung der Bewegungsmöglichkeit, die Reduktion der allgemeinen Dekonditionierung und letztendlich die Steigerung der Lebensqualität. Der Bewegungsapparat in seiner Komplexität, insbesondere jedoch das Hüftgelenk und seine direkte Umgebung, sind anatomische und funktionelle Interventionsbereiche.

Die Teilnehmer
- schulen Körperwahrnehmung und Bewegungsgefühl,
- verbessern die Beweglichkeit des Hüftgelenks,
- dehnen und kräftigen die hüftgelenksübergreifende Muskulatur,
- mobilisieren und stabilisieren die hüftgelenksnahen Wirbelsäulenabschnitte,
- trainieren Beinachse und Gleichgewicht,
- optimieren Haltung und Gang.

Die inhomogene Gruppenstruktur hinsichtlich Alter, Belastbarkeit, aktueller Schmerzsymptomatik, aber auch unterschiedlicher therapeutischer und sportlicher Eigenerfahrungen erfordert einen sehr differenzierten und individuell dosierbaren Übungsaufbau. Die resultierende Vielzahl der Übungsmöglichkeiten bedarf dann einer systematischen Ordnung. Diese erleichtert dem Teilnehmer nachzuvollziehen, in welcher Abfolge, zu welchem Zweck und in welcher Variante bestimmte Übungen durchzuführen sind.

Für die Hüftschule Tübingen gilt das Prinzip der Progressivität:

- von der *einfachen* zur *schwierigen* Ausgangsstellung,
- von *geringer* zu *hoher* Intensität,
- von *isolierten* zu *komplexen* Bewegungsabläufen.

Man übt zu Beginn einzeln, in niederen Ausgangsstellungen, mit geringer Belastung. Später lassen sich anspruchsvollere Bewegungsaufträge vermehrt spielerisch gestalten und partnerweise oder in der Gruppe ausführen.

Die ausgewählten Übungen sollten:
- eine leicht nachvollziehbare Bewegungskontrolle und Korrektur zulassen,
- die Möglichkeit einer abgestuften Dosierung und individuellen Variation aufweisen,
- eine einfache Umsetzung in den Alltag ermöglichen,
- möglichst geringen räumlichen und apparativen Aufwand benötigen (Horstmann et al. 1999).

Im Vordergrund der Anfängerkurse steht die Vermittlung von elementaren und zugleich sehr differenzierten Basisübungen. Hinweise auf belastungsreduzierendes Verhalten im Alltag, Freizeit und Sport sind weitere Kursinhalte.

Die Aufarbeitung der Basisübungen aus dem Anfängerkurs und die Weiterentwicklung hin zu intensiveren und komplexeren Übungsformen sind Schwerpunkte in den Folgekursen.

Bei nur einer Kursstunde pro Woche ist das eigenständige Üben unerlässlich. Aus einer Übungsbroschüre wurde das Buch »Hüftschule« von Haupt u. Horstmann entwickelt. Die Anleitungen sollen dem Patienten das Üben zu Hause erleichtern. Sie können nicht die Übungsvielfalt der Kurse widerspiegeln, aber die Möglichkeiten eines selbstständigen Heimtrainings mit einem minimalen Aufwand an Raum und Geräten aufzeigen.

Die Ergebnisse der standardisierten Fragebogen nach 6 und 12 Monaten zeigen, dass die Patienten v. a. mehr Vertrauen zu ihrer Extremität und mehr Sicherheit beim Gehen und Steigen erlangen sowie weniger Bewegungsunsicherheit empfinden (Horstmann et al. 2001a). Neben einem höheren Kraft-, Bewegungs- und Körpergefühl wird auch eine bessere Dehnfähigkeit, insbesondere aber eine Verminderung der Schmerzen und Beschwerden angegeben.

Zusammenfassend kann ein erstaunlich hoher Bedarf an Hüftsport festgestellt werden. Die Teilnehmer zeigen eine sehr gute Akzeptanz und v. a. Compliance. Trotz des nur 1stündigen Wochenkurses sind Verbesserungen im subjektiven Bereich nachweisbar, die auch auf zusätzliche Aktivitäten der Teilnehmer außerhalb des Kurses zurückzuführen sind. Es deutet sich an, dass sich Hüftsportgruppen zur sekundären Prävention, wie sie bei der koronaren Herzkrankheit seit vielen Jahren durchgeführt wird, flächendeckend etablieren werden.

Fazit
- Aufgrund der ständig steigenden Anzahl an Arthrosepatienten und den daraus resultierend nicht unbedeutenden volkswirtschaftlichen Folgen ist heutzutage ein Umdenken in der Therapiestrategie des geschädigten arthrotischen Hüftgelenk, hin zu speziellen sporttherapeutischen Maßnahmen unumgänglich.
- Defizite der Kraft, Kraftausdauer, kardiopulmonalen und metabolischen Belastbarkeit, auch nach endoprothetischen Implantationen, schränken die Lebensqualität ein. Nach abgeschlossener Rehabilitation sind daher spezielle individuelle sporttherapeutische Maßnahmen nötig.
- Die Therapie sollte jedoch bereits präoperativ mit der ersten Diagnosestellung beginnen. Statische und dynamisch-konzentrische Kraftübungen mit möglichst hohen Wiederholungszahlen sowie ein begleitendes koordinatives Training sind durchzuführen. Durch die erreichbare Wiederherstellung und Erhaltung der Muskelfunktionen, Verbesserung der aeroben/anaeroben Ausdauer, Steigerung der Gelenkbeweglichkeit und Reduzierung der Schmerzen wird eine Operation u. U. hinausgeschoben.
- Die Patienten lernen zudem, sicherer ihre Alltagsanforderungen zu meistern, und die Therapie verhilft ihnen somit trotz Arthrose oder Endoprothese zu einer hohen Lebensqualität.

Literatur

Gilbey HJ, Ackland TR, Wang AW et al. (2003) Exercise improves early functional recovery after total hip arthroplasty. Clin Orthop 408. 193–200

Haupt G, Horstmann T (2003) Hüftschule. Hofmann, Schorndorf

Healy WL, Lorio R, Lemos M (2001) Athletic activity after joint replacement. Am J Sports Med 29: 377–388

Heitkamp H-C, Graf I, Horstmann T, Mayer F (1997) Pathophysiologie und Sporttherapie der Gonarthrose aus heutiger Sicht. Dtsch Z Sportmed 48: 349–359

Henderson SA, Finlay OE, Murphy N et al. (1992) Benefits of an exercise class for elderly women following hip surgery. Ulster Med J 61: 144–150

Horstmann T (2000) Sportfähigkeit bei Arthrose und nach endoprothetischer Versorgung. Sportorthop – Sportverletz 16.1, 26–29

Horstmann T, Haupt G, Koch P et al. (1999) Sporttherapeutisches Konzept für Patienten mit Koxarthrose oder Hüftendoprothese – Die Tübinger Hüftsportgruppen. Krankengymnastik 51: 1870–1878

Horstmann T, Heitkamp H-C, Haupt G et al. (2001b) Möglichkeiten und Grenzen der Sporttherapie bei Coxarthrose- und Hüftendoprothesen- Patienten. Dtsch Z Sportmed 52: 274–278

Horstmann T, Jörger G, Heitkamp H-C et al. (2001a) Auswirkungen von Hüftsport auf Gangbild, Kraftverhalten und Lebensqualität von Koxarthrotikern. Akt Rheumatol 26: 162–168

Horstmann T, Mayer F, Heitkamp H-C et al. (2000) Individuelles isokinetisches Krafttraining bei Patienten mit Gonarthrose. Z Rheumatol 59: 93–100

Horstmann T, Röcker K, Vornholt S et al. (2002) Konditionelle Defizite bei Coxarthrose und Hüftendoprothesen-Patienten. Dtsch Z Sportmed 53, 17–21

Jong de O, Hopman-Rock M, Tak E, Klazinga N (2003) An implementation study of two evidence-based exercise and health education programmes for older adults with osteoarthritis of the knee and hip. Health Educ Res (April)

Klassbo M, Larsson G, Harms-Ringdahl K (2003) Promising outcome of a hip school for patients with hip dysfunction. Arthritis Rheum 49: 321–327

Küsswetter W (1998) Endoprothetik und körperliche Belastung. Dtsch Z Sportmed 49: 294–251

Kuster M (2002) Exercise recommendations after total joint replacement. Sports Med 32: 433–445

Long W, Dorr L, Healy B, Perry J (1993) Functional recovery of noncemented total hip arthroplasty. Clin Orthop 288: 73–77

Martini F, Knak J, Horstmann T, Zacher J (1994) Isokinetische Kraftmessung bei Coxarthrose. Orthop Prax 4, 208–210

Mont MA, LaPorte DM, Mullick T et al. (1999) Tennis after total hip arthroplasty. Am J Sports Med 27: 60–64

Munin M, Rudy T, Glynn N, Crossett L, Rubash H (1998) Early inpatient rehabilitation after elective hip and knee arthroplasty. JAMA 11: 847–852

Sektion Rehabilitation und Behindertensport der Deutschen Gesellschaft für Sportmedizin und Prävention (DGSP) (1998) Sport bei Endoprothesenträgern. Dtsch Z Sportmed 49: 169–170

Suetta C, Aagaard P, Magnusson P et al. (2003) Postoperative heavy-resistance strength training increases explosive muscle force in elderly patients. Med Sci Sports Exerc 35: 168

Sutherland AG, D'Arcy S, Smart D, Ashcroft GP (1999) Abductor weakness and stresses around acetabular components of total hip arthroplasty: a finite element analysis. Int Orthop 23: 275–278

Vad V, Hong H, Zazzali M, Agi N, Basrai D (2002) Exercise recommendations in athletes with early osteoarthritis of the knee. Sports Med 32: 729–739

Internetadresse

Homepage der »Hüftschule Tübingen e. V.«: www.hueftschule.de

4.3 Rehabilitation der Sprunggelenke und des Fußes

W.-D. Scheiderer

In der Statistik der meldepflichtigen Arbeitsunfälle liegen Knöchel und Fuß mit einem Anteil von 17% nach der Hand an 2. Stelle. Im Gegensatz zur Hand liegt jedoch bei Verletzungen im Bereich Knöchel bzw. des Fußes der Anteil der neuen Arbeitsunfallrenten bei ca. 20% und nimmt damit den 1. Platz ein. Dies bedeutet, dass im Durchschnitt die Verletzungen der Fußregion wegen ihrer Komplexität ein kostenintensiveres Therapiemanagement benötigen und wegen der deutlich schwerwiegenderen Folgeschäden volkswirtschaftlich eine besonders wichtige Rolle spielen.

4.3.1 Problemstellung

Anatomisch-topographisch unterteilt sich der Fuß in den Rück-, Mittel- und Vorfuß, während er sich anatomisch-funktionell in den Längs- und Querbogen aufgliedert. Der gewölbeartige Aufbau der knöchernen Strukturen wird über einen straffen Kapsel-Band-Apparat gehalten. Aus dieser Betrachtung wird zwischen Sprungbein- und Fersenbeinfuß differenziert.

Zum *Sprungbeinfuß* zählt man das Sprung-, Kahn- und die Keilbeine sowie den 1.–3. Mittelfußknochen.

Zum *Fersenbeinfuß* gehören das Fersen-, Würfelbein und die lateral liegenden Mittelfußknochen 4 und 5. Der Fersenbeinfuß trägt beim Stand den größten Anteil des Körpergewichtes im Sinne eines Stützgewölbes, während der mediale Bogen (Sprungbeinfuß) beim Gehen wie eine Feder wirkt.

Kettengliedernanalog passt sich bei statischen und dynamischen Belastungen der Fuß der entsprechenden Umgebung an, wobei das Talokrural- und das untere Sprunggelenk kardanartige Bewegungen ausführen.

Muskulatur

Durch den direkten Ansatz hat der Großteil der inneren und äußeren Fußmuskulatur seinen Fixpunkt am Fersenbeinfuß, wirkt jedoch auf den Sprungbeinfuß und hier wiederum auf die Mittelfußknochen.

Die wichtigsten Muskeln sind:
- Mm. peroneus longus und brevis,
- M. flexor hallucis longus,
- M. tibialis posterior.

Der M. peroneus longus verspannt das Quergewölbe, während er und der Brevis gemeinsam Pronation und Plantarflexion ausführen. Der M. tibialis posterior bewirkt eine Plantarflexion und Supination des Fußes. Bei Ruptur oder Insuffizenz desselben kommt es zu einem Knick-Plattfuß mit valgischer Fehlstellung des Calcaneus und Abflachung des medialen Fußgewölbes, man spricht von einer Coxa pedis.

Gelenk- und Kapselverbindungen

Das elastische Knochen-Band-System verbindet die entsprechenden Gelenke untereinander. Die wichtigsten Gelenkverbindungen sind:
- Art. talocuralis (OSG),
- Art. subtalaris (USG),
- Art. talo-calcaneo-navicularis (USG),
- Art. tarsi transversa (Chopart-Gelenklinie),
- Art. tarsometatarseae (Lisfranc-Gelenklinie).

Das Talokruralgelenk ist ein Scharniergelenk und nimmt für die Schwerkraftkontrolle eine bedeutende Rolle ein. Der aufrechte Stand wird nur über die Stabilisierung im Talokruralgelenk mit Fortsetzung der kinematischen Kette über Knie und Hüfte ermöglicht. Voraussetzung für die Stabilisierung im Talokruralgelenk ist wiederum die normale anatomische Funktion und das Zusammenwirken von Ferse, Fersenbeinfuß, Sprungbeinfuß und des Art. subtalaris.

Bandstrukturen

Die passive Verspannung des Fußgewölbes erfolgt in 3 Schichten über die Bänder:
- Lig. calcaneonaviculare plantare,
- Lig. plantare longum,
- sohlenwärts die Aponeurosis plantaris.

Die Plantaraponeurose ist mit der wichtigste Stabilisator des lateralen Fußgewölbes (Fersenbeinfuß). Weichteilverletzungen mit Beteiligung der Bandarchitektur können zu narbigen Strukturen führen, die die Abrollbewegung sowohl sensitiv als auch biomechanisch stören.

Der Calcaneus wird dorsal durch die Achillessehne und ventral durch die Plantaraponeurose in seiner Winkelstellung im Sinne eines Knochenhebels (Wippe) gehalten. Bei einer Traumatisierung der Plantaraponeurose kommt es zu einer Abnahme der Fußgewölbespannung, und der Talus wie auch der Calcaneus kippt in Längsrichtung ab: Es entsteht ein Plattfuß. Aus diesem Grund ist es wichtig, dass das Gleichgewicht über die beiden Bandstrukturen Achillessehne und Plantaraponeurose erhalten bleibt.

Der anatomische Fersenbeinwinkel von ca. 20–25° und das Ligamentum plantare longum verringern beim Gehen die Kraft auf das Talokruralgelenk. Eine Winkeländerung, traumatisch bedingt, führt zu einer Änderung der Kraftvektoren und damit zu einer vorzeitigen Arthrose.

Ein weiteres wichtiges Band ist das Lig. talocalcaneum interosseum, dessen Ansatz als Drehpunkt wirkt. Man spricht vom »Kreuzband« des USG. Bei der Ein- und Auswärtsdrehung des Sprung- und Fersenbeinfußes ist es als Sperre beteiligt. Wie auch die Kreuzbänder des Kniegelenks wirkt es bei der Stabilisierung des Beines bei Drehmomentkräften mit. Eine Ruptur des Bandes bedeutet einen Verlust des Drehpunktes und eine daraus resultierende Instabilität.

Klinische und apparative Untersuchung

Die klinische Untersuchung erfolgt sowohl statisch als auch dynamisch beim ausgezogenen Patienten. Dabei sollte das Augenmerk besonders auf Dysmetrien gerichtet werden. Primär erfolgt die Untersuchung im Stehen. Dabei ist die Stellung des Längs- und Quergewölbes, des Vorfußes und der Zehen sowie des Weichteilmantels mit eventuellen trophischen Störungen zu beurteilen. In Abhängigkeit von der Belastungsvorgabe ist beim Gang die funktionelle Gesamtsituation der unteren Extremität einschließlich Wirbelsäule mit zu berücksichtigen. Sowohl das Aufsetzen des Fußes, das Zehenverhalten beim Abrollvorgang als auch die verschiedenen Achsstellungen des Beines und des Fußes sind bezüglich der Beinkinetik zu überprüfen und Pathologika entsprechend festzuhalten.

Obligat schließt sich nach der ausführlichen orthopädischen Untersuchung, zu der auch die Erhebung des Gefäßstatus gehört, eine neurologische Befunderhebung an. Gegebenenfalls muss ein neurologischer Konsiliarius hinzugezogen werden. Zur neurologischen Untersuchung gehört auch die Erfassung des psychischen Status. Das Rehabilitationsziel aus der Sicht des Patienten wie auch aus der des Arztes muss ebenfalls formuliert und im Konsens besprochen werden.

Zu einer qualitativen Rehabilitation gehören bildgebende Verfahren wie konventionelles Röntgen (in der Regel im Stand, ggf. halbschräg – Rheuma- oder Spezialaufnahmen, Sesambein- und dynamische Untersuchungen unter dem Bildwandler), Sonographie zur Dokumentation von Weichteilveränderungen oder Gelenkergüssen, aber auch evl. Computertomographie und/oder Kernspintomographie zur Erstbefundung wie auch zur Verlaufskontrolle.

Die Kernspintomographie hat neben der Darstellung von knöchernen Pathologika, wie Knochenmarködem oder Nekrose, den weiteren Vorteil in der Beurteilung von ligamentären Verletzungen, wie z. B. die Ruptur des Lig. talocalcaneum interosseum. Weiterhin besteht die Möglichkeit der dynamischen NMR-Untersuchung, die jedoch nur den Fällen vorbehalten sein sollte, in denen eine dynamische Untersuchung unter dem Bildwandler nicht aussagekräftig ist.

Die exakte Verifizierung des Untersuchungsergebnisses mit Verlaufsdokumentation und fundierte biomechanische Kenntnisse der unteren Extremität sind Grundvoraussetzungen einer effektiven, v. a. aber effizienten Behandlung.

> **Praxistipp**
>
> Generell sollte bei Verletzungen der unteren Extremität bei der stationären Aufnahme zur Rehabilitation eine Kompressionssonographie zum Ausschluss einer tiefen Beinvenenthrombose durchgeführt werden. Obligat ist bei Teilbelastung der betroffenen Extremität eine Thromboseprophylaxe, die individuell in Abhängigkeit von der Belastung, der Mobilität und weiteren Risikofaktoren des Verletzten erfolgen sollte.

4.3.2 Strategie, Therapie und Nachsorge

Die Behandlung von angeborenen und traumatischen Erkrankungen erfordert z. T. abweichende Therapiestrategien. Es wäre zu umfangreich, diese Strategien en detail aufzugliedern. Da die ontomorphogenetischen Fehlbildungen meist direkt postnatal behandelt werden, sind die hier aufgeführten Therapiemöglichkeiten auf die posttraumatischen – konservativ oder operativ behandelt – und die operativ versorgten, erworbenen Dysplasien beschränkt.

Die Rehabilitation kann nur im Team mit einer engen Verzahnung bei individueller Flexibilität erfolgen. Vorgegebene Qualitätsstandards müssen dabei berücksichtigt werden.

Zur Diagnostik und Überprüfung des Ganges werden zunehmend apparative Möglichkeiten mit herangezogen. Dabei differenziert man zwischen

- Standphase und
- Gehphase.

Das Gangbild steht bei Verletzungen der Fußregion im Mittelpunkt des therapeutischen Handelns. Optische Unterstützung mittels Spiegeln zur kontinuierlichen Eigenkontrolle, Laufband, Pedoskop, Balancegerät, Propriomed und videodokumentierte Ganganalyse sind einige der zusätzlichen, unterstützenden Möglichkeiten des Therapiespektrums.

Schmerztherapie

Schmerz limitiert den Therapieerfolg. Nur eine adäquate Schmerzbehandlung führt zu den gemeinsam erarbeiteten Rehabilitationszielen. Leider ist von Seiten des Patienten, aber auch ärztlicherseits immer wieder festzustellen, dass aus mangelnder Kenntnis oder Compliance die Therapie von Schmerzen insuffizient betrieben wird. Schmerz ist beherrschbar, wenn man frühzeitig mit der entsprechenden speziellen Schmerztherapie beginnt. Die kausale orthopädische Schmerztherapie wird durch die symptomatische ergänzt bzw. häufig erst durch diese ermöglicht.

Neben medikamentöser Therapie – Analgetika nach dem WHO-Stufenplan, Antinozizeptiva und Adjuvanzien – kommen therapeutische lokale Injektionsbehandlungen und Nervenblockaden zum Einsatz. Speziell bei peripheren tendokapsulären und tendomyotischen Schmerzsyndromen lassen sich mittels Lokalanästhesie und Kortisonapplikation rasche Besserungen erzielen. Manuelle Mobilisation im Sinne von chiropraktischen Techniken findet bei der Schmerztherapie ebenso Anwendung wie die TENS-Behandlung.

Pflege

Der Pflege kommt eine wichtige Aufgabe in der Behandlungskette zu. In der Frühphase ist auf die fachgerechte Lagerung der unteren Extremität zur Vermeidung eines Druckulkus mit Abpolsterung der Ferse und der Knöchelregion besonders zu achten.

Je nach Lokalbefund ist eine entsprechende pflegerische Versorgung notwendig. Bei sezernierenden Wunden, Weichteildefekten oder liegendem »fixateur externe« ist der tägliche Verbandwechsel zusammen mit dem Arzt eine wichtige pflegerische Tätigkeit. Je nach Mobilisationsgrad soll auch das Pflegeteam den Patienten motivieren, um möglichst rasch seine Selbstständigkeit für Alltagssituationen zu erreichen.

Physiotherapie

Die Physiotherapie, unterteilt in Krankengymnastik und physikalische Therapie, nimmt den größten Teil des Rehabilitationsprogramms ein. Infolge der mechanischen Komplexität sowie der Notwendigkeit für ein physiologisches Gangbild und der sich darauf aufbauenden Statik steht bei der Krankengymnastik am Fuß der Erhalt respektive Wiederaufbau und die Funktion des Fußgewölbes mit seinen aktiven und passiven Anteilen im Vordergrund.

In der Gehphase – auch bei Teilbelastung des Fußes – gliedert sich die äußere Kraft in unterschiedliche Kraftvektoren in den Gelenken auf, was wiederum ein differenziertes Therapieschema nach sich zieht.

Da meist infolge der Ruhigstellung ein ausgeprägtes Ödem bzw. eine Ödemneigung vorhanden ist, stehen in der Frühphase *resorptionsfördernde Maßnahmen* im Vordergrund. Dazu zählen:

- leichte Hochlagerung der Extremität,
- Aktivierung der Muskelpumpe durch Bewegen im oberen Sprunggelenk,
- isometrisches Anspannen der Fußsohlen im Sekundentakt gegen Widerstand (z. B. Bettende),
- manuelle Lymphdrainage.

Voraussetzung für eine adäquate Nachbehandlung ist zumindest die Übungsstabilität bei noch fehlender Belastungsstabilität.

Auch von Seiten der Physiotherapie werden *schmerzlindernde Maßnahmen* durchgeführt. Diese sind u. a. Weichteiltechniken wie Ausstreichungen, Funktionsmassagen im Bereich des M. tibialis anterior, M. triceps surae und M. peroneus, passives Durchbewegen des Gelenkes und unterstützend eine Kurzzeitkryotherapie. Die Aufdehnung des Fußquergewölbes mittels Manualtechnik in der Frühphase zeigt ◘ Abb. 4-10.

Ein besonderes Augenmerk wird seitens des Therapeuten in der Frühphase auf die *Spitzfußprophylaxe* gerichtet, durch

- isometrisches Anspannen,
- Bewegen in Dorsalextension unter Beachtung der Lagerung,
- aktives Bewegen im Kniegelenk,
- vorsichtige manuelle Therapie des Vorfußes.

Es ist immer auch darauf zu achten, dass die angrenzenden Gelenke mobil sind.

Wenn Schmerz und Ödemneigung abnehmen, beginnt die *Mobilisation* unter Anwendung der »manuellen Therapie« nach Kaltenborn/Evjenth oder Maitland mit Techniken wie z. B.

- Traktion,
- Oszillationen bzw. Kompressionstherapie (gegen Entkalkung der Knochen),
- Gleittechniken,
- aktive Bewegung im schmerzfreien Bereich.

Die Mobilisation der Tibia nach ventral zur Verbesserung der Dorsalflexion zeigt ◘ Abb. 4-11.

Außerdem wird eine Kräftigung der nicht betroffenen Extremität angestrebt. Durch Training im Einbeinstand

> **Cave**
>
> Bei traumatischen Fußverletzungen mit diffusem persistierendem Beschwerdebild muss der Behandler immer an die Möglichkeit eines komplexen regionalen Schmerzsyndromes (CRPS) wie auch PTBS (s. unten) denken. CRPS Typ I – keine periphere traumatische Nervenläsion – kommt häufiger vor als Typ II.
>
> Da postoperativ zu ca. 81% eine Ödembildung besteht, muss eine tiefe Beinvenenthrombose ausgeschlossen werden. Differenzialdiagnostisch sollte auch eine Thrombophlebitis in die Überlegungen mit einbezogen werden.

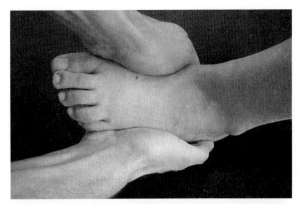

Abb. 4-10. Frühphase: Aufdehnung des Fußquergewölbes mittels Manualtechnik

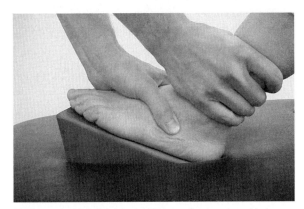

Abb. 4-11. Mobilisation der Tibia nach ventral zur Verbesserung der Dorsalflexion

auf der nicht betroffenen Extremität wird das Halten des Gleichgewichts geübt, was für den weiteren Belastungsaufbau notwendig ist. Oberkörper und Arme müssen mit gekräftigt werden, z. B. durch Seitenlage und Abduktionstraining mittels Therabändern.

Das Propriozeptionstraining, d. h. das Bewusstmachen der Kräfte an der Fußsohle und damit der Fußgelenke, lässt sich im Rahmen der Krankengymnastik gut mit Hilfe eines Pedoskops durchführen (◘ Abb. 4-12). Dieses Training kann sowohl bei Entlastung des Fußes – dabei sitzt der Patient – als auch im Stand unter Belastung durchgeführt werden. Ein wichtiger Faktor ist der Aufbau des Fußgewölbes. Der Therapeut muss dem Patienten unbedingt die biomechanischen Notwendigkeiten nahebringen und den Aufbau über Großzehe/Außenkante/Ferse schulen.

Ein weiterer Abschnitt in der Therapiestrategie ist die *Gangschule* mit dem damit verbundenen Belastungsaufbau. Dazu wird der Patient nach Möglichkeit mit Gehstützen mobilisiert. Das Augenmerk des Therapeuten richtet sich hierbei auf Schwungbein- und Standbeinphase.

Besonders vorteilhaft ist die *Krankengymnastik im Wasser*, da sich durch den hydrostatischen Druck eine Kompression auf die Extremität erzielen lässt und es durch den Auftrieb zu einer Gewichtsentlastung kommt. Dies kann durch Anlegen von Spezialschwimmwesten noch verstärkt werden, um eine nahezu vollkommen belastungsfreie Situation für die Extremität zu erreichen. Damit der Patient ein Gefühl für die Höhe der Belastung reflektiert, führen wir diese Schulung auf dem Balancegerät durch, bei vollkommener Entlastung zuerst im Sitzen mit langsamem Übergang in den Stand (◘ Abb. 4-13).

Bei Fehlen dieser Einrichtung kann auch mit einer normalen Waage geübt werden. Der 2. Schritt bei der Gangschulung ist die Vermittlung des Gleichgewichtes und damit der Sicherheit des Patienten beim Gehen. Dies kann in der Klinik auf der Weichbodenmatte oder auf dem Schaukelbrett mit Unterstützung durch Gehbarren und/oder Therapeuten, im Freien im Gehparcours erfolgen. In der Spätphase bei erreichter Vollbelastung erhalten dann leistungsorientierende Maßnahmen zunehmend einen therapeutischen Stellenwert. Beim jüngeren Patienten kann ein Stabilitätstraining mittels Inline-Skater (offener Schuh im Einbeinstand im Gehbarren und Propriomed) Zugang in eine Behandlungsstrategie finden.

Die physikalischen Anwendungen sind eine wichtige Begleittherapie zur Krankengymnastik.

Wegen der Lymphabflussstörungen sollte anfänglich täglich eine manuelle Lymphdrainage appliziert werden. Thermotherapie (milde Kälte oder milde Wärme), niederfrequente Elektrotherapie (diadynamisch, Ultrareizstrom) und Ultraschall, Kohlensäurebäder bei Durchblutungsstörungen, Muskelstimulation bei neurologischen Defiziten zeigen einen kleinen Teil der großen Palette physikalischer Therapiemöglichkeiten.

Es ist selbstverständlich, dass parallel in allen Behandlungsphasen ein angepasstes, im Verlauf aufbauendes Koordinations- und Krafttraining mit medikomechanischen Geräten begleitend zum Einsatz kommen.

Zur Kräftigung der oberen Extremitäten wie auch der Rückenmuskulatur können beispielsweise Zugapparat, Pull down, Dips und Rudergerät entsprechend verwendet werden. Die unteren Extremitäten können über die reziproke Kräftigung bei Teilbelastung der betroffenen Extremität mit der Beinpresse trainiert werden.

Ergotherapie

Die Ziele der ergotherapeutischen Behandlung sind zum großen Teil kongruent mit denen der Physiotherapie.
- Koordination,
- Schmerzreduktion,
- Muskelkräftigung,
- Gelenkmobilisation.

Ein Schwerpunkt liegt im Wiedererlangen physiologischer Bewegungsmuster. Der erste Schritt ist eine Wahrnehmungsschulung. Durch die Mobilisationstechnik nach Spiraldynamik wird die Beweglichkeit angebahnt und die natürliche dreidimensionale Verschraubung des Fußes für

4.3 · Rehabilitation der Sprunggelenke und des Fußes

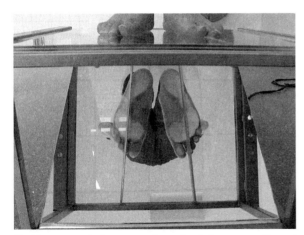

Abb. 4-12. Pedoskop: Darstellung des Belastungsprofils und der Krafteinleitung auf das Fußgewölbe

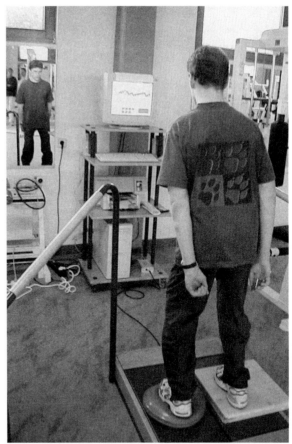

Abb. 4-13. Balancegerät: Dient der Eigen-/Verlaufskontrolle und Schulung des Patienten in Abhängigkeit von der Belastung

die Patienten erlebbar gemacht. Therapiegeräte wie Kreisel, Kippbrett, Wobbler (Abb. 4-14) und das Minitrampolin geben Input auf Gelenkkapsel und alle umliegenden Strukturen, verbessern die Beweglichkeit und fördern die Kraft und die Stabilität des Fußes. Abrollübungen lassen sich sehr gut auf dem Airex-Kissen sowie dem Ballkissen durchführen.

Die Sandbox, eine Wärmeanwendung, hat eine durchblutungsfördernde Wirkung, die positiv die Beweglichkeit beeinflusst. Beide Medien dienen auch als Sensibilitätstraining bei Nervenläsionen. Das Sensibilitätstraining wie auch das Propriozeptionstraining durch die Behandlung nach Perfetti sollen die Eigenwahrnehmung fördern. Eine Verbesserung der Bewegungsfunktion und der Koordination wird somit erzielt und prophylaktisch pathologischen Haltungs- und Bewegungsmustern vorgebeugt.

Dies alles bildet die Basis für eine Eingliederung in alle alltags- und berufsspezifischen Tätigkeiten. In der Therapie wird der Patient zum Eigentraining angeleitet, denn nur eine konsequente, regelmäßige Therapie bringt den erwünschten Erfolg. Durch die enge Verzahnung von Physiotherapie und Ergotherapie in der Behandlungsstrategie ist ein ständiger Informationsfluss und Kooperation notwendig.

Orthopädieschuhtechnik

Die adäquate Orthesen-/Hilfsmittelversorgung in der Frühphase der Nachbehandlung führt zu einer schnelleren Rehabilitation. Bei den Fersenbeinfrakturen hat sich deshalb der Einsatz einer Fersenentlastungsorthese, z. B. der Orthese nach Settler, bewährt. Es besteht die Möglichkeit, die eingeschränkte Funktionsfähigkeit des Fußes über Schuhzurichtung mit Ausgleich der Gegenseite, z. B. »Ausgleichsrolle«, oder mittels orthopädischem Schuh zu versorgen. Die Wahl des Verfahrens hängt von der jeweiligen Schwere der Verletzung und der daraus resultierenden Beeinträchtigung ab.

Die orthopädietechnische Versorgung muss, soweit möglich, die beeinträchtigte Funktion des Gelenkes ausgleichen, und ihr Ziel ist, die Belastung möglichst wieder auf die gesamte Fußsohle zu übertragen.

Häufig kommt es nach Traumata zu Arthrosen in den Gelenken bzw. es ist bei schweren ossären Verletzungen eine Arthrodese notwendig. Für das obere Sprunggelenk wird bei eingetretener Gelenkarthrose folgende Versorgung vorgeschlagen:
Abrollschuh mit
- Pufferabsatz,
- Mittelfußrolle (**Cave:** Gleichgewichtsstörungen!),
- Stegabsatz.

Bei schweren Arthrosen und nach Versteifungen ist die Versorgung mit einem Arthrodesenstiefel notwendig mit deutlicher Überknöchelhöhe und Hinterkappenversteifung

Bei der Arthrodese der Fußwurzelgelenke reicht oft die zurückgesetzte Mittelfußrolle aus, die Versteifung der Zehengelenke bedarf wegen der Verlängerung des vorderen Fußhebels einer Ballenrollenversorgung.

Die häufigen Fersenbeinfrakturen führen meist zu einem traumatischen Plattfuß mit Höheverlust und Fer-

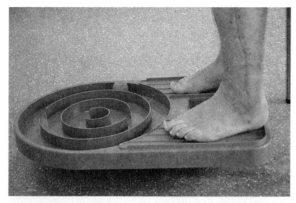

◘ Abb. 4-14. Wobbler: Koordination und Balancetraining

senverbreiterung, ggf. auch mit Exostosen und mit einer frühzeitigen Arthrose des unteren Sprunggelenkes. Er muss schuhtechnisch mit einer am Fersenbalkon abstützenden, schalenförmigen Ausgleichsbettung inkl. Höhenausgleich und ggf. Hinterkappenpolsterung versorgt werden, um die biomechanischen Gesetzmäßigkeiten zu rekonstruieren. In eine solche Versorgung müssen daüber hinaus Pufferabsatz, Mittelfußrolle, Stegabsatz sowie Sohlen- und Laschenversteifung integriert sein.

Bei der Wahl der Materialien ist immer auf die Biokompatibilität zu achten und eine Entlastung und Weichbettung der druckempfindlichen Stellen (Narben, Schwielen usw.) anzustreben.

Psychotherapie

Aufgabe des Therapeuten ist es, wie aller am Rehabilitationsprozess Beteiligten, rechtzeitig am Verhalten des betroffenen Patienten zu erkennen, wenn dieser die Fähigkeit verliert, die psychischen und physischen Leistungsanforderungen zu bewältigen. Nimmt er die Verletzung als unabdingbaren Schicksalsschlag – ohne Perspektive, nach oder während der Rehabilitation seine Lebensführung aktiv zu beeinflussen – wahr, ist dringend psychologischer Handlungsbedarf angezeigt. Bei Unfällen sieht man nicht selten, dass posttraumatische Belastungssyndrome (PTBS) nicht erkannt und/oder unbehandelt gravierende langfristige Folgen haben können. Die Patienten klagen über medizinisch nicht quantifizierbare Beschwerden, neigen zu Schonhaltungen und unphysiologischem Einsetzen der betroffenen Extremität, fühlen sich in ihrer Leistungsfähigkeit beeinträchtigt und sehen ihre Reintegration ins Berufsleben für verfrüht an. Etwaige Belastungserprobungen am Arbeitsplatz werden abgebrochen.

> **Cave**
>
> Bei der Anamneseerhebung ist ein ausführliches, offenes Gespräch über Unfallhergang, Unfallverarbeitung und Einschätzung der Traumafolgen durch den Patienten notwendig, um rechtzeitig ein posttraumatisches Belastungssyndrom (PTBS) zu erkennen. Hinzuziehung und eventuelle Behandlung durch einen Psychologen sind dann notwendig.

> **Fazit**
>
> - Fußverletzungen oder -korrekturen bei Fußfehlbildungen, operativ oder konservativ versorgt, bedürfen wegen der Komplexität einer spezifischen Rehabilitation, die sowohl ambulant als auch stationär durchgeführt werden kann.
> - Der Aufwand der Nachbehandlung ist proportional zum Schweregrad, das primäre Ziel ist die Wiederherstellung der sicheren Schwerkraftkontrolle im statischen Zustand, in der 2. Phase erfolgt die Mobilisation zur Harmonisierung der kinematischen Kette.
> - Es ist unabdingbar, dass das Behandlerteam – bestehend aus Arzt, Physiotherapeut, Ergotherapeut, Pfleger und evtl. Orthopädie(schuh)techniker, Psychologe und Sozialarbeiter – eine enge Vernetzung pflegt, um die Effizienz des Ergebnisses und Reintegration zu garantieren.

Literatur

Everbeck V (2002) Wertigkeit Bild gebender Verfahren bei Verletzungen des Fußes und des Knöchels und Akzeptanzmessung mit interaktiver Beteiligung von Tagungsteilnehmern. Trauma und Berufskrankheit, Bd IV, Supp 2. Springer, Berlin Heidelberg New York, S 172–174

Holz F (2000) Erfahrungen mit der Osteosynthese bei Fersenbeinfrakturen. Trauma und Berufskrankheit, Bd II, Supp 4. Springer, Berlin Heidelberg New York, S 442–447

Münch T (1999) Fersen-, Entlastungsorthese nach Dr. Settner/Münch. Orthop Tech 02/02 (Sonderdruck)

Münzenberg K-J (1998) Orthopädisches Schuhwerk. Steinkopff, Darmstadt

Pisani G (1998) Fußchirurgie. Thieme, Stuttgart, New York

Vogt K, Breitmann K, Pfeifer A (2002) Gangstellungen – Möglichkeiten bewegungsanalytisch gestützter Diagnostik und Therapie. Z Orthop 140: 467–561

4.4 Rehabilitation an Schulter- und Ellbogengelenk

J. Heisel, H.-J. Hesselschwerdt

4.4.1 Problemstellung

Grundlagen und Epidemiologie

Im Gegensatz zu den im täglichen Leben axial erheblich belasteten großen Körpergelenken der unteren Extremität spielen im Bereich des Schulter- und Ellbogengelenks degenerative Affektionen der Knorpelstrukturen (Arthrose) nur eine untergeordnete Rolle. Dem gegenüber neigt die Rotatorenmanschette der Schulter mit zunehmendem Lebensalter nicht selten aufgrund ihrer bradytrophen Stoffwechsellage zur Regression mit dann typischen subakromialen Reizzuständen und Beschwerdebildern. Neben der gesamten konservativen Therapie haben hier auch die gedeckten arthroskopischen und offenen Operationsverfahren zur Wiederherstellung einer schmerzfreien Funktionalität eine wesentliche Bedeutung.

Eine Mitbeteiligung der großen Gelenke der oberen Extremität im Rahmen von Erkrankungen des rheumatischen Formenkreises ist eher selten anzutreffen. Frakturen v. a. des Humeruskopfes, auch der humeralen Kondylärregion, sind typische knöcherne Verletzungen des betagten Menschen mit osteoporotischer Knochenstoffwechsellage: Bei schlechter Erfolgsaussicht einer Osteosynthese im Fall einer Trümmerfraktur wird heutzutage nicht selten die Indikation zum primären endoprothetischen Ersatz gestellt (in Deutschland im Jahr 2003 Implantation von insgesamt etwa 4.500 Schulterendoprothesen). In diesem Zusammenhang spielt die (anschließende) medizinische Rehabilitation unter stationären und/oder ambulanten Bedingungen mit ihren variationsreichen Behandlungsstrategien eine bedeutende Rolle.

Rehabilitationsfähigkeit und -ziele

Die individuelle *Rehabilitationsfähigkeit* des betroffenen Patienten wird – eine entzündungsfreie lokale Situation vorausgesetzt – im Wesentlichen durch seine internistischen und/oder neurologischen Begleiterkrankungen bestimmt; in Abhängigkeit vom Lebensalter, der häuslichen sozialen Situation und v. a. der Gesamtmobilität kommen eine ambulante Rehabilitation (AR), ein stationäres Heilverfahren (HV) oder eine stationäre Anschlussheilbehandlung (AHB) in Betracht. Gerade bei Affektionen im Bereich des Schultergelenks, v. a. bei älteren Menschen, ist die Dauer der Rehabilitation oft langwierig und daher kostenaufwändig (Heger et al. 2001).

Vor Beginn spezieller Behandlungsmaßnahmen ist mit dem betroffenen Patienten das jeweilige *Rehabilitationsziel* individuell und auch möglichst detailliert abzusprechen und abzustimmen, wobei realitätsbezogen erläutert werden muss, was im geplanten mehrwöchigen Zeitraum bei entsprechender aktiver Mitarbeit erreichbar ist und was nicht. Mitentscheidend sind hier zunächst die Informationen des vorbehandelnden Arztes zum Verlauf des Krankheitsprozesses, des Weiteren die aktuelle klinische Situation sowie, v. a. nach erst kurz zurückliegendem operativem Eingriff, auch der radiologische Befund (Übungsstabilität? Belastungsstabilität?).

In diesem Zusammenhang gelten als wesentliche Ziele:
- Reduktion des Schmerzbildes bis hin zur Schmerzfreiheit (auch unter Belastung),
- Rückgang eines (entzündlichen) Gelenkbinnenreizzustands,
- Verbesserung der aktiven/passiven Gelenkfunktion,
- Erlernen und Trainieren einer Ersatzfunktion (im Fall irreparabler Defizite),
- Verbesserung der Kraftentfaltung der gelenkumspannenden Muskulatur,
- Verbesserung der Belastbarkeit des betroffenen Arms im Alltag, Beruf und/oder Sport,
- Wiederherstellung bzw. (weitgehender) Erhalt der Selbstständigkeit im täglichen Leben (ADL),
- (weitgehende) Unabhängigkeit von Hilfspersonen und/oder Hilfsmitteln (Vermeidung von Pflegebedürftigkeit).

4.4.2 Therapie, Strategie und Nachsorge

Medikamentöse Maßnahmen

Im Fall eines subjektiv beeinträchtigenden lokalen Gelenkbinnenreizzustandes (aktivierte Arthrose, rheumatische Affektion, frühe postoperative Phase u. a.) steht die bekannte Palette der peripher wirkenden *nichtsteroidalen Antiphlogistika* (NSAR; ◘ Tabelle 4-2, S. 140), evtl. unter gleichzeitiger Gabe zentral oder peripher wirkenden *Analgetika* (◘ Tabelle 4-1, S. 139) sowie auch Externa zur Verfügung (Indikation und Kontraindikationen: ▶ Kap. 4.1).

Oral eingesetzte *Chondroprotektiva* (z. B. D-Glukosaminsulfat, Ademetionin) sowie die intraartikulär applizierten *Hyaluronsäurepräparate* spielen in der Rehabilitation von Erkrankungen des Schulter- und Ellbogengelenks nur selten eine wichtige Rolle.

Eine systemische *orale* Gabe von *Glukokortikoiden* (als kurzfristige Stoßbehandlung oder als längerfristige Dauermedikation) kommt, nach sorgfältiger Abwägung des Nutzen-Risiko-Verhältnisses, im Rahmen der Rehabilitation von Schulter- und Ellbogengelenkserkrankungen nur in seltenen Ausnahmefällen in Frage wie z. B. bei stark entzündlichen Verläufen rheumatischer Affektionen, die durch eine ausreichend dosierte nichtsteroidale Medikation nicht befriedigend eingestellt werden können, außerdem bei ausgeprägten subjektiven Schmerzbildern z. B. im Zuge einer hochgradigen Schultereinsteifung.

Eine *intraartikuläre* Applikation von *Kristallkortikoiden* ist in erster Linie bei ausgeprägten exsudativen synovialitischen Reizzuständen, aber auch im Fall einer aktivierten Arthrose mit akzentuiertem Beschwerdebild zu überlegen. Effektiv sind derartige Präparate (▶ Kap. 4.1) v. a. bei *subakromialen* Reizzuständen (Impingementsyndrom bei Rotatorenmanschettenarthropathie; Injektion evtl. unter sonographischer Kontrolle), Sehnenansatztendopathien (Proc. coracoideus, Tuberculum majus, lateraler bzw. medialer Humerusepicondylus u. a.), im Fall einer Bursitis subdeltoidea bzw. olecrani u. a.

Basistherapeutika wie Sulfasalazin, Leflunomid, Chloroquin (Antimalariamittel), Goldpräparate, D-Penicillamin sowie *Immunsuppressiva* wie Methotrexat, Ciclosporin A u. a. sind wesentliche Bausteine in der Langzeitbehandlung destruierend verlaufender Erkrankungen des rheumatischen Formenkreises. Die Einstellung des Patienten auf diese Präparate sowie die Überwachung im Hinblick auf das Auftreten nicht seltener Nebenwirkungen obliegt einem erfahrenen Rheumatologen; im Rahmen der Rehabilitation spielen diese Substanzen i. allg. keine wesentliche Rolle.

Eine systemische, breit abdeckende perioperative *Antibiotikaprophylaxe* (»one shot« oder über 24 h) ist nach Implantation einer Endoprothese zwingend geboten; eine postoperative medikamentöse *Ossifikationsprophylaxe* mit NSAR nach alloplastischem Ersatz – wie im Bereich des Hüftgelenks üblich – wird nach Eingriffen im Bereich der Schulter oder des Ellbogengelenks nur in speziellen Risikofällen (z. B. erheblich beeinträchtigte Mobilisation des Patienten) durchgeführt. Eine postoperative *Thromboembolieprophylaxe* (z. B. mit fraktionierten Heparinen) ist nur in Ausnahmefällen (z. B. im Fall einer nur unzureichenden Mobilisation des Patienten) notwendig.

Physikalische Maßnahmen
Der Einsatz lokal wirksamer physikalischer Behandlungsstrategien kommt in erster Linie bei periarthralgischen oder intraartikulären Reizzuständen in Betracht mit dem Ziel der Analgesie und Antiphlogese.

Eine lokale *Thermotherapie* (▶ Kap. 3.6) wird in der Regel bei chronisch entzündlichen Gelenkprozessen mit begleitenden Dysfunktionen der gelenkumspannenden Muskulatur empfohlen. Örtlich applizierte Kälte (*Kryotherapie* mit Eis, Gelbeuteln, Peloiden u. a.) führt über die resultierende Reduktion der Aktivität enzymatischer Gewebeprozesse, die Detonisierung der Muskulatur und die Herabsetzung der nervalen Aktivität zu einer effektiven Analgesie und Antiphlogese. Tägliche ein- bis mehrfache Anwendungen (über jeweils 10–15 min) sind v. a. bei posttraumatischen Reizzuständen und in der frühen postoperativen Phase (z. B. nach Akromioplastik, endoprothetischem Gelenkersatz, Osteosynthese) auch als einleitende Maßnahme vor Durchführung krankengymnastischer Übungen sinnvoll.

Maßnahmen der *Hydrotherapie*, evtl. mit gleichzeitigen mechanischen Reibungen oder Bürstungen, oder Güsse, spezielle Wannenbäder mit natürlichen oder externen Zusatzstoffen wie Salzen, Ölen, Pflanzenextrakten u. a. stellen ergänzende Behandlungsmaßnahmen dar (▶ Kap. 3.5).

Im Rahmen der Rehabilitation von Erkrankungen des Schulter- und Ellbogengelenks werden auch sehr häufig die unterschiedlichsten Behandlungsverfahren der *Elektrotherapie* eingesetzt (▶ Kap. 3.7). Hier gilt die allgemeine Regel: »Je akuter der Prozess, desto kürzer; je chronischer der Verlauf, desto länger die Einzelanwendung«.

Die *pulsierende Signaltherapie* (PST) wird in den letzten Jahren im Fall subjektiv beeinträchtigender, degenerativ bedingter Gelenkveränderungen als schmerzfreie Alternative zu einer Gelenkoperation propagiert; die Applikation von Gleichstromimpulsen zielt angeblich auf die Selbstheilungskräfte des Körpers ab und versucht, bei Vorliegen einer Arthrose körpereigene Prozesse zur Regeneration von Knorpelzellen anzuregen; die Effizienz ist bisher nicht eindeutig belegt. Indikationen und Kontraindikationen der Ultraschalltherapie sind detailliert in ▶ Kap. 3.7 und 4.1 dargestellt.

Die *Magnetfeldbehandlung* (extrem niederfrequente, gepulste Magnetfelder niedriger Intensität) wird als unterstützende Maßnahme zur Förderung der Knochenbruchheilung und Osteointegration zementfreier Alloplastiken eingesetzt (Effektivität umstritten!).

Nur bei sonstig therapierefraktären Reizzuständen kann als Methode der 2. Wahl eine *Röntgenreizbestrahlung* überlegt werden (z. B. im Fall einer chronischen tendinitischen oder kalzifizierenden Periarthropathie der Schulter bzw. einer hartnäckigen radialen oder ulnaren Humerusepicondylopathie), wenn die veränderte lokale Stoffwechsellage eine Erhöhung der Empfindlichkeit auf ionisierende Strahlen mit sich bringt. Als weitere Alternative kommt in diesen Fällen auch eine *Ultraschallzertrümmerung (Stoßwellentherapie; ESWT)* in Frage.

Die klassische *Massagebehandlung* ist am Schulter- und Ellbogengelenk bei schmerzhaften Verspannungen, Verkürzungen, Kontrakturen oder Verhärtungen des muskulären Schultergürtels, bei postoperativen Verklebungen des Kapselrezessus der Schulter sowie bei venösen oder lymphatischen (ödematösen) Umlaufstörungen im Bereich des Arms in der frühen postoperativen Phase indiziert. Die Behandlungsdauer sollte 3- bis 5-mal pro Woche 20–30 min betragen.

> **Cave**
>
> Als Kontraindikationen einer Massagebehandlung gelten: lokale entzündliche Prozesse, Thrombophlebitiden oder frische Thrombosen sowie eine dekompensierte Herzinsuffizienz.

4.4 · Rehabilitation an Schulter und Ellbogengelenk

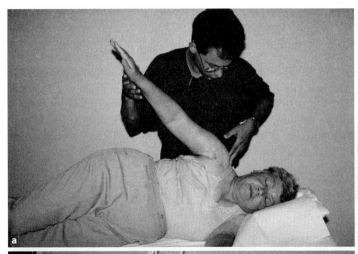

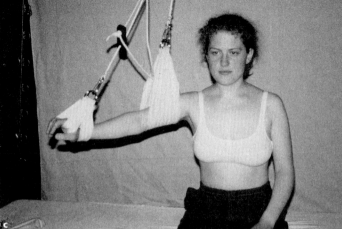

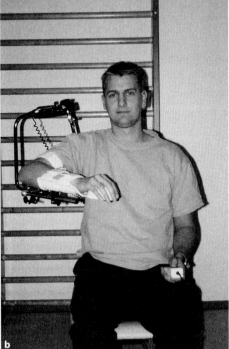

Abb. 4-15a–c. Krankengymnastische Behandlung des Schultergelenks. **a** Einzeltherapie mit passiv geführter Abduktion in Seitenlage; **b** passive Mobilisation im Sitzen auf der CPM-Schiene (frühe postoperative Phase); **c** Zweipunktaufhängung im Schlingentisch im Sitzen

Bewegungstherapeutische Maßnahmen

Durch schonungsbedingten Wegfall der funktionellen Bewegungs- und Dehnungsreize im Gefolge schmerzhafter entzündlicher peri- oder intraartikulärer Reizzustände sowie durch längere Zeit fortbestehende postoperative Schmerzbilder kommt es v. a. im Bereich des Schultergelenks nicht selten zu einer Schrumpfung der gelenkumgebenden Weichteilstrukturen. Betroffen sind hier ist in erster Linie der zur Adhäsion neigende kaudale Reserverezessus, im Bereich des Ellbogens die Strukturen der Ellenbeuge sowie der M. triceps brachii.

Zum Erhalt bzw. zur Wiederherstellung eines Höchstmaßes an funktioneller Leistungsfähigkeit des betroffenen Gelenks ist deshalb in nahezu allen Fällen eine gezielte *Bewegungstherapie* erforderlich. Intensität sowie Dosierung der einzelnen Übungsteile werden hier von der aktuellen Krankheitsaktivität, aber auch vom Ausmaß der gegebenen Funktionsbeeinträchtigung des betroffenen Gelenks bestimmt; weitgehende Schmerzfreiheit sowie ausreichende Erholungspausen sollten gewährleistet sein.

Eine möglichst kontinuierliche tägliche Behandlung, evtl. auch zusätzlich in Eigenregie, ist erstrebenswert.

Im akuten Stadium mit entsprechendem subjektivem Beschwerdebild kommen in erster Linie Übungen aus der funktionellen Bewegungslehre sowie assistive Übungen unter Abnahme der Eigenschwere in Frage, im späteren Verlauf bei Rückgang des Gelenkreizzustandes dann v. a. aktive isotonische (dynamische) Bewegungen, auch gegen manuellen Widerstand (statische oder isometrische Übungsteile), des Weiteren eine Kräftigung der antagonistischen Muskulatur. Im Rahmen der *Einzelbehandlung* ist ein individuelles Üben optimal praktikabel, auch die jeweilige Schmerzgrenze des Patienten kann besser berücksichtigt werden (**Abb. 4-15**).

Die krankengymnastische Mobilisation des *Schultergelenks* in der frühen postoperativen Phase beginnt mit Maßnahmen zur Pneumonieprophylaxe (frühes und regelmäßiges Sitzen an der Bettkante, Atemübungen, Vibrationsmassage); weiterhin Lockerung hypertoner Muskelgruppen durch mobilisierende Massage quer zu ihrem

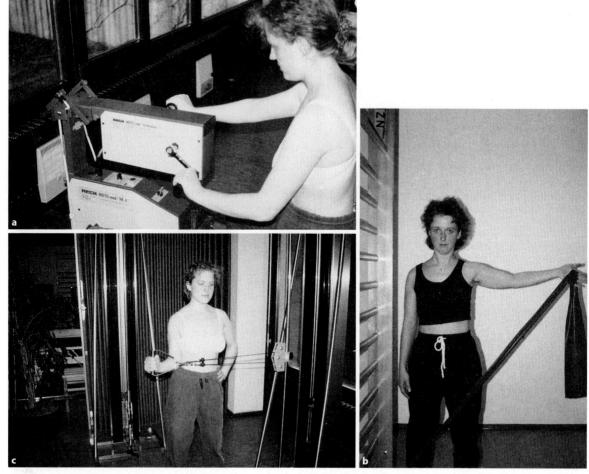

Abb. 4-16a–c. Medizinische Trainingstherapie (MTT). **a** Hand-Motomed-Training von Schulter und Ellbogen im Sitzen; **b** Abduktionstraining der Schulter im Stehen mit einem Theraband; **c** Außenrotationstraining der Schulter im Stehen am Rollenzug

Faserverlauf sowie vorsichtige, passiv geführte Flexion bis 90° ab dem Operationstag; es schließen sich einige Tage später isometrische Anspannungsübungen der gelenkumspannenden Muskulatur an (M. deltoideus; Mm. supra-, infraspinatus et subscapularis unter Berücksichtigung der Art des operativen Eingriffes).

In Abhängigkeit vom Zustand der Rotatorenmanschette folgt dann nach 3–7 Tagen eine schrittweise Steigerung des passiven/aktiv assistierten Übungsprogrammes (möglichst 1- bis 2-mal täglich für 10–20 min) mit widerlagernder Mobilisation aus der funktionellen Bewegungslehre (FBL), Skapulamobilisation aus der Seitlage; gleichzeitige Dehnungsübungen der betroffenen (meist hypertonen) Schultermuskulatur mit mobilisierenden Massagen, manueller Therapie (v. a. bei Weichteilverklebungen im Rezessusbereich und Sehnenansatzproblemen); muskuläre Kräftigung der Schulterblattstabilisatoren im Sinne von »shoulder shrugs« gegen Widerstand (Mm. trapezius, serratus anterior et rhomboidei), Deltamuskelkräftigung (z. B. mit unterschiedlichen Therabändern), PNF (Armpattern/Skapulapattern), Koordinationsübungen mit einem Ball.

Des Weiteren sollte täglich ein konsequentes eigenständiges Übungsprogramm durchgeführt werden, z. B. kreisende Bewegungen im Sinne von »Teig rühren« mit Armhaltung vor dem leicht anteklinierten Oberkörper – jede Stunde für 5 min). Eine Aufhängung im *Schlingentisch* (Sitzhaltung, Seit- oder Rückenlage; ◘ Abb. 4-15) kommt v. a. bei noch deutlich schmerzhafter Funktionsbeeinträchtigung in Betracht (dann möglichst täglich).

Bei übungsstabilem *Ellbogengelenk* stehen spezielle Einzelmaßnahmen für den M. triceps brachii sowie die Beugemuskulatur (v. a. die Mm. biceps brachii et brachialis) im Vordergrund.

Ein weiterer unverzichtbarer Bestandteil eines funktionellen Behandlungsprogramms im Fall einer Schulter(teil)einsteifung, auch in der frühen postoperativen Phase (nach Akromioplastik, Rekonstruktion der Rotatorenmanschette, Implantation einer Endoprothese u. a.) gilt die CPM (»continuous passive motion« nach Salter 1989) auf einer speziellen Motorschiene (◘ Abb. 4-15b) zur ausschließlich passiv geführten Gelenkmobilisation im vorab definierten Bewegungsausmaß (1- bis 2-mal täglich

4.4 · Rehabilitation an Schulter und Ellbogengelenk

Tabelle 4-15. Besonderheiten in der Rehabilitation nach Schulter-TEP

	Zeitpunkt
Postoperative Rückenlagerung (in Abduktionsschiene)	bis zur 2.–4. Woche
Liegen auf der operierten Seite	ab der 5.–6. Woche
Limitierung der aktiven Abduktion und Elevation (abhängig vom Ausmaß der Rekonstruktion der Rotatorenmanschetten und von einer Osteosynthese der Tuberkula)	bis zur 2.–6. Woche
Auto fahren	ab der 8.–12. Woche
Sexualität	abhängig von der Körperposition ab der 2.–6. Woche

über 15–20 min) bis zur bzw. bis knapp über die aktuelle Schmerzgrenze.

Ziele dieser Maßnahmen sind die dosierte, schrittweise Dehnung der Schultergelenkskapsel und der gelenkumspannenden Muskulatur sowie die Verbesserung der Gleiteigenschaften der periartikulären Gewebeschichten und Verbesserung der Knorpeltrophik (Salter 1989). Als Steigerung der CPM-Mobilisation gelten aktive Übungen am Hand-Motomed (◘ Abb. 4-16a) und am Helparm.

Eine ergänzende krankengymnastische *Gruppentherapie* ist aufgrund der meist gegebenen erheblichen interindividuellen Unterschiede im subjektiven Beschwerdebild, im Funktionsspiel und der aktuell möglichen Belastbarkeit des betroffenen Gelenks nur sehr eingeschränkt möglich.

Im Rahmen der *Endoprothesenschule* (Jerosch u. Heisel 1996; ◘ Tabelle 4-15) sollte der Patient durch theoretische Vorträge und praktische Demonstrationen auf den besonderen Umgang mit dem Kunstgelenk und seine Belastbarkeit im täglichen Alltags- und evtl. Berufsleben informiert werden.

Das krankengymnastische *Bewegungsbad* (z. B. im Thermalbad) ist bei Schulteraffektionen ein wesentlicher Eckpfeiler der Rehabilitation, in erster Linie in der frühen postoperativen Phase. Eine Wassertemperatur von etwa 34–36°C wirkt muskulär detonisierend und hilft, bestehende Kontrakturen abzubauen. Spezielle Übungen unter Abnahme der Eigenschwere des Armes fördern die Mobilisation und Koordination, v. a. aber die Ausdauer und die Kraftentfaltung der geschwächten oder durch einen operativen Eingriff vorübergehend geschädigten gelenkumspannenden Muskulatur.

Die *Einzelbehandlung* (möglichst täglich) erfolgt vorzugsweise in Rückenlage (überwiegend mit passiven Mobilisationsübungen durch den Therapeuten) oder im Stehen (dann auch mit Einsatz spezieller »erschwerender« Hilfsmittel wie Bällen, Schwimmbrettern, Paddles, Stäben u. a., die gegen den Wasserwiderstand bewegt werden müssen). Eine *Gruppentherapie* erscheint – ebenso wie bei den Behandlungsmaßnahmen an Land – aufgrund der oft erheblich differierenden interindividuellen Befundkonstellationen nur bedingt sinnvoll. Von zusätzlichen *Unterwasser-* bzw. *Druckstrahlmassagen* ist bei diesem Patientengut aufgrund möglicher Irritationen der operierten Weichteile abzuraten.

Die generelle Kontraindikationen sind in ▶ Kap. 3.5 zusammengestellt.

Wesentliches Element der Rehabilitation bei Funktionsstörungen des Schultergelenks, teilweise auch des Ellbogengelenks – v. a. in der postoperativen Nachsorge – ist die *medizinische Trainingstherapie (MTT)* bzw. die sog. *gerätegestützte Physiotherapie*. Das Übungsprogramm beinhaltet ausschließlich aktive Einheiten, die über die Bewegungsbahn, den Widerstand und auch die Repetition (15–20 Wiederholungen des Bewegungsablaufs, möglichst unter Spiegelkontrolle) mit wechselweiser Beanspruchung unterschiedlicher Muskelgruppen im Atemrhythmus selektiv modifiziert werden. Der jeweilige Widerstand richtet sich nach den individuellen Gegebenheiten des Patienten (Konstitution, Trainingszustand, postoperativer Zeitraum). Ein Üben mit reduziertem Gewicht ist hierbei wichtiger als ein spezielles Training der Kraftausdauer, insbesondere, weil so eine höhere Anzahl an Einzelwiederholungen erfolgen kann als mit größeren Gewichten.

Im Fall einer *degenerativ bedingten Gelenkstörung* sind zu Beginn des Trainingsprogramms Kraftleistungsbereiche von 20–30% sinnvoll, was in etwa 30 bis allenfalls 40 möglichen Übungswiederholungen mit niedrigen Gewichten entspricht, ohne dass dabei eine nennenswerte muskuläre Ermüdung auftritt. Ein *Präventionstraining* liegt demgegenüber bei etwa 60–70% muskulärer Kraftanstrengung.

> **Bestandteile der Medizinischen Trainingstherapie**
> - Gelenktraining (sowohl Automobilisation als auch Autostabilisation)
> - Muskeltraining zur Verbesserung von Kraft und Ausdauer
> - Koordinationstraining
> - Prophylaxe der Alltagsbewegungen

Über die *Einzelbehandlung* erlernt der Patient zunächst einfache selektive Funktionsabläufe (für das Schultergelenk: Retroversion, Abduktion, Adduktion, Innenrotation; für das Ellbogengelenk: Flexion, Extension; ◘ Abb. 4-16), um diese dann zu komplexen Bewegungsmustern zusammenzusetzen. Er bleibt so lange in physiotherapeutischer Einzelbetreuung, bis er sich koordinativ weitgehend selbstständig kontrollieren kann. Motivationssteigernd mit ständig neu angepasstem Trainingsprogramm ist das anschließende *Gruppentraining*, welches möglichst täglich, zumindest aber 3-mal wöchentlich jeweils über 30–60 min und insgesamt über mehrere Monate stattfinden sollte, um neu erlernte Bewegungsmuster bestmöglichst zu automatisieren.

Körperpositionen: Rückenlage, Sitz, Stand.

Apparative technische Ausstattung: Rollenzüge, Trainingstische, Mobilisationsbank, Sprossenwand, Hanteln, Expander, Therabänder, Skateboards u. a.

Kontraindikationen: lokale entzündliche Prozesse, virale oder bakterielle Allgemeininfektionen, dekompensierte Herzinsuffizienz, medikamentös unzureichend eingestellte Hypertonie u. ä.

Als Steigerung der medizinischen Trainingstherapie bleibt für das Spätstadium der Rehabilitation nach Abklingen jeglicher Gelenkbinnenreizzustände das *isokinetische Training* zu erwähnen. Vordringliches Behandlungsziel ist dabei die weitere gezielte Kräftigung der Schulter- und Oberarmmuskulatur. Die individuellen Kraftvorgaben des Patienten determinieren hier den jeweiligen Übungswiderstand, der computergesteuert apparativ (z. B. am Cybex) vorgegeben wird.

Letztendlich ist auch der *therapeutische Sport* wesentlicher integrativer Bestandteil eines konservativen Rehabilitationsprogramms bei Gelenkerkrankungen der oberen Extremitäten. Er steht meist erst am Ende des funktionellen Trainings, wobei, neben dem Erhalt einer beschwerdefreien (Rest)gelenkfunktion sowie der muskulären Kraftentfaltung, v. a. auf die Verbesserung der koordinativen Leistungsfähigkeit (Schulung einer möglichst optimalen Körperbeherrschung) abgezielt wird. Eventuell bestehende Behinderungen werden so leichter überwunden (Bedeutungsreduktion). Der psychische Einfluss durch das Gruppenerlebnis sowie die Bewusstmachung

> **Wichtige Grundregeln der medizinischen Trainingstherapie (MTT)**
> - Kurze Aufwärmphase (5–10 min) zur Aktivierung des Herz-Kreislauf-Systemes (Puls von 100–110/min).
> - Kurzes Stretchingprogramm der zu trainierenden Muskulatur.
> - Zunächst Behandlung des betroffenen Gelenks, dann erst der bewegenden Muskulatur.
> - Zunächst Dehnung verkürzter Muskelgruppen, dann erst Kräftigungsübungen für geschwächte Anteile.
> - Alle Übungen im Atemrhythmus durchführen, Pressatmung vermeiden (bei Kraftanstrengung: Ausatmung; bei Entlastung: Einatmung).
> - Übungen langsam ausführen ohne Schwung (kein »Anlauf«).
> - Alle Übungseinheiten sollten immer weitgehend schmerzfrei sein, anfänglich leichte muskuläre Beschwerden ausgenommen.
> - Zunächst einfache selektive Funktionsabläufe in nur einer Raumebene trainieren, dann erst komplexere (zusammengesetzte) Bewegungsmuster.
> - Vermeiden von Ausweichbewegungen (meist technische Fehler bei zu hohem Übungsgewicht).
> - Kein plötzliches Abbrechen des Übungsprogramms, sondern abschließende Lockerung mit muskelentspannenden Dehnungsübungen oder passiven Maßnahmen.

der individuellen Belastbarkeit darf nicht unterschätzt werden.

Sowohl im Fall einer degenerativen Gelenkerkrankung als auch nach operativen Eingriffen im Bereich der Rotatorenmanschette oder nach endoprothetischem Gelenkersatz sollte der Sportmediziner dem betroffenen Patienten die einzelnen Bewegungsprogramme individuell und detailliert vorgeben, evtl. mit Anpassung bzw. Modifikation gewisser Sportarten an bereits bestehende Behinderungen (unterschiedliche Belastungsstufen). In den meisten Fällen sind zumindest am Anfang Bewegungsabläufe mit hohen kinetischen (dynamischen) Kraftspitzen zu vermeiden; die muskulären Schutzmechanismen des betroffenen Gelenks dürfen nicht überfordert werden.

Ergotherapie

Ergotherapeutische Behandlungsstrategien sind v. a. bei schweren Störungen des Schulter-, aber auch des Ellbogengelenks unverzichtbarer Bestandteil einer optimierten Rehabilitation. Im Allgemeinen beinhalten die *Einzel-* und *Gruppenbehandlungen* in erster Linie eine funktionelle und ablenkende Selbstbeschäftigung mit integrierter individueller *Bewegungstherapie* durch immer wiederkeh-

4.4 · Rehabilitation an Schulter und Ellbogengelenk

Sport nach endoprothetischem Schulter- bzw. Ellbogengelenkersatz

- Empfohlene Sportarten
  - modifiziertes (Rücken)schwimmen
  - Gymnastik
  - Reiten
  - Wandern, Walking, Jogging, Leichtathletik: Laufsportarten
- Tolerierte Sportarten (evtl. mit Regelmodifikationen)
  - Golf
  - Bogenschießen
  - Schlittschuhlaufen
  - Radfahren
- Bedenkliche Sportarten
  - Kegeln, Bowling
  - Leichtathletik: Wurf- und Stoßdisziplinen, Sprungdisziplinen
  - Ballrückschlagsport (Tischtennis, Tennis, Badminton, Squash)
  - Mannschaftsballsportarten (v. a. Hand-, Basket-, Faust-, Volleyball)
  - Kraftsportarten (z. B. Gewichtheben)
  - Kampfsportarten (v. a. mit direktem Körperkontakt wie Boxen, Ringen, Judo u. a.; Fechten)
  - Geräteturnen
  - Alpinskilauf, Skilanglauf (mit Stockeinsatz), Rodeln, Eishockey, Curling, Eisstockschießen
  - Rudern, Kanusport, Segeln, Wasserski

rendes Üben wichtiger Gelenk- und Muskelfunktionen im Rahmen handwerklicher Tätigkeiten, wobei die Tätigkeit selbst als auch die verwendeten Geräte und Materialien der vorliegenden Funktionsstörung individuell angepasst sein müssen.

Vorrangige Behandlungsziele

- Wiedergewinnung bzw. Erhalt der Gelenkfunktion
- Muskuläre Kräftigung der gelenkbewegenden Muskulatur
- Prophylaktischer Gelenkschutz (Bewegungsökonomie) durch Erlernen von Ausweich- und Kompensationsbewegungen
- Soziale und berufliche Wiedereingliederung durch Trainieren wesentlicher Bewegungsabläufe
- Psychologische Ablenkung von Krankheit und funktioneller Behinderung

Typische handwerkliche Behandlungsstategien sind:
- *Schultergelenk:* Holzarbeiten (Sägen, Hobeln), Linoldruck, Flechten, Weben (Bett- bzw. Flachwebstuhl),

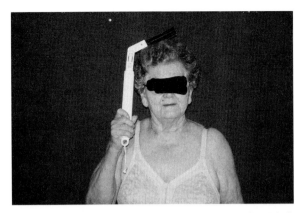

Abb. 4-17. Hilfsmittelversorgung der Ergotherapie bei Schulter- und Ellbogenaffektionen: ergonomischer Fön bei eingeschränkter Funktion

- *Ellbogengelenk:* leichtere Holzarbeiten (Sägen), Flechten, Teppichknüpfen, Weben, Töpfern, Schrauben hereindrehen.

Als relative *Kontraindikation* sind lediglich akut entzündliche lokale Prozesse mit hierdurch verursachten Schmerzbildern zu werten.

Wesentlicher Bestandteil der Ergotherapie v. a. in der Phase der frühen postakzidentellen und postoperativen Rehabilitation ist weiterhin das (Wieder)erlangen von Selbstständigkeit und damit die Unabhängigkeit von fremder Hilfe. Hierzu zählt das *Selbsthilfetraining* (als Einzeltherapie oder in einer kleinen Gruppe; Helparm-Training; vorzugsweise morgens) der ADL (»activities of daily life«) wie An- und Auskleiden, Essenszubereitung und -einnahme, Körperhygiene, Mobilität u. a.

In die Ergotherapie integriert ist im Fall vorübergehender oder bleibender Defizite zur Erleichterung der Alltagsaktivitäten die individuelle häusliche und berufliche *Hilfsmittelversorgung* und *Umgebungsgestaltung*:

- *Toilette* und *Bad*: stabile Haltegriffe, Badewannensitz, Duschhocker, Badebürsten mit gebogenem Stiel, Spezialkamm, langstieliger Fön (**Abb. 4-17**) u. a.,
- *An- und Auskleiden*: Schuh- und Strumpfanziehhilfe, Greifzange u. a.,
- *Haushalt*: Spezialansatzstücke für Wasserhähne, spezielle Kehrschaufeln und Handfeger; evtl. Neuordnung der häuslichen Verhältnisse mit Regalen auf Augenhöhe (Vermeidung einer Deponierung von Haushaltsgeräten auf Überkopfniveau),
- *Essen*: ergonomisches Spezialbesteck, z. B. Fuchsschwanzmesser u. a.,
- *Arbeitsplatz*: Beachtung der optimalen Sitz- und Tischhöhe; Stehpult.

Psychologische Mitbetreuung

Vor allem bei Patienten mit chronifiziertem Schmerzbild mit möglicher psychovegetativer Überlagerung

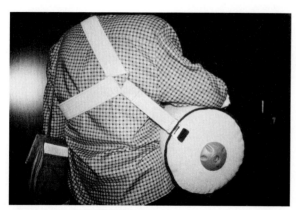

Abb. 4-18. Briefträgerkissen mit Gewährleistung einer leichten Anteversions- und Abduktionshaltung des operierten Schultergelenks

bzw. bei diskrepantem subjektivem Beschwerdebild und objektivem Befund mit Verdacht auf Schmerzverarbeitungsstörung ist im Rahmen der Rehabilitation eine begleitende psychologische Mitbehandlung mit speziellem *Entspannungstraining* (progressive Muskelrelaxation nach Jacobsson, autogenes Training) als Gruppentherapie sinnvoll. Außerdem ist die Teilnahme an *Schmerzverarbeitungsprogrammen* bis hin zum *psychotherapeutischen Einzelgespräch* möglich (Theil et al. 1999). In diesen Fällen ist oft eine längerfristige konsequente Führung des Patienten, auch über die Dauer einer mehrwöchigen stationären und/oder ambulanten Rehabilitation hinaus, in die Wege zu leiten.

Orthetische Versorgung

Eine temporäre Ruhigstellung im *schulterfixierenden* Desault- oder Gilchrist-Verband ist in aller Regel nur bei hochschmerzhaften posttraumatischen Zustandsbildern (konservative Behandlung von Humeruskopffrakturen, frühe postoperative Phase nach Osteosynthese, Rekonstruktion der Rotatorenmanschette oder nach endoprothetischem Gelenkersatz u. a.) sinnvoll; zur Vermeidung einer Verklebung des kaudalen Kapselrezessus sollte bereits frühzeitig (2.–4. Tag) ein (weicher, gut gepolsterter) Abduktionsbrace oder zumindest ein Briefträgerkissen (Abb. 4-18) zum Einsatz kommen. Eine dauerhafte orthetische Versorgung aufgrund einer möglicherweise fortbestehenden Instabilität des Gelenks (Abb. 4-19) wird i. allg. nur selten erforderlich.

Im Bereich des *Ellbogengelenks* ist nur in der frühen Phase nach Osteosynthese oder Endoprothesenimplantation eine temporäre Immobilisation im Oberarmschienenverband zu überlegen. Im Fall einer chronischen Humerusepikondylitis haben sich wenig auftragende Spezialbandagen (sog. Epikondylitisspange) bewährt, die den Ursprung der Handgelenksextensoren bzw. -flexoren effizient entlasten.

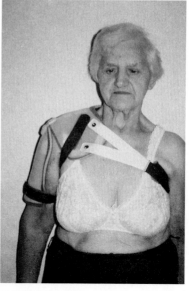

Abb. 4-19. Teilimmobilisierende Schulterorthese rechts bei persistierender Instabilität nach TEP

Qualitätssicherung und Ergebnisse

Der *Barthel-Index* (0–100 Punkte) dokumentiert die Pflegeaufwändigkeit des betroffenen Patienten zu Beginn, im Verlauf sowie zum Ende der stationären Rehabilitation.

Zur detaillierten standardisierten Erfassung der subjektiven und objektiv-funktionellen Rehabilitationsergebnisse nach operativen Eingriffen im Bereich des Schultergelenks wird in erster Linie der *Constant-Score* (Constant u. Murley 1987), seltener der *Score der Gesellschaft amerikanischer Schulter- und Ellbogenchirurgen* (Barrett et al. 1987) oder der *Swanson-Score* (Swanson et al. 1989) herangezogen.

Im Hinblick auf eine wissenschaftlichen Bewertung der Langzeitergebnisse nach Implantation einer Schulter- oder Ellbogengelenks-TEP wird eine Weitergabe der jeweiligen Befunde an das *deutsche Endoprothesenregister* nahe gelegt.

Nachsorge

Integrativer Bestandteil einer beruflichen und medizinischen Rehabilitation ist die *Rehabilitationsberatung* durch den Sozialdienstmitarbeiter, der zu Fragen der Reintegration in das Erwerbsleben (stufenweiser Einstieg, innerbetriebliche Umsetzung, Umschulung) sowie zu einer möglicherweise bleibenden Schwerbehinderung (Versorgungsamt) berät. Auch bei deutlicher vorübergehender oder bleibender Beeinträchtigung im Alltag ist die Abklärung der häuslichen Versorgung (evtl. Erleichterung durch temporären Mittagstisch, Haushaltshilfe, Pflegestation; im Ausnahmefall auch Einleitung häuslicher Umbaumaßnahmen u. a.) in die Wege zu leiten; in Einzelfällen ist bei verstärkter Hilfsbedürftigkeit eine Kurzzeitpflege oder gar eine Heimunterbringung zu erwägen.

Die weitere ambulante Betreuung nach Abschluss der Rehabilitation (z. B. ab der 8.–12. Woche nach einem operativen Eingriff) obliegt i. allg. dem niedergelassenen Haus- und/oder Facharzt. Zum bestmöglichen Erhalt der wichtigen muskulären Gelenkführung und -stabilität sollte ein möglichst regelmäßiges und v. a. gleichmäßiges funktionelles Training erfolgen mit Vermeidung kinetischer Kraftspitzen im Sinne der *MTT* bzw. des *therapeutischen Sportes* (Eigenregie, spezielle Gruppen, Physiotherapiezentrum) etwa 1- bis 2-mal/Woche über 30–60 min.

Nach einem endoprothetischen Gelenkersatz sind auch im Fall subjektiver Beschwerdefreiheit jährliche standardisierte klinische und radiologische Kontrolluntersuchungen mit sorgfältiger Dokumentation der Befunde im *Endoprothesenpass* anzuraten.

Fazit

- Bei der medizinischen Rehabiltation des Schulter- bzw. Ellbogengelenks handelt es sich in aller Regel um eine rein konservative Behandlungsmaßnahme oder um eine postoperative Anschlussheilbehandlung nach orthopädischer oder unfallchirurgischer Vorbehandlung.
- Als Hauptindikationen für die Durchführung rehabilitativer Maßnahmen sind folgende degenerativ-entzündlichen bzw. traumalogischen Veränderungen anzusehen:
    - degenerativer Aufbrauch des Schulterhauptgelenks (Arthrose) oder der Rotatorenmanschette, v. a. im mittleren und späten Stadium mit rezidivierenden/persistierenden Beschwerdebildern und Funktionseinschränkung (meist als Heilverfahren),
    - entzündlich-rheumatische Gelenkaffektionen, Zustand nach (evtl. arthroskopisch erfolgter) Synovektomie (HV, AHB),
    - schmerzhafte Schulter(teil)einsteifung,
    - posttraumatische Zustandsbilder, z. B. konservativ oder operativ behandelte subkapitale Humerusschaft- sowie perkondyläre Humerus- und Olekranonfrakturen (meist als AHB),
    - Zustandsbilder nach subkapitalen Humerusschaftkorrekturosteotomien in der frühen postoperativen Phase (meist als ambulante Maßnahme),
    - Zustandsbilder nach operativer gelenkerhaltender Ausräumung einer Humeruskopfnekrose (als AHB),
    - nach arthroskopischer oder offener Akromioplastik, evtl. mit Rekonstruktion der Rotatorenmanschette (als AHB),
    - nach operativ-stabilisierendem Eingriff bei habitueller Luxationsneigung des Schultergelenks (als AHB),
    - nach endoprothetischem Ersatz des Schulter- bzw. des Ellbogengelenks in der frühen postoperativen Phase mit noch bestehenden lokalen Reizzuständen sowie muskulären und/oder funktionellen Defiziten (meist als AHB).
- Neben den unmittelbaren artikulären Störungen und Erkrankungen zeichnet sich die Schulterregion nicht selten durch eine zervikal bedingte Belastungs- und Funktionseinschränkung mit vergleichbarer subjektiv beschriebener Symptomatik aus oder kann durch eine solche noch überlagert werden.
- Am Ellbogengelenk können sich hier lokalisierte Verletzungen bzw. Erkrankungen desselben im Sinne von Mitbeteiligungen des benachbarten Radioulnargelenks negativ auswirken. Eine dadurch auftretende Funktionseinschränkung von Pronation und Supination kann mitunter eine ausgeprägte Minderung der manuellen Leistungsfähigkeit der Hand, insbesondere im Fall der Gebrauchshand, nach sich ziehen.

Literatur

Barrett WP, Franklin JL, Jackins SE et al. (1987) Total shoulder arthroplasty. J Bone Jt Surg 69-A: 865

Constant CR, Murley AHG (1987) A clinical method of functional assessment of the shoulder. Clin Orthop 214: 160

Cotta H, Heipertz W, Hüter-Becker A, Rompe G (Hrsg) (1986) Krankengymnastik, Bd 3. Thieme, Stuttgart

Debrunner AM (2002) Orthopädie – Orthopädische Chirurgie, 4. Aufl. Huber, Bern Göttingen Toronto Seattle

Delbrück H, Haupt E (Hrsg) (1996) Rehabilitationsmedizin. Urban & Schwarzenberg, München Wien Baltimore

Dirschauer A, Dirschauer U, Hohenhöfel J (1986) Physikalische Therapie in Klinik und Praxis, 4. Aufl. Kohlhammer, Stuttgart

Drabiniok T, Bork H, TheilJ, Heisel J (1997) Möglichkeiten und Grenzen der ambulanten Rehabilitation – Erste klinische Ergebnisse. Orth Prax 33: 718

Drexel H, Hildebrandt G, Schlegel KF, Weimann G (1993) Physikalische Medizin, Bd 4, 2. Aufl. Hippokrates, Stuttgart

Finkbeiner GF (1992) Rehabilitation von Erkrankungen und Behinderungen der Haltungs- und Bewegungsorgane. BV Orthopädie 23

Frisch H (1995) Programmierte Untersuchung des Bewegungsapparates, 6. Aufl. Springer, Berlin Heidelberg New York

Frisch H (2003) Programmierte Therapie am Bewegungsapparat. Chirotherapie – Osteopathie – Physiotherapie, 4. Aufl. Springer, Berlin Heidelberg New York

Gersh MR (ed) (1992) Electrotherapy in rehabilitation. Davies, Philadelphia

Gillert O, Rulffs W (1995) Hydrotherapie und Balneotherapie, 12. Aufl. Pflaum, München

Gillert O, Rulffs W, Boegelein K (1995) Elektrotherapie, 3. Aufl. Pflaum, München

Günther R, Jantsch H (1986) Physikalische Medizin, 2. Aufl. Springer, Berlin Heidelberg New York

Haarer-Becker R, Schoer D (1998) Physiotherapie in Orthopädie und Traumatologie, 2. Aufl. Thieme, Stuttgart

Heger R, Theil J, Heisel J (2001) Differenzierte Behandlungsstrategien im Rahmen der stationären Anschlussheilbehandlung nach Schultereingriffen. Orth Prax 37: 777
Heisel J (1992) Entzündliche Gelenkerkrankungen. Bücherei des Orthopäden, Bd 58 Enke, Stuttgart
Heisel J, Jerosch J (2003) Richtlinien für die Nachbehandlung nach endoprothetischem Schultergelenksersatz. In: Jerosch J, Heisel J, Imhoff A (Hrsg) Fortbildung Orthopädie – Traumatologie, Bd 8. Steinkopff, Darmstadt, S 108ff.
Hipp EG, Plötz W, Thiemel G (Hrsg) (2003) Orthopädie und Traumatologie. Thieme, Stuttgart New York
Hoffmann J, Heisel J (2001) Die Medizinische Trainingstherapie als Baustein der Endoprothesenschule. Orth Prax 37: 243
Hüter-Becker A, Schewe H, Heipertz W (Hrsg) (1997) Physiotherapie, Bd 5 Praxis der physikalischen Therapie. Thieme, Stuttgart New York
Jenrich W (2000) Grundlagen der Elektrotherapie Urban & Fischer, München Jena
Jerosch J, Heisel J (1996) Endoprothesenschule. Rehabilitations- und Betreuungskonzepte für die ärztliche Praxis. Deutscher Ärzteverlag, Köln
Jerosch J, Heisel J (2001) Künstlicher Gelenkersatz Hüfte – Knie – Schulter. Pflaum, München
Jerosch J, Heisel J (2002) Schulterendoprothetik – Indikation, Implantate, OP-Technik, Nachbehandlung, Begutachtung. Steinkopff, Darmstadt
Jerosch J, Heisel J, Attmannspacher W (2002) Der alloarthroplastische Ersatz des Schultergelenkes. Eine Standortbestimmung. Chir Prax 60: 729
Jerosch J, Heisel J (2003) Schulterendoprothetik. Eine Standortbestimmung. Dtsch Ärztebl 100: A-2366ff.
Knoch HG, Huhn K (1991) Therapie mit Ultraschall, 4. Aufl. Fischer, Jena
Kolster B, Ebelt-Paprotny G (Hrsg) (1998) Leitfaden Physiotherapie, 3. Aufl. Fischer, Lübeck Stuttgart Jena Ulm
Kottke FJ, Lehmann JF (eds) (1990) Krusens handbook of physical medicine and rehabilitation, 4th edn. Saunders, Philadelphia
Miehle W (1999) Rheumatoide Arthritis. Klinik – Diagnostik – Therapie, 2. Aufl. Thieme, Stuttgart New York
Miehle W, Fehr K, Schattenkirchner M, Tillmann K (1999) Rheumatologie in Praxis und Klinik, 2. Aufl. Thieme, Stuttgart New York
Neer CS II (ed) (1990) Shoulder reconstruction. unders, Philadelphia
Neer CS II (1999) Neer hemiarthroplasty and Neer total shoulder arthroplasty, long-term results. J Bone Jt Surg 81-A: 295
Nemec H (1973) Der interfero-dynamische Strom in der komplexen Interferenz-Therapie. Physiotherapy 64: 581
Protz W, Gerdes N, Maier-Riehle B, Jäckel WH (1998) Therapieziele in der medizinischen Rehabilitation. Rehabilitation 37, Suppl 1: S24
Reichelt A (1989) Therapie orthopädischer Erkrankungen. Enke, Stuttgart
Rentsch W (1985) Kurzwellen- und Mikrowellentherapie. Fischer, Jena
Salter RB (1989) The biologic concept of continous passive motion on synovial joints. Clin Orth 242: 12
Schmidt KL, Drexel H, Jochheim KA (Hrsg) (1995) Lehrbuch der Physikalischen Medizin und Rehabilitation. Fischer, Stuttgart
Schröck R (1996) Prüfstand »Reha«. Dtsch Ärztebl 93: B-1873
Schröder D, Anderson M (1995) Kryo- und Thermotherapie. Fischer, Stuttgart Jena
Senn E (1990) Elektrotherapie. Thieme, Stuttgart
Swanson AB, de Swanson G, Sattel AB et al. (1989) Bipolar shoulder arthroplasty. Long-term results. Clin Orthop 249: 227
Theil J, Drabiniok T, Heisel J (1999) Konzeption der orthopädischen Schmerztherapie innerhalb der orthopädischen Rehabilitation. Orth Prax 35: 756
Thom H (1982) Physikalische Therapie von posttraumatischen Gelenksteifen. Unfallchirurgie 8: 334
Trnavsky G (1985) Kryotherapie, 2. Aufl. Pflaum, München
Vogler P (1983) Physiotherapie, 3. Aufl. Thieme, Stuttgart
Vossius G (1990) Der Einsatz der funktionellen Elektrostimulation in der klinischen Rehabilitation. Med Orth Techn 110: 244
Wirth CF, Bischoff HP (2000) Praxis der Orthopädie, 3. Aufl. Thieme, Stuttgart

4.5 Rehabilitation an Handgelenk, Mittelhand und Fingern

T. Meier

4.5.1 Problemstellung

Die Hand ist innerhalb des menschlichen Stütz- und Bewegungsapparates das am weitesten ausdifferenzierte Organ. Ihre Funktion ist vielfältig, eine Bewältigung der Aufgaben des alltäglichen Lebens ohne entscheidende Beteiligung der Hand undenkbar. Haben die Hände früher mehr schwere und grobe Arbeiten verrichten müssen, so gewinnen im Zuge der wirtschaftlichen Entwicklung mit weitgehender Mechanisierung der Produktionsprozesse ihre feinmechanischen Fähigkeiten an Bedeutung.

Die menschliche Hand ist aber auch ein Erkenntnisorgan. Durch den Tastsinn der Finger erhält der Mensch genaue Informationen über Form, Größe, Konsistenz, Temperatur und Oberflächenbeschaffenheit der »begriffenen« Objekte. Nicht umsonst ist in unserem Sprachgebrauch »begreifen« das Synonym für geistiges Verstehen.

Schließlich ist die Hand auch eines der stärksten Ausdrucksorgane des Menschen. Durch individuelle Gebärden mit den Händen werden Gefühle und Leidenschaft, Gedanken und Stimmungen ausgedrückt, die charakteristisch für die Gesamtpersönlichkeit des Einzelnen sind.

Der Verlust der Hand oder einzelner ihrer Funktionen zieht also weitreichende Veränderungen beim Individuum nach sich, die nur vordergründig mechanischer Natur sind, tatsächlich aber erhebliche psychische Folgen haben. Daher ist der Wiederherstellung verlorener Handfunktionen eine hohe Bedeutung beizumessen. Dies ist zweifellos durch die seit mehr als 20 Jahren fortschreitende Spezialisierung und Subspezialisierung auf chirurgischem Gebiet erfolgt – heute ist die Hand- und Wiederherstellungschirurgie flächendeckend etabliert. Der Rehabilitation besonders unter den oben genannten ganzheitlichen Aspekten wird aber erst in den letzten Jahren Aufmerksamkeit gewidmet. Dies ist bei der rasant fortschreitenden gesellschaftlichen und sozialen Entwicklung besonders wichtig und erfordert ein zunehmendes Maß an Engagement seitens des Rehabilitationswesens.

Grundprinzipien

Nicht alle handchirurgischen Eingriffe bedürfen einer rehabilitativen Nachbehandlung. Nigst et al. (1981) un-

4.5 · Rehabilitation an Handgelenk, Mittelhand und Fingern

Tabelle 4-16. Die 3 Kategorien der Notwendigkeit zur Rehabilitation mit Beispielen. (Nach Nigst et al. 1981)

Rehabilitation in der Regel nicht nötig	Rehabilitation manchmal nötig	Rehabilitation in der Regel unumgänglich
Bagatellverletzungen	»Mittelschwere« Handverletzungen	Komplexe Verletzungen
Distorsionen	Radiusfrakturen	Sehnenverletzungen
Kontusionen	Handwurzelknochenfrakturen	Nervenverletzungen
Einfache Frakturen	Dupuytren-Kontrakturen	Intraartikuläre Frakturen
Fingerkuppendefekte		Sehnenplastiken
Fingeramputationen		Daumenersatz
Handtumoren		Eingriffe bei c. P.
Tenovaginitis stenosans		

terteilen in 3 Kategorien, deren Unterteilung primär nach Art und Schwere der Erkrankung, Verletzung oder durchgeführten Operation erfolgt (**Tabelle 4-16**). Alle schweren, komplexen Handverletzungen mit Beteiligung der Haut, Sehnen, Muskeln, Nerven oder Knochen bedürfen genauso der medizinischen Rehabilitation wie umfangreichere wiederherstellende Eingriffe bei irreparablen Nervenschäden, nach größeren Defektwunden oder der Daumenersatz.

Eine relative Indikation zur Rehabilitation besteht bei »mittelschweren« Handverletzungen oder -erkrankungen wie bestimmten Formen der Radiusbasisfraktur, Handwurzelbrüchen oder Frakturen des I. und V. Mittelhandknochens, nach ausgedehnten Handinfektionen und der Dupuytren-Kontraktur.

Interessant ist, dass auch Nigst et al. schon 1981 Aufmerksamkeit für den Gesamtzustand des Patienten, also auch für seine psychische und soziale Situation, forderten. Er erwähnt neben der Gefahr des beruflichen Abstiegs auch besonders psychosoziale Komplikationen und langwierige Folgeerscheinungen wie den M. Sudeck, heute CRPS I genannt.

Schwierig zu definieren ist, wann eine ambulante Rehabilitationsmaßnahme ausreichend ist und wann eine stationäre notwendig wird. Neben den aufgezeigten individuellen Kriterien müssen dabei sicher auch strukturelle Aspekte berücksichtigt werden. Zu beurteilen sind das Alter des Patienten – was häufig Auswirkungen auf seine Mobilität hat –, die Erreichbarkeit von entsprechenden Einrichtungen für Physio- und Ergotherapie und deren Kapazitäten – ersteres ist heute deutlich verbessert, letzteres weiterhin überaus problematisch –, die Kompetenz der Therapeuten – heute im Rahmen der Subspezialisierung zumindest in den Ballungsräumen deutlich verbessert –, die Möglichkeit der regelmäßigen ärztlichen Überwachung und die Rückkoppelung der beteiligten Therapeuten, ggf. die Notwendigkeit der Mitwirkung eines Psychologen, um nur einige zu nennen.

Komplexere Behandlungen wird man daher in einer Rehabilitationseinrichtung, die die verschiedenen Fachgruppen, so z. B. auch Schmerztherapeuten, unter einem Dach konzentrieren, unter stationären Bedingungen durchführen. Keinesfalls gelten darf der Ausspruch: »Es ist ja nur die Hand betroffen, der Patient kann ja laufen«.

4.5.2 Therapie und Strategie

Ergotherapie

> »Moderne Ergotherapie gehört unbedingt zur wirksamen Rehabilitation der Hand!« (Wynn Parry 1966)

Der Beitrag der Ergotherapie zur Rehabilitation der Hand ist:
- Einsetzen von gewerblichen und handwerklichen Tätigkeiten zur Wiedererlangung von Kraft, Beweglichkeit und Funktion,
- Hilfe für die berufliche Tätigkeit (Berufswahl, vorberufliches Training),
- Herstellung von temporären oder definitiven Schienen,
- Gelenkschutztraining und Hilfsmittelversorgung für das alltägliche Leben.

In der Regel ist es der Handchirurg, der Ergotherapie verordnet und die Ergebnisse der Therapie überwacht, um ggf. das Vorgehen modifizieren zu können. Eine permanente Rückkoppelung zwischen Ergotherapeut und Arzt ist zwingend erforderlich. Diese ist am besten in Rehabilitationskliniken und ambulanten Rehabilitationszentren

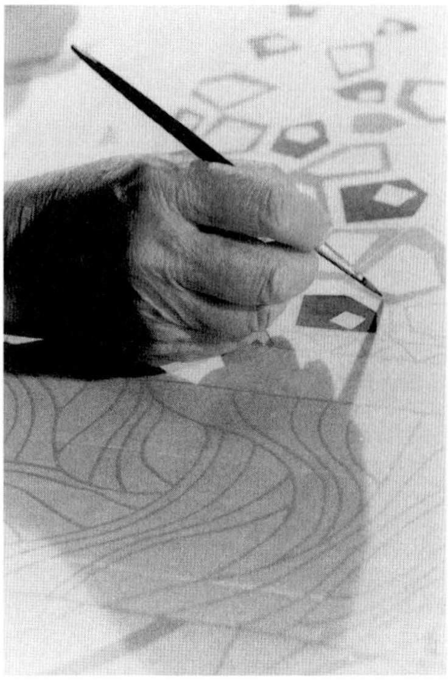

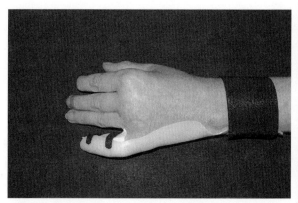

Abb. 4-21. Schiene zur temporären Ruhigstellung des Fingermittelgelenkes, angefertigt durch Ergotherapeuten

Abb. 4-20. Beübung der Feinmotorik mittels Seidenmalerei

gegeben. Hier findet auch die Vorbereitung zur beruflichen Wiedereingliederung statt.

Ergotherapie setzt verschiedene manuelle handwerkliche Tätigkeiten ein, um unter Ablenkung der Aufmerksamkeit auf das Produkt der Arbeit therapeutisch nützliche Bewegungen zu provozieren (**Abb. 4-20**). Die Tätigkeiten sollen Bewegung, Wiederholung dieser Bewegung und Veränderung des Kraftaufwandes enthalten. Das Repertoire reicht dabei von simplen Steckspielen über Sticken, Stoff- und Papierdruck, Flechten und Weben etc. bis hin zu komplexen Abläufen der Holz- und Tonverarbeitung. So wird zunächst der allgemeine Gebrauch der Hand gefördert, bis schließlich in späteren Phasen Werkzeuge und Instrumente benutzt werden, welche denen in Alltag und Beruf zumindest ähneln. Der Ergotherapeut kann unter Beurteilung der manuellen Fähigkeiten des Patienten dem Arzt wichtige Hinweise auf das Leistungsvermögen bei der beruflichen Wiedereingliederung geben.

Weitere wichtige Aufgabe des Ergotherapeuten ist die Anfertigung von Schienen. Grundsätzlich macht dies auch der Orthopädiemechaniker, der Ergotherapeut kann dies in der Regel jedoch zeitnaher und individueller leisten. Außerdem sind diese Schienen in der Regel billiger (**Abb. 4-21**).

Schließlich verfügt der Ergotherapeut über eine Auswahl von Hilfsmitteln und Kenntnisse auf dem Gebiet des Gelenkschutzes, die es ihm erlauben, dem Patienten durch Beratung und Training temporär oder dauerhaft bei der Überwindung von Malfunktionen zu helfen (**Abb. 4-22**).

Physiotherapie

Unter den physiotherapeutischen Maßnahmen ist der aktiven Bewegungstherapie die größte Bedeutung beizumessen. Sie sollte fast ausschließlich als Einzeltherapie er-

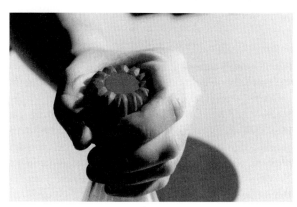

Abb. 4-22. Hilfsmittel zum Öffnen von Flaschenverschlüssen

folgen, da nur so eine individuelle Anleitung des Patienten und eine suffiziente Beurteilung der Therapiefortschritte möglich sind. Eine ruhige Umgebung und ein erfahrener Therapeut tragen wesentlich dazu bei, dass der Patient zwischen Konzentration und Entspannung wechseln kann.

> Ziel der aktiven Bewegungstherapie ist die Verbesserung der Gelenkbeweglichkeit sowie das Verhüten von Verklebungen und Narbenkontrakturen. Weiterhin soll die Muskelkraft erhöht werden. Dabei ist aber strikt zu berücksichtigen, dass die Übungen im schmerzfreien Bereich durchgeführt werden, um reflektorische Muskelverspannungen zu vermeiden.

Passive Bewegungen werden v. a. bei Lähmungen eingesetzt, um Gelenkkontrakturen vorzubeugen und die Durchblutung zu verbessern. Unter vorsichtiger passiver Dehnung lassen sich auch postoperativ Verklebungen der Gelenkkapseln und der Sehnen verbessern.

> **Praxistipp**
>
> Ein guter Physiotherapeut wird immer die gesamte Gelenkkette der oberen Extremität, also auch Ellbogen- und Schultergelenk mit in die Therapie einbeziehen.

Die klassischen Massagen haben in der Handtherapie keinen Platz. Der Wert der »Narbenmassage« ist anzuzweifeln. Sehr hilfreich allerdings ist die *Lymphdrainage*, um Schwellungen im Hand- und Unterarmbereich zu beseitigen, so nicht Infektionen oder offene Wunden eine solche verbieten. Persistierende ödematöse Schwellungen könnten an der Entstehung eines »complex regional pain syndrome« (CRPS I/M. Sudeck; s. unten) beteiligt sein.

Therapie mit Orthesen

Die Behandlung mit Hilfe von Schienen ist ein wesentlicher Bestandteil der postoperativen, aber auch der konservativen Rehabilitationsbehandlung. Aufgaben dieser Hilfsmittel sind:
- temporäre Ruhigstellung erkrankter oder verletzter Abschnitte,
- Verhütung von Fehlstellungen,
- Unterstützung kraftgeminderter Muskeln oder Entlastung rekonstruierter Sehnen,
- Ersatz bei irreparablen Lähmungen zur Wiederherstellung des Muskelgleichgewichts,
- Korrektur von Fehlstellungen,
- Gelenkschutz.

Physikalische Therapie

Wärmeapplikationen und physikalische Maßnahmen in Form von Iontophorese, diadynamischen Strömen und Reizstromtherapie für die Muskeln sind in ihrem Wert umstritten, einzig die Ultraschallbehandlung mit ihrem kollagenlockernden Effekt ist zur Narbenbehandlung sinnvoll.

> **Praxistipp**
>
> Eis wird benutzt, um Schwellungen zu verhindern. Hierbei sollte Eiswürfeln oder »Crash-Eis« der Vorzug vor den sog. Kryopacks gegeben werden, da diese kälter als 0°C werden und bei unsachgemäßer Anwendung zu Erfrierungen führen können.

Funktionelle Gesichtspunkte

Nicht nur die operative Versorgung, sondern auch die medizinische Rehabilitation der Hand erfordert genaue Kenntnisse von Aufbau und Funktion. Hierbei ist nicht nur die rein deskriptive, sondern vielmehr die funktionelle Anatomie von immenser Wichtigkeit. Nur wer den Zusammenhang der komplexen Funktionen und Bewegungsabläufe der Hand genauso kennt wie die Pathomorphologie, kann eine wirklich erfolgreiche Rehabilitation betreiben. Die Rehabilitation der Hand erfordert daher einen erfahrenen Spezialisten.

Sensibilität

Wenn im Sprachgebrauch das Wort »Fingerspitzengefühl« Eingang gefunden hat, so wird damit eine der wesentlichen Funktionen der Hand beschrieben. Die beugeseitige Haut der Hand ist sozusagen »zweites Sehorgan« und ermöglicht das Erkennen der Umwelt ohne Augenkontrolle. Blinde können sich dadurch in der Umwelt zurechtfinden.

Neben der klassischen Oberflächensensibilität – Erkennen von heiß und kalt, spitz und stumpf – verfügt die menschliche Hand zudem über weit höhere Wahrnehmungsqualitäten, die sog. taktile Gnosis (Moberg 1958). Sie ist in der Lage, einen ergriffenen Gegenstand räumlich und stofflich zu identifizieren. Abgesehen davon, dass es daher notwendig ist, diese Funktionen bei Verletzungen der Nerven weitgehend wieder herzustellen, muss jeder in der Rehabilitation der Hand tätige Therapeut die autonomen und gemischt sensiblen Zonen und deren Topographie kennen und unterscheiden können, um prognostische Aussagen über Erfolg der Wiedereingliederung in Alltag und Beruf zu machen.

Beweglichkeit und Kraft

Die Hand verfügt über ein beträchtliches Ausmaß an Bewegungsfreiheit. Sie ist in der Lage, im Zusammenspiel mit Schulter- und Ellbogengelenk jeden beliebigen Punkt des Raumes innerhalb ihres Bewegungsradius zu erreichen und dabei komplizierteste und subtilste Bewegungen auszuführen. Dies beruht auf 2 Fakten (Matev u. Bankov 1982):
- 1. Die bedeutende Beweglichkeit jedes einzelnen Elements (Strahlen). Dies ist in erster Linie das Resultat der Vielzahl der in ihnen enthaltenen kinetischen Paare (Gelenke). Eine gewisse Schwäche des Kapsel-Band-Apparates gestattet einer Reihe von Gelenken ein größeres Bewegungsausmaß, als es ihre Gelenkkonstruktion vermuten lässt. Die Vielzahl der enthaltenen und z. T. höchst differenziert wirkenden Muskeln ermöglicht die präzise Ausführung von feinsten Bewegungen jedes Elements der kinetischen Kette.
- 2. Die sehr gute Koordination der Aktionen ihrer Bewegungselemente und das vielfältige Repertoire an Möglichkeiten, komplizierteste Bewegungskombinationen präzise vorzunehmen. Dies hat im Radius der Bewegungsfreiheit seinen Grund, zum anderen aber auch in der exakten Abstimmung der Muskeltätigkeit.

Neben der exakten Kenntnis der möglichen Bewegungsausmaße der einzelnen Gelenke der Hand ist also eine solche der Komplexbewegungen wie z. B. zylindrischer, sphärischer, Faust- und Hakengriff, Spitz-, Schlüssel- und

Scherengriff notwendig. Außerdem sollte der Rehabilitationsmediziner in der Lage sein, die Bewegungsausmaße wie auch die bei den einzelnen Bewegungen ausgeübte Kraft mittels Handdynamometrie und Vigorimetrie (◘ Abb. 4-23) zu messen.

Prinzipien der Rehabilitation
Sehnen

Nach Sehnennähten wie nach Sehnentranplantationen folgt zunächst eine Phase der Immobilisation mittels einer dorsalen (bei Beugesehnenoperationen) oder einer palmaren (bei Strecksehnenoperationen) Schiene. In dieser Phase, die ca. 2–3 Wochen dauert, darf nur der Operateur, der die Festigkeit seiner Sehnennähte kennt, passive Bewegungen vornehmen oder dosierte aktive Bewegungen ausführen lassen. In dieser Zeit beübt der Physiotherapeut lediglich die nicht fixierten Gelenke.

Nach dem Zeitraum strenger Ruhigstellung folgt die erste Mobilisation aus der fixierenden Schiene heraus, d. h. unter Aufsicht des Therapeuten wird die Schiene entfernt, und der Patient beginnt, erste aktive Bewegungsübungen auszuführen. Ein zu großer Krafteinsatz mit einer Gefährdung der Anastomosen seitens des Patienten ist dabei nicht zu erwarten und die Ausnahme, da der Patient erst wieder lernen muss, den betreffenden Muskel zu aktivieren und die Funktion an ihn zu koppeln – er hat dies während der Ruhigstellung »vergessen«. Auch die Funktion der begleitend ruhiggestellten Gelenke und Muskeln ist beeinträchtigt, die Beweglichkeit wird aber in der Regel rasch wieder erlangt. Der Therapeut führt in dieser Phase nach Anweisung des Operateurs erste passive Bewegungsübungen durch, ohne dass der Patient aktiv mitarbeitet.

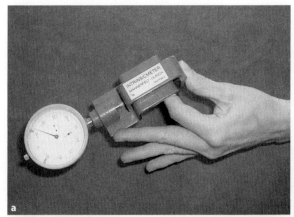
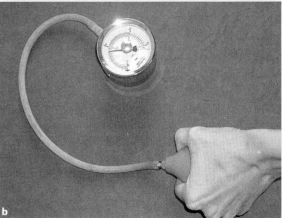

◘ **Abb. 4-23a,b.** Messung der ausgeübten Kraft: **a** Intrinsicmeter; **b** Handvigorimeter

> Ziel ist die Erlangung der vollständigen Gelenkbeweglichkeit, sofern möglich, und die Lösung von Verklebungen der operierten Sehne.

Zum Einsatz kommen können auch dynamische Schienen, wie eine dynamische Extensionsorthese (◘ Abb. 4-24) oder eine sog. Kleinert-Anordnung, beide führen mittels Gummizug den Finger nach Betätigung des Antagonisten der operierten Sehne wieder in Beuge- bzw. Streckstellung zurück. Hierdurch werden die Sehnennähte auch bei Einsatz der nicht operierten Gelenke geschont.

Haben die gesunden Finger ihre volle Funktion wiedererlangt, beginnt die Mobilisation des operierten Fingers zunehmend auch unter Aufwendung von Kraft.

> **Cave**
> Großer Belastung sind die operierten Sehnen erst nach Ablauf von 2 Monaten auszusetzen.

Weiterhin wird die Koordination mittels Ergotherapie geübt, um die verschiedenen Griffformen wieder herzustellen. Die größten Fortschritte bezüglich der Wiedererlangung der Beweglichkeit finden im 3. Monat statt. Dann ist es auch möglich, eine erste Prognose über das Behandlungsergebnis abzugeben. Die Bewertung des Endergebnisses erfolgt nach ca. 6 Monaten. Operateur und Rehabilitationsarzt dokumentieren bis dahin in regelmäßigen Abständen sorgfältig Gelenkbeweglichkeit nach Neutral-Null-Methode, Fingerkuppen-Hohlhand-Abstand und Vigorimetrie.

Nerven

Die Wiederherstellung der Nerventätigkeit nach Naht oder Transplantation durchläuft 3 Phasen:
- 1. eine asymptomatische,
- 2. eine afunktionelle – in welcher zwar klinische Symptome, nicht aber Anzeichen einer Funktionsrückkehr nachzuweisen sind,
- 3. eine funktionelle mit klinischen Zeichen der Funktionsrückkehr.

Die asymptomatische Phase dauert einige Tage oder Wochen. Sie ist die Phase der Immobilisation. Klinische

4.5 · Rehabilitation an Handgelenk, Mittelhand und Fingern

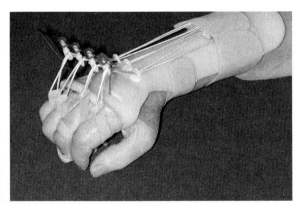

Abb. 4-24. Dynamische Extensionsorthese, angefertigt durch Ergotherapeuten

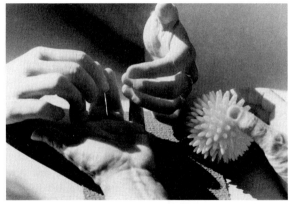

Abb. 4-25. Ergotherapie mit passiver Bewegung und Propriozeptionstraining

Symptome sind bis auf gelegentliche Phantomschmerzen nicht vorhanden.

> Ergo- und Physiotherapeut beüben ausschließlich die nicht fixierten Gelenke. Genaue Angaben seitens des Operateurs sind hierbei ganz wichtig, da nur er einschätzen kann, wieweit seine Nähte bei der Mobilisation unter Zug geraten.

Nach der Periode der Ruhigstellung in der afunktionellen Phase gilt es, die Immobilisationsfolgen zu beseitigen. Da die Gelenke zur Entlastung der Nervennähte außer bei der Rekonstruktion des N. ulnaris am Unterarm in Beugestellung fixiert werden, muss nun dosiert die volle Streckfähigkeit wieder hergestellt werden. Dies geschieht mittels passiver Beübung, wobei pro Woche maximal ein Zugewinn von 10–15° angestrebt werden darf. Nach Fingernervennähten ist aktive Extension über die Funktionsstellung hinaus ab der 2. Woche nach Gipsabnahme erlaubt. Die volle Flexion der Gelenke darf schneller erreicht werden. Zu beachten ist, dass alle Übungen langsam erfolgen.

> **Cave**
> Forcierte Bewegungen können durch starken Muskelzug die Nähte an den Nerven beeinträchtigen.

Da die Nervenverletzung mit einer Lähmung eines Teils der Muskeln einhergeht, muss der Prophylaxe und Beseitigung von Gelenk- und Muskelkontrakturen unter den oben genannten Kriterien besondere Aufmerksamkeit geschenkt werden. Zudem kann durch warme Handbäder (38–39°C, 2-mal täglich 1/2–1 h) die Regeneration des Nervs beschleunigt werden (Matev u. Bankov 1982).

In der funktionellen Phase zeigen sich erste Zeichen motorischer und sensibler Funktionsrückkehr. Muskuläre Dysbalancen gleichen sich langsam aus, Gelenkfehlstellungen beginnen sich zu korrigieren, und Muskelatrophien gehen zurück. Ähnlich wie nach Sehnenverletzungen hat der Patient aufgrund der langen Unterbrechung der Innervation »verlernt«, die Muskeln zu betätigen. Er muss daher zunächst lernen, die Existenz der Muskeln wieder zu empfinden. Dies geschieht durch Dehnung und Entspannung der betroffenen Muskeln unter passiver Bewegung (Abb. 4-25).

Die Schwerkraft sollte zunächst aufgehoben sein (Schlingentisch). Dabei macht man sich zunutze, dass die paretischen Muskeln sich durch Aktivierung gesunder Muskelgruppen durch propriozeptive Bahnungsmechanismen kontrahieren (Gruppenbewegung). Weiterhin werden isolierte Bewegung unter Anwendung maximaler Kraft durchgeführt, wobei auf ausreichende Pausen zu achten ist, damit Ermüdungserscheinungen vermieden werden. Bei ausreichender Muskelinnervation werden die Übungen auch gegen die Schwerkraft ausgeübt. Den Widerstand setzt dabei der Therapeut oder der Patient selbst. Geräte wie Hanteln kommen hier nicht in Betracht. Die Physiotherapie wird mit ausreichenden Pausen über den ganzen Tag verteilt. Zunehmende Bedeutung gewinnt in dieser Phase die Ergotherapie mit ihren entspannenden ablenkenden Elementen.

Zu erwähnen ist noch das Perzeptionstraining nach Verletzungen des N. medianus. Um das Empfindungsvermögen für Oberflächenbeschaffenheit und Konsistenz von Gegenständen wiederzuerlangen, werden unterschiedliche Strukturen (Leder, Sandpapier, Schaumgummi etc.) zunächst unter Augen- und Ohrenkontrolle betastet. Nach ausreichendem Training erfolgt das Wiedererkennen »blind« und »taub«.

Knochen und Gelenke

Frakturen bedürfen in der Regel keiner Rehabilitationsmaßnahmen, es sei denn, es handelt sich um Brüche mit Beteiligung eines Gelenks, die nicht operativ versorgt wurden. Letztere führen häufig zu Bewegungseinschränkungen oder gar Ankylosen. Dann ist natürlich eine Physiotherapie erforderlich, die meist ambulant erfolgen kann. Ist eine Fraktur operativ versorgt worden, ist oft eine frühfunktionelle Behandlung möglich. Komplikationen sind hier eher selten.

Anders verhält es sich bei Alloarthroplastiken. Künstliche Gelenke an Hand- und Fingergelenken erfordern eine längere Rehabilitation. Nach primärer Ruhigstellung kommt es zu Verklebungen des umgebenden Weichteilmantels und der Sehnen. Die Behandlung ist der nach Sehneneingriffen ähnlich, wobei zur Schonung der Kapselnähte häufig in der Frühphase nach der Immobilisation dynamische Orthesen (Extensionsschienen bei dorsalem Zugang) eingesetzt werden. Neuerdings sind auch motorisch betriebene Orthesen auf dem Markt, die eine sehr differenzierte und dosierte passive Mobilisation zulassen. Aktive Bewegungstherapie ist nach sicherem Einheilen der in der Regel zementfreien Implantate möglich.

Haut

Narben, insbesondere nach Verbrennungen, können zu ganz erheblichen Kontrakturen führen. Hier gilt es, zunächst die Hautverkürzungen operativ zu beseitigen und die entstehenden Defekte plastisch zu decken. Verläuft die Wundheilung problemlos oder ist das Transplantat sicher durchblutet, beginnt eine frühfunktionelle Behandlung mit passiver Dehnung der beteiligten Gelenke durch Federorthesen oder quengelnde Verbände und aktive Bewegungsübungen. Ziel ist es, das maximal mögliche Bewegungsausmaß zu erreichen und langfristig auch zu halten, was eine intensive und durchaus länger währende Physio- und Ergotherapie erfordert.

Ähnlich verhält es sich bei Kontrakturen durch eine Palmarfibromatose (M. Dupuytren). Die Folgen der fibrösen Veränderungen der Palmarfaszie führen ebenfalls zu Hautkontrakturen und Gelenkankylosen. Das Vorgehen entspricht dem bei Narbenkorrekturen.

«Complex Regional Pain Syndrome» (CRPS I/M. Sudeck)

Die Pathophysiologie des CRPS I (auch M. Sudeck, Algodystrophie) ist bisher noch nicht vollständig geklärt. Offensichtlich handelt es sich um eine Dysfunktion der sympathischen Reflexe von und zu den Spinalganglien. Dies führt zu einer trophischen Störung, Hautveränderungen, Entmineralisierung des Knochens und erheblichen Schmerzen. In der Folge kommt es zu Funktionseinschränkungen der Gelenke bis hin zur Ankylose. Die Erkrankung heilt unbehandelt nach ca. 2–3 Jahren aus, allerdings mit erheblichen Funktionsverlusten der Hand.

Die Unterbrechung des sympathischen Reflexbogens mittels einer kontinuierlichen axillären Plexusanalgesie mit Katheter führt hingegen rasch zu einer deutlichen Schmerzreduktion und zu einer Verringerung der trophischen Störungen. Dies wiederum lässt eine frühe funktionelle Physio- und Ergotherapie zu, die allerdings sehr dosiert angewendet werden muss. Unter der temporären kontinuierlichen Analgesie und vorsichtiger Mobilisation der Gelenke wird eine deutliche anhaltende Besserung bereits nach wenigen Wochen erzielt.

> **Fazit**
> - Die Rehabilitation der Hand ist nicht nur die Wiederherstellung der reinen Funktionen, sondern auch die Erhaltung individueller Merkmale eines Menschen, der die Hände als Erkenntnis- und Ausdrucksorgan benötigt. Daher sind bei den Therapeuten umfangreiche Kenntnisse der Handfunktionen genauso erforderlich wie eine langjährige Erfahrung.
> - Eine enge Zusammenarbeit zwischen den primär versorgenden Ärzten und den in der Rehabilitation tätigen Therapeuten ist unabdingbar.

Literatur

Green (1989) Handsurgery. Churchill Livingstone, Edingburgh London New York
Matev I, Bankov S (1982) Rehabilitation der Hand. Thieme, Stuttgart
Nigst H, Buck-Gramcko D, Millesi H (1981) Handchirurgie. Thieme, Stuttgart
Wynn Parry CB (1966) Rehabilitation of the hand. Butterworths, London

4.6 Wirbelsäulenrehabilitation in der akuten, subakuten und postoperativen Phase

E. Broll-Zeitvogel, V. Stein, B. Greitemann

4.6.1 Zervikalsyndrome

Problemstellung

Unter dem Begriff Zervikalsyndrom werden Krankheitserscheinungen subsumiert, die durch Funktionsstörungen und degenerative Veränderungen zervikaler Bewegungssegmente verursacht werden (Krämer 1994). Sie können mit einer eingeschränkten Halswirbelsäulenbeweglichkeit, Verspannung der Schulter-Nacken-Muskulatur, radikulären Zeichen an den oberen Extremitäten sowie vegetativen Symptomen einhergehen. Eine präzise Trennung zwischen akuten, subakuten und chronischen Beschwerden kann aufgrund der Literatur nicht angegeben werden. In der Quebec-Studie werden Beschwerden zwischen 0 und 7 Tagen als akut, zwischen 7 Tagen und 7 Wochen als subakut und Beschwerden über 7 Wochen als chronisch bezeichnet.

□ **Tabelle 4-17.** Nozizeptor, Afferenzen und Charakter vertebragener Schmerzen

Nozizeptor	Afferenzen	Schmerzcharakter
Hinteres Längsband/dorsaler Anulus fibrosus	R. meningeus	Nozizeptorschmerz
Spinalnerv	R. ventralis, R. dorsalis, R. meningeus	Neuralgie und Nozizeptorschmerz
Wirbelgelenk	R. dorsalis, R. meningeus	Nozizeptorschmerz
Muskeln und Bänder	R. dorsalis	Nozizeptorschmerz

Die Schmerzen im Halswirbelsäulenbereich gehen am häufigsten von den unteren zervikalen Bewegungssegmenten (C5–Th1) aus. Hier finden sich aufgrund der besonderen Belastungssituation des zervikothorakalen Übergangs die stärksten degenerativen Veränderungen. Von besonderer klinischer Bedeutung ist die unmittelbare Nachbarschaft der Aa. vertebrales und des Halssympathikus zu der Unkovertebralregion in den unteren Halswirbelsäulenbewegungssegmenten. Der Halsgrenzstrang des Sympathikus steht über die Rr. communicantis grisei mit den zervikalen Spinalnerven in Verbindung. 3 Halsganglien sind für die vegetative Innervation der Kopf-Hals-Region und der oberen Extremitäten verantwortlich. Dem unteren Ganglion (C7–Th2/Ganglion stellatum) kommt eine zentrale Stellung zu, da alle efferenten und ein Großteil der afferenten sympathischen Fasern der Kopf-Hals-Arm- und oberen Thoraxregion über diese Stelle laufen.

Der Kopf-Hals-Übergang ist ebenfalls häufig Ausgangspunkt von Schmerzen, die durch Gelenkkapselreizung, Funktionsstörungen und Formveränderungen im atlantookzipitalen und im atlantoaxialen Gelenk ausgelöst werden. Die verschiedenen Bereiche der Nozizeption liegen eng beieinander und können bei Reizung Ausgangspunkt von Schmerzen sein (□ Tabelle 4-17).

Entsprechend komplex sind die Krankheitsbilder. Es treten Schmerzformen und Ausbreitung auf, die auf die Irritation unterschiedlicher Anteile des nozizeptiven Systems zurückzuführen sind. Da die Nervenfasern motorische, sensible und vegetative Komponenten enthalten und zudem noch untereinander verbunden sind, können unterschiedliche Beschwerdekombinationen auftreten.

Bandscheibenbedingte Erkrankungen im Bereich der Halswirbelsäule sind insgesamt sehr häufig. Im Rahmen ihrer Metaanalyse kommen Nachemson u. Jansson (2000) zu einer Monatsprävalenz zwischen 20 und 35 und einer Lebensprävalenz von 70%.

Aufgrund der langjährigen Forschung auf dem Gebiet wirbelsäulenbedingter Schmerzzustände hat sich ein Paradigmenwechsel sowohl hinsichtlich der physiologischen Vorgänge als auch der Therapie vollzogen. Es zeichnet sich ein Wandel von einem rein pathoanatomischen zu einem biopsychosozialen Modell von Krankheit und Schmerz ab. Rückenschmerzen haben häufig einen physischen Kern, können aber durch soziale und intraindividuelle Faktoren beeinflusst werden.

In der Metaanalyse von Nachemson u. Jansson (2000) konnten Risikofaktoren für das Auftreten von Nackenschmerzen aufgezeigt werden. Als präventiver Faktor mit starker Evidenz konnte die eigene Motivation zur Aktivität hinsichtlich des Muskelaufbaus und zur Kräftigung der wirbelsäulenstabilisierenden Muskualtur identifiziert werden.

Lokales Zervikalsyndrom

Beim lokalen Zervikalsyndrom handelt es sich um ein auf die Halswirbelsäulenregion beschränktes Schmerzsyndrom, welches direkt oder indirekt von degenerativen oder funktionellen Störungen zervikaler Bewegungssegmente ausgeht. Ausgangspunkt der Irritation und der nachfolgenden Nozizeption sind das hintere Längsband, die Wirbelgelenkkapsel oder das Periost. Im Vordergrund steht die Tonuserhöhung der Schulter-Nacken-Muskulatur, häufig in Kombination mit einer Einschränkung der Halswirbelsäulenbeweglichkeit, und die Positionsabhängigkeit der Beschwerden. Die Beschwerden setzten akut, z. B. durch abrupte Kopfdrehung, oder auch schleichend ohne erkennbare Ursache ein. Muskuläre Dysbalancen der die HWS stabilisierenden Muskulatur scheinen ein rezidivierendes Auftreten lokaler Zervikalsyndrome zu begünstigen (Schneider u. Dvorak 1996).

Zervikozephales Syndrom (zervikogener Kopfschmerz)

Unter einem zervikozephalen Syndrom versteht man ein Zervikalsyndrom, welches mit einseitigen Kopfschmerzen, einer eingeschränkten HWS-Beweglichkeit, Schwindelattacken, gelegentlich auch mit Hör-, Seh- und Schluckstörungen einhergeht. Die Attackenprovokation erfolgt durch Kopfbewegungen oder Druck. Es handelt sich um einen fluktuierenden Dauerschmerz oder um Schmerzattacken unterschiedlicher Dauer.

Die Schmerzen können durch Stimulation von Nozizeptoren im Bereich der Wirbelgelenke, der Halsmuskulatur sowie der Muskelansätze ausgelöst werden. Als Störfaktoren kommen Fehlbildungen der Gelenke, Verschiebung der Wirbel und Irritation der A. vertebralis durch laterale knöcherne Ausziehung des Processus uncinatus (C4–C7) in Frage. Schmerzreize vom Hinterkopf und der muskuloskelettalen Nackenregion gelangen über die Rami dorsales C2–C5 in das Rückenmark und vermischen sich mit Fasern des Tractus spinalis nervi trigemini. Die morphologisch-funktionelle Vermischung von spinalen Hinterhornfasern mit denen des Trigeminus ist letztendlich verantwortlich für die Weiterleitung von Schmerzimpulsen von zervikal nach frontal.

Differenzialdiagnostisch müssen andere Ursachen der Zephalgie ausgeschlossen werden. Wichtiges diagnostisches Kriterium des zervikogenen Kopfschmerzes ist eine transiente Schmerzfreiheit nach Blockade der ipsilateralen C2-Wurzel bzw. des N. occipitalis major mit einem Lokalanästhetikum.

Radikuläres/pseudoradikuläres Zervikalsyndrom

Als radikuläres Zervikalsynrdom werden Zervikalsyndrome bezeichnet, die mit einer segmentalen Ausstrahlung in den Arm einhergehen. Ausgangspunkt ist eine Schädigung der Nervenwurzel distal des Myelons. Ursachen der Wurzelläsion können Kompressionssyndrom und neurogene Pathologien der Nervenwurzel selbst sein. Die häufigste Ursache der akuten Wurzelreizsymptomatik sind zervikale Bandscheibenvorfälle. Die Wurzelaffektion wird dabei sowohl durch die Nervenkompression als auch durch die Freisetzung von immunologischen Faktoren und Entzündungsmediatoren aus dem sequestrierten Bandscheibengewebe verursacht. Eine Bedrängung der Nervenwurzel kann auch über knöcherne Prozesse – insbesondere im Bereich des Processus uncinatus – hervorgerufen werden.

Klinische Bedeutung besitzt auch die Gefügelockerung in Kombination mit unkovertebralen Osteophyten. Prolapsbedingte radikuläre Zervikalsyndrome treten überwiegend in den jungen Lebensjahren (30–45 Jahre) auf. Zervikobrachialgien, bedingt durch unkovertebrale Osteophyten und/oder Gefügelockerungssymptomatik, entstehen meist nach dem 50. Lebensjahr.

Hinsichtlich des Verlaufes, der Prognose und der Symptomatik unterscheiden sich beide Formen der Brachialgien. Im Vordergrund des radikulären Zervikalsyndroms auf der Grundlage eines Bandscheibenprolapses steht die neuralgische Schmerzkomponente mit plötzlichem Beginn und einer dermatombezogenen Ausbreitung, meist in Verbindung mit einer ausgeprägten Störung der Sensibilität sowie Fehlhaltung des Kopfes. Auch wurzelbezogene Reflexpathologien und muskuläre Kraftdefizite können klinisch imponieren.

Die Symptome des radikulären/pseudoradikulären Zervikalsyndroms infolge knöcherner Einengung der Neuroforamina setzen meist erst allmählich ein. Die Kombination von Zervikobrachialgien und Zirkulationsstörungen der A. vertebralis treten bei dieser Form des Zervikalsyndroms auch gemeinsam auf.

Radikuläre/pseudoradikuläre Zervikalsyndrome betreffen insbesondere die unteren Zervikalwurzeln. Die meisten monoradikulären Zervikalsyndrome betreffen die C6-Wurzel (36,1%), gefolgt von der C7-Wurzel mit 34,6%. 25,2% aller monoradikulären Syndrome betreffen die C8-Wurzel (Krämer 1994). Auch polyradikuläre Syndromkomplexe treten häufig auf. Die Identifikation des betroffenen Segmentes ist für die lokale Therapie (z. B. Injektionstherapie) sowie für eine ggf. durchzuführende operative Vorgehensweise von besonderer Bedeutung.

Zervikomedulläres Syndrom

Beim zervikomedullären Syndrom handelt es sich um eine Rückenmarksymptomatik, die von degenerativen Veränderungen der zervikalen Bewegungssegmente ausgeht. Insgesamt sind diese Syndrome sehr selten. In Ausnahmefällen bewegt sich ein medialer oder paramedialer Prolaps so weit vor, dass dadurch eine Kompressionssymptomatik verursacht wird. Klinisch äußert sich das zervikomedulläre Syndrom aufgrund des Verlaufes der Rückenmarkbahn an den unteren Extremitäten, einhergehend mit pathologischen Reflexen und/oder dissoziativer Empfindungsstörung. Spastische Hemi- und Paraparesen sowie Gangstörungen mit Ataxie können im Verlauf beobachtet werden. Die Therapie der zervikomedullären Syndrome ist überwiegend operativ.

Postoperative Zustände an der Halswirbelsäule

Im Vergleich zum lumbalen Prolaps sind Operationen im zervikalen Bereich deutlich seltener. Beim unkomplizierten zervikalen Diskusprolaps werden Operationen mittels Zugang von dorsal, ventral oder lateral mit dem Ziel der Diskektomie durchgeführt. Neben der Diskektomie werden auch Foraminotomien, Facettektomien, Hemilaminektomien und Laminektomien durchgeführt.

Neuere Verfahren sind die minimal-invasiven wie z. B. die perkutane endoskopische zervikale Diskotomie. Operationsverfahren mit interkorporaler Stabilisierung mittels allogener oder autogener Transplantate nach vorhergehender Distraktion werden mit dem Ziel der Entlastung der mechanisch irritierten Nervenelemente und zur Stabilisierung des Bewegungssegmentes durchgeführt. In letzter Zeit bestehen hier auch Bestrebungen, im Rahmen der perkutanen Verfahren den zervikalen Zwischenwirbelabschnitt durch Interbodyspacer aufrecht zu erhalten und damit eine normale zervikale Lordose zu ermöglichen.

So verschieden die operativen Verfahren im Bereich der Halswirbelsäule sind, so verschieden sind auch die

Nachbehandlungsregimes. Daher ist es von eminenter Bedeutung, die individuellen Vorgaben des Operateurs im Rahmen der Rehabilitation zu berücksichtigen.

Strategie und Therapie
Diagnostik der Zervikalsyndrome

> **Verfahren zur Diagnostik der Zervikalsyndrome**
> - Anamnese (biopsychosozial)
> - Schmerz (Charakteristik/Dauer)
> - Klinischer Befund (orthopädisch/neurologisch)
> - Bildgebende Verfahren
> - Laborchemie
> - Neurophysiologische Diagnostik ggf.
> - Psychosomatische Exploration ggf.
> - Diagnostische Lokalanästhesie ggf.

Dabei sollte das Wirk-e-Prinzip (Krämer 1983) berücksichtigt werden. Es bedeutet, dass die Maßnahmen nur wenig invasiv, wenig riskant und wenig kostspielig, aber effektiv sein sollten. Der Anamnese (biopsychosozial) und der klinischen Untersuchung kommen eine besondere Bedeutung zu. Am Ende sollte eine funktionelle Diagnose stehen, die das Zervikalsyndrom mit zeitlichen Aspekten, der Ätiopathogenese und den funktionellen Einschränkungen sowie die Beeinträchtigungen im psychosozialen Bereich berücksichtigt. Nur eine befundgerechte verlaufsorientierte Differenzierung des Krankheitszustandes erlaubt den adäquaten Einsatz aller therapeutischen Mittel im Rahmen der Akutbehandlung und der Rehabilitation.

Rehabilitationsplanung/Rehabilitationsziel

Zur Erarbeitung der Therapiestrategie sind umfassende Kenntnisse auf dem Gebiet der konservativen und operativen Wirbelsäulenbehandlung, der Schmerztherapie, der Physio-, Sport-, Ergo- und Trainingstherapie sowie Psychologie und Sozialmedizin erforderlich. Berücksichtigung finden müssen alle krankheitsbestimmenden Faktoren (biopsychosozial), die den Rehabilitations- und Behandlungserfolg beeinflussen. Bewährt hat sich unter diesem Gesichtspunkt der interdisziplinäre Dialog zwischen Patienten, Ärzten, Therapeuten, Pflegeteam und anderen Mitbetreuern. Dies betrifft auch die Zusammenarbeit zwischen dem Team und den Vor- bzw. Nachbehandlern. Eine regelmäßige Befund- und Therapiekontrolle zur Abwägung der zum Einsatz kommenden Therapiemittel, deren Dosierung und Kombination, die Festlegung von Behandlungsintervall und -dauer bestimmen den Behandlungsalltag. Der Verlauf der Rehabilitation wird entsprechend dokumentiert.

Das Spektrum der Behandlungsmöglichkeiten bei Zervikalsyndromen ist sehr groß und reicht von einfachen konservativen Maßnahmen bis hin zu komplexen operativen Verfahren. Wegen der vielschichtigen Symptomatik ist bei der Behandlung eine gewisse Polypragmasie erlaubt (Krämer 1994). Neben einer kausalen Therapie, die auf die Ausschaltung pathogenetischer Komponenten ausgerichtet ist, müssen auch sekundäre Krankheitserscheinungen wie Muskelverspannungen, muskuläre Defizite und -dysbalancen, Haltungsfehler und psychische Veränderungen behandelt werden. Dabei können kausale und symptomatische Behandlungsmittel parallel eingesetzt werden.

Bei der Betrachtung der Erkenntnisse der evidenzbasierten Forschung erscheinen wesentliche Therapieformen als eher nutzlos. Im Rahmen ihrer Metaanalyse konnten Nachemson u. Jansson (2000) für die akuten und subakuten Nackenprobleme lediglich für die Manualtherapie in Verbindung mit einer Physiotherapie sowie für eine aktive Übungstherapie eine gute Evidenz nachweisen. Für die Wirksamkeit von Paracetamol und NSAR, der elektromagnetischen Therapien, der TENS-Therapie sowie der Traktionen und beim Einsatz von Zervikalstützen zeigte sich eher eine geringe Evidenz.

> Vor der Auswahl der entsprechenden therapeutischen Mittel müssen auf der Basis einer differenzierten Betrachtung des Krankheitsprozesses die entsprechenden Rehabilitations-/Therapieziele definiert werden.

Gerbing u. Struck formulieren in ihrer Abhandlung für die Rehabilitationskommission im Rahmen zervikaler Syndrome die Therapieziele Schmerzfreiheit/Schmerzlinderung, funktionelles Training der Nacken- und Halsmuskulatur, Schulung der Körperwahrnehmung, Vermittlung eines ökonomischen Bewegungsverhaltens und die Haltungskorrektur. Nach dem aktuellen Stand der Wissenschaft erscheint hier eine Ergänzung hinsichtlich der Verbesserung bzw. Motivierung zur weiteren körperlichen Aktivität und Kräftigung der Schulter-Nacken-Muskulatur notwendig. Darüber hinaus ist eine Aufklärung des Patienten über Krankheitsgeschehen und Prognose sinnvoll, die jedoch jede »Katastrophisierung« und damit unnötige Verunsicherung des Patienten vermeiden sollte.

Rehabilitation

Im Vordergrund der Rehabilitation steht zunächst eine suffiziente analgetische Therapie, welche häufig erst eine aktive Teilnahme an der Rehabilitation ermöglicht.

> Schmerzen bei akuten HWS-Syndromen müssen sofort suffizient behandelt werden, um einen Chronifizierungsprozess zu vermeiden.

> **Ziele der orthopädischen Rehabilitation bei Zervikalsyndromen sowie bei postoperativen Zuständen im Halswirbelsäulenbereich**
> - Reduzierung von Schmerzzuständen
> - Wiedererlangung verlorengegangener Funktionen
> - Trainieren von Restfunktionen
> - Erlernen und Ausbilden neuer Fertigkeiten zur Kompensation von Funktionsstörungen
> - Verbesserung der allgemeinen und speziellen Ausdauerleistungsfähigkeit
> - Erkennen von Problemsituationen und Erlernen von Bewältigungsstrategien
> - Information zu den Ursachen der Erkrankung, zu ihren Folgen und zur Behandlung
> - Fördern der aktiven Krankheitsverarbeitung zur Akzeptanz der Behinderung
> - Anleiten zu krankheitsangemessenem Ernährungs-, Bewegungs- und Freizeitverhalten
> - Förderung des eigenverantwortlichen Gesundheitsbewusstseins
> - Schulung in der Möglichkeit der Selbstkontrolle
> - Beratung im Hinblick auf die berufliche Tätigkeit und das Alltagsleben auf der Basis des erreichten Leistungsvermögens
> - Unterstützung der beruflichen Wiedereingliederung
> - Initiierung einer Rehabilitationsnachsorge zur Stabilisierung und weiteren Verbesserung des Rehabilitationsergebnisses

> **Praxistipp**
>
> Mit der Unterbrechung der Kaskade Schmerz – Fehlhaltung – Verspannung – Schmerz schafft die gezielte Injektionstherapie die Voraussetzung dafür, physiotherapeutische Maßnahmen ergänzt durch physikalisch-balneologische Maßnahmen durchführen zu können.

Nichtopioidanalgetika (z. B. NSAR) sollen die Nozizeption und Schmerzweiterleitung schon am Entstehungsort blockieren. Bei nicht ausreichender Wirkung kann auch die Gabe von Opioidanalgetika zur Unterbrechung des nozizeptiven Inputs indiziert sein.

Bei den verschiedenen degenerativen Erkrankungen der Wirbelsäule spielt auch die Injektionstherapie eine zentrale Rolle. Sie kann sowohl bei unspezifischen Beschwerden wie z. B. pseudoradikulärer Symptomatik und Irritation des Sympathikus als auch bei radikulären Syndromen erfolgreich eingesetzt werden. Die Hauptindikation liegt dabei in der Unterbrechung des Circulus vitiosus der Schmerzentwicklung und -chronifizierung. Durch gezielte Injektionen können neuronale Veränderungen mit Ausbildung eines Schmerzgedächtnisses (neuronale Plastizität) frühzeitig verhindert werden.

Reflektorische Inhibitionen werden reduziert, die Muskulatur kann besser innerviert werden und ist Trainingsreizen besser zugänglich. Neben den Lokalanästhetika kommen auch Kortikoide und Medikamentenkombinationen zum Einsatz (◘ Tabelle 4-18).

Therapeutische Basis der Rehabilitation bei HWS-Syndromen ist die Krankengymnastik mit dem Ziel, muskuläre Defizite und Dysbalancen der halswirbelsäulenstabilisierenden Muskulatur durch Dehnung und Kräftigung entsprechender Muskeln auszugleichen und die intra- und intermuskuläre Koordination zu verbessern. Auch die Beseitigung der reflektorischen Muskelhemmung und die Verbesserung der Körperwahrnehmung sind wichtige physiotherapeutische Inhalte. Manualtherapeutische Mobilisationstechniken einschließlich der Technik nach Cyriax, Physiotherapie auf neurophysiologischer Basis (z. B. PNF-Techniken, Techniken nach Bobath und Vojta) finden Anwendung.

Neben einer sanften, schmerzfreien Mobilisatiosbehandlung des Nervensystems kann wegen des synergistischen Effektes gleichzeitig eine manuell durchgeführte kyphosierende Traktion der HWS-Gelenke und der muskuloligamentären Strukturen erfolgen. Diese im Sinne der Manualmedizin in schmerzfreier Lagerung durchgeführte Behandlung ist einer maschinellen kyphosierenden Traktion vorzuziehen. Dabei ist die entsprechende Qualifikation des Therapeuten eine wesentliche Voraussetzung. Im Rahmen der Behandlung erfolgt auch die Korrektur fehlerhafter Bewegungsabläufe sowie die Verbesserung der Gleichgewichts- und Koordinationsfähigkeiten. Die Häufigkeit der Maßnahmen richtet sich dabei nach dem individuellen Schädigungsmuster.

> **Praxistipp**
>
> Grundsätzlich gilt für alle Übungen die Beachtung der Schmerzgrenze. Überängstliche Patienten müssen ermuntert werden, sich entsprechend ihrer Leistungsfähigkeit mehr zuzutrauen, beschwerdearme (besonders postoperativ), sehr leistungsorientierte Patienten müssen dagegen vor Überlastung gewarnt werden.

Krankengymnastische Übungen im Bewegungsbad unter Nutzung des Auftriebs bei gleichzeitiger Entlastung der Wirbelsäule sind ebenfalls Bestandteil der Rehabilitationsbehandlung.

Eine sinnvolle Ergänzung zur Krankengymnastik stellt die *medizinische Trainingstherapie (MTT)* dar. Die MTT umfasst den Einsatz von Prinzipien, Inhalten und Methoden der Trainigswissenschaft und der praxisorientierten Trainingslehre innerhalb medizinisch indizierter Präventions-, Therapie- und Rehabilitationsmaßnahmen. Die durch ein gezieltes muskuläres Training initiierten Anpassungen des Organismus lassen sich verschiedenen

Tabelle 4-18. Indikation zervikaler Injektionen

Injektion	Prinzip	Indikation
Zervikale Facetteninfiltration	Ausschaltung von Nozizeptoren in den zervikalen Wirbelgelenkkapseln	Lokale und pseudoradikuläre Zervikalsyndrome
Zervikale Nervenwurzelblockade (Spinalnervenanalgesie)	Posterolaterale Injektion in die foraminoartikuläre Region der unteren zervikalen Bewegungssegmente	Zervikale Wurzelreizsyndrome C5-C8, zervikozephale Syndrome, lokales Zervikalsyndrom mit starken Beschwerden
Stellatumblockade	Vorübergehende Ausschaltung des Halssympathikus	Zervikale Wurzelreizsyndrome C5-C8, zervikozephale Syndrome, lokales Zervikalsyndrom mit starken Beschwerden
Triggerpunktinfiltrationen	Unterbrechung der peripheren Schmerzkette durch Infiltration schmerzhafter Muskelareale	Alle Formen der Zervikalsyndrome

Ebenen zuordnen. Im Einzelnen sind dies qualitative und quantitative Veränderungen der zur Energiebereitstellung benötigten Substrate, Veränderungen der enzymatischen Versorgung des Muskels und morphologische sowie elektrophysiologische Anpassungen.

Indikation und Überwachung der MTT sind ärztliche Aufgaben. In enger Zusammenarbeit zwischen behandelndem Arzt und Physiotherapeuten müssen, entsprechend der zugrunde liegenden Störung und den Fortschritten des Therapieverlaufs, die Therapieziele neu definiert und ins Behandlungskonzept umgesetzt werden.

Sofern der Rehabilitand nicht in der Lage ist, den operativ versorgten Wirbelsäulenabschnitt ausreichend muskulär zu stabilisieren, oder der Bewegungsumfang vom Operateur zeitlich begrenzt einer Limitierung unterworfen wurde, ist die vorübergehende Versorgung mittels entsprechender Orthesen möglich. Eine Dauerversorgung sollte wegen des negativen Effektes auf die schon geschwächte Muskelfunktion die Ausnahme sein.

Ein weiterer wesentlicher Bestandteil der Rehabilitation bei Zervikalsyndromen und nach operativen Eingriffen im Bereich der Halswirbelsäule ist das komplexe Gesundheitstraining als Bestandteil der orthopädischen *Rückenschule*. Hier werden insbesondere die Rückenschulregeln bei Halswirbelsäulensyndromen (Krämer 1994) vermittelt.

Darüber hinaus enthält die orthopädische Rückenschule Module über Anatomie, Funktion der Wirbelsäule und Anleitung zum wirbelsäulengerechten Verhalten in verschiedenen Lebenssituationen. Der Patient soll lernen, die neu gewonnenen Erkenntnisse im Alltag auch umzusetzen. Im engen Dialog zwischen Patient, Physio- und Ergotherapeuten müssen die individuelle Belastungssituation am Arbeitsplatz und im Haushalt analysiert und entspreched ergonomische Lösungen entwickelt werden. Im nächsten Schritt muss auch hier der Transfer in den Alltag repetitiv geübt werden. Die notwendige *Hilfsmittelversorgung* für die Zeit der Rehabilitationsbehandlung, aber auch für die Rückkehr in die häusliche Umgebung wird koordiniert.

Physikalisch-balneologische Maßnahmen unterstützen die im Vordergrund stehende aktive Therapie. Als begleitende physikalisch-balneologische Maßnahme ist in der akuten Phase die Kryotherapie angezeigt. Auch die Wärmeapplikation kann in Erwägung gezogen werden. Über eine Beeinflussung der Nervenleitgeschwindigkeit der motorischen Nerven und der spinalmotorischen Aktivität der α- und γ-Motoneurone kommt es zu einer Entspannung schmerzhaft hypertoner Muskelpartien.

Die Elektrotherapien in Form von Stanger-Bädern, Zweizellenbädern oder der Längsgalvanisation in absteigender Richtung mit analgetischer Wirkung oder in aufsteigender Richtung zur Unterstützung der nervalen Regeneration sind sinnvoll. Auch die TENS-Therapie zur Schmerzreduktion kann erwogen werden. Metallische Implantate (»cages«) stellen allerdings eine Kontraindikation für die o. g. Stromanwendungen dar.

Der Einsatz von *Massagen* erscheint wegen einer Reizung der nozizeptiven Systeme innerhalb der ersten 8 postoperativen Wochen sowie bei akuten Beschwerden nicht indiziert. Gegebenenfalls können jedoch segmental neurophysiologisch wirkenden Massageformen mit einbezogen werden.

Im Rahmen des biopsychosozialen Behandlungsansatzes müssen neben den somatisch-funktionellen Beeinträchtigungen auch psychosoziale Beeinträchtigungen und Belastungssituationen aufgearbeitet werden. Dies kann im Rahmen *psychologischer Einzelgespräche* erfolgen. Ergänzend kann eine Teilnahme am Schmerzbewältigungstraining sowie das Erlernen von Entspannungstechniken, z. B. in Form von Körperwahrnehmung, *Muskelentspannung nach Jacobson* oder *autogenem Trai-*

ning indiziert sein. Berufliche Probleme werden in enger Zusammenarbeit mit dem *Sozial-* oder *Rehabilitationsberater* erörtert. Berufsfördernde Maßnahmen können entsprechend eingeleitet werden.

Nachsorge

Während des Rehabilitationszeitraums (stationär, teilstationär oder ambulant) können die erforderlichen Kräftigungs- und Koordinationsprozesse im Bereich der halswirbelsäulenstabilisierenden Muskulatur häufig nicht ausreichend initiiert werden. Die Vermittlung der Unumgänglichkeit des weiteren Trainings über die folgenden Monate und Jahre ist daher zwingend notwendig. Hier wird, zusätzlich zur Empfehlung weiterer Physiotherapie, auch die Verordnung von Funktionstraining oder Rehabilitationssport befürwortet. Eine psychotherapeutische Nachsorge kann ebenfalls, soweit angeboten, erfolgen.

> **Fazit**
> - Bandscheibenbedingte Erkrankungen im Bereich der Halswirbelsäule sind insgesamt sehr häufig. Auf der Grundlage des heutigen Kenntnisstandes zu den Mechanismen der Schmerzchronifizierung stellt sich die Forderung nach einer effizienten Therapie insbesondere bei der akuten Symptomatik.
> - Nur eine befundgerechte, verlaufsorientierte Differenzierung des Krankheitszustandes und dessen Überprüfung erlaubt den adäquaten Einsatz aller therapeutischen Mittel bei der Akutbehandlung und Rehabilitation. Der Befund ist dabei nicht nur strukturell, sondern in besonderem Maße auch auf das Erfassen funktioneller Defizite ausgerichtet.
> - Aufgrund der langjährigen Forschung auf dem Gebiet wirbelsäulenbedingter Schmerzzustände hat sich ein Paradigmenwechsel sowohl hinsichtlich der physiologischen Vorgänge als auch der Therapie vollzogen. Es zeigt sich ein Wandel von einem rein pathoanatomischen zu einem biopsychosozialen Modell von Krankheit und Schmerz ab. Rückenschmerzen haben häufig einen physischen Kern, können aber durch soziale und intraindividuelle Faktoren beeinflusst werden.
> - Als wesentlicher präventiver Faktor konnte die eigene Motivation zur Aktivität hinsichtlich des Muskelaufbaus und zur Kräftigung der wirbelsäulenstabilisierenden Muskualtur identifiziert werden.
> - Das Therapie- und Rehabilitationskonzept wandelte sich von der passiven immobilisierenden Vorgehensweise zur frühfunktionellen, aktivierenden Behandlung.
> - Ein interdisziplinäres Behandlungskonzept, welches medizinische Kompetenz, sozialmedizinisches Denken und psychosoziale Fürsorge integriert, ist eine wichtige Grundlage der erfolgreichen Rehabilitation.

4.6.2 Schmerzsyndrome der Brust- und Lendenwirbelsäule

Die Wirbelsäule im Brust- und Lendenbereich stellt trotz der anatomischen Differenziertheit eine funktionelle Einheit im orthopädischen Routinealltag dar, dies zeigt sich bei der Umsetzung vieler präventiver und therapeutischer Maßnahmen, insbesondere bei systemischen oder segmentübergreifenden Stör- oder Erkrankungsbildern. Segmental bestehende, also mehr oder weniger lokalisierte Problemareale bedürfen allerdings in der Regel einer individuellen, auch lokalisierten Strategie im therapeutischen Vorgehen.

Die degenerativen Veränderungen der Wirbelsäule sind die häufigsten Auffälligkeiten bei der Anfertigung bildgebender Dokumentationen, eine erkrankungsrelevante Bedeutung haben sie jedoch erst, wenn durch diese funktionelle und/oder schmerzbedingte Einschränkungen bestehen bzw. eintreten, die den Betroffenen in seinem Alltag deutlich beeinträchtigen bzw. seine Lebensqualität vermindern. Ausgelöst werden die klinischen Auffälligkeiten meist durch degenerative Veränderungen v. a. im Bereich der Bandscheibe, der Wirbelkörper und der kleinen Wirbelgelenke (Facettengelenke), in deren Folge es zu Bedrängungen oder zu Kompressionswirkungen auf nervale Strukturen der Nervenwurzeln oder sogar direkt des Rückenmarks kommen kann.

Problemstellung

Ein zentrale Bedeutung im Irritationsmechanismus hat die *Degeneration der Bandscheibe*, die immer mit Fissuren im Anulus fibrosus einhergeht. Der Verlauf dieses Prozesses ist durch die allmähliche Austrocknung und eine damit verbundene Höhenminderung der Bandscheibe geprägt, wodurch es auch zu einer Erniedrigung des jeweiligen Intervertebralraums mit einer defizitär-ligamentären Segmentstabilisierung kommt. Diese Veränderung zieht wiederum eine Ineinanderschiebung (»telescoping«) und eine sekundäre Überlastung der kleinen Wirbelgelenke (Überdehnung der Gelenkkapsel) sowie eine Verkleinerung der Foramina intervertebralia (Austritt der Spinalnerven) nach sich. Diese degenerativen Veränderungen können auch zu partiellen Dislokationen der Nachbarwirbel (Segmentinstabilität) führen.

Durch spezielle vertebragene Fehlhaltungen, -belastungen und/oder -bewegungen im Intervertebralraum kann es darüber hinaus zur Verlagerung von Bandscheibengewebe nach dorsal kommen. Man unterscheidet hierbei generell die *Protrusion* (Vorwölbung) und den *Prolaps* (Vorfall). Bei ersterem bleibt der Anulus fibrosus als kollagenfaserknorpliger Bandscheibenrand erhalten. Ein Prolaps liegt dann vor, wenn Bandscheibengewebe diesen perforiert hat und bis in den Epiduralraum vorgedrungen ist. Ein Teil des prolabierten Bandscheibengewebes kann sich dabei loslösen und als freier Sequester

Tabelle 4-19. Leitsymptome bei lumbalen Wurzelsyndromen. (Nach Ludwig u. Krämer 2001)

Segment	Peripheres Schmerz- und Hypästhesiefeld	Motorische Störung (Kennmuskel)	Reflexabschwächung	Nervendehnungszeichen
L1/L2	Leistengegend	–	–	(Femoralisdehnungsschmerz)
L3	Vorderaußenseite Oberschenkel	M. quadriceps	Patellarsehnenreflex	Femoralisdehnungsschmerz
L4	Vorderaußenseite, Oberschenkel, Innenseite Unterschenkel und Fuß	M. quadriceps	Patellarsehnenreflex	(Positives Lasègue-Zeichen)
L5	Außenseite Unterschenkel, medialer Fußrücken, Großzehe	M. extensor hallucis longus	-	Positives Lasègue-Zeichen
S1	Hinterseite Unterschenkel, Ferse, Fußaußenrand, 3.–5. Zehe	M. triceps surae, Glutäen	Achillessehnenreflex	Positives Lasègue-Zeichen

im Epiduralraum die Position verändern sowie durch die mechanische Irritation einer Nervenwurzel letztendlich eine klinische Symptomatik hervorrufen.

Pathophysiologisch kommt es im Rahmen von Bandscheibendegenerationen auch zur Nozirezeptorenstimulation und zu biochemischen Veränderungen, die mit einer Freisetzung von Entzündungsmediatoren einhergehen und ihrerseits sekundäre Reizungen nervaler Strukturen hervorrufen.

Im Bereich der *Brustwirbelsäule* kommt es selten, ca. in 2% aller vertebragenen Fälle, zu solchen degenerativ bedingten Wurzelbedrängungen, da diese im Gegensatz zur LWS das Rückenmark nicht in Höhe des jeweiligen Interverbralraums und damit hinter den Bandscheiben verlassen, sondern zentral hinter den Wirbelkörpern. Der thorakale Spinalkanal weist insbesondere im mittleren Abschnitt der BWS ein relativ geringes Lumen auf, sodass es im Fall einer tatsächlichen Dorsalverlagerung von Bandscheibengewebe eher zu einer markseitigen Kompressionseinwirkung mit dann durchaus schwerwiegenderer Symptomatik kommen kann (v. Strempel 2001).

Die anatomische Situation der *Lendenwirbelsäule* ist im Vergleich zur BWS dadurch gekennzeichnet, dass die Foramina intervertebralis in der Höhe der Intervertebralräume liegen, sodass eine direkte bandscheibenseitige Wurzelbedrängung relativ leicht eintreten kann, natürlich auch eine unmittelbare Einwirkung auf das Rückenmark. Darauf aufbauend unterscheidet man als typische, im Lumbalbereich am häufigsten auftretende Schmerzsyndrome das Radikulärsyndrom mit einem lateralen und das Medullärsyndrom mir einem medialen Bandscheibenvorfall (Epikonus-Konus-Kauda-Syndrom), wobei lumbal auch eine mediolaterale Prolapslage differenziert werden kann.

Die Klinik des *Radikulärsyndroms* weist eine segmentbezogene, meist heftige, sich bei Husten, Niesen und Pressen sowie bei Belastung verstärkende Schmerzsymptomatik auf, lumbal in die untere Extremität ausstrahlend. Darüber hinaus kann es zu einer schmerzbedingten vertebragenen Fehlstatik und Funktionsstörung kommen sowie zu sensiblen und/oder motorischen Störungen bis hin zur segmentalen Parese (**Tabelle 4-19**). Die Interkostalneuralgie stellt eine Sonderform eines radikulären Syndroms dar, die durch die Irritation eines oder mehrerer thorakaler Spinalnerven ausgelöst wird.

Bei einem *Medullärsyndrom* in voller Ausprägung fehlt diese Segmentbezogenheit, die neurogenen Störungen sind obligater Bestandteil der Symptomatik. Das klinische Bild kann durch eine Reithosenanästhesie oder bereits durch eine inkomplete oder sogar komplette Querschnittslähmung bestimmt sein, und es können eindeutige Miktions- und Defäkationsstörungen bestehen.

Differenzialdiagnostisch müssen natürlich beim Auftreten von *thorakalen Rückenbeschwerden* auch andere primäre bzw. begleitende Kausalitäten abgeklärt werden (Hepp u. Debrunner 2004) wie:
- M. Scheuermann,
- Fehlstatik und Fehlbelastung der Wirbelsäule,
- muskuläre Rumpfinsuffizienz,
- Osteoporose, Osteomalazie,
- Kostotransversalarthrose,
- Interkostalneuralgie,
- Spondylosis hyperostotica (M. Forestier-Ott),
- Spondylitis ankylosans (M. Bechterew),
- spezifische und unspezifische Spondylolitiden,

- Polymyalgia rheumatica,
- Kontusion und Distorsion der Brustwirbelsäule,
- Tumoren.

Die Differenzialdiagnostik zur thorakalen Interkostalneuralgie umfasst darüber hinaus die kardiale Herzkrankheit, die Myokardischämie und die Zosterneuritis.

Bei *lumbalen Schmerzsyndromen* inkl. dem *Lendenkreuzschmerz* sollten bereits in der Frühphase einer vertebragenen Symptomatik prinzipiell auch bei sich abzeichnender degenerativer Genese unbedingt weitere differenzialdiagnostische Möglichkeiten der Beschwerdeauslösung ausgeschlosssen werden (Hepp u. Debrunner 2004) wie:
- funktionelle Fehlbeanspruchungen der Muskulatur und Sehnenansätze durch körperliche und berufliche Überlastungen sowie durch Störung der Wirbelsäulenstatik von Fehlhaltungen und Fehlformen,
- Fehlbildungen wie lumbosakrale Übergangsstörungen, Spondylolisthesis, Keil- oder Halbwirbel,
- Verletzungsfolgen, z. B. nach Wirbelkörperkompressionsfraktur,
- Infektionen, wie spezifische und unspezifische Spondylitiden, rheumatische Entzündungen,
- metabolische Osteopathien u. a. Knochenerkrankungen wie Osteoporose, Osteomalazie und M. Paget,
- Tumoren, d. h. gutartige und bösartige Geschwülste der Wirbelsäule, des Spinalkanals und des Beckenrings,
- neurologische Erkrankungen, wie Myopathien, Neuropathien, zentrale und periphere neuromuskuläre Störungen,
- psychische Erkrankungen, wie endogene oder larvierte Depressionen, sowie psychoreaktive Störungen,
- gynäkologische Erkrankungen, wie Lageveränderungen des Uterus, chronische Infektionen, Tumoren,
- urologische Erkrankungen, wie Stauungen, Entzündungen, Tumoren,
- interne Erkrankungen, wie Cholezystopathien, Pankreopathien oder Nierenbeckenleiden.

Spezielle postoperative Situation

Nach der operativen Entfernung von prolaptischem bzw. sequestriertem Bandscheibengewebe und ggf. Teilen der Lamina besteht in diesem Segment ein Hohlraum, in dem sich im Rahmen der Wundheilung ein Hämatom ansammelt. In der Folge kommt es zu einem *Wundödem*, das zu unterschiedlich stark ausgeprägten Irritationen im Wundbereich und auch an den dort gelegenen nervalen Strukturen führen kann. Die Nervenwurzel ist dabei auch freigesetzten entzündlichen Enzymen ausgesetzt, die zu einer zusätzlichen *Entzündungsreaktion* führen und den vorbestehenden ödembedingten Irritationsrahmen weiter, mitunter erheblich, erhöhen können.

Mit der operativen Einflussnahme auf die Integrität des Intervertebralraums wird auch die *Biomechanik* im gegebenen Bewegungssegment verändert und gestört. Der Bandscheibengewebsverlust und die dadurch bedingte Höhenminderung des Intervertebralraums bedingen gleichzeitig ein Elastizitätsdefizit ligamentärer Strukturen und eine verstärkte Kraftübertragung auf die Wirbelbogengelenke. Nach einer Bandscheibenoperation ist mit einer Progredienz dieser oben beschriebenen Problematik zu rechnen, die sich klinisch in einer häufigeren und auch intensiveren Schmerzreaktion im Sinne einer lokalen oder sogar einer pseudoradikulären Beschwerdesymptomatik äußert.

Auch bei besonderen Belastungen dieser Gelenke, v. a. bei axialer Lastaufnahme bzw. in Reklination, können verstärkende Schmerzreaktionen durch diese Positionierungen ausgelöst werden.

Zu besonderen postoperativen und rehabilitativen Problemsituationen in der vertebragenen Biomechanik kann es kommen, wenn der Ausgangsbefund auch die operative Einbeziehung knöcherner Strukturen der Wirbelsäule erforderlich machte, v. a. bei der Hemilaminektomie und der Laminektomie. Auch segmentale bzw. segmentübergreifende Stabilisierungen bzw. Spondylodesen stellen mitunter eine vergleichbare Herausforderung dar, um eine adäquate medizinische, aber auch berufliche Rehabilitation suffizient durchzuführen und erfolgreich zu gestalten.

Je nach dem methodischen Vorgehen und dem Ausmaß des Eingriffes sowie individueller Erfahrungen des Operateurs erfolgt eine postoperative, zeitlich definierte Orthesenversorgung mit mahnender oder/und stabilisierender Funktionsausrichtung.

Strategie und Therapie

Die medizinische Rehabilitation der Wirbelsäule ist dadurch geprägt, dass den vertebragenen Schmerzsyndromen der B/LWS eine vielfältige Kausalität zugrunde liegen und unterschiedliche, mitunter kurzfristig wechselnde Akuitätsstadien bestehen können.

In der kausalen Betrachtung sind dabei lokale, pseudoradikuläre und radikuläre Beschwerdeauslösungen zu differenzieren und diese dann je nach aktueller Problemintensität qualitativ als akute, subakute oder chronische Befundsituation einzustufen. Die rehabilitative Strategie wird wesentlich durch die bereits vorhergegangenen, indikativ begründeten Behandlungsmaßnahmen bestimmt. Diese sowie die aktuellen klinischen und bildgebenden Befunde stellen wiederum die Basis für eine situationsangepasste Rehabilitation mit einem möglichst ganzheitlichen Therapieansatz dar.

4.6 · Wirbelsäulenrehabilitation in der akuten, subakuten und postoperativen Phase

> **Optimierende Grundsätzen für das Programm einer Wirbelsäulenrehabilitation**
> - Individuelle, befundorientierte Therapiefestlegungen
> - Aktive Mitarbeit des Patienten und Motivation seiner Eigenverantwortung im Rehabilitationsprozess
> - Aktive Anwendungen mit Vorrang vor passiven Maßnahmen
> - Situationsangepasste Therapiedichte, zeitlich gefächert über den ganzen Therapietag
> - Integrierte Therapie im Rehabilitationsteam inkl. Durchführung von Teamkonferenzen
> - Koordination des Gesamtablaufes durch den Orthopäden als Rehabilitationsmediziner
> - Gestaltung eines Gesundheitstrainings im Sinne der Gesundheitsbildung, wie Rückenschule, Rückenschmerz u. a.

In der Praxis sind als konservative Behandlungsverfahren das primäre Heilverfahren (HV) und die postakute (AHB ohne Operation) oder postoperative Anschlussrehabilitation (AHB nach Operation) etabliert und zu unterscheiden. Für jede medizinische Rehabilitation sind möglichst konkrete, von den jeweiligen Hauptproblemen bestimmte Zielstellungen gemeinsam mit dem Patienten aufzustellen, sodass ihr Erfüllungsgrad Parameter für den erreichten Rehabilitationserfolg und somit auch für die Patientenzufriedenheit ist.

> **Relevante Ziele für die Wirbelsäulenrehabilitation**
> - Schmerzlinderung sowie eine lokale Ödemreduktion bei operierten Patienten
> - Muskuläre Stabilisierung des/der gestörten bzw. operierten Bewegungssegmentes/e
> - Aufbau und Kräftigung der Bauch- und Rückenmuskulatur
> - Angepasste Dehnung verkürzter/kontrakter Muskelgruppen
> - Verbesserung des Haltungs- und Koordinationsvermögens
> - Information und Schulung über die Erkrankung, den Verlauf, die Prognose und Einflussmöglichkeiten
> - Vermittlung der Inhalte der Rückenschule inkl. eines rückengerechten ADL-Verhaltens (▶ Kap. 3.16)
> - Erlernen eines spezifischen Hausübungsprogramms
> - Vermittlung von berufsspezifischer Information und Beratung (▶ Kap. 3.17)

Von der individuellen Verlaufs- und Befundsituation ist abhängig, inwieweit spezielle ergänzende Zielvorgaben, z. B. eine psychologische Stabilisierung, mit einzubinden sind.

Bei ihrer Formulierung müssen sich die Rehabilitationsziele an unterschiedlichen Störebenen ausrichten. Einerseits sind auf der Ebene der *Funktionsstörungen* Folgezustände wie schmerzhafte Bewegungseinschränkung, lokales Ödem und Instabilität des Bewegungssegmentes zu nennen, andererseits sind auf der Ebene der *Fähigkeitsstörungen* hierdurch verminderte Belastbarkeit des Achsenorgans sowie Kraftminderung bei Hebe- und Tragetätigkeiten anzuführen. Daraus resultierende Folgeprobleme und Beeinträchtigungen im beruflichen und sozialen Umfeld sind unter Berücksichtigung der *Kontextfaktoren* anzusprechen.

Die konservative Behandlungspalette für eine gezielte Wirbelsäulensäulenrehabilitation ist sehr breit gefächert, die Auswahl der vermeintlich günstigsten Einzelmaßnahmen und die Chancen für einen Behandlungserfolg hängen von vielen Kriterien wie Beschwerdebild und Schmerzintensität, Erkrankungs- und Behandlungsdauer, Verträglichkeit und Wirksamkeit sowie Beeinträchtigungen im persönlichen und beruflichen Alltag ab. Trotzdem kristallisieren sich einige grundlegende Prinzipien in der konservativen Therapie heraus.

Bei Einritt einer *Akutsymptomatik* besteht das therapeutische Hauptziel in der Senkung der Schmerzintensität, die durch eine analgetisch, antiphlogistisch und detonisierend ausgerichtete Medikation per os oder systemisch per infusionem angegangen werden kann (▶ Kap. 3.10). Ergänzend sind hierbei als Maßnahmen der 1. Wahl eine schmerzlindernde intermittierende Stufenlagerung zur Entlastung des/r gestörten Segmentes/e und eine Thermotherapie zu nennen, je nach Verträglichkeit als milde Kryotherapie (Prießnitz-Wickel) oder als dosierte Wärmeapplikation (lokale Wärmespender, Bäder).

In schmerzfreier Position oder Lagerung ist durchaus auch eine Einzelkrankengymnastik möglich wie isometrisches Muskeltraining, einfache aktive Beinbewegungen und eine zumutbare Alltagsmobilisation.

Bleibt die Initialtherapie ohne adäquaten Wirkungseintritt, gewinnt die Senkung der Schmerzintensität eine noch höhere Priorität. In einer solchen persitierenden Akutphase empfehlen sich wirbelsäulennahe Injektionen mit Analgetika, Lokalanästhetika und ggf. Kortikoiden. Die Art des methodischen Vorgehens wird aber bestimmt durch den lokalen Befund, die Erfahrungen und Fertigkeiten in der Person des Behandlers sowie evtl. Befindlichkeiten in der Person des Patienten.

> **Cave**
>
> In der Akutphase bedarf es einer engmaschigen Kontrolle der Blasen- und Mastdarmfunktion sowie der Motorik und Sensibilität beider unterer Extremitäten. Das Auftreten entsprechender Störungen bzw. die Progredienz anfänglich dezenter klinischer Auffälligkeiten bedürfen einer spezifischen Abklärung und ggf. einer therapeutischen Neuorientierung im Sinne einer operativen Strategie.

Die Situation ist als *subakute Phase* anzusehen, wenn die Therapie bis nach ca. 1 Woche einen Besserungsgrad von wenigstens 25% erreicht, die therapeutischen Hauptziele sind dann das Erreichen von Schmerzarmut/-freiheit und von vertebragener Entspanntheit. Traktionstherapeutische Maßnahmen können dabei den Therapierahmen durchaus schon ergänzen, gerätetechnisch am häufigsten lumbal ausgeführt durch eine kyphosierende Traktion der LWS mit/ohne Vibrationskomponente (Perlswing, Trac-Computer, Schwing-Extensor) oder einer Längstraktion bei Lordoseausgleich (Gamaschenextension auf dem Schrägbrett, Beckenextension). Auch der fortführende Einsatz der herkömmlichen Stufenbettlagerung ist eine mögliche Option und oft befundadäquat, doch sollte der intermittierende Charakter der Maßnahme unbedingt gewährleistet und durch regelmäßige, zeitlich zunehmende Mobilitätsaktivitäten gekennzeichnet sein.

Im Abhängigkeit vom weiteren Verlauf des Lokalbefundes insbesondere der definitiven Schmerzakuität und der funktionell-neurologischen Situation können weiterführende Maßnahmen in das Therapieprogramm integriert werden. Medikamentös wäre der orale Einsatz von Muskelrelaxanzien und eine lokale hyperämisierende Externabehandlung zu erwägen oder elektrotherapeutische Anwendungen, z. B. ein diadynamischer Strom mit der schmerztherapeutischen CP-Stromform, einzusetzen (▶ Kap. 3.7).

Bei *positiver Verlaufstendenz* gewinnt v. a. die Einzelkrankengymnastik zunehmend an therapeutischer Bedeutung, wobei die Schmerzgrenze stets der limitierende Faktor für jede aktive Übungstherapie ist und bleibt. Zunächst stehen im Rahmen der muskulären Stabilisierung eine Aktivierung der autochthonen Muskulatur, ein Training der Bauchmuskulatur und eine Kräftigung des M. latissimus dorsi und des M. quadratum lumborum im Vordergrund, aber auch eine Dehnung verkürzter Muskelgruppen. Im Sinne der Haltungsschulung werden fehlerhafte Bewegungsabläufe korrigiert, ggf. unter Zuhilfenahme einer Spiegeldemonstration oder Videodokumentation, sowie ein Gleichgewichts- bzw. Koordinationstraining durchgeführt.

Durch die breite Palette der zur Verfügung stehenden Maßnahmen lässt sich das weiterführende Rehabilitationsprogramm sehr differenziert und befundorientiert gestalten, hervorzuheben sind hierbei balneophysikalische Anwendungen (z. B. medizinische Bäder, Packungen, Massagen, Elektrotherapie, u. a.) die Ergotherapie (Übungen zur Körperpositionierung am Webstuhl, Beratungen zu Sitzmöbeln und Alltagshilfen) sowie gezielte Schulungen rückengerechten Alltagsverhaltens.

In der postoperativen Rehabilitation sollten allerdings lokale Wärme- bzw. Elektrotherapien frühestens 4–6 Wochen nach dem Eingriff zum Einsatz kommen, davor nur außerhalb des unmittelbaren Operationsgebietes.

Arealbezogen kann bei positionsabhängigen Schmerzsyndromen auch durch eine segmententlastende, schmerzreduzierende Traktion der BWS separat oder ergänzend mit Hilfe der Manualtherapie oder gerätegestützt in horizontaler Lagerung eine Beeinflussung der Symptomatik erreicht werden, ggf. mit begleitender Thermo- und/oder Massagetherapie.

Das klinische Bild der Thorakalsyndrome kann wie die analgetische Schmerzpunktbehandlung auch durch Irritationen bzw. Blockierungen der Kostotransversalgelenke geprägt sein. Auch das Setzen von analgetisch wirksamen Injektionsblockaden im Bereich der Facettengelenke ist eine in der Praxis gehandhabte Maßnahme, sowohl thorakal als auch lumbal.

> **Cave**
>
> Die häufigste Komplikation bei analgetischen Injektionen stellt der Pneumothorax dar, diese Therapieform gehört daher unbedingt in die Hand des geübten und erfahrenen Behandlers (Ludwig u. Krämer 2001).

In eine mögliche aufbauende Rehabilitation können im Rahmen der Krankengymnastik auch eine Mobilisation hypomobiler Areale, ein begrenztes Funktionstraining der Rumpfmuskulatur und Bewegungen in Rückenschwimmtechnik integriert werden.

> Bei allen krankengymnastischen und bewegungstherapeutischen Übungen ist es eine unabdingbare Voraussetzung für den Therapieerfolg, dass der Patient physisch, psychisch und intellektuell die angewendeten Grundübungen beherrscht, muskuläre Stabilisierungstechniken ohne Ausweichbewegungen ausführt und keine Schmerzzunahme während bzw. nach den Übungseinheiten erfährt.

Auch die medizinische Trainingstherapie (MTT) kann bei entsprechender Verlaufsentwicklung durchaus mit ausgewählten Bewegungselementen ein ergänzender bzw. aufbauender Bestandteil in der Rehabilitation werden, jedoch sollte dieser Einsatz stets therapeutenkontrolliert sein und patientenseitig diszipliniert ausgeführt werden.

Die Geräteauswahl sollte allerdings so erfolgen, dass die gestörte bzw. operierte Region dabei fehlhaltungsfrei bleibt und von den Gerätebewegungen nahezu ausgeschlossen ist.

Besondere Therapiedifferenzierungen können in punkto Belastung/Intensität, Art/Umfang und Häufigkeit unumgänglich sein, wenn im Rahmen der degenerativen Veränderungen auch eine *Spondylolisthesis* oder eine *Spinalkanalenge* bestehen, sodass ein »dünnerer« Therapierahmen mit Augenmaß in der Regel erfolgreicher ist.

Diese spezifische Problematik spiegelt sich natürlich auch in der rehabilitativen Vorgehensweise nach einem operativen Eingriff mit einer solchen Befundsituation wider. Bei Operationen mit einer entlastenden, stabilisierenden oder entlastend-stabilisierenden Ausrichtung kann es durchaus auch zu einer Hemilaminektomie oder sogar Laminektomie sowie zur Implantation eines Abstandhalters kommen, bei letzterem reicht die praxisrelevante Realität von der Bandscheibenendoprothese bis hin zur Spanblockung/Spondylodese.

Auch ein *Postnukleotomiesyndrom* bedarf vergleichsweise einer differenzierten Behandlungsstrategie. Allerdings setzt der Erfolg des ärztlichen Handelns auch eine suffiziente Differenzialdiagnostik des persistierenden Schmerzes und einen möglichst kausalen Therapieansatz voraus. Nach Hepp u. Debrunner (2004) kommen folgende einzelne oder kombiniert vorliegende Ursachen für ein Postnukleotomiesyndrom in Betracht:

- erneuter oder verbleibender Bandscheibenprolaps,
- Intervertebralarthrose (Facettensyndrom),
- Segmentinstabilität,
- Stenose des lateralen Rezesssus,
- Spondylitis oder Spondyldiszitis,
- epidurale Fibrose,
- chronisch-proliferative Arachnoiditis,
- Dura- oder Nervenwurzelschäden,
- Insuffizienz der Rumpfmuskulatur,
- psychovertebrales Syndrom.

In solchen schwierigen Befundsituationen bzw. Behandlungsabläufen ist häufig eine Versorgung mit einer mobilitätsbegrenzenden *Rumpforthese* notwendig. Durch eine leichte Flexionshaltung bzw. lumbale Entlordosierung in den ersten 6 Wochen bis zur primären Stabilisierung der bindegewebigen Narbe, ggf. auch bis zur intensiven Stabilisierung des operierten Bewegungssegmentes über 6 weitere Wochen, können insbesondere bei problematischen Verläufen so bessere Langzeitergebnisse erreicht werden. Ergänzend dazu ist die Einhaltung eines Funktionsverbotes (Sitz-, Hebe- und Rotationsverbot) im gestörten Bereich über eine definierte Zeitdauer unumgänglich. Natürlich ist eine parallel laufende Einzelkrankengymnastik der Rumpfmuskulatur unverzichtbar.

> **Cave**
> Der konservative Therapieansatz sollte unbedingt dann verlassen werden, wenn eine Beschwerde- bzw. Befundpersistenz und eine Therapieresistenz vorliegen und eine Etablierung bzw. Progredienz neurologischer Symptome/Befunde zu verzeichnen ist.

Die psychologische Mitbetreuung muss dann in den Rehabilitationsprozess individuell eingebunden werden, wenn Fragen der Schmerzbewältigung, der Körperwahrnehmung und/oder der Akzeptanz eines evtl. chronischen Leidens für Verlauf und Erfolg einen größeren Stellenwert erlangt haben.

Nachsorge

Das weiterführende Betreuungsprocedere hängt vom Umfang noch bestehender Restbeschwerden und vom aktuellen vertebragenen Befund ab.

Im Rahmen der medizinischen Rehabilitation sollte jeder Betroffene sich über die Bedeutung des regelmäßig in Eigenregie zu absolvierenden rumpfstabilisierenden Übungsprogramms klar geworden sein. An ihm selbst liegt es, die vermittelten Verhaltensempfehlungen der orthopädischen Rückenschule inkl. Arbeitsplatz- und ADL-Beratung in den persönlichen Alltag umzusetzen.

Physiotherapeutische Einzelmaßnahmen (Krankengymnastik, Bewegungstherapie, physikalische Maßnahmen u. a.) gehören befund- und verlaufsabhängig zum weiterführenden Betreuungskonzept, das gilt ggf. auch für die Fortsetzung einer angepassten analgetischen Medikation.

Seitens einiger Rentenversicherungsträger werden in der unmittelbaren postrehabilitativen Phase auch spezielle Angebote gewährt, um ihren Versicherten bei entsprechender Notwendigkeit einen kontinuierlicheren Belastungsaufbau inkl. der beruflichen Reintegration zu ermöglichen. Als Varianten seien das »Funktionstraining bei degenerativen und entzündlichen Erkrankungen der Bewegungsorgane« seitens der LVA und die »*Intensivierte Rehabilitationsnachsorge*« (IRENA) seitens der BfA genannt.

> **Fazit**
> - Der thorakolumbale Wirbelsäulenabschnitt ist durch vielschichtige, degenerative und fehlstatisch bedingte Störungsvarianten gekennzeichnet, wobei die Lendenwirbelsäule wesentlich häufiger betroffen ist.
> - Das konkrete therapeutische Vorgehen wird v. a. von der kausalen Problemsituation und deren Akuitätsgrad unmittelbar bestimmt, wobei möglichst immer von einem ganzheitlichen Therapieansatz ausgegangen werden sollte.

- Die konservative Vorgehensweise hat unter dem Gesichtspunkt der Langzeitwirkung eine größere Effektivität und in Abhängigkeit von der Kompetenz des Behandlers bzw. der behandelnden Einrichtung auch eine höhere therapeutische Effizienz. Unabhängig davon sind natürlich der konservativen Therapie auch befundseitige bzw. verlaufsbedingte Grenzen auferlegt, die trotz aller Anstrengungen ein aktives operatives Vorgehen erforderlich machen.
- Die Rückenschule dient dem Eintrainieren eines differenzierten rückengerechten Alltagsverhaltens unter funktioneller Schonung des/r gestörten bzw. operierten Segmentes/e. Als obligater Schulungsinhalt sollte dabei eine umfassende Beratung zu Prinzipien der Arbeitsplatzergonomie (EU-Richtlinien) inkl. arbeitsplatzspezifischer Anpassungen (Stuhl, Arbeitstisch, Stehpult u. a.) bzw. sonstiger Hilfen/Entlastungspositionen im Alltag fest in den Gesamtkurs integriert sein.
- Der letztlich erreichte klinisch-neurologische Funktionsstatus, die vertebragene (Rest-)beschwerdesituation und die Motivation des Betroffenen bestimmen das aktuell gegebene Leistungsvermögen im gestörten Wirbelsäulenabschnitt, die individuell zumutbare Erwerbsfähigkeit und damit die zeitliche Vorgabe für einen beruflichen Wiedereinstieg.

4.6.3 Rehabilitation nach traumatischen Wirbelfrakturen

Problemstellung

Die Wirbelsäule als zentrales Achsorgan hat eine besondere Bedeutung für den Stütz- und Bewegungsapparat des Menschen. Sie gewährleistet die Aufnahme hoher sowohl statischer als auch dynamisch axialer Belastungen, insbesondere garantiert sie aber die Möglichkeit zur aufrechten Haltung, einem wesentlichen Parameter des menschlichen Wesens. Umso eingreifender und bedeutungsvoller sind daher Verletzungen des Achsorganes. Dies können einerseits Frakturen, andererseits Luxationen oder Verletzungen des Kapsel-Band-Apparates mit nachfolgenden Instabilitäten eines oder mehrerer Bewegungssegmente sein.

Die Diagnostik und Behandlung von Wirbelsäulenverletzungen gehört teilweise zu den schwierigsten Aufgaben in Chirurgie und Orthopädie und hat eine lange Behandlungstradition. Bis zur Mitte der 1970er Jahre dominierte in der Behandlung von Wirbelsäulenverletzungen primär die konservative Therapie. Durch die stetige Verbesserung der Osteosynthesematerialien, speziell an der Wirbelsäule, sind heute allerdings sehr stabile Operationsverfahren möglich, die auch bei schwerwiegenden Verletzungen mit Gefährdungen des zentralen Nervensystems stabile Versorgungen garantieren.

Dennoch gebührt der anschließenden Rehabilitation sowohl bei primär konservativer Behandlung als auch nach operativen Versorgungen von schweren Wirbelverletzungen eine besondere Rolle. Hierbei muss der Therapeut sowohl über genaue Kenntnisse des Verletzungsmechanismus, der Stabilität der betroffenen Parameter als auch der Belastungsmöglichkeiten bei modernen Osteosynthesen verfügen.

Im Folgenden wird auf die Rehabilitation nach traumatischen Wirbelfrakturen eingegangen. Neben diesen gibt es zahlreiche andere Möglichkeiten der Frakturentstehung an der Wirbelsäule, im Wesentlichen bei älteren Patienten nach osteoporotischen Wirbelfrakturen bzw. pathologischen Wirbelfrakturen bei tumorösen Entitäten. Im Hinblick auf die osteoporotischen Wirbelfrakturen wird auf ▶ Kap. 5.1 (»Osteoporose: Diagnostik – Prävention – Therapie«) verwiesen.

Epidemiologie

Wirbelsäulenverletzungen machen nur einen geringen Anteil am Gesamtaufkommen aller Frakturen aus, nämlich 0,5–1%. Bedeutung kommt ihnen aber insbesondere durch teilweise schwere neurologische Folgeerscheinungen zu. So führt jede 5. Wirbelsäulenverletzung in Deutschland zu bleibenden neurologischen Defiziten bis hin zur Querschnittslähmung (Beisse 2001). Wirbelfrakturen machen dabei etwa 2% aller Knöchenbrüche aus (Hipp 2002).

Die Verletzungen verteilen sich in unterschiedlicher Häufigkeit auf die einzelnen Wirbelsäulenabschnitte. Bevorzugt betroffen sind die Übergangsbereiche von flexiblen zu festen Wirbelsäulenabschnitten, so der Übergang von der Hals- zur Brustwirbelsäule und insbesondere der thorakolumbale Übergang. Gerade letzterer ist bei Wirbelfrakturen besonders häufig betroffen (Hipp 2002).

Wirbelfrakturen treten in allen Lebensabschnitten auf, am häufigsten bei Erwachsenen um das 30. und das 60. Lebensjahr (pathologische Frakturen bei Osteoporose; Hipp et al. 2002; ◘ Abb. 4-26).

Unfallmechanismen

Äußere Einwirkungen auf die Wirbelsäule sind in verschiedener Weise möglich. Eine *vertikale Krafteinwirkung* führt in der Regel zu einer axialen Kompression. Hierbei kann die Bandscheibe in den Wirbelkörper gedrückt werden (Kompressionsfraktur, Berstungsfraktur). Knöcherne Fragmente können in den Spinalkanal verlagert werden.

Ein *Flexionstrauma* führt in der Regel zur keilförmigen Imprimierung des Wirbelkörpers, ein *Hyperextensionstrauma* zu Verletzungen im dorsalen Anteil des Achsorganes, insbesondere an den Wirbelbögen. Besondere Bedeutung kommt anatomisch auch den Bandverbindungen der Wirbelsäule zu. Dabei sind die Ligamenta inter-

4.6 · Wirbelsäulenrehabilitation in der akuten, subakuten und postoperativen Phase

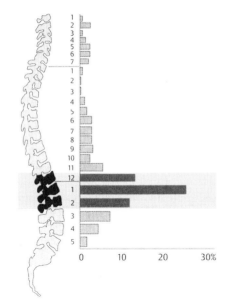

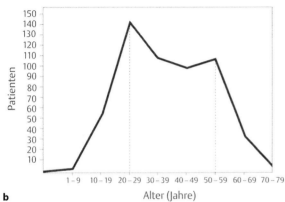

Abb. 4-26a, b. Lokalisation und Häufigkeit (**a**) sowie Altersverteilung (**b**) der Wirbelfrakturen. (Aus: Hipp et al. 2002)

zept wurde 1983 durch Denis überarbeitet, der das länger gebrauchte Dreisäulenkonzept vertrat. Dieses Modell ist vom Grundprinzip auch weiterhin ein einfaches und schematisch nutzbares Einteilungssystem im Hinblick auf die Frage, ob es sich um stabile oder instabile Frakturen handelt. Bei Betroffensein nur der vorderen Säule kann man in der Regel von einer stabilen Fraktur ausgehen, so nicht im hinteren Bereich des Wirbelsäulenapparates bzw. des Bewegungssegmentes ligamentäre Zerreißungen, Subluxationen oder Luxationen vorliegen. Bei Beteiligung der mittleren und hinteren Säule liegen in aller Regel Instabilitäten vor, die häufig operativen Verfahren zugeführt werden.

Die heute gebräuchliche Klassifikation unter pathophysiologischen und prognostischen Kriterien wurde 1994 von Magerl et al. veröffentlicht und beruht auf einer Analyse von 1.445 Verletzungen der Rumpfwirbelsäule. Dabei orientiert sie sich im Wesentlichen am Unfallmechanismus und den hierdurch verursachten typischen Verletzungsmustern.

Es werden drei Verletzungsmechanismen aufgeführt:
- Kompression: Typ-A-Verletzung,
- Distraktion: Typ-B-Verletzung,
- Rotation: Typ-C-Verletzung.

Die Klassifikation der Kompressionsfrakturen nach Magerl et al. (1994) zeigt ■ Abb. 4-27.

Stabile Frakturen

Wirbelsäulenverletzungen können prinzipiell nur dann als stabil gelten, wenn sie keiner Reposition bedürfen und unter physiologischen Belastungen keine weitere wesentliche Verformung erfahren (Blauth 1998). Reponierte Läsionen sind daher immer instabil und bedürfen der Retention zur Erhaltung des Repositionsergebnisses.

Typ-A-Verletzungen

Bei diesen Verletzungen ist ein Kompressionsmechanismus ursächlich zugrundeliegend. Man unterteilt in Typ A1 (Impaktionsbrüche), Typ A2 (Spaltbrüche), Typ A3 (Berstungsbrüche). Die Impaktionsbrüche (Typ A1) gelten als stabil. Die Behandlung wird meist konservativ durchgeführt. Bei Spaltbrüchen (Typ A2) verläuft die Frakturlinie entweder in der Sagittal- oder Frontalebene, teilweise sind größere Trümmerzonen zentral vorhanden. In diesen Fällen ist die Fraktur (Kneifzangenfraktur, A2.3) instabil und neigt durch das eingesprengte Bandscheibengewebe zur Entwicklung einer Pseudarthrose. Die Frakturtypen des sagittalen und frontalen Spaltbruches (A2.1, A2.2) sind meist als stabil zu betrachten, die Kneifzangenfraktur ist sicher instabil, es kommt insbesondere im hinten Anteil der Wirbelsäule zu Subluxationen.

Die Berstungsfraktur (Typ A3) ist der häufigste Frakturtyp. Nicht selten sind begleitende neurologische Ausfälle festzustellen. Verantwortlich ist dann meist ein

spinosa und supraspinosa von besonderer Wichtigkeit. Sie bilden den sog. hinteren Bänderkomplex. Bei Zerreißungen desselben kommt es nicht selten zu Subluxationen oder Luxationen in der betroffenen Höhe mit Schädigung des zentralen Rückenmarkanteils. Letztere ist häufig auch bei kombinierten Gewalteinwirkungen im Sinne einer Kompression, Flexion und dorsalen Distraktion (instabile Frakturen) mitbetroffen. Gleiches gilt für kombinierte Flexions-, Rotations- und Schermechanismen.

Frakturklassifikation

In den letzten Jahrzehnten wurden aufgrund der sich weiter entwickelnden pathophysiologischen Verständnisse und Möglichkeiten der operativen Therapie unterschiedliche Frakturklassifikationen bei Wirbelsäulenverletzungen vorgeschlagen. Bereits 1951 unterteilte Böhler die Frakturen in stabile bzw. instabile Frakturen.

Whitesides stellte 1977 das Zweisäulenkonzept in der Betrachtung bei Wirbelsäulenfrakturen vor und unterschied eine vordere von einer hinteren Säule, dieses Kon-

Fragment des kranialen Anteils der Hinterkante, das sich in den Spinalkanal verlagert hat. Oft besteht begleitend eine Fraktur des Wirbelbogens mit daraus resultierender Instabilität, Subluxationen oder Luxation.

Typ-B-Verletzungen

Das Schädigungsereignis beinhaltet hier eine Distraktion, bei der es zu einer Zerreißung von dorsalen, überwiegend ligamentären (Typ B1), aber auch knöchernen Strukturen (Typ B2) bei Überbeugungen oder zu einem Aufreißen der vorderen Säule (Typ B3) durch Überstreckungen kommen kann (◘ Abb. 4-27).

Auf den seitlichen Röntgenaufnahmen findet man häufig eine starke Knickbildung der Wirbelsäule mit Scheitelpunkt auf Höhe der Fraktur und ein Klaffen der Dornfortsätze und Wirbelgelenke. Typ-B-Verletzungen sind instabil.

Typ-C-Verletzungen

Der Verletzungsmechanismus bei Typ-C-Verletzungen (◘ Abb. 4-27) wird insbesondere durch Rotationsmomente verursacht. Es kommt hierbei zu folgen Begleitverletzungen:
- Abrissen der Querfortsätze,
- wirbelsäulennahe Rippenfrakturen,
- Rotationsfehlstellung eines oder mehrerer Wirbelkörper (Asymmetrie der Bogenwurzelabstände gegenüber dem Dornfortsatz).

Bei Typ-C-Verletzungen unterscheidet man Kompressionsfrakturen mit Rotationskomponente (Typ C1), Distraktionsverletzungen mit Rotationskomponente (Typ C2) und Rotationsscherbrüche (Typ C3). C-Frakturen sind ebenfalls prinzipiell als instabil anzusehen, wobei die Typ-C3-Verletzung die instabilste Verletzungsform darstellt, häufig mit kompletten neurologischen Ausfällen.

Strategie und Therapie
Diagnostik

Die Diagnostik bei traumatischen Ereignissen der Wirbelsäule ist besonders wichtig und für die weitere Prognose der Rehabilitation entscheidend. Die in der Übersicht genannten Parameter müssen beachtet werden.

Im Hinblick auf die weitere Rehabilitationsdiagnostik nach primärer Akutbehandlung sind prinzipiell die gleichen Vorgehensweisen einzuhalten.

Wirbelfrakturen erfordern eine eingehende klinische orthopädisch-traumatologische und neurologische Diagnostik. Die neurologische Untersuchung muss dabei als Mindestanforderung auch in der weiteren therapeutischen Überwachung folgende Punkte beachten:
- Prüfung der Muskelinnervation und der groben Kraft aller Muskelgruppen, die unterhalb der Verletzungshöhe vom Rückenmark aus versorgt werden,

---

Diagnostik bei Wirbelfrakturen
- Genaue Anamnese im Hinblick auf die Entstehung des Unfallereignisses, speziell den Unfallmechanismus
- Schmerzuntersuchung (Charakter, Lokalisation, Ausstrahlung, Begleitsymptome)
- Klinische Untersuchung mit Beachtung von äußeren Verletzungszeichen wie Schürfwunden und Prellmarken (sekundäre Hinweise auf das Unfallereignis)
- Palpation mit Feststellung von lokalen muskulären Tonuserhöhungen und Steifigkeiten, Druck- und Bewegungsschmerz
- Vorsichtige Palpation der Dorn- und Querfortsatzbereiche
- Eingehende orthopädische und neurologische Untersuchung (s. unten)
- Bildgebende Verfahren
- Laborchemische Untersuchungen
- Gegebenenfalls Zusatzuntersuchungen (Neurophysiologie, konsiliarärztliche Untersuchung, beispielsweise Urologie etc.)

Rehabilitationsdiagnostik
- Anamnese
  - Spezielle Unfallanamnese
  - Eventuell Operationsbefunde, Operationsverlauf
  - Vorbestehende neurologische Ausfälle, Verlauf neurologischer Störungen (rückläufig?)
  - Empfehlungen des Operateurs zur Belastung und Nachbehandlung
  - Vorbestehende Wirbelsäulenprobleme
  - Zusätzliche Begleiterkrankungen
  - Berufliche und soziale Anamnese (zur Einleitung von Folgemaßnahmen von besonderer Bedeutung)
  - Kontextanamnese (zur Ermittlung der häuslichen Verhältnisse, Unterstützungsmöglichkeiten durch Angehörige etc., besonders wichtig bei schweren neurologischen Ausfällen)
- Klinische Untersuchung
  - Lokalbefund
  - Schmerzen, Schmerzausstrahlung
  - Neurologische Defizite
  - Funktions- und Fähigkeitsstörungen
- Begutachtung der aktuellen bildgebenden Diagnostik und Verlaufsbeobachtung (Stabilität, Fortschreiten von Deformierungen etc.)

4.6 · Wirbelsäulenrehabilitation in der akuten, subakuten und postoperativen Phase

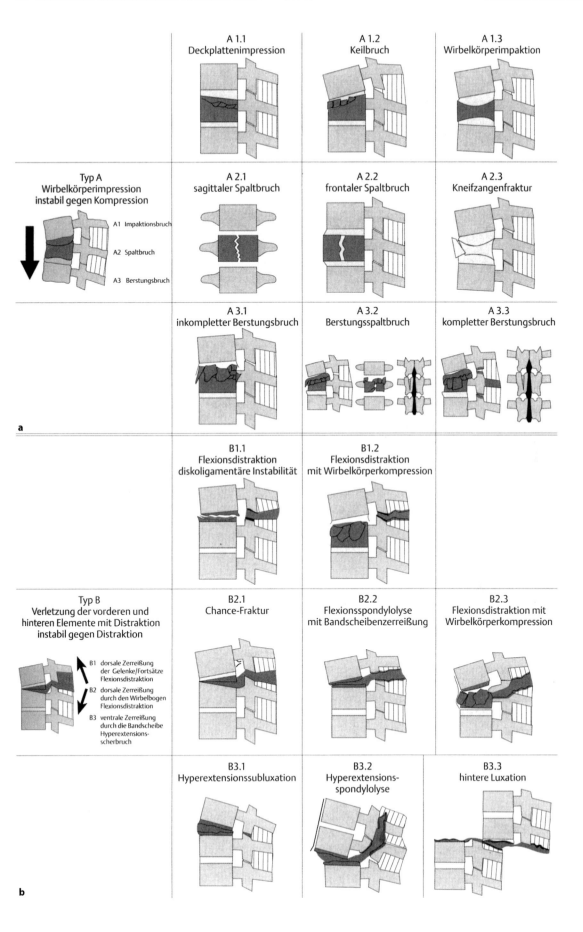

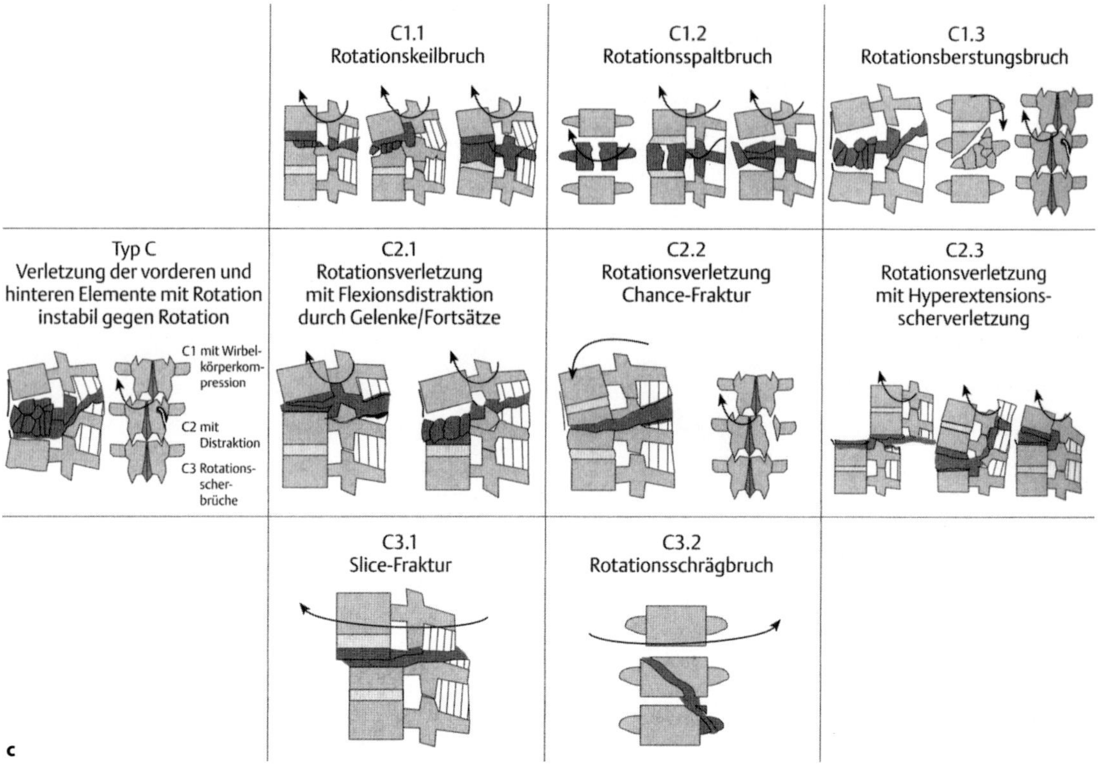

Abb. 4-27a–c. Schematische Darstellung der Einteilung von Wirbelsäulenverletzungen nach Magerl et al. (1994). **a** Man unterscheidet axiale Gewalteinwirkungen im Sinne einer Kompression: A1 = stabile Kompressionsfraktur; A2 = Berstungsspaltbruch; A3 = instabiler Berstungsbruch. **b** Bei den Distraktionsmechanismen unterscheidet man: B1 = dorsale Zerreißung durch die Gelenke; B2 = dorsale Zerreißung durch die Wirbelbögen; B3 = Zerreißung durch die Bandscheiben durch Hyperextension. **c** Wirkt zusätzlich ein Drehmoment in der horizontalen Ebene, so können als C1-Fraktur Kombinationen mit Wirbelkompressionen, als C2-Fraktur Distraktionsverletzungen und als C3-Fraktur Rotationsscherbrüche unterschieden werden. (Aus: Hipp et al. 2002)

- Sensibilitätsprüfung mittels Nadelstich und leichter Berührung im Bereich der gesamten betroffenen Gebiete,
- Prüfung der Propriozeption,
- Reflexprüfung (Sehnenreflexe, Plantarreflex, Analreflex, glandobulbärer Reflex).

Dabei kommt besondere Bedeutung der Kenntnis der jeweiligen Kennmuskulatur zu (◘ Tabelle 4-20).

Bildgebende Verfahren

Beim Verdacht auf eine Wirbelsäulenverletzung sollte eine standardisierte radiologische Diagnostik erfolgen, um keine Verletzungen zu übersehen. Hierzu gehört die Anfertigung von Röntgenaufnahmen des betroffenen oder verdächtigen Wirbelsäulenabschnitts grundsätzlich in 2 Ebenen.

Die gesamte Wirbelsäule ist dann in 2 Ebenen zu röntgen, wenn folgendes vorliegt:
- Nachweis einer Wirbelsäulenverletzung in einem Abschnitt,
- Polytrauma,
- folgende Unfallmechanismen:
  - Sturz aus mehr als 2 m Höhe,
  - Hochrasanztrauma,
  - angefahrener Fußgänger/Radfahrer,
  - Treppensturz/Bewusstlosigkeit.

Bei folgenden Verletzungen ist an eine radiologische Abklärung der Wirbelsäule zusätzlich zu denken (nach Beisse 2001):
- Stirnplatzwunde, Schädel-Hirn-Trauma des alten Menschen (HWS- und Dens-Spezialaufnahmen),
- nachgewiesene Sternumfraktur (Röntgenaufnahme der BWS),
- Beckengurtverletzung (thorakaler Übergangsbereich),
- Fraktur des vorderen Beckenrings (Kreuzbein).

Bei den Röntgenaufnahmen ist zu beachten, dass Frakturen der Brustwirbelsäule mit vorderer Keilfraktur meist zu einer umschriebenen BWS-Abknickung führen, multiple BWS-Frakturen zu einer vermehrten Kyphosierung und zu einer reaktiven LWS-Hyperlordosierung. An der LWS führen vordere Keilfrakturen zu einer Abflachung oder Umkehrung der normalen Lendenlordose. Dies kön-

Tabelle 4-20. Kennmuskulatur für die neurologische Diagnostik

Kennmuskulatur	Lokalisation
Atemlähmung	Läsion oberhalb C4
Schulterabduktion	C5
Ellbogenbeugung (Bizepssehnenreflex)	C5/C6
Ellbogenstreckung (Trizepssehnenreflex)	C7/C8
Pronation/Supination	C6
Handgelenksbeugung und -streckung	C6/C7
Beugung und Streckung der Langfinger	C7/C8
Spreizen und Zusammenführen der Langfinger	C8/Th1
Sensibilität in Höhe der Mammillen	Th4
Sensibilität in Nabelhöhe	Th10
Sensibilität in der Leistenregion	L1
Hüftbeugung	L2/L3
Hüftstreckung	L4/L5
Kniestreckung (Patellarsehnenreflex)	L3/L4
Kniebeugung	L5/S1
Supination im Sprunggelenk	L4
Pronation im Sprunggelenk	L5/S1
Fußhebung	L4/L5
Großzehenhebung	L5
Fußsenkung	S1

nen wichtige sekundäre Hilfszeichen sein. Im Röntgenbild sollte man des Weiteren bereits auf sekundäre Zeichen für Instabilitäten achten (Abrissfrakturen der Dornfortsätze, Zwischenraumerweiterung zweier benachbarter Dornfortsätze in Höhe der Wirbelkörperfraktur, Bogengelenksbeteiligungen, Subluxationen/Luxationen).

Bei Feststellen einer Wirbelfraktur ist ein CT oder MRT zur weiteren Festlegung des Frakturtyps und der daraus abzuleitenden Therapie, zur Feindiagnostik bei Luxationen und insbesondere zum Erkennen des Grades und der Ursache einer Spinalkanalkompression unumgänglich. Das MRT kann wichtige Zusatzinformationen in den Fällen geben, in denen radiologisch unauffällige Darstellungen der Wirbelsäule vorhanden sind, allerdings neurologische Ausfälle (zum Erkennen spinaler Blutungen etc.) vorliegen, in der Feindiagnostik diskoligamentärer Verletzungen, von Gefäßverletzungen (insbesondere an der Halswirbelsäule) sowie zur Frage nach pathologischen Frakturen und weiteren evtl. metastatischen Ursachen.

Rehabilitationsziele

Nach Durchführung der rehabilitationsspezifischen Diagnostik wird unter Würdigung der Empfehlungen aus der Akutbehandlung der individuelle Rehabilitationsplan erarbeitet. Dieser wird im Weiteren mit dem Patienten besprochen und auf dessen individuelle Bedürfnisse abgestellt. Hierbei ist besonders das individuelle Rehabilitationsziel des Patienten von Bedeutung. Die besonderen Fähigkeiten des Rehabilitationsmediziners zeigen sich in einem subtilen vertrauensvollen Gespräch mit dem Patienten, bei dem dieser über den derzeitigen Zustand, prognostische Aussichten, hierfür erforderliche therapeutische Schritte und alternative Behandlungsmöglichkeiten informiert wird, damit er eigenverantwortlich in den Behandlungsplan mit eingebunden werden kann.

Zur Erarbeitung eines therapeutischen Vorgehens sind beim behandelnden Rehabilitationsmediziner umfassende Kenntnisse auf dem Gebiet der konservativen und operativen Wirbelsäulenbehandlung, der Schmerztherapie, der Physio-, Sport-, Ergo- und Trainingstherapie sowie der begleitenden Bereiche Psychologie, Sozialmedizin und soziale Unterstützungsberatung erforderlich. Der Rehabilitationsmediziner muss hier deutlich über die rein symptomorientierte Betrachtungsweise hinausgehen und die teilweise gravierenden Einwirkungen einer derartig schweren Verletzung auf das private und berufliche Umfeld des Patienten mitberücksichtigen. Bewährt hat sich hier der interdisziplinäre Dialog zwischen Patient, Arzt und den beteiligten Therapeuten sowie Pflegeteams.

Rehabilitationsziele bei Wirbelfrakturen
- Schmerzreduktion
- Sichere Mobilisation
- Vermeidung von Sekundärdeformierungen bzw. Sekundärinstabilitäten
- Wiedererarbeitung verlorener Funktionen und Fähigkeiten
- Trainieren von Restfunktionen bzw. Kompensationsmechanismen
- Unterstützung lokaler und neurologischer Erholungsmechanismen
- Allgemeine Roborierung
- Information über Verlauf, Prognose und zu erwartendes Endergebnis (falls möglich)
- Fördern der aktiven Krankheitsverarbeitung, ggf. Akzeptanz von bleibenden Behinderungen
- Erkennen von Problemsituationen im psychosozialen Umfeldbereich und Erlernen von Bewältigungstherapien, Unterstützung und Beratung im Hinblick auf die berufliche und soziale Reintegration, ggf. Hilfsmitteloptimierung, ggf. Initiierung einer Rehabilitationsnachsorge zur weiteren Stabilisierung

---

Therapie

Die rehabilitationsspezifische Behandlung nach Wirbelfrakturen, sowohl nach konservativen als auch nach operativen Frakturen, steht auf folgenden wesentlichen Behandlungspfeilern:

- 1. Schmerztherapie
  Die Prinzipien der Schmerztherapie müssen hier nicht im Einzelnen erläutert werden (s. oben). Wichtig ist allerdings, zu erwähnen, dass Schmerzen lokal bzw. ausstrahlend wesentliche Informationen im Hinblick auf die Belastbarkeit und das therapeutische Regime geben können. Von daher ist es häufig nicht sinnvoll, Schmerzen komplett zu unterbinden. Dem Therapeuten und dem Patienten geben sie wichtige Warnhinweise und sollten unbedingt beachtet werden. Dennoch sollte verständlicherweise für den Patienten ein entsprechend wirksames Schmerzregime nach dem WHO-Stufenschema durchgeführt werden. Begleitet werden kann dies u. a. durch Maßnahmen der balneophysikalischen Therapie, insbesondere der Elektrotherapie auch von TENS-Geräten. Schmerztherapeutische Wirkung haben auch evtl. Orthesen.

- 2. Physiotherapie (stabilisierend)
  Im Rahmen der Physiotherapie steht insbesondere die Stabilisierung im traumatisch verletzten Wirbelsäulenabschnitt im Vordergrund. Hierzu sind isometrische Spannungsübungen, Kräftigungen der wirbelsäulenstabilisierenden Muskulatur, sowohl in Krankengymnastik als auch in Sporttherapie (Zugapparat, ggf. therapeutisches Bogenschießen, Therabandübungen etc.), sinnvoll einzusetzen. Dabei erscheint es von Bedeutung, darauf hinzuweisen, dass nicht das gesamte Achsorgan rein stabilisierend bearbeitet wird (früher durchgeführte Brunckow-Übungen), sondern dass versucht werden sollte, den betroffenen Wirbelsäulenbereich funktionell zu stabilisieren, wobei andere Wirbelsäulenabschnitte zusätzlich mobilisierend mitbehandelt werden können.
  Bewährt haben sich (nach enger Absprache zwischen Arzt und Therapeut) z. B. detonisierende Maßnahmen in den Nachbarwirbelsäulenabschnitten und der stabilisierenden Glutaealmuskulatur. Elektrotherapeutische Anwendungen können Ödemresorptionen begünstigen und Paresentherapien neurologische Restitutionen beschleunigen (je nach neurophysiologischem Befund).

- 3. Ergotherapie und Hilfsmittelversorgung
  Im Rahmen der Ergotherapie und Hilfsmittelabklärung steht insbesondere die Hilfe zur Selbsthilfe im Vordergrund. Hilfsmittel sollen so minimal wie möglich abgegeben werden, um funktionelle Eigenkapazitäten nicht einzuschränken, der Patient muss weiter gefordert werden. Dennoch sind bei entsprechenden neurologischen Ausfällen, insbesondere bei schweren neurologischen Komplikationen, Hilfsmittelversorgungen, Transfertraining etc. unumgänglich.
  Hier zeigt sich die starke ergotherapeutische Beratung z. B. bei einer subtilen und individuell genau notwendigen Verordnung einer Rollstuhlversorgung (Sitztiefe, Sitzhöhe, Greifreifen, Bremssystem, Rückenstütze etc.). In dieser Hinsicht sei, was die Hilfsmittelversorgung angeht, auf einschlägige Standardwerke verwiesen (Baumgartner u. Greitemann 2002).

- 4. Pflegerische Betreuung
  Gerade bei schweren neurologischen Defiziten mit Lähmungen kommt der pflegerischen Betreuung eine wesentliche Bedeutung zu. Durch spezifische Lagerungstechniken, Unterstützung der Hilfe zur Selbsthilfe, besonders bei den körperlichen Grundfunktionen, spielt dieser Bereich eine wichtige Rolle in der Rehabilitation. Besondere Bedeutung kommt der Dekubitusprophylaxe zu.

— 5 Psychosozialer Unterstützung
Schwerwiegende neurologische Verletzungen sind meist mit einem schweren Trauma verbunden, das den Patienten auch psychisch beeinträchtigt. Teilweise bestehen erhebliche depressive Zustände aufgrund der Schwere der Funktionsausfälle, der Fähigkeitsstörung, insbesondere aber deprimierende Aussichten im Hinblick auf die weitere berufliche und soziale Situation. Hier bedarf es einer intensiven psychosozialen Begleitbehandlung und Beratung zur Unterstützung von Verarbeitungsprozessen und Unterstützung bzw. Einleitung einer entsprechenden beruflichen und sozialen Rehabilitation.

Spezifische Therapie

Prinzipiell können die sog. stabilen Frakturen (A1 bis A1.3 sowie A2.1 und A2.2) konservativ behandelt werden. Ziel der Behandlung ist die Wiederherstellung der Belastbarkeit und der natürlichen Form des betroffenen Wirbelsäulenabschnittes sowie das Schaffen von Voraussetzungen für die bestmögliche Erholung bei neurologischen Ausfällen. Dabei ist die frühfunktionelle Therapie und Mobilisation unter Aktivierung des stützenden natürlichen Muskelkorsetts von besonderer Bedeutung.

Primär als stabil zu bezeichnende Wirbelsäulenverletzungen werden nach wenigen Tagen der Immobilisation (Schmerzreduktion) frühmobilisiert. In den ersten Tagen der Ruhe wird nach der modifizierten funktionellen Therapie nach Magnus (1939) vorgegangen. Sofern eine Reposition erforderlich ist, kann diese durch eine Reposition im ventralen Durchhang (Hipp 2002) und anschließendes Anmodellieren eines eng anliegenden Kunststoffkorsetts erfolgen. Heute wird allerdings zunehmend bei diesen repositionsbedürftigen Frakturtypen davon ausgegangen, dass sie instabil sind, und sie werden häufig primär operativ versorgt.

> **Modifizierte funktionelle Therapie nach Magnus**
> — Atemtherapie/Extremitätenübungen/Isometrie
> — Antiphlogistika/Analgetika
> — Aufbauen des dynamischen Muskelmieders
> — Drehen en bloc
> — »Tilt table«
> — Tubersitze

Nach der Phase der Atemtherapie erfolgt bei diesem Behandlungskonzept die physiologische Aufrichtung der Wirbelsäule mit dem Ziel, die einzelnen Wirbelsäulenabschnitte durch Kräftigung der Muskulatur in ihre physiologische Stellung zu bringen und den Patienten sicher zu mobilisieren. Er erlernt dabei Techniken der Mobilisation aus dem Bett über die Rücken- und Bauchlage heraus.

Generell versorgen wir Patienten auch mit stabilen Wirbelfrakturen mit einer Dreipunktorthese. Sie hat das Ziel, möglichst eine sekundäre Deformierung, speziell die kyphotische Keilform des Wirbels, zu verhindern bzw. so gering wie möglich zu halten. Generell verschlechtert sich die radiologisch erkennbare Fehlstellung auch nach konservativer Behandlung von stabilen Frakturen um bis zu 30%, bei Berstungsfrakturen beträgt der durchschnittliche Korrekturverlust etwa 20°. Orthesen können zwar die Kyphosierung nicht vollständig verhindern, dennoch haben wir aufgrund klinischer Erfahrungen feststellen können, dass eine getragene Dreipunktorthese eine wesentliche Mahnfunktion beim Patienten ausübt und weitere Kyphosierungen im Alltag reduziert. Die Orthesenbehandlung wird i. allg. für 12 Wochen beibehalten.

Ab der 3. und 4. Woche beginnt die eigentliche Phase der Rehabilitation und der muskulären Stabilisation. Begleitend zu den aktiven muskulären Stabilisationsübungen erfolgt in der Frühphase der Rehabilitation häufig eine physikalische Therapie im Sinne einer Detonisierung hypertonisierter Nachbarareale und ggf. auch periphere Elektrotherapie zur Unterstützung von Hämatomresorptionen im betroffenen Gebiet. In der Folge der bei allen Frakturen auftretenden Hämatome konnte nachgewiesen werden, dass es nicht selten zu einer Verkürzung der tonischen Muskulatur und zum Verlust physiologischer Schutzmechanismen kommt. Eine überwiegend tonische Typ-1-Faser und eine Atrophie der Typ-2-Fasern ist beschrieben.

In dieser Phase der Rehabilitation steht, neben dem Training täglich vorkommender Bewegungsabläufe, die muskuläre Stabilisation weit im Vordergrund. Die aktive Stabilisation wird dabei in entlasteter schmerzfreier Position, häufig mittels Stabilisation im Wasser, trainiert. Hier kann, neben dem Wärme- und hydrostatischen Effekt des Wassers, zusätzlich eine natürliche geschwindigkeitsabhängige Widerstandsgebung eingesetzt werden. Unterstützt wird dies durch Übungen am Seilzugapparat, dem Schrägbett und in Therabandgruppen. Besondere Bedeutung kommt der Muskelkräftigung und der Balancierung insgesamt zu, sodass auch Dysbalancen durch das Auftrainieren insuffizienter Muskelgruppen erreicht werden.

Die intersegmentale Stabilisierung wird durch manualtherapeutische Methoden sowie isometrische Übungen mit geringen Belastungen unterstützt. In den weiteren Phasen der Rehabilitation kann die muskuläre Aufbauarbeit durch Begleittherapien weiter unterstützt werden. Hier bieten sich an:
— medizinische Trainingstherapie zur Kräftigung der Rückenmuskulatur,
— therapeutisches Bogenschießen,
— therapeutisch begleitetes Klettern.

Ab der 6.–8. Woche kann sukzessive auch das Dreipunktmieder abtrainiert und der Patient mehr belastet werden.

Besonderheiten bei Halswirbelsäulenverletzungen

Halswirbelsäulenverletzungen erfordern eine besondere Therapie. Aus anatomischen funktionellen Gründen hat es sich bewährt, die Halswirbelsäule in einen oberen Halswirbelsäulenabschnitt (C0 bis einschließlich C2) und einen unteren Halswirbelsäulenabschnitt (C3 bis C7) zu unterteilen.

— 1.Verletzungen der oberen Halswirbelsäule
  (C0 bis C2)

Man versteht hierunter Frakturen und Luxationen von Atlas und Axis, die aufgrund der anatomisch engen Beziehung zu den lebenswichtigen Zentren im verlängerten Mark besonderer Beachtung bedürfen. Je nach Frakturtyp und betroffenem Anteil erfolgt die Behandlung konservativ oder operativ.

Bei konservativem Vorgehen ist eine langstreckige Ruhigstellung der gesamten HWS erforderlich. Dabei ist zu beachten, dass eine selektive Ausschaltung der Bewegung in diesem Bereich auch durch stabilisierende Orthesen nur schwer möglich ist. Die rigidesten Orthesentypen stützen daher zusätzlich an der oberen Thoraxkontur bzw. den Schultern ab oder beziehen den Thorax mit ein. Derartige Orthesen sind in aller Regel hart (beispielsweise Philadelphia-Kragen) und haben durch Druckstellen an den Auflageflächen nicht selten auch ihre Komplikationen.

Die rigideste Fixation ist sicherlich der Halo-Body. Tendenziell geht aufgrund der langen Immobilisationszeiten die Therapie eindeutig in Richtung operative Verfahren.

Folgende Verletzungen sind zu berücksichtigen:
- Kondylenfraktur des Hinterhauptes:
  Halo-Fixateur-Ruhigstellung, ggf. dorsale Spondylodese C0/C2.
- Atlasfraktur:
  Stabile Frakturen: 4–6 Wochen Ruhigstellung in einem Philadelphia-Kragen.
  Instabile Frakturen: operative Versorgung mit direkter Verschraubung.
- Atlantoaxiale Instabilität:
  In der Regel operative Versorgung durch dorsale transartikuläre Verschraubung.
- Fraktur des Axis:
  Operative Therapie durch Verschraubung oder Verplattung (Antigleitplatte).

— 2. Verletzung der unteren Halswirbelsäule (C3 bis C7)

Die Verletzungen der unteren Halswirbelsäule werden üblicherweise auch nach dem Klassifikationsschema nach Magerl et al. (1994) klassifiziert und behandelt. Die Entscheidung über das therapeutische Vorgehen wird weitgehend vom Vorhandensein neurologischer Ausfälle und dem Ausmaß der Instabilität bestimmt. Indikationen zur Operation sind:
- Komplette Tetraplegie
  Inkomplettes Querschnittssyndrom mit nachgewiesener mechanischer Kompression.
  Sensomotorisches radikuläres Syndrom bei nachgewiesener mechanischer Wurzelkompression.
  Ausgeprägte Instabilität.
- Relative Operationsindikationen sind:
  Spinalkanaleinengung ohne neurologische Ausfälle.
  Leichte Instabilität.
  Knickbildung von 15° und mehr.

Bei konservativen Behandlungen derartiger Verletzungen erfolgt in aller Regel eine Ruhigstellung im Philadelphia-Kragen für 6–8 Wochen. Da aber in derartigen Orthesen eine entsprechende Ruhigstellung und ein Ausschluss von Bewegungen nicht möglich ist, bedarf es zusätzlich einer intensiven krankengymnastischen Schulung des Alltagsverhaltens.

> **Fazit**
> - Die Rehabilitation von Wirbelsäulenverletzungen ist eine besonders anspruchsvolle Aufgabe. Der Rehabilitationsmediziner bedarf dabei detaillierter Kenntnisse der Frakturmechanismen, ihrer konservativen und operativen Versorgung und der Belastbarkeit.
> - Durch die verbesserten operativen Methoden ist auch in der Rehabilitation ein anspruchsvolleres Regime notwendig und möglich.
> - Die Behandlungserfolge sind deutlich verbessert, die Reintegration des Verletzten in sein gewohntes berufliches und soziales Umfeld ist in den meisten Fällen im Rahmen einer entsprechenden Maßnahme möglich.

Literatur

Zervikalsyndrome

Bauer J (2001) Rehabilitation nach orthopädischen Eingriffen. In: Wirth CJ, Bischoff HP (Hrsg) Praxis der Orthopädie, 3. Aufl. Thieme, Stuttgart

Broll-Zeitvogel E, Grifka J, Bauer J (2000) Injektionstechniken Wirbelsäule. In: Pfeil J, Siebert W, Janousek A, Josten C (Hrsg) Minimalinvasive Verfahren in Orthopädie und Traumatologie. Springer, Berlin Heidelberg New York

Broll-Zeitvogel E, Grifka J, Bauer J, Roths H, Degryse P (1999) Medizinische Trainingstherapie bei Lumbalsyndromen. Orthopäde 28: 932–938

Gerbing W, Struck MJ (1991) Behandlungskonzept HWS. In: Verband Deutscher Versicherungsträger (VDR) (Hrsg) Rehabilitationskonzepte, Bd III, Teilband I9/91. VDR, Frankfurt a. M., S 137–140

Krämer J (1994) Bandscheibenbedingte Erkrankungen. Thieme, Stuttgart

Nachemson A, Johnsson E (2000) Neck and back pain. Lipincott, Philadelphia

Paffenrath V (2001) Zervicogener Kopfschmerz – Klinik, Differenzialdiagnose und Therapie. Manuelle Med 39: 294–300
Quebeck Task Force on spinal Disorders (1987) Scientific approach to the assessment and management of activity-related spinal disorders: A monograph for clinicians. Spine 12: 16–21
Refisch A (1997) Stufentherapie bei zervikalem Wurzelreizsyndrom. In: Bernau A (Hrsg) Praktische Orthopädie. Wirbelsäule und Statik, Bd 28. Thieme, Stuttgart
Schneider W, Dvorak J (1996) Die funktionelle Behandlung der Erkrankungen und Verletzungen der Halswirbelsäule. Orthopäde 25: 519–523

Brust- und Lendenwirbelsäule

Bischoff HP (1994) Aspekte der konservativen Therapie beim tiefsitzenden Rückenschmerz. In: Dahmen G (Hrsg) Tiefsitzender Rückenschmerz. Ciba-Geigy Verlag, Wehr
Greitemann B, Stein V (noch unveröffentlicht) Leitlinien bei Bandscheibenvorfall und Bandscheibenoperationen. Entwurfsfassung für Leitlinien in der Orthopädischen Rehabilitation der Sektion Physikalische Medizin und Rehabilitation der DGOOC
Haaker J, Krämer J, Krämer K-L (1999) Bandscheibenbedingte Ischialgie. In: Deutsche Gesellschaft für Orthopädie und Traumatologie + Berufsverband Deutscher Ärzte für Orthopädie (Hrsg) Leitlinien der Orthopädie. Dtsch Ärzte-Verlag, Köln
Heisel J, Schwertfeger A (1995) Effizienz einer Anschlussheilbehandlung bei Patienten mit primärer lumbaler Bandscheibenoperation. Orthop Prax 31: 809–812
Laser T (1990) Bandscheibenoperation – was kommt danach? Orthop Prax 26: 250 – 252
Hepp WR, Debrunner HU (2004) Orthopädisches Diagnostikum, 7. Aufl. Thieme, Stuttgart
Krämer R (2002) Die mikrochirurgische Operation des lumbalen Bandscheibenvorfalls und der Spinalkanalstenose. Thieme, Stuttgart
Schwertfeger A, Heisel J (1997) Langzeiteffizienz einer AHB nach Bandscheibenoperation. Orthop Prax 33: 441–444
Ludwig J, Krämer J (2001) Degenerative Wirbelsäulenerkrankungen. In: von Strempel A (Hrsg) Die Wirbelsäule. Thieme, Stuttgart, S 326–349
Wittenberg RH, Rubenthaler F (2001) Entzündliche und degenerative Wirbelsäulenerkrankungen. In: Bischoff H-P (Hrsg) Konservative Orthopädie, Bd I (Hrsg Wirth CJ): Praxis für Orthopädie. Thieme, Stuttgart, S 511–542
Wörz R, Müller-Schwefe G, Stroehmann I et al. (2000) Rückenschmerzen: Leitlinien der medikamentösen Therapie. Münchener Med Wochenschr 142: 5, 27–33

Traumatische Wirbelfrakturen

Baumgartner RF, Greitemann B (2002) Grundkurs Technische Orthopädie. Thieme, Stuttgart
Beisse R (2001) Verletzungen. In: von Strempel A (Hrsg) Die Wirbelsäule. Thieme, Stuttgart
Blauth M (1998) Verletzungen der Halswirbelsäule bei Kindern. Unfallchirurg 101: 588
Blauth M, Knop C, Bastian L (1997) Brust- und Lendenwirbelsäule. Tscherne H, Blauth M (Hrsg) Unfallchirurgie. Springer, Berlin Heidelberg New York
Böhler J (1992) Konservative Behandlung, Wirbelverletzungen gestern und heute. Z Orthop 130: 445
Brocher JEW, Willert HG (1978) Differentialdiagnose der Wirbelsäulenerkrankungen, 6. Aufl. Thieme, Stuttgart
Denis F (1983) The three column spine and its significance in the classification of acute thoracolumbar injuries. Spine 8: 817
Denis F, Ruiz H, Searls K (1984) Comparison between square-ended distraction rods and standard round-ended distraction rods in the treatment of thoracolumbar spinal injuries. Clin Orthop 189: 162–167
Hackenbruch W, Hipp E, Karpf MP, von Gumpenberg S (1979) Die Behandlung der Wirbelfrakturen nach Böhler und die Fixation im Fiberglasverband. Unfallheilkunde 82: 101–107
Hahn U, Andermahr J, Prokop A et al. (2004) Technik- und Implantatwahl bei thorakolumbalen Wirbelfrakturen: Etabliertes und Neues. Orthop Tech 3: 176–182
Harms J (1987) Klassifikation der BWS- und LWS-Frakturen. Fortschr Med 105: 545
Hipp EG (2002) Verletzungen. In: Hipp EG, Plötz W, Thiemel G (Hrsg) Orthopädie und Traumatologie. Thieme, Stuttgart
Hipp EG, Plötz W, Thiemel G (Hrsg) (2002) Orthopädie und Traumatologie. Thieme, Stuttgart
Magerl F, Aebi M, Gertzbein SD et al. (1994) comprehensive classification of thoracic and lumbar injuries. Eur Spine J 3: 184–201
Magnus G (1930) Die Behandlung und Begutachtung des Wirbelbruches. Arch Orthop Unfallchir 29: 277
Maurer G, Hipp EG, Bernett P (1970) Wirbelfrakturen im Wachstumsalter. Fortschr Med 88: 633
Resch H, Rabe M, Klampfer H et al. (2000) Operative vs. konservative Behandlung von Frakturen des thorakolumbalen Überganges. Unfallchirurg 103: 281
Trenz O (1991) Behandlung von Wirbelsäulenfrakturen. Chirurg 62: 408
Walchli B, Heini P, Berlemann U (2001) Loss of correction after dorsal stabilization of burst fractures of the thoracolumbar junction. The role of transpedicular spongiosa plasty. Unfallchirurg 104,8: 742–747
Whitesides T (1977) Traumatic kyphosis of the thoracolumbar spine. Clin Orthop 128: 78–92

4.7 Rehabilitation chronischer und chronifizierungsgefährdeter Schmerzsyndrome der Wirbelsäule

K.-L. von Hanstein, E. Schmitt

4.7.1 Problemstellung

Das Problem »Kreuzschmerz«, als Volkskrankheit bezeichnet, erreicht in der Bevölkerung unserer Industrienation einen zweifelhaften Rekord. Etwa 80% aller Menschen erleiden mindestens einmal im Leben Rückenschmerzen, Männer und Frauen sind etwa gleichermaßen betroffen. Grundsätzlich muss man eine günstige Prognose bei diesen Affektionen attestieren, denn nur 7–10% der Patienten, die deshalb medizinische Hilfe in Anspruch nehmen, bleiben nach einem akuten Ereignis bei adäquater Diagnostik und Therapie längere Zeit arbeitsunfähig.

Die Schwierigkeit aber liegt in dem Umstand, dass diese relativ kleine Anzahl der Therapieversager dennoch nahezu 80% der Kosten, die vom medizinischen Versorgungssystem und den Arbeitgebern zu tragen sind, verursacht. 50% der Kranken, die länger als 6 Monate an Rückenschmerzen leiden, kehren nicht mehr in den Arbeitsprozess zurück. Dadurch entstehen indirekte und direkte Kosten von ca. 16–17 Mrd.Euro pro Jahr in Deutschland (Schöps u. Hildebrandt 2001; Refisch 1999).

Auf diesem Gebiet bestehen also noch ungelöste Probleme. Selbst der Ausdruck Rückenschmerz, hier als Diagnose verwendet, belegt dies: Schmerzen sind nach der medizinischen Terminologie Symptome, keine Diagnose. Andererseits gelingt es nur in 10–12% der Fälle (Bigos et al. 2001), dem Beschwerdebild eine somatische Ursache zuzuordnen, d. h. scharf formuliert: eine konkrete Diagnose zu stellen. Die Mehrzahl bleibt also bei »Verdacht auf« stecken! Hildebrandt (2001) hat für sie den Begriff »unspezifische Kreuzschmerzen« eingeführt.

Aus diesen Umständen ist unschwer zu folgern, dass es kein gemeinsames und allgemein anerkanntes Therapiekonzept geben kann.

In den letzten Jahren hat sich ein gewisser Wechsel in den Grundsätzen der Behandlung eingestellt, nämlich weg von passiven Maßnahmen kombiniert mit Schonung hin zu aktivem Verhalten, zur Konditionierung und Wiederherstellung der Funktionskapazität. Bewegung und Belastung schaden nicht, im Gegenteil dienen sie zur Aufrechterhaltung des gesamten körperlichen Systems. Damit wird auch die Rolle der Rehabilitation als Integrationsmaßnahme für das familiäre, berufliche und gesellschaftliche Leben neu bewertet und in ihrer Bedeutung vertieft.

4.7.2 Rückenschmerzen und ihre Chronifizierung

Ätiologie

In diesem Punkt besteht Einheitlichkeit: Die Ätiologie von Rückenschmerzen ist multifaktoriell, es gibt viele Ursachen und sich überlappende Pathomechanismen. Bei der Diagnostik wird der somatologisch ausgerichtete Orthopäde oder Traumatologe erst im Körperlichen suchen, und es ist korrekterweise in der kleinsten Funktionseinheit des Achsenorganes zu beginnen. Alle Partner des Bewegungssegmentes nach Junghanns können als Schmerzquellen dienen, alle uns bekannten pathologischen Grundprozesse können sich hier manifestieren.

Degenerative Veränderungen der Bandscheiben als *Diskose* (Chondrosis intervertebralis), *Osteochondrose* oder *Spondylarthrose* der Bogengelenke sowie daraus resultierende Funktionsstörungen (Blockierungen) führen zu lumbalen Schmerzen oder zu Ausstrahlungen in die Beine, die Ligamente sind an ihren Ansatz- und Ursprungsstellen mit Nozizeptoren besetzt. Der aktive Partner des Bewegungssegmentes, die *Muskulatur*, steht an allererster Stelle, wenn es um die Frage der Schmerzverursachung geht. Über die segmentale Gliederung ist sie indirekt mit den Nozizeptoren im Segment verbunden, ihre eigenen Propriozeptoren werden bei zunehmender Sensibilisierung damit Verspannungen erzeugen. Die Muskulatur kann aber auch schon auf eine unphysiologische Inanspruchnahme reagieren, bevor das Segment selbst betroffen ist.

Bei Mitbeteiligung sensibler und motorischer *Wurzeln im Segment* entwickeln sich Schmerzbilder mit Ausstrahlungen und ggf. neurologischen Symptomen in den Beinen oder Armen.

Offensichtlich spielen bei neuralgischen Schmerzen nicht nur biomechanische Vorgänge eine Rolle, sondern auch biochemische Prozesse (Schöps u. Hildebrandt 2001). Autologes Bandscheibenmaterial, das lokal oder epidural mit Nervengewebe in Kontakt kommt, löst immunologisch-entzündliche Prozesse an der Nervenwurzel aus. Unter der Hypothese, dass Bandscheibengewebe physiologischerweise aus dem Immunsystem ausgegrenzt ist, vermutet man, dass es aber in anderen Geweben eine Autoimmunreaktion zu stimulieren vermag. Andere Studien haben gezeigt, dass nur bei solchermaßen entzündeten Nervenwurzeln eine Kompression oder ein Zug als schmerzhaft empfunden werden.

Fasst man die Begriffe Degeneration und Dysfunktionen als Ursachen zusammen, dann ergibt sich allein in dieser Gruppe eine Vielzahl von klinischen Bildern: Die »einfache« Lumbago entwickelt sich aus einer chronischen oder akuten Überforderung der *Muskulatur*, Insertionstendinosen entstehen aus Funktionsstörungen oder degenerativ-entzündlichen Prozessen an ihren Anheftungsstellen – die Kreuz-Lenden-Gegend, der Schulter-Nacken-Bereich und der Hinterkopf sind quasi als Wetterwinkel zu bezeichnen. Ähnlich sind die Ligamentosen zu interpretieren. Die Ansätze und Ursprünge der *Bänder* zeigen prinzipiell einen ähnlichen Aufbau wie die der Sehnen, weshalb auch sie bei akuter oder chronischer Überforderung mit Schmerzen antworten.

Die reichlich mit Nozi- und Propriozeptoren besetzten *Bogengelenke* und *Kreuz-Darmbein-Fugen* verursachen bei Irritationen örtliche Kreuzschmerzen oder Ausstrahlungen in die Beine, die Arme und ggf. auch in den Kopf. Diese werden als *pseudoradikuläre Symptome* bezeichnet. Sie sind von vegetativen Attributen begleitet, Dvorak (1983) hat sie als *spondylogenes Reflexsyndrom* interpretiert.

Diskosen (Chondrosis intervertebralis) verursachen lokale Schmerzen, in Analogie zu den von ihr verursachten Raumforderungen im Segment radikuläre Symptome, die *Osteochondrosis intervertebralis* schließlich örtliche Kreuz- oder Nackensymptome, Instabilitätszeichen, je nach Enge auch neurologische Symptome. Seltener, aber noch mit relevanter Anzahl, kommen die anderen pathologischen Grundprozesse als Ursache in Frage: Bakterielle Entzündungen, Erkrankungen des rheumatischen Formenkreises, Tumoren, Stoffwechselstörungen (Osteoporose!) und Traumata sind bei entsprechenden Voraussetzungen in der Lage, einen chronischen Kreuzschmerz hervorzurufen.

4.7 · Rehabilitation chronischer und chronifizierungsgefährdeter Schmerzsyndrome der Wirbelsäule

> **Die multifaktoriellen Ursachen des Kreuzschmerzes**
> - Somatische Ursachen
>   - Dysfunktionen der Bogengelenke
>   - Dysfunktionen der Kreuz-Darmbein-Gelenke
>   - Dysfunktionen der Muskulatur
>   - Degenerative Veränderungen der Bandscheiben, Insertionen, Gelenke, Ligamentansätze
>   - Bakterielle Entzündungen
>   - Rheumatischer Formenkreis
>   - Trauma
>   - Stoffwechsel
>   - Tumor
>   - Baufehler
>   - Formabweichungen
> - Psychosoziale Faktoren
>   - Lebensprobleme
>   - Arbeitssituation
>   - Wunsch nach Verrentung
> - Psychische Aspekte
>   - Angst
>   - Depression
>   - Ungünstige Selbstprognose

Nicht zu vergessen sind die vielen in der Orthopädie bekannten Störungen, die einer der oben genannten Gruppen nicht zuzuordnen sind, z. B. *Spondylolisthesen* und Formabweichungen der Wirbelsäule wie *Kyphosen* und *Skoliosen*, denen allerdings im Verlauf ihrer Entwicklung immer Diskoordinationen und Schwächen der Rumpfmuskulatur oder degenerative Veränderungen im Segment zuzuordnen sein werden.

Die ärztliche Denkungsweise, die sich am pathomorphologischen Substrat orientiert, in dem gestörte oder zerstörte Zellverbände in irgendeiner Weise erkannt werden können, und das natürlich für viele Fälle Relevanz besitzt, kann nicht allein die Ursache der Kreuzschmerzen erklären. So korrelieren schwere degenerative Wirbelsäulenveränderungen zwar mit dem Alter, aber keinesfalls mit der Intensität der Beschwerden.

Andererseits kennt jeder Therapeut Patienten, die nur sehr geringe morphologische Veränderungen aufweisen, aber angeben, unter unerträglichen Schmerzen zu leiden. Nachdem pathomorphologische Ursachen allein nicht alles erklären konnten, favorisierte Refisch (1999) in Anlehnung an verschiedene Untersuchungen, bei denen Prozessabläufe beobachtet wurden, den Begriff einer *multifaktoriellen biopsychosozialen Betrachtungsweise*. Diese kann die Diskrepanz zwischen objektiver Behinderung und subjektiver Beeinträchtigung erklären, welche bei chronischen Rückenschmerzpatienten häufig besteht. Die auf neurophysiologischen Mechanismen beruhende subjektive Schmerzempfindung kann durch individuelle unbewusste Aufmerksamkeitslenkung und kognitive Bewertungseinstellungen verstärkt, gefiltert oder gelöscht werden. Demnach kann der Rückenschmerz als Synthese neurophysiologischer und emotionaler Aspekte betrachtet werden (Refisch 1999).

Diese These wird schließlich unterstützt durch Untersuchungen auf psychologischer und epidemiologischer Ebene. Rückenschmerzpatienten besitzen offensichtlich eine besondere Persönlichkeitsstruktur. Menschen, die hohe Leistungsanforderungen an sich selbst stellen, übertrieben hilfsbereit sind, Probleme damit haben, nein zu sagen, tragen ein deutlich höheres Risiko, chronifizierte Rückenschmerzpatienten zu werden. Hohe physikalische Belastung im Verhältnis zu der oft verminderten individuellen Belastungsgrenze, inadäquate Bewertung des Schmerzes, Katastrophierungstendenz und schließlich schlechte Bedingungen im sozialen Gesetzesgefüge scheinen ebenfalls Prädiktoren für chronische Rückenschmerzen zu sein (s. auch unten: »Motivation in der Rehabilitation«)

> Als Schlussfolgerung erscheint somit korrekt, dass die Therapie des chronischen Rückenschmerzes niemals allein auf somatische Ursachen abzielen sollte, sondern dass die gesamte Palette möglicher Ursachen berücksichtigt werden muss.

Pathophysiologie der Chronifizierung

Neuere Untersuchungen zur Schmerzentstehung konnten zeigen, wie die Chronifizierungsprozesse herbeigeführt werden. Freilich gelang dies bisher nur bei Tierversuchen, die gewonnene Einsicht ist aber auf die Menschen übertragbar. Mense (2001) beschreibt folgenden Mechanismus: Die Schmerzen beginnen z. B. mit einer Beeinträchtigung der Muskulatur durch akute Überlastung oder chronische Fehlhaltung. Diese Traumatisierung setzt im Gewebe algetische Substanzen frei, auf die die Nozizeptoren ansprechen. So entsteht der peripher ausgelöste Druck- und Bewegungsschmerz der Weichteile.

Die Sensibilisierung der Nozizeptoren bewirkt aber einen ständigen Impulseinstrom in das Rückenmark und veranlasst so eine Übererregbarkeit von sensorischen Hinterhornneuronen. Dies wiederum führt zur Ausbreitung der Schmerzen und der subjektiven Hyperalgesie.

Langfristig bleibt es aber nicht bei den zunächst funktionellen (Übererregbarkeit) und metabolischen Veränderungen, es entwickeln sich strukturelle Umwandlungen. Zur Erholung benötigen diese Elemente dann sehr lange Zeit, u. U. sind sie sogar irreversibel geschädigt. Ein schneller Therapieerfolg kann dann nicht mehr erwartet werden. Untersuchungen zu diesem Thema werden unter dem Begriff »Neuroplastizität« zusammen gefasst (Refisch 1999; Schäfer 2001; Ziegelgänsberger, zit. in Refisch 1999).

> Im praktischen Schluss bedeutet dies, dass akute Schmerzen schneller und v. a. mit ausreichenden Dosen therapiert werden müssen, damit es nicht zu diesen strukturellen Veränderungen der für die Schmerzentstehung verantwortlichen Gebilde kommen kann.

4.7.3 Strategie und Therapie

Analyse der Rückenschmerzen

Wie überall in der Medizin steht am Anfang des Behandlungsplanes die *Diagnostik*. Auch auf diesem Feld unterliegt man dem Spagat zwischen dem medizinisch Möglichen und den ökonomischen Sachzwängen. Grundsätzlich gilt aber immer noch, dass man sich durch eine differenzierte Anamnese, die nicht allein aus der Befragung besteht, sondern die Basis bildet für den vertrauensvollen Umgang zwischen Arzt und Patienten, und eine ordentliche klinische Untersuchung einen Eindruck verschaffen muss, um welche Art von Kreuzschmerzen es sich handeln kann.

Die *Anamnese* muss in diesem Fall eine ergiebige Exploration zum Schmerz selbst umfassen (Lokalisation und Beginn der Schmerzen, Schmerzzeiten, schmerzauslösende, verstärkende, lindernde Faktoren, Begleitsymptomatik, Intensität und Charakter, bisherige Therapie). Man verlangt Auskunft zu eventuellen psychotherapeutischen Anwendungen, Schmerzbewältigungsstrategien und Entspannungstechniken. Schon die Beurteilung des therapeutischen Ergebnisses durch den Patienten und die Art des Berichtes über die bisherigen Maßnahmen vermögen Einblick in die Ursache zu geben. Dabei sind Warnzeichen aber nicht zu vergessen: Malignom!

Die *klinische Untersuchung* umfasst das gesamte orthopädische Spektrum mit allen Schritten, ggf. eine neurologische und Laboruntersuchung, schließlich, je nach Situation, den Einsatz bildgebender Verfahren. Bei Lähmungen sind elektrophysiologische Messungen vorzunehmen, allein um die Entwicklung, das Fortschreiten oder den Stillstand beschreiben zu können.

Nach der *Anamnese* und *Untersuchung* sollte man in der Lage sein, die Grundfragen der klinischen Analyse zu beantworten.

> **Grundfragen der klinischen Analyse**
> - Sind somatische Ursachen vorhanden
> - Ist die Wirbelsäule ursächlich beteiligt
> - Welche psychischen und psychosozialen Faktoren spielen eine Rolle
> - Wie ist die Gesamtsituation des Patienten

> **Indizien für das Risiko einer Chronifizierung der Schmerzen**
> - Art des Schmerzes
>   Frühere Schmerzepisoden, Schmerzausstrahlungen ins Bein, Zeichen der Nervenwurzelreizung
> - Körperlicher Gesamtzustand
>   Allgemeine körperliche Verfassung, Trainingszustand, Nikotin und Alkohol, Alter
> - Psychosoziale Faktoren
>   Belastende Lebensprobleme, Arbeitssituation, Bildungsstand, unqualifizierte Arbeit, Unzufriedenheit mit der Arbeit, unsicherer Arbeitsplatz, Wunsch nach Verrentung
> - Psychischer Zustand
>   Angst, Depressivität, ungünstige Selbstprognose
> - Arzt-Patient-Beziehung
>   Unzufriedenheit mit der Behandlung, mehrfache Arztkonsultationen, Arztwechsel
> - Auffälligkeiten im Krankheitsverhalten
>   Verdeutlichung und extreme Schmerzschilderung, demonstratives Schmerzverhalten, Hinweise auf Diskrepanz oder Inkonstanz zu den Angaben und dem Verhalten

Die Angaben des Patienten, die erhobenen klinischen Befunde, schließlich die durch Labor- und bildgebende Verfahren oder andere messtechnische Untersuchungen belegten Befunde müssen zusammenpassen, wenn man ein vernünftiges therapeutisches Konzept aufbauen möchte.

Therapieplan

> Einen einheitlichen Therapieplan für den chronischen Rückenschmerz gibt es nicht.

Zunächst gilt es, die somatisch wirklich ernsthaften Fälle zu erkennen und diese adäquat zu behandeln, ggf. unter Einschluss einer Operation, die Indikation ist insbesondere bei Lähmungen, diskogenen oder ossären Instabilitäten zu diskutieren. Die Lebenssituation des Patienten spielt bei der Indikation zu aktivem Vorgehen eine große Rolle. Orthopäden wollen mit ihren Maßnahmen die Lebensqualität verbessern! Operationen sind keine Verlegenheitsmaßnahmen, bei richtiger Indikation und mit sorgfältiger Technik stellen sie einen elementaren Baustein im Rehabilitationsprogramm dar.

Es bleiben dann aber immer noch bis 90% »unspezifischer Rückenschmerzen«, quasi als Ausschlussdiagnose. Das Behandlungskonzept dieser Rückenschmerzen ist von schon vor 20 Jahren paraffiert worden: »education, exercise and encouragement«.

Akute Beschwerden verursachen, da sie keine schlechte Prognose haben, weniger Schwierigkeiten. Hier sind anfänglich höhere Dosen nichtsteroidaler Analgetika angezeigt, um den Schmerz zu kupieren und keine Chronifizierung zu induzieren. Vorliegende evidenzbasierte Übersichten zeigen, dass beim Akutgeschehen eine Aktivität trotz Schmerzen den Krankheitsverlauf neben verabreichten Antiphlogistika und Muskelrelaxanzien verkürzt. Schöps u. Hildebrandt (2001) empfehlen das Erlernen wirbelsäulenschonender Lagerungen, Haltungsschulung, frühzeitige Mobilisation, Muskeldehnung, manuelle Therapie und Rückenschule.

Im Prinzip gilt die Aussage auch für den akuten Wurzelirritationsschmerz und entsprechende Kompressionssyndrome. Die Physiotherapie muss hier die Spezifität des Krankheitsbildes berücksichtigen. Nicht alle krankengymnastischen Maßnahmen beispielsweise sind bei der Wurzelirritation von Nutzen. In Abhängigkeit von Lähmungsbildern oder nicht beherrschbaren Schmerzen kommt hier die operative Dekompression in Frage, in besonders gelagerten Fällen über minimal-invasive Verfahren.

Chronische, nicht radikuläre Rückenschmerzen erfordern eine differenziertere Therapieplanung. Zunächst sind auch hier nichtsteroidale Analgetika angezeigt, bei entsprechendem Schmerzniveau auch schon Opioide. Unter Berücksichtigung der psychischen Situation sind Antidepressiva zu verordnen.

Im Vordergrund stehen Kraft-, Ausdauer- und Koordinierungsverbesserungen der Muskulatur. Zur gezielten Kräftigung der autochthonen Muskulatur bietet sich beispielsweise der Einsatz des MedX-Konzeptes (s. unten) an. Es muss aber auch eine praktische Umsetzung erfolgen: So sind Arbeits- und Gebrauchsbewegungen zu trainieren, am Arbeitsplatz muss man ggf. Veränderungen vornehmen. Elementar ist eine ausgiebige Aufklärung über das wahre Ausmaß des somatischen Schadens des Betroffenen (keine Gefahr einer Querschnittslähmung, in der Regel kein ernsthaftes Risiko zu befürchten, auf keinen Fall Lebensgefahr!). Er muss lernen, mit »seinem Rücken« umzugehen, sich adäquat zu verhalten, er muss motiviert sein, allein sein Übungsprogramm fortzusetzen.

Erst beim Vorliegen einer exakt nachgewiesenen Instabilität, die konservativ nicht zu beherrschen ist, wird man die Spondylodese ventilieren.

Auch bei *chronischen Radikulopathien* wird man eine Kombination von nichtopioidhaltigen Analgetika und Opioiden zum Einsatz bringen, Antiepileptika und Antidepressiva müssen additiv in Abhängigkeit von der Gesamtsituation hinzugegeben werden. Alle Formen der paraspinalen und periduralen Infiltrationen und Injektionstechniken können mit Erfolg eingesetzt werden. Im Vordergrund steht aber auch hier das Übungsprogramm, die aktive Betätigung der Muskulatur, v. a. die Stabilisation und Kräftigung. Wie beim chronischen Rückenschmerz sind psychosoziale Maßnahmen, Veränderungen am Arbeitsplatz, Schmerz- und Stressbewältigung anzustreben. Letztendlich wird man auch hier prüfen, ob eine Enge im Spinalkanal zur Dekompression zwingt oder eine Instabilität zur Fusionsoperation.

Allen therapeutischen Ansätzen ist gemeinsam, dass eine Verlagerung des Behandlungsschwerpunktes bei der symptomatischen Schmerzbehandlung zur Therapie gestörter körperlicher, psychischer und sozialer Funktion stattgefunden hat. Dieser funktionale Ansatz orientiert sich prinzipiell an sportmedizinischen Erkenntnissen, und es geht beispielsweise um die Steigerung der allgemeinen Fitness und Kräftigung der Muskulatur, der Verbesserung der Koordination und Körperwahrnehmung. Die verhaltens- und psychotherapeutische Intervention dient der Veränderung der emotionalen Beeinträchtigung und der Überwindung des falschen Schonungs- und Vermeidensverhaltens und der körperlichen Dekonditionierung.

Eine der Hauptaufgaben der Therapeuten dazu ist die Motivation des Patienten. Die freiwillige, überzeugte Mitarbeit stellt eine der Grundvoraussetzungen für eine erfolgreiche Rehabilitation dar.

> **Einheitliche Grundzüge der Therapie und Rehabilitation**
> - Ausreichende medikamentöse Therapie
> - Verständliche Aufklärung
> - Motivation zur Aktivität
> - Verhaltensmodifikation

Gesundheitsorientiertes Krafttraining und medizinische Kräftigungstherapie

Die Skelettmuskulatur ist für die Funktionalität des Stütz- und Bewegungsapparates von entscheidender Bedeutung und spielt eine wichtige Rolle im Stoffwechsel des menschlichen Organismus. Ab dem 20. Lebensjahr nimmt die Muskelmasse und somit die Kraft kontinuierlich ab. Die Gründe dafür finden sich hauptsächlich in der fehlenden muskulären Belastung. Daneben beeinflussen zu einem geringeren Anteil Alterungsprozesse, Krankheiten und Ernährung diesen Abbau. Die Folgen sind Veränderungen in der Körperzusammensetzung, Einschränkungen bei der Bewältigung von Alltagsaufgaben bis hin zum Verlust der Alltagsautonomie und die Begünstigung von Krankheiten wie beispielsweise Osteoporose, verschiedene Stoffwechselerkrankungen sowie funktionelle Störungen und Schmerzsyndrome am Bewegungs- und Halteapparat. Der Kraftverlust von der Maturität bis ins hohe Alter wird mit ca. 30–40% angegeben.

Eingedenk der demographischen Entwicklung der westlichen Bevölkerung müssen die Folgen für das Individuum wie für die Gesellschaft als fatal bezeichnet werden. Eine vielversprechende Möglichkeit, diese Abwärtsspirale zu bremsen und präventiv zu wirken, liegt im systematischen Aufbau und Erhalt der Muskulatur durch *gesundheitsorientiertes Krafttraining*, d. h. anaerobes Training gegen progressiven Widerstand über die ganze Bewegungsamplitude bis zur lokalen Erschöpfung.

Bei chronischen Schmerzzuständen ist die Verbesserung der körperlichen Leistungsfähigkeit, speziell der Faktoren Kraft und Beweglichkeit, eine der entscheidenden prä- und postoperativen Behandlungsmodalitäten, die sogar die Häufigkeit von Operationen vermindern kann. Passive Behandlungsformen führen zu keiner dauerhaften Verbesserung der Beschwerden. Sie sind lediglich Symptombekämpfung und lösen das Problem nicht ursächlich, deshalb bietet sich auch im therapeutischen Bereich Krafttraining in Form der *medizinischen Kräftigungstherapie* an. Am Beispiel der Lumbalextensoren soll dies genauer beschrieben werden.

Untersuchungen an der Universität von Florida in Gainesville unter der Leitung von Professor M. Pollock haben gezeigt, dass bei ungefähr 80% aller Patienten mit chronischen Kreuzschmerzen mit einer gezielten Kräftigung der tiefen autochthonen Streckmuskulatur der Lendenwirbelsäule (Lumbalextensoren) die Beschwerden deutlich geringer werden oder gar verschwinden – unabhängig von der Diagnose, vom Geschlecht oder Alter. Für die Untersuchungen war es notwendig, die Lumbalextensoren akkurat zu messen. Ein Problem, das bis zu diesem Zeitpunkt trotz vieler Versuche nicht gelöst werden konnte. Die *MedX-Test- und Therapietechnologie*, die 1987 vorgestellt wurde, ist die erste Lösung, mit der die Lumbalextensoren gezielt sowohl gemessen wie auch trainiert werden können. Hierfür müssen folgende Voraussetzungen unabdingbar erfüllt sein:
- Die *Zielmuskulatur*, d. h. die Lumbalextensoren, müssen isoliert werden. Dies wird erreicht durch eine vollständige Fixierung des Beckens, die eine Ausschaltung der synergetisch arbeitenden Muskeln (M. glutaeus, »hamstrings«) bewirkt.
- Die *Oberkörpermasse* unterliegt der Gravitationskraft und beeinflusst somit das Messergebnis und den Belastungsverlauf während des Trainings. Diese Fehlerquelle muss durch Austarierung mittels eines Gegengewichts korrigiert werden.
- Die *Kraft*, die gemessen werden kann (funktionelle Kraft), setzt sich aus der Kraft, die durch reine Muskelkontraktion entsteht (Nettomuskelkraft) und aus der Weichteilspannung des Gewebes oder Bauchorgane zusammen. Diese Weichteilspannung muss bei der Kraftmessung berücksichtigt werden, um Messfehler zu verhindern.
- Die *Kraft* muss isometrisch über die ganze mögliche Bewegungsamplitude gemessen werden. Ein oder zwei Messpunkte geben die Funktionalität der Lumbalextensoren nicht wieder. Beeinflussungen durch intramuskuläre Reibung werden so vermieden. Dynamische Kraftmessungen sind ungenau und gefährlich.
- Beim dynamischen Training zum *Muskelaufbau* muss die Übungsausführung konzentrisch und exzentrisch erfolgen. Der exzentrische Teil bereitet meist weniger Probleme und ist sicherer als der konzentrische Teil. Der Dehnungsreiz und damit die sukzessive Besserung der Beweglichkeit sind damit gewährleistet.

Mit derselben Technologie kann die Therapie durchgeführt werden. Ein Therapieprogramm beinhaltet in der Regel 12 oder 18 Therapiesitzungen. Ein- bis zweimal pro Woche trainiert der Patient über seinen schmerzfreien Bewegungsumfang. Mittels eines progressiven Krafttrainings wird eine effiziente Steigerung der Maximalkraft erreicht. Die Therapie ist aktiv und anstrengend und setzt eine hohe Motivation des Patienten voraus.

Um ein ausgewogenes Kräfteverhältnis der gesamten Muskulatur zu erreichen, wird eine allgemeine Kräftigung als ergänzende Maßnahme während der Therapie eingebaut, die der Patient zur Erhaltung des Therapieerfolges im Anschluss selbstständig fortführt. Schritt für Schritt kann der Patient seine schmerzbedingte Schonhaltung ablegen, die eine Verschlechterung seines physischen, aber auch psychischen Zustandes verursachte.

Das Beispiel der Lumbalextensoren verdeutlicht den hohen technologischen Aufwand für die Lösung eines für die Gesellschaft sehr kostspieligen Problems, nämlich des Rückenschmerzes. Vergleichbare Ansätze an Technologie und Trainings- bzw. Therapiemethodik sind für das gesundheitsorientierte Krafttraining der gesamten Skelettmuskulatur zu postulieren; angesichts des Nutzenpotenzials für die Gesundheitsprobleme einer stark alternden Gesellschaft sicherlich eine lohnende Investition.

Motivation in der Rehabilitation

Der Rehabilitation kommt durch die ständige Zunahme chronischer Erkrankungen eine immer größer werdende Bedeutung zu. Über 47% der Kosten fallen dabei auf die Erkrankungen der Haltungs- und Bewegungsorgane, die dadurch in der Verteilung der Rehabilitationsmaßnahmen nach Indikationsgruppen den ersten Rang einnehmen (nach VDR). Durch die ständig weiter wachsende Zahl nimmt die Rehabilitation daher einen besonderen Stellenwert innerhalb des Behandlungskonzeptes von Rückenschmerzen ein. Rückenschmerzen verursachen hohe Arbeitsunfähigkeitszeiten und sind der häufigste Grund für Frühberentung.

Gemäß der Auffassung der Rentenversicherungsträger (VDR) dient die medizinische Rehabilitation dazu, die Erwerbsfähigkeit und die Integration des Versicherten in Familie, Beruf und Gesellschaft zu erhalten, zu verbessern oder zu stabilisieren. Sie zielt primär auf die Folgen einer chronischen Erkrankung ab und nicht auf deren Ursachen. Entsprechend dieser Definition gilt als ein Hauptziel der Rehabilitation, die Patienten zum einen zu einem aktiven Umgang mit ihren Beschwerden und Funktionseinschränkungen zu motivieren und zum anderen zu mehr Eigenaktivität bei der Entwicklung von gesundheitsförderndem Verhalten (Weber-Falkensammer u. Vogel 1997).

Mit dem Schwerpunkt, den die Rehabilitation setzt, ist auch verbunden, den Menschen als ein eigenständiges Wesen zu verstehen und ihn daher aktiv in die Krankheitsbewältigung und in den Aufbau von eigenverantwortlichem Gesundheitsbewusstsein einzubinden. Durch die Entwicklung neuer Behandlungskonzepte, aber auch durch Maßnahmen zur Qualitätssicherung und durch wissenschaftliche Effektivitätsstudien hat die medizinische Rehabilitation in den letzten 10 Jahren einen Aufschwung erfahren. Sie hat sich damit nicht nur von der ursprünglichen Badekur wegbewegt, sondern auch von dem Negativimage »Morgens Fango, abends Tango!«.

Der Rehabilitation liegt ein biopsychosoziales Modell von Krankheit und Behinderung zugrunde. Bei Rückenschmerzpatienten sind nicht nur Einschränkungen der Mobilität und der körperlichen Aktivität in allen Lebensbereichen zu finden (Jäckel et al. 1993), sondern auch eine verstärkte psychosoziale Belastung. Empirische Belege für eine höhere Depressivität und Ängstlichkeit gelten mittlerweile als gesichert. Von einem außergewöhnlichen Maß an Erschöpfung und familiärer Sorgen berichten immer mehr Patienten.

> Das Zusammenspiel von Psyche und Körper steht im Mittelpunkt. Daraus ergibt sich, dass ein wesentliches Merkmal der modernen Rehabilitation die interdisziplinäre Behandlung darstellt.

Der Zusammenhang zwischen der psychischen Beeinträchtigung bei chronischen Erkrankungen und dem Behandlungsverlauf und -ergebnis gilt mittlerweile als empirisch belegt (Gerdes u. Weis 2000). Darüber hinaus gibt es Hinweise, dass die Bereitschaft zur aktiven Mitarbeit im Rahmen einer Rehabilitationsmaßnahme ebenso den Verlauf und das Ergebnis beeinflusst.

Für die Prävention von Schmerzzuständen wird auf die Wichtigkeit der körperlichen Aktivierung hingewiesen. Dies steht in Übereinstimmung mit dem operanten Modell, welches Schmerz- und Schonverhalten als Risikofaktor für die Entwicklung von chronischen Schmerzen sieht. Gleichwohl unterscheiden sich Patienten mit chronischen Erkrankungen jedoch generell erheblich hinsichtlich ihrer Motivation zu gesundheitlichem Handeln.

Ein Dilemma: Trotz wahrgenommener positiver Effekte eines körperlichen Trainings gibt es vielfach motivationale Probleme bei der regelmäßigen Umsetzung im Alltag. In mehreren Studien konnte nachgewiesen werden, dass ca. 50% aller Personen, die eine sportliche Aktivität aufnehmen, nach 3–6 Monaten wieder aufhören (Dishman 1988; Robinson u. Rogers 1994).

Änderungsmotivation

Die Konzepte der Rehabilitation versuchen, der Verhaltensmedizin folgend, die Eigenverantwortlichkeit (»self-efficacy«) zu erhöhen. Dies geschieht durch Verhaltensmodifikationen, in der Risikofaktoren abgebaut und Gesundheitsverhalten aufgebaut wird, und durch Krankheitsmanagement in Form von gezielter Vermittlung von Krankheitswissen und Schulung von Krankheitsbewältigung. Veränderung im menschlichen Leben ist aber kein leichtes Unterfangen. Freud war wohl der erste, dem auffiel, dass Menschen zwar einerseits nach therapeutischer Hilfe suchen, sich aber gleichzeitig nicht ändern wollen.

Da die Rehabilitation zum Ziel hat, Patienten zu ihren eigenen Experten im Umgang mit ihrer Erkrankung zu schulen, brauchen wir dazu aufgeklärte, eigenständige und kritische Patienten. Und das geht nicht ohne die Patienten! Ein Patient ist dann »änderungsmotiviert«, wenn er gute Gründe für die Veränderung seines momentanen Zustandes hat, wenn er positive Effekte unmittelbar in Erfahrung bringen kann und wenn er sich für fähig zur Veränderung hält.

Somit stellt die Therapiemotivation ein wichtiges Bindeglied dar und unterstreicht die Erkenntnis und die damit verbundene Forderung, dass sich Therapieprogramme nicht nur auf Modelle zur Verhinderung der Schmerzchronifizierung konzentrieren sollen, sondern es unumgänglich ist, auch die Motivation zur Verhaltensänderung der Patienten zu berücksichtigen.

In dem Ansatz des Selbstmanagementkonzeptes von Kanfer et al. (1991) wird von 2 Arten der Motivierung gesprochen.
- Zum einen wird von einer *Negativmotivierung* gesprochen, wenn die Beendigung eines momentanen oder die Vermeidung eines künftigen negativen Zustandes im Vordergrund steht,
- während zum anderen bei einer *Positivmotivierung* das Erreichen hoch eingeschätzter Ziele die Grundlage bildet.

Beide Arten können effektiv sein, während allerdings bei der Negativmotivierung mit der Abnahme des aversiven Zustandes auch die Motivation abnimmt. Die Negativmotivierung ist wohl die häufigste Motivierung, die wir bei den Patienten in unserem Klinikalltag antreffen. Gekennzeichnet ist diese durch das Bestreben, in kurzer Zeit möglichst viel für sich und die Gesundheit zu tun, um anschließend im Fall einer Besserung wieder zu den alten Verhaltensweisen zurückzukehren.

Das Festhalten an alten Gewohnheiten wie auch die Bedrohlichkeit einer unbekannten neuen Situation und die Furcht vor den unbekannten Risiken können Änderungsabsichten zum Scheitern bringen. Es ist davon auszugehen, dass jemand seine Ziele nur dann in Handlung umsetzt, wenn der subjektiv zu erwartende Nutzen den Aufwand übersteigt. Allerdings ist das Setzen realistischer Ziele oft erschwert durch bestehende Einstellungen, wie z. B. »ich muss perfekt sein«, »ich darf nicht nein sagen« etc.

Subjektives Krankheitsmodell
Den Überzeugungen und Einstellungen von Patienten hinsichtlich der Ursachen und der Behandelbarkeit ihrer Beschwerden wird eine bedeutende Rolle zugeschrieben. Sie stellen einen Teil im Prozess der Krankheitsverarbeitung dar und werden als wesentliche Prognosefaktoren für Therapie und Krankheitsverlauf angesehen (Kröner-Herwig u. Lucht 1991).

Subjektive Krankheitsmodelle bestehen aus einem komplexen Zusammenspiel von: *Kognitionen, Emotionen und Verhalten.*

Die Beeinträchtigung durch Rückenschmerzen nimmt im Verlauf der Chronifizierung zu und wirkt sich in der Regel auf der kognitiven, emotionalen und behavioralen Ebene aus.

Resignation, depressive Verstimmung sowie Gefühle der Hilf- und Hoffnungslosigkeit sind häufig bei den Patienten zu finden sowie dysfunktionale kognitiv-emotionale Prozesse, die die erlebte Beeinträchtigung zusätzlich negativ verstärken. Auf der Verhaltensebene reicht die Beeinträchtigung von der konkreten Bewegungseinschränkung (z. B. Heben, Bücken etc.) über eine durch Schonverhalten bedingte, fortschreitende muskuläre Dekonditionierung bis hin zum Rückzug aus den Lebensbereichen Beruf, Familie und Freizeit.

Den Patienten zur Aktivität zu motivieren bedeutet in vielen Fällen, das bestehende Krankheitsmodell zu korrigieren. Wenn Patienten ein wesentliches Behandlungsrational in Schonung, der Gabe von Analgetika und der in der Durchführung passiver Maßnahmen (wie Packungen, Bäder, Massage) sehen, dann ist der Weg zur Übernahme einer aktiven Patientenrolle oftmals noch weit. Die International Association for the Study of Pain sieht in dieser vorherrschenden Einstellung einen der Hauptgründe für die Chronifizierung von Rückenschmerzen (Fordyce 1995).

Liegt dem Bewältigungsverhalten ein rein somatisches Krankheitsmodell zugrunde und die Einstellung, selbst nichts zur Verbesserung tun zu können (internale Kontrollüberzeugung), dann wird jede Aktivität gehemmt. Besteht hingegen eine hohe externale Kontrollüberzeugung im Sinne des Glaubens an andere (»powerful others«), dann wird die gesamte Hoffnung auf die Behandler gerichtet. Die Rehabilitation ist für die meisten eine Fortführung ihrer ambulanten Behandlungen, und entsprechend besteht eine hohe *Erwartungshaltung an die Behandler.*

Schmerzfreiheit ist die Zielerwartung vieler Patienten. In einer Studie gaben 38% der befragten Patienten diesen Wunsch an, während 71% eine Schmerzreduktion von mindestens 70% erwarteten. Das subjektive Krankheitsmodell macht plausibel, warum der Patient sich so verhält und nicht anders!

Nilges (1999) konnte in seiner Studie belegen, dass die Überzeugung, Beschwerden selbst beeinflussen zu können, prädiktiv für den Behandlungserfolg sowohl medizinischer wie auch psychologischer Maßnahmen ist. Je geringer die internale Kontrollüberzeugung ausgeprägt ist, desto größer ist die Gefahr einer geringen Effizienz in Bezug auf die Übernahme von Selbsthilfeverfahren, wie z. B. Krankengymnastik oder autogenes Training.

Die Forschung hat daraus eine plausible Konsequenz abgeleitet und ist sich mittlerweile einig: Überzeugungen und Einstellungen müssen bekannt sein und verstanden werden. Somit gilt es, sie bei Diagnose und Behandlung zu berücksichtigen.

Dem Rehabilitationsauftrag entsprechend wäre ein optimaler Behandlungsverlauf dadurch gekennzeichnet, dass der Patient am Ende seiner Rehabilitation sagt: »Ich habe viel über meine Erkrankung gelernt, sehe für mich Ansatzpunkte zur Veränderung bzw. Verbesserung und weiß, wie ich diese in meinem Alltag umsetzen kann.«

Diesem Ziel sind wir zwar näher gekommen, aber es bleibt noch viel zu tun.

4.7.4 Wiedereingliederung in den Arbeitsprozess

Zu Beginn einer jeden Rehabilitationsmaßnahme werden mit dem Patienten die Rehabilitationsziele besprochen. Diese sind nicht mehr wie früher häufig funktionellen Gesichtspunkten unterworfen, sondern sind entsprechend dem am 01.07.2001 in Kraft getretenen SGB IX ausgerichtet (▶ Kap. 8). Ziel des SGB IX ist die Förderung der Teilhabe von Behinderten oder von Behinderung bedrohten Menschen am Leben in der Gesellschaft, d. h. in Familie, sozialem Umfeld, im Beruf.

Für die Rentenversicherungsträger steht die Wiedereingliederung in den Arbeitsprozess an erster Stelle. Diese gestaltet sich gerade bei Patienten mit einem chronischen Wirbelsäulenleiden als schwierig. Aggravation und Rentenbegehren müssen ins Kalkül gezogen werden. Schmerzsymptomatik und Einschränkungen müssen möglichst objektiviert werden. Voraussetzung für eine erfolgreiche Arbeit in der Rehabilitationsklinik ist die intensive Auseinandersetzung mit der individuellen Situation des Patienten (▶ Kap. 3.14). Insbesondere müssen auf den bisherigen Arbeitsplatz bezogene Gesichtspunkte in den Therapieplan eingebaut werden – auch um einen Arbeitsplatzwechsel möglichst zu vermeiden.

Die Therapiekonzepte der bewegungstherapeutischen Abteilung müssen sich an alltagsnahen – einschließlich Arbeitsalltag – Modellen orientieren. Hierbei bietet sich ein gezieltes Arbeitsplatztraining durch Zusammenarbeit mit Betriebsärzten in Betrieben der Umgebung an. Besteht die Notwendigkeit eines Arbeitsplatzwechsels, kann die Zusammenarbeit mit einem Berufsförderungswerk helfen und viel Zeit für den Rehabilitanden sparen.

Bei der Wiedereingliederung am alten Arbeitsplatz spielt die fähigkeitsgerechte Arbeitsplatzgestaltung eine besondere Rolle. Auf Antrag des Leistungsberechtigten können Sachleistungen zur Teilhabe am Arbeitsplatz (früher berufsfördernde Leistungen) wie technische Hilfen oder auch die ergonomische Arbeitsplatzgestaltung erbracht werden.

Am Ende der Rehabilitationsmaßnahme kann trotz erfolgreichen Verlaufs und der richtigen Einstellung des Betroffenen die Beurteilung der Belastbarkeit dennoch im Unklaren bleiben. Oftmals entspricht sie noch nicht den Anforderungen des Arbeitsplatzes. Für diesen Fall sei auf die stufenweise Wiedereingliederung nach § 74 SGB V verwiesen.

Fazit

- Der Kreuzschmerz ist ein Symptom. Seine Ursachen müssen sorgfältig unter Berücksichtigung der Erkenntnis analysiert werden, dass hier die Synthese neurophysiologisch-somatischer und emotional-psychischer Aspekte eine Rolle spielen.
- Der Therapeut hat, um eine Chronifizierung zu vermeiden, schon zu Beginn Analgetika und Antiphlogistika in ausreichend hohen Dosen abzugeben, damit schnell aktive Maßnahmen zur Konditionierung und Funktionsverbesserung ergriffen werden können.
- Schonung ist kontraproduktiv.
- Kommt es dennoch zu chronischen Rückenschmerzen, bedarf es eines multidisziplinären Vorgehens. Neben Analgetika in den verschiedensten Darreichungsformen können Psychopharmaka indiziert sein, neben somatisch-orientierten Schmerztherapeuten sollten sich auch psychotherapeutisch Geschulte engagieren.
- Im Vordergrund steht aber ein aktives Übungsprogramm zur Konditionierung und Ausdauerverbesserung der Muskulatur. Bewährt haben sich v. a. das gesundheitsorientierte Krafttraining und die medizinische Kräftigungstherapie.
- Das Umfeld des Patienten ist einzubeziehen, psychosoziale Maßnahmen, Veränderungen am Arbeitsplatz, Schmerz- und Stressbewältigungsprogramme sind zu ventilieren.

- Nur ein über seine Situation aufgeklärter, positiv motivierter Patient wird bereitwillig mitarbeiten. Seine Überzeugung und Einstellung entscheiden in hohem Maße, ob eine Rehabilitation Erfolg hat und eine Wiedereingliederung in den Arbeitsprozess möglich ist.

Literatur

Bandura A (1977) Self-efficacy. Towards a unifying theory of behavior change. Psychol Rev 84: 194–215.
Bigos SJ et al. (2001) Rückenschmerz, die unangenehme Wahrheit. Schmerz 6: 430
Brian W, Nelson MD, o'Reilly E et al. (1995) The clinical effects of intensive specific exercise on chronic low back pain: a controlled study of 895 consecutive patients with 1 year follow up. Orthopedics 18, 10
Dishman RK (1988) Exercise adherence research: Future directions. Am J Health Promot3: 52–56
Dvorak J (1983) Manuelle Medizin. Thieme, Stuttgart
Fordyce WE (1995) Back pain in the workplace. Management of disability on non-specific conditions. IASP Press, Seattle
Gerdes W, Weis J (2000) Zur Theorie der Rehabilitation. In: Bengel J, Koch U (Hrsg) Grundlagen der Rehabilitationswissenschaft. Springer, Berlin Heidelberg New York
Hafen K, Bengel J, Jastrebow J, Nübling R (2000) Konzept und Dimension der Reha-Motivation. Prävent Rehabil 12: 1–10
Hildebrandt J (2001) Rückenschmerzen, ein ungelöstes Problem. Schmerz 6: 411
Jäckel WH, Cziske R, Gerdes N Jacobi E (1993) Epidemiologie rheumatischer Beschwerden in der Bundesrepublik Deutschland. Daten zur Prävalenz und zur körperlichen und psychosozialen Beeinträchtigung. Z Rheumatol 52: 281–288
Kanfer FH, Reinecker H, Schmelzer D (1991) Selbstmanagement-Therapie. Springer, Springer, Berlin Heidelberg New York
Kröner-Herwig B, Lucht (1991) Veränderung des Schmerzkonzepts bei chronischen Schmerzpatienten durch Einsatz eines adukativen Videofilms. Schmerz 5: 70–77
Mense S (2001) Pathophysiologie des Rückenschmerzes und seine Chronifizierung. Schmerz 6: 413
Nilges P (1999) Kontrollüberzeugungen bei Patienten mit chronischem Schmerz. Roderer, Regensburg
Pollock ML, Leggett SH, Graves JA et al. Effect of resistance training on lumbar extension strength. Am J Sports Med 17, 5
Refisch A (1999) Rückenschmerzen und Schmerzen am Bewegungsapparat. In: Schockenhoff B (Hrsg) Spezielle Schmerztherapie. Urban & Fischer, München Wien Baltimore
Risch SV, Norvell NK, Pollock ML et al. (1993) Lumbar strengthening in chronic low back pain patients, physiologic and psychological benefits. Spine 18, 2
Robinson JI, Rogers MA (1994) Adherence to exercise programmes. Recommendations. Sports Med 17: 39–52
Schäfer M (2001) Pathophysiologie des Schmerzes. In: Bruhne et al. (Hrsg) Der Schmerz. Springer, Berlin Heidelberg New York
Schöps P, Hildebrandt J (2001) Schmerzen im Bereich der Wirbelsäule. In: Bruhne et al. (Hrsg) Der Schmerz. Springer, Berlin Heidelberg New York
VDR (Hrsg) (1992) Empfehlungen zur Weiterentwicklung der medizinischen Rehabilitation in der gesetzlichen Rentenversicherung. Bericht der Reha-Kommission des Verbandes Deutscher Rentenversicherungsträger. Selbstverlag, Frankfurt

VDR (1993) VDR Statistik Rehabilitation des Jahres 1992. Selbstverlag, Frankfurt

Weber-Falkensammer H, Vogel H (1997) Versorgungsstrukturelle Voraussetzungen der Rehabilitation. In: Petermann F (Hrsg) Rehabilitation. Hogrefe, Göttingen

4.8 Rehabilitation bei neurogenen Störungen

R. Abel, W. Wenz, H.J. Gerner

Orthopädische Rehabilitation bei neurogenen Störungen ist, anders als durch die Grunderkrankungen zu vermuten, wesentlich mehr als der gelegentliche konsiliarische Rat bei Randproblemen dieser Patientenguppe. Neurologische Schädigungen sind z. B. durch Schädigungen von Organsystemen wie der Wirbelsäule (Querschnittlähmung) bedingt, damit ist die orthopädische Therapie von Anfang an unmittelbarer und unverzichtbarer Bestandteil der Behandlung.

Zum andern führen neurologische Erkrankungen häufig zu sekundären Schäden am – in der Funktion eingeschränkten oder veränderten – Bewegungsapparat. Sie reichen von funktionell irrelevanten Bewegungseinschränkungen bis zu ausgeprägten, mehrere Extremitäten und die Wirbelsäule gleichzeitig betreffenden Fehlstellungen, die dazu führen, dass der Patient hilflos ist und kaum pflegerisch zu versorgen. Die orthopädische Prophylaxe und Therapie steht hier in der besten Tradition des Faches, wie sie durch das Sinnbild der Wachstumskorrektur eines Baumes ausgedrückt wird.

Es bleibt allerdings eine immerwährende Aufgabe, die Botschaft zu vermitteln, dass mit orthopädischem Rüstzeug, auch bei nicht zu beeinflussender neurologischer Grunderkrankung, erfolgreich therapiert und rehabilitiert werden kann.

4.8.1 Problemstellung

Die Problemstellung und die Rehabilitationsmöglichkeiten bei neurogenen Störungen sollen im Folgenden für Querschnittgelähmte, Apoplexpatienten und Schädel-Hirn-Verletzte exemplarisch dargestellt werden.

Neben speziellen Rehabilitationskonzepten ist ein Kernbereich orthopädischer Rehabilitation die chirurgische Korrektur von Funktionshindernissen (z. B. Kontrakturen) oder die Wiederherstellung von Funktionen durch Umstellungs- bzw. Transferoperationen. Die Indikationsstellung erfordert große Erfahrung und die Möglichkeit, die postoperative Versorgung zu gewährleisten. Die Operationstechniken sind auf die jeweilige Grunderkrankung einzustellen. Operationsverfahren, die sich bei schlaffen Lähmungen (z. B. Polio) bewährt haben, können gänzlich ungeeignet sein, um eine Funktionsver-

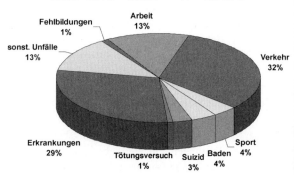

Abb. 4-28. Häufigkeitsverteilung der wichtigsten Ursachen einer Querschnittslähmung

besserung bei zugrunde liegender, spastischer Lähmung zu erreichen.

4.8.2 Therapie und Strategie

Spinale Schädigungen (Querschnittlähmung)

Das aus einer Schädigung des Rückenmarkquerschnitts resultierende Lähmungsbild mit Ausfall motorischer, sensibler und vegetativer Bahnen wird im engeren Sinne als Querschnittlähmung bezeichnet. Im weiteren Sinne werden auch spinale Funktionsausfälle von der Transversalläsion bis zur Schädigung einzelner Bahnen des Rückenmarks bei intramedullären Prozessen oder Systemerkrankungen als Querschnittlähmung bezeichnet.

In den spezialisierten Zentren für die Behandlung von Querschnittgelähmten werden jährlich ca. 1.500–1.800 frisch Querschnittgelähmte versorgt. Es findet sich eine Verteilung von 40 : 60 für Tetra- zu Paraplegie. Der Anteil der kompletten Lähmungen hat sich im Verlauf von etwa 25 Jahren von 60 auf 40% reduziert. Männer sind nach wie vor mit 70% überdurchschnittlich repräsentiert. Zum gegenwärtigen Zeitpunkt sind Rehabilitationsdauern je nach Lähmungshöhe zwischen 4 und 10 Monaten für die Erstversorgung üblich. **Abb. 4-28** demonstriert die Verteilung der Lähmungsursachen.

Je nach Lähmungsausmaß und Schädigungsort treten schlaffe und spastische Lähmungen in den oberen bzw. unteren Extremitäten auf. Neben den Ausfällen der Willkürbewegung von Armen und Beinen sowie der Sensibilität ist der Ausfall vegetativer Funktionen wie die Kontrolle von Blase und Mastdarm von erheblicher Bedeutung. Bei hohen Lähmungen kann ein dauerhafter Ausfall der Atmung mit der Notwendigkeit zur lebenslangen Dauerbeatmung vorliegen.

Bei der Sektion wird der pathologische Befund nach traumatischer Schädigung des Myelons deutlich. Gut nachzuvollziehen ist unter Kenntnis dieser Befunde auch

Tabelle 4-21. Innervations- und Funktionsschema bei kompletter Querschnittslähmung

Läsionsort	Hilfsmaßnahmen
Tetraplegie C0–C3	Maschinelle oder elektrophrenische Beatmung, vollständig pflegeabhängig. Pflegebedarf 24 h, Elektrorollstuhl und Umweltkontrollgerät mundgesteuert.
Tetraplegie C4–C5	Zwerchfellbeatmung, vollständig bzw. weitgehend pflegeabhängig, E-Stuhl handgesteuert, mechanischer Rollstuhl, Adaptation für Zahnbürste, Besteck, Bürogeräte.
Tetraplegie C6–C7	Zwerchfellbeatmung, teilweise selbstständig, mittlerer Pflegebedarf, mechanischer Rollstuhl, teilweise Hilfsmittel für die Hände, adaptierter Pkw (Handsteuergerät, Automatik) möglich.
Tetraplegie C8–Th1	Zwerchfellbeatmung, geringer Pflegebedarf, mechanischer Rollstuhl, evtl. stehfähig mit Oberschenkelapparaten, evtl. Zuschwunggang mit Unterarmstützen, adaptierter Pkw (Handsteuergerät, Automatik).
Paraplegie Th2–Th5	Vermindertes Atemvolumen, selbstständig in allen täglichen Verrichtungen, mechanischer Rollstuhl, Stehen und Gehen in Apparaten (Zuschwunggang), selbstständiges Fahren eines adaptierten Pkws (Ein- und Ausstieg, Rollstuhlverladung), selbstständig in rollstuhlgerechter Wohnung.
Paraplegie Th6–Th10	Vollständige Selbstständigkeit, rollstuhlabhängig, gehfähig mit Apparaten und Unterarmstützen (auch Treppen), selbstständiges Fahren eines adaptierten Pkws (Ein- und Ausstieg, Rollstuhlverladung).
Paraplegie Th11–L3	Vollständige Selbstständigkeit zu Hause und auswärts, rollstuhlabhängig, gehfähig mit Apparaten und Unterarmstützen, Fahren mit adaptiertem Pkw.
Paraplegie L4–S1	Vollständige Selbstständigkeit zu Hause und auswärts, Rollstuhl unentbehrlich (evtl. Sportrollstuhl), sicherer Gang mit Peronäusschienen, Pkw mit Automatikgetriebe.

die klinische Erfahrung, dass sich das Schicksal der Lähmung bereits in der Unfallsekunde entscheidet.

Vorausgehende Therapie

Die Erstbehandlung und Rehabilitation bei frischer Querschnittlähmung erfolgt in der Regel in dafür spezialisierten Zentren. Viele dieser Zentren sind in der Lage, auch Frischverletzte aufzunehmen und die operative Versorgung etwa von größeren Frakturen oder Tumoren an der Wirbelsäule auszuführen. Die Verfügbarkeit qualifizierter neurologischer Diagnostik und Therapie an den Zentren ist für die Erstbehandlung von Querschnittverletzten ebenfalls ein Muss.

Die Behandlungsstrategien wurden in den letzten 50 Jahren entwickelt und basieren auf den bahnbrechenden Arbeiten von Sir Ludwig Guttmann. Wesentliches Kennzeichen der Behandlung in den Spezialzentren ist es, neben der Akutversorgung die rehabilitativen Maßnahmen sofort zu beginnen – »Rehabilitation beginnt am Unfallort« (Zäch 1991) – und bis zur definitiven Entlassung z. B. in eine behinderungsgerecht umgestaltete Wohnumgebung umfassend zu führen. Dies hat für die Rehabilitation große Vorteile, denn bereits bei der Planung von Maßnahmen der Akutversorgung (z. B. Art der Wirbelsäulenstabilisation und evtl. Korsettversorgung) kann auf die Bedürfnisse im Rehabilitationsverlauf eingegangen werden. Auch gelingt es, durch konsequente Prophylaxe Sekundärschäden, wie z. B. Druckgeschwüre und Blasenschädigungen, zu vermeiden.

Rehabilitationsfähigkeit

Querschnittgelähmte sind nur in Ausnahmefällen rehabilitationsunfähig. Selbst bei hohen Lähmungen mit völliger Abhängigkeit vom Beatmungsgerät kann eine Wiedereingliederung in die Familie, in einigen Fällen auch ein Wiedereinstieg in den Beruf ermöglicht werden. Ziel der Rehabilitation ist in jedem Fall die situationsentsprechende, weitest mögliche Selbstständigkeit. In **Tabelle 4-21** sind die Rehabilitationsziele gegliedert nach Lähmungsniveau aufgeführt.

> Die berufliche Rehabilitation, besonders von unfallverletzten Patienten, muss angestrebt werden. Unter optimalen Bedingungen ist heute in 60–80% der Fälle eine berufliche Wiedereingliederung möglich.

Dies gilt auch für nichttraumatische Querschnittlähmungen, hier ist jedoch die Grunderkrankung zu berücksichtigen. Unsere Erfahrungen bestätigen auch die Rehabilitationsfähigkeit von Patienten mit Querschnitt-

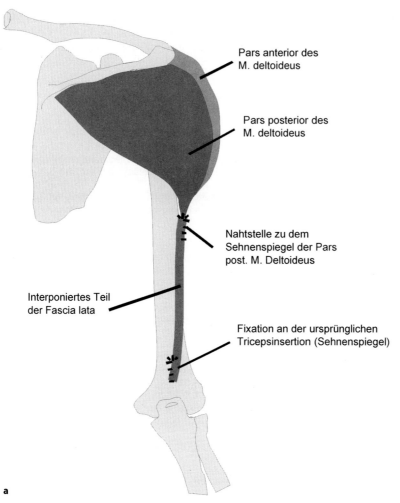
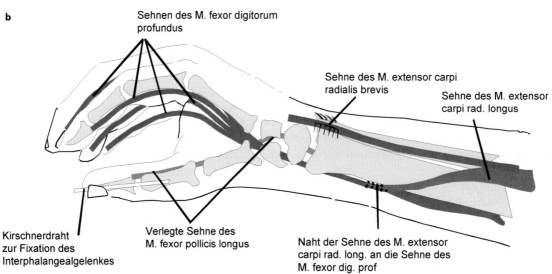

Abb. 4-29a–c. Beispiele operativer Maßnahmen zur Funktionswiederherstellung oder -verbesserung bei Querschnittlähmung. **a** Transfer des hinteren Deltamuskels zum Ersatz der ausgefallenen Funktion des M. triceps brachii; **b** und **c** Transfer von Muskeln des Unterarms zur Verbesserung der Handhebung und der Wiederherstellung der Greiffunktion

lähmung durch metastasierendes Tumorwachstum an der Wirbelsäule. Hier gelingt es, durch gezielte Kurzzeitrehabilitation mit Hilfsmittelversorgung und Sicherung der Blasen- und Darmentleerung soviel Pflegefähigkeit und Selbstständigkeit herzustellen, dass der überwiegende Anteil der Patienten im häuslichen Umfeld weiter versorgt werden kann. Während die Verlegung in ein Pflegeheim ohne Rehabilitation die Regel ist, ist sie nach unserer Erfahrung im Anschluss an eine solche Kurzrehabilitationsphase die Ausnahme.

Rehabilitationsziele und Rehabilitationsphasen

Grundsätzlich unterschieden werden muss zwischen der Erstrehabilitation bei frisch eingetretener Querschnittlähmung und den Rehabilitationsmaßnahmen bei länger bestehender Querschnittlähmung. In der Erstrehabilitation gilt es zunächst, das Überleben des Patienten zu sichern und dabei möglichst die Gefährdung für Sekundärschäden zu minimieren. Es ist Aufgabe des Behandlungsteams, dem Patienten Perspektiven für ein Leben mit Behinderung aufzuzeigen und durch Hilfsmittel bzw. Training der durch Reinnervierung wieder verfügbaren Funktionen eine möglichst weitgehende Selbstständigkeit zu ermöglichen.

Die Rehabilitationsbemühungen in der chronischen Phase einer Querschnittlähmung zielen auf die Bewältigung besonderer individueller Probleme der Patienten ab und beinhalten auch Maßnahmen der Funktionswiederherstellung oder -verbesserung durch operative Maßnahmen. Dies können in sehr effektiver Weise operative Eingriffe an den oberen Extremitäten sein. Zu nennen sind hier beispielsweise Transfers des hinteren Deltamuskels zum Ersatz der ausgefallenen Funktion des M. triceps brachii sowie Transfers von Muskeln des Unterarmes zur Verbesserung der Handhebung und der Wiederherstellung der Greiffunktion (◘ Abb. 4-29).

Einen Schritt weiter geht der Einsatz von Neuroprothesen, wie dem Freehand-System, bei dem durch die Implantation von Elektroden eine durch den Patienten ausgeführte funktionelle Elektrostimulation von Muskeln möglich wird. Durch solche, in Teilen implantierbaren, Neuroprothesen können z. B. Greiffunktionen auch für hoch gelähmte Patienten wieder verfügbar werden. Der Gewinn an Lebensqualität ist für diese Patientengruppen enorm. Die Indikation für solche Eingriffe ist jedoch sorgfältig zu stellen, die erfolgreiche Behandlung erfordert neben einem qualifizierten Team auch einen motivierten und kooperativen Patienten.

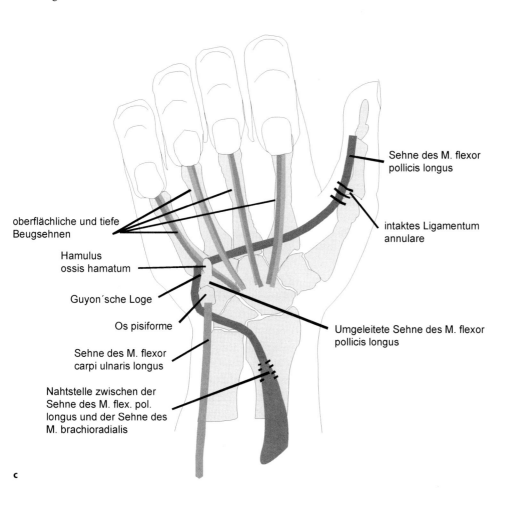

c

Wie bereits erwähnt, sind die Therapieziele auf die jeweilige aktuelle körperliche und soziale Situation des Patienten abzustimmen. Aufwändige Rehabilitationsmaßnahmen an terminal erkrankten Patienten sind kritisch abzuwägen.

Komplikationen im Rehabilitationsablauf

Einen breiten Raum in den rehabilitativen Bemühungen nimmt die Prophylaxe von Komplikationen ein.

> **Cave**
> Thrombosen, Embolien, Dekubitalgeschwüre und periartikuläre Verkalkungen sowie Schädigungen der Blase und der Harnröhre zählen zu den gefürchteten Komplikationen.

Thrombose

Nach Literatur und eigenen Untersuchungen können bei nahezu 100% aller Querschnittgelähmten in den ersten 3 Monaten nach Eintritt der Lähmung Thrombosen nachgewiesen werden, wenn keine sofort einsetzende und ausreichende Behandlung mit gerinnungshemmenden Medikamenten vorgenommen wird.

> **Praxistipp**
> Die Antikoagulation ist bis zur vollen Mobilisation (mindestens 6 h tägliche Rollstuhlbelastung), mindestens aber für die ersten 3 Monate beizubehalten. Zusätzlich ist für die ersten 3 Monate das Tragen von Kompressionsstrümpfen der Kompressionsklasse 3 obligat. Wir empfehlen, noch für weitere 3 Monate Strümpfe der Kompressionsklasse 2 zu tragen.

Nach den ersten 3 Monaten und ausreichender Mobilisation nimmt das Thromboserisiko für Querschnittgelähmte soweit ab, dass eine weitere Antikoagulation nicht mehr gerechtfertigt ist. Sie muss jedoch wieder aufgenommen werden, wenn durch Sekundärerkrankungen Bettlägerigkeit und Mobilisationsdefizite auftreten.

Druckgeschwüre

> Dekubitalulzera sind die am meisten gefürchteten Komplikationen einer Querschnittlähmung. Sie können innerhalb kürzester Zeit durch falsche Lagerung, Fehlbelastung und mangelnde Kontrolle entstehen, enorme Ausmaße annehmen und den Patienten vital bedrohen.

Druckschädigungen führen zu hohen Kostenbelastungen durch langwierige stationäre Behandlungen. Sie komplizieren den Rehabilitationsablauf u. a. durch eine erhöhte Anfälligkeit für die Besiedelung mit methicillinresistenten Staphylokokken, die Isolierungsmaßnahmen notwendig machen. Zur Prophylaxe sind ausgefeilte Lagerungsregimes notwendig. Keinesfalls ersetzt ein spezielles Lagerungsbett (z. B. Luftkissenbett) das Umlagern. Die Lagerungswechsel müssen in einem eigens dafür vorgesehenen Protokoll dokumentiert werden. Die Patienten müssen über die Gefahren aufgeklärt werden, und entsprechendes Verhalten muss trainiert werden.

Heterotope Ossifikation

Bei heterotopen Ossifikationen handelt es sich um eigenständige, nicht mit der Moysitis ossificans zu verwechselnde Erkrankungen. Sie führen zu häufig gelenkversteifenden ektopen Knochenneubildungen und treten als Komplikation bei Tetanus, Schädel-Hirn-Trauma und Querschnittlähmung auf. Es handelt sich nicht um Verkalkungen, sondern um echte Knochenneubildungen.

Initial kommt es zu Schwellungen und Bewegungseinschränkungen des betroffenen Gelenkes. Bei sorgfältiger Untersuchung lässt sich eine phlebitisähnliche Symptomatik feststellen. Durch kernspintomographische Kontrollen, Ultraschalluntersuchungen, Röntgenuntersuchungen und auch der Bestimmung der alkalischen Phosphatase im Serum sowie der Szintigraphie lässt sich die Verdachtsdiagnose erhärten.

Empirisch hat sich in dieser Phase der Erkrankung eine hoch energetische lokale Bestrahlungstherapie bewährt. Dabei werden einmalig als »single shot« oder fraktioniert 7–9 Gy appliziert. Das betroffene Gelenk kann vorsichtig weiter bewegt werden. Allerdings ist eine regelmäßige radiologische Kontrolle durchzuführen. Die operative Korrektur der heterotopen Ossifikation kann erst vorgenommen werden, wenn der Knochenbildungsprozess zur Ruhe gekommen ist. Dies drückt sich durch eine Normalisierung der alkalischen Phosphatase im Serum sowie durch eine Abnahme der Aktivität in der szintigraphischen Untersuchung auf. Auch Reifungszeichen in den konventionellen Röntgenaufnahmen können bei entsprechender Erfahrung zur Entscheidung für das weitere Vorgehen genutzt werden.

Zerebrale Schädigungen (Apoplex, Schädel-Hirn-Trauma)
Apoplektischer Insult

Unter dem Begriff »apoplektischer Insult« werden neurologische Schäden des ersten motorischen Neurons zusammengefasst, die als Folge einer Durchblutungsstörung entweder auf dem Boden einer Thrombose, einer intrazerebralen Blutung, einer subarachnoidalen Blutung oder einer zerebralen Embolie entstehen.

Pro Jahr erleiden ca. 300.000 Menschen in Deutschland einen Schlaganfall. 75% der Betroffenen sind über 60 Jahre alt, ca. 60% überleben den Schlaganfall. Die Prognose ist neben der Art und Ausdehnung der Durchblutungsstörung v. a. auch von internistischen Begleiterkrankungen abhängig.

Pathophysiologisch kommt es zu einer Unterbrechung der sensiblen und motorischen Bahnen mit entsprechender Beeinträchtigung der Willküraktivität, die durch primitive Reflexsynergien ersetzt wird. Der Muskeltonus kann hypoton, spastisch oder rigide sein.

Die spastische Hemiparese ist die häufigste periphere Manifestation nach Schädigung der kontralateralen Großhirnhemisphäre, Tetraparesen treten dagegen nur sehr selten auf. Das klinische Bild des Apoplexpatienten zeigt ein typisches Beugemuster der oberen Extremität und einen Streck-Zirkumduktions-Gang des Beins (Wernicke-Mann-Gang). Nicht nur beim Stehfähigen, sondern auch beim Sitzfähigen kann es zu massiven Funktionsbeeinträchtigungen kommen.

Schädel-Hirn-Trauma

Beim Schädel-Hirn-Trauma kommt es zu meist schwerwiegenden neurologischen Schädigungen durch ein auf den menschlichen Schädel einwirkendes Trauma mit offener oder geschlossener Verletzung und funktioneller oder morphologischer Schädigung des Gehirns.

Das Schädel-Hirn-Trauma zählt zu den häufigsten Todesursachen von Personen unter 45 Jahren. Allein in Deutschland erleiden pro Jahr etwa 100.000 Menschen ein schweres Schädel-Hirn-Trauma (SHT), welches mit einem Koma von mehr als 7 Tagen Dauer einhergeht. Etwa 45.000 Menschen behalten neurologische Defektzustände, etwa 11% sterben direkt nach dem Unfall.

Bedingt durch die unterschiedliche Intensität und Ausbreitung der Schädigung ist das klinische Bild sehr variabel. Man unterscheidet die seltenen direkten Kompressionsverletzungen von den meist schwerwiegenderen Scher- und Dezelerationsverletzungen. Für die Schwere der Hirnverletzung ist die Ausdehnung bedeutsamer als die Lokalisation. Beidseitige Verletzungen zeigen das periphere Erscheinungsbild einer Di- oder Tetraparese, einseitige das einer kontralateralen Hemiparese. An den Armen überwiegt der Beugetonus, an den Beinen der Strecktonus mit Aktivierung der Extensorenkette einschließlich des M. tibialis anterior und posterior sowie des M. triceps surae.

Wichtig ist das evtl. zusätzliche Auftreten von Persönlichkeitsstörungen, Bewusstseinsstörungen, Rigidität, Ataxie, zentraler Muskelschwäche und Epilepsie.

Vorausgehende Therapie

Im Vordergrund steht die Sicherung vitaler Funktionen und nach Apoplex die umfassende Diagnostik und nachfolgende Therapie hinsichtlich der auslösenden Problematik. Obwohl diese Maßnahmen normalerweise im Akutkrankenhaus durchgeführt werden, besteht die Forderung nach einem möglichst frühen Beginn der Rehabilitation.

Bei erkennbarer Tendenz zur Kontrakturentwicklung sollte diese bereits zu diesem Zeitpunkt durch entsprechende Mobilisations- und Orthesenbehandlung möglichst verhindert werden. Ein hoher Muskeltonus lässt sich durch periphere Detonisierung entweder mit Alkoholinfiltration an die motorischen Eintrittspunkte oder mit Botulinumtoxin A senken.

Rehabilitationsfähigkeit

Zur Abschätzung der Rehabilitationsfähigkeit sollte der behandelnde Arzt wissen, was durch die Therapien gut beeinflussbar ist und was nur schwer beeinflusst werden kann.

> Während Spastik, Kontrakturen, Deformitäten und ein vorliegendes Muskelungleichgewicht gut behandelt werden können, sind Gleichgewichtsprobleme, mentale Retardierung, Persönlichkeitsstörungen, Agnosie und Neglect nur sehr eingeschränkt therapierbar.

Die Rehabilitation nach Schädel-Hirn-Trauma oder Apoplex ist eine interdisziplinäre Herausforderung, die in Teamarbeit der verschiedenen Berufsgruppen bewältigt wird.

Rehabilitationsziele

Die Rehabilitationsziele bestehen in der individuellen Optimierung vorhandener Restfunktionen (Steh-, Transfer- und Gehfähigkeit, Erleichterung der Sitzposition sowie geeignete Schuh- oder Orthesenversorgungen) und sind abhängig vom Grad der Behinderung:

Therapieziele bei Apoplex und Schädel-Hirn-Trauma, abhängig vom Grad der Behinderung
- Schmerzfreiheit
- Erleichterung der Pflegbarkeit
- Sitzfähigkeit
- Selbstständigkeit
- Transferfähigkeit
- Stehfähigkeit
- Gehfähigkeit mit Hilfsmitteln
- Freies Gehen

Voraussetzung hierfür ist aber die Vermeidung der Entstehung von Kontrakturen bzw. deren Korrektur, da z. B. eine plantigrade Fußstellung und streckbare Hüft- und Kniegelenke für sämtliche Stand- und Transferleistungen unabdingbar sind. Bedingt durch diesen Umstand spielt gerade die Orthopädie eine wichtige Rolle im Rahmen der Rehabilitation. Die Rehabilitation der motorischen

Störung wird dabei durch evtl. begleitende sensorische Defizite erschwert. Dies betrifft z. B. Propriozeption, Körperschema, Stereognosie, räumliche Orientierung, Persönlichkeitsstörung, Agnosie, Neglect.

Rehabilitationsphasen

Die konservativen Verfahren zur Kontrakturprophylaxe und Mobilisierung sind in der subakuten und chronischen Phase bis etwa 1,5 Jahre nach dem Unfall indiziert, da in diesem Zeitraum noch von einer spontanen Verbesserung der neurologischen Situation ausgegangen werden kann. Die Therapie beinhaltet Physiotherapie, Ergotherapie, Orthesenversorgung und ggf. lokale tonussenkende Maßnahmen (Botulinumtoxin, Redressionsgipse).

Operative Verfahren sind i. allg. erst nach Ablauf dieser Frist angezeigt. Ausnahmen stellen nur besonders schwere Fälle dar, wenn durch eine frühere Operation später sehr viel aufwändigere Operationen vermieden werden können. Die verschiedenen Möglichkeiten operativer Intervention sind der Übersicht zu entnehmen.

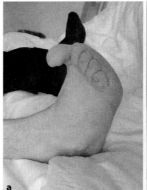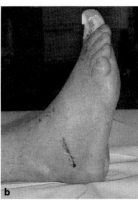

Abb. 4-30a, b. 39-jähriger Patient mit spastisch-dynamischem Klumpfuß rechts nach apoplektischem Insult unklarer Genese im Alter von 15 Jahren. **a** Befund vor Operation: deutliche Überaktivität des M. tibialis anterior und des M. extensor hallucis longus; **b** befriedigendes Ergebnis nach operativer Korrektur

> **Teilbereiche des operativen Spektrums**
> - Eingriffe zur Verbesserung der Funktion im Bereich der oberen Extremität
>   - Lösung von Kontrakturen im Bereich der Schultergelenke
>   - Lösung von Kontrakturen im Bereich der Ellbogengelenke
>   - Lösung von Kontrakturen im Bereich der Hand- und Fingergelenke
>   - Funktionsverbessernde Sehnentransfers
>   - (Korrektur-)arthrodesen
> - Eingriffe zur Verbesserung der Funktion im Bereich der unteren Extremität
>   - Lösung von Kontrakturen im Bereich der Hüftgelenke
>   - Lösung von Kontrakturen im Bereich der Kniegelenke
>   - Lösung von Kontrakturen im Bereich der Sprunggelenke
>   - Funktionsverbessernde Sehnentransfers
>   - (Korrektur-)arthrodesen
>   - Korrekturosteotomien

Als Folge eines spastischen Muskelungleichgewichtes durch Überwiegen primitiver Reflexmuster und eines erhöhten Muskeltonus entwickeln sich häufig spastische Fußfehlstellungen. Bei höhergradigen Behinderungen entstehen Kontrakturen auch im Bereich der Hüft- und Kniegelenke sowie der oberen Extremitäten.

Die häufigste Deformität, der spastische Klumpfuß, soll im Folgenden beispielhaft genauer betrachtet werden. Er entwickelt sich als Teilaspekt der peripheren übersteigerten Reflexaktivität bei eingeschränkter zentraler Kontrolle und entsteht durch eine vorzeitige und überschießende Aktivität der Wadenmuskulatur, häufig ergänzt durch eine Kospastik der Antagonisten und in der Schwungphase durch verstärkte Aktivierung des M. tibialis anterior. Er tritt besonders beim Gehen durch Einsatz der Streck- und Beugesynergien zutage. Der Fuß steht in der Schwungphase in Spitz-Klump-Stellung, in der Standphase kommt es durch die Spitzfußkomponente häufig zur Rekurvation des Kniegelenkes.

Die Korrektur spastischer Fußdeformitäten stellt nur einen Teilaspekt im operativen Behandlungsprogramm dar, da oft zusätzliche Deformitäten vorliegen.

> **Praxistipp**
>
> Für die Gehfähigkeit ist neben der Standstabilität die ausreichende Fähigkeit zum Vorschwingen des Spielbeines notwendig. Die klinische Untersuchung sollte deshalb nicht nur den Lokalbefund mit Beweglichkeit und Muskelstatus, sondern auch die Gesamtfunktion des Beines in der Dynamik einschließlich des Gleichgewichtes und der Kraft berücksichtigen.

Bei Unklarheiten bezüglich der pathologisch aktivierten Muskulatur kann durch eine dynamische Feinnadel-EMG-Untersuchung evtl. in Verbindung mit einer dreidimensionalen Bewegungsanalyse die Pathologie näher eingegrenzt und die Indikation abgesichert werden.

Die Beseitigung der Fußdeformität bringt zwar funktionelle Verbesserungen durch Erleichterung der Standstabilität und der Schwungphasenkontrolle, der Schlüssel zur erfolgreichen Gehfunktion liegt aber bei den evtl. vorliegenden Zusatzbehinderungen.

Das operative Spektrum zur Korrektur des spastischen Klumpfußes ist breit. Es umfasst beispielsweise die perkutane Achillessehnenverlängerung, den hälftigen

4.8 · Rehabilitation bei neurogenen Störungen

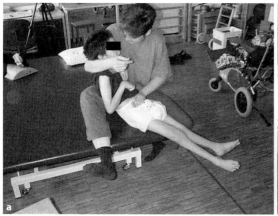
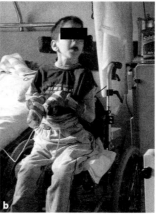

◘ Abb. 4-31a, b. 10-jähriger Junge nach schwerer zentraler Hirnschädigung durch Ertrinkungsunfall: **a** schwerste Hüft- und Kniestreck-/Außenrotationskontrakturen sowie beidseitige vordere Hüftluxation, Spitzfüße und ausgedehnte Kontrakturen auch im Bereich der oberen Extremität; **b** deutliche Verbesserung der Sitzfähigkeit nach aufwändiger kombinierter Knochen- und Weichteiloperation

M.-tibialis-anterior-Transfer nach lateral, ggf. zusätzlich die Verlängerung des M. tibialis posterior (selten erforderlich). Bei sehr schweren Deformitäten kommt auch die kombinierte Verlagerung von M. tibialis anterior und posterior auf den Fußrücken zum Einsatz.

Bei gleichzeitiger Fußheberparese soll der Transfer der langen Zehenbeuger auf die Fußrückenmitte nach Hiroshima durchgeführt werden. Bei Krallenzehen können die Zehenbeuger in Höhe der Grundgliedbeugefalte über eine Längsinzision durchtrennt werden. Alleinige Weichteileingriffe sind dann indiziert, wenn der Klumpfuß noch nicht strukturell ist. In anderen Fällen ist zusätzlich eine Tripelarthrodese notwendig.

Beim zusätzlichen Vorfußspitzfuß kombiniert mit Rückfußklumpfuß sollte die Tripelarthrodese in der Lambrinudi-Technik vorgenommen werden. Zur Gangökonomisierung und zur Verbesserung der Kniebeugung in der Schwungphase wird außerdem eine Rezession der Kniestrecker (M. rectus femoris und M. vastus intermedius) empfohlen.

In Extremfällen, bei denen es nur auf die verbesserte Möglichkeit der Schuhversorgung ankommt, kommen die Astragalektomie und tibiokalkaneare Arthrodese einschließlich Muskelverlängerung und -verpflanzung zur Rezidivprophylaxe zum Einsatz. Letztere eignet sich auch zur Behandlung des schweren Rezidivs. Nach Abschluss der Gipsbehandlung empfehlen wir immer für mindestens 1 Jahr Unterschenkelfunktions- und -lagerungsorthesen.

Klinische Fallbeispiele
Fall 1
39-jähriger Patient mit spastisch dynamischem Klumpfuß rechts mit deutlicher Überaktivität des M. tibialis anterior und des M. extensor hallucis longus nach apoplektischem Insult unklarer Genese im Alter von 15 Jahren (◘ Abb. 4-30a). Durch die Versorgung mit einem hälftigen M.-tibialis-anterior-Transfer auf die Sehne des M. peroneus brevis, einem hälftigen M.-tibialis-posterior-Transfer auf die Sehne des M. peroneus tertius sowie einer Rückversetzung des M. extensor hallucis longus auf das Os-metatarsale-I-Köpfchen in Verbindung mit einer Großzehenendgelenkarthrodese konnte eine befriedigende Korrektur erreicht werden (◘ Abb. 4-30b).

Korrektur weitergehender Kontrakturen
Hierzu dienen umfassende chirurgische Weichteillösungen der jeweils verkürzten Muskelgruppen sowie Gelenkkapseln unter sorgfältiger Schonung der vaskulären und nervalen Strukturen. Die aufwändige Nachbehandlung, meist mit redressierenden Seriengipsverbänden, erfordert die engmaschige Kontrolle dieser Strukturen, da eine Überdehnung zu Funktionsschäden (z. B. Neurapraxie) führen kann, die die Rehabilitationsbemühungen sehr ungünstig beeinflussen können.

Fall 2
10-jähriger Junge nach schwerer zentraler Hirnschädigung durch Ertrinkungsunfall, schwersten Hüft- und Kniestreck-Außenrotations-Kontrakturen sowie beidseitiger vorderer Hüftluxation, Spitzfüßen und ausgedehnten Kontrakturen auch im Bereich der oberen Extremität (◘ Abb. 4-31a).

Durch aufwändige, kombinierte knöcherne und weichteilige Operation (Verlängerung sämtlicher Hüftbeuger und Außenrotatoren, Verkürzungsosteotomie beider Femora und Z-Plastik der Kniestrecker) in Verbindung mit Etappengipsverbänden konnte die Sitzfähigkeit deutlich verbessert werden (◘ Abb. 4-31b).

Fazit

— Ärztliche Betreuung
   Dem Arzt obliegt die Gesamtverantwortung der medizinischen Behandlung sowie die Organisation und Koordination der verschiedenen Berufsgruppen. Im Rahmen von Teambesprechungen werden die Erfahrungen der einzelnen Berufsgruppen mit dem Patienten zusammengeführt und ein tragfähiges Rehabilitationskonzept entwickelt. Aufgabe

▼

des Arztes ist es, auch die jeweilige Situation richtig einzuschätzen und im Rahmen von Therapiegesprächen die therapeutischen Möglichkeiten realistisch darzulegen, um in enger Abstimmung mit den Betroffenen die erreichbaren Ziele und den notwendigen Aufwand gegeneinander abzuwägen. Je besser Patient und Angehörige in die geplanten Maßnahmen eingebunden werden, desto größer ist die Erfolgsaussicht.

Auch die Überprüfung der Hilfsmittelversorgung zählt zur ärztlichen Tätigkeit. Beispielhaft zeigt ◘ Abb. 4-32, dass der Patient bei vorhandener Abspreizkontraktur mit der bestehenden Rollstuhlversorgung nicht zufriedenstellend versorgt ist.

— Betreuung durch das Pflegeteam
Das Pflegeteam hat gerade in der Akutphase häufig den intensivsten Patientenkontakt und leistet wichtige Dienste in der Verarbeitung der Situation. Natürlich ist die Pflege des behinderten Patienten auch unter medizinischen Aspekten sehr anspruchsvoll und bedarf u. a. profunder Kenntnisse bezüglich Lagerung, Dekubitusprophylaxe, Bilanzierung.

— Physiotherapeutische Betreuung
Die Physiotherapie stellt in der Behandlung dieser Patienten einen unverzichtbaren und integralen Bestandteil dar und ist auch fernerhin aus der Therapie nicht wegzudenken. Auch für funktionsverbessernde Eingriffe gilt weiterhin der Satz, dass die Operation nur so gut sein kann wie die Nachbehandlung.

In Abhängigkeit des Stadiums der Erkrankung kommen verschiedene Konzepte zur Anwendung. Es ist aus Sicht der Autoren hierbei wichtige Voraussetzung für den Therapieerfolg, dass neben speziellen Techniken der Behandlung auf neurophysiologischer Basis individuell auch Techniken z. B. der manuellen Mobilisierung ihren Platz in der Behandlung bekommen.

— Psychologische Betreuung
Die orthopädischen Bemühungen in der umfassenden Rehabilitation müssen die Gesamtpersönlichkeit des Patienten mit einschließen. Die Einbeziehung der Psychologen in das multidisziplinäre Behandlungsteam zur Festlegung der Rehabilitationsstrategie wie auch bei der Beurteilung der Indikation von oft aufwändigen funktionsverbessernden Maßnahmen ist ein Muss. Sie schützt den Operateur vor Indikationsfehlern, bei denen ein Patient durch einen komplexen Eingriff zum falschen Zeitpunkt in seiner Lebenssituation Schaden erleiden kann.

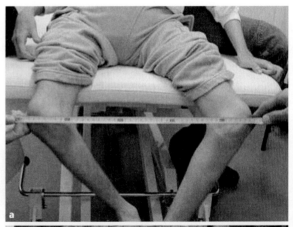
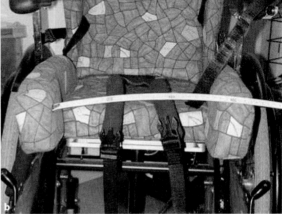

◘ Abb. 4-32a, b. Überprüfung der Hilfsmittelversorgung. Patient mit Abspreizkontraktur (a) mit unbefriedigender Rollstuhlversorgung (b)

Literatur

Abel R, Gerner HJ, Mariß G (1998) Wirbelsäule und Rückenmark. Blackwell, Berlin

Abel R, Meiners T, Gerner HJ (2002) Die Resektion von heterotopen Ossifikationen des Hüftgelenkes Querschnittgelähmter. Operat Orthop Traumatol 14: 16–28

Bleck EE (1987) Orthopaedic management in cerebral palsy. Clinics in developmental medicine 99/100. Mac Keith, Oxford, Blackwell, pp 251–262

Botte MJ, Nickel VL, Akeson WH (1988) Spasticity amd contracture: physiologic aspects of formation. Clin Orthop 233: 7–18

Botte MJ, Keenan MAE, Jordan C (1992) Stroke. In: Nickel VL, Botte MJ (eds) Orthopaedic rehabilitation, 2nd edn. Churchill Livingstone, New York, pp 37–360

Döderlein L, Wenz W, Schneider U (1999) Fußdeformitäten, Bd I: Der Klumpfuß. Springer, Berlin Heidelberg New York

Garland DE, Waters RL (1978) Orthopedic evaluation in hemiplegic stroke. Orthop Clin North Am 9: 291–303

Gerner HJ (1992) Die Querschnittlähmung. Blackwell, Berlin

Gerner HJ (1996) Querschnittlähmungen – Aktuelles aus Therapie und Forschung. Springer, Berlin Heidelberg New York

Guttmann L (1976) Spinal cord injuries. Blackwell, Oxford

Herz DA, Looman JE, Tiberio A et al. (1990) The management of paralytic spasticity. Neurosurgery 26: 300–306

Hoffer MM, Barakat G, Koffman M (1985)10-year follow up of split anterior tibial tendon – transfer in cerebral palsied patients with spastic equinovarus deformities. J Pediatr Orthop 5: 432–434
Hoke M (1912) An operative plan for the correction of relapsed and untreated talipes equinovarus. J Orthop Surg, pp: 379
Keenan MAE, Creighton J, Garland DE, Moore T (1984) Surgical correction of spastic equinovarus deformity in the adult head trauma patient. Foot Ankle 5(1): 35–41
Mooney V, Perry J, Nickel VL (1967) Surgical and non surgical orthopaedic care of stroke. J Bone Jt Surg A(5): 989–1000
O'Byrne JM, Kennedy A, Jenkinson A, O'Brien TM (1997) Split tibialis posterior tendon transfer in the treatment of spastic equinovarus foot. J Pediatr Orthop 17: 481–485
Perry J, Hoffer MM (1977) Preoperative and postoperative dynamic electromyography as an aid in planning tendon transfers in children with cerebral palsy. J. Bone Jt Surg 69-A: 531–537
Perry J, Giovan P, Harris LJ, Montgomery J, Aiaria M (1978a) The determinants of muscle action in the hemiparetic lower extremity. Clin Orthop 131: 71–89
Perry J, Waters RL, Perrin T (1978b) Electromyographic analysis of equinovarus following stroke. Clin Orthop 131: 47–53
Root L, Miller SR, Kirz P (1987) Posterior tibial-tendon transfer in patients with cerebral palsy. J. Bone Jt Surg 69A (8): 1133–1139
Waters RL, Montgomery J (1974) Lower extremity management of hemiparesis. Clin Orthop 192: 133–143
Waters RL, Perry J, Garland DE (1978) Surgical correction of gait abnormalities following stroke. Clin Orthop 131: 54–63
Zäch GA (Hrsg) (1992) Die Rehabilitation beginnt am Unfalltag. Springer, Berlin Heidelberg New York

4.9 Rehabilitation nach Amputationen

B. Greitemann

Die Rehabilitation Amputierter ist sicherlich eine der anspruchvollsten, aber auch schönsten Aufgaben im Bereich der Rehabilitationsmedizin. Sie ist das Paradebeispiel einer interdisziplinären Rehabilitation im Team mit hohen Ansprüchen an die Kooperationsfähigkeit der Teammitglieder und das Koordinationsvermögen des Teamleiters.

Die Rehabilitation Amputierter ist eindeutig eine Domäne der stationären Rehabilitation. Patienten mit Majoramputationen an den unteren Extremitäten sind gerade im Hinblick auf Alter und Gesundheitszustand nicht im Rahmen ambulanter Rehabilitationsmaßnahmen zu versorgen. Bei Amputationen an den oberen Extremitäten ist die Mobilität der Patienten in der Regel weniger eingeschränkt, damit sind in einem versierten Zentrum mit entsprechender Ausstattung (intensive Ergotherapie als Gebrauchsschulung, hochqualifizierte Prothesentechnik) auch ambulante, wohnortnahe Rehabilitationsangebote gut vorstellbar.

4.9.1 Problemstellung

Patienten und Grunderkrankung

Epidemiologische Daten zu Amputationen in Deutschland sind in Ermangelung eines durchgängigen Amputationsregisters schwer zu erhalten. In den Industriestaaten wird die Anzahl an Amputationen auf etwa 10–17 pro 100.000 Einwohner pro Jahr geschätzt (McCollum u. Walker 1992; Pernot et al. 2000). Es ist danach sicherlich nicht falsch, von einer Gesamtzahl von mindestens 50.000 Amputationen pro Jahr in Deutschland auszugehen.

In den Industrienationen betrifft die Mehrzahl der Amputationen die *unteren Extremitäten* (Pernot et al. 2000). Dabei handelt es sich heute weniger um jüngere Traumapatienten, sondern zu über 80% um Patienten mit fortgeschrittener generalisierter Erkrankung im Sinne der peripheren arteriellen Verschlusserkrankung und Arteriosklerose mit oder ohne Diabetes mellitus. Der überwiegende Anteil der Patienten ist deutlich über 50 Jahre alt (Baumgartner 1985). Bei vielen diesen Patienten sind neben mehrfachen Voroperationen (z. B. Gefäßoperationen) und einer Vielzahl körperlicher Funktionsdefizite (degenerative Veränderungen an anderen Gelenken, kardiovaskuläre Limitationen, Nierenstoffwechselstörungen, Augenerkrankungen) auch erhebliche zentrale und koordinative Störungen vorhanden, die die Rehabilitation komplizieren. Nur selten sind Traumata, Infektionen, Tumoren oder angeborene Fehlbildungen Ursachen von Amputationen.

Nach dem dänischen Amputationsregister (Andersen-Ranberg u. Ebskov 1988) machen die *Armamputationen* nur 3% aller großen Amputationen aus bei völlig anderer Ätiologie. Hier dominieren eindeutig die unfallbedingten Amputationsursachen, die Tendenz allerdings – nach dem klinischen Eindruck – ist, dass die Amputationen an den oberen Extremitäten aufgrund gefäßbedingter Komplikationen etwas zunehmen.

Vorausgehende Therapie

Für jeden Patienten ist die Amputation nicht nur eine Verstümmelung, sondern ein schwerer Eingriff in die eigene Persönlichkeit mit erheblicher Beeinträchtigung bzw. teilweise sogar Zerstörung des Selbstwertgefühls. Oft sprechen Patienten vom »Ende« der Behandlung, haben Angst, den Angehörigen zur Last zu fallen und zum Pflegefall zu werden, zumal es sich großenteils um Patienten im höheren Lebensalter handelt. Die Patienten sind zu Beginn der Rehabilitation oftmals in tiefer Depression und Angst, insbesondere Zukunftsangst. Dies wirkt sich häufig in Resignation und mangelndem Antrieb aus. Problematisch ist, dass auch manche Operateure die Amputation als »Ende« ansehen.

Die Amputation ist nicht das Ende, sondern der Beginn der Behandlung. (Sir Reginald Watson-Jones)

Die Rehabilitation des Amputierten muss daher bereits mit einer suffizienten operativen Versorgung beginnen, ja bereits mit der präoperativen Planung. Einerseits gilt es, Leben zu retten, andererseits aber jeden Zentimeter

erhaltbarer Extremität, d. h. jeden Zentimeter erhaltbaren Lebens zu bewahren. Hier gilt der Grundsatz:
Life before limb, but limb is life too. (Baumgartner 1989)

Gerade bei älteren Patienten ist zu beachten, dass die *Amputationshöhe* richtig gewählt wird. Immer noch wird zu hoch amputiert, was letztlich einen erheblich erhöhten Energieaufwand beim späteren Gehen für den Patienten bedeutet. Unter dem Aspekt, dass im Rahmen der Grunderkrankung die 2. Extremität gefährdet sein kann, ist es unverantwortlich, die Amputationshöhe primär gleich zu hoch zu wählen, um eine »Salamitaktik« zu vermeiden. Allein im Fußbereich gibt es mindestens 10 unterschiedliche Amputationshöhen als Möglichkeiten, bevor überhaupt an Majoramputationen gedacht werden kann!

Dabei ist der *Erhalt des Kniegelenkes* für jeden Patienten von ganz entscheidender Bedeutung für die späteren Rehabilitationsaussichten, da bei erhaltenem Kniegelenk auf ein künstliches Kniegelenk mit all seinen Problemen verzichtet werden kann. Falls das Knie nicht erhalten werden kann, bietet die Knieexartikulation einen wesentlichen Vorteil gegenüber Oberschenkelamputationen durch volle Stumpfendbelastbarkeit und damit die fehlende Notwendigkeit zur Tuberabstützung im Prothesenbereich.

Im Rahmen der operativen Versorgung ist auf schonende Operationstechnik, sorgfältige Abrundung der Knochenkanten und v. a. auch versierte operationstechnische Kürzung der Nervenenden außerhalb des Belastungsbereiches der späteren Prothesenversorgung zu achten. Jeder Operateur, der sich mit Amputationschirurgie befasst, muss daher spezielle Kenntnisse auch über die Prothesenversorgung haben, um die Belastungsanforderungen der Prothese an den Stumpf zu kennen.

Andererseits sollte man sich mit Amputationschirurgie nur befassen, wenn man sämtliche Amputationshöhen beherrscht. In Einzelfällen sind bei mangelhafter Primärsituation ggf. vor Einleitung einer entsprechenden Rehabilitation stumpfkorrigierende Eingriffe sinnvoll bzw. unumgänglich, um den Rehabilitationsverlauf bzw. die Prothesenversorgbarkeit des Patienten zu beschleunigen bzw. überhaupt zu ermöglichen.

Aufgrund der schwierigen *Weichteilsituation* im Alter finden sich neben schlechten Stumpfbeschaffenheiten häufig Weichteilkontrakturen und insbesondere im Bereich der Leiste nicht selten sehr kontrakte, keloidartig verhärtete, gefäßchirurgische Narben. Besonders problematisch wird die Situation dann, wenn noch Gefäßprothesen unter diesen Narben liegen. Gerade bei Oberschenkelamputierten (die in diesem Bereich Druck vom vorderen Schaftrand haben) sind daher trotz längsovaler Schafttechnik oft Probleme gegeben.

Rehabilitationsfähigkeit

Ein vieldiskutiertes Thema ist, in welchem Zustand ein Patient rehabilitationsfähig ist bzw. in eine Rehabilitationsklinik verlegt werden kann. Unabhängig von den sicherlich nicht mehr ganz aktuellen Kriterien des AHB-Kataloges ist aus orthopädisch-rehabilitationsmedizinischer Perspektive festzustellen:

> Anzustreben ist die frühestmögliche Verlegung des betroffenen Patienten ohne Prothese in eine qualifizierte Rehabilitationseinrichtung.

Bisher wurde Rehabilitationsfähigkeit im Rahmen des AHB-Verfahrens dann gesehen, wenn der Patient mit einer Prothese versorgt und mobilisiert war. Hierdurch geht wertvolle Zeit verloren, es entstehen erhebliche Folgekosten. Nach der Operation ist der Amputationsstumpf geschwollen. Wird der Patient dann in der Akutklinik noch mit einer Prothese versorgt, passt diese bereits in der Rehabilitationsklinik nicht mehr, Nachpassungen können wegen der Produkthaftung nicht durch den Orthopädietechniker an der Rehabilitationsklinik geschehen.

Viel sinnvoller erscheint die sofortige Aufnahme in eine Rehabilitationseinrichtung, in der im Anschluss an entstauende, ödemreduzierende Maßnahmen und Erreichen eines gewissen »steady state« die Anpassung einer Prothese durchgeführt werden kann.

Die Definitivversorgung sollte wiederum im heimischen Umfeld erfolgen. In der Zwischenzeit hat der Patient in der Rehabilitationsklinik das Gehen gelernt und Vertrauen in sein Hilfsmittel gewonnen, was bei einer nicht passenden, oft schlotternden Prothese nicht möglich wäre.

Dies ist als Idealablauf einer Rehabilitation zu fordern und auch Inhalt der geplanten Leitlinien der Deutschen Gesellschaft für Orthopädie und orthopädische Chirurgie.

4.9.2 Strategie, Therapie und Nachsorge

Rehabilitationsziele und Rehabilitationsphasen

Die Betreuung dieser Patienten, deren Rehabilitation hohe Ansprüche stellt, setzt eine besondere Teamstruktur voraus, die sehr stark und effizient interdisziplinär funktionieren muss. In unserer Klinik trifft sich das Rehabilitationsteam einmal wöchentlich zu Teambesprechungen, bei denen alle Teammitglieder anwesend sind und den Rehabilitationsablauf untereinander absprechen und koordinieren (Abb. 4-33 und 4-34).

Direkt nach Aufnahme und Erfassung des körperlichen und psychischen Status und des Erwartungshorizontes des Patienten beginnt die interdisziplinäre intensive Betreuung des Rehabilitanden.

Grundlage sind die individuelle *Rehabilitationsprognose* sowie die individuellen, mit dem Patienten (und evtl. auch dessen Angehörigen) gemeinsam festgelegten *Rehabilitationsziele*. Diese bauen auf einer detaillierten Analyse der Funktionsdefizite, der Fähigkeitsstörungen und der Kenntnis des sozialen und beruflichen Umfeldes auf (Kontextfaktoren nach ICF, ▶ Kap. 6.2).

Rehabilitationsziele in der frühen Rehabilitationsphase
- Ödemreduktion, Entstauung
- Psychische Stabilisierung
- Kräftigung der erhaltenen Extremitäten, Verbesserung des Allgemeinzustandes
- Training von Alltagssituationen (Transfer, Ankleiden, Hygiene, allgemeine Mobilisierung)
- Training von Kompensationsmechanismen
- Feststellen der Prothesenversorgungsfähigkeit

Die 3 wichtigsten Aufgaben in der frühen Rehabilitationsphase sind dabei die Feststellung der Prothesenversorgungsfähigkeit, die entstauende Therapie am Stumpf sowie die psychische Stabilisierung des Patienten.

Nach getroffener Entscheidung zur Prothesenversorgung, Festlegung der Prothesenpassteile unter funktionsorientierten Aspekten im Team, Abschwellen und Konditionieren des Stumpfes sind die Schwerpunkte der 2. Rehabilitationsphase deutlich anders.

Rehabilitationsziele in der 2. Rehabilitationsphase
- Sichere Mobilisation mit der Prothese
- Erlernen des selbstständigen Prothesenan- und -ausziehens
- Erlernen der selbstständigen Stumpf- und Prothesenhygiene
- Vermittlung von Informationen über Problemsituationen mit der Prothese (Passfähigkeitsprobleme, Komplikationen, technische Arbeitsweise der Prothese, Verhalten bei technischen Defekten etc.)
- Erarbeiten eines möglichst nicht eingeschränkten Alltagsverhaltens
- Einüben und Beratung im Hinblick auf Fahrtauglichkeit (der Pkw gehört heute zu einem der wichtigsten Lebensbereiche)

Ärztliche Betreuung

Der betreuende Arzt ist und bleibt für den Patienten nach dem dramatischen Ereignis der Amputation Hauptansprechpartner. Die Grundlage für das weitere Betreuungsverhältnis wird im aufnehmenden, einfühlsamen Patientengespräch gelegt. Hierin gilt es, einerseits eine Vertrauensbasis herzustellen, andererseits den Patienten

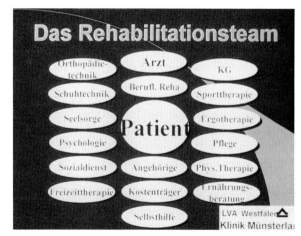

◘ Abb. 4-33. Rehabilitationsteam

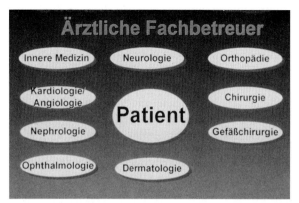

◘ Abb. 4-34. Ärztliche Fachbetreuer

über den voraussichtlichen Verlauf der Rehabilitation zu informieren. Oftmals ist dies nicht leicht, insbesondere dann, wenn akutmedizinischerseits, um die Einwilligung zur Amputation zu erleichtern, unrealistische Versprechungen zu den Möglichkeiten einer Prothesenversorgung gemacht wurden. Besonders bedeutsam ist es, dem Patienten in diesem ersten Gespräch auch Hoffnung zu vermitteln, ohne unrealistische, nicht erfüllbare Prognosen abzugeben. Dies ist teilweise eine Gratwanderung und bedarf daher unbedingt eines in der Rehabilitation Amputierter erfahrenen Arztes.

Im weiteren Verlauf übernimmt der Arzt insbesondere die Funktion der Teamkoordination. Er sammelt, wertet und filtert die einlaufenden Informationen aus den unterschiedlichen Behandlungsbereichen, koordiniert die Abläufe, motiviert die Beteiligten und den Patienten in gemeinsamen Teambesprechungen und trifft letztendlich auch verantwortlich die Entscheidung zur oder gegen eine Prothesenversorgung.

> Keine falschen Versprechen im Hinblick auf Prothesenversorgung und Rehabilitationsprognosen.

Sicher eines der schwierigsten Gespräche, die es zu führen gilt, ist das Gespräch mit dem Patienten und seinen Angehörigen, dass eine Prothesenversorgung nicht sinnvoll ist. Von vielen Patienten wird dies als »Vorenthalten von medizinischen Behandlungsmöglichkeiten« verstanden, der Patient reagiert möglicherweise verärgert oder aggressiv, da er sich nun »als Krüppel fühlt«. Es gelingt in aller Regel allerdings mit einem einfühlsamen Gespräch, realistischer Darlegung der Möglichkeiten, aber auch Anforderungen an eine Prothesenversorgung, dem Patienten letztlich zu vermitteln, dass eine nicht durchgeführte Prothesenversorgung im Einzelfall nicht unbedingt die schlechtere Versorgung sein muss.

Im Rahmen der ärztlichen *Abschlussuntersuchung* und des *Abschlussgespräches* wird der wesentliche Verlauf noch einmal resümiert, dem Patienten werden notwendige zusätzliche Informationen zur Prothesenversorgung, zur weiteren Trainingssituation im heimischen Umfeld etc. vermittelt, und ggf. wird auch eine weitere Einschätzung der beruflichen und sozialen Situation abgegeben.

Betreuung durch das Pflegeteam

Der Pflegebereich ist der zu Beginn der Rehabilitation für den Patienten vielleicht wichtigste Teampartner. Durch die Zuwendung, die er von Pflegekräften erfährt, wird er psychisch aufgefangen. Die Pflege muss dabei intensive Unterstützung auch im Hinblick auf die Verarbeitung der Situation geben. Zudem erfolgt die Einweisung des Patienten in ödemreduzierende und stumpfkonditionierende Wickeltechniken sowie die pflegerische Betreuung und Versorgung evtl. vorhandener Druckstellen in anderen Bereichen (besonders gefährdet: Sakral- und Fersenregion sowie Patella, Außenknöchel und äußerer Fußrand, bei Knieexartikulationen die Kondylen, speziell der äußere).

Bei Amputationen an den oberen Extremitäten wird von den Pflegekräften das »Umlernen« auf die gegenseitige Extremität, insbesondere in den Alltagssituationen Hygiene, Waschen etc. unterstützt und gefördert. Dabei wird immer sehr stark motiviert, auch gefordert, der Patient wird zunehmend zum Selbstständigkeitstraining angehalten.

Psychologische Betreuung

Im Rahmen der psychologischen Mitbehandlung des Patienten wird bereits früh auf eine suffiziente Verlustverarbeitung des Patienten hingearbeitet. Nach Amputationen sind zeitlich aufeinanderfolgende Coping-Strategien der Patienten bekannt: zuerst das Ignorieren der Amputation, dann die Verarbeitung in Form von Wut und Aggressionen, teilweise gegenüber den Vorbehandlern, teilweise gegenüber den Teammitgliedern im Rahmen der Behandlung, teilweise richtet der Patient die Aggression auch gegen sich selbst. Manche Patienten verfallen in Resignation und Depression. Letzter Schritt ist die suffiziente Verarbeitung, die den Patienten neue Kräfte schöpfen lässt und zur Akzeptanz der Amputation und zur Prothesenversorgung motiviert. In der psychologischen Betreuung Amputierter wird v. a. dieser letzte Schritt unterstützt, wobei insbesondere die Motivationsaspekte im Vordergrund stehen und mit dem Patienten realistische Perspektiven für den weiteren Verlauf und das weitere Leben erarbeitet werden.

Bewährt hat sich bei uns der »Amputierten-Club«, in dem amputierte Patienten sich einmal wöchentlich in einem Gesprächskreis treffen, über ihre Probleme, aber auch über ihre Erfolge sprechen und in dem ehemalige Patienten aus der Klinik über ihre Erfahrungen berichten. Es ist beeindruckend, wie die Patienten gerade am Vorbild der anderen Patienten neue Kraft und Hoffnung schöpfen.

Physiotherapeutische Betreuung

Die Physiotherapie ist sicherlich die wesentliche Behandlung im Rahmen der Rehabilitation des Amputierten.

Physiotherapie in der Primärphase

In der Primärphase stehen insbesondere Pneumonieprophylaxe, Dekubitusprophylaxe, Schmerzlinderung, Ödemreduktion, Durchblutungsförderung, Kontrakturprophylaxe, die Erarbeitung von selbstständigem Bewegen sowie eine vorsichtige Kräftigung der Stumpfmuskulatur im Vordergrund (◘ Tabelle 4-22). Hier ist eine gezielte Absprache auch mit dem Operateur vonnöten, da beispielsweise stumpfkräftigende Maßnahmen bei erfolgten myoplastischen Versorgungen erst verzögert einsetzen sollten. Bewährt haben sich von krankengymnastischer Seite Übungen mit PNF-Pattern.

Ödemreduktion, Stumpfwickelung und Stumpfkonditionierung

Im Rahmen der Ödemreduktion und Wickelung des Stumpfes wird der Patient zunehmend vom Stumpf her an äußeren Druck gewöhnt, es werden ihm Stumpfpflegemaßnahmen vermittelt.

> **Cave**
> Die richtige Wickeltechnik ist zur Vermeidung von Folgeschäden von zentraler Bedeutung.

Im Rahmen einer gut gemeinten Ödemreduktion durch Stumpfwickelungen kommt es schnell zu Ulzerationen, beispielsweise an prominenten Knochenkanten, mit fatalen Ergebnissen für den Rehabilitationsablauf, ggf. der

4.9 · Rehabilitation nach Amputationen

Tabelle 4-22. Physiotherapie in der Primärphase nach Amputationen

Ziele	Maßnahmen
Pneumonieprophylaxe	Atemgymnastik (besonderer Wert wird auf tiefe Atmung gelegt)
Dekubitusprophylaxe	Fachgerechte Lagerung, hervorstehende Körperstellen wie Fersen, Fußaußenrand, Knöchel und Sakrum müssen frei liegen oder abgepolstert werden; regelmäßige Umlagerung des Patienten, intensive Hautpflege
Schmerzlinderung	Entspannungstechniken, progressive Muskelrelaxation nach Jacobson, Lagerung adaptiert an die Bedürfnisse des Patienten, ggf. Bürstenmasagen, TENS
Ödemreduktion	Hochlagerung des Stumpfes (nur bei ungestörter Durchblutung), sonst horizontal
Durchblutungsförderung	Horizontale Lagerung des Stumpfes
Kontrakturprophylaxe	Lagerung des Stumpfes
Selbstständiges Bewegen	Erarbeiten von Drehen, Aufrichten zum Sitz oder Anziehen durch »bridging« und Becken-/Schulterpattern, auch PNF

Notwendigkeit zur Nachamputation. Dementsprechend müssen alle Teammitglieder, die mit der Wickelung des Stumpfes befasst sind, laufend in der Wickeltechnik geschult und überwacht werden! Besonders ist dabei auf die Patella und die vordere Tibiakante zu achten (◘ Abb. 4-35, 4-36).

> **Praxistipp**
>
> Wir bevorzugen bei der Wickeltechnik vorsichtig dosierte halbelastische Langzugbandagen, deren Zug jeweils die Wundflächen aneinander adaptiert, d. h. beispielsweise beim Unterschenkelstumpf die erste Wickeltour von dorsal kommend mit Zug über den langen Hinterlappen nach proximal ausführt.

Knieexartikulationsstümpfe werden aufgrund der mangelhaften Weichteildeckung bei uns generell nicht gewickelt. Diese Stumpfformen haben hohe Ansprüche auch an die pflegerische Versorgung, insbesondere, was die Lagerung anbetrifft, da Knieexartikulationsstümpfe generell in Außenrotation drehen und hierdurch der äußere Femurkondylus »bodenständig« wird und besonders gefährdet ist.

Nach der ersten Wickelphase und abgeheilter Wunde beginnt die weitere Behandlung an den *unteren Extremitäten* mit Stumpfkonditionierung mit dem Airsplint oder Interimsmobilisationshilfen wie dem PPMA (◘ Abb. 4-37).

Zielsetzung ist hierbei, den Patienten frühestmöglich auf die Beine zu bringen, ihm das Gefühl eines Stehens auf dem Stumpf zu ermöglichen und ihn an Druckbelastungen zu gewöhnen. Ein Nachteil derartiger Interims-Splints ist, dass ein Kniegelenk fehlt, der Vorteil liegt

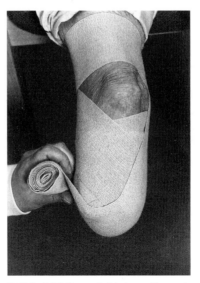

◘ **Abb. 4-35.** Stumpfwickeln am Unterschenkel

aber darin, dass sie für viele Patienten verwendet werden können und dementsprechend eine kostengünstige Übergangslösung bieten.

In neuerer Zeit hat sich die Tendenz zur frühen Wund- und Stumpfbehandlung mit *Siliconlinern* entwickelt. Hierunter versteht man spezielle Liner, die über das Stumpfende gezogen werden und einen dosierten Druck auf das Stumpfende verursachen. Im Hinblick auf stark sezernierende Wunden ist hier äußerste Vorsicht angesagt, bei erfolgter Wundheilung ist dies allerdings eine probate Möglichkeit zur schnellen Ödemreduktion (allerdings derzeit noch eine teure). Ein Vorteil ist, dass der Patient bereits in der frühen Phase der Wundheilung positive Aspekte der »Prothesenmaterialien« wahrnimmt.

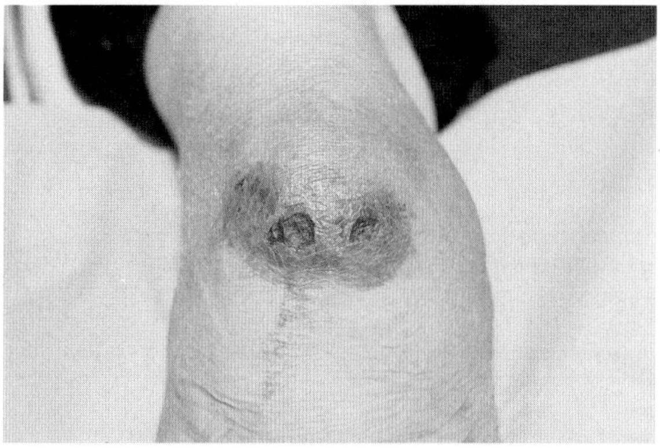

Abb. 4-36. Ulkus über der Patella nach fehlerhaftem Stumpfwickeln

Auch an den *oberen Extremitäten* steht in der Frühphase die Ödemreduktion weit im Vordergrund. Hier ergeben sich aufgrund der komplexeren nervalen Situationen nicht selten doch sehr empfindliche Armstümpfe. Häufig geschieht die Ödemreduktion an den oberen Extremitäten aber schneller. Gerade an den oberen Extremitäten kann bereits frühzeitig die Siliconlinertechnik durch die moderne Prothesenversorgung mithelfen, die Abschwellung zu unterstützen und frühzeitig eine Gewöhnung des Stumpfes an äußeren Druck zu erreichen.

Die Linertechnik ist hier in der Versorgung schon eher Standard als an den unteren Extremitäten (◘ Abb. 4-38).

Physikalische Therapie

Die entstauende Therapie wird gleichzeitig durch physikalische Therapien unterstützt. Hier hat sich die Lymphdrainage besonders bewährt. Weitere Verfahren sind:
- Bürstenmassage (bei abgeheilter Wunde zur Stumpfabhärtung),
- Elektrotherapie,
- TENS-Therapie zur Schmerzbehandlung,
- diadynamische Ströme zur Analgesierung/Hyperämisierung, ggf. Ultraschall, stumpfabhärtende Anwendungen von Detergenzien (beispielsweise Stumpföle etc.).

> **Cave**
> Vorsicht vor Elektrotherapie bei Sensibilitätsstörungen, speziell bei Diabetikern.

Prothesentraining und Mobilisierung

Im Rahmen der Krankengymnastik wird neben der Ödemreduktion und Stumpfpflege bzw. Stumpfkonditionierung spezieller Wert auf das Training des Prothesenan- und -ausziehens, des Aufstehens, des Stehens und Sitzens mit Prothese gelegt. Im weiteren Verlauf erfolgt dann zunächst die Mobilisation im Barren, bis genügend Sicherheit vorhanden ist (◘ Abb. 4-39).

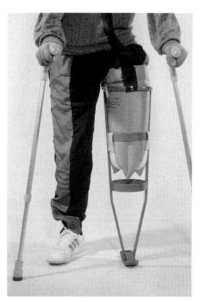

Abb. 4-37. Patient mit PPMA-Splint

> Sicherheit muss in der Rehabilitation Amputierter zunächst Priorität genießen.

Ein einmaliges Sturzereignis in der Frühphase der Rehabilitation verunsichert den Patienten, zerstört sein Vertrauen in das Hilfsmittel und hat oftmals Langzeitauswirkungen negativer Art.

> **Praxistipp**
> Wir halten unsere Patienten dazu an, nach maximal 10 min die Prothese auszuziehen und den Stumpf zu kontrollieren, um in der Anfangsphase Ulzerationen durch eventuelle Druckprobleme seitens des Schaftes zu vermeiden.

Bereits in der frühen Phase wird mit *Standübungen* begonnen. Steht keine Sprossenwand zur Verfügung, kann das freie Ende des Bettes genutzt werden. Es sollte aber so schnell wie möglich versucht werden, den Patienten aus dem Bett in die physiotherapeutische Abteilung bzw. in den Gehbarren zu bringen. Der Stumpf sollte im Gehbarren immer in den Gangablauf miteinbezogen werden, einerseits um die Muskulatur und Propriozeption für das Gehen zu schulen, andererseits um Schmerzen durch ein Hängenlassen des frisch operierten Stumpfes zu vermeiden.

4.9 · Rehabilitation nach Amputationen

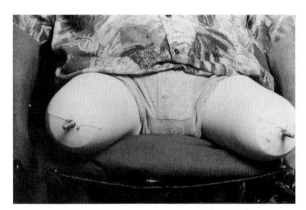

Abb. 4-38. Liner bei doppelseitig Oberschenkelamputiertem (Patient ist mit 2 Prothesen mobil)

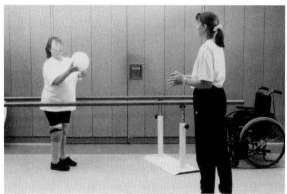

Abb. 4-39. Prothesentraining im Barren

> Das Beüben der Extension des Stumpfes im Stehen hat von Anfang an oberste Priorität.

An den *oberen Extremitäten* erfolgen Bewegungsübungen der angrenzenden Gelenke (Ellbogen/Schulter). Zur Phantomschmerzprophylaxe haben sich auch Übungen auf der Gegenseite und autogenes Training der betroffenen Extremitäten bewährt.

Im *Gehbarren* sind folgende Therapieziele zu erarbeiten:
- Kräftigung der Muskulatur,
- Gleichgewichts- und Koordinationstraining,
- Belastungsaufnahme mit der Prothese,
- Erarbeiten der Funktionen eines eventuellen künstlichen Kniegelenkes,
- Langsamere/schnellere Schrittzyklen.

Zunächst steht die Kräftigung der Stützmuskulatur und der Muskulatur des erhaltenen Beines im Vordergrund. Diese Übungen können bereits frühzeitig ohne Prothese begonnen werden. Nach erfolgter Airsplint-Versorgung bzw. dann mit der Interimsprothese gilt es, die Kraftübernahme auf der betroffenen Extremität zu trainieren. Die Druckaufnahme gewöhnt zudem den Stumpf an entsprechende Druckverhältnisse. Zu Beginn erlernt der Patient im Gehbarren den Einsatz seiner Prothese und macht sich insbesondere mit den mechanischen Eigenschaften der jeweiligen Fuß- und Kniepassteile vertraut. Dabei steht immer noch die Sicherheit im Vordergrund, ohne Sturzereignis wird der Patient im Barren zunehmend Vertrauen in seine Prothese erhalten. Eine wichtige Funktion im Gehbarren ist auch die Erarbeitung eines »Prothesengefühls«, d. h. Propriorezeptions- und Gleichgewichtsschulung.

Im Gehbarren wird mit folgenden Varianten gearbeitet:
- Gewichtsverlagerung nach vorn und zurück, nach rechts und links.
- Haltewiderstände am Becken/Schulter,
- mit offenen/geschlossenen Augen die Körpermitte im Stand finden, Austarieren des Gleichgewichtes mit offenen/geschlossenen Augen,
- Adaptierter Kreuzgang.

Nach der Mobilisation im Gehbarren erfolgt die Mobilisation an *Unterarmgehstützen* immer unter dem Sicherheitsaspekt, bei sicheren Patienten unter zunehmender Geschwindigkeit. Nach Erspüren der Prothese und des Prothesenverhaltens beginnt das sich langsam steigernde *Aufbauprogramm* mit Belastungsübernahme, Nutzung der Prothese in der Spielbeinphase. Dabei ist die Haltungskorrektur hin zu einer möglichst idealen Körperhaltung ganz besonders wichtig. Der Patient erfährt jetzt seine Körpermitte neu! Wenn der Patient zunehmend sicher im Barren laufen kann, können z. B. auch Geräte genutzt werden, insbesondere Hindernisse, die der Patient überwinden muss, in späteren Stadien auch der Einsatz von Ball, Pedalen und Stepper (Abb. 4-40).

Sämtliche Behandlungen werden in einem motivierend-positiven Klima durchgeführt. Gerade die Arbeit in der Gruppe hat sich hier besonders bewährt.

Kräftigung der Stumpfmuskulatur

Früh kann in die Behandlung des Patienten eine Kräftigung der jeweiligen Stumpfmuskulatur mit einbezogen werden. Hierbei ist speziell an folgende Muskulatur zu denken:
- Unterschenkelamputation:
  Dehnung und Kräftigung von M. iliopsoas und M. tensor fascia latae sowie der ischiokruralen Muskulatur, Kräftigung des M. quadriceps (ohne und mit Prothese).
- Knieexartikulation:
  Kräftigung der Gluträen (benötigen viel Kraft zur Stabilisation des mechanischen Kniegelenkes in der Standphase, sind oft durch Dauerdehnungen im Sitzen geschwächt), Dehnung der Hüftflexoren.

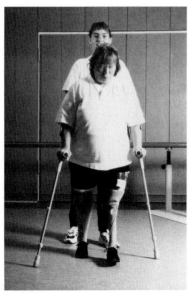

◘ Abb. 4-40. Gehtraining mit Haltungskorrektur

— Oberschenkelamputation:
  Kräftigung und Dehnung der gesamten Oberschenkel- und Hüftmuskulatur (je kürzer der Stumpf, umso größer ist die Tendenz zu Flexions-, Abduktions-, Außenrotationskontrakturen), Mobilisation der Lendenwirbelsäule zum Erhalt der Beckenbeweglichkeit, ggf. Kompensation von Beckenbewegungen.
— Hüftexartikulation, Hemipelvektomie:
  Eine Kräftigung der »Stumpfmuskulatur« ist in diesen Exartikulationshöhen meist nicht mehr möglich, allerdings steht hier die Kräftigung der Rumpfmuskulatur sowie die Schulung des Gleichgewichtsgewinnes weit im Vordergrund.
— Unterarmamputationen:
  Kräftigung der Extensoren und Flexoren des Unterarmes, bei Exartikulationen am Handgelenk zusätzliche Kräftigung von Pronatoren und Supinatoren.
— Oberarmamputationen:
  Kräftigung der Schultermuskulatur.

> **Praxistipp**
>
> Generell muss bei Amputationen an den oberen Extremitäten an eine intensive Kräftigung der wirbelsäulenstabilisierenden Muskulatur, insbesondere der Streckmuskulatur, des M. latissimus dorsi und der Mm. rhomboidei gedacht werden, um die meist auffälligen seitlichen Ausbiegungen der Wirbelsäule und die sich dabei entwickelnden muskulären Dysbalancen möglichst gering zu halten (Greitemann 1995).

Physiotherapie in den Folgephasen

Transferübungen beinhalten nicht nur Umsteigen vom Bett in den Rollstuhl, sondern auch beispielsweise vom Rollstuhl auf die Toilette, auf einen Stuhl etc. Bei allen Transfers muss darauf geachtet werden, dass der Patient am erhaltenen Bein sicheres Schuhwerk trägt. Ansonsten ist die Sturz- und Verletzungsgefahr nicht unerheblich, deshalb ist dem erhaltenen Bein hinsichtlich der Schuhversorgung besondere Bedeutung zu schenken.

Zum Ende der Rehabilitation liegt der Schwerpunkt insbesondere auf dem Training der Alltagsabläufe, d. h. beispielsweise des Verhaltens im Auto einschl. der Demonstration unterschiedlicher Fahrzeugzurichtungen für Amputierte, im Üben evtl. der Möglichkeit des Fahrradfahrens etc. Gerade diese Therapien sind selbstverständlich besonders abhängig vom Aktivitätsniveau des Patienten (◘ Abb. 4-41 bis 4-44).

Prothesenversorgung
Entscheidung über die Prothesenversorgung

Im Rahmen der Rehabilitation amputierter Patienten steht letztendlich die Frage der Prothesenversorgung an. Hier sollte man sich im Team unter Einbezug aller Informationen sämtlicher Teammitglieder kritisch folgende Fragen stellen:
— Kann der Patient versorgt werden
— Will der Patient versorgt werden
— Muss der Patient versorgt werden
— Hat die Versorgung Aussicht auf Erfolg

Gerade in der Rehabilitation sollte man sich im Sinne des Patienten realistische Ziele setzen. Bei einem jungen Amputierten ist sicherlich die Zielsetzung, dass er ohne Hilfsmittel laufen kann und letztendlich auch ins Berufsleben reintegriert wird sowie wieder sportlich aktiv sein kann mit höchstmöglicher Lebensqualität. Bei älteren Patienten sind oftmals die Rehabilitationsziele deutlich reduziert. Die Rückkehr ins eigene Haus, ohne auf Hilfs- bzw. Pflegedienste angewiesen zu sein, die Rückkehr in das soziale Umfeld können bereits erfolgversprechende und sinnvolle Ziele für Patienten sein. Bei sehr schwachen Patienten mit sehr hohem Amputationsniveau ist oft auch die Nutzung einer Prothese lediglich als Transferhilfe schon eine lohnende Rehabilitationszielsetzung, um Selbstständigkeit zu erhalten und Folgekosten durch Pflegeaufwand zu reduzieren.

Umgekehrt kann es durchaus sein, dass nach einer primären Rehabilitationszeit, die sich auf etwa 1–2 Wochen begrenzen lässt (Greitemann 1994), das Team zu der Ansicht kommt, dass eine Prothesenversorgung für den betroffenen Patienten vielleicht zu belastend und anstrengend ist oder er sie nicht will. In diesen Fällen sollte man auch ehrlicherweise die stationäre Rehabilitation frühzeitig beenden.

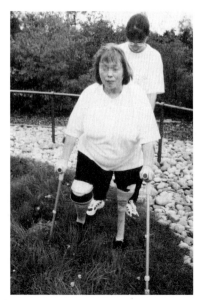

Abb. 4-41. Terraintraining

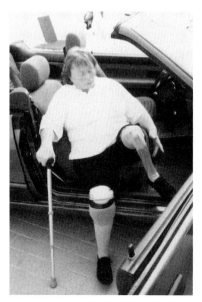

Abb. 4-42. Training im Auto

Im Rahmen der Entscheidung für eine Prothesenversorgung im Team sind bestimmte Faktoren von besonderer Bedeutung:
- die Standkraft bzw. Standzeit im Einbeinstand,
- die koordinativen Fähigkeiten des Patienten,
- seine allgemeine kardiopulmonale Leistungsfähigkeit,
- die persönliche Zielsetzung des Patienten,
- (nicht zu unterschätzen) das soziale Umfeld und dessen Unterstützung.

Generell muss unterstrichen werden, dass jede Entscheidung im Team immer wieder kritisch hinterfragt werden muss und nicht endgültig sein darf. Es ist beispielsweise durchaus denkbar, dass ein Patient in der Frühphase der Rehabilitation sinnvollerweise nicht prothesenversorgt wird und später, nach entsprechender Kräftigung, doch eine Prothesenversorgung erhält.

Durchführung der Versorgung

Besondere Bedeutung hat eine suffiziente orthopädietechnische Betreuung in der Klinik. Möglichst sollte ein orthopädietechnischer Betrieb in der Klinik installiert sein, damit diesen schwer betroffenen Patienten lange Anfahrtzeiten und Wartezeiten außerhalb der Klinik nicht zugemutet werden. In unserer Klinik haben wir 2-mal wöchentlich eine interdisziplinäre technisch-orthopädische Sprechstunde mit den betreuenden Therapeuten und dem Orthopädietechniker, wo eventuelle Probleme, die sich mit der Prothese ergeben, mit dem Techniker durchgesprochen werden sollten.

Mögliche Probleme der Prothesenversorgung

- Mangelnde Motivation des Patienten
- Mangelnde zerebrale Compliance
- Koordinationsstörung
- Neurologische Begleiterkrankung
- Probleme am Gegenbein
- Stumpfvolumenschwankungen (beispielsweise Dialyse)
- Andere Gelenkprobleme
- Kardiopulmonale Limitierung
- Fehlende soziale Unterstützung

Prinzipiell ist sowohl die Indikation als auch die Verordnung und Auswahl der Passteile Aufgabe des Arztes. Die Abnahme einer Prothese durch den verordnenden Arzt ist verpflichtend.

Natürlich wird der Arzt die Indikation und die Verordnung in Beratung mit einem Orthopädietechniker durchführen. Zu fordern ist von einem Arzt, der amputierte Patienten betreut, eine profunde Kenntnis der Möglichkeiten unterschiedlicher Passteile, um eine sinnvolle Passteilauswahl unter patientenorientierten und Kosten-Nutzen-Gesichtspunkten durchzuführen.

Prothesen für die unteren Extremitäten

Vom Prinzip her soll die Prothese eine feste Verbindung zwischen Schaft und Stumpf garantieren. Zu fordern ist ein Vollkontakt des Stumpfes zum Schaft mit möglichst

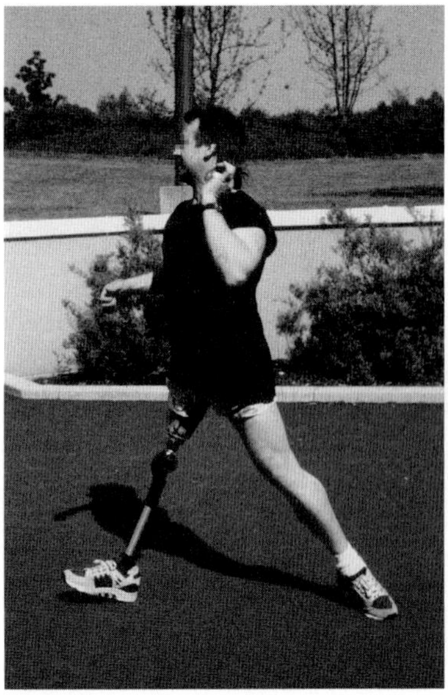

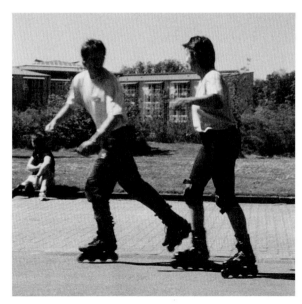

Abb. 4-43. Training der Belastungsaufnahme auf der Prothese durch Sport

Abb. 4-44. Sportartspezifisches Training

hoher Endbelastung. Hinterschneidungen sind wegen der Störungen der Zirkulation zu vermeiden. Des weiteren sollte die Prothese möglichst nachpassbar, hygienisch und haltbar sowie kosmetisch akzeptabel sein. Gerade bei geriatrischen Patienten ist auch auf ein geringes Gewicht zu achten.

> **Praxistipp**
>
> Primär empfiehlt sich bei älteren Patienten und Prothesenversorgung der unteren Extremitäten zunächst der Aufbau »auf Sicherheit« mit viel Kniesicherheit, sicherem Auftritt, guter Dämpfung. Auf Dynamik wird zunächst etwas geringerer Wert gelegt. Ist der Patient kräftiger und eher sportlich, so kann der Komfort und die Sicherheit gegenüber der Dynamik im Rahmen der Passteilauswahl reduziert werden.
>
> Bei der Schaftversorgung präferieren wir aufgrund mannigfaltiger Vorteile im Oberschenkelbereich die längsovale Schaftform.

Prothesen für die oberen Extremitäten

Bei der Prothesenversorgung an den oberen Extremitäten unterscheidet man prinzipiell zwischen sog. aktiven und passiven Armprothesen. Passive Armprothesen sind dabei sog. Kosmetik- oder Habitusprothesen oder passive Arbeitsarme. Unter aktiven Armprothesen werden die Eigenkraftprothesen und Fremdkraftprothesen unterschieden. Die Indikation zur Prothesenversorgung an den oberen Extremitäten ist eine besonders schwierige Aufgabe, die eines besonders erfahrenen Teams bedarf. Nicht selten erfolgen anfangs ausgedehnte, sehr teure und schwere Prothesenversorgungen, die später nicht mehr genutzt werden (Krösl 1969; Stinus et al. 1992; Greitemann 1995).

Dem Arzt obliegt es, in einem intensiven Gespräch mit dem Patienten (und evtl. dessen Angehörigen), die Notwendigkeiten und Aussichten einer Prothesenversorgung zu erarbeiten. Dabei ist prinzipiell festzustellen, dass die Neigung der Patienten zum Tragen/Nutzen der Prothese umso geringer wird, je höher die Amputationshöhe ausgefallen ist. Oberarmamputierte und insbesondere Schulterexartikulierte nutzen auch noch so ausgefeilte myoelektrische Prothesen oftmals nicht, da sie viel besser und leichter mit der verbliebenen Extremität zurechtkommen und sich durch das aufwändige prothetische »Geschirr« bzw. das Gewicht der Prothese oft behindert fühlen.

Durch neuere Prothesentechnik, insbesondere die Einführung des Siliconhaftschaftes, hat sich hier zwar einiges zum besseren verändert, insgesamt sollte man gerade in der Frühphase der Rehabilitation allerdings Zurückhaltung üben. Eine Kosmetikprothese, die leicht ist und den Patienten nicht behindert, ist oft der bessere Weg. In jedem Fall ist gerade an der oberen Extremität ein intensives Prothesengebrauchstraining anzuschließen.

Sporttherapie

Eine häufig bei Amputierten nicht genutzte, vielfach unterschätzte, aber ausgesprochen effektive Behandlung im interdisziplinären Team ist die Sporttherapie. Unsere Patienten werden bereits 1–2 Tage nach stationärer Aufnahme in sporttherapeutischen Gruppen betreut. Ziel ist hier nicht das Erarbeiten von sportlichen Höchstleistungen. Vielmehr liegt der Sinn darin, die Patienten im Rahmen von leichten Bewegungsübungen, leichten Spielen über das Erlebnis Sport und Geselligkeit in der Gruppe wieder zu motivieren, aus ihrer Depression herauszukommen. Bei manchen Patienten ergeben sich Effekte, die für den Therapeuten unvergesslich bleiben; so kann ein geriatrischer Patient nach einer Amputation plötzlich »aufblühen«, da er bemerkt hat, dass er doch noch »etwas kann« (z. B. Federballspiel), und hierdurch wieder Perspektiven mit der Folge entwickelt, dass er sich wesentlich motivierter auch im Rahmen der Krankengymnastik engagiert.

Oftmals wird die Sporttherapie gerade am Anfang als Rollstuhlsport in der Gruppe durchgeführt. Neben den motivierenden Aspekten resultieren die Kräftigung der Arm- und Beinmuskulatur sowie eine Verbesserung der Koordination.

Ergotherapie

In der ergotherapeutischen Abteilung erfolgt bei uns bei jedem an der *unteren Extremität* amputierten Patienten primär eine *Rollstuhlanpassung*, um den Patienten möglichst schnell aus der »Bettsituation« herauszubekommen und zu mobilisieren. Der Erfolg, am Essen im Speisesaal teilgenommen zu haben, ist für einen amputierten Patienten nicht zu unterschätzen.

> Auch wenn die Zielsetzung auf der Mobilisation ohne Rollstuhl liegt, ist der Rollstuhl doch eine oft wichtige Zwischenstation.

Frühzeitig wird im Rahmen der ergotherapeutischen Betreuung die Notwendigkeit der Versorgung mit *Hilfsmitteln* abgeklärt, auch was das heimische Umfeld betrifft. Hier sind intensive Gespräche, auch mit den Angehörigen oder Betreuern der betroffenen Patienten, notwendig, teilweise auch Hausbesuche.

An den *oberen Extremitäten* obliegt die so wichtige Arbeit des *Prothesengebrauchstrainings* federführend der Ergotherapie. Hier muss und kann an allen Hebeln gearbeitet und gespielt werden. Das Prothesengebrauchstraining sollte dabei möglichst unter Alltagsgegebenheiten erfolgen, um spätere Frustrationen im heimischen Umfeld zu vermeiden. Im Rahmen der Ergotherapie wird hier auch die Arbeitsplatztherapie mit eingeschaltet.

Sozialdienst

Die weitere berufliche und soziale Rolle ist bei Amputierten erheblich abhängig von den sozialen Begleitumständen. Daher muss von der Rehabilitationsklinik frühzeitig der Sozialdienst in die weitere Rehabilitationsplanung eingeschaltet werden. Zu bearbeiten sind hier:
- Abklärung der Versorgung mit Hilfsmitteln zu Hause und Kostenträgerklärung,
- berufliche Situation, Frage eventueller Umschulungserfordernisse etc.,

Hilfsmittel für Amputierte
- Rollstuhl
- Gehstock
- Gehwagen
- Toilettensitz
- Handgriffe
- Rutschfeste Unterlagen
- Badewannenlifter
- Kippbarer Spiegel
- Toilettenartikel
- Seitliche Geländer
- Rampen
- Treppenlift
- Bettgalgen
- Elektrisches Bett
- Anziehstange
- Küchenhilfe
- Autozurichtungen

- Pflegeunterstützung, pflegerische Situation im Haus, ggf. Hausumbauten etc.

Für den Erfolg der Rehabilitation sind derartige begleitende Maßnahmen oftmals genauso entscheidend wie die Versorgung mit einer Prothese und dürfen deshalb nicht vernachlässigt werden.

Diätberatung

Bei den Erkrankungen, die zur Amputation an den unteren Extremitäten führen, handelt es sich häufig um systemische Erkrankungen, deren Fortschreiten durch eine suffiziente Einstellung der Stoffwechsellage ggf. vermindert bzw. abgestoppt werden kann. In dieser Hinsicht gehört auch eine diätetische und medikamentöse Beratung zur ganzheitlichen Behandlung im Rehabilitationsteam bei Amputierten (▶ Kap. 3.15).

4.9.3 Qualitätssicherung und Ergebnisse

Struktur-, Prozess- und Ergebnisqualität

Im Hinblick auf die Strukturqualität einer Rehabilitationseinrichtung, die sich mit Amputierten beschäftigt, ist zu fordern, dass mindestens 60 Amputierte jährlich behandelt werden. Des weiteren zu beachten sind:
- Suffiziente räumliche und apparative Ausstattung (beispielsweise Prothesengehschule, Terraintraining, Bewegungstherapiebecken, Ergotherapie mit entsprechender Arbeitsplatzausstattung),
- Vorhalten aller notwendigen personellen Ressourcen,
- orthopädietechnische Versorgungsmöglichkeiten (möglichst im Hause oder in unmittelbarer Nähe der Klinik),

Tabelle 4-23. Amputationshöhe der nachuntersuchten Patienten

Amputationshöhen	Häufigkeit [%]
Hüftexartikulation	1
Oberschenkelamputation	52
Knieexartikulation	10
Unterschenkelamputation	40
Amputationen Fuß	9

Tabelle 4-24. Amputationsursache bei den nachuntersuchten Patienten

Diagnosen	Häufigkeit [%]
AVK und Diabetes mellitus	52
AVK	27
Diabetes mellitus	4
Trauma	8
Tumoren	6
Osteomyelitis	3

- ggf. Kooperationsbeziehungen mit vor- oder nachgelagerten Versorgungseinheiten.

Die Prozessqualität umfasst die spezifischen Rehabilitationskonzepte, insbesondere die Einhaltung der von den Fachgesellschaften entwickelten Leitlinien und die Kontrolle der Qualität im Rahmen eines TQM (»total quality managements«). Hierunter versteht man die strukturierte Ablauforganisation einschließlich eines suffizienten Controllings der Abläufe. Dies beinhaltet selbstverständlich auch eine entsprechende Qualitätssicherung im Hinblick auf rehabilitationsrelevante Faktoren.

Die Ergebnisqualität Amputierter kann einerseits im Rahmen allgemeiner Abfragescores im Hinblick auf die erzielte Selbstständigkeit gemessen werden, andererseits anhand spezifischer Scores im Hinblick auf die Funktion:
- Allgemeinere Abfrage:
  - Kurzform SF 36
  - Nottingham Health-Profil-Fragebogen
  - Funktionsfragebogen Hannover modifiziert für Amputierte
- Spezifische Amputationsfragebogen:
  - Functional Measure for Amputees Questionaire (FMA)
  - Prosthetic Profile of the Amputee Person (PPA)
  - deutsche Version des PPA.

Im Rahmen der Qualitätssicherung sollte gefordert werden, dass der betreuende Orthopädietechniker für den individuellen Patienten definiert, wie die Versorgung im weiteren Verlauf einschließlich eventueller Stumpfumfangsprotokolle geschehen sollte.

Behandlungsergebnisse

Bei entsprechender Sachkenntnis des Rehabilitationsteams sind ausgesprochen erfolgreiche Rehabilitationsverläufe festzustellen und in der Literatur belegt (Greitemann 1993, 1996; Greitemann u. Baumgartner 1994).

Wir haben im Behandlungszeitraum 1987–1995 eine bewusst problematische Patientengruppe nachuntersucht. Es handelte sich hierbei um ältere Patienten, die im Alter von über 72 Jahren erstmals amputiert worden waren. Sämtliche Patienten wurden mindestens 1/2 Jahr nach der Entlassung aus dem Krankenhaus nachbefragt. Insgesamt konnten 96 Patienten untersucht werden, 9 Patienten waren älter als 85 Jahre. Es handelt sich um 47 weibliche und 49 männliche Patienten. Amputationshöhen und Diagnosen der Patienten sind in Tabelle 4-23 und 4-24 zusammengefasst.

Die Ergebnisse zeigten trotz dieser sehr problematischen, älteren Patientengruppe ausgesprochen gute Ergebnisse. 78 Patienten konnten prothesenversorgt werden und nutzten die Prothese auch 1/2 Jahr nach der Entlassung noch. Dies entspricht einem Versorgungsgrad von mehr als 80%.

Auffällig war, dass bei Verlust beider Kniegelenke generell eine Versorgung nicht mehr möglich war, was auch der täglichen Erfahrung im Umgang mit derartigen geriatrischen Patienten entspricht. Der Verlust beider Kniegelenke bedeutet üblicherweise, dass eine Prothesenversorgung meist nicht erfolgreich ist und der Patient mit dem Rollstuhl besser versorgt ist.

Zudem ist es häufig so, dass sogar bei jungen Patienten, die primär mit 2 Prothesen laufen können, im Laufe der Zeit doch oft die Rollstuhlnutzung die für die Patienten bessere Alternative ist, da sie sich schneller fortbewegen können als mühsam an 2 Prothesen mit zusätzlichen Gehhilfen. Der Rollstuhl ist in der Gesellschaft inzwischen besser akzeptiert als das auffällige Laufen mit 2 Gehhilfen und 2 Prothesen. Die Versorgung auch von doppelseitig Oberschenkelamputierten ist nur in Einzelfällen möglich. Bei einer kritischen Nachbefragung dieser Patienten nach ein paar Jahren zeigt es sich, dass ein Großteil die Prothesen nicht mehr benutzt.

Kriterien für erfolgreiche Versorgung
- Gute operative Technik
- Kenntnisse der Stumpf- und Prothesenanforderungen
- Suffiziente Wundnachbehandlung
- Schnelle Ödemreduktion
- Schnelle Mobilisation
- Lückenlose, früh einsetzende Rehabilitation
- Wille und Mitarbeit des Patienten
- Ausreichender physischer und psychischer Zustand
- Erfahrenes Rehabilitationsteam
- Gute Orthopädietechnik
- Soziale Unterstützung

Fazit
- Die Rehabilitation Amputierter sollte i. allg. stationär erfolgen, dabei ist die frühestmögliche Verlegung der Patienten ohne Prothese in eine qualifizierte Rehabilitationsklinik anzustreben.
- Die Rehabilitation Amputierter ist eine interdisziplinäre Aufgabe, die nur im Team erfolgen kann. Der Arzt ist dabei Koordinator und Hauptansprechpartner für den Patienten.
- Die Rehabilitation gliedert sich in 2 Phasen. In der frühen Phase stehen die Feststellung der Prothesenversorgungsfähigkeit, die entstauende Therapie am Stumpf und die psychische Stabilisierung des Patienten im Vordergrund, in der 2. Rehabilitationsphase der eigenständige Umgang des Patienten mit der Prothese.
- In einer Rehabilitationseinrichtung, die amputierte Patienten betreut, sollten mindestens 60 Amputierte jährlich betreut werden, um die Qualität der Versorgung sicherzustellen.

Literatur

Andersen-Rauberg F, Ebskov B (1988) Major upper limb extremity amputation in Denmark. Acta Orthop Scand 59/2: 321–322

Baumgartner R (1985) Möglichkeiten und Grenzen der Prothesenversorgung der oberen Extremitäten. Biomed Tech 30/12: 340–344

Baumgartner R, Botta P (1995) Amputation und Prothesenversorgung der unteren Extremität, 2. Aufl. Enke, Stuttgart

Greitemann B (1993) Rehabilitationsergebnisse des im Alter amputierten geriatrischen Patienten. Med Orth Tech 113: 114–120

Greitemann B (1995) Asymmetrische Belastung des Achsorganes als Folge einseitiger Armamputationen. Habilitationsschrift, Univ Münster

Greitemann B (1997) Ergebnisse des im Alter amputierten geriatrischen Patienten. Orthop Prax 7: 434–440

Greitemann B, Baumgartner R (1994) Amputationen bei geriatrischen Patienten. Orthopäde 23: 80–87

Greitemann B, Bork H, Brückner L (2002) Rehabilitation Amputierter. Gentner, Stuttgart

Krösl W (1969) Amputation – Prothetische Versorgung – Rehabilitation. Verhandlungen der österreichischen Gesellschaft für Unfallchirurgie, 4. Tagung 1968. Hefte zur Unfallheilkunde 2–6. Springer, Berlin Heidelberg New York

McCollum PT, Walker AM (1992) Major limb amputation. In: Bowker J, Michael J (eds) Atlas of limb prostheses. Mosby, St. Louis

Nylander G, Vilkki S, Ostrup L (1986) The need for replantation surgery alters traumatic amputations of the upper limb. J Hand Surg (Br) 9/3: 257–260

Pernot HFM, Winnubst GMM, Cluitmanns JJ, De Witte LP (2000) Amputees in Limburg. Prosth Orthot Int 21: 92–97

Stinus H, Baumgartner R, Schüling S (1992) Über die Akzeptanz von Armprothesen. Med Orth Tech 112: 7–13

Grundsätze der rehabilitativen Komplexbetreuung – systemische Erkrankungsbilder

5.1 Osteoporose: Diagnostik – Prävention – Therapie

A. Peters, H. Friebe

5.1.1 Problemstellung

Laut WHO ist die Osteoporose eine der 10 wichtigsten Volkskrankheiten mit weltweit erheblichen sozioökonomischen Folgen. Dennoch wird in Deutschland die Diagnose zu selten gestellt und allenfalls 1/3 der Patienten adäquat behandelt.

Diese Situation spiegelt sich natürlich auch bei den Patienten in der medizinischen Rehabilitation wider. Nach eingetretener, in der Regel operativ versorgter Fraktur, v. a. im Schenkelhalsbereich, kommen die Patienten meist ohne jede prätraumatische und fast ohne präoperative osteoporoserelevante Diagnostik sowie ohne adäquate medikamentöse Therapie zur postoperativen Behandlung in die Rehabilitationsklinik bzw. -einrichtung. Ein ähnliches Bild zeigt der rehabilitative Alltag auch bei den Patienten, die nach einer geplanten arthrosebedingten Gelenkoperation, meist Implantation einer Hüft- oder Knieendoprothese, zur Anschlussheilbehandlung aufgenommen werden.

Nicht selten ergibt bereits die ausführliche Eingangsuntersuchung, insbesondere der klinische Ganzkörperbefund, typische Hinweiszeichen für ein osteopenisches bzw. osteoporotisches Geschehen. Diese Verdachtsmomente und auch verlaufsbedingte Röntgenkontrollen des Operationsgebietes sind dann unmittelbare Veranlassung zu einer spezifischen Diagnostik und ggf. einer entsprechenden Behandlung einschließlich einer umfassenden Aufklärung der Betroffenen. Die medizinische Rehabilitation hat somit für die Diagnosestellung, Therapieeinleitung bzw. -reaktivierung und die weiterführende Betreuungskontinuität bei Osteoporosepatienten eine nicht unerhebliche Bedeutung.

Definition

»Die Osteoporose ist eine systemische Skeletterkrankung, die durch eine niedrige Knochenmasse und Strukturveränderungen des Knochengewebes charakterisiert ist und eine gesteigerte Knochenbrüchigkeit und Frakturgefährdung zur Folge hat. Größe der Knochenausgangsmasse, Ausmaß und Dauer des Knochenmasseverlustes bestimmen die Wahrscheinlichkeit des Auftretens einer Osteoporose.« (Konsensuskonferenz 1996 in Amsterdam)

Epidemiologie

In Deutschland sind ca. 4–6 Mio. Menschen (davon 80% Frauen) an Osteoporose erkrankt. Nach Schätzung von Experten gehen 80–90% aller Schenkelhals- (SHF) und Wirbelkörperfrakturen (WKF) sowie 70% aller distalen Radiusfrakturen auf Osteoporose zurück. Die Inzidenz von SHF und WKF nimmt bei beiden Geschlechtern mit dem Alter exponentiell zu und wird in Deutschland auf 130.000 bzw. 300.000 pro Jahr geschätzt. Das Lebenszeitrisiko einer 50jährigen postmenopausalen Frau, im Verlauf ihres verbleibenden Lebens eine typische osteoporotische Fraktur zu erleiden, beträgt rund 40%.

Sozioökonomisch von besonderer Bedeutung sind die proximalen Femurfrakturen. Die unmittelbaren Behandlungskosten pro Fall liegen in Deutschland bei etwa € 15.000. Die direkten Gesamtkosten der SHF werden auf jährlich € 2,5–3 Mrd. geschätzt. Überwiegend durch bronchopulmonale und thromboembolische Komplikationen sterben 20% der Patienten in den ersten Wochen und Monaten nach dem Ereignis. Weitere 20% bleiben langfristig abhängig von fremder Hilfe.

Auch die Folgen von WKF sind beträchtlich. Vermutlich aufgrund von eingeschränkter Atemkapazität und verminderter körperlicher Aktivität ist die Lebenserwartung 4 Jahre nach einer WKF nicht besser als nach einer SHF. Wegen der demographischen Entwicklung in den westlichen Ländern ist mit einer erheblichen Zunahme osteoporotischer Frakturen und der damit verbundenen Gesundheitskosten in den nächsten Jahren zu rechnen.

Ätiologie und Pathogenese

Im Gegensatz zu den sekundären Erkrankungsformen lassen sich die *primären Osteoporosen* nicht auf eine Grundkrankheit zurückführen. Unterschieden werden die postmenopausale (Typ I) und die senile Osteoporose (Typ II). Als Ursache der *postmenopausalen Osteoporose* wird der Ausfall der Ovarialfunktion angesehen, der zu einer Aktivierung von Zytokinkaskade und Knochenumbau führt. Da in dieser Lebensphase bereits ein Ungleichgewicht von Knochenresorption und -formation zugunsten der Resorption besteht, hat der sog. »high turnover« eine erhebliche Zunahme des Knochenverlustes zur Folge.

Betroffen ist zunächst der trabekuläre Knochen, der gegenüber dem kortikalen Knochen eine vielfach höhere Umbaurate aufweist. Dabei nehmen die einzelnen Knochenbälkchen nicht nur an Dicke ab, es kann auch zu einem Kontinuitätsverlust v. a. der horizontalen Quertrabekel mit der Folge einer dramatischen Abnahme der Knochenfestigkeit kommen. Typische Frakturen der postmenopausalen Osteoporose sind neben den WKF distale Radiusfrakturen. Einige Jahre nach Eintritt in die Wechseljahre stellt sich ein neues hormonelles Gleichgewicht ein, der gesteigerte Knochenumsatz geht auf das prämenopausale Niveau zurück.

Grundsätzlich, wenn auch später und weniger häufig, kann es auch bei Männern infolge eines Testosteronmangels zu einem vergleichbaren hormonell bedingten Knochenverlust kommen.

Mit zunehmendem Alter (ab etwa dem 75. Lebensjahr) geht die postmenopausale in die *senile Osteoporose* über, die für etwa 80% aller osteoporotischen Frakturen verantwortlich ist. Typischerweise ist im Senium der Knochenumsatz eher niedrig. Durch kalziumarme Ernährung und Vitamin-D-Mangel (verminderte renale Hydroxylierung) kommt es jedoch häufig zu einem sekundären Hyperparathyreoidismus und damit zu einem gesteigerten Knochenumsatz (osteomalazische Form). Betroffen ist nun nicht nur der trabekuläre, sondern auch der kortikale Knochen, was die zunehmende Gefährdung durch Schenkelhals- und andere periphere Frakturen erklärt. Verstärkt wird der Knochenverlust durch Immobilität, die ihrerseits zu einer Zunahme des Sturzrisikos, einer wichtigen Determinanten osteoporotischer Frakturen im höheren Lebensalter, beiträgt.

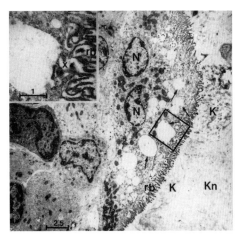

◘ Abb. 5-1. Osteoklast mit hohem Aktivitätsgrad, ausgeprägter Bürstensaum

Sekundäre Osteoporosen: Wichtigste Ursachen und Grundkrankheiten

- Endokrinologisch
  - Hormonmangel (Hypogonadismus)
  - Hyperthyreose
  - Diabetes mellitus (Wachstumshormonmangel)
  - Hyperkortisolismus
- Gastroenterologisch
  - Malabsorption
  - Maldigestion
  - Schwere Mangelernährung (anorexia nervosa)
  - Chronisch-entzündliche Darmerkrankungen
- Nephrologisch
  - Niereninsuffizienz
- Rheumatologisch
  - Rheumatoide Arthritis
- Onkologisch
  - Plasmozytom
  - Osteolytische Metastasen
- Medikamentös
  - Glukokortikoide
  - Schilddrüsenhormone
  - Zytostatika, Immunsuppressiva
  - Heparine
  - Antikoagulanzien
- Immobilisation

Während der Anteil der *sekundären Osteoporosen* an allen Osteoporoseformen auf 5% geschätzt wird, sind sie für 20% aller osteoporotischen Frakturen verantwortlich. Wichtigste Einzelursache ist die *glukokortikoidinduzierte Osteoporose*. Gefährdet sind Patienten, die v. a. wegen rheumatoider Arthritis, chronisch-entzündlichen Darmerkrankungen oder chronisch-obstruktiven Lungenerkrankungen über mehr als 6 Monate mit mindestens 7,5 mg Prednisolonäquivalent behandelt werden. Glukokortikoide führen über Hemmung der enteralen Kalziumresorption und tubuläre Hyperkalziurie zu einer negativen Kalziumbilanz und damit zu einem sekundären Hyperparathyreoidismus mit konsekutiver Steigerung des Knochenumsatzes. Gleichzeitig kommt es via RANKL-Osteoprotegerinsystem zu einer direkten Aktivierung der osteoklastären Knochenresorption (◘ Abb. 5-1).

Klinik
Einteilung

Die klinische Einteilung wird nach dem osteodensitometrischen Befund und dem Fehlen oder Vorhandensein von Frakturen vorgenommen. Liegt der mittels DXA-Verfahren gemessene Knochenmineralgehalt 1–2,5 Standardabweichungen unter dem junger, gesunder Kontrollpersonen gleichen Geschlechts (t-score zwischen –1 und –2,5), spricht man von einer Osteopenie, bei Werten unterhalb von –2,5 von einer Osteoporose. Daneben ist es sinnvoll, eine präklinische Osteoporose (nur verminderte Knochendichte) von einer manifesten Osteoporose (bereits erlittene osteoporotische Frakturen) zu unterscheiden. Entscheidend für die Frage, ob es sich bei einem Knochenbruch um eine osteoporotische Fraktur handelt, ist der Unfallmechanismus. Im Gegensatz zu den traumatischen Frakturen kommt es bei den sog. Fragilitätsfrakturen ohne größeres, d. h. durch ein »inadäquates« Trauma zum Knochenbruch. Diese Definition ist zwangsläufig mit einer erheblichen Unschärfe bzw. Subjektivität verbunden.

Klinisches Bild

Bei der vertebralen Osteoporose bestimmen (Rücken)schmerzen und frakturbedingte Verformungen der Wirbelsäule das klinische Bild. Da Schmerzen im Bereich des Achsenskeletts relativ unspezifisch sind, werden nur etwa 1/3 der vertebralen Frakturen im Zusammenhang mit dem Bruchereignis diagnostiziert (sog. klinische WKF). 2/3 der Fälle hingegen werden erst anlässlich routinemäßiger Röntgenuntersuchungen erkannt (sog. radiologische WKF). Bei postmenopausalen Frauen mit einer WKF ist das Risiko für eine erneute vertebrale Fraktur innerhalb der nächsten 12 Monate 5fach erhöht, und auch das Risiko, in den folgenden Jahren eine proximale Femurfraktur zu erleiden, steigt um den Faktor 4.

Akute Schmerzen sind meist auf frische Frakturen oder auf Nachsinterungen bereits gebrochener Wirbelkörper zurückzuführen, die nicht selten spontan oder während Alltagsbelastungen auftreten. Da es aufgrund der natürlichen Krümmung der Wirbelsäule meist zu einer keilförmigen Deformierung der Wirbelkörper mit ventraler Abplattung kommt, treten eine Verkürzung der Wirbelsäule mit Abnahme der Körperhöhe sowie ein hyperkyphotischer Rundrücken (»Witwenbuckel«) auf. Weitere Folgen sind ein auf dem Beckenkamm reitender oder gar in das Becken eintauchender Rippenbogen, eine Überdehnung von Rückenmuskulatur und Teilen des vertebralen Kapsel-Band-Apparates, das »Tannenbaumphänomen« (schräge Hautfalten an der dorsalen Rumpfwand) sowie die Erschlaffung der Bauchmuskulatur mit vermindertem Abstand zwischen Sternum und Symphyse.

Durch Verlagerung des Körperschwerpunktes nach ventral vor die Wirbelsäule werden Stürze und damit weitere Frakturen begünstigt. Die Veränderungen der Statur und die Schmerzen führen zu einer Einschränkung der Mobilität, Beeinträchtigung von Alltagsaktivitäten, Verlust von sozialen Kontakten und zu einer Zunahme der Mortalität (bronchopulmonale Erkrankungen durch Einschränkung der Respiration, Zunahme des kardiovaskulären Risikos).

Risikofaktoren

> **Risikofaktoren, die zumindest mit einer Verdoppelung des Risikos (RR>2) von Fragilitätsfrakturen einhergehen**
> - Hohes Alter (>70 Jahre im Vergleich zu 50–70 Jahre)
> - Weiße oder asiatische Rasse (im Vergleich zu Schwarzen)
> - Niedriger BMI (<20 kg/m² im Vergleich zu >20 kg/m²)
> - Gewichtsverlust über 10% (Ausnahme: intendierte Gewichtsabnahme bei Adipositas)
> - Körperliche Inaktivität
> - Fragilitätsfrakturen in der Vorgeschichte
> - Hohes Sturzrisiko
> - Ungünstige skelettale Messparameter (Verdoppelung des Risikos pro Verschlechterung um 1 SD)
>   - DXA (»dual-X-ray-absorptiometry«)
>   - QUS (quantitativer Ultraschall)
>   - Knochenumbauparameter
> - Klinische Hinweise auf Frakturen
>   - Abnahme der Körpergröße um >4 cm
>   - Akute starke Rückenschmerzen

Alle anderen Risikofaktoren (weibliches Geschlecht, Rauchen, fehlende Sonnenlichtexposition, Familienanamnese, Verkürzung der endogenen Östrogenexposition, späte Menarche, frühe Menopause, kalziumarme Ernährung) gehen höchstens mit einer Verdoppelung des relativen Risikos einher.

5.1.2 Strategie und Therapie

Diagnostik
Labordiagnostik

Laboruntersuchungen dienen in erster Linie dem Ausschluss differenzialdiagnostisch in Frage kommender Erkrankungen bzw. sekundärer Osteoporoseformen. Das Basisprogramm sollte zumindest die in der Übersicht genannten Parameter umfassen.

> **Labordiagnostisches Basisprogramm bei Osteoporose**
> - BSG/CRP
> - Blutbild
> - Kalzium, Phosphat, alkalische Phosphatase, g-GT, Kreatinin, Elektrophorese
> - Basales TSH
> - Urinstatus

Im Fall pathologischer Veränderungen eines oder mehrerer der genannten Laborparameter ist die Diagnose einer Osteoporose in Frage zu stellen. Es sind weitere Untersuchungen zum Ausschluss zugrundeliegender Erkrankungen anzuschließen (z. B. Plasmozytom, osteolytische Metastasen, Hyperparathyreoidismus, Hyperthyreose etc.).

Die Bestimmung biochemischer Marker des Knochenstoffwechsels [z. B. N-Telopeptide im Urin (sog. »cross-links«) als Resorptions- und knochenspezifische alkalische Phosphatase (Ostase) als Formationsparameter] werden heute für die routinemäßige Osteoporosediagnostik nicht empfohlen. Ihr Einsatz ist dem Spezialisten bei besonderen Fragestellungen vorbehalten (Marcus et al. 2002).

Bildgebende Verfahren und weitergehende Diagnostik

Da nur jede 3. WKF klinisch diagnostiziert wird, ist bei Verdacht auf Osteoporose die gezielte Suche nach »stummen« Frakturen durch konventionelle Röntgendiagnostik der Wirbelsäule indiziert (BWS und LWS in 2 Ebenen). Gleichzeitig können differenzialdiagnostisch in Frage kommende Erkrankungen und sekundäre Osteoporoseformen ausgeschlossen werden. Typisch für eine Osteoporose sind Deformierungen der Wirbelkörper im Sinne von Keil-, Fisch- und Plattwirbeln. Andere Röntgenzeichen wie vermehrte Strahlentransparenz, strähnige Längszeichnung durch Verbreiterung der Trabekelabstände mit bevorzugtem Verlust der horizontalen Spongiosabälkchen sowie Betonung der Rahmenkontur sind unspezifisch bzw. erst bei einem Verlust von mindestens 40% der Knochenmasse zu erwarten.

Die Skelettszintigraphie wird zum Erkennen lokaler Knochenläsionen eingesetzt. Da eine herdförmige Anreicherung keine Aussage über die Genese (Fraktur, Tumor, Entzündung, degenerative Veränderung?) zulässt, ist eine weitere gezielte Diagnostik durch ein anderes bildgebendes Verfahren erforderlich. Die Computertomographie (CT) ermöglicht bei WKF eine sichere Beurteilung der Wirbelkörperhinterkante und des Spinalkanals. Mit Hilfe der Mikro-CT gelingt die Darstellung der Spongiosafeinstruktur und möglicherweise eine zuverlässigere Beurteilung der Knochenfestigkeit als mit der Knochendichtemessung allein.

Die Kernspintomographie (MRT) erlaubt die Unterscheidung zwischen einer frischen und einer älteren Fraktur (Vorhandensein bzw. Fehlen eines Ödems). Daneben ist sie die Methode der Wahl zur Differenzierung zwischen osteoporotischen und metastatischen WKF. Lässt die konventionelle Diagnostik eine sichere Beurteilung der Dignität nicht zu, ist die Klärung mittels Knochenbiopsie anzustreben.

Knochendichtemessung (Osteodensitometrie)

Die Messung der Knochendichte bei Vorliegen von Risikofaktoren bzw. Osteoporoseverdacht dient nicht nur der Voraussage der Frakturgefährdung (Ross et al. 1991; Delmas 1999), sondern auch der Identifikation von Personen, die von einer (medikamentösen) Behandlung profitieren. Beide Kriterien zugleich erfüllt derzeit lediglich die Messung nach dem sog. DXA-Verfahren (»dual enery x-ray absorptiometry«). Sie stellt die von der WHO empfohlene Standardmethode zur Frühdiagnose, Frakturrisikoabschätzung und Verlaufskontrolle unter antiosteoporotischer Therapie dar. Gemessen wird die Knochenmineraldichte in g/cm^2 im Sinne eines Flächenwertes. Der individuelle Messwert wird auf den Durchschnittswert junger gesunder Frauen bezogen. Eine Verminderung um weniger als 1 SD (t-score >–1) ist noch normal. Ein t-score zwischen –1 und –2,5 entspricht einer Osteopenie, bei einem Wert <–2,5 liegt eine Osteoporose vor. Als grobe Richtschnur kann gelten, dass eine Abnahme der Knochendichte um 1 SD mit einer Verdoppelung des Frakturrisikos einhergeht (Marshall et al. 1996).

Grundsätzlich kann für den Skelettabschnitt, an dem die Messung vorgenommen wird (LWS bzw. Hüfte), die zuverlässigste Frakturvorhersage (WKF bzw. proximale Femurfraktur) getroffen werden. Allerdings werden bei planaren absorptiometrischen Messverfahren im Strahlengang gelegene kalkhaltige Strukturen (Aorta, Osteophyten) miterfasst, wodurch sich falsch-hohe Werte bei der Messung an der LWS ergeben können. Aus diesem Grund wird vielfach empfohlen, sich jenseits des 75. Lebensjahres auf die Messung an der Hüfte (entscheidend: Total-hip-Wert) zu beschränken.

Eine weiterer Nachteil des DXA-Verfahrens ist die fehlende Berücksichtigung der anatomischen Größenverhältnisse (ein kleiner Wirbelkörper darf einen geringeren Flächenwert als ein großer Wirbel haben). Diese Einschränkung liegt bei der quantitativen Computertomographie (qCT), bei der ein Volumenwert (g/cm^3) gemessen wird, nicht vor. Weitere Vorteile der qCT sind die Möglichkeit zur getrennten Messung von Kortikalis und Spongiosa sowie die Tauglichkeit als bildgebendes Verfahren (CT-Bild der LWS in seitlicher Projektion). Ungünstig hingegen sind die im Vergleich zur DXA hohe Strahlenbelastung (100 vs. 1–10 µSv), die unbewiesene Frakturvoraussage bei präklinischer Osteoporose sowie die fehlende Validierung des t-scores. Neben der Untersuchung von Wirbelsäule und Hüfte ist auch die Messung am peripheren Skelett (pQCT) möglich. Die Ergebnisse dürfen jedoch nicht unkritisch auf die relevanten Frakturorte (WK, SH) übertragen werden.

Wie die DXA erlaubt auch die Untersuchung mit quantitativem Ultraschall (QUS; am Kalkaneus oder distalen Radius) eine Frakturvoraussage, wobei neben der Knochendichte auch andere Aspekte der Knochenqualität erfasst werden. Obwohl sich die Messergebnisse von QUS und DXA zumindest partiell unabhängig voneinander auf das Frakturrisiko auswirken, konnte bis heute nicht nachgewiesen werden, dass sich durch die Kombination beider Verfahren die Voraussage verbessern lässt. Wie die qCT wird auch der QUS für die Osteoporosediagnostik derzeit nicht allgemein empfohlen.

DXA-Kontrollen unter laufender Therapie sollten frühestens nach 2 Jahren durchgeführt werden. Unter einer Therapie mit Antiresorptiva ist die Zunahme der Knochendichte mit einer Abnahme des Frakturrisikos korreliert. Dennoch kommt es selbst bei unverändertem Messwert zu einer deutlichen relativen Risikoreduktion für vertebrale Frakturen (Wasnich u. Miller 2000). Offensichtlich bleiben Mikroarchitektur und Knochenfestigkeit unter einer antiresorptiven Therapie (auch) über Mechanismen erhalten, die sich nicht in einer Zunahme der Knochendichte niederschlagen.

Ziel der Osteoporosediagnostik ist es, Hochrisikopatienten zu identifizieren, um sie einer Behandlung mit gesicherter Effektivität zuzuführen. Auch wenn die mittels DXA gemessene Knochendichte als wichtigster Prädiktor für Frakturen gilt, ist sie als Sreeningmethode bzw. alleiniges diagnostisches Kriterium unzureichend. Entscheidend ist vielmehr die Zusammenschau aller durch Anamnese, körperliche Untersuchung, Funktionstests und Zusatzdiagnostik gewonnenen Informationen.

Dabei kommt der Abklärung der Sturzgefährdung mit zunehmendem Alter besondere Bedeutung zu. Stürze sind heute der wichtigste Grund für die Unterbringung eines älteren Menschen in einem Pflegeheim. Sie lassen sich in extrinsische, synkopale und die am weitaus häufigsten lokomotorisch-posturalen Stürze einteilen. Nach Risikofaktoren für Stürze, deren prädiktiver Wert sehr gut etabliert ist, sollte im Rahmen der ärztlichen Untersuchung deshalb gezielt gefahndet werden (s. Übersicht). Dabei lassen sich Gehstörungen und orthostatische Hypotonien durch einfache (geriatrische) Tests erfassen. Da die Einnahme von zentralnervös wirksamen bzw. von 4 oder mehr Medikamenten die Sturzgefahr drastisch erhöht, ist die Erhebung der Medikamentenanamnese von entscheidender Wichtigkeit. Die Liste der Maßnahmen sollte durch die Besichtigung des Wohnumfeldes des Patienten ergänzt werden, um Stolperfallen, unzureichende Beleuchtung, fehlende Hilfsmittel und andere Gefahren zu erkennen.

> **Untersuchung des sturzgefährdeten Patienten (mod. nach Tinetti 2003)**
> - Ärztliche Untersuchung
>   - Sturzanamnese
>   - Medikamentenanamnese
>   4 oder mehr Medikamente
>   Psychotrope Medikamente
>   - Gezielte neurologische Untersuchung
>   Propriozeption
>   Paresen
>   - Gezielte orthopädische Untersuchung
>   Gelenke, Füße
>   - Gezielte kardiovaskuläre Untersuchung
>   Synkope, Arrhythmie
>   - Spezielle Osteoporoseanamnese
>   - Ernährungsanamnese
> - Erfassung der Alltagsaktivitäten (ADL)
> - Funktionstests
>   - Tandemstand (normal >10 s)
>   - Get-up-and-go-Test (<30 s)
>   - 5-mal »chair rising« (<10 s)
>   - Blutdruckmessung im Liegen und Stehen
> - Knochendichtemessung

Medikamentöse Therapie

Die medikamentöse Therapie der Osteoporose ist heute nach den Kriterien der evidenzbasierten Medizin (EBM) sehr gut abgesichert. Die Leitlinien des DVO zeigt die Übersicht.

> **Leitlinien in der Osteoporosetherapie (Stand März 2003; herausgegeben durch den Dachverband Osteologie der deutschsprachigen wissenschaftlichen Gesellschaften (DVO)**
> Neben den Langfassungen sind auch 2 Kitteltaschenversionen abrufbar. Wegen regelmäßiger Aktualisierungen der Leitlinien können zur Therapiesicherheit die Empfehlungen im Internet unter www.bergmannsheil.de/leitlinien-dvo überprüft werden.
>
> Nach den evidenzbasierten Konsensusleitlinien bestehen derzeit (März 2003) folgende Empfehlungen für die Osteoporosetherapie:
> - 1. *Therapieempfehlungen bei postmenopausaler und seniler (altersassoziierter) Osteoporose (t-Wert <–2,5 SD bzw. <–2 SD für Patienten mit prävalenten Wirbelkörperfrakturen)*
>   - Allgemeine Empfehlungen
>   - Spezielle Pharmakotherapie zur Verhinderung von Wirbelkörperfrakturen:
>   Alendronat 10 mg/Tag bzw. 70 mg/Woche
>   *oder*
>   Risedronat 5 mg/Tag bzw. 35 mg/ Woche
>   *oder*
>   Raloxifen 60 mg/Tag (Raloxifen nur bei Frauen); jeweils zusätzlich 500–1000 mg Kalzium und 400–800 IE Vitamin D_3 p.o./Tag
>   - Spezielle Pharmakotherapie zur Verhinderung von Schenkelhalsfrakturen:
>   Alendronat 10 mg/Tag bzw. 70 mg/ Woche
>   *oder*
>   Risedronat 5 mg/Tag bzw. 35 mg/Woche
>   jeweils zusätzlich 500–1000 mg Kalzium und 400–800 IE Vitamin D_3 p.o./Tag
> - 2. *Glukokortikoidinduzierte Osteoporose ab t-Schwellenwert ≤–1,5 SD (inzidente Patienten)*
>   - Allgemeine Empfehlungen
>   - Spezielle Pharmakotherapie für postmenopausale Frauen:
>   Risedronat 5 mg/Tag und zusätzlich Basistherapie mit Kalzium und Vitamin D_3 (s. oben)
>   *oder*
>   Etidronat zyklisch 400 mg/Tag für 14 Tage, anschließend 76 Tage Kalzium (mindestens 500 mg/Tag)
>   - Spezielle Pharmakotherapie für Männer und prämenopausale Frauen:
>   Täglich Basistherapie mit 1000–1500 mg Kalzium und 400–800 IE Vitamin D_3

Anmerkungen:
2003 wurde auch Parathormon als Osteoanabolikum für die Behandlung der manifesten Osteoporose bei postmenopausalen Frauen zugelassen.
Für Alendronat besteht inzwischen auch eine Zulassung für die Behandlung der Glukokortikoid-induzierten Osteoporose (Saag 1998).
- 3. *Behandlung der Osteoporose des Mannes*
  – Zur Behandlung der Osteoporose des Mannes ist nach den bis heute vorliegenden Studien (Ringe et al. 2001) Alendronat 10 mg/Tag plus tägliche Basistherapie mit 1000–1500 mg Kalzium und 400–800 IE Vitamin D$_3$ (s. oben) zugelassen.

Entscheidend für den Nutzen ist die Senkung des Frakturrisikos in randomisierten klinischen Studien (RCT) und in Metaanalysen, eine Zunahme der Knochendichte allein ist unzureichend. Nach der Güte des Wirkungsnachweises werden die Antiosteoporotika heute in 3 Klassen eingeteilt.

Einteilung in Deutschland zugelassener Antiosteoporotika nach der Güte des Wirkungsnachweises (mod. nach Pfeifer et al. 2000)
- Klasse A: Mehrere RCT mit konsistenter Reduktion der Frakturinzidenz oder eine große RCT mit konsistenten Ergebnissen in den Subgruppenanalysen: Alendronat, Risedronat, Raloxifen, Kombination Kalzium/Vitamin D (PTH?*)
- Klasse B: Mehrere RCT mit inkonsistenter Reduktion der Frakturinzidenz: Etidronat, Fluoride, Kalzitonin-Nasenspray
- Klasse C: Retrospektive Untersuchungen oder Kohortenstudien, die eine Effizienz nahe legen: Injizierbares Kalzitonin, Vitamin-D-Metabolite, Testosteron

Anmerkungen:
* Eine endgültige Klassifikation von PTH ist derzeit nicht möglich.
Für die hormonelle Ersatztherapie (HET) wurde in der WHI-Studie zwar eine Reduktion der Frakturinzidenz nachgewiesen. Wegen des ungünstigen Nutzen-Risiko-Profils wird sie jedoch für die Prävention und Therapie der Osteoporose allgemein nicht mehr empfohlen.

Nicht zuletzt zur Abwehr möglicher Arzneimittelregresse sollte, wo immer möglich, auf Substanzen der Klasse A zurückgegriffen werden. Zusätzliche Kriterien für die Auswahl sind Behandlungsrisiken, Kosten, unerwünschte Nebenwirkungen und extraossäre Effekte eines Präparates vor dem Hintergrund von Komorbidität, Risikoprofil und Präferenzen eines bestimmten Patienten. Mit Ausnahme der osteoanabolen Fluoride und von Testosteron gehören alle genannten Substanzen zu den Antiresorptiva. Auch Parathormon, dessen Zulassung zur Therapie der Osteoporose im Juni 2003 erfolgte, gehört in die Gruppe der Osteoanabolika.

Antiresorptive Substanzen
Kalzium und Vitamin D als Basistherapie

Ist eine ausreichende Versorgung mit Kalzium und Vitamin D über die Nahrung bzw. Sonnenlichtexposition nicht gewährleistet, ist eine Supplementierung erforderlich. Für die Kombination aus 1.200 mg Kalzium und 800 IE Vitamin D$_3$ täglich wurde bei über 80jährigen, in Pflegeheimen lebenden und zu einem hohen Prozentsatz Kalzium- und Vitamin-D-depletierten Frauen eine Risikosenkung für Schenkelhals- und nichtvertebrale Frakturen um rund 1/4 nachgewiesen (Chapuy et al. 1992, 1994). Subgruppenanalysen legten nahe, dass der Effekt zumindest partiell über die Korrektur eines sekundären Hyperparathyreoidismus zustande kam. In einer kürzlich vorgestellten Studie mit über 9.600 über 65jährigen Männern und Frauen aus der allgemeinen Bevölkerung ging die Frakturinzidenz unter Gabe von 1.000 mg Kalzium und 400 IE Vitamin D um 20% zurück (B. Mosekilde, Vortrag beim ASBMR-Kongress 2002). Der seit längerem bekannte Nutzen der Kombination kann somit auf weite Bevölkerungskreise ausgedehnt werden.

Die Effektivität einer Kalziummonotherapie konnte nur bei älteren Frauen mit Kalziummangel und vorausgegangenen Frakturen nachgewiesen werden (Chevalley et al. 1994; Recker et al. 1995). Im Gegensatz zu früheren Arbeiten (Lips et al. 1996) wurde für die alleinige Vitamin-D-Gabe (100.000 IE alle 4 Monate, entspricht ca. 820 IE täglich) kürzlich gezeigt, dass bei 65–85 Jahre alten Männern und Frauen aus der allgemeinen Bevölkerung die Inzidenz von Frakturen insgesamt um 22% und von osteoporotischen Frakturen um 33% sinkt (Trivedi et al. 2003).

Der Nutzen von Vitamin D lässt sich durch seine Effekte auf Kalziumstoffwechsel und Knochen allein nicht erklären. Zusätzlich kommt es durch eine Verbesserung von Muskelkontraktion und -koordination zu einer signifikanten Senkung des Sturzrisikos.

Während die Bioverfügbarkeit von Kalzium-Kautabletten günstiger als die von Brausetabletten zu sein scheint (Ekman et al. 1991), hat die diskret bessere enterale Resorption von Kalziumzitrat gegenüber Kalziumkarbonat (Reginster et al. 1993) keine praktische Relevanz. Dabei ist die täglich 2-malige Einnahme (von 500 mg Kalzium und 400 IE Vitamin D) wegen nachweislich höherer Blutkalziumspiegel und einer länger anhaltenden Suppression von Parathormon der Einmalgabe vorzuziehen (Reginster et al. 2001).

> Die ausreichende Versorgung mit Kalzium (1.000–1.500 mg tgl.) und Vitamin D (400–800 IE tgl.) gilt heute als Basis der Osteoporosetherapie. In allen RCT, die einen Wirkungsnachweis für spezifische Antiosteoporotika erbrachten, wurde eine ausreichende Versorgung sichergestellt. Die Ergebnisse dieser Studien sind deshalb nur auf Patienten übertragbar, bei denen keine Mangelzustände an Kalzium und Vitamin D vorliegen.

Unter einer milchproduktreichen Kost kommt es – vermutlich durch Bildung nicht resorbierbarer Kalziumoxalatsalze im Darm – zu einer Abnahme des Nephrolithiasisrisikos. Die früher übliche Empfehlung einer alimentären Kalziumrestriktion bei Nephrolithiasis ist deshalb heute obsolet. Ob eine Kalziumsupplementierung die Bildung von Nierensteinen begünstigen kann, ist unbekannt. Auslösende Grundkrankheiten (z. B. Hyperparathyreoidismus, genetische Störungen des Kalzium-Phosphat-Stoffwechsels) sollten jedoch durch eine fachärztliche Untersuchung (Endokrinologe, Osteologe) ausgeschlossen werden (Eddy et al. 1998).

Bisphosphonate
Wegen ihrer schlechten enteralen Bioverfügbarkeit sollten Bisphosphonate im Nüchternzustand mindestens 30 min vor der Nahrungsaufnahme mit einem Glas Wasser eingenommen werden. Um ösophagealen Irritationen vorzubeugen, darf sich der Patient danach für 30 min nicht hinlegen. Nach Resorption lagern sich die Bisphosphonate aufgrund ihrer hohen Bindungsaffinität gegenüber Hydroxylapatit an aktive ossäre Umbauzonen (Resorptionslakunen) an. Freigesetzt durch Osteoklasten hemmen sie deren Stoffwechsel (Hemmung mitochondrialer Enzyme) und damit die weitere Osteolyse. Da Osteoblasten und Knochenformation unbeeinflusst bleiben, kommt es zu einer ungestörten Auffüllung der Resorptionshöhlen und einer relativ ausgeprägten Zunahme der Knochendichte im 1. Jahr.

Durch Einlagerung in den Knochen wird gewissermaßen ein ossäres Arzneimitteldepot angelegt, das nach Beendigung einer ausreichend langen Therapie die Knochenresorption über mehrere Jahre hemmen kann. Für die beiden N-haltigen Bisphosphonate Alendronat und Risedronat wurde die Wirkungsäquivalenz der »Wochentablette« im Vergleich zur täglichen Einnahme (gemessen an einer Zunahme der Knochedichte) nachgewiesen. Sie sind deshalb für die patientenfreundliche 1-mal wöchentliche Gabe zugelassen.

Kontraindikationen einer Therapie mit Bisphosphonaten sind Osteomalazie, Hypokalzämie, Niereninsuffizienz

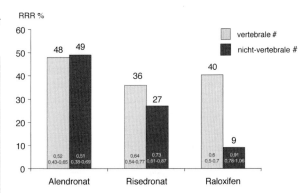

◘ **Abb. 5-2.** Metaanalyse der Osteoporosetherapien. Dargestellt sind die relativen Risikoreduktionen (*RRR*), die Odds-Ratios sowie die 95%igen Vertrauensintervalle für die A-klassifizierten Substanzen Alendronat, Risedronat und Raloxifen. (Nach Cranney et al. 2002)

(Kreatininclearance <35 ml/min) sowie Passagestörungen des Ösophagus.

In den FIT-Studien (Black et al. 1996) kam es unter Alendronat (10 mg tgl.) bei Frauen mit vorbestehenden Frakturen zu einer Abnahme des Risikos für Wirbelkörper- und Schenkelhalsfrakturen um 47 bzw. 51%. Auch bei Frauen mit präklinischer Osteoporose (t-score <–2,5) führte die Alendronattherapie zu einem Rückgang der Frakturinzidenzen an beiden Frakturorten um 50 bzw. 56%.

In einer Metaanalyse aller bisherigen Studien zur Osteoporosetherapie (◘ Abb. 5-2; Cranney et al. 2002) wurde die Halbierung des Risikos für vertebrale und extravertebrale Frakturen bestätigt. Zusätzlich zur Osteoporose bei Frauen nach der Menopause und im höheren Lebensalter ist die Effektivität von Alendronat auch für die Behandlung der Steroid-induzierten Osteoporose (Saag 1998) und der Osteoporose des Mannes nachgewiesen (10 mg täglich; Orwoll et al. 2000).

In den VERT-Studien senkte Risedronat (5 mg tgl.) bei Frauen mit manifester Osteoporose das Risiko vertebraler Frakturen um 41 bzw. 49% (Reginster et al. 2000). Der Nachweis einer Verhinderung nichtvertebraler Frakturen gelang jedoch nur in einer der beiden Studien (relative Risikoreduktion um 39%). In der HIP-Studie (McClung et al. 2001) hingegen ging die Zahl der Schenkelhalsfrakturen bei 70- bis 79jährigen Frauen mit relativ schwerer Osteoporose bzw. zusätzlicher Sturzgefährdung, nicht jedoch bei noch älteren Frauen, um 40% zurück. In der oben genannten Metaanalyse (◘ Abb. 5-2) fand sich eine Risikoreduktion für WKF um 36%, für extravertebrale Frakturen um 27%. Risedronat ist für die Behandlung der glukokortikoidinduzierten Osteoporose, nicht aber für die der Osteoporose des Mannes zugelassen.

Direkte Vergleichsstudien zwischen Alendronat und Risedronat zur Frakturreduktion wurden bisher nicht veröffentlicht. Allerdings kam es in einer RCT unter

Alendronat zu einer signifikant stärkeren Hemmung der Umbauparameter und zu einer deutlich ausgeprägteren Zunahme der Knochendichte als unter Risedronat (Hosking et al. 2002).

Wegen der inkonsistenten Datenlage zur Senkung des vertebralen Frakturrisikos wurde Etidronat (zyklische Gabe von 400 mg tgl. über 2 Wochen gefolgt von 500 mg Kalzium über 76 Tage) nicht A-klassifiziert und stellt lediglich ein Reservetherapeutikum dar (Marcus 1993). Die Substanz besitzt keinen Effekt am peripheren Skelett. Etidronat ist für die Behandlung der glukokortikoidinduzierten Osteoporose zugelassen.

Für die Behandlung der Osteoporose mit intravenösen Bisphosphonaten liegt in Deutschland keine Zulassung vor. Dennoch wird die Therapie (z. B. 30–60 mg Pamidronat als i.v.-Infusion alle 3 Monate) bei Bettlägerigkeit, Unverträglichkeit der oralen Therapie oder Patienten mit Schluckstörungen »off label« durchgeführt. Der Nachweis einer Frakturreduktion wurde bisher für keine Substanz erbracht.

Hormonelle Ersatztherapie (HET)

Trotz zahlreicher positiver Daten aus epidemiologischen und retrospektiven Untersuchungen (Lufkin et al. 1992) konnte erst in der Women's Health Initiative (WHI 1998) der eindeutige Beweis einer Reduktion von vertebralen und peripheren Frakturen (um 34% bzw. 30%) erbracht werden (Anderson et al. 2004; Roussouw 2002). In der vorzeitig abgebrochenen WHI überwog jedoch der Schaden einer kombinierten Östrogen-Gestagen-Therapie (Exzessrisiko für Brustkrebs, Lungenembolie, Herzinfarkt und Apoplex) den Nutzen (Verhinderung von SHF und Dickdarmkarzinom – »number needed to harm«: 100; Roussouw 2002).

> Von einer Prävention bzw. Behandlung der Osteoporose mittels HET wird deshalb heute abgeraten. Zur Linderung klimakterischer Beschwerden hingegen kann unter Beachtung von Kontraindikationen (Thromboembolien!) und besonderen Risiken (kardiovaskuläre Erkrankungen bzw. Risikofaktoren) sowie nach fairer Aufklärung der Patientin die HET zeitlich begrenzt eingesetzt werden.

Auch im kürzlich veröffentlichten, nach 6,8 Jahren ebenfalls vorzeitig abgebrochenen Östrogen-allein-Arm der WHI mit Frauen nach Hysterektomie (Anderson et al. 2004) konnte unter dem Strich kein Nutzen der HET nachgewiesen werden. Für die klinischen Endpunkte mit signifikantem Unterschied zwischen Verum- und Plazebogruppe fand sich ein Exzessrisiko von 12 zusätzlichen Schlaganfällen gegenüber einer Risikoreduktion von 6 Hüftfrakturen pro 10.000 Patientenjahre. An der Bewertung der HET wird sich somit auch nach Veröffentlichung des zweiten Armes der WHI vermutlich nichts ändern.

Raloxifen

Raloxifen ist der einzige derzeit für die Behandlung (und Prävention) der postmenopausalen Osteoporose zugelassene selektive Östrogenrezeptormodulator (SERM). Raloxifen wirkt in den verschiedenen Geweben teils östrogenartig (Knochen, Fettstoffwechsel, Gerinnung), teils östrogenantagonistisch (Brust, Uterus).

In der MORE-Studie (Ettinger et al. 1999) führte die Behandlung mit 60 mg Raloxifen sowohl bei Frauen mit präklinischer als auch bei Patientinnen mit manifester Osteoporose zu einer Abnahme vertebraler Frakturen um 30%. In der oben genannten Metaanalyse (◘ Abb. 5-2) fand sich eine Risikoreduktion um 36%. Da eine Verhütung von extravertebralen und insbesondere von Schenkelhalsfrakturen bisher nicht nachgewiesen wurde, ist der Nutzen von SERM im hohen Lebensalter begrenzt.

Interessant sind auf der anderen Seite die möglichen extraossären Effekte. So kam es in der MORE-Studie zu einer signifikanten Abnahme von invasiven Mammakarzinomen um 76%. Daneben ging in der Subgruppe von Patientinnen mit hohem Ausgangsrisiko die Zahl kardiovaskulärer Komplikationen signifikant zurück. Die extraossären Effekte von Raloxifen werden gegenwärtig in einer RCT überprüft (primäre Endpunkte: kardiovaskuläre Ereignisse, invasive Mammakarzinome).

> **Cave**
>
> Wie für die HET stellen Thromboembolien eine absolute Kontraindikation für Raloxifen dar. Insbesondere bei frühmenopausalen Frauen muss mit einer Verstärkung klimakterischer Beschwerden (Hitzewallungen!) gerechnet werden.

Die Dauer einer antiresorptiven Therapie mit Alendronat, Risedronat oder Raloxifen sollte mindestens 3–5 Jahre betragen. Dabei können Knochendichtemessungen in 2jährigen Abständen eine Entscheidungshilfe für das Absetzen dieser spezifischen Antiosteoporotika geben. Die Basistherapie mit Kalzium und Vitamin D sollte jedoch in jedem Fall lebenslang fortgesetzt werden.

Mit Ausnahme des in Deutschland erst seit kurzem zugelassenen Parathormons wurde für die in der Folge genannten Substanzen und Substanzgruppen ein eindeutiger Wirkungsnachweis bisher nicht erbracht (Klassen B und C), sie gelten deshalb als Reservetherapeutika.

Kalzitonin

Kalzitonin verlangsamt die Knochenresorption durch Hemmung der Osteoklasten. Die tägliche Gabe (subkutan oder als Nasenspray) führt zu einer Zunahme der Knochendichte an der LWS, nicht aber am Schenkelhals.

Die PROOF-Studie (Chesnut et al. 2000) hatte jedoch so große methodische Mängel, dass aus ihr kein Beweis für eine Risikoreduktion vertebraler Frakturen abgeleitet werden kann.

Aktive Vitamin-D-Metabolite

Aktive Vitamin-D-Metabolite umgehen den Hydroxylierungschritt zur Bildung des aktiven Vitamin-D-Hormons (1,25-Dihydroxycholecalciferol) in der Niere. Sie werden deshalb bei chronischer Niereninsuffizienz und bei Dialysepatienten zur Vorbeugung und Behandlung der renalen Osteopathie erfolgreich eingesetzt. Die bei Frauen mit postmenopausaler Osteoporose durchgeführten Studien zeigen hingegen in Hinblick auf die Senkung des vertebralen Frakturrisikos inkonsistente Daten.

Osteoanabole Substanzen
Fluor

Zwar kommt es unter Fluor zu einem eindrucksvollen Anstieg der Knochendichte v. a. in der Wirbelsäule, bezüglich der Reduktion vertebraler Frakturen liegen jedoch widersprüchliche Daten vor (Hauer et al. 2000). In mehreren RCT wurde darüber hinaus ein vermehrtes Auftreten peripherer Frakturen inklusive SHF beobachtet. Offenbar kann es unter einer (hochdosierten) Fluoridtherapie zur Bildung eines unphysiologischen Knochens mit verminderter Festigkeit kommen. Weitere Nebenwirkungen sind gastrointestinale Beschwerden, Gelenkschmerzen und Fluorose.

Parathormon

Während kontinuierlich erhöhte Parathormonspiegel (beim primären Hyperparathyreoidismus) zur Aktivierung von Osteoklasten und damit zur Osteopathie führen, kommt es bei pulsatiler Gabe (als 1-mal tägliche subkutane Injektion) zur Proliferation osteoidproduzierender Osteoblasen (über insulinähnliche Wachstumsfaktoren; IGF) und damit zum appositionellen Knochenwachstum. In bioptischen Untersuchungen konnte eine Verbesserung der Mikroarchitektur mit Verbreiterung der Knochenbälkchen und Zunahme der trabekulären Vernetzung bestätigt werden. In der Neer-Studie (Neer et al. 2001) kam es bei Frauen mit manifester postmenopausaler Osteoporose unter täglich 20 µg Teriparatid (rhPTH 1–34) zu einer Verminderung der Frakturinzidenz sowohl am Achsenskelett als auch in der Peripherie (um 65 bzw. 53%).

Seit Juni 2003 ist Teriparatid auch in Europa zur Behandlung der postmenopausalen Osteoporose zugelassen. Die Wirksamkeit von Parathormon setzt einen physiologischen Knochenumsatz voraus. Eine Kombination mit Antiresorptiva kommt deshalb nicht in Betracht (Black et al. 2003; Finkelstein et al. 2003).

Anabolika

Der Nutzen der Anabolika ist in erster Linie auf ihren anabolen Effekt auf die Skelettmuskulatur zurückzuführen. Die Indikation ist deshalb auf den Einsatz auf muskelschwache und kachektische Osteoporosepatienten zu beschränken. Das Risiko von Nebenwirkungen (z. B. Virilisierung bei Frauen) ist dabei sorgfältig gegenüber dem möglichen Nutzen abzuwägen.

Testosteron

Die Gabe von Testosteron ist nur bei der sekundären Osteoporose auf dem Boden eines Hypogonadismus des Mannes indiziert.

Strontium

Anders als andere Antiosteoporotika vermehrt Strontium die Knochendichte durch Steigerung der Knochenformation bei gleichzeitiger Hemmung der Resorption. In einer Studie mit 1.649 postmenopausalen Frauen mit manifester Osteoporose kam es unter 2 g Strontiumranelat täglich p.o. zu einer Abnahme der Inzidenz vertebraler Frakturen um 49% im 1. Jahr und um 41% während der 3jährigen Studiendauer (Meunier et al. 2004). Mit einer Zulassung von Strontium ist noch im Jahr 2004 zu rechnen.

Operative Verfahren

Kommt es bei osteoporotischen Frakturen mit Beteiligung der Hinterkante zu einer Kompression von Rückenmark oder Nervenwurzeln, sollte operativ dekomprimiert werden. Dabei ist die Indikation zur langstreckigen Stabilisierung mit einem Pedikelschrauben-Stab-System aufgrund der verminderten Knochenfestigkeit sehr sorgfältig zu stellen.

Bei der *Vertebroplastie* wird eine Kompressionsfraktur durch Auffüllung des Wirbelkörpers mit Knochenzement stabilisiert. Die Vorteile der Methode liegen in der raschen Schmerzlinderung, der Verhinderung von Nachsinterungen sowie der raschen Wiederherstellung der statischen Belastbarkeit. Problematisch ist jedoch der relativ häufige Austritt von Knochenzement in die Umgebung des Wirbelkörpers (Spinalkanal!) mit dem Risiko neurologischer Komplikationen (und der Notwendigkeit operativer Revisionen).

Im Gegensatz zur Vertebroplastie wird bei der *Kyphoplastie* die Wiederherstellung der ursprünglichen Form und Höhe des Wirbelkörpers angestrebt. Analog zur Ballondilatation in Angiologie und Kardiologie wird der komprimierte Wirbelkörper über einen Ballonkatheter aufgerichtet und anschließend (unter Verwendung eines Stents) mit Knochenzement aufgefüllt.

Beide Methoden sind bis zur Veröffentlichung von RCT mit relevanten klinischen Endpunkten als experimentell anzusehen und stellen bei hohen Kosten (1.400–3.400 €) keine systemische Behandlung der Osteoporose,

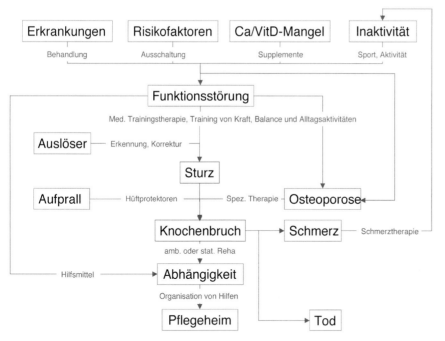

Abb. 5-3. Ereigniskaskade bei Osteoporose und Sturzgefährdung mit den präventiven und rehabilitativen Interventionsmöglichkeiten

sondern lediglich eine lokale Therapie einer Osteoporosekomplikation dar.

Orthopädische Rehabilitation

Primäre Ziele der »Prähabilitation« und Rehabilitation der Osteoporose sind die Verhütung von Frakturen, die Erhaltung von Lebensqualität (Schmerzen!) und Funktionalität sowie der Selbstständigkeit (◘ Abb. 5-3). Auch wenn die Osteoporose eine häufig tödliche Erkrankung ist (Schenkelhalsfrakturen), haben die letztgenannten Ziele für die meisten älteren Menschen Priorität vor einer Lebensverlängerung.

In der Prävention der Osteoporose stehen die Erkennung und Behandlung bzw. Ausschaltung begünstigender Erkrankungen und Risikofaktoren, der Ausgleich eines Kalzium- und Vitamin-D-Mangels (Ernährung, Sonnenlichtexposition, ggf. Supplemente) sowie die Anleitung zu einer sportlichen bzw. aktiven Lebensweise im Vordergrund. In der Krankengymnastik bzw. Trainingstherapie kommt der Kräftigung der Rumpfmuskulatur, insbesondere der lumbalen Extensoren, besondere Bedeutung zu – nicht nur, um die Wirbelsäule zu stabilisieren, sondern auch, um über den Muskelzug durch Verformung der Wirbelkörper einen knochenanabolen Reiz zu setzen.

So führte in einer kontrollierten Studie ein 2jähriges gezieltes Krafttraining bei gesunden postmenopausalen Frauen nicht nur zu einer Zunahme der Maximalkraft der Rückenstrecker, sondern langfristig auch zu einer Verbesserung der Knochendichte und zu einem Rückgang der Wirbelkörperfrakturen um 63% (Sinaki et al. 2002). Ob sich diese Ergebnisse durch ausgefeilte Systeme zum isolierten Training der lumbalen Extensoren (MedX) oder Vibrationstraining (Galileo) verbessern lassen, ist theoretisch zu erwarten, derzeit jedoch durch RCT nicht bewiesen.

Bei zunehmender Fragilität des Knochens (niedriger t-score) muss die Trainingsbelastung besonders vorsichtig dosiert werden. Durch ein forciertes Krafttraining könnten das natürliche Gleichgewicht zwischen Muskelkraft und Knochenfestigkeit zuungunsten des bradytrophen Knochens verschoben und Frakturen provoziert werden.

Ist es zu einer Wirbelfraktur gekommen, droht die Gefahr einer schmerzbedingten Einschränkung der körperlichen Aktivität mit der Folge von Trainingsverlust und weiterer Abnahme an Knochensubstanz. Bettruhe sollte aus diesem Grund wo immer möglich vermieden werden. Um dem Patienten die Mobilität zu erhalten und die Teilnahme an einer aktiven Therapie zu ermöglichen, sind die Möglichkeiten der pharmakologischen [NSAR, ggf. schwach und hochwirksame Opioide (Vorsicht Sturzgefahr!), lokale Infiltrationen, etc.] und nichtmedikamentösen Schmerztherapie (Eis, Akupunktur, Elektrotherapie etc.) konsequent auszuschöpfen und die Versorgung mit einer Orthese (s. unten) zu erwägen.

Ziel von Krankengymnastik und Trainingstherapie ist es, durch vorsichtige, zunächst rein isometrische Kräftigungsübungen die Wirbelsäule zu stabilisieren und einer zunehmenden Kyphosierung entgegenzuwirken. Im weiteren Verlauf treten Mobilisierungsübungen hinzu, um die Funktion, d. h. die Beweglichkeit der Wirbelsäule, zu erhalten.

Mit zunehmendem Lebensalter tritt die Verhütung von peripheren Frakturen (Schenkelhals) und damit von Stürzen in den Vordergrund. Im Fall einer gesteigerten Sturzgefahr haben sich verschiedene Interventionen in randomisierten Studien als effektiv erwiesen. Dazu zählen das Training von Balance (Tai-Chi), Gang und Kraft, das Absetzen psychotroper Medikamente und die Beseitigung von Stolperfallen, schlechter Beleuchtung etc. im häuslichen Umfeld. Durch Kombination verschiedener Interventionen im Sinne multimodaler Konzepte kann die Sturzinzidenz um bis zu 50% gesenkt werden. Besondere Bedeutung kommt einer ausreichenden Versorgung mit Vitamin D zu, das auch zu einer Verbesserung der muskulären Funktion führt. Eine Supplementierung (800 IE Vitamin D täglich) führt nachweislich zu einer Halbierung der Sturzhäufigkeit (Pfeifer et al. 2000) und zu einer drastischen Senkung der Frakturinzidenz (Trivedi et al. 2003).

Darüber hinaus sollte bei einem sturzgefährdeten Patienten unbedingt die Verordnung eines *Hüftprotektors* erwogen werden. Die über der Trochanterregion in der Unterhose getragenen Pelotten verteilen beim ungeschützten Aufprall auf die Seite die Energien auf die umgebenden Weichteile und verhüten 60% aller proximalen Femurfrakturen (Lauritzen et al. 1993; Kannus et al. 2000). Vorbehalte gegen die Protektoren (geringe Akzeptanz seitens der Patienten) sind bei intensiver Aufklärung durch geschultes Personal (z. B. Ergotherapeutin) nachweislich unbegründet.

Ergänzt werden die Maßnahmen durch die Bereitstellung von Hilfsmitteln (z. B. Geh-, Anziehhilfen etc.), ein gezieltes Training von Alltagsaktivitäten (ADL) und die Organisation sozialer Hilfen bei abhängigen Patienten durch den Sozialdienst von Rehabilitationseinrichtungen.

Orthopädietechnik

Zur Schmerztherapie und Entlastung der Wirbelsäule stehen elastische Bandagen und Leibbinden sowie halbelastische oder starre reklinierende Rumpforthesen zur Verfügung, deren Nutzen in RCT noch nicht belegt wurde. Bei einer Sinterung oder einer frischen stabilen Wirbelkörperfraktur mit keilförmiger Deformierung im thorakolumbalen Übergangsbereich haben sich zur raschen Mobilisierung (durch Schmerzlinderung) reklinierende Orthesen mit Drei-Punkt-Wirkung (z. B. nach Bähler-Vogt und Becker) bewährt, die 8–12 Wochen lang getragen werden sollten. Um einer Atrophie der rumpfaufrichtenden Muskulatur entgegenzuwirken, sind mehrmals täglich isometrische Anspannungsübungen obligat.

Bei thorakolumbaler Instabilität oder Fehlstatik der Wirbelsäule infolge asymmetrischer Sinterungen kommt die Anpassung eines Rahmenstützkorsetts mit Beckenkorb und Thoraxabstützung in Betracht. Im Anschluss an diese rein passive statisch-mechanische Sicherung der Wirbelsäule können aktive oder teilaktive Rumpforthesen (z. B. Spinomed® u. a. sog. Mahnbandagen) eingesetzt werden. Sie sollen die rumpfaufrichtende Muskulatur aktivieren und der Entwicklung einer progredienten thorakalen Hyperkyphose entgegen wirken.

In einer aktuellen randomisierten Studie (Pfeifer et al. 2004) hat sich der Einsatz einer reklinierenden Rumpforthese bezüglich Rumpfmuskelkräftigung, Verbesserung der Körperhaltung und Schmerzreduktion als wirksam erwiesen.

> **Fazit**
> - In den letzten Jahren wandelte sich die Osteoporose vom hinzunehmenden Altersschicksal zur gut behandelbaren Volkskrankheit.
> - Die Osteodensitometrie ermöglicht eine frühzeitige Diagnose, noch bevor es zu Frakturen gekommen ist.
> - »Golden standard« in der Therapie sind heute neben der Supplementierung von Kalzium und Vitamin D die modernen Bisphosphonate und Raloxifen. Im Gegensatz zu diesen konnte der Wirkungsnachweis für früher häufig eingesetzte Substanzen wie Kalzitonin und Fluor nicht zweifelsfrei erbracht werden.
> - Die hormonelle Ersatzbehandlung kommt wegen des Exzessrisikos für Mammakarzinome, Gefäßkomplikationen und Thromboembolien nur noch zur symptomatischen Behandlung klimakterischer Beschwerden für begrenzte Zeit in Betracht.
> - Das osteoanabole Parathormon stellt bei schweren Osteoporoseformen eine effektive, wenn auch sehr teure Alternative dar.
> - Mit der Zulassung von Strontium ist noch im Jahr 2004 zu rechnen.
> - Eine auf Schonung und überflüssige Entlastung hinauslaufende, missverstandene Fürsorge gegenüber älteren Menschen hat eine Dekonditionierung und vermehrte Sturzgefahr zur Folge. Innerhalb seiner Grenzen sollte auch und insbesondere der (sturzgefährdete) ältere Mensch mit Osteoporose zu körperlicher Aktivität und Training angeleitet werden. Durch geeignete Trainingsprogramme kann ein untrainierter Greis einen ebenso großen (prozentualen) Kraftzugewinn erzielen wie ein untrainierter junger Mensch.
> - Bei erhöhter Sturzgefahr eines (mangelversorgten) älteren Menschen kommt darüber hinaus der besonders kosteneffektiven Versorgung mit Vitamin D und einem Hüftprotektor besondere Bedeutung zu.

Literatur

Anderson GL et al. (2004) Effects of conjugated equine estrogen in postmenopausal women with hysterectomy. JAMA 291: 1701–1712

Black DM et al. (1996) Randomised trial of effect of alendronate on risk of fracture in women with existing vertebral fractures. Fracture Intervention Trial Research Group. Lancet 348: 1535–1541

Black DM et al. (2003) The effects of parathyroid hormone and alendronate alone or in combination in postmenopausal osteoporosis. N Engl J Med 349: 1207–15

Chapuy MC et al. (1992) Vitamin D_3 and calcium to prevent hip fractures in elderly women. N Engl J Med 327: 1637–1642

Chapuy MC et al. (1994) Effect of calcium and cholecalciferol treatment for three years on hip fractures in elderly women. BMJ 308: 1081–1082

Chesnut III CH et al. (2000) A randomized trial of nasal spray salmon calcitonin in postmenopausal women with established osteoporosis: the prevent recurrence of osteoporotic fractures study. Am J Med 109: 267–276

Chevalley T et al. (1994) Effects of calcium supplements on femoral bone mineral density and vertebral fracture rate in vitamin-D-replete elderly patients. Osteoporos Int 4: 245–256

Cranney A et al. (2002) Summary of meta-analyses of therapies for postmenopausal osteoprosis. Endocrine Rev 23 (4): 570–578

Delmas PD (1999) How should the risk of postmenopausal women be assessed? Osteoporos Int 9 (Suppl 2): S33–S39

Eddy DM et al. (1998) Osteoporosis: Review of the evidence for prevention, diagnosis and treatment and cost-effectiveness analysis. Osteoporos Int 8: 31–37

Ekman M et al. (1991) Comparative absorption of calcium from carbonate tablets, lactogluconate/carbonate effervescent tablet, and chloride solution. Bone 12 (2): 93–97

Ettinger B et al. (1999) Reduction of vertebral fracture risk in postmenopausal women with osteoporosis treated with raloxifene: results from a 3-year randomized clinical trial. JAMA 282: 637–645

Finkelstein JS et al. (2003) The effects of parathyroid hormone, alendronate or both in men with osteoporosis. N Engl J Med 349: 1216–1226

Hauer D et al. (2000) Fluoride for the treatment of postmenopausal osteoporotic fractures: a meta-analysis. Osteoporos Int 11: 727–738

Hosking D et al. (2002) Once weekly alendronate produces a greater decrease in bone resorption than does daily risedronate. American Society for Bone and Mineral Research 24th Annual Meeting, San Antonio, Texas, Sept. 2002

Kannus P et al. (2000) Prevention of hip fracture in elderly people with use of a hip protector. N Engl J Med 343: 1506–1513

Lauritzen JB et al. (1993) Effect of external hip protectors on hip fractures. Lancet 341: 3–11

Lips P et al. (1996) Vitamin D supplementation and fracture incidence in elderly persons. A randomized, placebo-controlled clinical trial. Ann Intern Med 124: 400–406

Lufkin EG et al. (1992) Treatment of postmenopausal osteoporosis with transdermal estrogen. Ann Intern Med 117: 1–9

Marcus R (1993) Cyclic etidonate: has the rose lost its bloom? Am J Med 95: 555–556

Marcus R et al. (2002) Antiresorptive treatment of postmenopausal osteoporosis: Comparison of study designs and outcomes in large clinical trials with fracture as an endpoint. Endocrine Rev 23 (1): 16–37

Marshall D et al. (1996) Meta-analysis of how well measures of bone mineral density predict ocurrence of osteoporotic fractures. BMJ 312: 1254–1259

McClung M et al. (2001) Risedronate reduces hip fracturesin elderly postmenopausal women. N Engl J Med 344: 333–340

Meunier PJ et al. (2004) The effects of strontium ranelate on the risk of vertebral fracture in women with postmenopausal osteoporosis. N Engl J Med 350: 459–68

Neer RM et al. (2001) Effect of parathyroid hormone (1–34) on fractures and bone mineral density in postmenopausal women with osteoporosis N Engl J Med 344: 1434–1441

Orwoll E et al. (2000) Alendronate for the treatment of osteoporosis in men. N Engl J Med 343:604–610

Pfeifer M et al. (2000) Effects of a short-term vitamin D and calcium supplementation an body sway and secondary hyperparathyroidism in elderly women. J Bone Mineral Res 15: 1113–1118

Pfeifer M et al. (2004) Effects of a new spinal orthosis on posture, trunk strength and quality of life in women with postmenopausal osteoporosis – A randomised trial. Am J Phys Med Rehabil 83: 177–186

Recker RR et al. (1995) Correcting calcium nutritional deficiency prevents spine fractures in elderly women. J Bone Miner Res 9: 1961–1966

Reginster J et al. (2000) Randomized trial of the effects of risedronate on vertebral fractures in women with established postmenopausal osteoporosis. Osteoporos Int 11: 83–91

Reginster JY et al. (1993) Acute biochemical variations induced by four different calcium salts in healthy male volunteers. Osteoporos Int 3 (5): 271–275

Reginster JY et al. (2001) Influence of daily calcium and vitamin D supplementation on parathyroid hormone secretion. Gynecol Endocrinol 15: 56–62

Ringe JD et al. (2001) Alendronate treatment of established primary osteoporosis in men: results of a 2-year prospective study. J Clin Endocrinol Metab 86 (11): 5252–5255

Ross PD et al. (1991) Pre-existing fractures and bone mass predict vertebral fracture incidence in women. Ann Intern Med 114: 919–923

Roussouw JE (2002) for the WHI Investigators Writing Group. Risks and benefits of estrogen plus progestin in healthy postmenopausal women. JAMA 288: 321–333

Saag K (1998) Alendronate for the treatment of glucocorticoid-induced osteoporosis. N Engl J Med 339: 292–299

Sinaki M et al. (2002) Stronger back muscles reduce the incidence of vertebral fractures: A prospective 10 year follow-up of postmenopausal women. Bone 30: 836–841

Tinetti ME (2003) Preventing falls in elderly people. N Engl J Med 348: 42–49

Trivedi DP et al. (2003) Effect of four monthly oral vitamin D_3 (cholecalciferol) supplementation on fractures and mortality in men and women living in the community: a randomized, doubleblind controlled trial. BMJ 326: 469–475

Wasnich RD, Miller PD (2000) Antifracture efficacy of antiresorptive agents are related to changes in bone density. J Clin Endocrinol Metab 85: 231–236

WHI – The Women's Health Initiative Study Group (1998) Design of the Women's Health Initiative clinical trial and observational study. Control Clin Trials 19: 61–109

Internetadresse

Dachverband Osteologie der deutschsprachigen wissenschaftlichen Gesellschaften (DVO) www.bergmannsheil.de/leitlinien-dvo

5.2 Rehabilitation in der Rheumaorthopädie

K. Tillmann

Die Definition des Begriffes *Rehabilitation* ist in verschiedenen Quellen im Wortlaut unterschiedlich, im Sinn aber gleich. Gemeint ist die möglichst umfassende Wiedereingliederung und auch Eingliederung eines körperlich und/oder geistig behinderten, kranken oder wiedergenesenen Menschen in das soziale Leben, wenn möglich einschließlich des beruflichen: mit dem Ziel der Selbstständigkeit, weitgehender Unabhängigkeit – zur Vermeidung gesellschaftlicher Isolation.

Die *Rheumaorthopädie* als Subspezialität der Orthopädie und der orthopädischen Chirurgie beinhaltet die spezielle orthopädische Behandlung und Betreuung von Patienten, die an entzündlichen rheumatischen Krankheiten leiden – operativ wie konservativ. Bei diesen Patienten stehen die schmerzhaften Funktionsstörungen der Haltungs- und Bewegungsorgane, insbesondere der Gelenke und Sehnen, absolut im Vordergrund.

Flankiert von physikalischen und orthetischen Maßnahmen steht im Mittelpunkt die operative Therapie, die immer dann indiziert ist, wenn es nicht gelingt, den Krankheitsverlauf mit medikamentösen Mitteln, sei es systemisch oder lokal, unter Kontrolle zu bringen.

5.2.1 Problemstellung

Schwierig ist in der Rheumaorthopädie die Grenzziehung zwischen Therapie und Rehabilitation. Soweit es sich nicht um präventive Maßnahmen handelt, wie z. B. orthetische Versorgungen zur Vermeidung von Deformierungen oder um frühe Synovektomien zur Verhinderung von Gelenk- und Sehnendestruktionen, dient an sich die gesamte Rheumaorthopädie dem Zweck der Rehabilitation. Selbst die präventive Behandlung ist hier einzuordnen, wenn sie gleichzeitig zur Schmerzlinderung und zur Verbesserung von Gelenk- und Sehnenfunktionen eingesetzt wird.

Es ist aber nicht Sinn und Aufgabe dieses Beitrags, die Rheumaorthopädie insgesamt abzubilden – was auch den vorgesehenen Rahmen sprengen würde. Es soll daher versucht werden, aus dem Gesamtkomplex einen entscheidenden Abschnitt herauszulösen, der seltener im Zusammenhang und selbst in Zuordnung zu bestimmten Operationsverfahren oder Gelenkregionen, meist am Ende wissenschaftlicher Arbeiten und manchmal eher beiläufig und stiefmütterlich behandelt wird. Gemeint sind die rehabilitativen Maßnahmen, die der rheumaorthopädischen Therapie, insbesondere den Operationen folgen.

Es sollen Mittel und Wege aufgezeigt werden, die geeignet sind, nach der »akuten« Behandlung, z. B. in der Remissionsphase nach einem entzündlichen Schub oder aber nach einer Operation Bewegungsfunktionen wiederherzustellen, zu verbessern und zu erhalten.

Dies ist die somatische Seite der Betrachtung, eigentlicher Gegenstand dieses Beitrags. Es gibt aber auch einen wichtigen psychologischen Aspekt, der leider oft zu wenig gesehen und genutzt wird. Gerade für eine Operation müssen Patient und oft auch Arzt psychische und organisatorische Hemmschwellen überwinden, wozu Mut und Kraft gehört. Dieser Aufwand muss sich lohnen. Spürt der Patient den Operationserfolg, was oft schon früh der Fall ist, so erzeugt dies einen großen Optimismus und weckt Hoffnungen und Erwartungen auf Verbesserung seiner Gesamtsituation.

In dieser Phase ist der Patient (und auch oft der Behandler) ungewöhnlich motiviert und kooperationsbereit. Es kann ein nicht wieder gut zu machender Fehler sein, diese Motivation nicht rehabilitativ zu nutzen, da sie erfahrungsgemäß mit größerwerdendem zeitlichem Abstand zwischen Therapie und anschließender Rehabilitation wieder abnimmt: Der Alltag kehrt zurück.

Eine sehr gute Chance bietet die Anschlussheilbehandllung, wenn sie nicht unter ökonomischen Zwängen zum reinen Bestandteil der »Akuttherapie« verkommt, womit eine einmalige Chance für eine anspruchsvolle, qualifizierte Rehabilitation vertan wird. Man sollte es nicht vergessen: Die beste Psychotherapie für einen funktionell schwer betroffenen Rheumatiker ist eine gut indizierte und gut gelungene Operation, wodurch gerade zu diesem Zeitpunkt die besten Voraussetzungen für eine konservative Nachbehandlung in einer Rehabilitationseinrichtung bestehen.

Dass das Gelingen einer Operation weitgehend von der Operationstechnik abhängt, versteht sich von selbst. Bei einem Rheumatiker gibt es eine Regel, die besonders beachtet werden muss. Gewebeschonendes und anatomisches Präparieren ist oberstes Gebot. Wer unter Zeitdruck oder mit dem Ehrgeiz von Zeitrekorden operiert, sollte sich von Rheumatikern fernhalten. Die Kooperationsfähigkeit der ohnehin schmerzgepeinigten Rheumatiker in der Nachbehandlung hängt weitgehend davon ab, wie schonend während des Eingriffes mit den entzündlich vorgeschädigten Geweben umgegangen worden ist, desgleichen das Ausmaß postoperativer Schwellungen.

Je früher die Patienten aus der stationären »Akutbehandlung« entlassen werden, umso drängender werden diese Probleme. Mit antiphlogistischen, analgesierenden und abschwellenden medikamentösen, v. a. aber physikalischen Maßnahmen wie Lagerung, manuelle Lymphdrainage, Kältetherapie (Kaltpackungen, flüssiger Stickstoff, Kältekammer – wo vorhanden) lassen sich die Voraussetzungen für die meist nach Operationen im Vordergrund stehende Bewegungstherapie verbessern. Natürlich lässt sich nicht alles, was intra-, peri- und unmittelbar postoperativ meist aus ökonomischen Zwängen versäumt wurde, in der Rehabilitationsphase nachholen – zumal wenn auch diese zeitlich auf Anordnung der Geldgeber unsinnig limitiert wird.

Ebenso wichtig ist die Indikation. Oft konkurrieren mehrere operative Notwendigkeiten miteinander. Zwar wurden Regeln aufgestellt, in welcher Reihenfolge man optimal vorgehen solle – »von peripher nach zentral« und der Start mit einer »Winner-Operation« –, die sich aber nicht immer einhalten lassen. Wichtiger ist es, den Patienten nach seinen hauptsächlichen funktionellen Notwendigkeiten und seinen stärksten Behinderungen, v. a. aber nach seinen Schmerzen zu befragen und dann *gemeinsam* eine Behandlungsstrategie festzulegen, die je nach Krankheitsverlauf erforderlichenfalls angepasst werden muss. Es ist ein gravierender Fehler, Veränderungen, die besonders ins Auge fallen oder die man – auch unter dem Gesichtspunkt der Fallpauschalen oder der eigenen Fähigkeiten – selbst besonders zu behandeln wünscht. Es gibt nichts Schlimmeres, als am Bedarf des Patienten vorbei zu operieren.

Die Behandlung eines rheumakranken Patienten ist und bleibt durchgehend eine interdisziplinäre Aufgabe, d. h. eine ganzheitliche Therapie. Je wirksamer die medikamentösen Maßnahmen greifen, umso besser die Gesamtaussichten der Rehabilitation. Es ist allerdings erfahrungsgemäß wie auch nachgewiesenermaßen keineswegs hauptsächlich vom Effekt der systemischen Therapie abhängig, ob eine lokale operative Maßnahme ein gutes oder schlechtes Resultat erbringt. Das gilt (entgegen früheren Auffassungen) nicht einmal für die Synovektomie: Viel entscheidender ist hier die Operationstechnik.

Natürlich ist es wenig sinnvoll, sich in der Rehabilitation nur auf die operierten Gelenke zu beschränken. Gerade bei multipel behinderten Patienten muss die rehabilitative physikalische Therapie optimal genutzt werden, um die Gesamtsituation des Patienten zu verbessern. Auch die medikamentöse Behandlung kann in dieser Phase überprüft und ggf. optimiert werden. Eine eingespielte, interdisziplinäre Zusammenarbeit ist hier von unschätzbarem Wert – vorausgesetzt, die Zeit der stationären Rehabilitation reicht dazu aus.

Methoden

Unter Berücksichtigung der wichtigsten Operationsregionen und der am häufigsten durchgeführten operativen Eingriffe sollen die hauptsächlichen rehabilitativen Maßnahmen besprochen werden. Dabei ist zu berücksichtigen, dass die Planung der Rehabilitation nicht nur von der Art des Eingriffes, sondern auch vom operativen Zugang abhängt.

Ebenfalls muss natürlich auch die Mitarbeit des Patienten, sein Alter und sein allgemeiner Kräftezustand in Betracht gezogen werden. Bei rheumatischen Patienten mangelt es – und das sollte man immer bedenken – eher an der Kooperationsfähigkeit als an der Kooperationsbereitschaft.

Wenn im Folgenden gezielte Behandlungsempfehlungen für die Rehabilitation von Funktionen bestimmter Gelenke und Körperregionen angegeben werden, so soll das nicht besagen, dass dabei die ganzheitliche Betrachtung und Behandlung des Patienten vergessen wird. Diese lässt sich jedoch in diesem Rahmen schwer darstellen, sodass die Beschränkung auf eine gezielte Auflistung der lokalen Möglichkeiten und Notwendigkeiten erforderlich ist. Entsprechend die Gliederung der konkreten Empfehlungen – von kranial nach kaudal und von zentral nach peripher.

Die nachfolgende Übersicht kann und will keinen Anspruch auf Vollständigkeit erheben. Sie gibt hauptsächlich Auskunft über das eigene Vorgehen. Wie überall, so führen auch in der Rheumaorthopädie und der zugehörigen Rehabilitation viele gute Wege zum Ziel, die sich aus dem individuellen Vorgehen und den damit verbundenen Eigenerfahrungen ergeben.

5.2.2 Strategie und Therapie

Halswirbelsäule

Die orthetische wie auch die operative Behandlung erfolgt vorzugsweise aufgrund von Instabilitäten, besonders atlantoaxial. Den Anstoß zur Therapie geben meist lokale, aber auch radikuläre Schmerzen, seltener initial zunächst noch diskrete Kompressionserscheinungen des Myelon. Nicht selten wird eine Instabilität im oberen HWS-Bereich aufgrund geringfügiger Beschwerden oder einer gezielten Untersuchung vor einer geplanten Intubationsnarkose festgestellt. In diesen Fällen wird die Indikation zu einer Therapie, die den Ansprüchen der Verhältnismäßigkeit gerecht werden soll, oft schwierig. Heute entscheidet meist der neurologische Verlauf sowie die kernspintomographisch feststellbare Situation des Halsmarks.

Spontankonsolidierungen sind möglich. In der Übergangszeit, wie auch bei frühen symptomfreien oder -armen Befunden, kommen leichte orthetische Maßnahmen wie elastische Halskrawatten in Frage, die mehr eine Mahn- als eine Fixierungsfunktion haben.

> Voluminöse und starre Orthesen sind in diesem Stadium eher schädlich als wirksam. Sie werden meist auch vom Patienten schlecht akzeptiert.

Wenig bekannt, aber nützlicher sind stabilisierende krankengymnastische Maßnahmen, wobei nur in reklinierenden Richtungen isometrisch geübt werden soll.

> **Cave**
> Inklinierende Übungen müssen bei Instabilitäten der oberen Halswirbelsäule unbedingt vermieden werden.

Es besteht sonst die Gefahr einer weiteren Destabilisierung, möglicherweise mit der Folge einer vermehrten Stenose und Halsmarkkompression. Ist der Patient verständig, so kann er nach entsprechender krankengymnastischer Instruktion auch wirkungsvoll eigentätig üben.

Steigt das Risiko einer Querschnittslähmung, so ist natürlich eine Spondylodese, je nach Situation mit oder ohne Einbeziehung des Okziput erforderlich. Auch tiefere instabile Segmente müssen versteift werden, wenn sie Kompressionserscheinungen verursachen oder zu verursachen drohen.

Wenn eine stabile Fixierung in guter Position gelingt, ist die Nachbehandlung meist relativ anspruchslos. Es kann dann oft auf umfangreiche, belastende stabile Orthesen verzichtet werden, die allerdings bei mangelnder Stabilität situationsentsprechend erforderlich werden können. Ansonsten reicht als »Erinnerung« auch hier das kurzfristige Tragen einer elastischen Halskrawatte aus.

Nach Abgewöhnen der Orthesen empfiehlt sich in jedem Fall eine krankengymnastische Behandlung zur Kräftigung und Stabilisierung (s. oben), natürlich unter Verzicht auf jegliche Mobilisierung.

Brust- und Lendenwirbelsäule

Während bei der Mehrzahl entzündlich-rheumatischer Krankheiten der Befall dieser Wirbelsäulenabschnitte eine untergeordnete Rolle spielt, stellen sie bei den Spondarthritiden, insbesondere bei der Spondylitis ankylosans, zusammen mit den Sakroiliakalgelenken, die Hauptlokalisation der Krankheitserscheinung dar. Ziel der Behandlung ist es, die Versteifungen und vor allen Dingen die Deformierungen in Grenzen zu halten. Während die Sakroiliakalgelenke bei Versteifung in guter Stellung den Patienten nur wenig beeinträchtigen, können die Veränderungen der Brust- und danach der Lendenwirbelsäule neben der Schmerzbeeinträchtigung zu massiven und nur operativ korrigierbaren schweren Funktionsbeeinträchtigungen führen, die für die betroffenen Patienten schicksalsentscheidend sind.

Nach unserer Erfahrung aus früheren Jahren, in denen im Fall guter Verträglichkeit mit diesen Medikamenten deutlich freizügiger umgegangen wurde, ist die schmerzlindernde und ossifikationshemmende Wirkung insbesondere von Indometacin oft eindrucksvoll. Sie liefert optimale Voraussetzungen für die rehabilitative physikalische, insbesondere krankengymnastische Behandlung zur Verhütung massiver Einsteifungen und Deformierungen. Obwohl bei entzündlichen Veränderungen heute die Kältetherapie dominiert, lohnt es sich bei diesen Patienten, auch die Wirkung der Wärme zu erproben – insbesondere von feuchter Wärme (Bewegungsbäder und Peloide).

Früher waren stationäre Heilverfahren in längstens 2-jährlichen Abständen üblich, wobei über die notwendige mindestens 4-wöchige Dauer dieser Behandlungsmaßnahmen auch heute noch unter allen erfahrenen Ärzten Einigkeit herrscht, was jedoch von den Kostenträgern meist nicht mehr berücksichtigt wird. Die Investition lohnte sich, weil die betroffenen Patienten mehrheitlich im Arbeitsprozess verblieben. In Zeiten hoher Arbeitslosigkeit spielt diese Überlegung aber heute anscheinend keine Rolle mehr.

> Bei erheblichen Deformierungen können gut geplante, gezielte Korrekturspondylodesen spektakuläre Ergebnisse bringen und das Schicksal betroffener Patienten grundlegend zum Positiven wenden. Diese Operationen sollten spezialisierten Zentren vorbehalten bleiben, da sie je nach Situation u. U. in mehreren Etagen erfolgen müssen.

Bei stabiler innerer Fixierung kann schon während der Phase der orthetischen Versorgung eine kräftigende, erforderlichenfalls auch mobilisierende krankengymnastische Behandlung der nicht fixierten Gelenke und Wirbelsäulenabschnitte erfolgen – natürlich nach Maßgabe der operierenden Klinik. Nach der Freigabe kann diese Behandlung entsprechend ausgedehnt werden, wobei auch die Atemgymnastik zu intensivieren ist.

Schulter

Die Schultergelenke sind an der oberen Extremität neben den Handgelenken am häufigsten befallen – häufiger als die Ellbogengelenke. Trotzdem werden sie insgesamt seltener operativ angegangen, sodass die Schulter auch als ein »vernachlässigtes Gelenk« bezeichnet wurde – trotz großer Bedeutung für die allgemeine Behinderung rheumatischer Patienten. Ein Grund mag darin liegen, dass dieses Gelenk – im Gegensatz zum Ellbogen – durch schienende Abstützung am Oberkörper zur Verringerung der Schmerzen besser geschont werden kann. Mit dieser Schonung ist natürlich auch eine relativ rasche Beweglichkeitseinbuße verbunden, der nur durch eine behutsame mobilisierende krankengymnastische Behandlung schon in relativ frühen Phasen der lokalen Erkrankung entgegengewirkt werden kann.

Auch hier spielt die Unterwassergymnastik durch die Verminderung der Schwerkraft des Armes eine sehr positive, entscheidende Rolle. Den Patienten muss geraten werden, nach Möglichkeit die Warmwassertage der Rheuma-Liga zu nutzen, wo vorhanden. Selbst Defizite einer entzündlich geschädigten Rotatorenmanschette lassen sich dabei kompensieren.

Muss die Indikation zu einem operativen Eingriff gestellt werden, so stehen die bewegungserhaltenden Eingriffe ganz im Vordergrund: Synovektomie, Resektions- und Alloarthroplastik sowie Doppelosteotomie. Bei den 3 erstgenannten Eingriffen steht zunächst die passive, danach die aktive Mobilisierung im Mittelpunkt. Ergänzend zur krankengymnastischen Behandlung hat sich dabei die Anwendung von Motorschienen (»passive continuous motion«; PCM) sehr bewährt.

Die aktive Beübung erfolgt schon aus Schmerzgründen meist erst 2–3 Wochen, nach temporärer Durchtrennung oder Rekonstruktion der Rotatorenmanschette frühestens 6 Wochen postoperativ, wobei auch hier die Unterwassergymnastik von großer Bedeutung ist.

> Bei deutlicher Diskrepanz zwischen anatomischem Befund und postoperativer Mobilität sollte unbedingt an eine Narkosemobilisation gedacht werden, am besten erfahrungsgemäß in der 3. postoperativen Woche.
> Dabei sollte hauptsächlich in Abduktions- und Flexionsrichtung bewegt werden. Mobilisierende Rotationsbewegungen sind mit einem hohen Frakturrisiko behaftet, v. a. bei Vorliegen einer lokalen Osteoporose.

Die funktionell besonders wichtige Innenrotation muss behutsam krankengymnastisch wiedergewonnen oder ausgebaut werden. Ein gewisses Defizit an Außenrotation ist dagegen tolerabel – insbesondere bei ventralem Zugang mit temporärer Durchtrennung der Subscapularissehne. Eine ausgiebige Beweglichkeit in diese Richtung sollte nicht erzwungen werden.

Die Rehabilitation nach endoprothetischen Versorgungen der Schultergelenke ist deutlich einfacher als nach einer Resektionsinterpositionsarthroplastik, die wir nur bei jüngeren Patienten und bei Patienten mit hohem Funktionsanspruch indizieren, bei denen uns das Langzeitrisiko einer endoprothetischen Versorgung mit der möglichen Notwendigkeit einer späteren Reoperation (Wechsel) hoch erscheint.

Die Resektionsarthroplastik hat den Vorteil, dass der Rückzug zu einer endoprothetischen Versorgung deutlich weniger problematisch ist als ein Endoprothesenwechsel. Die Ergebnisse sind funktionell oft vergleichbar gut, wenngleich bei stärkerer Belastung öfter leichtere Beschwerden bleiben. Nachteil der Resektionsarthroplastik ist die Notwendigkeit einer langwierigen und anspruchsvollen Rehabilitation, die vom Patienten eine entsprechend gute Kooperation verlangt. Die postoperative Nutzung und Belastung des Gelenks kann allerdings dafür auch unbedenklicher und uneingeschränkter erfolgen als nach einer endoprothetischen Versorgung.

Die anspruchsloseste Rehabilitation kann die Doppelosteotomie für sich verbuchen, die lediglich das Ziel einer Schmerzlinderung verfolgt. Es kommt aber nach den Untersuchungen mehrerer Autoren doch zu einer limitierten Bewegungszunahme – vermutlich bedingt durch die Schmerzreduktion. Der Arm wird nach dieser Operation lediglich für einige Tage in einer Mitella ruhig gestellt. Die Dauer der Fixierung bestimmt der Patient, der auch von sich aus Arm und Gelenk wieder in Gebrauch nimmt.

> **Cave**
> Krankengymnastische Maßnahmen sind nach einer Doppelosteotomie kontraindiziert, da sie mit einem hohen Risiko von Pseudarthrosen belastet sind.

Nach versteifenden Eingriffen können bei guter Position der Arthrodese und nach Eintritt der knöchernen Durchbauung durch Ausschöpfung und Ausweitung der thorakoskapulären Beweglichkeit oft erstaunlich gute funktionelle Resultate erzielt werden. Allerdings wird eine primäre Arthrodese bei Rheumatikern angesichts der heutigen Möglichkeiten bewegungserhaltender und bewegungsverbessernder Operationen nur noch selten durchgeführt.

Ellbogen

Der Verlust der Beweglichkeit des Ellbogengelenks ist zwangsläufig mit einer schweren Funktionseinbuße der gesamten Extremität verbunden. Bei Einstellung in stumpfem Winkel kann der Mund nicht erreicht werden. Bei recht- oder spitzwinkliger Position ist besonders die Körperhygiene stark behindert oder unmöglich.

> Für das Ellbogengelenk gibt es keine »günstige« oder gar »optimale« Versteifungsstellung.

Es muss daher alles daran gesetzt werden, möglichst viel Beweglichkeit in der Region der Neutralstellung zu erhalten oder wiederherzustellen. Dasselbe gilt auch für die Unterarmdrehung (radio-ulnar).

Der Ellbogen gehört zu den Gelenken, bei denen sich meist schon in der frühen postoperativen Phase das endgültige Bewegungsresultat abzeichnet. Mit entsprechendem Aufwand und Einsatz muss die postoperative Behandlung erfolgen. Wird hier nicht mit größter Konsequenz schon in den ersten Tagen nach dem Eingriff durch Krankengymnastik, unterstützt durch Schienenlagerung, möglichst auch mit Motorschienen, selbst unter Inkaufnahme von Schmerzen zielstrebig und progressiv bewegt – aktiv wie passiv –, so ist das Versäumte später, wenn überhaupt, nur mit großem Zeit- und Arbeitsaufwand nachzuholen. Eine Narkosemobilisation bringt hier meist nur wenig.

Natürlich muss auf eine ausreichende Schmerzbehandlung geachtet werden, um neurodystrophischen Störungen vorzubeugen. Eine mäßige Beugekontraktur (möglichst unter 30°) kann eher in Kauf genommen werden als eine insuffiziente aktive Beugebeweglichkeit, die wenigstens 120° betragen sollte. Die Pronationsbeweglichkeit sollte mindestens 50° betragen, während bei guter Beweglichkeit der Nachbargelenke eine Supination von 30–40° ausreichen kann (ebenfalls beides aktiv).

Nach arthroplastischen Eingriffen bleibt nicht selten ein aktives Streckdefizit zurück, das den Patienten oft funktionell wenig beeinträchtigt – vorausgesetzt, er muss nicht über Kopf arbeiten oder als Lehrer an einer Tafel schreiben. Für diesen Fall ist eine gezielte Kinesotherapie nötig. Allerdings sollte schon der Operateur bei der Auswahl des Eingriffs und des Zugangs derartige funktionelle Notwendigkeiten in seinen Behandlungsplan einkalkulieren.

Handgelenk

Während an den Radiokarpal- und Interkarpalgelenken bewegungserhaltende mit versteifenden Eingriffen konkurrieren, muss das Radioulnargelenk für die Unterarmdrehung (s. oben) unter allen Umständen beweglich gehalten werden. Dies wird auch bei allen rheumaorthopädischen Eingriffen im Handgelenksbereich mit berücksichtigt: Eines der Hauptziele ist immer die Erhaltung, erforderlichenfalls auch Verbesserung einer zumindest schmerzarmen Unterarmdrehung.

> Für die radiokarpale/interkarpale Beweglichkeit (dorsal/palmar und radial/ulnar) ist entscheidend, dass der Funktionsbereich die Neutralstellung weitgehend mit erfasst – ungeachtet des absoluten Bewegungsausmaßes.

Der Großteil der Patienten ist auch damit zufrieden, dass diese Beweglichkeit gegen eine Schmerzreduktion eingetauscht wird. Wichtiger als die Beweglichkeit ist an diesen Gelenken Stabilität und mehr noch die Schmerzbefreiung oder doch zumindest die Linderung auf ein erträgliches Maß. Das »Schlüsselgelenk der Hand« ist bezüglich der Schmerzhaftigkeit besonders empfindlich, da eine Schonung bei allen Alltagsfunktionen so gut wie unmöglich ist.

Die Diskussion um die optimale Arthrodesenposition und damit natürlich auch darum, welche Bewegungseinschränkungen hingenommen werden können, scheint nie zu enden. Früher hielt man bei einer Ulnaradduktion von 5–10° eine Dorsalextension von 10–15° für optimal, da sie durch die Verkürzung des Arbeitsweges der Fingerbeuger für den kraftvollen Faustschluss von Vorteil ist. Heute hält man eine leichte Flexionsstellung von 5–10° für günstiger, da bestimmte Alltagsfunktionen (Körperhygiene, Knöpfe schließen) in dieser Position leichter durchführbar sind.

Persönlich meine ich, dass man den Patienten an dieser Entscheidung beteiligen muss – besonders dann, wenn beidseitig versteift werden soll. Theoretisch kann im Zweifelsfall die optimale Stellung durch eine temporäre Gipsfixierung simuliert werden. Eine kleine Schiene aus thermoplastischem Kunststoff entsprechend einer Radialisschiene ist nach unserer Erfahrung praktikabler und zum Test ausreichend.

Bei beidseitiger Versteifung hat es sich bewährt, eine Seite gering extendiert, die andere gering flektiert einzustellen – beides nahe der Neutralstellung.

> Auch nach versteifenden Operationen sollte die Unterarmdrehung sofort beübt werden. Sie ist funktionell wesentlich wichtiger als die Beuge-/Streckbeweglichkeit des Handgelenks.

Die radiokarpale Beweglichkeit wird natürlich nach bewegungserhaltenden Eingriffen auch geübt, wobei die Bewegungen in der Umgebung der Neutralstellung wichtiger sind als das Ausmaß der Gesamtbeweglichkeit. Diese sollte nicht auf Kosten der Schmerzlinderung optimiert werden (s. oben).

Nach ausgedehnten Eingriffen im Bereich des Handgelenks, insbesondere nach Rezidiveingriffen, kann es zu stärkeren Schwellungen der gesamten Hand kommen, die möglichst bald und konsequent mit medikamentösen und physikalischen Maßnahmen (Lagerung, Kältebehandlung, manuelle Lymphdrainage) angegangen werden müssen.

> **Cave**
> Die Hautdurchblutungsverhältnisse auf der Streckseite des Handgelenks sind problematisch. Hier kommt es postoperativ besonders häufig zu Wundheilungsstörungen – auch zu Hautnekrosen. Bei Rezidiveingriffen besteht diesbezüglich eine besondere Gefährdung.

Neben der Operationstechnik ist somit v. a. die rasch einsetzende Abschwellung von größter prognostischer Bedeutung. In Risikofällen setzen wir schon unmittelbar nach Hautverschluss Dauerinfusionen mit HES-Lösung ein, um die Mikrozirkulation zu verbessern. Die Effektivität aller abschwellenden Behandlungsmaßnahmen (s. oben) entscheidet insbesondere an Hand und Fuß über das letztendliche Bewegungsresultat. Kommt es zu Komplikationen, so sind Einschränkungen der Dorsal-Palmar-Beweglichkeit des Handgelenks meist unvermeidlich, jedoch gegenüber der Wundheilung von untergeordneter Bedeutung.

Sehnen(scheiden)

Die typischen entzündlich-rheumatischen Veränderungen von Sehnen und Sehnenscheiden, die am häufigsten zum Gegenstand rheumaorthopädischer Behandlung werden, spielen sich im Bereich der Hände, danach der Füße ab. Prinzipien und auch Risiken der rehabilitativen Therapie sollen deshalb an dieser Stelle aufgezeigt und kurz erläutert werden.

Nach Synovektomien in *Handgelenksbereich*, streck- wie beugeseitig, steht bei erhaltener Sehnenkontinuität die Kinesotherapie im Vordergrund: zunächst die aktive und passive Krankengymnastik, später – wenn erforderlich und verfügbar – speziell die funktionelle Ergotherapie.

Sind bereits Läsionen vorhanden, die die Gleitfähigkeit der Sehnen beeinträchtigen, so ist die gezielte und konsequente Behandlung umso wichtiger, um Adhäsionen zu vermeiden und das Risiko von Reoperationen (Tenolysen) zu minimieren. Von Vorteil ist dabei, dass die Tenosynovektomien Platz für das Sehnengleiten schaffen. Auflagen bezüglich der aktiven Bewegungsübungen sind dann erforderlich, wenn Rupturgefahr besteht oder wenn Ringbänder rekonstruiert oder gerafft werden mussten. Letzteres ist relativ selten der Fall und muss natürlich vom Operateur dem rehabilitierenden Arzt und Physiotherapeuten detailliert mitgeteilt werden.

Nach vorbestehender Medianuskompression sind – mit Ausnahme einer kräftigenden Behandlung der möglicherweise geschwächten Thenarmuskulatur – keine besonderen rehabilitierenden Maßnahmen erforderlich.

Nach länger bestehenden Kontrakturen von Fingergelenken, insbesondere Beugekontrakturen, ist es manchmal schwer, klinisch zu differenzieren, ob die Gleitstörung der Sehnen einerseits oder die Gelenkkontraktur andererseits als primär oder sekundär zu sehen ist. Manchmal ist die Unterscheidung nur intraoperativ möglich. In der Nachbehandlung wird dem meist weniger Beachtung geschenkt, wenngleich ein gezielter differenzierter Therapieansatz vorteilhaft sein kann. Auch hier ist wieder eine Mitteilung des Operateurs an die nachbehandelnden Kollegen erforderlich.

Nach Rekonstruktionen rupturierter Sehnen auf der Streckseite steht in den ersten 3 postoperativen Wochen die passive, überlappend auch die aktiv-assistierte Beübung im Vordergrund, wobei die Nähte nicht überlastet werden dürfen.

> Die Verwendung dynamischer Schienen ist oft erforderlich, wogegen starre Lagerungsschienen nur bei äußerst ungünstigen Nahtverhältnissen eingesetzt werden.

Da nach Massenrupturen aus technischen Gründen nicht immer eine funktionell optimale Rekonstruktion erreichbar ist, ist die Verwendung von individuell angefertigten dynamischen Schienen für die funktionelle Anpassung evtl. auch über längere Zeit unentbehrlich. Bei günstigen Verhältnissen erfolgt üblicherweise die Freigabe schon nach 3 Wochen. Kräftigere Belastung wird dann bereits nach 6 Wochen erlaubt. Generell sind die Erfolgsaussichten dieser nicht seltenen Rekonstruktionen sehr gut, sodass sich die Mühe lohnt.

Problematischer sind Eingriffe an den *Beugesehnen*, weniger im Bereich des Handgelenks (Karpaltunnel) als vielmehr an den Fingern (Exzisionen größerer Sehnenknoten, Sehnennähte, Sehnentransfer). Die Wiederherstellung der Gleitfähigkeit erfordert mehr Behandlungsaufwand.

Cave
Infolge der schlechten Sehnenqualität sind trotz korrekter Nahttechnik selbst nach mehr als 6 Wochen noch Rerupturen möglich.

> Bei Rupturen tiefer Beugesehnen ist zu überlegen, ob nicht eine Versteifung der distalen Interpatangealgelenke in funktionell guter Stellung einer aufwändigen und vielleicht unsicheren Sehnenrekonstruktion vorzuziehen ist.

Dies gilt besonders, wenn diese Gelenke bereits stärker verändert sind. Sind sie jedoch noch in einwandfreiem Zustand, so stellt sich diese Frage bei den heutigen Operations- und Verbandstechniken nur noch selten. Nach Sehnenkonstruktionen muss allerdings mit gebotener Vorsicht (s. oben) nachbehandelt werden: unter Vermeidung stärkerer Belastungen für wenigstens 8 Wochen. Der Patient muss entsprechend instruiert werden.

Kommt es in der Rehabilitationsphase zu Sehnenrupturen, so sind diese beugeseitig nicht zu übersehen.

Cave
An der Streckseite des Handgelenkes kann die Erkennung von Sehnenrupturen schwierig sein, da die distalen Sehnenstümpfe oft am distalen Rand des Retinaculum extensorum fest werden.

Bei Flexion des Handgelenkes strecken sich dann die Finger automatisch, was von vielen Patienten funktionell auch geschickt ausgenutzt wird und die Diagnose erschwert und oft verzögert. Die Diagnose wird offenbar, wenn der Patient vergebens versucht, bei gestrecktem Handgelenk die Finger zu heben.

Die Rehabilitation operativer Behandlungen von Sehnenaffektionen im Bereich der *Füße* erfolgt üblicherweise in Kombination mit der Wiederherstellung der meist simultan operierten benachbarten Gelenke (s. oben).

Nach Tenosynovektomien oder Sehnenrekonstruktionen im Rückfußbereich (am häufigsten der M.-tibialis-posterior-Sehne, oft in Kombination mit Arthrodesen am Talonavikular- und dem Talokalkanealgelenk, ebenso nach fibularem Bandersatz auch zusätzlich zur endoprothetischen Versorgung der oberen Sprunggelenke) sind sowohl die fixierenden orthetischen Protektionen als auch remobilisierende Maßnahmen sowohl auf die Gelenk- wie auch auf die Sehnenfunktion ausgerichtet. Dasselbe gilt für Tenosynovektomien, Tenolysen und Rekonstruktionen (meist Sehnenverlängerungen oder -verlagerungen) auf der Streckseite, Replazierungen und Nähte auf der Beugeseite (im Vorfußbereich). Sie fallen im Rahmen komplexer Korrekturen schwerer Vorfußdeformierungen relativ häufig an.

Natürlich sind hier die Ansprüche an die Rehabilitation funktionsentsprechend weniger differenziert als an der Hand. Meist handelt es sich um globale Mobilisierungen, Stabilisierungen und korrigierende Übungen gegen Rezidive von Fehlstellungen.

Neurodystrophische Störungen

Neurodystrophische Störungen sind nach rheumatischen Eingriffen relativ selten. Möglicherweise bietet die vielfach laufende Kortisonmedikation, die perioperativ häufig durch eine Stoßbehandlung intensiviert wird, einen guten Schutz. Zum Vollbild eines M. Sudeck kommt es kaum. Da neurodystrophische Störungen nach rheumaorthopädischen Eingriffen unserer Erfahrung nach besonders problematisch und überwiegend im Bereich der Hand, speziell am Handgelenk auftreten, sollen sie an dieser Stelle erwähnt werden. Als weitere Lokalisationen sahen wir bei unseren Patienten den Befall der Kniegelenke (besonders der Kniescheibe), der Ellbogen- und der Schultergelenke sowie der Füße, speziell der Sprunggelenke.

Diskretere Veränderungen werden häufig übersehen und können die postoperative funktionelle Rehabilitation lokal empfindlich stören. Hinweisend sind – wie auch bei Nichtrheumatikern – persistierende Schwellungen, Glanzhaut und oft nur leichte Hautrötungen, besonders aber die typischen Schmerzen (Spannung, »Ringgefühl«, dumpfer Schmerzcharakter, Ruheschmerz).

Neben der Erhöhung der Kortisondosis kommt medikamentös v. a. Kalzitonin zum Einsatz, initial erforderlichenfalls auch Transquilzer (Diazepam), stark wirkende Analgetika wie Dolantin sowie Neuroleptika, evtl. kombiniert als »lytische Behandlung«. Diese ist allerdings nur stationär durchzuführen. Viele Kliniken haben hier vielfältige und bewährte Behandlungskonzepte, die sich in diesem Rahmen unmöglich auflisten lassen.

An physikalischer Therapie kommen Vierzellen- und Stanger-Bäder mit absteigender Galvanisierung in Frage; für längere Dauer auch kontrastarme Wechselbäder, die die Patienten nach entsprechender Anleitung auch selbst zu Hause ohne großen Aufwand und praktisch kostenfrei durchführen können.

Während der Behandlung sollte unter Beachtung der Schmerzgrenze aktiv wie passiv weiter geübt werden, wobei mit gewissen Tricks die Schmerzgrenze vorsichtig hinausgeschoben werden kann.

Fingergelenke

> Im Zusammenhang mit dem Rehabilitationsgedanken steht hier bei der meist schlechten Ausgangssituation die Verhinderung von Verschlechterungen oder die Wiederherstellung der Hauptgreiffunktionen im Vordergrund: Breitgriff, Schlüsselgriff und Präzisionsgriff.

Demgegenüber sind detailliertere Greifformen von minderer Bedeutung. Der volle Faustschluss unter Beteiligung aller Fingergelenke ist oftmals nicht erreichbar. Oft muss dem Rheumatiker die deutlich schwächere «kleine Faust" mit Beugung insbesondere der PIP-Gelenke genügen. Die Möglichkeit einer weitgehenden Öffnung der Hand ist unabdingbare Voraussetzung zur funktionellen Ausübung der oben genannten Greifformen: Ohne diese wären sie wertlos.

Um den *Daumen* gegen die Langfinger einsetzen zu können, bedarf es dessen opponierender Beweglichkeit von der Basis her und seiner peripheren Stabilität für den kraftvollen Einsatz.

> Bei Rheumatikern ist die Mobilität des Daumensattelgelenks wichtiger als seine Stabilität. Deren Fehlen wird bei Schmerzfreiheit oder geringer Schmerzhaftigkeit von den Patienten oft gar nicht bemerkt oder sogar als Erleichterung empfunden.

Instabilitäten des Daumensattelgelenkes realisieren die Patienten sehr oft erst dann, wenn durch entsprechende operative Maßnahmen eine Verbesserung erzielt worden ist, die dann natürlich dankbar angenommen wird. Die Kompensation von Instabilitäten dieses Gelenkes setzt allerdings eine ausreichend kräftige Thenarmuskulatur voraus, die wiederum von der motorischen Medianusfunktion abhängig ist. Häufigster Grund für Beeinträchtigungen dieser Motorik und mehr noch der Sensibilität, die für die Funktion des Daumens unabdingbar ist, sind proximale Beugertensynovitiden im Karpaltunnel (s. oben). Die proximalen Rupturen der langen Daumenbeugesehne, meist verursacht durch palmare Kapseldefekte über dem Os naviculare, können natürlich ebenfalls der Rehabilitation der Daumenfunktion im Wege stehen.

> An den peripheren Gelenken des Daumens ist die Stabilität und die korrekte Stellung von großer Wichtigkeit, ebenso natürlich die Schmerzfreiheit.

Bei guter Funktion des Daumensattelgelenkes kann eine Arthrodese der beiden peripheren Gelenke funktionell durchaus kompensiert werden. Für die Erreichung des Spitzgriffs des Daumens mit den übrigen Fingern ist neben der korrekten, etwa um 10° vermehrten Opposition und der geraden Achsenstellung eine gegenüber der physiologischen Mittelstellung gering vermehrte Extension zugunsten eines funktionellen Längengewinns günstig.

An den *Fingern II–V (»Langfinger«)* sind die MCP-Gelenke häufigstes Ziel lokaler Behandlungen: operativ wie konservativ. Die typische Ulnardeviation, häufig kombiniert mit palmaren Subluxationen der Grundgliedbasen, stört funktionell wie kosmetisch.

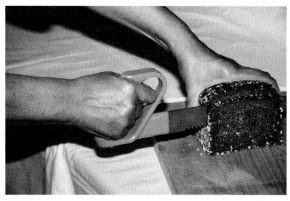

Abb. 5-4. Spezialmesser »Ergomini-Design«: gegen Ulnardeviation der Finger II–V und ulnar-palmare (Sub-)luxation der Handwurzel

> **Cave**
>
> Die ulnare Abweichung ist sowohl durch die Schwerkraft in Ruhehaltung als auch durch den Präzisions- und den Schlüsselgriff vorprogrammiert. Auch nach operativer Korrektur ist durch diese in der Alltagsfunktion unentbehrlichen Greiffunktionen eine hohe Rezidivgefahr gegeben.

Rehabilitativ wird dem am wirkungsvollsten durch den sog. »Gelenkschutz« entgegengewirkt. Dabei wird versucht, Greifformen und Belastungen zu vermeiden, die Deformierungen im Bereich der Hand Vorschub leisten. Griffe von Werkzeugen, die dies berücksichtigen, und spezielle zweckdienliche Hilfsmittel (Abb. 5-4) werden in der Ergotherapie angeboten oder gefertigt, ihr Gebrauch wird trainiert. In der funktionellen Ergotherapie werden formkorrigierende Übungen gelehrt.

Schienen, die den typischen Deformierungen entgegenwirken, gibt es in zahlreichen Variationen – starr oder dynamisch. Nach unseren Erfahrungen kann mit solchen Orthesen zwar die Progredienz von Deformierungen verzögert, aber nicht dauerhaft verhindert werden. Eine wirkliche Korrektur ist damit kaum möglich. Somit sollte man sich insbesondere vor umfangreicheren Schienenversorgungen Gedanken darüber machen, ob man die mit dem Gebrauch solcher Orthesen verbundenen Unbequemlichkeiten und erfolgsunsicheren zusätzlichen Belastungen den hierfür in Frage kommenden, d. h. ohnehin meist schwer behinderten Patienten zumuten sollte. Es fragt sich, ob man nicht besser, auch im Sinne einer Zeit- und Kostenersparnis, im Interesse der Patienten operative Korrekturmaßnahmen empfiehlt.

An den MCP-Gelenken kommen fast ausschließlich bewegungserhaltende operative Maßnahmen zum Einsatz, insbesondere Synovektomien und Arthroplastiken mit und ohne Fremdmaterial, kombiniert mit Sehnenreplazierungen, meist in radialer Richtung und erforderlichenfalls Seitenbandplastiken, v. a. radial. Die postoperative Zügelung in Korrekturrichtung erfolgt durch elastische Verbände, wobei die Patienten selbst in deren korrekter Anlegung unterrichtet werden. Diese Verbände werden in der Regel 3 Monate lang getragen. Die krankengymnastische Behandlung beginnt meist schon am 2. postoperativen Tag, spätestens nach 2 Wochen.

> Besonders nach alloplastischen Maßnahmen sind die zu erwartenden Bewegungsresultate meist limitiert.

Nach endoprothetischen Versorgungen muss man sich häufig mit Gesamtbewegungsausmaßen um 40° begnügen. Dies kann für die Patienten tolerabel sein, wenn die Beweglichkeit aus der meist vorbestehenden starken Flexion in einen günstigeren, eher gestreckten Bewegungsbereich mit besserer Möglichkeit zu der funktionell wichtigen Handöffnung (s. oben) verlagert wird, und wenn – was meist erreicht wird – die Schmerzen minimiert oder beseitigt werden.

Für die Zufriedenheit der Patienten spielt der kosmetische Effekt, der mit der Beseitigung der Fehlstellungen erzielt wird, eine nicht zu unterschätzende Rolle. Bezüglich der Erreichung einer vollen Streckung der MCP-Gelenke sind wir heute weniger strikt als in früheren Jahren. Dies wird schon bei der operativen Verbandstechnik von uns berücksichtigt, und auch in der Rehabilitation sollte mehr Wert auf eine ausreichende aktive Beugung als auf passive Überstreckbarkeit gelegt werden.

An den PIP-Gelenken wurde auch in den frühen Jahren der Rheumaorthopädie großer Wert auf eine funktionell günstige »Neutralstellung« gelegt: eine Flexionsstellung von gut 30° an PIP-Gelenk II, nach ulnar zunehmend bis

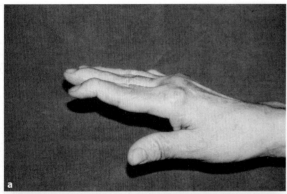
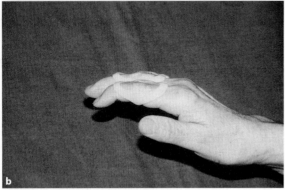

Abb. 5-5a, b. Schwanenhalsdeformierung der Finger II/III (a) mit korrigierenden »Schwanenhalsringen« (b)

Spezielle Kenntnisse, zumindest aber Instruktionen der nachbehandelnden Physiotherapeuten sind Voraussetzung. Zusätzlich sind oft dynamische Schienen mit korrigierender Wirkung erforderlich. Besonders dankbar, weil einfach einzusetzen, sind auch die starren Schwanenhalsringe (◘ Abb. 5-5), deren Akzeptanz bei den Patienten sehr gut ist. So genannte Mitläuferverbände, mit denen Mittel- und Grundglieder benachbarter Finger verbunden werden, sind generell für die Remobilisierung wie auch für die kontrollierte Bewegung operierter Gelenke sehr gut anwendbar und belasten die Patienten wenig. Sie unterliegen allerdings einem hohen Verschleiß und müssen öfter ersetzt werden.

An den Fingerendgelenken kommen im Fall operativer Behandlungsnotwendigkeit praktisch nur Arthrodesen, sehr selten Synovektomien in Frage – nur bei erheblichen Deformierungen, Instabilitäten und starker Schmerzhaftigkeit. Arthrodesen sind hier technisch oft anspruchsvoller, als allgemein angenommen wird. Die Notwendigkeit stellt sich allerdings glücklicherweise nur selten.

Hüfte

Abgesehen von Synovektomien, die überwiegend bei Kindern und Jugendlichen durchgeführt werden, unterscheidet sich das Therapiespektrum bei entzündlich-rheumatischen Krankheiten wenig von demjenigen, das bei degenerativen Veränderungen zur Anwendung kommt.

Osteotomien werden nur ausnahmsweise durchgeführt, wenn – bei Krankheitsbeginn vorbestehend oder im Wachstumsalter durch intraartikuläre Synovitis entstanden – gleichzeitig dysplastische Formverhältnisse vorliegen. Die Synovektomien in Kombination mit formverbessernden Osteotomien oder muskelentspannenden Maßnahmen haben bessere Erfolgsaussichten als die einfache Entfernung der Gelenkinnenhaut.

Synovektiomien bei Kindern müssen oft mit Kapsulektomien und Tenotomien insbesondere zur Beseitigung von Beugekontrakturen kombiniert werden. Die Kapsulektomien müssen die Durchblutung des Hüftkopfes berücksichtigen und gefäßführende Kapselpartien intakt lassen.

Postoperativ sind konsequente Lagerungsmaßnahmen und eine gezielte Krankengymnastik zum Erhalt des Operationserfolges von äußerster Wichtigkeit. In der Rehabilitation muss zudem auf das Gangbild geachtet werden. Ist die Hüftkopfdurchblutung gefährdet, so muss entlastet werden – bei schweren Veränderungen der oberen Extremitäten oft kein leichtes Unterfangen.

Kontrakturverhütende Lagerungen müssen auch unabhängig von operativen Eingriffen oft langfristig durchgeführt werden, ebenfalls – je nach präoperativer Situation – mobilisierende und muskelkräftigende Maßnahmen, erstere meistens verbunden mit manuellen Dehnungen.

Für die Rehabilitation nach endoprothetischen Maßnahmen gelten die gleichen Grundsätze wie bei degene-

auf 50° Flexion am PIP-Gelenk V. Entsprechend werden auch bei schweren Destruktionen und bei Befall beider Gelenkreihen – MCP- und PIP-Gelenke – Arthrodesen durchgeführt.

> Bei Simultanbefall beider Gelenkreihen werden die MCP-Gelenke beweglich gehalten, während die PIP-Gelenke erforderlichenfalls versteift werden.

Diese Strategie folgt mehr der Praktikabilität als der funktionellen Wertigkeit: Arthroplastische Maßnahmen an den MCP-Gelenken sind i. allg. leichter durchführbar und werden als dauerhafter und erfolgversprechender angesehen als an den PIP-Gelenken. Diese Einschätzung kann sich durch neue technische Entwicklungen jedoch durchaus ändern.

Besonders problematisch ist – konservativ wie operativ – die Behandlung von Schwanenhals- und Knopflochdeformitäten besonders dann, wenn die betroffenen PIP-Gelenke bereits primäre oder sekundäre Veränderungen aufweisen. Die hier möglichen Weichteilkorrekturen sind technisch anspruchsvoll – nach unserer Einschätzung besonders die erfolgversprechendsten. Hier ist natürlich eine konsequente und ausreichend lange Nachbehandlung für den Erfolg ausschlaggebend.

rativen Hüftkrankheiten. Die rheumatischen Patienten sind nach unseren Untersuchungen durchschnittlich fast 10 Jahre jünger. Trotzdem kann der meist vorliegende Befall der oberen Extremitäten wie auch die allgemeine teils krankheits-, teils medikamentös bedingte Muskelschwäche erhebliche Verzögerungen in der Rehabilitation mit sich bringen. Diesem Umstand wird durch die üblichen pauschalen Vergütungen leider nicht Rechnung getragen.

Bei vorbestehenden Kontrakturen, insbesondere im Ab- und Adduktionssinn, muss besonders auf die postoperative Lagerung geachtet werden – nicht nur zur Luxationsprophylaxe.

Sehr häufig treten postoperativ funktionelle Beinlängendifferenzen auf. Dabei kommt es besonders oft – teils lagerungs-, teils entlastungsbedingt – zu Verlängerungen auf der operierten Seite durch Abduktionshaltung. Seltener verbleiben funktionelle Beinverkürzungen nach vorbestehenden Adduktionskontrakturen, etwa als Folge unterlassener Tenotomien oder insuffizienter Abduktionslagerung.

> Postoperative funktionelle Beinlängendifferenzen sollten – wenn überhaupt erforderlich – nur temporär ausgeglichen werden.

Der Ausgleich sollte stufenweise, aber möglichst rasch abgebaut werden, um nicht neue dauerhafte Kontrakturen zu erzeugen. Die exakte Bestimmung der Beinlänge ist in verschiedenen Phasen der Rehabilitation zu überprüfen, da sich bei zielgerechter Nachbehandlung postoperativ verbliebene funktionelle Beinlängendifferenzen noch ausgleichen. Ein exaktes Ergebnis bekommt man meist erst dann, wenn beide Beine gleichmäßig belastet werden können.

Praxistipp
Um ein symmetrisches Gangbild zu erreichen, sollten beidseitige Gehhilfen nicht zu früh weggelassen werden.

Sie sollten mit dem Blick auf das Langzeitresultat eher länger als kürzer benutzt werden. Wo möglich, sollten die Patienten einen Standspiegel benutzen, um selbst Haltung und Gangbild zu überprüfen und ein entsprechendes Körpergefühl zu entwickeln.

Knie

Bei fortgeschrittenen Befall der Kniegelenke stellt sich schmerzbedingt über kurz oder lang häufig eine Beugekontraktur ein. Nur Patienten, die sich der Nachteile bewusst sind, widerstehen der Versuchung, sich nachts durch Unterpolsterung der Kniekehle mit Kissen oder Rollen Schmerzerleichterung zu verschaffen.

> Der Hauptnachteil der Beugekontraktur besteht in der zwangsläufigen Überlastung des Retropatellargelenks.

Bei flektiertem Kniegelenk kann auch das Hüftgelenk nur gebeugt eingesetzt werden. Die funktionelle Beinverkürzung bringt wiederum negative Folgen für die Gesamtstatik mit sich, insbesondere Fehlbelastungen der Wirbelsäule und der Sakroiliakalgelenke.

Operativ ist wohl bei Synovektomien wie auch bei endoprothetischen Versorgungen durch geeignete Weichteilmaßnahmen ein Ausgleich der Beugekontrakturen möglich. Ein Rezidiv ist allerdings nur dann vermeidbar, wenn dem schon unmittelbar postoperativ gegengesteuert wird. Auch hier sind zunächst die Lagerungsmaßnahmen entscheidend. Optimal wirksam ist eine Wechsellagerung, bei der die überwiegende Zeit der Endstreckung gewidmet wird. Diese kann meist nur dadurch erreicht werden, dass das Fußende der Lagerungsschiene in Rückenlage des Patienten hochgestellt wird, was leider häufig versäumt wird. Wenn irgend möglich, soll die Streckung krankengymnastisch auch in Bauchlage geübt werden. Isometrische Kräftigungsübungen des M. quadriceps, insbesondere des Vastus medialis, ergänzen das Programm. Auch hier gilt, dass sich Versäumnisse in der frühen postoperativen Phase später nur unter größten Anstrengungen von Behandlern und Patienten gut machen lassen.

> Das empfindlichste Kompartiment des Kniegelenks ist das Retropatellargelenk.

Auch bei vielen röntgenologisch kaum nachweisbaren Veränderungen muss schon in frühen Stadien einer entzündlichen Affektion von Knorpelschäden ausgegangen werden.

Cave
Zur Schonung des Retropatellargelenks müssen alle Belastungen des gebeugten Kniegelenks, insbesondere isotonische Kräftigungsübungen, auf jeden Fall unterbleiben.

Krankengymnastischer Ehrgeiz hat hier schon sehr viel Schaden angerichtet. Die isometrische Kräftigung des M. quadriceps ist dagegen bei erhaltender und ungefährdeter Kontinuität des Streckapparates unbedenklich und notwendig.

Natürlich ist die Erreichung einer guten Kniebeugung praktisch ebenso wichtig und für die Patienten meist noch augenfälliger. Anzustreben und meistens durch konsequente Behandlung auch erreichbar ist eine Kniebeugung von 110° – wichtig für das Aufstehen von einem Stuhl normaler Höhe ohne Hilfe der oft funktionsgeminderten oberen Extremitäten. Entscheidend ist auch hier neben der Operationstechnik die konsequente Krankengymnastik einschließlich der unmittelbar postoperativ beginnenden Lagerungsmaßnahmen. Motorschienen sind heute aus dem Programm der postoperativen Therapiemöglichkeiten nicht mehr wegzudenken.

> Bei unbefriedigenden Fortschritten in der postoperativen Mobilisierung sollte die Möglichkeit einer schonenden Narkosemobilisation (»brisement modéré«) nicht vergessen werden.

Diese Maßnahme ist oft viel schonender für Gelenkknorpel und Weichteile als nachdrückliche, sogar gewaltsame Übungen gegen die schmerzbedingte Gegenspannung des wachen Patienten. Nach unserer Erfahrung erfolgt die Narkosemobilisation am günstigsten in der 3. postoperativen Woche, wenn bis dahin noch keine sichere und leichtgängige Beugung über 90° erreicht worden ist.

Sprunggelenke

Bei schweren, operationsbedürftigen rheumatischen Affektionen der Sprunggelenke ist allein die »Scharnierbeweglichkeit« von Bedeutung. Zwar kann auch ein in guter (möglichst neutraler Stellung) schmerzfrei versteiftes oberes Sprunggelenk für viele Rheumatiker mit noch gut erhaltenen Nachbargelenken eine akzeptable Lösung darstellen. Oft ist auch – je nach anatomischer Situation – eine operative Versteifung dieses Gelenkes der einzig mögliche Ausweg zur Schmerzbeseitigung.

Bei multiplem Befall von Nachbargelenken und besonders bei Beidseitigkeit von Destruktionen des oberen Sprunggelenks sind jedoch die biomechanischen Nachteile zu bedenken. Die beidseitige Versteifung des oberen Sprunggelenks beeinträchtigt durch die Notwendigkeit von Abrollhilfen die Gang- und Standsicherheit von vielfach behinderten Patienten erheblich.

Nach isolierten Arthrodesen von Talokruralgelenken mussten wir in einigen Fällen aktuell noch intakt erscheinende Tarsalgelenke, insbesondere die zugunsten der Abrollung freigelassenen Chopart-Gelenke wegen nachfolgender rheumatischer oder sekundär degenerativer Veränderungen nach einigen Jahren nachträglich versteifen.

> Für den Rheumatiker mit multiplem Gelenkbefall hat die Erhaltung selbst einer limitierten Beweglichkeit des oberen Sprunggelenks einen hohen, oft unterschätzten Stellenwert.

Die beste Lösung ist eine rechtzeitig durchgeführte Synovektomie bei gleichzeitiger Tenosynovektomie der häufig mitbefallenen Sehnen (s. oben). Da dies mehrheitlich der Fall ist, hat für uns die offene Synovektomie gegenüber der arthroskopischen auch heute noch die größere Bedeutung. Um dem Knorpel nach einer Synovektomie Gelegenheit zu geben, sich an die geänderten Ernährungsverhältnisse bei fehlender Synovialis anzupassen, halten wir eine frühe Vollbelastung für schädlich, wenn auch die Folgen sich möglicherweise erst spät in Form degenerativer Veränderungen erkennen lassen. Die streckseitigen Hautinzisionen sind überdies infolge schlechter Zirkulationsverhältnisse besonders von Wundheilungsstörungen bedroht, sowohl nach Synovektomien wie auch nach Gelenkversteifungen und endoprothetischem Ersatz. Deshalb ist es ärztlicherseits unseres Erachtens nicht verantwortbar, die Patienten vor Abschluss der Wundheilung aus der stationären Beobachtung zu entlassen.

Nach Synovektomien kann in der Regel früh bewegt werden, jedoch halten wir eine Teilentlastung zugunsten einer schonenden Adaptation je nach Knorpelzustand für etwa 4–6 Wochen postoperativ für wünschenswert.

Nach der heute meist zementfreien Endoprothesenimplantation kann zwar schon früh, d. h. etwa 4–5 Tage nach der Operation, belastet werden, jedoch wird mit der Bewegungsbehandlung meist erst 6 Wochen nach dem Eingriff begonnen – mit Rücksicht auf die Wundheilung.

Bei gleichzeitiger Durchführung von Synovektomien am oberen Sprunggelenk und Arthrodesen im Tarsalbereich kann eine Gipsfixierung über 6 Wochen bedenkenlos in Kauf genommen werden. Die Erreichung der präoperativen Beweglichkeit ist selbst nach dieser Zeit der Ruhigstellung durch geeignete krankengymnastische Maßnahmen meist problemlos möglich.

> Die Ansprüche an die Beweglichkeit des oberen Sprunggelenks sind nach endoprothetischen Versorgungen beim heutigen Stand der Technik deutlich bescheidener als überlicherweise nach einer Synovektomie.

In der Literatur wird ein Gesamtbewegungsausmaß von durchschnittlich 40–45° erreicht, was aber offensichtlich für die Abrollfunktion ausreicht – auch im Urteil der Patienten.

Die üblichen orthetischen Versorgungen nach Sprunggelenksendoprothetik (stiefelartige Orthesen mit

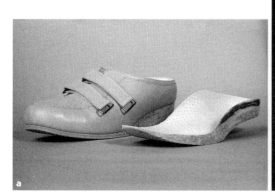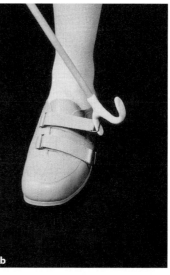

Abb. 5-6a, b. Orthopädieschuhtechnische Versorgung eines rheumatischen Fußes: **a** Fußbettung: Kork/Walkleder, kunststoffverstärkt, rückfußumfassend, Spitzfußausgleich; Schuhzurichtung: Absatzerhöhung, Abrollhilfe. **b** Klettverschlüsse, dazu spezielle Greifhilfe zum Öffnen und Schließen; Alternative: »helfende Hand« (lange Greifzange)

rechtwinklig fixiertem Fußgelenk in Leichtbauweise für 6 Wochen, danach pneumatisch anpassbare Schalenorthesen für weitere 6 Wochen) fallen unter den heutigen Bedingungen in das Aufgabengebiet der postoperativen Rehabilitation. Eine lückenlose Kommunikation zwischen den operierenden und nachbehandelnden Ärzten ist hier entscheidend für das Behandlungsresultat, obgleich selbst diese bescheidenen Ansprüche unter den heutigen Bedingungen des Gesundheitswesens oft schon die Quadratur des Kreises verlangen.

Ebenfalls fast unlösbare, häufig noch schwierigere Probleme kann die Nachbehandlung der bei rheumatischen Destruktionen oft technisch extrem schwierigen Arthrodesen der Sprunggelenke mit sich bringen.

> **Cave**
> Die Pseudarthrosenrate liegt mit ca. 20% sehr hoch.

Wenn man den Patienten überhaupt eine Chance geben will, so sind Entlastunszeiten, d. h. beim multipel behinderten Rheumatiker Liegezeiten von ca. 8 Wochen, eher die Regel als die Ausnahme.

Im Vergleich zur endoprothetischen Versorgung ist die Nachbehandlung nach einer Arthrodese erheblich langwieriger und aufwändiger. Die Dauer der Gipsfixierung beträgt meist 12–14 Wochen, davon je 6–8 Wochen Liege- bzw. Gehgips. Danach folgt die aufwändige orthopädieschuhtechnische Versorgung mit einem Arthrodesenstiefel für 1 Jahr, um porotisch bedingte spätere Deformierungen sowie Stressfrakturen zu vermeiden. Bei den oft sehr problematischen Hautverhältnissen und verbleibenden wie auch begleitenden Deformierungen (Vorfußbereich!) ist die Versorgung oft nur stationär möglich.

Die Wiedergewinnung der Gehfähigkeit ist für die meist schwerbehinderten Patienten ebenso problematisch und ohne stationäre Betreuung oft unmöglich. Hier direkt oder indirekt (Fallkostenpauschalen u. ä.) ungeachtet der häuslichen Versorgungsmöglichkeiten feste Liegezeiten vorzugeben, ist dumm, ignorant oder zynisch.

Nach etwa 1 Jahr sollte die orthopädieschuhtechnische Versorgung auf eine Stiefelette mit Fußbett und Abrollhilfe reduziert werden. Um den Patienten rehabilitationsfähig zu machen, ist oft eine Versorgung mit einer Badeorthese nötig. Die Gebrauchsschulung ist ebenfalls eine Aufgabe der Rehabilitationsbehandlung.

Rück-/Mittelfuß

In diesem Bereich sind selten Synovektomien von Einzelgelenken indiziert, allenfalls bei jungen Patienten. Fast ausschließlich dominieren hier bei schmerzhaften Destruktionen und Deformierungen versteifende, oft simultan stellungskorrigierende Operationen.

Die Schwierigkeiten der inneren Fixierung entsprechen denjenigen am oberen Sprunggelenk (s. oben), ebenso die aufwändige, für Patienten sehr belastende und zeitraubende Nachbehandlung. Nach der Zeit der Gipsruhigstellung (Unterschenkelgips und Entlastung für 6–8 Wochen) erfolgt die Remobilisierung des oberen Sprunggelenks, die selbst nach simultaner Durchführung einer Synovektomie meist noch problemlos möglich ist (s. oben). Erforderlich ist eine formstabile, rückfußumfassende Fußbettung, welche die arthrodesierten Gelenke voll abstützt und gegen Kippbewegungen sichert, ohne ein noch bewegliches Sprunggelenk in seiner Funktion stärker zu behindern (**Abb. 5-6**).

Wenn überhaupt eine Abrollhilfe erforderlich ist, dann genügt meist eine rückverlagerte Ballenrolle. Die Versorgung mit einer orthopädischen Stiefelette ist meistens günstiger als diejenige mit einem Halbschuh – besonders dann, wenn zur Rückfußstabilisierung an der Fußbettung seitlich hochgeführte Knöchelbacken angebracht werden sollen.

In der Rehabilitation steht neben der Remobilisierung des oberen Sprunggelenks die Gangschulung im Vordergrund.

Vorfuß

Am rheumatischen Vorfuß finden zu viele unterschiedliche Operationen Anwendung, als dass man auf die spezielle Nachbehandlung einzelner Verfahren im Detail eingehen könnte. Nur einige allgemeine Aspekte sollten Berücksichtigung finden.

Zweifellos sind die MTP-Gelenke und hier wiederum die MT-Köpfchen Hauptlokalisation der Schmerzen und der Probleme generell. In der operativen Behandlung dominieren hier die Resektionsverfahren mit der Zielsetzung einer schmerzfreien oder schmerzarmen Beweglichkeit und Belastbarkeit. Am Großzehengrundgelenk konkurriert die Arthrodese, die in etwa 30° Dorsalextension und ca. 10° Valgusstellung durchgeführt wird. Voraussetzung ist hier ein funktionstüchtiges und schmerzfreies IP-Gelenk, das allerdings nur in ca. 50% aller Fälle vorliegt. Eingriffe an den distalen Gelenken (IP I, PIP/DIP II–V) haben die Formkorrektur und Stabilisierung zum Ziel.

> In der Nachbehandlung der bewegungserhaltenden Eingriffe an den Zehengrundgelenken steht neben der Sicherung der Stellungskorrektur die Mobilisierung im Vordergrund.

Hierbei werden auch vielfach lockernde und extendierende Techniken in korrigierender Richtung angewendet.

> **Cave**
> Es muss natürlich darauf geachtet werden, dass dabei nicht Gelenke (v. a. Nachbargelenke) gelockert werden, die mit der Zielsetzung einer Versteifung bzw. einer Stabilisierung operiert wurden.

Dieser Hinweis mag überflüssig erscheinen, ist es aber leider in der Praxis nicht.

Die Sicherung der Korrekturstellung bewegungserhaltend operierter Zehengrundgelenke wie auch die Sicherung der Stabilität der operierten distalen Gelenke wird zunächst für etwa 4 Wochen verbandstechnisch gesichert. Danach erfolgt meist eine Versorgung mit elastisch zügelnden Bandagen und/oder fixierenden und in Korrekturrichtung hebelnden mehr oder minder starren Schienen, wobei letztere als Nachtschienen gedacht sind. Eine postoperative formstabile Einlage mit guter Abstützung des Quergewölbes ist erforderlich. Die Diskussion über die Existenz des Quergewölbes ist zwar derzeit zu dessen Ungunsten ausgelaufen, wobei unseres Erachtens noch nicht erwiesen ist, ob dessen Fehlen in unseren Breiten nicht eine Zivilisationsfolge ist. Unstreitig ist, dass der Verzicht auf eine abstützende Vorfußpelotte die ohnehin in der Langzeitbeobachtung zu erwartende, aber limitierte Korrektureinbuße beschleunigt und begünstigt.

> **Cave**
> Hautpkomplikationen der operativen Vorfußkorrekturen sind Wundheilungsstörungen.

Seltener, aber doch überproportional häufig sind tiefe Infektionen. Die Notwendigkeiten der Wundbehandlung können die AHB-Fähigkeit einschränken oder gar in Frage stellen. Sie sind anspruchsvoll, zeit- und kostenaufwändig und stellen, wenn sie in die Rehabilitation hineingetragen werden, für die nachbehandelnden Ärzte eine große Herausforderung dar.

Versteifende Operationen werden in der Regel so durchgeführt, dass die postoperativen externen Fixierungen so wenig aufwändig und kurzdauernd wie möglich gehalten werden können (z. B. am MTP-Gelenk I Gipssohle für 14 Tage, danach Zehenfeder für 6–8 Wochen, Ballenrolle).

> **Praxistipp**
> Präoperativ benutzte Fußbettungen können nach MT-Köpfchenresektionen nicht mehr benutzt werden.

Nach der resultierenden Verkürzung der Metatarsalia zur Entlastung der distalen metatarsalen Schaftenden ist eine Rückverlagerung der Vorfußpelotte erforderlich.

Auch nach den Vorfußkorrekturen und der nachfolgenden orthopädieschuhtechnischen Versorgung ist eine Gangschulung von großem Nutzen, da die meisten Patienten sich erst einmal an die wiedergewonnene Abrollmöglichkeit gewöhnen müssen, die sie in Erwartung der präoperativen Beschwerden zunächst generell vermeiden. Bleibt der präoperativ meist bestehende plantigrade Auftritt weiter bestehen, so entfällt der entlastende Effekt der Abrollung für den gesamten Bewegungsapparat. Auch die nach Resektionsverfahren resultierende Verkürzung der Auftrittsfläche kann in seltenen Fällen gewöhnungsbedürftig sein.

Fazit

- Für die Rheumaorthopädie ist die Rehabilitation der Stütz- und Bewegungsorgane ein therapeutisches Feld, das für die Betroffenen nicht hoch genug eingeschätzt werden kann und dessen Bedeutung leider noch viel zu häufig verkannt wird. Aufgrund des systemischen Krankheitsverlaufs brauchen rheumakranke Patienten eine stete Kontinuität ihrer Langzeitbetreuung und v. a. Ärzte bzw. Therapeuten mit Fachkompetenz.
- Die modernen Rehabilitationskliniken, in denen orthopädische und integrativ internistische Rheumatologen gemeinsam die unverzichtbare Komplexbetreuung dieser Patienten begleiten und ein rheumasensibles Therapeutenteam zur Verfügung haben, stellen gerade in der heutigen Zeit wichtige rheumatologische Kompetenzzentren dar. Das gilt im besonderen Maße für Patienten in der postoperativen Phase und erhält im Zeitalter der DRG zunehmend auch einen praxisrelevanten Stellenwert. Eine nahtlose, vom fachlichen Vertrauen geprägte Zusammenarbeit zwischen operativen und rehabilitativen Kliniken ist für das erreichbare Ergebnis und den langfristigen Krankheitsverlauf von gravierender Wichtigkeit.
- Die Aufgaben in der rheumaorthopädischen Rehabilitation umfassen nicht nur wichtige physiotherapeutische und ergotherapeutische Maßnahmen, sondern auch eine adäquate, der Befundsituation angepasste medikamentöse Therapie. Gerade in diesem therapeutischen Teilbereich kann aufgrund aktueller wissenschaftlicher Erkenntnisse viel bewegt werden. Die rehabilitativen Kompetenzzentren wären fachlich und sachlich, aber nicht über allgemeine Pauschalvergütungen dazu in der Lage.
- Zum rehabilitativen Aufgabenfeld gehört unverzichtbar auch die psychologische Betreuung, ein Gesundheits- und Selbsthilfetraining sowie eine Berufs- und Sozialberatung der Betroffenen. Das wichtige Prinzip »Hilfe zur Selbsthilfe« vermittelt gezielte Anleitungen zu selbsttätigem Üben und Handeln und steht deshalb bewusst mit im Mittelpunkt der rehabilitativen Bestrebungen. Unter dem Aspekt der Nachsorge erhalten die Rheumapatienten auch wohnortorientierte Informationen über bestehende Selbsthilfegruppen sowie über die Rheuma-Liga im Land und im Bund (einschließlich der Möglichkeiten ihrer Erreichbarkeit).
- Nur mit der Gesamtheit aller individuellen, mitunter auch wiederkehrenden Maßnahmen und ihres befund-, situations- und zeitgerechten Einsatzes kann eine positive Einflussnahme auf das Schicksal rheumakranker Menschen erreicht werden.

Literatur

Althoff B, Goldie IF (1980) Cervical collars in rheumatoid atlanto-axial subluxation: a radiographic comparison. Ann Rheum Dis 39: 485–489

Baumgartner RF (2000) Technische Orthopädie. In: Miehle W, Fehr K, Schattenkirchner M, Tillmann K (Hrsg) Rheumatologie in Praxis und Klinik, 2. Aufl. Thieme, Stuttgart, S 240–245

Belart W (1989) Rehabilitation und Sozialmedizin. In: Miehle W, Fehr K, Schattenkirchner M, Tillmann K (Hrsg) Rheumatologie in Praxis und Klinik. Thieme, Stuttgart, S 6106–6114

Blauth W (1991) Übungsgeräte zur CPM-Behandlung: Grundlagen, Merkmale, Erfahrungen. Med Orth Techn 111: 178–186

Blauth W, Hepp WR (1978) Die Arthrolysen in der Behandlung posttraumatischer Kniestreckstreifen. Z Orthop 116: 220–233

Brattström M (1984) Gelenkschutz und Rehabilitation. Fischer, Stuttgart

Donhauser-Gruber U, Mathies H, Gruber A (1988) Entzündliche Gelenk- und Wirbelsäulenerkrankungen. Lehrbuch für Krankengymnastik und Ergotherapie. Pflaum, München

Knüsel O (2000) Neurodystrophische Syndrome. In: Miehle W, Fehr K, Schattenkirchner M, Tillmann K (Hrsg) Rheumatologie in Praxis und Klinik, 2. Aufl. Thieme, Stuttgart, S 1061–1071

Lücke B (1994/1995) Handbefundung und Konsequenzen für die Therapie bei entzündlich-rheumatischen Erkrankungen. Teil I: Prax Ergother 7 (1994): 372–388; Teil II: Prax Ergother 8 (1995): 172–177

Mannerfelt L, Fredrikson, K (1976) The effect of commercial orthoses on rheumtically deformed hands. STU-Report 47, Liber Tryck, Stockholm

Mathies, H (1982) Funktionelle, soziale und psychische Probleme bei der Praevention und Rehabilitation rheumatischer Erkrankungen. Schriftenreihe der Deutschen Rheuma-Liga. Fischer, Heidelberg

Schmidt KL (1995) 61 Rheumatische Erkrankungen. In: Herausg: Schmidt KL, Drexel H, Jochheim K-A (Hrsg) Lehrbuch der physikalischen Medizin und Rehabilitaion. Fischer, Stuttgart, S 329–345

Senn E (1989) Physikalische Therapie. In: Rheumatologie in Praxis und Klinik. In: Miehle W, Fehr K, Schattenkirchner M, Tillmann K (Hrsg) Rheumatologie in Praxis und Klinik. Thieme, Stuttgart, S 610–639

Senn E, Budniok A (1989) Physikalische Therapie. In: Rheumatologie in Praxis und Klinik. In: Miehle W, Fehr K, Schattenkirchner M, Tillmann K (Hrsg) Rheumatologie in Praxis und Klinik. Thieme, Stuttgart, S 211–238

Störig E (Hrsg) (1982) Rheumaorthopädie. In: Thom H (Hrsg) Interdisziplinäre Physiotherapie und Rehabilitation, Bd 1. Perimed, Erlangen

Tillmann K (1981) Die Bewegungsbehandlung nach gebräuchlichen rheuma-orthopädischen Eingriffen aus der Sicht des Operateurs. Krankengymnastik 33: 77–82

Tillmann K, Hansens C, Hofmann A (1995,) Der rheumatische Fuß. In: Baumgartner R, Stinus H (Hrsg) Die orthopädietechnische Versorgung des Fußes, 2. Aufl. Thieme, Stuttgart, S 82–87

Wille G, Aster-Schenk I-U, Kertzendorff KW (2000) Rehabilitation und Sozialmedizin. In: Miehle W, Fehr K, Schattenkirchner M, Tillmann K (Hrsg) Rheumatologie in Praxis und Klinik, 2. Aufl. Thieme, Stuttgart, S 939–408

Wolff HD (2000) Manualmedizinische Diagnostik und Therapie. In: Miehle W, Fehr K, Schattenkirchner M, Tillmann K (Hrsg) Rheumatologie in Praxis und Klinik, 2. Aufl. Thieme, Stuttgart, S 246–252

Frau Briegitte Lücke, Leitende Ergotherapeutin der Rheumaklinik Bad Bramstedt, und Herrn OSM Manfred Hofmann, Neumünster, sei für die Überlassung von Bildmaterial gedankt.

Zimmermann C, Stein V (1997) Konzept zur ganzheitlichen Betreuung rheumakranken Patienten nach operativen Eingriffen. Orthop Prax (Sonderausg 45. Jahrestagung der Vereinigung Süddeutscher Orthopäden e. V: 131–132

Zinn W (1989) Neurodystrophische Syndrome. In: Miehle W, Fehr K, Schattenkirchner M, Tillmann K (Hrsg) Rheumatologie in Praxis und Klinik. Thieme, Stuttgart, S 151–1532

5.3 Der diabetische Fuß

B. Greitemann

5.3.1 Problemstellung

In allen Industriestaaten steigt die Anzahl an Diabetikern drastisch an. So wird geschätzt, dass heute etwa 5–7% der Bevölkerung an dieser Erkrankung leiden. Hochrechnungen der Weltgesundheitsorganisation rechnen im Jahr 2025 mit ca. 300 Mio. Diabetikern weltweit. Es handelt sich dabei hauptsächlich um Typ-2-Diabetiker. Dabei schwanken die Zahlen zur Beteiligung des Fußes insbesondere zur Problematik der diabetischen Neuropathie stark. Dies liegt an den unterschiedlichen Untersuchungspopulationen und unterschiedlichen Diagnosestandards. Nach Schätzungen liegt der Anteil an diabetisch bedingten Amputationen bei ca. 40–70% der Amputationen, man geht davon aus, dass sich zwischen 10 und 25% der Diabetiker im Lauf ihrer Erkrankung eine Amputation unterziehen müssen. Hochrechnungen für Deutschland (Trautner 1996) rechnen mit etwa 22.000–28.000 Amputationen aufgrund von Ulzerationen am diabetischen Fuß.

Betonen muss man allerdings, dass nicht allein die Situation am diabetischen Fuß betrachtet werden kann. Es handelt sich um einen kranken Patienten mit seiner gesamten Persönlichkeit. Im Vordergrund der rehabilitativen Behandlung muss damit eine multidisziplinäre, facharztgruppen- und therapeutengruppenübergreifende ganzheitliche Behandlung stehen. Dies beinhaltet einerseits strukturierte Schulungsprogramme zur Erkrankung selbst, zum Umgang mit der Erkrankung, zur Lebensstiländerung, und spezielle Schulungsprogramme zur Prävention von Schäden am Fuß des Diabetikers, andererseits die Einleitung einer gekonnten orthopädieschuhtechnischen Versorgung bzw. in Fällen, in denen Amputationen nicht umgangen werden konnten, die prothesentechnische Versorgung mit Gangschulung und Rehabilitation. Intensiv muss der Kontakt speziell zum weiter betreuenden Arzt- und Therapeuten-Pool gepflegt werden, um auf längere Sicht eine suffiziente Versorgung des Patienten sicher zu stellen.

Pathophysiologie

Den pathophysiologischen Veränderungen am diabetischen Fuß liegt ein multifaktorielles Geschehen zugrunde. Primär scheint die Erkrankung stark mitbeeinflusst zu sein durch Ernährungsgewohnheiten im Sinne des metabolischen Syndroms. Dies betrifft insbesondere den Diabetes mellitus Typ 2. Entsprechend zu den kohlenhydratreichen Ernährungsgewohnheiten steigt die prozentuale Zahl der Diabetiker in bisher nicht vom Diabetes mellitus stark betroffenen Ländern wie beispielsweise Indonesien an.

Pathophysiologische Faktoren für die Entstehung des diabetischen Fußes
- Diabetische Makroangiopathie
- Diabetische Mikroangiopathie
- Diabetische Neuropathie
- Diabetische Osteoarthropathie
- Diabetische Fettgewebsatrophie
- Diabetische Myatrophie

Die Risikofaktoren für die Entwicklung einer diabetischen Makroangiopathie unterscheiden sich nicht von denen von Patienten mit arterieller Verschlusskrankheit. Zugrundeliegend ist insbesondere das sog. metabolische Syndrom, zu dem neben dem Diabetes mellitus ein erhöhter Blutdruck und sekundär schlecht eingestellte Blutfettwerte gehören.

Im Hinblick auf die diabetische Mikroangiopathie hat sich die wissenschaftliche Sichtweise in letzter Zeit erheblich geändert. Die Idee, dass die Mikroangiopathie zu Okkludierungen der Arteriolen und Kapillaren im peripheren Bereich führt, ist so nicht mehr haltbar (Lo Gerfo u. Coffman 1991). Dennoch kommt der Mikroangiopathie bei der Entstehung der Probleme am diabetischen Fuß eine besondere Bedeutung zu. Festgestellt werden konnten Basalmembranverdickungen (Flinn 1988, 1992), die zu einer schlechteren O_2-Permeation ins Gewebe führen. Zudem scheint eine schlechtere O_2-Versorgung durch einen höheren Anteil an glykolysiertem Hämoglobin zu bestehen, und die Verformbarkeit der Erythrozyten soll bei Diabetikern in der Stoffwechsellage ebenfalls vermindert sein, was wiederum sekundär zu einer schlechteren O_2-Versorgung des Gewebes führt. Wegen der durch die gestörte Eiweißsynthese verminderten Infektresistenz der Diabetiker kommt es bei Infektionen im Gewebe zu schnellerer Ausbreitung mit fatalen Gewebeschäden.

Mit am bedeutsamsten für die Folgen der Diabeteserkrankung am Fuß ist allerdings die diabetische Neuropathie. Diese ist nach Untersuchungen direkt abhängig von der Höhe des Insulinspiegels bzw. des Glukosespiegels im Blut. Bei einer über einen längeren Zeitraum bestehenden schlechten Einstellung des Blutzuckerspiegels ist die Entwicklung einer Neuropathie hoch wahrscheinlich. Dies ist bedingt dadurch, dass die Nervenzellen im Gegensatz zu anderen Körperzellen die Glukose insulinunabhängig aus dem Blut aufnehmen, was dazu führt, dass bei steigendem

Blutzuckerspiegel auch der Glukosegehalt der Nervenzelle selbst ansteigt. Im Rahmen des Abbaus der Glukose entsteht reichlich Sorbitol, das nur langsam zur Fruktose umgebaut wird, es kommt somit zu einem Sorbitolstau in der Nervenzelle mit direkter Myelinschädigung. Ein zusätzlicher Faktor scheint die Mikroangiopathie der Vasa nervorum zu sein.

Im Rahmen der Neuropathie entwickelt sich eine autonome und eine periphere Neuropathie. Für den Fuß bedeutsam ist die Regulationsstörung der Blutgefäße in der Peripherie im Rahmen der autonomen Neuropathie. Hierdurch kommt es häufig sogar zur Symptomatik einer Hyperperfusion durch mangelhafte Engstellungsmöglichkeit der peripheren Gefäße. Bei entsprechender venöser Insuffizienz entsteht im Gewebe eine Stase mit Ödemen, die sekundär zu Durchblutungsstörungen führt.

Des Weiteren ist die Schweißsekretion des Fußes deutlich beeinträchtigt. Typischerweise findet man beim Diabetiker eine trockene brüchige Haut, die für Infekte schnell als Eintrittspforte über Rhagaden dient.

Im Rahmen der peripheren Neuropathie muss eine sensorische und eine motorische Komponente unterschieden werden. Durch Störung der Oberflächensensibilität fühlt der Diabetiker nicht, wo ihn »der Schuh drückt«, er bemerkt keine Belastungsspitzen unter der Fußsohle oder im Schuh. Gerade die Störung der Oberflächensensibilität führt entweder zu Zehenkuppennekrosen (Anstoßen im Schuh) oder zur Entstehung des gefürchteten Malum perforans (innere oder äußere Ulzerationen).

Die Störung der Tiefensensibilität lässt das Gefühl für Gelenkstellungen und den natürlichen Ablauf der Gelenkbewegungen verloren gehen. Durch rezidivierende Mikrotraumata kommt es zu erheblichen Destruktionen im Gelenkbereich und zur Entwicklung von Charcot-Gelenken und -Füßen. Typischerweise ist hiervon der Mittelfuß im Sinne eines Schaukelfußes bzw. der Rückfuß betroffen. Es kommt zu teilweise abstrusen Fehlformen im Sinne einer Valgus- oder Varusstellung im Sprunggelenk mit Subluxationen, Luxationen und Frakturen, die sehr schlecht heilen.

Die motorische periphere Neuropathie verursacht Funktionsstörungen an den Muskeln der Fußsohle mit Atrophien der Muskulatur, die in Kombination mit der diabetischen Fettgewebsatrophie resultierend aus der Stoffwechsellage zu einer Abschmelzung des polsternden Fußsohlenfettes, zur Entwicklung von Krallen- oder Hammerzehenfehlstellungen führt, die wiederum sekundär durch Druck im Schuhwerk zu Klavi oder Hautverletzungen führen.

Ein weiterer bedeutsamer Faktor in der Entstehung des diabetischen Fußes ist die diabetische Osteoarthropathie, die zu typischen Veränderungen, insbesondere im Bereich der Mittelfußköpfchen, sowie der tarsometatarsalen Gelenkreihe führen. Die Mittelfußköpfchen zeigen Osteolysen und Anspitzungen im Sinne sog. Zuckerstangen (»candy sticks«).

Durch Desintegration in der tarsometatarsalen Gelenklinie und in der Fußwurzel kommt es zum plantaren Vorspringen von Knochenanteilen (häufig MFK V-Basis bzw. Kuboid), die sekundär innere Ulzerationen durch Druck auf die Fußsohle verursachen. Gerade die angespitzten Mittelfußköpfchen spießen in der Abstoßphase des Gehens in die ausgedünnte und verletzliche Fußsohle. Da der Patient selbst durch die Störung der Oberflächensensibilität dies nicht spürt, resultiert hieraus eine innere Ulzeration mit dem gefürchteten Malum perforans über den Mittelfußköpfchen.

Im Bereich der großen Gelenke kommt es nicht selten zur Entwicklung der gefürchteten Charcot-Osteoarthropathie. Es entwickeln sich häufig Fußfehlstellungen, gefürchtet insbesondere im Bereich des Sprunggelenks, und entzündungsähnliche Schwellungszustände, die sehr leicht mit einer Osteomyelitis zu verwechseln sind. Ursächlich werden hier einerseits Folgen der Neuropathie durch Störung der Tiefensensibilität angeschuldigt, andererseits ein komplexeres ätiologisches Geschehen.

Es beinhaltet Störungen der Autoregulationsfähigkeit der Gefäße (Neuropathie der für die Gefäßregulation verantwortlichen Nerven), hierdurch bedingt einen vermehrten Blutanfall in der Extremität (»Blutpooling«). Durch den erhöhten Druck des in den unteren Extremitäten versackenden Blutes in den Lakonen der Knochen kommt es zur Destruktion des Knochentrabekelwerkes und hiermit zur Schwächung auch der knöchernen Strukturen. Über die begleitende Glykolysierung der Kollagenstrukturen resultiert eine leichtere Verletzbarkeit und damit Überdehnbarkeit auch der gelenkstabilisierenden Bindegewebsanteile. Auch Dysbalancen der Unterschenkelmuskulatur tragen evtl. zur Entstehung der Fehlstellung bei.

5.3.2 Strategie, Therapie und Nachsorge

Strukturierte Schulungsprogramme Diabetesambulanz und Diabetikerschulung
Sicher eine der wesentlichen Aufgaben in der prophylaktischen Betreuung des Diabetikers ist die regelmäßige Betreuung und Überwachung des Patienten im Rahmen einer Diabetesfußambulanz. Der Diabetiker kann durch die begleitende Retinopathie oftmals seinen Fuß nur sehr schlecht inspizieren, dies wird hier durch das betreuende Team mitübernommen. Des Weiteren sollte eine intensive Schulung des Patienten im Umgang mit der Erkrankung, gerade im Hinblick auf den Fuß, erfolgen. Hierzu sind leicht merkbare Maßregeln bezüglich Schuhversorgung, Wäsche bzw. Hygiene unabdingbar und sollten häufig mit dem Patienten besprochen werden.

Die Übersichten geben einen Überblick über die Schulungsinhalte für Diabetiker, das nichtmedikamentöse Management in der Diabetesbehandlung sowie wichtige Regeln für Diabetikerfüße

Schulungsinhalte für Diabetiker
- Was ist eigentlich Diabetes
  Ursachen, Symptome, natürlicher Verlauf, Präventionsmöglichkeiten, Risikofaktoren
- Ernährungsberatung
- Bewegung
  Vor- und Nachteile verschiedener Aktivitäten, deren Effekte auf das metabolische und kardiovaskuläre System etc.
- Selbstbehandlung
  Blutglukoseüberwachung, Körpergewicht, Hautkontrolle, Fußinspektion, Blutdruckkontrolle
- Unterzuckerung
  Ursachen, Symptome, Prävention, Behandlung
- Medikamentöse Behandlung mit oralen Antidiabetika
  Welche? Wann sollte man sie einsetzen? Nebenwirkungen
- Medikamentöse Behandlung mit Insulin
  Welches? Wie muss ich es injizieren? Pens, Pumpen, Dosierung, Nebenwirkungen
- Pflege von Haut und Füßen
  Worauf muss ich achten? Fußschule
- Nicht rauchen
  Bedeutung. Wie kann ich Rauchen aufgeben
- Blutdruck
  Bedeutung, Messmethoden. Wann soll ich messen? Was soll ich bei hohem Blutdruck machen
- Chronische Komplikationen der Erkrankung
  Symptome, Check ups, Risikofaktoren, Prävention, Behandlung

Nicht medikamentöses Management in der Diabetesbehandlung
- Patient
  - Lernen über die Erkrankung
  - Entwickeln von gesundheitsbewusstem Verhalten und Selbstmanagement
  - Zielsetzung für die Therapien benennen
  - Benennen der Wunschvorstellungen und Erwartungen des Patienten, auch für das Behandlungsteam
  - Selbstkontrolle
  - Gesundheitsbewussten Lebensstil entwickeln
- Rolle des Arztes und des Diabetesteams
  - Schulung und Training
  - Fortwährende Anleitung und Unterstützung
  - Information des Patienten (»empowerment«), Motivation
  - Individuelle Therapiepläne mit dem Patienten durchsprechen und erarbeiten
  - Erarbeiten eines Selbstmanagementplans

20 Regeln für Diabetikerfüße
- A. Stoffwechsel
  - 1. Bestmögliche Einstellung des Stoffwechsels.
  - 2. Selbstständige Kontrolle des Zuckerspiegels.
  - 3. Diätetische Disziplin.
- B. Fußpflege
  - 4. Ihre Füße bedürfen besonderer Beachtung, kontrollieren Sie häufiger die Gefühlsempfindung der Füße.
  - 5. Täglich Füße und Fußsohlen kontrollieren (Spiegel), auch die Zehenzwischenräume. Bei Sehproblemen Hilfe von Angehörigen.
  - 6. Pflegen Sie mehrmals täglich die trockene Diabetikerhaut durch rückfettende Salben.
  - 7. Mindestens 1-mal täglich Füße mit lauwarmem Wasser waschen.
  - 8. Fußbäder nicht länger als 3 min, um Aufweichen zu vermeiden.
  - 9. Schwielen vom Fachmann abtragen lassen, evtl. mit weichem Bimsstein selbst oder durch Angehörige.
  - 10. Nagelpflege nur bei guter Sehfähigkeit selbst, sonst zur Fußpflege.
  - 11. Zehennägel gerade feilen, lediglich den Nagelrand zur Nachbarzehe etwas abrunden.
  - 12. Laufen Sie nicht barfuß.
  - 13. Bei Fußpilzbefall Hautarzt aufsuchen. Auch täglich Strümpfe wechseln, Schuhe desinfizieren.
  - 14. Bei Bettlägerigkeit alle vorstehenden Knochenanteile gut abpolstern.
  - 15. Bei Fußfehlstellungen Orthopäden zwecks Einlagenversorgung oder Schuhzurichtungen aufsuchen.
  - 16. Bei offenen Wunder immer Vorstellung bei einem Arzt, der sich mit der Behandlung diabetischer Füße auskennt.
- C. Schuhversorgung.
  - 17. Schuhe für Diabetiker müssen dem Fuß Platz lassen. Kein Druck durch Nähte im Schuh, enge Schuhe oder enges Oberleder.
  - 18. Schuhe 1- bis 2-mal täglich wechseln.
  - 19. Schuhe vor dem Anziehen auf Druckstellen, Nähte oder kleine Steine austasten.
  - 20. Neue Schuhe abends kaufen (Füße dicker angeschwollen) und genügend lang im Laden anprobieren – kein Druck!

5.3 · Der diabetische Fuß

Schuhversorgung

Viele Ulzerationen am diabetischen Fuß lassen sich durch eine prophylaktisch angepasste und stadienadaptiert verwendete korrekte Schuhversorgung vermeiden. Unseres Erachtens kann sicher die Hälfte aller Amputationen durch korrektes und frühzeitiges Anpassen entsprechend adaptierten Schuhwerkes vermieden werden. Je nach Stadium der Erkrankung gibt es verschiedene Möglichkeiten:
- Schuhzurichtungen am Konfektionsschuh,
- industriell vorgefertigte Diabetikerschuhe mit Einlagen und Schuhzurichtungen am Schuh,
- orthopädischer Maßschuh.

Unabhängig von der Versorgungsmöglichkeit müssen Schuh und Einlage eine Einheit bilden. Folgende Forderungen zur Schuhversorgung sind von entscheidender Bedeutung:
Der Schuh muss über genügende Weite und Platz für Einlage und Fuß verfügen, es darf nicht zu Druckerscheinungen kommen. Es muss insbesondere im Zehenbereich genügend Reserveraum an der Vorderkappe bestehen, die Hinterkappe soll im Fersenbereich den Fuß fest, aber nicht zu fest fassen, um eine Rückfußstabilität zu gewährleisten. Auch im Oberleder muss genügend Aufbauhöhe möglich sein. Der Schuh selbst sollte aus weichem, aber witterungsbeständigem Material bestehen, im Innenschuh sollte ebenfalls eine Vollauskleidung mit weichem Leder ohne störende Nähte vorhanden sein. Die Atmungsaktivität des Schuhs ist Grundvoraussetzung.

Schuhzurichtungen am Konfektionsschuh

Im Hinblick auf die stadienadaptierte Versorgung reichen Versorgungen am Konfektionsschuh oftmals bei leichteren Veränderungen aus. Hierzu zählen insbesondere erkennbare Atrophien im Sohlenbereich mit Schwielenbildungen, sich im Frühstadium entwickelnde Fußdeformitäten wie Krallen- oder Hammerzehen. Üblicherweise erforderlich ist dann eine Weichbettungseinlage in Sandwichbauweise mit Materialien unterschiedlicher Shorehärten. Hierdurch können belastbare Flächen des Fußes im Rahmen der Einlagenversorgung belastet werden, wodurch eine ausreichende Stabilität des Fußes erhalten bleibt. Druckempfindliche Stellen können durch weichere Materialien entlastet werden. Ziel ist eine Druckverteilung großflächig auf den Fuß, insbesondere im Bereich belastbarer Flächen, sowie eine Entlastung druckempfindlicher Flächen.

> Eine weiche Einlage allein reicht zur Versorgung nicht aus.

Hierbei schwimmt häufig der Fuß ohne ausreichende Stabilität; es treten wiederum Druckstellen auf. Dementsprechend ist der vollständige Verzicht auf quer liegendende Abstützungen oder kleinere Pelotten nicht unbedingt sinnvoll, da die Entlastung evtl. nicht ausreichend wäre. Stützende Pelotten oder Abstützungen dürfen allerdings keinesfalls zu Druckerscheinungen führen.

Einlagen beim Diabetiker müssen/sollten langsohlig sein, um ein Verrutschen im Schuh zu verhindern.

> Besteht eine diabetische Neuropathie, osteoarthropathische Veränderungen oder eine deutliche Ausdünnung des Fußsohlenfettpolsters und eine Myoatrophie, so ist eine Einlagenversorgung nicht mehr ausreichend, sondern es muss eine sog. diabetesadaptierte Fußbettung erstellt werden.

Im Prinzip handelt es sich hierbei um eine »Einlage«, die allerdings nur in dem dazu passenden Schuh getragen werden kann und deshalb in diesem verbleibt. Das ist der Grund, warum man diese Schuhzurichtung als diabetesadaptierte Fußbettung bezeichnet und nicht als Einlage.

Eine Übersicht über entsprechende Verordnungsmöglichkeiten und stadiengerechte Versorgung von Diabetikerfüßen ist jüngst vom Bundesinnungsverband Orthopädietechnik und dem Beratungsausschuss der DGOOC für das Orthopädieschuhtechnikerhandwerk veröffentlicht worden (◘ Tabelle 5-1).

Bei höhergradigen Veränderungen des Fußskelettes, insbesondere im Bereich der Mittelfußköpfchen, ist am Konfektionsschuh die Sohlenversteifung unverzichtbar, die immer mit einer Mittelfuß- oder Ballenrolle (je nach Lokalisation der Veränderungen) kombiniert werden muss, um den Fuß in der Abstoßphase vor Druckspitzen zu schützen (◘ Abb. 5-7). Auf die Angleichung der Höhe der Gegenseite ist zu achten. Um eine entsprechende Entlastung druckempfindlicher Stellen zu erreichen, ist dem Orthopädieschuhmacher das Röntgenbild zu demonstrieren. Gegebenenfalls sind im Sohlenbereich ein Keilabsatz, eine Fersenrolle oder Absatzverbreiterungen sinnvoll.

Industriell vorgefertigter Diabetikerschuh

Von der Industrie werden unterschiedliche Schuhmodelle angeboten, die besonders für Diabetiker vorgefertigt sind. Diese werden, da sie nicht im Hilfsmittelverzeichnis enthalten sind, noch nicht generell von den Kassen erstattet: Bei entsprechender ärztlicher Begründung sind aber viele Kassen bereit, eine derartige Versorgung zu übernehmen, da hierdurch in aller Regel Folgekosten vermieden werden können. Diese Schuhe zeichnen sich aus durch eine genügende Breite und Aufbauhöhe sowie in aller Regel durch eine flexible, weiche Vorderkappe, sodass die bereits genannten Anforderungen an entsprechendes Schuh-

Tabelle 5-1. Kriterien der Schuh- und Orthesenversorgung bei Risikopatienten mit neuroangioosteoarthropathischen Veränderungen bei Diabetes mellitus (unterteilt in Risikogruppe 0–VI). Eine Empfehlung des Beratungsausschusses der DGOOC für die Orthopädieschuhtechnik. (DNOAP: **D**iabetische **N**euro-**O**steo-**A**rthro-**P**athie)
Achtung: PG 31-Produktnummern können landestypisch abweichen

	Diagnose Risikogruppe	Prinzip der Versorgung	Empfehlung/Verordnung
0	Diabetes mellitus	Präventive Schuhversorgung	Fuß- und einlagengerechtes Schuhwerk
	– keine Neuropathie – keine Durchblutungsstörungen – keine Osteoarthropathie – mit geringen Fußdeformitäten		
I	Diabetes mellitus	Präventive Schuhversorgung	Fuß- und einlagengerechtes Schuhwerk

	– keine Osteoarthropathie
	– keine Kontrakturen
	– keine Neuropathien
	– keine Durchblutungsstörungen
	– mit Fußdeformitäten; ggf.
	  – Hyperkeratosen
	  – Beinachsendeformität
	  – Arthropathien von Knie und/oder Hüfte
	  – Haltungsabweichungen
			– Einlagen Produktgruppe 08.03.02/07
			– Zurichtungen 31.03.04
			– ggf.: orthopädischer Maßschuh/Stiefel PG 31.03.01
			– keine diabetesadaptierte Fußbettung

II a	Diabetes mellitus	Präventive Schuhversorgung	Fuß-, neuropathie- und einlagengerechtes Schuhwerk
	– mit sensomotorischer und autonomer Neuropathie und/oder Durchblutungsstörungen mit Gefahr der Gangasymmetrie und Gangabweichungen – keine Osteoarthropathie	– Gangstabilisierung und/oder -korrektur	– Einlagen PG 08.03.07 – Zurichtungen mit diabetesadaptierter Fußbettung, PG 31.03.04.3012 am orthopädischen Aufbauschuh – orthopädischer Maßschuh/Stiefel, PG 31.03.01

5.3 · Der diabetische Fuß

Tabelle 5-1. Fortsetzung

II b	Diabetes mellitus; wie II a, ggf.	Präventive Schuhversorgung	Fuß-, neuropathie- und einlagengerechtes Schuhwerk
	– Gangabweichung – muskuläre Dysbalance, Gangasymmetrie – Arthropathien von Hüfte, Knie und/oder Fuß – Haltungsabweichungen – Beinachsendeformitäten – Retinopathie mit Visusbeeinträchtigung	– Gangstabilisierung und/oder Statikkorrektur	– mit Fußbettung 08.03.07 und Schuhzurichtung 31.03.04 – diabetesadaptierte Fußbettung 31.03.04.3012 am orthopädischen Aufbauschuh – orthopädischee Maßschuh/Stiefel 31.03.01 ggf. mit diabetesadaptierter Fußbettung 31.03.02.7003
III	Diabetes mellitus; wie II b, ggf.	Neuropathieadaptiertes Schuhwerk	Neuropathieadaptiertes Schuhwerk
	– Deformierung im Zehen-, MFK- und Rückfußbereich – Ulkusanamnese/Ulkus – DNOAP Typ I im ausgebrannten Stadium	– Vermeidung von Drucküberlastungen in Abhängigkeit von der Gesamtstatik der Bewegungsorgane	– neuropathieadaptierter, orthopädischer Aufbauschuh und Schuhzurichtung mit Sohlenrolle und diabetesadaptierter Fußbettung, ggf. Ulkuseinbettung 31.03.04.3012/13, 31.03.04.2 – orthopädischer Maßschuh/Stiefel PG 31.03.01 mit diabetesadaptierter Fußbettung 31.03.02.7003/4 – fakultativ: mit Sohlenversteifung 31.03.04.2, 31.03.02.4

werk bereits erfüllt sind. Die Sohlen sind für Sohlenbearbeitungen vorbereitet. In einem derartigen Schuhwerk besteht gegenüber Konfektionsschuhen noch ein erhöhter Sicherungsgrad, sodass sich eine derartige Versorgung bei stärkergradigen Deformitäten anbietet.

Orthopädische Maßschuhe

Sind die Füße des Diabetikers mit normalem Konfektionsschuhwerk oder industriell vorgefertigten Schuhen aufgrund der Fehlstellungen und Deformitäten nicht mehr versorgbar, so bleibt die Versorgung mit orthopädischen Maßschuhen, in denen wiederum alle bereits angesprochenen Zurichtungen mitangebracht werden können. Dieser Schuh wird nach Gipsabdruck maßgefertigt von einem entsprechend versierten, zertifizierten orthopädischen Schuhmacher.

> **Praxistipp**
>
> Generell muss beim Diabetiker empfohlen werden, dass mindestens alle 5 h die Schuhe zu wechseln sind und dass der Diabetiker selbst (falls noch möglich) die Füße häufig inspiziert.

Tabelle 5-1. *Fortsetzung*

IV	Diabetes mellitus; wie III	Neuropathieadaptiertes Schuhwerk	Neuropathieadaptiertes Schuhwerk
	– DNOAP Typ II–V im ausgebrannten Stadium	– zur Vermiedung axialer und tangentialer Drucküberlastungen in Abhängigkeit von der Gesamtstatik des Bewegungsapparates	– orthopädischer Maßschuh/Stiefel PG 31.03.01 mit diabetesadaptierter Fußbettung 31.03.02.7003 ggf. – Ulkuseinbettung 31.03.02.7004 mit Abrollhilfe 31.03.02.0 – Knöchelkappe oder Arthrodesenkappe 31.03.02.3 – Sohlenversteifung 31.03.02.4 – Pufferabsatz 31.03.02.1 – fakultativ: Orthesenversorgung PG 23
V	Diabetes mellitus; wie IV	Neuropathieadaptiertes Schuhwerk und Unterschenkelorthese	Orthopädischer Maßschuh/Stiefel PG 31.03.01; wie IV
	– DNOAP Typ II–V im ausgebrannten Stadium mit formbedingtem Statikverlust – Fußteilamputationen – Zustand nach Stellungskorrektur	– zur Vermiedung von Statikverlust, axialer und tangentialer Drucküberlastungen, zur Stellungskorrektur in Abhängigkeit von der Gesamtstatik des Bewegungsapparates, Wiederherstellung der verlorenen Funktion nach Teilamputationen	ggf. – Defektausgleich 31.03.02.8 – Fußteilprothese 31.03.02, PG 24 – Orthesenversorgung, PG 23

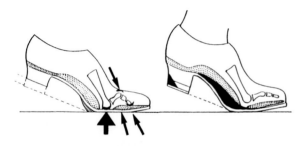

Abb. 5-7. Mittelfußköpfchenbelastung in der Abstoßphase. (Nach Rabl, aus: Baumgartner u. Stinus 2001)

Im Hinblick auf die orthopädieschuhtechnische Versorgung des Diabetikers sind hohe Ansprüche zu stellen, d. h. auch was die Verantwortung des verordnenden Arztes bzw. Orthopädieschuhmachers von der technischen Seite her betrifft (vgl. Urteil des OLG Oldenburg 1991).

Konservative Therapie/Wundbehandlung

Bei auftretenden Ulzerationen unter der Fußsohle sollte primär zunächst eine konservative Therapie versucht werden. Auch diese muss wieder stadienadaptiert erfolgen, wobei sich in der Praxis die in **Tabelle 5-2** gezeigte Einteilung bewährt hat.

5.3 · Der diabetische Fuß

Tabelle 5-1. *Fortsetzung*

VI	Diabetes mellitus		Akutversorgung
	– DNOAP Typ I–V im floriden Stadium nach Sanders	– Interimsversorgungen	– Zurichtung und diabetesadaptierte Fußbettung 31.03.04.3012/13
	– postoperativ	– Schutz des hochentzündlichen Fußes	
	– Ulkusanamnese/Ulkus	– Schutz der sekundär heilenden Wunden	– orthopädische Maßschuhe/Stiefel 31.03.01
		– Schutz vor weiterem Statikverlust und Druckschäden	– Zweischalenorthese
			– Orthesenversorgung PG 23
			– Interimsschuhe/Stiefel 31.03.01.4
			– Verbandsschuhe/Stiefel 31.03.03.3/4
			– Cave: Fußteilentlastungsschuhe 31.03.03.5

Anmerkungen:
Der Fuß ist das wichtigste Organ bei der Übertragung der Kräfte des Bewegungsapparates zum Boden. Fehlstellung, neuromuskuläre Veränderungen oder konstitutionelle Unterschiede des Skelettsystems beeinflussen unstrittig die Stellung, Belastung und das Verhalten des Fußes während der Stützphase. Daher gilt zur Vorbereitung einer orthopädischen Versorgung des Fußes:
- Jede Schuh- und Orthesenversorgung bei Risikopatienten setzt eine gründliche orthopädische Untersuchung der gesamten Bewegungsorgane voraus.
- Haltung und Statik sowie muskuläre Dysbalancen haben einen gesicherten, nachweisbaren Einfluss auf Gangabwicklung und Druckverteilung.
- Neuropathische Veränderungen hinterlassen nachweislich Gangasymmetrien.
- Floride, nässende Ulzera sollen wegen der Gefahr der Infektausbreitung und schlechter Hygiene mit Schuhen grundsätzlich nicht versorgt werden. Besser: Orthesen mit Vollkontakt (Baumgartner 1996).
- Vorfußentlastungsschuhe sind bei Diabetikern wegen der unkontrollierbaren Druckbelastungen und negativen Auswirkungen auf Statik, Haltung und Gang mittel- und langfristig nicht geeignet.
- Einteilungen nach Sanders.
- Einzelfallentscheidungen bleiben dem verordnenden Arzt und dem ausführenden Orthopädieschuhmachermeister vorbehalten.

Bei einem Malum perforans Grad I, d. h. einem oberflächlichen Ulkus, ist zunächst eine bakterienarme Wundregion erforderlich. Hierzu hat sich zunächst die Anwendung von PVP-Jodpräparaten und in der Folgezeit nach Wundsäuberung die enzymatische Wundreinigung bewährt. Allerdings muss man sich darüber im Klaren sein, dass Jodpräparate toxisch wirken und die Wundheilung ebenso verzögern wie Wasserstoffperoxid (Störung der Fibroblastenproliferation). Unterstützt wird die primäre Wundreinigung durch chirurgisches Debridement mit Entfernung von sämtlichen nekrotischen Gewebsanteilen. Insbesondere ist der immer entstehende breite Calluswall um das Ulkus herum zu reduzieren, um weitere Druckspitzen unter der Fußsohle zu vermeiden.

In der Folgezeit können granulationsfördernde Maßnahmen wie feuchte Kochsalzverbände, Hydrokolloidverbände oder ähnliche Materialien Verwendung finden. Bei sauberem Granulationsgewebe im Wundgrund kann auch die Behandlung mit Kunsthautpräparaten (beispielsweise Epigard, Syspurderm) durchgeführt werden, was die Verbandswechselintervalle streckt. Die umgebende Haut wird gegen Feuchtigkeit mit Salben oder Tinkturen geschützt.

Eine systemische Antibiose mit Breitspektrumcharakter sollte aus unserer Sicht nur bei tieferen Infekten notwendig sein, nicht beim banalen oberflächlichen Malum perforans. Beim Diabetiker liegt in aller Regel eine Mischinfektion, häufig mit Colikeimen vor. Bewährte Präparate in dieser Hinsicht sind Clindamycin bzw. Ciprofloxacin.

Tabelle 5-2. Einteilung des Malum perforans

Stadium	Malum perforans
I	Oberflächliche Ulzeration
II	Tiefere Ulzeration, die gesamte Hautschicht betreffend
III	Freiliegendes Sehnengewebe, Verbindung zum Knochen oder Gelenk
V	Gangrän

Zusätzlich zur lokalen Wundbehandlung sollte in jedem Fall eine Entlastung des Ulkus erfolgen. Die immer wieder propagierte Totalentlastung des Patienten im Sinne von stationärer Bettruhe ist allerdings bei entsprechender Kenntnis der konservativen Möglichkeiten nicht notwendig. Der Patient wird hierdurch im Hinblick auf seine diabetogene Stoffwechsellage nur zusätzlich beeinträchtigt.

Im angloamerikanischen Bereich hat der sog. »total-contact-cast« eine weite Verbreitung gefunden. Diese Gipstechnik muss allerdings sehr subtil und gekonnt erfolgen, um nicht durch Druckstellen erneute Schädigungen zu erzeugen. Sie ist daher nur sehr spezialisierten Zentren vorbehalten. Einfacher und sicherer ist entweder die Behandlung mit einem Vorfußentlastungsschuh, bei dem nur im Fersenbereich (wenn hier keine Ulzeration besteht) belastet wird. Der Nachteil dieser Versorgung ist, dass es durch die fehlende Unterstützung des Vorfußes teilweise zur Entwicklung von Fehlstellungen kommt.

Besser in dieser Hinsicht ist die Versorgung mit einem sog. Zweischalengips oder einer Zweischalenorthese. Hierbei wird ein Rundgips entsprechend geschalt, die Schale wird mit Filz oder Neoprenmaterial ausgepolstert, sodass keine Druckstellen entstehen können. Die Schale wird mit entsprechend angebrachten Klettverschlüssen so gestaltet, dass der vordere Teil jeweils abgenommen werden kann, um die Wunde leicht zu inspizieren. Mit einer derartigen Versorgung, bei der ein Abrollabsatz untergeschäumt wird, kann der Patient vollbelastend mobilisiert werden.

Operative Therapie

Beim fortgeschrittenen Malum perforans Grad III und IV liegt immer ein fortschreitender Infekt vor, der oftmals bereits die tiefen Bursae, die Sehnenanteile oder die Knochenstrukturen mitbeteiligt hat. Von daher ist in diesen Fällen eine Röntgendiagnostik unerlässlich. Auch hier wird systemisch antibiotisch behandelt. Um eine Abheilung des Ulkus zu erreichen, ist mindestens die operative Abtragung des ursächlich zugrundeliegenden, Druck ausübenden Knochenanteils indiziert im Sinne einer sog. Ostektomie.

Vorgehen bei Ostektomien

In der Schnittführung wird generell darauf geachtet, dass alle Zugänge lediglich von der Ventralseite oder von den Seiten her erfolgen, um operationsbedingte Narben auf der Fußsohle, die wiederum ein Locus minoris resistentiae sind, zu vermeiden. Unter Schonung der Durchblutung werden nekrotische Gewebsanteile entfernt und der Knochen zur Planta pedis hin abgerundet bzw. geglättet.

Die sog. Zuckerstangenmittelfußköpfchen spießen in der Abrollphase des Fußes in die Fußsohle und führen bei fehlender Schuhversorgung zu einer inneren Ulzeration. Es ist möglich, ohne eine Amputation des Fußes eine Sanierung durch die Mittelfußknochenresektion (Baumgartner u. Greitemann 1994) zu erreichen. Hierzu können über ventral gelegene Zugänge einzelne Strahlen oder auch die gesamte Mittelfußknochenreihe entfernt werden. Entscheidend ist dabei, dass nicht im Bereich der Mittelfußköpfchen reseziert wird, sondern an den Basen, da sich sonst sekundäre Zuspitzungen ergeben würden (Rezidivprophylaxe). Die Knochenkanten müssen dabei sowohl in der a.-p.- als auch in der medial-lateralen Ebene sorgfältig abgerundet werden.

Vorteil der Operation ist, dass es sich nicht um eine Amputation handelt, dass keine Nerven durchtrennt werden, somit auch keine Phantom- oder Neuromschmerzen entstehen, und dass die plantare Auftrittfläche größer bleibt als bei einer Amputation in diesem Bereich. Innerhalb relativ kurzer Zeit heilen die Ulzerationen ohne wesentliche Narbenbildungen auf der Fußsohle ab (**Abb. 5-8**). Nachuntersuchungen von Greitemann (1993) zeigten hoch positive Ergebnisse.

Vorgehen bei Infekten

Bei akut auftretenden Infekten mit den klinischen Zeichen Rötung, Schwellung und Eiterabfluss sollte schnellstmöglich eine operative Revision mit Eröffnung und Entfernung allen nekrotischen, infizierten Gewebes erfolgen. In der Vordiagnostik ist ggf. eine entsprechende Szintigraphie oder ein MRT durchzuführen. Auch bei der Entfernung von osteomyelitisch infizierten Knochenanteilen ist dafür Sorge zu trage, dass möglichst kein plantarer Zugang gewählt wird, dass die Knochenkanten zur Plantarseite hin abgerundet sind und dass Resektionen im

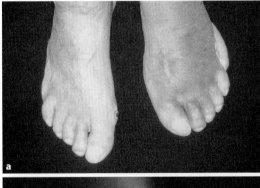
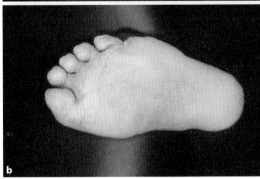
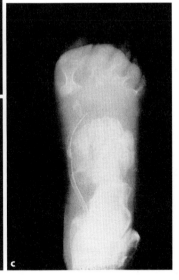

◘ Abb. 5-8a–c. MFK-Resektion: Klinisches Bild (a, b), Röntgenbild (c)

diaphysären Bereich der Mittelfußknochen nicht erfolgen, sondern im Basisbereich.

Die lokalantibiotische Therapie kann durch Einlegen von antibiotikahaltigen Kollagenschwämmen (beispielsweise Sulmycin) oder antibiotikahaltigen Ketten (beispielsweise Gentamycin-Palacos) unterstützt werden. Beide Therapien haben ihre Vor- und Nachteile (Greitemann 1995).

In Einzelfällen ist beim diabetischen Fuß auch eine Infektbehandlung durch die traditionelle Technik mit Inzision und Gegeninzision möglich, allerdings nur unter der Voraussetzung, dass in den Folgetagen jeweils mindestens täglich eine genaue Wundinspektion durch den Operateur selbst, der den Vorbefund kennt, erfolgt. Dadurch, dass aufgrund der Infektresistenz des Diabetikers Infekte teilweise fulminant »explodieren«, ist dieses Vorgehen allerdings nicht ungefährlich, gerade wenn die langen Beugesehnen mitbeteiligt sind, die oft gern Leitschiene zum Fortschreiten des Infektes bis zum Unterschenkel sind.

Charcot-Gelenk

Die osteoarthropathischen Veränderungen im Rückfußbereich führen insbesondere zu Destruktionen am Talus und Kalkaneus mit daraus resultierenden Rückfußfehlstellungen. Es kommt gern zu Ulzerationen entweder an der Lateral- oder Medialseite des Rückfußes mit auftretendem Infekt bei der eigentlich regelmäßig vorhandenen hochgradigen serösen Schwellung. Werden derartige Veränderungen nicht frühzeitig durch entsprechendes protektives knöchelübergreifendes Schuhwerk oder eine Innenschuhorthese versorgt, kommt es zu schnell fortschreitenden Fußdeformitäten.

Hier hat sich die Resektion der nekrotischen Knochenareale im Sinne einer Ostektomie von Teilen des Talus bzw. Kalkaneus und anschließendes Aufeinanderstellen von Tibia und Kalkaneus bewährt. Der Versuch der Arthrodesierung zwischen Tibia und Kalkaneus ist mit einer hohen Pseudarthroserate belastet (Mann 1986; Stewart u. Morrey 1990).

Da häufig bei derartigen Veränderungen Infektsituationen mitspielen, hat sich bei uns die externe Fixation gegenüber einer internen Fixation bewährt, speziell ein unilateraler rigider Fixateur (beispielsweise Orthofix-Fußteil). Innere Osteosynthesen haben den Nachteil, dass es insbesondere bei entstehenden Pseudarthrosen zu sekundären Druckulzerationen durch Osteosynthesematerial auf der Fußsohle kommen kann. Um eine knöchern feste Arthrodese zu erreichen, sind teilweise lange Ruhigstellungen (4–5 Monate) mit »fixateur externe« erforderlich, was wiederum eine erhöhte Infektgefahr beinhaltet.

Baumgartner (1996) präferierte die Entfernung des Fixateurs bereits kurz nach dem Eingriff (etwa 2–3 Wochen nach Eingriff) unter Inkaufnahme einer straffen Pseudarthrose. In der postoperativen Phase werden diese Patienten mit einer Innenschuhorthese versorgt und können mit der straffen Pseudarthrose vollbelastend laufen, sogar barfuß (◘ Abb. 5-9).

Ist es beim Diabetiker zu Amputationen gekommen, so bedarf es eines besonders intensiven rehabilitativen Ansatzes. Dieser wurde bereits in ▶ Kap. 4.9 (»Rehabilitati-

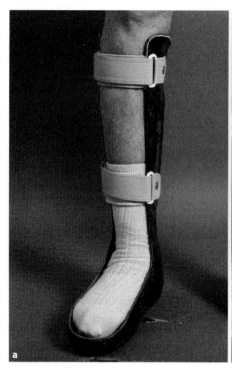 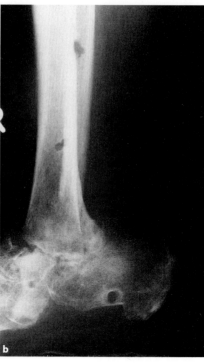

Abb. 5-9a, b. Talusresektion: Klinisches Bild mit Orthesenversorgung (**a**), Röntgenbild (**b**)

on nach Amputationen«) entsprechend dargestellt und gilt gleichermaßen für Diabetiker.

Amputationen

Amputationen sind trotz aller Vorsichtsmaßnahmen nicht immer zu umgehen. Dennoch sollte man vor Indikationsstellung zur Amputation zunächst ein gefäßchirurgisches Konsil einholen, um zuflussverbessernde Techniken nicht zu versäumen. Diese sind dann ggf. vor der Amputation durchzuführen, um so evtl. peripherer amputieren zu können. Bewährt hat sich insbesondere der In-situ-Bypass (Lo Gerfo et al. 1992).

Gerade im Hinblick auf die Tatsache, dass es beim diabetischen Fuß häufig zu einem bilateralen Befall kommt, sollten allerdings die Amputationen so sparsam und peripher wie eben möglich durchgeführt werden im Sinne einer sog. Grenzzonenamputation. Dies ist beim diabetischen Patienten sogar besser möglich als beim Makroangiopathiker, da die periphere Durchblutung beim Diabetiker wie bereits dargestellt teilweise im Sinne einer Hyperperfusion gar nicht so schlecht ist. Im Hinblick auf die Grenzzonenamputationen muss man dennoch mit einer höheren Revisionsrate (in der Regel 20–30%) rechnen. Dennoch ist das Wort »Salamitechnik« hier völlig fehl am Platze.

Im Hinblick auf die operative Technik ist eine möglichst atraumatische Amputationstechnik mit Schonen der proximalen Weichteile, sorfältigem Abrunden der Knochenkanten im Hinblick auf die spätere orthopädietechnische Versorgung sowie einen spannungsfreien Wundverschluss zu achten. Der Operateur, der sich mit derartigen Amputationen beschäftigt, muss über detaillierte Kenntnisse sämtlicher möglicher Amputationshöhen und der späteren orthopädieschuhtechnischen bzw. prothesentechnischen Belastungsanforderungen verfügen.

Mögliche Amputationshöhen untere Extremität

- Zehenexartikulation
- Transmetatarsal peripher
- MFK-Resektion
- Transmetatarsal proximal
- Lisfranc
- Bona-Jäger
- Chopart
- Kalkanektomie partiell/total
- Kalkanektomie + Talektomie
- Pirogow
- Syme
- Unterschenkel lang
- Unterschenkel Burgess
- Unterschenkel Brückner
- Knieexartikulation
- Transkondyläre Amputation
- Oberschenkel
- Hüftexartikulation
- Hemipelvektomie/Hemikorporektomie

Fazit

- Die Probleme des diabetischen Fußes sind hoch komplex und bedürfen einer interdisziplinär den Patienten betreuenden Therapie. Durch den Einsatz der prophylaktischen Maßnahmen (Diabetesambulanz und -schulung, stadienadaptiert verwendete korrekte Schuhverorgung) ist aller Wahrscheinlichkeit nach die Rate der großen Amputationen beim Diabetiker auf mindestens die Hälfte zu reduzieren. Im Gegensatz zum AVK-Patienten hat der Diabetespatient oftmals keine so schlechte periphere Durchblutung, sodass insbesondere Grenzzonenamputationen möglich sind, gerade im Hinblick auf die Tatsache, dass einerseits in einem gewissen zeitlichen Abstand mit einer Amputation auch auf der Gegenseite gerechnet werden muss, andererseits primär hohe Amputationen eine außerordentliche Mehrbelastung des Energiestoffwechsels des Patienten bedeuten und die Rehabilitationsaussichten erheblich verschlechtern. Von daher sollten alle Möglichkeiten sog. peripherer Amputationen genutzt werden, bevor große Amputationen durchgeführt werden. Aufgrund einer Gangrän im Zehenbereich durchgeführte Oberschenkelamputationen sind in aller Regel nicht notwendig.
- Um diese Patienten entsprechend erfolgreich behandeln zu können und um den Patienten die bestmöglichen Chancen zu einer erfolgreichen Rehabilitation bieten zu können, muss der operierende Kollege über weite Erfahrung auf dem Gebiet der Amputationschirurgie, gerade beim Diabetiker, unter Kenntnis des gesamten Spektrums der möglichen Amputationshöhen und Amputationstechniken verfügen. Daneben sollte er über profunde Kenntnisse der Anforderungen der späteren prothesentechnischen Versorgung verfügen.
- Im rehabilitativen Setting ist insbesondere auf die längerfristige Lebenssituation des Patienten eingehend abzustellen. Zur Langzeitprophylaxe muss hier eine intensive Schulung mit standardisierten Schulungsmodulen zur Krankheit und zur Prävention von Folgeschäden enthalten sein.
- Keinesfalls darf sich die Therapie auf die Probleme des Diabetesfußes beschränken, vielmehr muss der Patient bei dieser Stoffwechselerkrankung ganzheitlich behandelt werden.

Literatur

Baumgartner R (1988) Der diabetische Fuß. Orthopädietechnik 39: 519–525

Baumgartner R (1990) Die orthopädietechnische Versorgung des Diabetes-Fußes. Med Orthop Tech 110: 176–187

Baumgartner R (1996) Amputation und Prothesenversorgung der unteren Extremität. 2. Aufl. Enke, Stuttgart

Baumgartner R, Greitemann B (1994) Resektion von Mittelfußknochen als Alternative zur Vorfußamputation. Oper Orthop Traumatol 6: 119–131

Baumgartner R, Stinus H (2001) Die orthopädietechnische Versorgung des Fußes. 3. Aufl. Thieme, Stuttgart

Bischof F, Meyerhof C, Türk K (1996) Der diabetische Fuß. Maurer, Geislingen

Chantelau E, Jung V (1994) Qualitätskontrolle und Qualitätssicherung bei der Schuhversorgung des diabetischen Fußes. Rehabilitation 33: 35–38

Chantelau E, Kleinfeld H, Paetow P (1992) Das Syndrom des diabetischen Fußes – Neue diagnostische und therapeutische Aspekte. Diabetes Stoffw 1: 18–23

Drescher H, Wetz HH (1990) Die Mittelfußknochenresektion zur Therapie des Malum perforans. Med Orthop Tech 110: 12–22

Flynn MD, Tooke JE (1992) Aetiology of diabetic foot ulceration – a role for the microcirculation? Diabet Med 9: 320–329

Greitemann B (1993) Ergebnisse der Mittelfußknochenresektion in der Therapie des diabetischen Malum perforans. Abstraktband Süddeutscher Orthopädenkongress

Greitemann B (1995) Der diabetische Fuß. Chir Prax 54: 279–296

Greitemann B (1996) Besondere Verantwortung in der Orthopädieschuhtechnik. Orthop Schuhtechn 5: 19

Greitemann B (1997a) Das diabetische Fußsyndrom. Dtsch Med Wochenschr 8, 122: 243–244

Greitemann B (1997b) Extremitätenerhaltende Resektions- und Amputationstechniken. Diab Schulungsprofi 3: 34–40

Greitemann B, Baumgartner R (1994) Amputation bei arterieller Durchblutungsstörung. Aktuelle Chir 29: 195–199

Greitemann B, Großheger G, Baumgartner R (1995) Die diabetische Osteoarthropathie des Fußes. Med Orthop Tech 115/6: 295–301

Kleinfeld H (1991) Der diabetische Fuß – Senkung der Amputationsrate durch spezialisierte, ambulante Versorgung des praegangränösen diabetischen Fußes. Münchener Med Wochschr 133, 47: 711–715

Larsson J, Apelquist J, Stenström A (1995) Decreasing incidence of major amputation in diabetic patients. Diab Med 12: 770–776

Lo Gerfo FW, Coffman JD (1984) Vascular and microvascular disease of the foot in diabetes. New Engl J Med 311: 1615–1619

Lo Gerfo FW, Gibbons GW, Pomposelli FB (1992) Trends in the care of the diabetic foot. Arch Surg 127: 617–621

Mann RA (1986) Surgery of the foot, 5th edn. Mosby, StLouis

Mc Dermott JE (1995) The diabetic foot. Am Acad Orth Surg, Rosemont

Reike H (1995) Das diabetische Fußsyndrom, SMV-Verlag, Graefeling

Reinhardt K (1983) Der diabetische Fuß – Bücherei des Orthopäden. Enke, Stuttgart

Stuart MJ, Morrey BF (1990) Arthrodesis of the diabetic neuropathic ancle joint. Clin Orthop 253: 209–211

Trautner C, Haastert B, Giani B, Berger M (1996) Geschätzte Zahl von Amputationen in Deutschland. Diab Stoffw 5: 163

5.4 Adipositas

J. Bauer, B. Lüke

Nach der aktuellen Studie der Weltgesundheitsorganisation (WHO 1998) zu Krankheits- und Todesrisiken stellt Übergewicht eines der Hauptrisiken für die Gesundheit der Menschen dar; nicht nur in den Industriestaaten, sondern weltweit. Übergewicht und Adipositas sind die am schnellsten wachsenden Gesundheitsrisiken. Jährlich sterben etwa 3 Mio. Menschen an Übergewicht und seinen Begleiterkrankungen; ohne entsprechende Gegenmaßnahmen wird ein Ansteigen auf 5 Mio. bis zum Jahr 2020 geschätzt. Die Therapie der Adipositas und die Verringerung von Übergewicht stellen daher eine der wichtigsten Herausforderungen im Gesundheitswesen dar. Die WHO fordert dringend durchgreifende Verhaltensänderungen hinsichtlich Ernährung und Bewegung.

5.4.1 Problemstellung

Häufige Ursachen gesundheitlicher Probleme in den westlichen Industrienationen sind Ernährung und Lebensweise (Müller 1995). Übergewicht und Adipositas betreffen in Deutschland je nach Altersgruppe 25–70% der Bevölkerung, 15–20% der Erwachsenen sind adipös (Seidell 1995).

> Adipositas wird durch einen Body-Mass-Index (BMI) >30 definiert – das bedeutet:
> Gewicht [kg] : (Größe [m])² >30.

Tabelle 5-3. Einteilung des Körpergewichts mittels des Body-Mass-Index

Einteilung	Body-Mass-Index (BMI) Gewicht [kg] : (Größe [m])²
Normalgewicht	20 bis 25
Übergewicht	>25 bis <30
Adipositas	>30
Morbide Adipositas	>40

Die Einteilung nach Normal- und Übergewicht und Adipositas verdeutlicht **Tabelle 5-3**.

Die multifaktorielle Genese der Adipositas zeigt **Abb. 5-10**. Neben einer anhaltend positiven Energiebilanz beeinflussen multiple Faktoren die Energieaufnahme und -abgabe, deren Steuerung sowohl verhaltensbezogenen (Ess- und Aktivitätsverhalten) wie auch biologischen Faktoren (Ruhestoffwechsel) unterliegt.

Rolle der Adipositas bei inneren Erkrankungen

Daten des MONICA-Projektes, der VERA-Studie und der DHP-Studie zeigen, dass in Deutschland jeder 2. Bürger übergewichtig und jeder 6. adipös ist (Heseker 1992). Untersuchungen von Lüke (1998) an Patienten unserer orthopädischen Rehabilitationsklinik belegen, dass der Anteil der Adipösen mit einem BMI >30 bei 31,6%, bei Patient/innen nach Implantation einer Knieendoprothese sogar bei 55% liegt.

Das bei Adipösen vermehrte Körperfett ist bei der Mobilität hinderlich oder stört ästhetisch, Krankheiten werden jedoch erst durch die erhöhte Körpermasse und durch die Einbindung des Fettgewebes in den Intermediärstoffwechsel verursacht. Auswirkungen hat die Adipositas in erster Linie auf die Arteriosklerose, da viele adipositasassoziierte Krankheiten einen kardiovaskulären Risikofaktor darstellen. Zu nennen sind die Hypertonie, der Diabetes mellitus Typ 2, Fettstoffwechselstörungen, Störungen der Fibrinolyse (Hyperfibrinogenämie), ein erhöhter Plasminogen-Aktivator-Inhibitor I und die Hyperurikämie. Besonders hoch ist der Anteil der Adipositas beim Diabetes und der Hypertonie, wie die Framingham-Studie (Hubert 1983) sowie die Nurses'-Health-Study zeigen (Manson 1995). Die Honolulu-Herz-Studie (Danahue 1987) belegt eine positive Korrelation der KHK mit der Adipositas. Außerdem kommt es bei Adipösen häufiger zum Auftreten einer Schlafapnoesymptomatik, welche durch eine Gewichtsreduktion in 2/3 der Fälle positiv zu beeinflussen ist.

Als Hauterkrankungen sind Intertrigo, Hirsutismus und Striae zu nennen. Weiterhin neigen Adipöse häufig zu Fettleber und Gallensteinen. Wenig bekannt ist, dass Adipositas auch ein erhöhtes Neoplasierisiko mit sich bringt; bei Übergewichtigen ist das Risiko 1,4fach, bei morbid Adipösen sogar um den Faktor 5,4 erhöht (Lew 1979; Waaler 1984). Bei Frauen handelt es sich hierbei in erster Linie um Karzinome des Endometriums, der Zervix, der Mamma und des Ovar, bei Männern um kolorektale Karzinome sowie das Prostatakarzinom.

Daten der Nurses'-Health-Study belegen, dass die Mortalität mit zunehmendem Gewicht exponentiell steigt (Manson 1995). Bei morbid Adipösen ist die Mortalität deutlich erhöht, Untersuchungen von Drenick (1980) zeigen eine 2- bis 12fach erhöhte Mortalität mit überdurchschnittlicher Sterblichkeit bei jüngeren Personen.

Colditz (1992) hat den Anteil der Adipositas an Folgekrankheiten berechnet. Er beträgt beim Diabetes mellitus Typ 2 57%, bei Gallenblasenerkrankungen 30%, bei kardiovaskulären Krankheiten 19%, bei degenerativen Gelenkerkrankungen 10% und bei Tumorerkrankungen 2%.

Jeder zweite vorzeitig Berentete in der Bundesrepublik ist adipös; in der Gesamtbevölkerung beträgt der Anteil

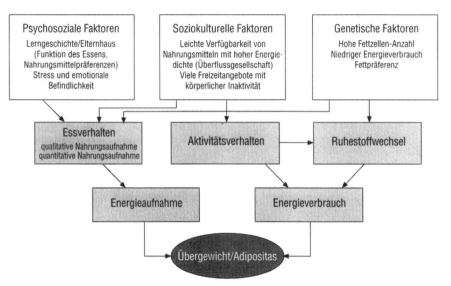

Abb. 5-10. Die multifaktorielle Genese der Adipositas. (Nach Ehlert 2003)

Adipöser jedoch nur 16%. Berücksichtigt man sämtliche Kosten, sowohl direkte als auch indirekte, ist von einer Summe von etwa 18 Mrd Euro pro Jahr in Deutschland auszugehen. Gorsky (1996) kommt aufgrund seiner Untersuchungen zu einer geschätzten Summe von 16 Billionen Dollar, welche während der kommenden 25 Jahre als Behandlungskosten für übergewichtige Frauen im mittleren Lebensalter in den Vereinigten Staaten aufgewendet werden müssen.

Rolle der Adipositas bei orthopädischen Erkrankungen

Kriegel (1995) hat in einer Zusammenstellung der wichtigsten Studien zur Ätiologie der Arthrose durchgängig den Risikofaktor »Adipositas« für das Auftreten einer Gonarthrose feststellen können. In 1/3 der ausgewerteten Studien zeigen sich Zusammenhänge zwischen Adipositas und der Ausbildung einer Koxarthrose. Lievense (2002) fand in einer Auswertung von insgesamt 12 Studien eine moderate Evidenz für den Einfluss von Übergewicht auf die Entwicklung einer Hüftgelenksarthrose. Die Ulmer Osteoarthrose-Studie von Günther (2002) weist auf einen Zusammenhang zwischen Übergewicht und Gonarthrose hin, außerdem waren eine Hypercholesterinämie oder Hyperurikämie mit einer generalisierten Osteoarthrose assoziiert.

Cicuttini (1996) zeigt in einer Studie an Zwillingen auf, dass Übergewicht einen wesentlichen Risikofaktor für die Entwicklung einer Kniegelenksarthrose, aber auch einer Handgelenksarthrose mit einem ansteigenden Risiko von 9–13% pro kg Gewichtszunahme darstellt. Auch Mathieu (2002) weist auf einen Zusammenhang zwischen Übergewicht und dem Auftreten arthrotischer Veränderungen an den Händen hin. Rönnemaa (1992) beschreibt bei Adipösen ein vermehrtes Auftreten einer Arthrose im Bereich der Fußgelenke. Übergewichtige Jungen unterliegen einem erhöhten Risiko, an einer Epiphysiolysis capitis femoris zu erkranken (Verdaasdonk 2001). Coggon (2001) sieht in einer Fallkontrollstudie einen Zusammenhang zwischen Übergewicht und Ausbildung einer Gonarthrose sowie auch einer Heberden-Arthrose. Er schätzt, dass etwa 24% aller Knieoperationen vermieden werden könnten, wenn alle übergewichtigen und adipösen Personen ihr Gewicht um 5 kg reduzieren würden.

Schneppenheim (2001) benennt Adipositas als eine relative Kontraindikation bezüglich einer Knie-TEP-Implantation, Normalgewicht wird für die Implantation einer Hemischlittenprothese gefordert. Lugger (1974) beschreibt einen Zusammenhang zwischen Quadricepssehnenrupturen und Übergewicht bei Männern. Nach Vinciguerra (1995) besteht ein erhöhtes Risiko für die Notwendigkeit einer Hüft-TEP-Implantation ab einem Body-Mass-Index von >27. Marks (2002) weist bei adipösen Patienten auf ein deutlich erhöhtes Risiko für eine Hüftprothesenwechseloperation hin. Reichel (1989) berichtet über erheblich schlechtere Operationsergebnisse nach valgisierender Hüftgelenksosteotomie bei übergewichtigen Patienten. Lopez-Rojas (2002) benennt die Adipositas als einen wesentlichen Risikofaktor für das Auftreten von Arbeitsunfähigkeitszeiten wegen einer Spondylarthrose.

Verschiedene Untersuchungen weisen auf den Zusammenhang zwischen Adipositas und Ausbildung einer symptomatischen Arthrose mit dem Hauptsymptom Schmerz hin (Rönnemaa 1992; de Gennes 1993; Rodriguez de la Serna 1999; Bergenudd 1994). Nach Tuchsen (2003) erhöht sich das Risiko für die Entwicklung von Hüftgelenkschmerzen mit steigendem Body-Mass-Index. Miranda (2001) identifiziert in seiner prospektiven Studie Übergewicht als einen Risikofaktor für die Entstehung von Schulterschmerz, Besserung konnte durch aktive Bewegungstherapie erreicht werden.

Dass eine Gewichtsreduktion einen wesentlichen Faktor der Arthrosetherapie darstellt, belegt Felson (1992) eindrucksvoll in der Framingham-Studie. Er zeigte in dieser Langzeitkohortenstudie, dass bei übergewichtigen Frauen eine Gewichtsabnahme von »nur« 2 BMI-Einheiten (ca. 5,1 kg) zu einer Risikoreduktion, eine symptomatische Gonarthrose zu entwickeln, von über 50% führte.

5.4.2 Strategie und Therapie

Bevor man einem Adipösen zur Gewichtsabnahme rät, sollte man sich die Frage nach der Indikation stellen. Nach den Richtlinien der Deutschen Adipositasgesellschaft (1998) besteht Behandlungsbedürftigkeit, wenn der BMI über 30 kg/m² liegt. Diese Empfehlung ist dadurch begründet, dass bei Adipositas die Entwicklung von Begleitkrankheiten mit großer Wahrscheinlichkeit zu erwarten ist und bei Unfällen und Operationen ein erhebliches Risiko hinsichtlich einer Venenthrombose mit Lungenembolie besteht. Ist das Übergewicht geringer ausgeprägt, besteht eine Behandlungsindikation nur, wenn Begleitkrankheiten oder Probleme vorliegen, die durch eine Gewichtsabnahme erheblich gebessert oder beseitigt werden können.

Wer 10 kg an Gewicht abnimmt,
- senkt den Blutdruck um ca. 10–15 mmHg,
- senkt den HBA1-Wert um ca. 1%,
- senkt die Triglyceride um ca. 35%,
- erhöht das HDL-Cholesterin um ca. 15%,
- steigert die Fibrinolyse um ca. 20%,
- senkt das Risiko, an einer symptomatischen Gonarthrose zu erkranken, um mehr als 50%,
- reduziert die LV-Muskelmasse um ca. 15%,
- verbessert die Lebensqualität,
- senkt das Sterblichkeitsrisiko um ca. 25%,
- verlängert das Leben um ca. 3 Jahre (mod. nach Wirth 2002).

Langfristige Behandlungsziele
- 1. Reduktion des Körpergewichtes um 5–10% im ersten Behandlungsjahr
- 2. Vermeidung einer erneuten oder weiteren Gewichtszunahme
- 3. Langfristige Reduktion begleitender Risikofaktoren
- 4. Verbesserung der Lebensqualität
- 5. Verhinderung von Erwerbsunfähigkeit und Pflegebedürftigkeit

---

Das Management einer langfristigen Gewichtsabnahme beinhaltet auch die Verhinderung einer erneuten Gewichtszunahme. Die Behandlung ist deshalb schwierig, weil eine jahrelange, oft lebenslange Verhaltensänderung hinsichtlich der Ernährung und der körperlichen Aktivität erforderlich ist. Wirth (1997) empfiehlt Schulungsprogramme, die neben einer Analyse der Ernährung und des Essverhaltens Ernährungsberatung, Informationen über das Krankheitsbild der Adipositas, verhaltenstherapeutisch orientierte Gruppensitzungen und Einzelgespräche sowie Bewegungstherapie mit einbeziehen.

Rejeski (2002) zeigt in seiner Untersuchung zur Gewichtsabnahme und Verbesserung der gesundheitsbezogenen Lebensqualität bei übergewichtigen Patienten mit Kniegelenksarthrose, dass die Kombination von Ernährungsumstellung und sportlicher Betätigung bessere Ergebnisse erzielt als eine alleinige Diätberatung oder ein Sportprogramm oder ein Beratungsprogramm zur gesunden Lebensweise.

Behandlungsteam

Das Therapeutenteam besteht aus einem qualifizierten Arzt (Fachkunde Ernährungsmedizin DGEM), einer Diplom-Ökotrophologin, einem Sportlehrer, einem Physiotherapeuten sowie einem Psychologen. Regelmäßige Supervisionen und Teambesprechungen sollen stattfinden.

Die *Anamnese* muss folgende Punkte beinhalten: Dauer des bestehenden Übergewichtes, Art und Erfolg bisheriger Gewichtsabnahmeversuche, Ernährungsanamnese einschließlich Hinweise auf Essstörung, Vorliegen relevanter internistischer Begleiterkrankungen, die Einnahme gewichtsfördernder Pharmaka sowie Gewicht und relevante Erkrankungen bei Familienmitgliedern. Ergänzend sollte ein psychologisches Explorationsgespräch erfolgen.

Die *körperliche Untersuchung* erfasst das Gewicht, die Größe, den Bauchumfang, den Blutdruck, den Gefäßstatus sowie den Gelenkstatus einschließlich der Muskelfunktion. *Laborchemisch* sind Blutzucker, Harnsäure, Lipidstatus sowie der basale TSH-Wert zu bestimmen. Zu *apparativen Untersuchungen* gehören das EKG sowie das Belastungs-EKG als Basisdiagnostik, ergänzend können eine Langzeitblutdruckmessung, Abdomensonographie, Duplexsonographie der Gefäße, Echokardiographie und ein Schlafapnoescreening dazukommen.

Ernährungsberatung und -therapie

Der Patient soll in der Klinik mit einer Kost ernährt werden, die er auch selbst zu Hause langfristig einhalten kann. Sie sollte fettarm (<60 g Fett/Tag), ausgewogen in der Nährstoffrelation (55 Energie-% Kohlenhydrate, 25 Energie-% Fett, 20 Energie-% Eiweiß), ballaststoffreich, energiereduziert (Energiedefizit herstellen; d. h. mindestens 600 kcal/Tag unter dem Bedarf) sowie relativ reich an komplexen Kohlenhydraten sein. Auf eine ausrei-

> **Kurzfristige Therapieziele (während des stationären Aufenthaltes)**
> - 1. Gewichtsabnahme von ca. 1 kg pro Woche
> - 2. Abnahme des Taillenumfanges von ca. 1 cm pro Woche
> - 3. Steigerung der körperlichen Leistungsfähigkeit (Ausdauer, Flexibilität, Mobilität)
> - 4. Kräftigung der gelenkführenden Muskulatur und Verbesserung der propriozeptiven Fähigkeiten
> - 5. Verbesserung der psychosozialen Befindlichkeit
> - 6. Fortsetzung/Wiederaufnahme der beruflichen Tätigkeit

chende kalorienfreie Trinkmenge von ca. 2 l Flüssigkeit pro Tag ist zu achten.

> **Beratungs- und Schulungsprogramm im Rahmen der stationären Behandlung**
> - *Gruppenschulung* (mindestens 4 Termine)
>   - Umsetzung einer vollwertigen fettreduzierten Ernährung
>   - Essverhalten (z. B. Süßhunger, Essen aus Langeweile)
>   - Umgang mit schwierigen Situationen (z. B. Einladungen)
>   - Einkaufstraining
> - *Einzelberatung*
>   - Analyse des bisherigen Ernährungsverhaltens sowie Optimierung mittels einer computergesteuerten Beratung
>   - Erarbeitung individueller Ernährungsempfehlungen
>   - Beratung zu Folge- und Begleiterkrankungen
> - *Lehrküche*
>   - Vermittlung von Grundkenntnissen in fettarmem Kochen und Backen
>   - Zusammenstellung einer ausgewogenen Ernährung
>   - eigenständiges Zubereiten eines Menüs
> - *Buffetschulung*
>   - Fettangaben der Speisen (pro Portion) am Buffet
>   - Hervorhebung fettarmer und ballaststoffreicher Speisen
>   - Selbstständige Zusammenstellung der Mahlzeiten unter Berücksichtigung des Fettgehaltes
>   - Betreuung durch Diätassistentin/Ökotrophologin

Bewegungstherapie

Die Bewegungstherapie fördert das Selbstwertgefühl sowie die psychosoziale Integration und hat positive metabolische Auswirkungen. Ziel ist es, den Patienten zu langfristiger körperlicher Aktivität zu motivieren. Das aktive Sportprogramm, welches grundsätzlich als Gruppentherapie durchgeführt werden sollte, ist auf die Belastbarkeit der Teilnehmer abzustimmen, die individuelle Trainingsintensität durch eine Ergometrie zu ermitteln. Es sollte Schwimmtraining, Fahrradergometertraining, Aerobic/Gymnastik, Walking sowie Training an den Muskelaufbaugeräten enthalten und pro Tag Einheiten von mindestens 45 min umfassen.

Beim Ausdauertraining empfiehlt die American-Heart-Association als Richtwert für die höchste Trainingseffektivität einen Zielbereich von etwa 70% der altersabhängigen maximalen Herzfrequenz; dies bedeutet für die Altersgruppe zwischen 30 und 50 Jahren eine Frequenz von 105–140 Schlägen/min. Der Energieverbrauch beim Breitensport liegt zwischen 250 (Kegeln) und 800 (Skilanglauf) kcal pro Stunde.

Sport ist gut geeignet, um an Gewicht abzunehmen, Gewicht konstant zu halten, Nachteile einer Reduktionskost zu kompensieren, Krankheiten des metabolischen Syndroms zu verbessern, verstärkt Fett zu mobilisieren und die Befindlichkeit zu steigern (Wirth 1997).

Physiotherapie

Otte (1986) prägte den Begriff der extraartikulären Arthrose, nachdem er bei übergewichtigen Patienten neben einer signifikanten Kraftminderung der Oberschenkelmuskulatur (–26 bis –28%) auch eine deutliche Einschränkung der propriozeptiven Leistungsfähigkeit mit reduzierter Nervenleitgeschwindigkeit (–20%), reduzierter monosegmentaler Reflexlatenzzeit (–27%) sowie reduzierter Haltungskontrolle auf spinaler Ebene feststellte (Abb. 5-11).

Slemenda (1998) zeigte in einer prospektiven Studie bei Muskelkraftmessungen mit Hilfe der isokinetischen Dynamometrie bei übergewichtigen Frauen, die eine Gonarthrose entwickelt hatten, eine hochsignifikant negative Korrelation zwischen Körpergewicht und Kraft der Quadrizepsmuskulatur. Kumm (1997) berichtete über das Auftreten einer subtrochantären Stressfraktur bei einer übergewichtigen Patientin nach Implantation einer Knieendoprothese und führte dies auf eine nachlassende Spannung im Tractus iliotibialis zurück.

Aufgrund dieser Erkenntnisse sollten die Schwerpunkte der krankengymnastischen Übungstherapie in Kombination mit medizinischer Trainingstherapie auf der gezielten Kräftigung der Beinmuskulatur mit Wiederherstellung eines muskulären Gleichgewichtes sowie der Steigerung der propriozeptiven Fähigkeiten, beispielsweise auf dem Minitrampolin (Abb. 5-12) oder dem Therapiekreisel, liegen. Als krankengymnastische Technik empfiehlt sich die Methode der propriozeptiven neuromuskulären Fazilitation (PNF).

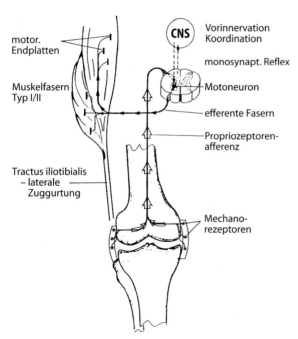

◘ Abb. 5-11. Die an der Kybernetik der lateralen Zuggurtung beteiligten neuromuskulären Elemente (Nach Otte 1986)

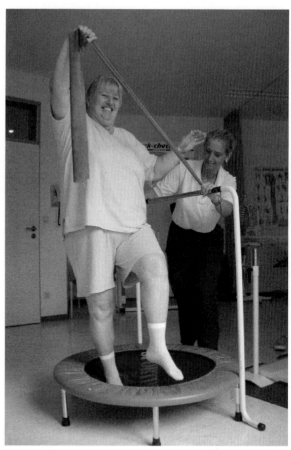

◘ Abb. 5-12. Training im Einbeinstand auf dem Minitrampolin zur Kräftigung der Beinmuskulatur sowie Förderung der propriozeptiven Fähigkeiten

Madsen (1997) wies in einer Untersuchung an übergewichtigen Arthrosepatienten darauf hin, dass die Kraftentwicklung der betroffenen Extremität sowohl vom Schmerz als auch von einer reduzierten Muskelmasse beeinflusst wird. Daher sollten bei allen Rehabilitanden in Abhängigkeit vom Schweregrad des Schmerzzustandes die in den anderen Kapiteln dieses Buches beschriebenen balneophysikalischen Maßnahmen sowie eine entsprechende medikamentöse Schmerztherapie zum Einsatz kommen.

Medikamentöse Therapie

Zur Adipositastherapie wurden in der Vergangenheit viele Medikamente eingesetzt, jedoch nur 2 Substanzen konnten in großen klinischen Langzeitstudien ihre Wirksamkeit nachweisen.

Orlistat (Xenical) ist als synthetisches Derivat von Lipstatin ein Lipasehemmer. Es reduziert die Resorption von Monogliceriden und Fettsäuren, die Fettausscheidung wird dadurch im Stuhl auf bis zu 30% (normal bis zu 4%) erhöht. Langzeitstudien (Sjöström 1998) zeigen unter täglicher Einnahme von 3-mal 120 mg Orlistat eine signifikant höhere Gewichtabnahme als unter Placebogabe. An Nebenwirkungen werden v. a. intestinale Beschwerden, insbesondere sehr fettreiche Stühle, Stuhldrang und Stuhlinkontinenz angegeben. Es gibt keinen Hinweis auf ein erhöhtes Auftreten gastrointestinaler Tumoren; in einer Studie traten jedoch vermehrt Brustkrebserkrankungen unter Orlistat auf. Ob ein direkter Zusammenhang besteht, konnte bislang weder bewiesen noch ausgeschlossen werden.

Sibutramin (Reductil) ist ein Serotonin- und Noradrenalinwiederaufnahmehemmer. Hierdurch wird zum einen der Appetit reduziert, zum anderen die Thermogenese gesteigert. Auch für Sibutramin belegen Langzeitstudien von Bray (1999; Tagesdosis 10–30 mg) und Apfelbaum (1999; Tagesdosis 10 mg) signifikant höhere Gewichtsabnahmen als unter Placebo. An Nebenwirkungen sind u. a. Mundtrockenheit, Obstipation und Schlaflosigkeit, Hypertonie und Tachykardie beschrieben. Die koronare Herzerkrankung stellt eine relative Kontraindikation für die Einnahme von Sibutramin dar.

Von allen Autoren, insbesondere von der Deutschen Adipositas-Gesellschaft (1998) wird gefordert, dass die medikamentöse Therapie stets in ein multimodales Therapiekonzept, bestehend aus Ernährungsumstellung, körperlicher Aktivität und Verhaltenstherapie, integriert sein muss.

> Eine alleinige medikamentöse Behandlung des Übergewichtes kann nicht befürwortet werden.

Psychologische Betreuung

Nach Stunkard (1992) ist die Adipositas grundsätzlich kein psychosomatisches Leiden, eine Psychopathogenese besteht selten. Die bei Adipösen zu beobachtenden psychischen Veränderungen sind in der Regel keine Ursache, sondern überwiegend Folge des Übergewichtes; sie verschwinden nach deutlicher Gewichtsreduktion (Mason 1993). Das schließt nicht aus, dass Adipöse Persönlichkeitsstörungen haben und natürlich auch an Essstörungen leiden können. Patienten, die sich einer Adipositastherapie unterziehen, leiden häufig (20–50%) an Essanfällen (»binge-eating«), bei den Over Eaters Anonymous in den USA sollen es ca. 70% sein (Hsu 1996).

Für die Praxis bedeutet das, dass man grundsätzlich mit einem Adipösen wie mit einem Normalgewichtigen umgehen sollte. Als effektive Methode zur Gewichtsreduktion hat sich die Verhaltenstherapie (VT) etabliert. Inhalte von wöchentlich stattfindenden psychologischen Gruppengesprächen sollten die kritische Auseinandersetzung mit den Krankheitsursachen und dem eigenen Verhalten, eine Motivationsstärkung, das Erlernen einer flexiblen Ernährungskontrolle sowie die Rückfallprophylaxe sein. Bei Bedarf können diagnostische und therapeutische Einzelgespräche erfolgen.

Gesundheitsbildung

Neben einer umfassenden Ernährungsberatung ist die Teilnahme an den Vorträgen zu den Themen »Verschleißerkrankungen der Gelenke«, »Rückenschmerz« sowie »Herz-Kreislauf-Erkrankungen« sinnvoll.

Qualitätssicherung

Im Verlauf und zum Abschluss der Rehabilitationsbehandlung sind folgende Parameter zu dokumentieren:
- Gewichtsabnahme [kg],
- Änderung des Bauchumfanges [cm],
- Änderung der kardiovaskulären Risikofaktoren (Blutdruck, Stoffwechselwerte),
- Änderung der psychosozialen Befindlichkeit und psychischen Funktionsfähigkeit (Fragebogen SF 36, SCL-90-R).

5.4.3 Nachsorge

Schneider (1996) hat eine Auswahl publizierter Evaluationsstudien zur gezielten Gewichtsreduktion bei Adipositas zusammengestellt. Die absolute durchschnittliche Gewichtsabnahme beträgt bei den dokumentierten kurzfristigen Evaluationsstudien zwischen 5 und 10 kg, bei mittelfristigen zwischen 4 und 27,5 kg und bei langfristigen zwischen 6 und 11,5 kg. Der Anteil der Teilnehmer mit Gewichtsstabilisierung (maximal plus 2 kg nach Therapieende) liegt bei langfristigen Evaluationsstudien zwischen 14 und 71%. Die dokumentierten Abbruchraten liegen zwischen 0 und 17,1%.

Perri (1993) hat systematisch die Effektivität verschiedener Nachbehandlungsprogramme im Vergleich zu Kontrollgruppen, die nur das gemeinsame Basisprogramm enthielten, evaluiert. In sämtlichen Katamneseerhebungen über mindestens 1 Jahr schnitt die Kontrollgruppe signifikant schlechter ab, während eine Weiterbehandlung langfristig Erfolge sichern konnte. Ein Grundgedanke dieser Konzepte bestand darin, dass für den Prozess der Gewichtsstabilisierung andere therapeutische Strategien zum Einsatz kommen als in der Reduktionsphase.

Neben empirischen Befunden sprechen auch theoretische Konzepte für die Notwendigkeit einer Langzeitbehandlung. Kirschenbaum (1992) formulierte ein Phasenmodell, das den Prozess der dauerhaften Gewichtsreduktion von der Begeisterung über erste Gewichtserfolge (Honeymoon-Phase) bis hin zur zögerlichen Akzeptanz (Tentative-acceptance-Phase) eines neuen Essverhaltens oder einer echten Lebensstiländerung beschreibt. Dieser Einteilung liegt ein Zeitraum von 2 Jahren zugrunde.

> Der Prozess der Gewichtsreduktion ist als ein langfristiges Geschehen zu verstehen. Die Veränderung von Verhaltensweisen in einem zentralen Lebensbereich ist langfristig nur durch eine Ritualisierung des neuen Verhaltens zu erreichen. Die Wahrscheinlichkeit, in alte Verhaltensmuster zurückzufallen, ist ungleich höher als neue zu erlernen und beizubehalten. Diesen sensiblen Prozess zu begleiten und zu unterstützen ist das Ziel der Nachsorgebetreuung im Anschluss an die stationäre Gewichtsreduktion.

Bei Nachsorgeprogrammen in Form von Telefongesprächen oder in Verbindung mit Hausbesuchen zeigte sich über 6 Monate eine Gewichtszunahme von 34% (Perri 1984); Hillebrand u. Wirth (1996) konnten in einem 1jährigen Rehabilitationsnachsorgeprogramm mit Telefonkontakten und Hausbesuchen belegen, dass die Patienten der Nachsorgegruppe 52% ihrer in der Klinik erreichten Gewichtsabnahme wieder zunahmen, in der Kontrollgruppe waren es sogar 88%.

Aufgrund solcher nicht zufriedenstellender Ergebnisse schlägt Perri (1993) vor, die Adipositas nicht mehr als akute Krankheit zu behandeln, in der eine kurzfristige Gewichtsreduktion eine Heilung bedeutet. Er empfiehlt, Adipositas als chronische Erkrankung ähnlich wie Diabetes oder Bluthochdruck aufzufassen. Die Aufgabe der Betroffenen bestehe darin, ihre Lebensumstände und krankheitsfördernde Bedingungen durch effektives

Selbstmanagement lebenslang unter Kontrolle zu halten. Es sollte nicht mehr von einer Nachbehandlung gesprochen werden, sondern die lange Zeitdauer ist als integraler Bestandteil der Adipositasbehandlung zu verstehen.

Langzeitprogramme über einen Zeitraum von 12 Monaten, bestehend aus 26 therapeutenbegleiteten Gruppensitzungen, einem speziellen Aerobic-Programm sowie einem Verstärkerprogramm zur Motivationssteigerung belegen, dass 1,5 Jahre nach Ende der Basisintervention diese Patienten ihr Gewicht im Durchschnitt beibehalten konnten (Perri 1988).

Als modellhaft ist ein von der Landesregierung NRW ausgezeichnetes, von Lüke (1998) vorgestelltes Fit- und Gesundprogramm anzusehen. In Zusammenarbeit mit einer Betriebskrankenkasse durchliefen freiwillige Probanden ein 4wöchiges stationäres Basisprogramm mit den oben genannten Inhalten, anschließend erfolgten über 1,5 Jahre monatliche Treffen, in denen das Erlernte aufgefrischt wurde. Außerdem verpflichteten sich die Teilnehmer, mindestens 1mal wöchentlich in Eigeninitiative an einem Sportprogramm teilzunehmen. Das Erlernen von Entspannungstechniken sowie psychologische Beratungen konnten bei Bedarf ergänzend wahrgenommen werden.

Die Evaluation dieses zur dauerhaften Gewichtsreduktion angelegten Konzeptes mit Verzahnung der stationären und ambulanten Betreuung erbrachte eine durchschnittliche langfristige Gewichtsreduktion von 10,9 kg; dieser Wert liegt deutlich über den Ergebnissen vergleichbarer Studien. Die Befragung der Hausärzte ergab außerdem, dass der Behandlungsbedarf aufgrund von Fettstoffwechselstörungen, Diabetes mellitus und arterieller Hypertonie erheblich reduziert werden konnte. Mehr als 60% der Teilnehmer gaben an, eine regelmäßige sportliche Betätigung auch nach Abschluss des Projektes beibehalten zu haben, mehr als 70% ernährten sich nach eigenen Angaben gesundheitsbewusster.

Diese Ergebnisse legen es nahe, die Forderung von Biesalski (1992) zu unterstützen, Möglichkeiten für Patienten zu schaffen, unbefristet an ambulanten Angeboten zur Erhaltung des Zielgewichtes teilzunehmen. Zum einen ist jedoch das Verständnis der Notwendigkeit einer solchen Langzeitbehandlung bei Behandlern und Betroffenen derzeit noch nicht immer vorhanden, ein weiterer Grund für die mangelnde Inanspruchnahme entsprechender Gruppen ist im geringen Verbreitungsgrad solcher Kurse anzunehmen. Eine bessere Verzahnung stationärer und ambulanter Angebote ist für die Zukunft anzustreben. Besonders geeignet für eine ambulante Weiterbehandlung sind Praxen, die die Voraussetzungen nach den Qualitätsrichtlinien der Fachgesellschaften (DAG, DGE, DAEM, DGEM 2000) erfüllen.

> Grundsätzlich trägt die Rehabilitationsklinik die Verantwortung dafür, dass der Patient einem qualifiziertem Nachsorgeprogramm zugeführt wird.

Idealerweise sollte keine Nachsorge im Erwachsenenalter, sondern eine Prävention der Adipositas im Kindes- und Jugendalter betrieben werden. Müller (1998) weist in der Kieler Adipositaspräventionsstudie (KOPS) auf den Einfluss wichtiger Risikofaktoren für die Ausbildung einer Adipositas im Kindesalter wie Übergewicht und niedriger sozialer Status der Eltern sowie geringe körperliche Aktivität der Kinder hin. Erste Erfahrungen mit einem strukturierten und mehrgleisigen Adipositaspräventionsprogramm mit Information zur gesundheitsbewussten Ernährung, Steigerung der körperlichen Aktivitäten sowie Stärkung der persönlichen Autonomie seien vielversprechend.

Stauber (2002) berichtet über bessere Erfolge in der Adipositastherapie Jugendlicher, wenn zusätzlich ein Stressmanagementtraining integriert wird. Neben einer signifikanten Verringerung des BMI verbesserten sich das emotionale und externale Essverhalten sowie die Stressverarbeitung.

Fazit
- Adipositas ist eine chronische Erkrankung, welche einer langfristigen Therapie bedarf.
- Übergewicht reduzieren heißt internistische und orthopädische Folgeerkrankungen zu vermeiden.
- Ernährungstherapie, Sporttherapie und eine psychologische Betreuung bilden die Grundpfeiler der Behandlung durch ein interdisziplinäres Therapeutenteam. Die Therapie erfolgt in der Gruppe.
- Neben der Sporttherapie ist durch gezielte Physiotherapie auf die Ausbildung eines muskulären Gleichgewichtes im Bereich der Beinmuskulatur sowie auf die Schulung der propriozeptiven Fähigkeiten zur Vermeidung der extraartikulären Arthrose Wert zu legen. Eine Gewichtsabnahme von nur 2 BMI-Einheiten (ca. 5 kg) reduziert die Inzidenz einer symptomatischen Gonarthrose um mehr als 50%!
- Nur eine adäquate Schmerztherapie ermöglicht die Teilnahme an Physiotherapie und Bewegungstherapie.
- Auf eine langfristige Verzahnung zwischen stationärem Basisprogramm und ambulanter Weiterbetreuung ist zwingend hinzuarbeiten.
- Die Prävention sollte im Kindes- und Jugendalter beginnen.

- Prävention und Therapie der Adipositas führen zu Einsparungen im Gesundheitswesen.
- Im Rahmen von Evaluationsprogrammen sollten bei Adipositastherapien Kosten und Wirksamkeit nach standardisierten und damit vergleichbaren Kriterien dokumentiert werden. Dabei sind auch Zielgrößen wie Lebensqualität, ärztliche Inanspruchnahme, soziale Unterstützung oder Therapiekosten zu erfassen. Nur auf diese Weise ist eine solide und umfassende Bewertung möglich und damit der Aufbau und die Finanzierung entsprechender flächendeckender langfristiger Nachsorgeprogramme durch die zuständigen Kostenträger erreichbar.
- Die Adipositastherapie in Rehabilitationskliniken orientiert sich an den Leitlinien der Deutschen Adipositas-Gesellschaft. Es erfolgt eine Qualitätssicherung.

Literatur

Apfelbaum M, Vague P, Ziegler O et al. (1999) Long-term maintenance of weight loss after a very-low-calorie diet: a randomized blinded trial of the efficacy and tolerability of sibutramine Am J Med 106 (2): 179–184

Bergenudd H, Nilsson B (1994) The prevalence of locomotor complaints in middle-age and their relationship to health and socioeconomic-factors Clinical orthopaedics and related research [N308] PG 264–270

Biesalski HK (1992) Therapie des Übergewichtes. Nur langfristig und kontinuierlich effizient. Therapiewoche 42: 1506–1511

Bray GA, Blackburn GL, Ferguson JM et al. (1999) Sibutramine produces dose-related weight loss Obes Res 7 (2): 189–98

Cicuttini FM, Baker JR, Spector TD (1996) The association of obesity with osteoarthritis of the hand and knee in women: A twin study. J Rheumatol 23: 1221–1226

Coggon D, Reading I, Croft P et al. (2001) Knee osteoarthritis and obesity. Int JObesity 25: 622–627

Colditz GA (1992) The economic costs of obesity. Am J Clin Nutrit 55: 503S

Danahue RP, Abbott RD, Bloom E et al. (1987) Central obesity and coronary heart disease in men. Lancet i: 821–824

de Gennes C (1993) Osteoarticular pathology and massive obesity. Rev Prat 43 (15): 1924–1929

Deutsche Adipositas-Gesellschaft (1998) Leitlinien zur Adipositasbehandlung. Adipositas 16: 6–28

Drenick EF, Bale GS, Seltzer FSA, Johnson DG (1980) Excessive mortality and causes of death in morbidy obese men. JAMA 243: 443–445

Ehlert U (2003) Verhaltensmedizin. Springer, Berlin Heidelberg New York, S 511

Felson DT, Zhang Y, Anthony JM et al. (1992) Weight loss reduces the risk for symptomatic knee osteoarthritis in women. The Framingham Study. Ann Intern Med 116: 535–539

Gorsky RD, Pamuk E, Williamson DF et al. (1996) The 25-year health care costs of women who remain overweight after 40 years of age. Am J Prevent Med 12 (5): 388–394

Günther KP, Puhl W, Brenner H, Stürmer T (2002) Klinische Epidemiologie von Hüft- und Kniegelenksarthrosen. Z Rheumatol 61: 244–249

Heseker H, Kohlmeier M; Schneider R (1992) Verbreitung ernährungsabhängiger Gesundheitsrisiken und objektivierbarer Zeichen von Fehlernährung – Ergebnisse der VERA-Studie 1987/88. Ernährungsbericht 1992, S 30–37

Hillebrand T, Wirth A (1996) Betreuung von Adipösen im Anschluß an die stationäre Rehabilitation. Präv Rehab 8: 83–87

Hsu LKG (1996) Epidemiology of the eating disorders. Psychiat Clin North Am 19: 681–700

Hubert HB, Feinlieb M, McNamara PM, Castelli WP (1983) Obesity as an independent risk factor for cardiovascular disease: a 26-year follow-up of participants in the Framingham heart study. Circulation 67: 968–977

Kirschenbaum DS, Fitzgibbon ML, Martino S et al. (1992) Stages of change in successful weight control, a clinically derived model. Behav Ther 34:. 623–635

Kriegel W, Narden N, Offenbächer M, Reckwitz N, Waltz M (1995) «State of Art" in der Arthrosenepidemiologie. Z Rheumatol 54, 223–240

Kumm DA, Rack C, Rutt J (1997) Subtrochanteric stress fracture of the femur following total knee arthroplasty. J Arthroplast 12/5: 580–583

Lew EA, Garfinkel L (1979) Variation in mortality by weight among 750000 men and women. J Chron Dis 32: 563–576

Lievense AM, Bierma-Zeinstra SMA, Verhagen AP et al. (2002) Influence of obesity on the development of osteoarthritis of the hip: a systematic review. Rheumatology 41: 1155–1162

Lopez-Rojas P, Aguilar-Salinas A, Salinas-Tovar S, Marìn-Contonieto IA, del Carmen Martìnez-Garcìa M, Garduno-Espinosa J (2002) Disabling spondylarthrosis risk factors in valley of Mexico workers. Arch Med Res 33 (5): 495–498

Lüke B, Bauer J (1998) Übergewicht und Arthrose – Prävention und Rehabilitation durch Gewichtsreduktion. Z Orthop 136, 5

Lugger LJ (1974)Die subcutane Quadricepssehnenruptur-Ihre Diagnostik, Pathologie, Versorgung und Nachbehandlung. Monatsschr Unfallheilkd 77/7: 295–303

Madsen OR, Brot C, Petersen MM, Sorensen OH (1997) Body-composition and muscle strength in women scheduled for a knee or hipreplacement – a comparative-study of 2 groups of osteoarthritic women. Clin Rheumatol 16 [N1]: 39–44

Manson JE, Willett WC, Stampfner MJ et al. (1995) Body weight and mortality among women. N Engl J Med 333: 677–685

Marks R (2002) Allegrante JP Body mass indices in patients with disabling hip osteoarthritis. Arthritis Res 4(2): 112–116

Mason EE, Doherty C (1993) Surgery. In: Stunkard AJ, Wadden TA (eds) Obesity: theory and therapy, 2nd edn. Raven, New York, pp 313–325

Mathieu P (2002) Arthrosis of the hands. Presse Med 31 (29): 1373–1377

Miranda H, Viikari-Juntura E, Martikainen R, Takala EP, Riihimaki HA (2001) Prospective study of work related factors and physical exercise as predictors of shoulder pain. Occupat Environ Med 58 [N8]: 528–534

Müller M, Körtzinger I, Mast M, König E (1998) Prävention der Adipositas. Dtsch Ärztebl A–2027–2030 (Heft 34–35)

Otte P (1986) Über die Beziehung zwischen Alterungsphänomenen und Arthroseentwicklung. Z Orthop 124: 381–384

Perri MG, Shapiro RM, Ludwig WW et al. (1984) Maintenance strategies for the treatment of obesity: an evaluation of relapse prevention training and posttreatment contact by mail and telephone. J Consult Clin Psychol 52, 3: 404–413

Perri MG, McAllister DA, Gange JJ et al. (1988) Effects of four maintenance programs on the long term management of obesity. J Consult Clin Psychol 56, 4: 529–534

Perri MG, Nezu AM (1993) Preventing relapse following treatment for obesity. In: Stunkard AJ, Wadden TA (eds) Obesity: theory and therapy, 2nd edn. Raven, New York, pp 287–299

Reichel F (1989) Valgisierende Osteotomien im Vorfeld der Totalendoprothese (TEP) Zentralblatt für Chirurgie, VOL: 114 (12), p. 777–87 (1989)

Rejeski WJ, Focht BC, Messier SP et al. (2002) Obese, older adults with knee osteoarthritis: weight loss, exercise and quality of life. Health Psychol 21, 5: 419–426

Rodriguez de la Serna A (1999) Surgical treatment of the osteo-arthrosis of the knee. Dolor 14 (Spec Issue): 33–40

Rönnemaa T, Alaranta H, Aalto T (1992) Radiological osteoarthrosis, subjective symptoms and clinical findings in the extremity joints of severely obese and control subjects. In: Ailhaud G et al. (eds) Obesity in Europe 91. Libbey, London, pp 221–226

Schneider R (1996) Relevanz und Kosten der Adipositas in Deutschland. Ernährungs-Umschau 43, 10

Schneppenheim M, Jerosch J (2001) Prosthetic replacement of the knee joint for osteoarthritis of the knee and retropatellar osteoarthritis. When is which endoprosthesis indicated? Chir Prax 59/2: 275–292

Seidell JC (1995) Obesity in Europe. Intern J Obes 19: S1–S4 (Suppl 3)

Sjöström L, Rissanen A, Andersen T et al. (1998) Randomised placebo-controlled trial of orlistat for weight loss and prevention of weight regain in obese patients. European Multicentre Orlistat Study Group. Lancet 352 (9123): 167–172

Slemenda C (1998) Reduced quadriceps strength relative to body weight. A risk factor for knee osteoarthritis in women? Arthritis Rheum 41: 1951–1959

Stauber T, Petermann F, Korb U et al. 2002 Kombiniertes Adipositas- und Anti-Stress-Training im stationären Bereich. Prävent Rehabil 14, 4: 179–188

Stunkard AJ, Wadden TA (1992) Psychological aspects of human obesity. In: Björntorp P, Brodoff BN (eds) Obesity. Lippincott, Philadelphia, pp 352–360

Tuchsen F, Hannerz H, Burr H et al. (2003) Risk factors predicting hip pain in a 5-year prospective cohort study. Scand J Work Environ Health 29 [N1]: 35–39

Verdaasdonk AL, Breemans E (2001) Pain and walking problems in three young people with a dislocated hip. Ned Tijdsch Geneeskd 145/23: 1097–1101

Vinciguerra C, Gueguen A, Revel M et al. (1995) Predictors of the need for total hip-replacement in patients with osteoarthritis of the hip. Rev Rhumat 62 [N9]: 563–570

Waaler HT (1984) Height, weight und mortality. The Norwegian experience. Acta Med Scand (Suppl) 679: 1–56

WHO (1998) WHO Report obesity: preventing and managing the global epidemic. Report of a WHO consultation on obesity. Word Health Organization, Geneva

Wirth A (1997) Adipositas: Epidemiologie, Ätiologie, Folgekrankheiten, Therapie. Springer, Berlin Heidelberg New York, 340 S

Wirth A (2002) Wo steht die Adipositas-Therapie in Deutschland? Adipositas-Brief. Sanitas, Deggendorf Nr. 6/1

Praxisrelevante Kooperationen und Vernetzungen in der Rehabilitation

S. Best, N. Gerdes

6.1 Problemstellung

Die Rehabilitation bildet einen eigenständigen Zweig des Gesundheitsversorgungssystems, der auf vielfältige Weise mit den anderen Bereichen verknüpft ist. Damit die oft langwierigen Rehabilitationsprozesse überhaupt eingeleitet werden und dann möglichst reibungslos ablaufen können, ist eine enge Kooperation und Vernetzung mit Institutionen der ambulanten und stationären akutmedizinischen Versorgung sowie der Berufsförderung von großer Bedeutung für die Rehabilitation. Diese Kooperation ist jedoch häufig erschwert aus Gründen, die sich in 2 Komplexen zusammenfassen lassen:

— Zum einen hat die Rehabilitation beim »Blick auf die Patienten« eine spezifische Zielrichtung und Perspektive, die mit der akutmedizinischen Perspektive nicht ohne weiteres kompatibel ist und deshalb die Verständigung über therapeutische Ziele und damit die Kooperation zwischen den verschiedenen Versorgungsbereichen erschwert.
— Zum anderen ist die Rehabilitation in institutioneller Hinsicht weitgehend von den anderen Bereichen der gesundheitlichen Versorgung abgetrennt – und zwar sowohl im Hinblick auf die Kostenträgerschaft als auch auf die Institutionen der Leistungserbringung oder die gesetzlichen Rahmenbedingungen. Diese institutionelle Sonderstellung der Rehabilitation ist in Deutschland (aus historischen Gründen) besonders stark ausgeprägt und führt dazu, dass beim Übergang von der akutmedizinischen zur rehabilitativen Versorgung – oder umgekehrt – häufig der Kostenträger wechselt und schon aus diesem Grund Rehabilitationsprozesse entweder überhaupt nicht in Gang kommen oder zu früh abbrechen oder nicht ausreichend mit der akutmedizinischen Versorgung abgestimmt werden.

Beide Komplexe werden im Folgenden kurz erläutert.

6.1.1 Spezifische Perspektive der Rehabilitation

»Rehabilitation« ist im Grunde die Antwort der Gesellschaft auf die ständig wachsende Zahl von Menschen, die aufgrund chronischer Krankheiten oder gravierender Akutereignisse mit bleibenden gesundheitlichen Schädigungen und deren behindernden Folgen leben müssen (vgl. Gerdes u. Weis 2000). Seit Mitte des letzten Jahrhunderts haben Epidemiologen und Sozialmediziner darauf aufmerksam gemacht, dass sich im Krankheitsspektrum der Industriegesellschaften ein »Panoramawechsel« von den Infektionskrankheiten zu den chronischen Krankheiten vollziehe.

Dass die chronischen Krankheiten und ihre Folgen nicht ohne weiteres innerhalb des akutmedizinischen Paradigmas abgehandelt werden können, fand einen ersten systematischen Ausdruck im sog. »Krankheitsfolgenmodell« der Weltgesundheitsorganisation, die 1980 in der »*International Classification of Impairments, Disabilities, and Handicaps*« die akutmedizinische Perspektive mit ihrem Blick auf Störungen der Körperstrukturen und -funktionen (»impairments«) systematisch um die Aspekte der Funktionsfähigkeit im alltäglichen Leben und der sozialen Integration erweiterte.

Verkürzt könnte man sagen, dass die akutmedizinische Perspektive ihren Gegenstand primär als hochkomplexen »Bioorganismus« sieht, der geschädigt oder gestört ist und nach Möglichkeit wiederherzustellen ist (»*restitutio ad integrum*«), während die rehabilitative Perspektive v. a. darauf ausgerichtet ist, wie denn eine bestimmte Person, die nun einmal mit einem unheilbar geschädigten »Bioorganismus« leben muss, trotzdem möglichst gut mit den Anforderungen des alltäglichen Lebens zurechtkommen und sozial integriert bleiben kann (vgl. auch VDR 1996). Dieser spezifische Fokus auf die personalen Aspekte des »Gegenstandes« der Rehabilitation kommt in der Neufassung des WHO-Modells »*International Classification of Functioning (ICF)*« (WHO 2001) noch deutlicher zum Ausdruck, wenn hier die zentralen Zielgrößen als »activities« (»Aktivitäten«) und »*participation*« (»Teilhabe«) benannt werden und das Modell gleichzeitig um persönliche und umweltbezogene Kontextfaktoren erweitert wird.

Um den Unterschied zuzuspitzen: Der Adressat der Interventionen in der Rehabilitation ist nicht der Bioorganismus der Rehabilitanden, sondern letztlich ihr persönliches, ganz und gar subjektiv geprägtes Bewusstsein. Es hängt nun einmal von der subjektiven Einschätzung der eigenen Situation, der Einsicht und Willensanstrengung der Betroffenen ab, in welchem Ausmaß sie Behinderungen meistern, risikoreiche Lebensstile umstellen, erforderliche Körperübungen tatsächlich durchführen, Belastungen für Andere minimieren sowie ihr eigenes Selbst- und Körperbild an die veränderten Umstände anpassen können.

Diese Fokussierung der Rehabilitation auf die persönlichen, ja geradezu »subjektiven« Aspekte ihres Gegenstandes sind der (modernen) akutmedizinischen Perspektive fremd – wenn nicht sogar verdächtig. Alles Subjektive hat hier den Beigeschmack des »bloß Subjektiven«, irgendwie Beliebigen, nicht objektiv Nachprüfbaren – kurz des Unwissenschaftlichen. Die Erfolgsgeschichte der modernen Medizin beruht ja förmlich genau darauf, dass in den diagnostischen und therapeutischen Prozessen alles Subjektive ausgeschaltet wird (bzw. werden sollte), und zwar sowohl auf Seiten der Akteure wie auch auf Seiten der Patienten. (Und ganz folgerichtig wurde der »Doppelblindversuch« zum Königsweg der Wirksamkeitsprüfung!).

Auf diesem Hintergrund liegen sowohl die Ziele der Rehabilitation – und zwar gerade die auf das Bewusstsein und Verhalten der Rehabilitanden ausgerichteten »reha-spezifischen« Ziele – als auch die entsprechenden therapeutischen Ansätze eher am Rande der akutmedizinischen Perspektive und erscheinen von dort aus als irgendwie vage, beliebig und nicht wirklich überzeugend. Solche grundlegenden Unterschiede zwischen Akutmedizin und Rehabilitation im Verständnis des »Gegenstandes« sind natürlich nicht dazu angetan, Kooperation und Vernetzung zu erleichtern, sondern stellen ausgesprochene Kommunikationshindernisse dar.

6.1.2 Institutionelle Sonderstellung der Rehabilitation

Betrachtet man die langwierigen Krankheits- und Behandlungsprozesse im Zeitverlauf (vgl. das »lineare Modell« in Winge et al. 2002), so wird die Vielzahl von Institutionen sichtbar, die an jedem Rehabilitationsprozess beteiligt sind (bzw. sein können): Dazu zählen: Haus- und Fachärzte, Leistungsträger (Renten- oder Krankenversicherung), Gutachter, betriebsärztliche Dienste, Rehabilitationskliniken, ambulante/teilstationäre Rehabilitationseinrichtungen, Nachsorgestellen (Hausarzt, ambulante Rehabilitationseinrichtung, krankengymnastische Praxis etc.), Beratungsstellen (z. B. psychosoziale Beratung), Laienorganisationen (z. B. Rheumaliga, Koronargruppen, Selbsthilfegruppen; vgl. Buschmann-Steinhage 1996). Jede dieser Institutionen ist in eigene übergeordnete Strukturen eingebettet, verfolgt eigene Ziele und hat ihre eigenen Verfahrensabläufe.

Häufig stellt die Rehabilitation nur einen – mehr oder weniger bedeutsamen – Teilbereich der institutionellen Aufgaben dar und kann deshalb durch andere Aufgabenbereiche überlagert und in den Hintergrund gedrängt werden. Die meisten der beteiligten Institutionen sind außerhalb der Rehabilitation nicht strukturell miteinander verbunden, sodass die interinstitutionelle Kommunikation leicht abreißt und dann auch nicht wieder aufgenommen wird.

Besondere Probleme für die zeitliche Kontinuität und die inhaltliche Integration der Rehabilitationsprozesse entstehen deshalb v. a. an den *Schnittstellen* zwischen den verschiedenen Institutionen; d. h. dann, wenn die Steuerung des Rehabilitationsprozesses von einer Institution an eine andere übergeht.

Das »gegliederte System« der sozialen Sicherung in Deutschland führt dazu, dass es eine ganze Reihe von Leistungsträgern der Rehabilitation gibt, die in der Mehrzahl der Fälle nicht mit den Leistungsträgern der akutmedizinischen Versorgung identisch sind. Vor allem ist hier die Rentenversicherung zu nennen, die für ca. 60% aller Rehabilitationsmaßnahmen als Kostenträger zuständig ist. Dies bedeutet, dass in einer »Behandlungskette« von ambulanter oder stationärer akutmedizinischer Behandlung, Rehabilitationsmaßnahmen, Nachsorge, erneuter akutmedizinischer Behandlung und anschließender Rehabilitation in den meisten Fällen der Kostenträger mehrfach wechselt – wobei nicht wirklich geregelt ist, wer eigentlich für die Kontinuität des Gesamtprozesses zuständig ist. Aus diesem Grunde sind Abbrüche der Behandlungskette v. a. an den Stellen zu erwarten, an denen der Kostenträger wechselt – und dies trifft in Deutschland auf fast 2/3 aller Rehabilitationsfälle beim Übergang von der akutmedizinischen Versorgung zur Rehabilitation und zurück zum akutmedizinischen Versorgungssystem zu.

Die institutionelle Sonderstellung der Rehabilitation bildet damit im Prinzip ein strukturelles Hindernis für langfristig integrierte Rehabilitationsprozesse.

6.2 Akut- und Rehabilitationsmedizin

Da die Verbindungswege zwischen Akutmedizin und Rehabilitation unterschiedlich geregelt sind, je nachdem, ob es sich um den ambulanten oder stationären Sektor der akutmedizinischen Versorgung handelt, werden diese beiden Sektoren im Folgenden getrennt behandelt.

6.2.1 Kooperation zwischen Rehabilitation und niedergelassenen Ärzten

Sowohl für die Renten- als auch für die Krankenversicherungen nehmen die niedergelassenen Ärzte eine Schlüsselfunktion für den Zugang zur Rehabilitation ein. Zwar sind es die Versicherten selbst, die den Antrag auf Rehabilitationsleistungen an ihre Versicherung stellen, die Versicherungsträger aber fordern in aller Regel zusätzlich zum Antrag des Versicherten einen ärztlichen Befundbericht bzw. ein »Hausarztgutachten« an, das die Entscheidung des Versicherungsträgers über Annahme oder Ablehnung des Antrags vorbereiten und dazu »die wesentlichen medizinischen und sozialen Beurteilungskriterien für eine Rehabilitationsmaßnahme dokumentieren« soll (Petermann et al. 1999).

Nicht formell geregelt sind die Erwartungen an die niedergelassenen Ärzte, durch eine entsprechende Beratung ihrer Patienten zu einer möglichst bedarfsgerechten Inanspruchnahme von Rehabilitationsleistungen beizutragen, d. h. ihre Patienten anzuregen, einen Rehabilitationsantrag zu stellen, wenn dies sinnvoll erscheint, und ihnen von einem Antrag abzuraten, wenn er aus ärztlicher Sicht nicht gerechtfertigt erscheint (vgl. Lachmann et al. 1999).

Die bislang vorliegenden empirischen Untersuchungen zu der Frage, in welchem Ausmaß die niedergelassenen Ärzte diese Erwartungen an ihre Kooperation mit der Rehabilitation erfüllen, zeigen an mehreren Stellen erhebliche Defizite auf:

- So ist die Qualität der hausärztlichen Befundberichte oft nicht ausreichend, um den Kostenträgern eine Entscheidungsgrundlage für die Annahme oder Ablehnung eines Rehabilitationsantrags zu liefern. In einer Analyse von 206 Befundberichten zeigte sich, dass in etwa der Hälfte der Fälle überhaupt keine Angaben zu maßgeblichen klinischen oder technischen oder pathologischen Befunden mitgeteilt wurden und dass Fragen nach Dauer und Erfolg der Vorbehandlung in 80–90% der Fälle nicht beantwortet worden waren (Petermann et al. 1999).
 Wenn man bedenkt, dass das Kriterium »ambulante Behandlungsmöglichkeiten ausgeschöpft« eines der wesentlichen Entscheidungskriterien für die Annahme eines Rehabilitationsantrags darstellt, so wird verständlich, dass die Befundberichte ihren eigentlichen Zweck nur bedingt erfüllen. Entsprechend führten in der zitierten Untersuchung relativ vollständige Angaben im Befundbericht deutlich häufiger dazu, dass der betreffende Antrag beim Kostenträger ohne weitere Begutachtung »nach Aktenlage« genehmigt wurde (Petermann et al. 1999). Dieser Zusammenhang lädt zu der Überlegung ein, ob es nicht sinnvoll wäre, die Befundberichte in einem Maß zu honorieren, das es erlaubt, im Gegenzug dann auch auf kompletten Angaben bestehen zu können.
- Nicht überraschend ist der empirische Befund, dass die niedergelassenen Ärzte die Rehabilitationsanträge ihrer Patienten in aller Regel unterstützen – und zwar auch dann, wenn sie selbst von der Notwendigkeit oder den Erfolgsaussichten einer Rehabilitationsmaßnahme *nicht* überzeugt sind. So stimmten in einer postalischen Befragung von 956 niedergelassenen Ärzten 53% der Aussage »Wenn ich einem Patienten eine Kur verweigere, muss ich damit rechnen, dass ich ihn los bin« voll zu, und nur 27% stimmten ihr gar nicht zu (Lachmann et al. 1999).
 Hier ist offensichtlich – und durchaus verständlicherweise – die Sorge um die Bindung der Klientel an die eigene Praxis stärker als die Intention, nicht bedarfsgerechte Rehabilitationsanträge zu verhindern. Ganz ähnliche Befunde waren schon 1986 in einer Befragung von 1.150 niedergelassenen Ärzten ermittelt worden (Wasilewski et al. 1986).
 Zu bedenken ist dabei allerdings, dass die Kostenträger kaum noch eine Möglichkeit haben, unberechtigte Anträge auszufiltern, wenn der begleitende ärztliche Befundbericht die Notwendigkeit einer Rehabilitationsmaßnahme auch nur einigermaßen schlüssig darstellt. Insofern tragen die niedergelassenen Ärzte selbst zu der von ihnen konstatierten Überinanspruchnahme von Rehabilitationsmaßnahmen bei, die sie in einer Größenordnung von 40–50% einschätzen (Lachmann et al. 1999).
- Insgesamt wünschen die Hausärzte, dass ihr Wissen um ihre Patienten bei den Entscheidungen über die Gewährung von Rehabilitationsmaßnahmen stärker berücksichtigt werden sollte. So stimmten ca. 70% der Aussage zu: »Was ich über meinen Patienten weiß, wird von denen, die über die Kuren entscheiden, viel zu wenig berücksichtigt« (Lachmann et al. 1999). Kritisch zu fragen bleibt hier allerdings, auf welche Weise dieses Wissen denn überhaupt an die Entscheidungsträger kommuniziert werden könnte – das Hausarztgutachten als wichtigstes Kommunikationsmittel zu den Versicherungsträgern jedenfalls erfüllt diese Aufgabe nur zum Teil, da in diesen Gutachten häufig entscheidende Angaben fehlen (vgl. Petermann et al. 1999).
- Für die Patienten selbst ist der Hausarzt eine entscheidende Quelle für Information und Motivation zur Rehabilitation (Zimmermann et al. 1999). Dies bedeutet, dass die generelle Einstellung des Hausarztes zu Sinn und Nutzen der Rehabilitation Auswirkungen auf das Antragsverhalten seines Patienten hat – jedenfalls in der Weise, dass positiv eingestellte Hausärzte ihren Patienten eher zu einer Rehabilitation raten werden als negativ eingestellte (Vogel et al. 1997).
- Die allgemeine Einstellung der Hausärzte zur Rehabilitation ist in mehreren Studien untersucht worden, die allerdings zu divergierenden Ergebnissen kamen: So fanden Deck et al. (2000) in einer Befragung von 130 Hausärzten eine hohe Akzeptanz und eine generell sehr positive Einschätzung der Rehabilitation. Vogel et al. (1997) dagegen konstatierten bei ca. 1.200 befragten Hausärzten große Unterschiede in der generellen Einstellung zur Rehabilitation.
 In der Studie von Lachmann et al. (1999) an 956 Allgemeinärzten ergab sich eine durchaus differenzierte Bewertung der Rehabilitationsangebote je nach Indikation bzw. Maßnahmenart: Mindestens 50% der Befragten plädierten für eine Verringerung oder Abschaffung der Rehabilitationsangebote bei chronischen Rückenschmerzen, offenen Badekuren oder Kompaktkuren, und mit 30–40% wurden auch die allgemeinen Heilverfahren (also nicht die Anschlussrehabilitation) bei kardiologischen oder orthopädischen Indikationen recht skeptisch beurteilt. Insgesamt zeigten 30% der Befragten eine besonders positive und 10% eine extrem negative Einstellung zur Rehabilitation.
 Entsprechend dieser Grundeinstellung variierte auch die Einschätzung des Bedarfs an Rehabilitationsmaßnahmen: Die positiv eingestellten Ärzte schätzten, dass von 100 Patienten, die einen Rehabilitationswunsch an sie herantragen, 39 nicht wirklich eine Rehabilitation brauchten; die negativ eingestellten Ärzte dagegen sahen sogar in 78% keinen Bedarf.

Dunkelberg et al. (2002) verglichen die Einstellungen zur Rehabilitation bei Ärzten aus den alten und den neuen Bundesländern und fanden in den neuen Bundesländern eine deutlich positivere Sicht, die sich u. a. darin ausdrückt, dass die Ärzte dort den Nutzen der Rehabilitation höher und die Rate der Überinanspruchnahme geringer einschätzen als ihre Kolleg(inn)en aus den alten Bundesländern.

Insgesamt zeigen die vorliegenden Untersuchungen damit, dass Kommunikation und Kooperation zwischen Rehabilitation und niedergelassenen Ärzten durchaus auch problematische Aspekte aufweisen: In den hausärztlichen Befundberichten fehlen häufig entscheidungsrelevante Angaben, und die Hausärzte unterstützen in der Mehrzahl der Fälle auch solche Rehabilitationsanträge, von deren Notwendigkeit sie nicht überzeugt sind – d. h. die Hausärzte kommen der ihnen zugedachten Steuerungsfunktion bei der Ermittlung des Rehabilitationsbedarfs nur in begrenztem Maße nach. Dabei ist die generelle Einstellung zur Rehabilitation bei den meisten Hausärzten durchaus positiv; ein nicht unbeträchtlicher Teil jedoch sieht die Wirksamkeit der Rehabilitationsmaßnahmen bei einer Reihe von Indikationen eher skeptisch und konstatiert ein erhebliches Ausmaß von Überinanspruchnahme der Rehabilitationsangebote.

6.2.2 Kooperation zwischen Rehabilitation und Akutkliniken

Die Zusammenarbeit mit den Akutkliniken bezieht sich v. a. auf die sog. Anschlussheilbehandlung (AHB) oder Anschlussrehabilitation (AR) bzw. auf die Berufsgenossenschaftliche Stationäre Weiterbehandlung (BGSW) nach bestimmten Operationen der Stütz- und Bewegungsorgane bzw. bei postakuten vertebragenen Ereignissen.

Die AHB/BGSW-Maßnahmen sollen hier einen möglichst nahtlosen Übergang von der Akutklinik zur Rehabilitation gewährleisten und müssen deshalb spätestens 14 Tage nach Ende der Akutbehandlung eingeleitet werden. Rehabilitationseinrichtungen, die AHB-/BGSW-Maßnahmen durchführen, müssen besonders qualifiziert und von den Kostenträgern für diese Art von Maßnahmen zugelassen sein. Für die medizinischen Indikationen und Kontraindikationen, die bei einem Antrag auf eine AHB/BGSW-Maßnahme zu beachten sind, liegen differenzierte Definitionen vor (vgl. VDR-AHB-Indikationskatalog unter www.vdr.de), und auf dieser Grundlage ist die Einleitung einer AHB/BGSW-Maßnahme in aller Regel unproblematisch.

Eine Bedingung, die bei fast allen AHB/BGSW-Indikationen erfüllt sein muss, besteht darin, dass die postoperative Behandlungsphase abgeschlossen ist und die Patienten in »rehabilitationsfähigem Zustand« aus der Akutklinik entlassen worden sind. »Rehabilitationsfähigkeit« bedeutet hier im Wesentlichen, dass die Wundheilung abgeschlossen ist und die Patienten auf Stationsebene (ggf. mit Hilfsmitteln) selbstständig mobil und in den basalen Alltagsaktivitäten von Hilfe unabhängig sind.

Eine ganz wesentliche Voraussetzung für unproblematische und zeitnahe Übergänge von der Akutklinik zu einer AHB ist bereits 1974 mit dem Rehabilitationsangleichungsgesetz geschaffen worden, in dem u. a. geregelt wurde, dass der für die AHB zuständige Kostenträger ggf. nachträglich ermittelt werden kann, sodass die AHB auch dann angetreten werden kann, wenn der endgültige Kostenträger noch nicht feststeht. Da auch die Antragsformulare, die vom Stationsarzt bzw. dem Kliniksozialdienst auszufüllen sind, relativ einfach gehalten sind, trägt dies ebenfalls zum reibungslosen Funktionieren der Schnittstelle zwischen Akutklinik und anschließender Rehabilitation bei.

Dieser insgesamt erfreuliche Befund eines guten Schnittstellenmanagements könnte sich allerdings in nächster Zukunft entscheidend ändern. Auslöser dafür wird die Einführung der Diagnosis Related Groups (DRGs) im Akutbereich sein, die seit dem 01.01.2004 Realität ist. Der Sachverständigenrat für die Konzertierte Aktion im Gesundheitswesen hat in seinem jüngsten Jahresgutachten sehr dezidiert auf die Gefahren hingewiesen, die für die Rehabilitation durch die Einführung fallpauschalierter DRGs im Akutbereich entstehen werden:

Da unter DRG für Akutkliniken der Anreiz besteht, Patienten in einem noch nicht voll rehabilitationsfähigen Zustand in Rehabilitationseinrichtungen zu verlegen, wird die durchschnittliche medizinische Fallschwere der Patienten vermutlich zunehmen. Rehabilitationseinrichtungen werden dementsprechend vermehrt akutstationäre Aufgaben übernehmen müssen. Dies würde – unter Beibehaltung der bisherigen gesetzlichen Befristungs-Regelungen hinsichtlich der Dauer der Rehabilitationsmaßnahmen – zu Lasten der originären rehabilitativen Versorgung der Patienten gehen (SVR 2003, Abs. 141).

Es ist demnach zu erwarten, dass die Patienten nach Einführung der DRG-Pauschalen bereits zur Rehabilitation verlegt werden, wenn die Wundheilung noch nicht abgeschlossen ist (d. h. die Fäden noch nicht gezogen sind) und sie noch nicht selbstständig mobil sind. Dies bedeutet, dass eine poststationäre Phase, die man als »Frührehabilitation«, »Subakutphase« oder »2. Akutphase« bezeichnen kann (vgl. Brach et al. 2002; Stucki et al. 2002a; Stier-Jarmer u. Stucki 2002), in der Rehabilitationsklinik – und dort zu Lasten des Kostenträgers der AHB-Maßnahme – absolviert wird mit der Folge, dass die eigentliche AHB-Maßnahme verlängert oder zu früh abgebrochen werden muss. Dabei ist die Situation juristisch eigentlich eindeutig:

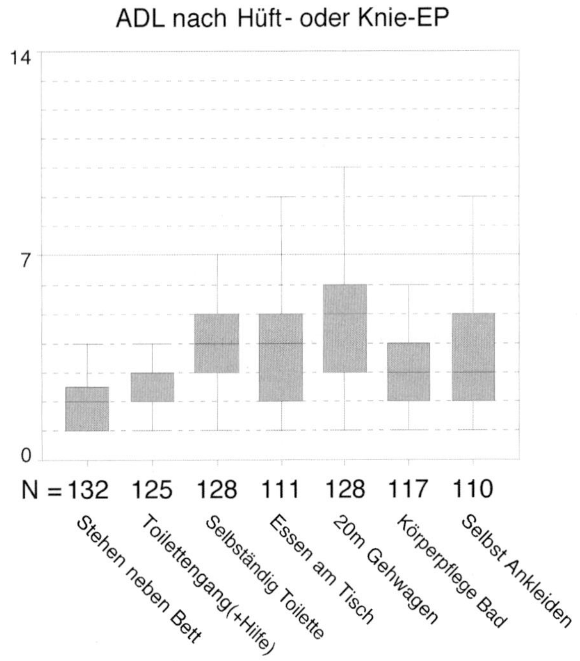

ADL nach Hüft- oder Knie-EP

N = 132, 125, 128, 111, 128, 117, 110

Stehen neben Bett · Toilettengang (+Hilfe) · Selbstständig Toilette · Essen am Tisch · 20m Gehwagen · Körperpflege Bad · Selbst Ankleiden

Abb. 6-1. Entwicklung der basalen ADL nach Hüft- oder Knie-EP (Tage postoperativ)

Gesetzlich gilt, dass das erstversorgende Krankenhaus die komplette Akutversorgung, einschließlich Leistungen zur Frührehabilitation (§ 39, Abs. 1 SGB V), zu erbringen hat. Ob die zur Bestimmung der deutschen DRG angewandte Kalkulation die Frührehabilitation angemessen berücksichtigt, ist aufgrund der bisher eher unzureichenden Strukturen zur Erbringung solcher Leistungen fraglich ... (deshalb) sollte zumindest für eine Übergangsperiode ... für frührehabilitative Behandlungsfälle eine gesonderte Vergütung ... in Betracht gezogen werden (SVR 2003, Abs. 142; vgl. auch Brach et al. 2002; Stier-Jarmer et al. 2002a).

Die bisher friedliche und gut funktionierende Kooperation zwischen Akutkliniken und Rehabilitation wird auf eine Belastungsprobe gestellt werden, weil mit dem Thema der Frührehabilitation ein Feld entstehen wird, auf dem die Interessen der beiden Versorgungsbereiche miteinander in Konflikt geraten:

Der Akutbereich (und damit auch die Krankenversicherung) dürfte ein Interesse daran haben, die Frührehabilitation in die Anschlussrehabilitation zu verlagern – und zwar möglichst, ohne sie als »Frühphase« zu deklarieren. Der AHB-Bereich dagegen ist daran interessiert, dass die Frührehabilitationsphase entweder in der Akutklinik absolviert wird und die Patienten dann in voll rehabilitationsfähigem Zustand zur AHB-Maßnahme kommen, oder aber dass die Frührehabilitationsphase in der AHB-Klinik stattfindet – dann aber auch als solche deklariert und gesondert vergütet wird.

Soll die Frührehabilitationsphase in einer Akutklinik durchgeführt werden, müssten dort in den meisten Fällen eigene Frührehabilitationsabteilungen oder mobile Rehabilitationsteams erst noch aufgebaut werden (vgl. Stucki et al. 2002a, b). Besonders in Indikationsbereichen wie der Neurologie (Phase B) und Geriatrie, in denen Akutbehandlung und Frührehabilitation nur schwer voneinander abzugrenzen sind, wird die Einführung der DRG-Fallpauschalen zu massiven Problemen für die Rehabilitationseinrichtungen führen (vgl. Schwing 2003; Stier-Jarmer et al. 2002b, c).

Es gibt aber auch Indikationen, bei denen eine Frührehabilitationsphase relativ gut von der Akutphase und der weiterführenden Rehabilitation (AHB-Phase) abgegrenzt werden kann. Dazu zählt beispielsweise die Implantation von Endoprothesen an Hüfte oder Knie. In einem eigenen Forschungsprojekt wurden dazu 138 Patienten nach Implantation einer Endoprothese (EP) an Hüfte oder Knie retrospektiv in einer Rehabilitationsklinik nach dem medizinischen Verlauf und der Entwicklung der basalen Alltagsfähigkeiten (ADL) in der postoperativen Phase der Akutbehandlung befragt. Die Ergebnisse zeigen, dass in ca. 75% aller Fälle (ohne postoperative Komplikationen) die erste Akutphase innerhalb von 6–7 Tagen mit dem Erlangen der Selbstständigkeit in den basalen ADL beendet werden könnte (Abb. 6-1).

Im Anschluss an diese erste Akutphase folgt dann eine Frührehabilitationsphase (bzw. »Subakutphase«), die nach weiteren 6–7 Tagen mit der Wundheilung (Fäden ziehen) und mit der Fähigkeit zur Beteiligung an aktiven Therapien abschließt und dann in die eigentliche AHB-Phase übergeht (vgl. Gerdes et al. 2003). Die Frührehabilitationsphase könnte entweder an einer Akutklinik (mit Frührehabilitationsabteilung) oder an einer entsprechend ausgestatteten AHB-Klinik stattfinden. Es wäre deshalb durchaus möglich, die Frührehabilitationsphase von der Akutpauschale abzutrennen und gesondert zu vergüten. Auf dieser Grundlage ergäbe sich das in Abb. 6-2 dargestellte Verlaufsschema.

Eine ähnliche Regelung wäre wahrscheinlich für eine ganze Reihe weiterer Indikationen realisierbar. Auf diese Weise könnte Transparenz geschaffen und die Auswirkung der DRGs für die Rehabilitation aufgefangen werden.

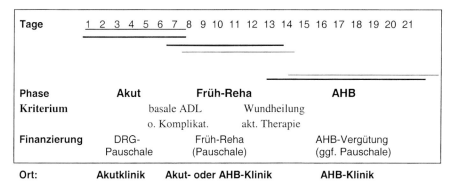

Abb. 6-2. Akutphase – Frührehabilitation – AHB-Phase nach Hüft- oder Knie-EP

6.3 Rehabilitation und Nachsorge

Es liegt in der Natur der vorherrschenden chronischen Krankheiten, dass es sich dabei um langfristige Prozesse mit oft progredientem Verlauf handelt. Entsprechend kann die Rehabilitation nicht als einmaliger Akt gesehen werden, sondern muss als ein Prozess verstanden werden, der gewissermaßen krankheitsbegleitend abläuft und neue Anpassungen erfordert, wenn die Krankheit (samt ihren funktionalen und psychosozialen Folgen) in ein neues Stadium tritt (vgl. Jäckel et al. 1996) oder wenn Wandlungsprozesse in der Arbeitswelt die Leistungsfähigkeit eines chronisch Kranken überfordern.

Idealtypisch gesehen beginnt ein Rehabilitationsprozess mit einer auf wenige Wochen begrenzten institutionellen Phase stationärer bzw. ambulanter Rehabilitation, die dann in eine Phase langfristiger Rehabilitation übergeht. Diese Phase ist das Feld der »Nachsorge».

In den meisten Fällen hängt der Erfolg einer Rehabilitationsmaßnahme davon ab, dass langjährig eingeschliffenes Verhalten umgestellt, neue Handlungsmuster zur Lösung alltäglich wiederkehrender Probleme etabliert, das Selbstbild an körperliche Schäden und Behinderungen angepasst und Lebensziele umformuliert oder neu gefunden werden müssen. Dies erfordert mentale, psychische und soziale Prozesse, die in den wenigen Wochen der stationären Rehabilitation allenfalls angebahnt, nicht aber stabil im Handlungsrepertoire der Betroffenen verankert werden können.

Dies ist vielmehr die Aufgabe, vor der die Rehabilitanden in der Nachsorgephase stehen: Hier muss das in der institutionellen Phase Begonnene an die individuellen Lebensumstände angepasst und in das alltägliche Leben integriert werden. Abhängig vom Erfolg dieser Bemühungen und vom weiteren Krankheitsverlauf kann sich dann eine kürzere oder längere »Plateauphase« ergeben, in der der aktuelle – wenn auch mehr oder weniger reduzierte – Funktionszustand und das Niveau sozialer Integration relativ stabil gehalten werden können. Ein neuer Krankheitsschub, Akutereignisse oder eine graduelle Verschlechterung des körperlichen Zustandes können dann einen neuen »Rehabilitationszyklus« auslösen.

Verständlicherweise richtet sich die Aufmerksamkeit sowohl in den Rehabilitationseinrichtungen und bei den Kostenträgern als auch in der Rehabilitationsforschung auf die zeitlich begrenzte und in ihrer Aufgabenstellung relativ klar umrissene Phase institutioneller Rehabilitation. Entsprechend wenig ist allerdings über die Prozesse bekannt, die in den langfristigen Rehabilitationsphasen ablaufen. Letztlich aber sind es diese Prozesse, die über Erfolg oder Misserfolg der Rehabilitation entscheiden: Die Rehabilitationsziele können längerfristig offensichtlich nur dann erreicht werden, wenn in der postinstitutionellen Phase Heimtrainingsprogramme tatsächlich weitergeführt, Risikoverhalten umgestellt, bereitgestellte Hilfsmittel benutzt, weiterführende therapeutische Maßnahmen tatsächlich durchgeführt werden etc. Die therapeutischen und beratenden Maßnahmen während der stationären Phase zielen mehr oder weniger direkt darauf ab, diese nachfolgenden Prozesse anzubahnen und einzuüben.

In den einzelnen Indikationsgebieten hat die Nachsorgephase in sehr unterschiedlicher Weise Aufmerksamkeit gefunden. Im kardiologischen Bereich ist es v. a. den Arbeiten M. Halhubers zu verdanken, dass die ambulanten Koronargruppen in die Rehabilitationskonzepte einbezogen wurden (Halhuber 1989; vgl. auch Budde u. Keck 1999; Keck u. Budde 1991, 1999). Neuere Entwicklungen zielen v. a. auf eine Optimierung der beruflichen Reintegration nach kardiologischen Rehabilitationsmaßnahmen ab (vgl. Karoff 1998). Im Bereich der onkologischen Rehabilitation wird der Nachsorge seit vielen Jahren eine besondere Bedeutung beigemessen (vgl. Koch et al. 1995; Senn 1990), die u. a. aus der Notwendigkeit resultiert, metastasierende Verläufe möglichst frühzeitig zu erkennen. Auch bei psychosomatischen und Suchtkrankheiten hat die poststationäre Phase besondere Aufmerksamkeit gefunden (vgl. Ehrhardt 1996; Kobelt 1998; Stähler 1997).

Im orthopädisch-rheumatologischen Bereich, dem zahlenmäßig größten Indikationsbereich der Rehabilitation, dagegen wurden von der Deutschen Gesellschaft für Rheumatologie erhebliche Defizite gerade im Bereich der Nachsorge und Langzeitbetreuung konstatiert (Jäckel 1996).

Die Rehabilitationseinrichtungen in allen Indikationsgebieten sind gehalten, in den *Nachsorgeempfehlungen*, die einen obligatorischen Teil des Entlassungsberichtes ausmachen, die Weichen für die nachstationäre Phase zu stellen. Nach den Ergebnissen der repräsentativen Untersuchungen zur Prozessqualität wird diese Aufgabe von der stationären Rehabilitation offensichtlich recht gut wahrgenommen. Mit nur ca. 25% (Jäckel et al. 1997; HRI 1998) bzw. 15% (HRI 2000) »deutlicher« oder »gravierender« Mängel stellen die Nachsorgeempfehlungen denjenigen Bereich der Entlassungsberichte dar, der von den Peers am besten von allen Bereichen beurteilt wurde.

Inzwischen gibt es einige Vorhaben, die darauf abzielen, dass die Rehabilitationseinrichtungen nicht nur Empfehlungen abgeben, sondern einen direkteren Einfluss auf die Therapie während der nachstationären Phase nehmen können. So haben die BfA und einige LVAen mit dem Programm der Intensiven Rehabilitationsnachsorge (IRENA/BfA) und dem Anschlussstabilisierungsprogramm (ASP/LVA) Verfahren für »nachgehende Maßnahmen zur medizinischen Rehabilitation« entwickelt, die den Rehabilitationskliniken die Möglichkeit einräumen, ambulante Folgeleistungen (Gruppenkrankengymnastik, Funktionstraining, Entspannungs- oder Schulungsverfahren, Ergotherapie, weiterführende ambulante Psychotherapie) zu Lasten der Rentenversicherung zu verordnen (vgl. z. B. LVA Westfalen 1999; BfA 1998).

Die Schlussfolgerung, damit bestehe im Bereich der Rehabilitationsnachsorge insgesamt wenig Handlungsbedarf, wäre allerdings ein Trugschluss. Als ein ausgesprochen gravierendes Defizit ist einzuschätzen, dass kaum etwas darüber bekannt ist, ob und inwieweit die expliziten Empfehlungen überhaupt realisiert werden und was aus den Empfehlungen wird, die implizit während der institutionellen Phase gegeben wurden. Nach den Ergebnissen einer (nicht repräsentativen) Untersuchung von 228 Entlassungsberichten wurden nur gut 50% aller arbeitsplatzbezogenen Empfehlungen in der Folgezeit auch umgesetzt, führten dann allerdings zu einer deutlich niedrigeren Frühberentungsquote (Fraisse u. Seidel 1993).

Die Realisierung von Empfehlungen, die sich an Haus- oder Fachärzte, an den Kostenträger oder an die Patienten selbst richten, ist unseres Wissens dagegen bisher noch nicht untersucht worden. Offensichtlich verlässt man sich darauf, dass mündlich oder schriftlich gegebene Empfehlungen für die nachstationäre Phase auch umgesetzt werden und dass damit alles Erforderliche getan ist, um den Rehabilitationserfolg auch auf längere Sicht zu gewährleisten. Tatsächlich aber weiß – von Ausnahmen wie z. B. Umschulungen abgesehen – keine der am Rehabilitationsprozess beteiligten Institutionen, was während der Nachsorgephase geschieht; d. h. ob alles planmäßig verläuft oder ob Hindernisse auftreten, die den Anpassungsprozess gefährden, durch eine begrenzte zeitnahe Intervention aber überwunden werden könnten.

Hier tritt ein systematisches Defizit in den Organisationsstrukturen der Rehabilitation zutage: Es gibt einfach keine Stelle, die dafür zuständig wäre und die personellen Kapazitäten hätte oder über erprobte Verfahrensweisen verfügte, um nach der Initialphase den weiteren Rehabilitationsverlauf zu überwachen und zu intervenieren, falls Probleme sichtbar werden, die den Rehabilitationserfolg gefährden. Rehabilitationskliniken und Kostenträger kommen für eine solche Funktion offensichtlich nicht in Frage, weil die Anzahl der »alten Fälle« über einen Zeitraum von 3–5 Jahren einfach viel zu groß ist, als dass sie kontinuierlich betreut oder überwacht werden könnten. (Eine Rehabilitationsklinik mit 200 Betten sammelt in einem Jahr ca. 3.000 und damit in 3 Jahren bereits fast 10.000 »alte Fälle« an!)

Bleiben also die niedergelassenen Haus- oder Fachärzte. Hier hat es in der Vergangenheit viele Vorschläge gegeben, sie stärker in die Steuerung der Rehabilitationsprozesse und der Nachsorge einzubeziehen (vgl. z. B. Beck et al. 1984; Hillebrand 1996; Jäckel et al. 1996; Senn 1990; VDR 1991, 1996; Zillessen 1994). Die Erfolge dieser Bemühungen waren meist kurzfristig und wenig überzeugend. Die Gründe dürften v. a. darin zu suchen sein, dass die niedergelassenen Ärzte – ebenso wie die übrigen Kandidaten für eine Überwachung des langfristigen Rehabilitationsverlaufs – mit den jeweils aktuellen Fällen ausgelastet sind und in Sachen »Rehabilitationsnachsorge« nur tätig werden, wenn die betreffenden Patienten mit aktuellen Beschwerden oder Anliegen zu ihnen kommen.

Ein »Monitoring« langfristiger Rehabilitationsverläufe würde von den Ärzten eine Art von Aktivität verlangen, die ihnen fremd ist und sie möglicherweise auch in gravierende Rollenkonflikte bringt: Sie müssten nämlich von Zeit zu Zeit von sich aus auf ihre Patienten zugehen und Informationen einholen, die erkennen lassen, ob ein Interventionsbedarf besteht oder nicht. Dies könnte als »*headhunting*« missverstanden werden und würde jedenfalls die übliche Arzt-Patienten-Beziehung, in der die Patienten auf den Arzt zugehen, auf den Kopf stellen. Und schließlich – und nicht ganz unwichtig – ist bislang ungeklärt, wie und durch wen eine solche Aktivität honoriert werden sollte.

Der Bereich der langfristigen Rehabilitation – und damit das Feld der Nachsorge – stellt sich insgesamt als derjenige Bereich dar, in dem trotz der Initiativen, die mit dem IRENA-Programm und ähnlichen Maßnahmen bereits begonnen worden sind, noch ein großer Entwicklungs- und Forschungsbedarf besteht. Entsprechend gibt es auf dem Feld der Nachsorge auch immer noch erhebliche Defizite in der Kooperation zwischen Rehabilitation und anderen Bereichen der gesundheitlichen Versorgung.

6.4 Kooperation zwischen medizinischer und beruflicher Rehabilitation

6.4.1 Berufsorientierung während der medizinischen Rehabilitation

Die berufliche Wiedereingliederung nach einem behinderungsbedingten Verlust des Arbeitsplatzes ist äußerst schwierig. Daher sind der Erhaltung von Arbeitsverhältnissen Behinderter oder von Behinderungen bedrohter Menschen verstärkte Anstrengungen zu widmen. Während der medizinischen Rehabilitation müssen krankheitsverursachende Faktoren im Arbeitsleben oder das Arbeitsleben behindernde Fähigkeitsstörungen identifiziert werden, und es muss geprüft werden, wie der Rehabilitand den Anforderungen mit seinen individuellen Ressourcen künftig besser gerecht werden kann.

Die medizinische Rehabilitation ist deshalb durch stärkere Berufsorientierung, d. h. Fokussierung der Diagnostik und Therapie auf den Erhalt bzw. die Wiederherstellung der beruflichen Leistungsfähigkeit weiterzuentwickeln. Die differenzierte Ermittlung von Belastung und Beanspruchung des Rehabilitanden am Arbeitsplatz, die Einrichtung regelmäßiger Teamkonferenzen von Ärzten, Psychologen und Rehabilitationsfachberatern in den Rehabilitationskliniken sowie eine stärkere Kooperation der Rehabilitationskliniken mit Betriebsärzten, Arbeitsämtern und den Berufsförderungswerken sollten integrierte Bestandteile des medizinischen Rehabilitationsangebotes werden.

Die nach einer medizinischen Rehabilitation erfolgreich Wiedereingegliederten können am besten durch fehlende Intention zur Rentenantragstellung, durch den Wunsch, unmittelbar nach der Rehabilitation wieder zu arbeiten und durch geringe Arbeitsunfähigkeitszeiten vor der Rehabilitation identifiziert werden (Bürger 2001).

Bei der klinischen Exploration ist deshalb besonderes Augenmerk zu legen auf:
- frühe Hinorientierung auf berufliche Fragestellungen,
- transparenten, reproduzierbaren Abgleich von beruflichen Anforderungen und Fähigkeiten,
- Fokussierung der Diagnostik und Therapie auf die funktionellen Probleme am Arbeitsplatz,
- frühzeitige Einleitung weiterführender Leistungen zur Teilhabe am Arbeitsleben,
- besonderes Bemühen um den Erhalt des Arbeitsverhältnisses durch persönliche und technische Hilfen, durch Umsetzung im Betrieb oder durch Arbeitshilfen.

6.4.2 Das neue Recht der Rehabilitation und Teilhabe behinderter Menschen

Am 1. Juli 2001 ist das Sozialgesetzbuch 9 – (SGB IX) »Rehabilitation und Teilhabe behinderter Menschen am Arbeitsleben« in Kraft getreten. Im Mittelpunkt der Rehabilitation sollen jetzt nicht mehr die Fürsorge und Versorgung von behinderten Menschen stehen, sondern ihre *selbstbestimmte Teilhabe* am gesellschaftlichen Leben und die Beseitigung der Hindernisse, die ihrer Chancengleichheit entgegenstehen (BAR 2001).

Von einer Behinderung betroffene Menschen haben zur Erlangung eines Arbeitsplatzes Anspruch auf notwendige Assistenz gegenüber allen Rehabilitationsträgern, die Leistungen zur Teilhabe am Arbeitsleben erbringen (§ 33 SGB IX). Die *Leistungen zur Teilhabe* werden zum größten Teil in Berufsbildungswerken, Berufsförderungswerken und vergleichbaren Einrichtungen der beruflichen Rehabilitation erbracht (§ 35 SGB IX).

6.4.3 Vernetzung medizinischer und beruflicher Rehabilitation

Es ist ein Hauptanliegen des SGB IX, die Koordination von Leistungen und die *Kooperation der Leistungsträger* durch wirksame Instrumente sicherzustellen. Der Rahmenempfehlung der Bundesarbeitsgemeinschaft für Rehabilitation (BAR) liegt das sog. »Kooperationsmodell« zugrunde (Stähler 2001), das den Rehabilitationsträgern die Einrichtung von *Servicestellen* auf regionaler Ebene empfiehlt. Mitte Mai 2002 waren bereits 239 Servicestellen eingerichtet (Völmel 2002). Diese sollen sich nach den §§ 10 und 11 SGB XI insbesondere um eine dynamischere Koordination der Rehabilitationsleistungen kümmern.

Bei der Einleitung einer beruflichen Rehabilitation entstanden nämlich bisher häufig längere Bearbeitungs- und Wartezeiten, welche die soziale Integration des Betroffenen erschweren (Freise 1997).

Verzögerung mindert beim Rehabilitanden die Bereitschaft, Eigeninitiative zu ergreifen und sich aktiv um die Teilhabe am Arbeitsleben zu bemühen. Als Lösungsvorschläge werden die Etablierung von berufsbezogenen Angeboten innerhalb der Rehabilitationsklinik und Kooperationen mit Berufsförderungswerken genannt (Neuderth 2000). Untersuchungen der Landesversicherungsanstalt Baden-Württemberg zeigen, dass durch berufsbezogene Information und Hospitation während der medizinischen Rehabilitation eine Verkürzung der Wartezeiten auf eine Arbeitserprobungsmaßnahme erreicht werden konnte (Wolko 2000). Auch die Bundesversicherungsanstalt für Angestellte unterstützt die Kooperation mit den medizinischen Rehabilitationseinrichtungen und Berufsförderungswerken (Nethe 2001).

Schnittstellenprobleme an der Nahtstelle medizinischer und beruflicher Rehabilitation

BfA-Modellprojekt

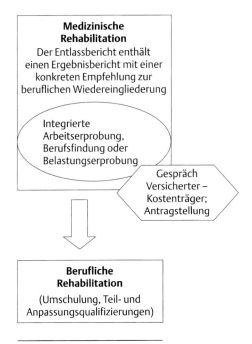

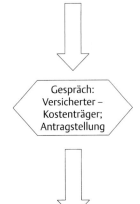

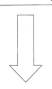

◘ Abb. 6-3. Berufliche Wiedereingliederung bei hintereinander geschalteten und integrierten Leistungen medizinischer und beruflicher Rehabilitation. (Aus: Kinne et al. 2002)

Die *Einrichtung berufsbezogener Maßnahmen* innerhalb einer Rehabilitationsklinik ist jedoch kostenaufwändig und wenig effektiv, da möglicherweise nur wenige Patienten die Angebote in Anspruch nehmen. Die meisten derzeit schon laufenden Verzahnungsmodelle greifen daher auf überregionale Kooperation mit einem Berufsförderungswerk zurück. Trotz der Angebotsvielfalt ergeben sich jedoch Nachteile aus langen Anfahrtszeiten und der entfernungsbedingten komplizierten Zusammenarbeit des Teams.

Eine *regionale Vernetzung* von medizinischen und beruflichen Leistungsträgern hat demgegenüber den Vorteil einer Verkürzung der Wegstrecken und damit der Möglichkeit einer flexiblen und individuellen Maßnahmengestaltung. So können medizinische und berufsorientierte Leistungen nahtlos in einander greifen.

Ein solches vernetztes Zentrum ist z. B. in Bad Krozingen verwirklicht: Im Rahmen einer Kooperationsvereinbarung zwischen dem Bildungszentrum Beruf + Gesundheit und Bad Krozinger Kliniken können sich die Patienten frühzeitig über berufliche Alternativen informieren (Borcherding 1998). Bei Bedarf erfolgen berufliche Beratungs- und Informationsgespräche, an die sich nach Genehmigung durch die BfA eine Kurzerprobung oder ein psychologischer Eignungs- und Leistungstest anschließt (Kinne 2001). In diesem Verfahren können die Patienten einer Rehabilitationsklinik innerhalb der medizinischen Maßnahme an einer integrierten *Arbeitserprobung, Berufsfindung* oder *Belastungserprobung* teilnehmen.

6.4 · Kooperation zwischen medizinischer und beruflicher Rehabilitation

Diese regionale Vernetzung kann zu einer deutlichen Verkürzung der Wartezeiten im Rehabilitationsprozess führen (Kinne et al. 2002), wie die ◘ Abb. 6-3 veranschaulicht.

Fazit

- Während das Ziel der ambulanten und stationären akutmedizinischen Versorgung die Wiederherstellung der Gesundheit ist, orientiert sich die Rehabilitation am Ziel der Wiedereingliederung des Erkrankten in das soziale Leben, in Beruf und Familie. Systematisch erfasst wurden die Aufgaben der Rehabilitation 2001 in der »International Classification of Functioning« der WHO mit den Zielgrößen der »Aktivitäten« und der »Teilhabe« der Erkrankten. Der Rehabilitand durchläuft eine Vielzahl von Institutionen, deren Kommunikation oft einer Schnittstellenproblematik unterliegt.
- Der niedergelassene Arzt hat die Schlüsselfunktion für den Zugang zur Rehabilitation des ambulant behandelten, chronisch Kranken. Das Hausarztgutachten ist das wichtigste Kommunikationsmittel zu den Versicherungsträgern, um eine Rehabilitationsmaßnahme zu gewähren. Darum ist es wichtig, dass entscheidungsrelevante Angaben für den Rehabilitationsbedarf nachvollziehbar mitgeteilt werden.
- Die Zusammenarbeit zwischen Akutkliniken und stationärer, teilstationärer oder ambulanter Rehabilitation bezieht sich v. a. auf die sog. Anschlussheilbehandlung (AHB) oder Anschlussrehabilitation (AR). Die Voraussetzung ist die Verlegung in rehabilitationsfähigem Zustand. Seit Einführung der DRGs ist der Zeitpunkt der Rehabilitationsfähigkeit schwer einzugrenzen.
- Die Rehabilitation chronischer Krankheiten lässt sich nicht durch einen einmaligen Akt abschließen, sondern ist ein kontinuierlicher Prozess, der krankheitsbegleitend als Phase der »Nachsorge« abläuft. Das Rehabilitationsziel, krankmachendes Verhalten umzustellen, kann langfristig nur erreicht werden, wenn in der postklinischen Phase Heimtrainingsprogramme weitergeführt, Risikoverhalten umgestellt und nötige Hilfsmittel auch wirklich benutzt werden. Die Prozesse müssen in der klinischen Rehabilitationsphase bereits angebahnt und geübt werden. Inzwischen haben die Rentenversicherungsträger nachgehende Maßnahmen zur medizinischen Rehabilitation entwickelt (IRENA/BfA und ASP/LVA).
- Bei gefährdeter, geminderter oder aufgehobener Erwerbsfähigkeit ist immer auch an berufliche Rehabilitation zu denken. Die medizinische Rehabilitation ist durch stärkere Berufsorientierung bei Diagnostik und Therapie auf den Erhalt bzw. die Wiederherstellung der beruflichen Leistungsfähigkeit zu fokussieren. Kooperationen mit berufsfördernden Einrichtungen sollten integrierte Bestandteile des medizinischen Rehabilitationsangebotes sein. Regionale Vernetzungen sind dabei von großem Vorteil.

Literatur

BAR – Bundesarbeitsgemeinschaft für Rehabilitation (2001) Wegweiser Rehabilitation und Teilhabe behinderter Menschen. Bundesarbeitsgemeinschaft für Rehabilitation, 11. Aufl. Frankfurt/Main

Beck M, Eissenhauer W, Löffler HE (1984) Rehabilitation heute – Die Reha-Studie Baden. Eine wissenschaftliche Untersuchung medizinischer Rehabilitation und Nachsorge. Braun, Karlsruhe

BfA – Bundesversicherungsanstalt für Angestellte (1998) Intensivierte Rehabilitationsnachsorge (IRENA) – Modellkonzeption. Unveröffentl. Manuskript

Borcherding H, Zschache R (1998) Ergebnisse aus der ambulanten Belastungserprobung. Mitteilungen der LVA Württemberg (1/2), S 45–48

Brach M, Piek S, Stucki G (2002) Finanzierung der Frührehabilitation. Phys Med Rehab Kuror 12; 317–324

Budde HG, Keck M (1999) Vier-Jahresteilnahmepersistenz in einer ambulanten Herzgruppe. Prävention und Rehabilitation 11: 56–60

Bürger W, Dietsche S, Morfeld M, Koch U (2001) Multiperspektivische Einschätzungen der Wahrscheinlichkeit der Wiedereingliederung von Patienten ins Erwebsleben nach orthopädischer Rehabilitation. Rehabilitation 40: 277–225

Buschmann-Steinhage R (1996) Einrichtungen der Rehabilitation und ihre Aufgaben. In: Delbrück H, Haupt E (Hrsg) Rehabilitationsmedizin. Urban & Schwarzenberg, München, S 73–89

Deck R, Heinrichs K, Koch H et al. (2000) »Schnittstellenprobleme« in der medizinischen Rehabilitation: Die Entwicklung eines Kurzfragebogens zur Ermittlung des Informations- und Kommunikationsbedarfs bei Hausärzten. Gesundheitswesen 62: 431–436

Dunkelberg S, Lachmann A, van den Bussche H, Müller K (2002) Was denken Hausärzte aus den neuen und alten Bundesländern über Rehabilitation? Gesundheitswesen 64: 369–374

Ehrhardt M et al. (1996) Ambulante prä- und poststationäre Maßnahmen – ein Beitrag zur Flexibilisierung der stationären psychosomatischen Versorgung. Prax Klin Verhaltensmed Rehab 9: 204–215

Fraisse E, Karoff M (1997) Verbesserung des Übergangs zwischen medizinischer und beruflicher Rehabilitation. Rehabilitation 36: 233–237

Fraisse E, Seidel HJ (1993) Rehabilitation vor Rente aus Sicht des Betriebsarztes. Arbeitsmed Sozialmed Präventivmed 28: 47–53

Gerdes N, Best S, Jäckel WH (2003) Akutphase – Frührehabilitation – Anschlussrehabilitation: Kriterien für die Phasenübergänge nach Hüft- oder Knie-TEP. In: VDR (Hrsg) 12. Rehabilitationswissenschaftliches Kolloquium: Rehabilitation im Gesundheitssystem vom 10.–12. März 2003, Bad Kreuznach. (Abstractband, DRV-Schriften Bd 40). VDR, Frankfurt/Main, S 220–221

Gerdes N, Weis J (2000) Theoretische Ansätze in der Rehabilitation. In: Bengel J, Koch U (Hrsg) Grundlagen der Rehabilitationswissenschaft. Springer, Berlin Heidelberg New York

Halhuber M (1989) Umfassende Herzinfarkt-Nachsorge in Klinik und Praxis. Huber, Stuttgart

Hillebrand T (1996) Betreuung von Adipösen im Anschluss an die stationäre Rehabilitation. Prävent Rehab 8: 241–251

HRI – Hochrhein-Institut für Rehabilitationsforschung (1998) Peer Review – Erste Stufe der Routinisierung in 100 Rehabilitationskliniken Zusammenfassender Ergebnisbericht für die RV-Träger und Rehabilitationskliniken.

HRI – Hochrhein-Institut für Rehabilitationsforschung (2000) »Peer 500«. Zusammenfassender Ergebnisbericht.

Jäckel WH, Beyer WF, Droste U et al. (1996) Memorandum zur Lage und Entwicklung der Rehabilitation bei Rheumakranken. Z Rheumatol 55: 410–422

Jäckel WH, Protz W, Maier-Riehle B, Gerdes N (1997) Qualitäts-Screening im Qualitätssicherungsprogramm der gesetzlichen Rentenversicherung. Dtsch Rentenversich 9–10: 575–591

Karoff M (1998) Optimierung der beruflichen Reintegration in der kardiologischen Rehabilitation durch Vernetzung von medizinischer und beruflicher Rehabilitation. In: Bundesversicherungsanstalt für Angestellte (Hrsg) Rehabilitation. BfA, Berlin, S 54–71

Keck M, Budde HG (1999) Ambulante Herzgruppen nach stationärer kardiologischer Rehabilitation. Rehabilitation 38: 79–87

Keck M, Budde HG, Hamerle A (1991) Medizinische und sozialmedizinische Einflussgrößen auf das aktive Nachsorgeverhalten von AR-Patienten. Herz/Kreislauf 23: 163–167

Kinne G (2001) Berufsorientierung und Belastungserprobung im Rahmen medizinischer Rehabilitation für Versicherte der BfA. Unveröffentlicher Ergebnisbericht

Kinne G, Elsässer D, Best S, Jost S, Zschache R (2002) Regionale Vernetzung medizinischer und beruflicher Rehabilitation – Das Bad Krozinger Modell. Rehabilitation 41: 336–342

Kobelt A zz et al. (1998) Ambulante Rehabilitation zur Nachbereitung stationärer Psychotherapie. Prax Klin Verhaltensmed Rehab 11: 13–18

Koch U, Assmann P, Heckl U, Becker S (1995) Expertise »Krebsrehabilitation in der Bundesrepublik Deutschland«. Selbstverlag, Freiburg

Lachmann A, van den Bussche H, Dunkelberg S, Ehrhardt M (1999) Der Bedarf an Rehamaßnahmen aus allgemeinärztlicher Sicht. Rehabilitation 38 Suppl 2: 148–153

LVA Westfalen (1999) Ambulante Folgeleistungen zur medizinischen Rehabilitation zu Lasten der LVA Westfalen. Unveröffentl. Manuskript

Nethe S (2001) Verzahnung medizinischer und beruflicher Rehabilitation. Gesundheit im Beruf. BfA, Berlin 3, 1/01

Neuderth S, Vogel H (2000) Fachtagung »Berufsbezogene Maßnahmen im Rahmen der medizinischen Rehabilitation« 25.–26.01.2000 Würzburg. Rehabilitation 39: 239–241

Petermann F, Pöschke A, Seger W, Vogel H (1993) Zugang zur medizinischen Rehabilitation. Prävent Rehab 5: 129–136

Petermann F, Schmidt S, Krischke N et al. (1999) Der Befundbericht als Entscheidungshilfe für den Zugang zur stationären Rehabilitation. Rehabilitation 38: 1–6

Pullwitt DH, Krause O, Hildebrand F, Fischer GC (1997) Screening des Reha-Status hausärztlicher Patienten. Gesundheitswesen 59: 613–618

Schwing C (2003) Neurologische Frührehabilitation: Macht kaputt, was euch gesund macht. Klin Manag Aktuell: 08: 48–54

Seidel HJ, Pforr M, Kolpin W (1990) Retrospektive Analyse von stationären medizinischen Rehabilitationsmaßnahmen aus betriebsärztlicher Sicht. In: Schuckmann F, Schopper-Jochum S (Hrsg) Berufskrankheiten. Krebserzeugende Arbeitsstoffe. Biological-Monitoring. Gentner, Stuttgart

Senn HJ (1990) Zusammenarbeit Hausarzt–Klinik in der Betreuung von Tumorpatienten. Med Welt 41: 1104–1105

Stähler T (2001) Servicestellen für Rehabilitation. Dtsch Rentenversich (3–4): 199–205

Stähler TP (1997) Weiterentwicklung bisheriger Verfahren im Bereich Suchtbekämpfung, Prävention und Nachsorge. Prävent Rehab 9: 27–45

Stier-Jarmer M, Koenig E, Stucki G (2002b) Strukturen der neurologischen Frührehabilitation (Phase B) in Deutschland. Phys Med Rehab Kuror 12: 260–271

Stier-Jarmer M, Pientka L, Stucki G (2002c) Frührehabilitation in der Geriatrie. Phys Med Rehab Kuror 12, 190–202

Stier-Jarmer M, Stucki G (2002a) Frührehabilitation im Akutkrankenhaus – Gesetzliche Grundlagen. Phys Med Rehab Kuror 12, 129–133

Stucki G, Stier-Jarmer M, Berleth B, Gadomski M (2002b) Indikationsübergreifende Frührehabilitation. Phys Med Rehab Kuror 12: 146–156

Stucki G, Stier-Jarmer M, Gadomski M, Berleth B, Smolenski UC (2002a) Konzept zur indikationsübergreifenden Frührehabilitation im Akutkrankenhaus. Phys Med Rehab Kuror 12: 134–145

SVR (2003) Sachverständigenrat für die Konzertierte Aktion im Gesundheitswesen: Finanzierung, Nutzerorientierung und Qualität. Gutachten 2003, Kurzfassung in: www.svr-gesundheit.de

VDR – Verband Deutscher Rentenversicherungsträger (1996) Rahmenkonzept zur medizinischen Rehabilitation in der gesetzlichen Rentenversicherung. Empfehlungen des Verbandes Deutscher Rentenversicherungsträger. Dtsch Rentenversich 10–11: 633–665

VDR – Verband Deutscher Rentenversicherungsträger (Hrsg) (1991) Kommission zur Weiterentwicklung der Rehabilitation in der gesetzlichen Rentenversicherung. Abschlußberichte, Bd III-2. Arbeitsbereich »Rehabilitationskonzepte«. VDR, Frankfurt

Vogel H, Petermann F, Schillegger P, Schmidt S, Seger W (1997) Einstellungen niedergelassener Ärzte zur medizinischen Rehabilitation: Eine empirische Untersuchung zur Problematik des Zugangs zur Rehabilitation. Rehabilitation 36: 96–105

Völmel U (2002) Das SGB IX – Reformansätze, Neuerungen, erste Umsetzungen. Rehabilitation 41: 274–278

Wasilewski R, Steger R, Passenberger J (1986) Zugang zu Kuren. Analyse von primären und sekundären Einflussfaktoren auf Verordnung und Inanspruchnahme von stationären Heilbehandlungen. Schriftenreihe des Instituts für empirische Soziologie, Bd 7, Nürnberg

WHO – World Health Organization (2001) International Classification of Functioning, Disability, and Health. (http://www.who.int/icidh; deutsche Version unter: http://www.dimdi.de, Rubrik »Klassifikationen«)

Winge S, Mohs A, Müller K et al. (2002) Schnittstellen in der Rehabilitation – Drei Modelle. Rehabilitation 41: 40–47

Wolko PM (2000) Verzahnung der medizinischen und beruflichen Rehabilitation. Modellprojekt mit Versicherten der LVA Baden. Nachrichtenblatt der LVA Baden 2: 87–89

Zietlow R (1989) Konzeptionelle Überlegungen und Lösungsansätze für eine Nachsorge nach stationären medizinischen Rehabilitationsmaßnahmen. Dtsch Rentenversich 8–9: 582–593

Zillessen E (1994) Aktuelle Aspekte der medizinischen Rehabilitation – Konzepte, Qualitätssicherung, Nachsorge. Mitt LVA Rheinprovinz 85: 334–340

Zimmermann M, Glaser-Möller N, Deck R, Raspe H (1999) Determinanten der Antragstellung auf eine medizinische Rehabilitation – Ergebnisse einer Befragung von Versicherten der LVA Schleswig-Holstein. Gesundheitswesen 61: 269–298

Qualitätssicherung und Ergebnisevaluation

7.1 Qualitätssicherung in der medizinischen Rehabilitation

E. Farin, W.H. Jäckel

7.1.1 Einleitung und Übersicht

Qualitätssicherung stellt neben Themen wie der evidenzbasierten Medizin, der Leitlinienentwicklung und der Umsetzung von Disease-management-Programmen eines der Themen dar, die die aktuelle Diskussion zur zukünftigen Gestaltung des Gesundheitsversorgungssystems und speziell auch der medizinischen Rehabilitation prägen. Die Gründe für die Dominanz des Themas sind vielfältig und u. a. zurückzuführen auf die zunehmende Forderung nach einem Effektivitäts- und Effizienznachweis medizinischer Leistungen, auf den Trend nach mehr Patientenorientierung und Nutzertransparenz sowie auf die Erkenntnis, dass die komplexen Organisationen des Gesundheitsversorgungssystems ohne eine Reorganisation im Sinne von Prozessoptimierung und Mitarbeiterpartizipation – zentralen Elementen interner Qualitätsmanagementmodelle – zukünftigen Anforderung nur schwer gerecht werden können.

Entsprechend dieser Entwicklungen legt der Gesetzgeber in § 135a, Abs. 2, SGB V, fest, dass Leistungserbringer im Bereich der stationären Rehabilitation verpflichtet sind, »sich an einrichtungsübergreifenden Maßnahmen der Qualitätssicherung zu beteiligen« und »einrichtungsintern ein Qualitätsmanagement einzuführen und weiterzuentwickeln« . Ergänzend dazu wird im § 20 SGB IX ausgeführt, dass die Rehabilitationsträger »gemeinsame Empfehlungen zur Sicherung und Weiterentwicklung der Qualität der Leistungserbringung« vereinbaren, »insbesondere zur barrierefreien Leistungserbringung, sowie für die Durchführung vergleichender Qualitätsanalysen als Grundlage für ein effektives Qualitätsmanagement der Leistungserbringer« .

Auch das Gutachten 2003 des Sachverständigenrats für die Konzertierte Aktion im Gesundheitswesen betont erneut die Bedeutung der Qualitätssicherung in der Rehabilitation, auch vor dem Hintergrund der Möglichkeit einer »qualitätsorientierten Vergütung« (Sachverständigenrat für die Konzertierte Aktion im Gesundheitswesen 2003).

Qualität kann auf einer sehr allgemeinen Ebene verstanden werden als der Grad der Übereinstimmung der tatsächlichen Merkmale einer Tätigkeit oder Dienstleistung (= Istzustand) mit festgelegten oder vereinbarten Zieleigenschaften der Tätigkeit bzw. Dienstleistung (=Sollzustand). Die Zieleigenschaften können z. B. durch Standards, Leitlinien, Ergebnisse von Konsensuskonferenzen oder individuell festgelegte Therapieziele wiedergegeben werden. Diese Definition lehnt sich weitgehend an die Qualitätsauffassung der Norm DIN EN ISO 9000 an (Deutsches Institut für Normung 2001).

Basierend auf dieser Qualitätsdefinition kann *Qualitätssicherung* verstanden werden als die systematische, auf dokumentierten Konzepten und Methoden basierende Bemühung um die Sicherstellung der Erfüllung der vereinbarten oder festgelegten Anforderungen. Stärker inhaltlich ausgerichtete Definitionsansätze (wie z. B. des amerikanischen Institute of Medicine; Blumenthal 1996) oder der Joint Commission on Accreditation of Healthcare Organizations JCAHO (Schrappe 2001) betonen folgende Qualitätsaspekte der medizinischen Versorgung: Zugänglichkeit für den Patienten (»accessibility«), Effektivität und Effizienz der Behandlung, Übereinstimmung mit dem aktuellen medizinischen Wissensstand, Kontinuität und Vernetzung der Versorgung durch verschiedene Leistungserbringer (z. B. Hausärzte und Rehabilitationskliniken), Patientenorientierung, Abwesenheit unerwünschter Nebenwirkungen und »Rechtzeitigkeit« (»timeliness«) der Versorgung im Sinne einer zeitlichen Kongruenz zwischen Bedarf und Leistungserbringung.

Qualitätssicherung beinhaltet – im Sinne des PDCA-Zyklus (Plan-Do-Check-Act; Selbmann 1995) – Maßnahmen zur Qualitätsmessung (z. B. Einsatz eines Patientenzufriedenheitsfragebogens oder eines Assessmentinstruments) sowie darauf bezogene Maßnahmen zur Qualitätsverbesserung (z. B. Einrichtung von Qualitätszirkeln).

Unterschieden werden die *interne Qualitätssicherung* (= Maßnahmen, die von einer Organisation selber durchgeführt werden, wie z. B. der Einsatz und die regelmäßige Auswertung einer medizinischen Basisdokumentation) und die *externe Qualitätssicherung* (= Maßnahmen, die von einer externen Institution durchgeführt werden, z. B. das Qualitätssicherungsprogramm der Rentenversicherung, s. unten). Externe Qualitätssicherungsprogramme konzentrieren sich häufig auf die Qualitätsmessung, Ansätze der internen Qualitätssicherung fokussieren in der Regel eher auf die Planung und Umsetzung von Qualitätsverbesserungsmaßnahmen.

Qualitätsmanagement – in Abgrenzung zur Qualitätssicherung – ist die Verankerung von Qualitätssicherungsmaßnahmen in eine Organisation durch Maßnahmen der Leitungsebene bzw. des Managements, z. B. die Schaffung von entsprechenden Strukturen (Qualitätsmanagementbeauftragter, Qualitätszirkel), Einrichtung regelmäßiger Qualitätsprüfungen, Festlegung der Qualitätspolitik und der Prinzipien des internen Qualitätsmanagementsystems. Qualitätsmanagement ist nach dieser Begriffsauffassung ein interner Ansatz, denkbar und in vielen Fällen sinnvoll ist jedoch eine externe Begleitung in Form von Schulung, Beratung oder Evaluation.

Im Ansatz des *»Total Quality Managements«* (Rothlauf 2001; Rampersad 2000), auf den sich heute viele Qualitätsmanagementmodelle beziehen, wird das Qualitätsbewusstsein innerhalb einer Organisation zu einem um-

7.1 · Qualitätssicherung in der medizinischen Rehabilitation

Tabelle 7-1. Strukturierung von Maßnahmen der Qualitätssicherung in der medizinischen Rehabilitation

Qualitäts-bereich	Zielsetzung		
	Qualitätsmessung (mit Bestimmung Istwert, Sollwert und Ist-Soll-Abgleich)	Aktivitäten der Qualitätsverbesserung	Umfassende Qualitätsmanagementsysteme/ Zertifizierungsmodelle
Strukturqualität	*Für die Bestimmung des Istwerts:* z. B. Dokumentation der Strukturmerkmale einer Rehabilitationseinrichtung *Für die Bestimmung des Sollwerts:* z. B. Fachliche Standards zu Strukturmerkmalen Vergleiche unter Leistungserbringern bezüglich der erfüllten Strukturkriterien	z. B. Schaffung struktureller Voraussetzungen für die Umsetzung verbesserter Therapiekonzepte Fortbildungs- und Personalentwicklungsmaßnahmen Investitionen in Strukturmerkmale	
Prozessqualität	*Für die Bestimmung des Istwerts:* z. B. Dokumentationssysteme Patientenbefragung Bewertung durch Fachkollegen (z. B. »peer review«, Visitationen) Mitarbeiterbefragung *für die Bestimmung des Sollwerts:* z. B. Leitlinien und fachliche Standards Vergleiche unter Leistungserbringern	z. B. Qualitätszirkel und andere Formen der Projekt- bzw. Gruppenarbeit Anwendung von Leitlinien Weiterentwicklung von Therapiekonzepten Arbeitsprozessanalysen (»clinical pathways«) Maßnahmen der Team- und Organisationsentwicklung	Zertifizierung nach DIN EN ISO 9000: 2000 Excellence-Modell der EFQM Zertifizierungsverfahren der DEGEMED
Ergebnisqualität	*Für die Bestimmung des Istwerts:* z. B. Effektevaluationsstudien Fragebögen und Assessmentverfahren *Für die Bestimmung des Sollwerts:* z. B. Festlegung von Therapiezielen Leitlinien und fachliche Standards Vergleiche unter Leistungserbringern	*In der Regel nur indirekt über die Ebenen der Struktur- und Prozessqualität*	

fassenden Denk- und Handlungsansatz. Es spiegelt sich in der Unternehmensphilosophie (Leitbild), im Führungsverhalten sowie im täglichen Selbstverständnis der Mitarbeiter wider. In interne Qualitätssicherungsmaßnahmen sollen nach diesem Ansatz alle betroffenen Mitarbeiter und Organisationsbereiche einbezogen werden.

Neuerdings wird der Begriff des Qualitätsmanagements häufig auch als Oberbegriff verwendet, der sowohl Verfahren der Qualitätssicherung bezeichnet als auch die vom Management der Einrichtung zu ergreifenden strukturellen Maßnahmen auf der organisationalen Ebene.

In ◘ Tabelle 7-1 (vgl. auch Farin u. Bengel 2003) werden die Dimensionen Qualitätsbereich (Struktur-, Prozess-, Ergebnisqualität) und primäre Zielsetzung (Qualitätsmessung, Qualitätsverbesserung, umfassendes Qualitätsmanagementmodell) zur Gliederung verschiedener aktuell diskutierter Ansätze der Qualitätssicherung und des Qualitätsmanagements in der medizinischen Rehabilitation herangezogen.

Externe Ansätze wie die Qualitätssicherungsprogramme der gesetzlichen Rentenversicherung (Egner et al. 2002) und der gesetzlichen Krankenkassen (Farin u. Jäckel 2001; Farin et al. 2003) fokussieren auf die Verfahren in der Spalte »Qualitätsmessung« und nutzen Strukturerhebungsbögen, Patientenfragebögen, arztseitig zu bearbeitende Dokumentationsbögen, Therapiezielfestlegungen, Peer-review-Ansätze und ggf. Mitarbeiterbefragungen, um Qualität auf den Ebenen der Strukturen, Prozesse und Ergebnisse zu erfassen (Bestimmung des Istwerts) und mit einem Sollwert (inhaltlicher Standard, Vergleiche unter Leistungserbringern) zu vergleichen.

Im Rahmen des internen Qualitätsmanagements werden z. B. die in Spalte »Aktivitäten der Qualitätsverbesserung« dargestellten Maßnahmen eingesetzt: die Einrichtung von Qualitätszirkeln, Fortbildungs- und Personalentwicklungsmaßnahmen, die Anwendung von Leitlinien und Arbeitsprozessanalysen im Sinne der Erstellung von »clinical pathways«.

Zusätzlich zu diesen Einzelmaßnahmen existieren integrierende Qualitätsmanagementmodelle bzw. Zertifizierungsansätze, die alle – vor einem konzeptionell jedoch recht unterschiedlichen Hintergrund – den Anspruch erheben, verschiedene Kriterien und Maßnahmen auf den Ebenen von Struktur-, Prozess- und Ergebnisqualität zusammenzuführen: So z. B. die Zertifizierung nach DIN EN ISO 9000: 2000 (Brauer u. Horn 2002; Deutsches Institut für Normung 2003), das Excellence-Modell der European Foundation for Quality Management (EFQM 1999; Möller 2001) und die (nur für Rehabilitationskliniken anwendbare) Zertifizierung nach den Grundsätzen der Deutschen Gesellschaft für Medizinische Rehabilitation (DEGEMED; Farin et al. 1999; Brandmaier et al. 2001). Alle drei Ansätze werden – wie eine von Eckert (2001) durchgeführte Studie zeigt – derzeit in Rehabilitationskliniken eingesetzt.

Im folgenden Abschnitt werden die beiden derzeit umfangreichsten externen Qualitätssicherungsprogramme in der medizinischen Rehabilitation in Deutschland vorgestellt (die Programme von gesetzlicher Rentenversicherung und gesetzlichen Krankenkassen). Anschließend werden zukünftige Entwicklungen der Qualitätssicherung in der medizinischen Rehabilitation erörtert.

7.1.2 Externe Qualitätssicherungsprogramme in der medizinischen Rehabilitation

Qualitätssicherungsprogramm der gesetzlichen Rentenversicherung (»5-Punkte-Programm«)

Mit dem 1994 begonnenen Qualitätssicherungsprogramm der gesetzlichen Rentenversicherung für den Bereich der medizinischen Rehabilitation wurden auf breiter Basis Gedanken und Konzepte der Qualitätssicherung und des Qualitätsmanagements in die medizinische Rehabilitation getragen. Das Qualitätssicherungsprogramm der Rentenversicherung hat wesentlich dazu beigetragen, dass in der medizinischen Rehabilitation das Thema Qualitätssicherung an Bedeutung gewonnen hat und dass in vielen Kliniken Strukturen des internen Qualitätsmanagements aufgebaut wurden. Da das Programm in seiner Grundstruktur bereits vielfach beschrieben wurde (Egner et al. 1998; Verband Deutscher Rentenversicherungsträger 2000), soll hier nur ein vergleichsweise grober Überblick gegeben werden. Die Darstellung konzentriert sich auf neuere Entwicklungen in den letzten Jahren.

In das Qualitätssicherungsprogramm der Rentenversicherung einbezogen sind alle eigenen oder von der Rentenversicherung federführend belegten Kliniken und Einrichtungen. Das Programm ist indikationsübergreifend angelegt, was bedeutet, dass dort, wo es sinnvoll erscheint, Verfahren eingesetzt werden, die unabhängig sind vom Behandlungsschwerpunkt und der Patientenstruktur der jeweiligen Rehabilitationsklinik. Indikationsspezifische Differenzierungen, die sich im Rahmen der Programmentwicklung als notwendig erwiesen, betreffen hauptsächlich die Modifikation einiger Instrumente hinsichtlich der Anwendbarkeit in psychosomatischen Kliniken

Das Qualitätssicherungsprogramm besteht aus 5 Komponenten, die im Folgenden kurz beschrieben sind (für eine ausführliche Darstellung vgl. Dorenburg 1999; Verband Deutscher Rentenversicherungsträger 2000):

— Programmpunkt 1:
  Klinikdokumentationen »Strukturmerkmale« und »Konzeptmerkmale«: Die am Programm beteiligten Kliniken bearbeiten
  – a) einen Erhebungsbogen zur Erfassung der Klinikstruktur sowie

- b) einen Erhebungsbogen zur Erfassung wesentlicher konzeptioneller Merkmale der Klinik (z. B. Therapiekonzept, interne Kommunikationsstrukturen).
- Der Programmpunkt 2 (Beschreibung typischer Behandlungspläne für abgrenzbare Patientengruppen) wurde bisher nicht in der Routine umgesetzt.
- Programmpunkt 3:
»Peer review«: Auf der Basis von Entlassungsberichten sowie individueller Therapiepläne wird von zuvor geschulten erfahrenen Rehabilitationsmedizinern (»peers«) die Prozessqualität einer Rehabilitationsklinik bewertet (Jäckel et al. 1997). Die Bewertung erfolgt anhand einer von Experten entwickelten Checkliste, zu der ein die Bewertungsmaßstäbe präzisierendes Manual existiert.
- Programmpunkt 4:
Patientenbefragung: Mittels eines Fragebogens werden die Patienten um eine Bewertung der Rehabilitationsmaßnahme (»Patientenzufriedenheit«) gebeten.
- Programmpunkt 5:
Qualitätszirkel: Zur klinikinternen Erörterung der Rückmeldungen zu den Programmpunkten 1–4 sollen in den Rehabilitationskliniken Qualitätszirkel eingerichtet werden. Zur Unterstützung der Einrichtung von Qualitätszirkeln wurde im Rahmen des Qualitätssicherungsprogramms ein Manual zur Qualitätszirkelarbeit erstellt.

Die Weiterentwicklungen in den Jahren 2002 und 2003 konzentrierten sich auf die Programmpunkte 1, 3 und 4 und wurden u. a. geprägt durch das Bemühen, eine Vereinheitlichung zu dem im Jahr 2000 gestarteten Qualitätssicherungsprogramm der gesetzlichen Krankenkassen (QS-GKV-Programm) zu erreichen.

Bezüglich der *Strukturqualität* wurde unter Mitwirkung der gesetzlichen Krankenkassen ein trägerübergreifend gültiger Katalog von Strukturqualitätsanforderungen an Rehabilitationskliniken definiert (Abteilung Qualitätsmanagement und Sozialmedizin des Universitätsklinikums Freiburg i. Br. und Hochrhein-Institut für Rehabilitationsforschung 2003; Klein et al. 2004). Die Festlegung erfolgte durch Expertengruppen, die aus ärztlichen Leitern, Verwaltungsleitern und Vertretern der Rentenversicherung (Verwaltung, medizinischer Dienst) sowie der gesetzlichen Krankenkassen (Verwaltung, MDK/MDS) zusammengesetzt waren. Indikationsspezifisch wurden für die wichtigsten Fachgebiete der medizinischen Rehabilitation unter Berücksichtigung vorliegender Erkenntnisse der evidenzbasierten Medizin sog. »Basiskriterien« (Mindestanforderungen an eine qualifizierte Rehabilitationsklinik) und »Zuweisungskriterien« (für die Zuweisung relevante Kriterien wie z. B. Möglichkeit der Aufnahme sehbehinderter Patienten) festgelegt.

Damit liegt erstmals ein trägerübergreifend entwickelter Kriterienkatalog vor, der den »Sollzustand« der Strukturqualität definiert und somit eine detaillierte Qualitätsmessung auf der Strukturebene ermöglicht. Der Katalog der Strukturqualitätskriterien wird zukünftig in den Qualitätssicherungsprogrammen beider Rehabilitationsträger Anwendung finden.

Eine ähnliche Konvergenz der Qualitätssicherungsprogramme ist auch auf der Ebene der *Prozessqualität* festzustellen. Im Jahr 2002 wurde von der Rentenversicherung, wiederum unter Mitwirkung der gesetzlichen Krankenkassen, das Mitte der 1990er Jahre entwickelte Peer-review-Verfahren überarbeitet. Die »Peer-review-Checkliste«, die die von den Gutachtern anzuwendenden Bewertungskriterien beinhaltet, wurde an den »Leitfaden zum einheitlichen Entlassungsbericht« der gesetzlichen Rentenversicherung angepasst, terminologisch stärker auf die ICIDH bzw. ICF (Internationale Klassifikation der Funktionsfähigkeit, Behinderung und Gesundheit) bezogen und dabei gleichzeitig so umgestaltet, dass sie in einheitlicher Form für beide Rehabilitationsträger Gültigkeit besitzt.

Ein weiteres Projekt der Rentenversicherung befasste sich mit der Überarbeitung und methodischen Weiterentwicklung der *Patientenbefragung*.

Qualitätssicherungsprogramm der gesetzlichen Krankenkassen (QS-GKV-Programm)

Das im Frühjahr 2000 mit einem Pilotprojekt für die Indikationsbereiche muskuloskelettale Erkrankungen und Kardiologie begonnene und mittlerweile auf die meisten Indikationen der medizinischen Rehabilitation ausgeweitete Qualitätssicherungsprogramm der gesetzlichen Krankenkassen in der medizinischen Rehabilitation (kurz: QS-GKV-Programm) besitzt einen zum Programm der Rentenversicherung komplementären Anwendungsbereich, da es sich an Kliniken richtet, die von der gesetzlichen Krankenkasse (und nicht von der Rentenversicherung) hauptbelegt werden. Eine Klinik muss also nicht an beiden Verfahren teilnehmen, sondern – je nach Hauptbeleger – an dem einen oder dem anderen Verfahren. Die Teilnahme am QS-GKV-Programm ist allerdings bis zu der zwischen den Spitzenverbänden der gesetzlichen Krankenkassen und den Verbänden der Leistungserbringer nach § 137d Abs. 1 SGB V zu schließenden Vereinbarung zur Teilnahme an »einrichtungsübergreifenden Maßnahmen der Qualitätssicherung« nach § 135 Abs. 2 SGB V noch nicht verpflichtend.

Die methodische Basis des QS-GKV-Programms wird durch das Konzept des »Qualitätsprofils« (Farin et al. 2001, 2003) gebildet. Das Qualitätsprofil stellt ein rehabilitationsspezifisches Indikatorensystem dar, welches eine umfassende Qualitätsmessung auf den Ebenen der Struktur-, Prozess- und Ergebnisqualität ermöglicht. Bei der

◘ **Tabelle 7-2.** Die Instrumente des Qualitätsprofils im Überblick

Qualitätsdimension	Instrument/Verfahren	Stichprobe
Ergebnisqualität	IRES-Fragebogen (Vorlage zu 3 Messzeitpunkten: Aufnahme, Entlassung, Sechsmonatskatamnese)	n =200 konsekutiv aufgenommene Patienten
	»Arztbogen« (individuelle Zielparameter mit Aufnahme-, Entlass- und Zielwert)	
Prozessqualität	Peer-review-Verfahren	n =20 Fälle (Zufallsauswahl aus einem Dreimonatszeitraum)
Strukturqualität	Einrichtungsbezogene Erhebung von Qualitätsmerkmalen (Istzustand) und Abgleich mit vorab definierten »Basiskriterien« der Strukturqualität (Sollzustand)	
Patientenzufriedenheit	Patientenfragebogen	n =200 konsekutiv aufgenommene Patienten
Mitarbeiterzufriedenheit	Mitarbeiterfragebogen (optional)	Alle Mitarbeiter in einer Zufallsstichprobe der am Programm beteiligten Kliniken
(dimensionsübergreifend)	Visitation (Klinikbegehung durch einen klinischen und einen Qualitätsmanagementexperten)	

Entwicklung und Anwendung der Messverfahren wurde von folgenden Prinzipien ausgegangen:
- Abstimmung und Weiterentwicklung der Auswahl der Assessmentverfahren unter Mitwirkung klinischer Experten (Konsensusverfahren nach einer modifizierten Delphi-Technik; Brook et al. 1986),
- Verwendung generischer und erkrankungsspezifischer Messinstrumente auf der Basis eines indikationsspezifischen Vorgehens,
- Rückmeldung auf 3 Analyseebenen (Analyse der aktuellen Qualitätswerte, der zeitlichen Entwicklung der Werte einer Klinik und systematische Klinikvergleiche auf der Basis einer regressionsanalytischen Risikoadjustierung; Iezzoni 1997).

Das Qualitätsprofilkonzept weist eine Verwandtschaft zum »Qualitätsmodell Krankenhaus« (QMK; Schneeweiss et al. 2000) auf, welches ebenfalls eine patientenbezogene Qualitätsmessung mit dem Ziel des Klinikvergleichs beinhaltet, sich aber auf die Ergebnisqualität beschränkt und im Akutbereich entwickelt wurde.

Die Instrumente und Verfahren des Qualitätsprofils werden in ◘ Tabelle 7-2 verdeutlicht. Ein wesentlicher Unterschied zum Qualitätssicherungsprogramm der Rentenversicherung besteht in der relativ aufwändigen Erfassung der Ergebnisqualität durch einen arzt- und patientenseitigen Zugang an einer konsekutiven Stichprobe von 200 Patienten pro Einrichtung zu 3 Messzeitpunkten (Aufnahme, Entlassung, Sechsmonatskatamnese). Darüber hinaus umfasst das QS-GKV-Programm Visitationen und Mitarbeiterbefragungen, die in dieser Form keine Bestandteile des Programms der Rentenversicherung sind. Die Messung der Struktur- und Prozessqualität soll hingegen zukünftig bei beiden Rehabilitationsträgern mit Hilfe der gleichen Instrumente erfolgen (s. oben).

Zum Stichtag 1. Mai 2004 waren an dem QS-GKV-Programm knapp 140 Rehabilitationskliniken beteiligt. Die an die Kliniken rückgemeldeten Resultate zum risikoadjustierten Klinikvergleich bezüglich des medizinischen Outcomes (Ergebnisqualität) sollen abschließend beispielhaft anhand der ◘ Abb. 7-1 verdeutlicht werden. Die Abbildung zeigt den vom Einfluss verschiedener Casemixvariablen (Alter, Geschlecht, Bildungsstand, Fallgruppe, Eingangsbelastung, Multimorbidität, Rehabilitationsmotivation) befreiten Outcomeparameter »funktonaler Status bei Entlassung« in 16 orthopädisch-rheumatologischen Rehabilitationskliniken. Es zeigt sich z. B., dass die Klinik O9 statistisch signifikant schlechter abschneidet als die Referenzkliniken im Mittel (erkennbar an der Nichtüberlappung der entsprechenden Konfidenzintervalle).

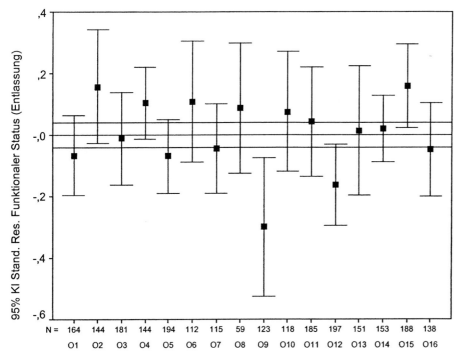

Abb. 7-1. Beispiel einer Ergebnisrückmeldung im QS-GKV-Programm (risikoadjustierter Klinikvergleich bezüglich des funktionales Status des Patienten bei Entlassung in 16 orthopädisch-rheumatologischen Kliniken; 95%-Konfidenzintervalle; die waagerechten Linien in der Mitte markieren das Konfidenzintervall des Gesamtmittelwerts)

7.1.3 Zukünftige Entwicklungen der Qualitätssicherung in der medizinischen Rehabilitation

Die Bemühungen um eine Weiterentwicklung der Qualitätssicherung in der medizinischen Rehabilitation werden in den nächsten Jahren u. a. von folgenden Themen bestimmt sein:

— Anpassung der Verfahren und Instrumente an sich wandelnde strukturelle Rahmenbedingungen:
Mit der zunehmenden Vernetzung von Versorgungsbereichen (z. B. auch in Disease-management-Programmen) stellt sich die Frage, wie die Qualitätssicherungsmaßnahmen der beteiligten Versorgungsbereiche sinnvoll zusammenwachsen können. Solange noch keine bereichsübergreifenden Qualitätssicherungsprogramme vorliegen, muss zumindest die Qualitätssicherung an den Schnittstellen, z. B. Übergang vom Akutkrankenhaus in die Rehabilitationsklinik unter den Bedingungen von DRGs (Diagnosis Related Groups) geregelt sein.
Die Zielkriterien der Behandlung des Vorbehandlers müssen definiert sein, den Aufnahmekriterien des Nachbehandlers entsprechen, und ihre Einhaltung muss überprüft werden, sonst besteht die Gefahr, dass »Qualitätsrisiken« in den jeweils nachgelagerten Bereich »exportiert« werden. In der medizinischen Rehabilitation ist das Thema angesichts der Bedeutung der Vernetzung zu Akutkliniken, aber auch zur ambulanten Versorgung und zu Pflegeeinrichtungen von hoher Relevanz.

— Entwicklung einer »Qualitätssicherungsforschung«:
Es mangelt derzeit noch an Ansätzen zu einer (auch akademisch verankerten) »Qualitätssicherungsforschung«. Welche Ansätze der Qualitätssicherung und des Qualitätsmanagements sind unter welchen Bedingungen auf welche Weise effektiv? Welche theoretischen Konzepte erklären die Wirksamkeit von entsprechenden Interventionen? Eine »Qualitätssicherungsforschung« (in enger Analogie und u. U. auch in enger Kooperation mit der akademisch bereits etablierten Evaluationsforschung, vgl. Farin u. Bengel 2003) wäre ein interdisziplinäres Forschungsgebiet, wobei in der medizinischen Rehabilitation mit ihrem ebenfalls multiprofessionellen Ansatz günstige Voraussetzungen zur Fundierung dieser Disziplin bestünden.

— Evaluation von Qualitätssicherungsmaßnahmen:
Eng verbunden mit der Forderung nach einer Qualitätssicherungsforschung ist die Zielsetzung einer verstärkten Evaluation von internen und externen Qualitätssicherungsmaßnahmen. Nur sehr wenige Qualitätssicherungsprogramme wurden bisher systematisch nach wissenschaftlichen Kriterien auf Effektivität, Effizienz, Aufwand etc. analysiert (Selbmann 2003).

Zentrale Parameter einer Evaluation wären die Akzeptanz und Nutzenbewertung bei allen Beteiligten (z. B. Leistungserbringern, Kostenträgern, Patienten), die direkt oder indirekt auf das Programm zurückzuführenden Qualitätsverbesserungen (z. B. Anhebung der Mindeststandards der Strukturqualität nach Anwendung der oben erwähnten Strukturqualitätskriterien) und die Relation dieser positiven Effekte zum betriebenen Aufwand.

- Integration von Leitlinien in die Qualitätssicherung:
Wie oben dargestellt, bedarf eine Qualitätsmessung der Festlegung von Sollwerten in Form von inhaltlichen (z. B. Standards), statistischen (z. B. Vergleiche unter Leistungserbringern) oder ipsativen Normen (z. B. zeitliche Entwicklung der Qualitätswerte einer Einrichtung). Leitlinien als eine Form der inhaltlichen Norm sind sehr gut geeignet, diese Funktion zu übernehmen, da sie – wenn sie fachgerecht entwickelt wurden (Kirchner et al. 2003) – vorhandene wissenschaftliche Erkenntnisse abbilden, in der Fachwelt konsensfähig sind und hinreichend konkrete Forderungen an die Praxis aufstellen. Die Prüfung der Einhaltung von Leitlinien könnte z. B. durch Visitationen (Klinikbegehungen, Audits), Peer-review-Verfahren auf der Basis von individuellen Therapieplänen und – teilweise – auch durch Patientenbefragungen erfolgen.

- Verknüpfung von externer Qualitätssicherung und internem Qualitätsmanagement:
Die Schnittstelle zwischen der externen Qualitätssicherung (die im Wesentlichen *Qualitätsmessung* ist) und dem internen Qualitätsmanagement ist in der medizinischen Rehabilitation konzeptionell noch nicht hinreichend klar herausgearbeitet worden und sollte im Interesse beider Bereiche optimiert werden. Das interne Qualitätsmanagement bedarf der von unabhängiger Seite durchgeführten, klinikvergleichenden Analyse (»benchmarking«) für die Bewertung interner Strukturen und Prozesse sowie für die Informierung von Kooperationspartnern, die externe Qualitätssicherung benötigt ein funktionierendes, auf die Ergebnisrückmeldung bezogenes internes Qualitätsmanagementsystem, soll sie zu realen Qualitätsverbesserungen führen.
Die Analyse von Qualitätsindikatoren muss in den Alltag des Klinikmanagements integriert werden und sollte genauso selbstverständlich sein wie die Analyse betriebswirtschaftlicher Kennzahlen. Vor diesem Hintergrund scheinen Modelle und Techniken, die dies fordern bzw. berücksichtigen (wie z. B. die Balanced Score Card oder das EFQM-Modell), besonders nützlich.

> **Fazit**
> - Die Qualitätssicherungsprogramme der gesetzlicher Rentenversicherung und der gesetzlichen Krankenkassen wurden in den letzten Jahren in substanzieller Weise harmonisiert. Unterschiede bestehen v. a. noch bei der Erfassung des medizinischen Outcomes (Ergebnisqualität).
> - Es ist zu erwarten, dass auch das Qualitätssicherungsprogramm der gesetzlichen Krankenkassen in Kürze für alle von den Krankenkassen hauptbelegten Rehabilitationskliniken verpflichtend wird.
> - Da die Rehabilitationsträger ihre Qualitätssicherungsprogramme gegenseitig anerkennen, wird von den Einrichtungen jedoch keine Doppelbeteiligung an beiden Programmen erwartet.
> - Sich wandelnde strukturelle Rahmenbedingungen erfordern eine kontinuierliche Weiterentwicklung der Qualitätssicherungsverfahren in der medizinischen Rehabilitation. Dabei werden die Anpassung an Modelle der vernetzten, integrierten Versorgung sowie die Integration von Leitlinien in Verfahren zur Messung der Prozessqualität im Mittelpunkt stehen.
> - Anzustreben sind darüber hinaus eine stärker akademisch etablierte »Qualitätssicherungsforschung«, die verstärkte Evaluation von Qualitätssicherungsprogrammen sowie konzeptionelle Ansätze zur systematischen Verknüpfung von externer Qualitätssicherung und internem Qualitätsmanagement.

Literatur

Abteilung Qualitätsmanagement und Sozialmedizin des Universitätsklinikums Freiburg i. Br. und Hochrhein-Institut für Rehabilitationsforschung (2003) Bewertungskriterien der Strukturqualität stationärer Rehabilitationseinrichtungen. Abschlussbericht. Unveröffentlichtes Manuskript

Blumenthal D (1996) Quality of care: What is it? New Engl J Med 335: 891–894

Brandmaier R, Dehmlow A, Farin E, Lutzmann T (2001) Die Zertifizierung von Rehabilitationskliniken nach den Qualitätsgrundsätzen der DEGEMED und die Bewertung nach dem EFQM-Modell für Business Excellence. Qualitätsmanag Klin Praxis 9 (2): 51–57

Brauer JP, Horn T (2002) DIN EN ISO 9000: 2000 ff. umsetzen – Gestaltungshilfen zum Aufbau Ihres Qualitätsmanagementsystems. Hanser, München

Brook RH, Chassin MR, Fink A et al. (1986) A method for the detailed assessment of the appropriateness of medical technologies. Int J of Technol Assess Health Care 2: 53–63

Deutsches Institut für Normung (2001) Qualitätsmanagement und Statistik – Begriffe (DIN-Taschenbuch 223). Beuth, Berlin

Deutsches Institut für Normung (2003) Qualitätsmanagement (DIN-Taschenbuch 226). Beuth, Berlin

Dorenburg U (1999) Instrumente zur Qualitätssicherung in Einrichtungen der medizinischen Rehabilitation. Rehabilitation: 38: I–VIII

Eckert H (2001) Qualitätsmanagement in Rehabilitationskliniken in der Bundesrepublik Deutschland – Eine stratifizierte repräsentative Studie zum Stand der Umsetzung. Rehabilitation 40: 337–345

Egner U, Gerwinn H, Müller-Fahrnow W, Schliehe F (1998) Das Qualitätssicherungsprogramm der gesetzlichen Rentenversicherung für den Bereich der medizinischen Rehabilitation. Rehabilitation 37 (Suppl), S2–S7

Egner U, Gerwinn H, Schliehe F (2002) Das bundesweite Reha-Qualitätssicherungsprogramm der gesetzlichen Rentenversicherung. Z Ärztl Fortb Qualitätssich 96: 4–9

European Foundation for Quality Management (1999) Das EFQM-Modell für Excellence – öffentlicher Dienst und soziale Einrichtungen. EFQM, Brüssel

Farin E, Bengel J (2003) Qualitätssicherung, Evaluationsforschung und Psychotherapieforschung: Abgrenzung und Zusammenwirken. In: Härter M, Linster HW, Stieglitz R-D (Hrsg) Qualitätsmanagement in Psychotherapie und Beratung. Grundlagen – Methoden – Anwendung. Hogrefe, Göttingen, S 47–68

Farin E, Jäckel WH (2001) Qualitätssicherung in der medizinischen Rehabilitation. Betriebskrankenkasse 8: 376–381

Farin E, Brandmaier R, Eversmann B, Dehmlow A, Lutzmann T (1999) Die Zertifizierung von Rehabilitationskliniken nach dem Verfahren der DEGEMED. Z Ärztl Fortb Qualitätssich 5: 379–380

Farin E, Gerdes N, Jäckel WH (2001) Nicht über Qualität sprechen, sondern sie auch belegen. »Qualitätsprofile« von Rehabilitationskliniken als Instrument des Benchmarkings. Führen und Wirtschaften im Krankenhaus 1/2002: 69–72

Farin E, Gerdes N, Jäckel WH, Follert P, Klein K, Glattacker M (2003) »Qualitätsprofile« von Rehabilitationskliniken als Modell der Qualitätsmessung in Einrichtungen des Gesundheitswesens. Gesundheitsökon Qualitätsmanag 8: 191–204

Iezzoni LI (1997) Risk adjustment for measuring health care outcomes, 2nd edn. Health Administration Press, Chicago

Jäckel WH, Protz W, Maier-Riehle B, Gerdes N (1997) Qualitäts-Screening im Qualitätssicherungsprogramm der gesetzlichen Rentenversicherung. Dtsch Rentenversich 9–10: 575–591

Kirchner H, Fiene M, Ollenschläger G (2003) Bewertung und Implementierung von Leitlinien. Rehabilitation 42: 74–82

Klein K, Farin E, Jäckel WH (2004) Bewertungskriterien der Strukturqualität stationärer Rehabilitationseinrichtungen. Rehabilitation 43: 100–108

Möller J (2001) The EFQM excellence model. German experiences with the EFQM approach in health care. Int J Qual Health Care 13: 45–49

Rampersad HK (2000) Total quality management: An executive guide to continuous improvement. Springer, Berlin Heidelberg New York

Rothlauf J (2001) Total-quality-Management in Theorie und Praxis. Oldenbourg, München

Sachverständigenrat für die Konzertierte Aktion im Gesundheitswesen (2003) Finanzierung, Nutzerorientierung und Qualität (Gutachten 2003). Bonn

Schneeweiss S, Sangha O, Manstetten A et al. (2000) Identifikation von medizinischen Indikatoren für Ergebnisqualität in der internistischen Krankenhausversorgung: Ergebnisse der QMK-Pilotstudie. Gesundheitsökon Qualitätsmanag 5: 173–182

Schrappe M (2001) Terminologie und Verständnis. In: Lauterbach K, Schrappe M (Hrsg) Gesundheitsökonomie, Qualitätsmanagement und Evidence-based Medicine. Eine systematische Einführung. Schattauer, Stuttgart, S 263–272

Selbmann HK (1995) Konzept und Definition medizinischer Qualitätssicherung. In: Gaebel W (Hrsg) Qualitätssicherung in psychiatrischen Krankenhäusern. Springer, Wien, S 3–10

Selbmann HK (2003) Zur Evaluation von Qualitätsmanagement in der Gesundheitsversorgung. Gesundheitsökon Qualitätsmanag 8: 76–77

VdR – Verband Deutscher Rentenversicherungsträger (Hrsg) (2000) Das Qualitätssicherungsprogramm der gesetzlichen Rentenversicherung in der medizinischen Rehabilitation. Instrumente und Verfahren, Januar 2000. Verband Deutscher Rentenversicherungsträger, Frankfurt am Main

7.2 Methodische Bewertung der orthopädisch-traumatologischen Rehabilitation

H. Bork

7.2.1 Einleitung

Im Rahmen der Diskussion um die Qualität und Effizienz medizinischer Leistungen hat in den letzten Jahren in der orthopädisch-traumatologischen Rehabilitation ein Paradigmenwechsel in der Sichtweise der Beurteilung des Therapieerfolgs rehabilitativer Maßnahmen stattgefunden. Entsprechend einem *multidimensionalen Verständnis von Krankheit, Gesundheit und Behinderung* vollzog sich eine Abkehr von einer mehr strukturbezogenen Bewertung des Rehabilitationsprozesses (mit ausschließlicher Beurteilung klinischer Parameter wie Bewegungsausmaß, muskuläre Kraft und Schmerzreduktion) hin zu einer mehr evidenz- und patientenorientierten Sichtweise, die neben spezifischen funktionellen Aspekten auch psychologische und soziologische Dimensionen mit in die Beurteilung therapeutischer Interventionen integriert. Rückgewinnung von Lebensqualität, Reintegration in den Alltag und das soziale Umfeld einschließlich der Wiedereingliederung in das Erwerbsleben spielen neben der Verbesserung bzw. Wiederherstellung der körperlichen Mobilität bei der Beurteilung des Rehabilitationserfolgs heute eine entscheidende Rolle.

Grundlage für dieses Verständnis von Gesundheit bildete u. a. die Internationale Klassifikation der Impairments, Disabilities und Handicaps der WHO (1980), die zuletzt 2001 in einer überarbeiteten Version als *Internationale Klassifikation der Funktionsfähigkeit, Behinderung und Gesundheit (ICF)* verabschiedet wurde. Diese weist neben der *Körperfunktion bzw. -struktur* insbesondere dem *Aktivitätsniveau* und der im sozialen Kontext resultierenden Partizipation des Patienten eine zentrale Bedeutung für die gesundheitliche Integrität zu, wobei individuelle und umweltspezifische fördernde sowie hinderliche *Kontextfaktoren* bei der Beurteilung mit berücksichtigt werden.

Parallel zu diesem Paradigmenwechsel gewann die Beurteilung der *Prozess- und Ergebnisqualität* in Rehabilitationskliniken durch die seit Mitte der 1990er Jahre eingeführten *Qualitätssicherungsprogramme* der Rentenversicherungen und zuletzt der gesetzlichen Krankenkassen einen zunehmenden Stellenwert. Die Forderung des Nachweises der Wirksamkeit von medizinischen Rehabilitationsbehandlungen führte daher in den letzten Jahren zu einer Vielzahl von internen und externen Maßnahmen zur Qualitätssicherung. So bemühten sich einzelne Kliniken im Rahmen *integrierender Qualitätsmanagementmodelle* (DIN EN ISO 9000, EFQM, DEGEMED, KTQ, JCAHO – ▶ Kap. 7.1) nicht nur um eine Optimierung der Krankenversorgung und gleichzeitig valide Außendarstellung auch gegenüber Kostenträgern, sondern führten in Kooperation mit überregionalen Forschungsverbünden neben wissenschaftlichen Studien vielfach *rehabilitationsbegleitende Outcome-Messungen* durch, in denen kurz-, mittel- und langfristige Therapieeffekte von Rehabilitationsbehandlungen für verschiedene Indikationen nachgewiesen werden konnten.

Die Dokumentation des Rehabilitationsverlaufs und seine ergebnisbezogene Bewertung mit Hilfe spezifischer Assessments hat somit auch vor dem Hintergrund des steigenden Kostendrucks im Gesundheitswesen an Bedeutung gewonnen und verlangt vom Behandlungsteam immer mehr eine prozessorientierte Denk- und Arbeitsweise. Routinemäßig eingesetzte Evaluationsverfahren sollten aufgrund des verbundenen Personal- und Arbeitsaufwands daher möglichst einfach sein und optimal eine Vergleichbarkeit der Rehabilitationsergebnisse auf nationaler bzw. internationaler Ebene ermöglichen.

Infolgedessen wäre eine Vereinheitlichung der in der orthopädisch-traumatologischen Rehabilitation derzeit genutzten Evaluationsinstrumente wünschenswert. Metaanalysen könnten so erleichtert und darüber hinaus Subgruppenanalysen durch die Zusammenfassung von Daten aus mehreren Studien mit kleineren Fallzahlen ermöglicht werden.

Die Sektion für Physikalische Medizin und Rehabilitation der DGOOC hat aus diesem Grund vor kurzem Vorschläge zur Verwendung von spezifischen rehabilitationsrelevanten Assessmentverfahren erarbeitet (nachfolgend mit einem * gekennzeichnet), deren Vor- und Nachteile zusammen mit anderen Evaluationsinstrumenten in 7.2.3 (»Konkrete Ergebnisevaluation rehabilitativer Problemfelder«) vorgestellt werden sollen. Hierbei wurde auf die Verbreitung der einzelnen Instrumente, die internationale Vergleichbarkeit der gewonnenen Ergebnisse, die Untersuchungsökonomie hinsichtlich der Items und den zur Dokumentation benötigten Zeitaufwand geachtet.

Ergänzend zu einem vereinheitlichten Evaluationsinstrumentarium wäre die Benutzung einer rehabilitationsübergreifenden Sprache zur Beschreibung der Störungen der gesundheitlichen Integrität sinnvoll. Die ICF, die diese Aufgabe übernehmen könnte, ist derzeit aber aufgrund ihrer Komplexität nicht in den klinischen Alltag integrierbar. Hier muss zunächst die Entwicklung vereinfachter krankheitsspezifischer ICF-Core-Sets abgewartet werden, mit denen zukünftig vielleicht auch die Evaluation rehabilitativer Maßnahmen sowie die Feststellung des Rehabilitationsbedarfs nebst einer Interventionsplanung ermöglicht werden könnte.

Einige der deutschsprachigen Scores werden im Anschluss an dieses Kapitel aufgeführt.

7.2.2 Etablierte Methoden zur Darstellung der Ergebnisqualität

Im Rahmen rehabilitationswissenschaftlicher Untersuchungen werden heute in der Regel sowohl *krankheitsübergreifende (generische) Messinstrumente* zur Erfassung des allgemeinen Gesundheitszustands als auch Messinstrumente zur Evaluation des *krankheitsspezifischen Gesundheitsstatus* eingesetzt. Während mit den generischen Instrumenten multiple Aspekte der gesundheitsbezogenen Lebensqualität wie z. B. Funktionszustand, psychisches Wohlbefinden und Schmerzen, aber auch soziale Faktoren und Selbstständigkeit im Alltag aus der Sicht des Patienten dokumentiert werden können, lassen sich mit den spezifischen krankheits-, störungs- und populationsbezogenen Verfahren insbesondere klinische Parameter wie Mobilität, Muskelkraft, Funktion oder Beschwerden erheben.

Die generischen Verfahren eignen sich dabei eher zum Vergleich des Gesundheitsstatus bei verschiedenen Erkrankungen und zur Bewertung therapeutischer Interventionen sowie der ganzheitlichen Beurteilung von Patienten mit chronischen Leiden, die spezifischen Instrumente besser zum Nachweis klinisch relevanter Veränderungen aufgrund einer Behandlungsmaßnahme.

Krankheitsübergreifende Verfahren sind in der Regel aufwändiger in der Handhabung und weisen insgesamt eine geringere Veränderungssensitivität auf. Für die routinemäßige Ergebnismessung sind sie daher nur bedingt geeignet. Eine Kombination beider Instrumente erscheint v. a. dann sinnvoll, wenn indikations-, settings- oder studienübergreifende Vergleiche angestrebt werden, zumal bei den einzelnen Evaluationsinstrumenten auch unterschiedliche Sichtweisen (Arzt, Patient) zum Ausdruck kommen.

Etwaige *Outcome-Prädiktoren* (soziodemographische Merkmale, Komorbidität, Rehabilitationsmotivation, Krankheitsverarbeitung, Kontrollüberzeugungen etc.) sollten im Rahmen wissenschaftlicher Untersuchungen in Abhängigkeit von der Fragestellung dabei möglichst mit berücksichtigt werden. ◘ Tabelle 7-3 fasst einige national und international gebräuchliche Instrumente und ihre jeweiligen Untersuchungsmerkmale zusammen.

7.2 · Methodische Bewertung der orthopädisch-traumatologischen Rehabilitation

Tabelle 7-3. Einige national und international gebräuchliche Instrumente und ihre jeweiligen Untersuchungsmerkmale

Merkmal	Assessmentverfahren
Subjektive Gesundheit/Lebensqualität	SF-36 (Bullinger u. Kirchberger 1998)
	IRES (Gerdes u. Jäckel 1995)
	NHP – Nottingham Health Profile (Kohlmann et al. 1992)
ADL/IADL –Selbstständigkeit im Alltag	FIM – Functional Indepedence Measure, Funktionaler Selbstständigkeitsindex (Frommelt et al. 1993)
	Barthel-Index (nach Schupp)
Rehabilitationsmotivation/Erwartung	FREM-17 (Deck et al. 1998)
Erkrankungsbezogene Kontrollüberzeugung	KKG (Lohaus u. Schmitt 1989) – Fragebogen zur Erhebung von Kontrollüberzeugungen zu Krankheit und Gesundheit
Komorbidität	SF-Komorbidität (Bullinger u. Kirchberger 1998)
Angst/Depression	BSI/SCL-90-R – Symptom-Checklist (Franke 1994)
	HADS – Hospital Anxiety and Depression Scale (Herrmann et al. 1995)
	BDI – Beck-Depression-Inventory (Beck et al. 1961; Hautzinger et al. 1994)
	CES-D – Center for Epidemiological Studies Depression-Scale (Radloff 1977; Hautzinger et al. 1991)
	ADS – Allgemeine Depressionskala (Hautzinger u. Bailer 1993)

Subjektive Gesundheit/Lebensqualität

Das weltweit am häufigsten verwendete Instrument zur Erfassung des allgemeinen Gesundheitsstatus ist die *Medical Outcome Study Short Form 36* (MOS SF-36; Ware u. Sherbourne 1992; Ware 1995). Eine validierte deutsche Version wurde von Bullinger (1995) veröffentlicht. Der SF-36 umfasst 8 Skalen für die Bereiche körperliche, seelische und soziale Funktion, Rollenverhalten aufgrund körperlicher und seelischer Störungen, allgemeine Gesundheit, Schmerzen und Leistungsfähigkeit (Vitalität). Eine Kurzversion mit 12 Items wurde von Ware et al. publiziert.

Im Vergleich zum *IRES* (Indikatoren des Rehabilitationsstatus, Gerdes u. Jäckel 1995), dem zweiten ausschließlich im deutschsprachigen Raum eingesetzten multidimensionalen Instrument zur Feststellung der subjektiven Gesundheit (161 Items), bietet der SF-36 zwar eine bessere internationale Vergleichbarkeit und testökonomischere Kürze, ist aber inhaltlich weniger vielseitig und leider nur begrenzt mit vielen der bisherigen Ergebnisse deutschsprachiger rehabilitationswissenschaftlicher Studien vergleichbar.

Ein weiteres international gebräuchliches und auch für ältere Patienten geeignetes multidimensionales Untersuchungsverfahren zur Erhebung der gesundheitsbezogenen Lebensqualität ist das *NHP* (Hunt u. Mc Ewen 1980), das seit 1992 in einer deutschen Version vorliegt. Die 38 Items des NHP erfassen 6 verschiedene Dimensionen von Lebensqualität, wobei die Skalenbezeichnungen negativ besetzt sind: Energieverlust, Schmerz, emotionale Beeinträchtigung, Schlafprobleme, soziale Isolation sowie Einschränkung der physischen Mobilität.

Aktivitäten des täglichen Lebens

Einschränkungen bei Aktivitäten des täglichen Lebens infolge muskuloskelettaler Erkrankungen lassen sich u. a. mit dem für die Selbstbeurteilung angelegten *Funktionsfragebogen Hannover* (polyartikuläre Krankheiten, Raspe et al. 1990, bzw. Rückenschmerzen, Kohlmann u. Raspe 1996) erfassen, der mittlerweile im deutschsprachigen Raum als Standardverfahren gelten kann.

Zur Fremdbeurteilung von Einschränkungen der funktionalen Selbstständigkeit haben sich allgemein sowohl der *Funktionale Selbständigkeitsindex* (FIM, Frommelt u. Habelsberger 1993) als auch der *Barthel-Index* von 1965 (Mahoney und Barthel) bzw. der modifizierte Barthel-Index (Shah et al. 1989) etabliert. Die genannten Verfahren werden bei älteren Patienten sowohl zur Einschätzung des Pflegebedarfs beim Übergang vom Akuthaus zur Rehabilitationsklinik als auch im weiteren Verlauf zur Dokumentation des Rehabilitationsfortschritts genutzt.

Rehabilitationsmotivation

Ein in der Praxis geeignetes Verfahren zur Erfassung der allgemeinen Patientenerwartungen ist der *FREM-17*, der u. a. die Bereiche Wohlbefinden/Erholung, Gesundheit, Krankheitsbewältigung und Rente erfasst. Für die Untersuchung der indikationsspezifischen Rehabilitationsmotivation/Erwartung liegen derzeit keine validierten Verfahren vor.

Erkrankungsbezogene Kontrollüberzeugung

Als multidimensionales Instrument zur Erfassung der erkrankungsbezogenen Kontrollüberzeugung wird allgemein der *KKG* empfohlen, obwohl hiermit nur ein eingeschränkter internationaler Vergleich möglich ist (Muthny et al.1999).

Angst/Depression

Im Bereich der Schmerztherapie und psychosomatischen Rehabilitation kommen als Instrumente zur Erfassung der Angst als Komorbidität u. a. die *Angstskalen der SCL 90* (Symptom Checklist) zum Einsatz. Das *BSI* (Brief Symptom Inventory) stellt eine kürzere Variante der SCL mit denselben Dimensionen, aber deutlich weniger Items dar und wird aufgrund seiner nicht wesentlich schlechteren psychometrischen Eigenschaften für den Rehabilitationsbereich empfohlen.

Daneben wird auch die *HADS* (Hospital Anxiety and Depression Scale) verwendet. Zur Messung einer Depression eignet sich die *CES-D*, der *BDI* und mitunter auch die *ADS*. Der Einsatz der Depressionsskala des *BSI* erscheint zwar aufgrund ökonomischer Gesichtspunkte sinnvoll, ist aber im Gegensatz zum BDI durch erkrankungsbezogene Beschwerden verfälscht (Muthny et al. 1999).

7.2.3 Konkrete Ergebnisevaluation rehabilitativer Problemfelder

Trotz der Vielzahl an Scores zur Beurteilung konservativer und operativer Maßnahmen in der Orthopädie gibt es immer noch einen Mangel an *rehabilitationsspezifischen Evaluationsinstrumenten*. Viele der eingesetzten Verfahren eignen sich eher zum Nachweis mittel- und längerfristiger Therapieeffekte und sind daher zur Dokumentation des in der Regel 3- bis 4wöchigen Rehabilitationsverlaufs aufgrund der Itemwahl (z. B. der Einschätzung der Funktionsfähigkeit im häuslichen Umfeld) nur unzureichend verwendbar oder aber im klinischen Alltag nicht praktikabel. Darüber hinaus weisen einige der zur Zeit gebräuchlichen, häufig aus dem angloamerikanischen Raum nur übersetzten Scores erhebliche Mängel in Bezug auf ihre Reliabilität und Validität auf. Im Folgenden sollen einzelne spezifische Evaluationsverfahren nach ihrer Indikation vorgestellt werden.

Wirbelsäule

Standardisierte und heute vielfach auch routinemäßig eingesetzte Instrumente zur Erfassung und Verlaufsbeobachtung von Rückenschmerzen bzw. zur Dokumentation des operativen Erfolgs sind der *Oswestry Low Back Pain Disability Questionnaire** (Fairbank et al. 1980) und der *Funktionsfragebogen Hannover Rücken** (*FFbH-R*, Kohlmann u. Raspe 1996). Beide Messinstrumente beinhalten die Dimensionen Schmerz, physische Funktionsbeeinträchtigung und Einschränkung der Aktivitäten des täglichen Lebens.

Darüber hinaus gilt im angloamerikanischen Raum zur Erfassung von patientenorientierten Outcomes bei Rückenbeschwerden das *North American Spine Society Instrument* (*NASS*; Daltroy et al. 1996) mit einem zervikalen und einem lumbalen Modul sowie einem Modul für Patienten mit Skoliose als Standardverfahren, da hiermit auch eine Diskriminierung zwischen neurogener Symptomatik und körperlicher Funktionsbeeinträchtigung möglich ist. Eine deutsche Version des NASS wurde von Pose et al. (1999) vorgestellt.

Die einzelnen Evaluationsinstrumente sind dabei nicht untereinander austauschbar, da sie ein jeweils spezifisches Anwendungsfeld besitzen. Während sich z. B. der FFbH-R besser für gering bis mittelgradig funktionseingeschränkte Personen und zur Erfassung von Rückenschmerzen in der Gesamtbevölkerung eignet, kann z. B. mit dem NASS eine Differenzierung klinischer Rückenpopulationen vorgenommen werden. Der NASS ermöglicht im Gegensatz zum FFbH-R aufgrund seiner Verbreitung zudem einen internationalen Vergleich der Belastung von Populationen durch Rückenschmerzen und eine längerfristige Erfolgskontrolle therapeutischer Interventionen.

Im Bereich Fähigkeitsstörungen ist er jedoch – aufgrund seiner hohen Anzahl von Items zur funktionalen Beeinträchtigung – innerhalb eines Rehabilitationszeitraums von 3 Wochen, ebenso wie der FFbH-R, nicht änderungssensitiv genug, sodass kurzfristige Behandlungsergebnisse sich bei Rehabilitanden mit chronischen Rückenschmerzen nur bedingt abbilden lassen (Schochat et al. 2000).

Zur Beurteilung des stationären Verlaufs eignen sich daher eher Scores mit Dimensionen wie Schmerzen und Symptome, da sich diese in der Regel im Gegensatz zu Fähigkeitsstörungen durch eine Rehabilitationsmaßnahme kurzfristiger beeinflussen lassen. Nachteilig am NASS ist zudem, dass Funktionseinschränkungen ohne Schmerzen u. U. nicht erfasst werden. Bei Planung einer wissenschaftlichen Untersuchung sollte sich der Anwender daher im Voraus darüber klar werden, welches Instrument am besten für seine Fragestellung zu gebrauchen ist.

Kombiniert man die spezifischen Scores mit generischen Instrumenten (wie z. B. den SF-36) zur Dokumentation mittel- und längerfristiger Therapieeffekte, so fällt auf, dass, sofern eine persistierende Schmerzsymptomatik besteht, diese meist nicht auf radiologisch relevante Fehlstellungen zurückzuführen ist, sondern insbesondere nach Wirbelsäulenverletzungen auch der ausgedehnte operative Eingriff (dorsoventrale Stabilisierung) mitunter als Ursache der Beschwerden und einer damit einhergehenden eingeschränkten Lebensqualität angesehen werden muss.

Hüft- und Kniegelenkserkrankungen

Zur patientenzentrierten Bewertung von Behandlungsergebnissen bei Knie- und Hüftgelenkserkrankungen wird von der WHO derzeit der *WOMAC-* (*Western Ontario and McMaster Universities*) und der *Lequesne-Index* (1987) empfohlen, wobei der Lequesne-Index international häufiger zitiert wird. Neben der Beurteilung des Behandlungserfolgs bei degenerativen Erkrankungen (getrennt nach Knie und Hüfte) sind beide Instrumente auch für die Ergebnisevaluation nach endoprothetischem Gelenkersatz geeignet. Eine validierte deutsche Übersetzung des WOMAC liegt seit 1996 (Stucki et al.), des Lequesne-Index seit 2002 (Ludwig et al.) vor.

Vorteil des Lequesne-Index (s. Kap. 7.2.4) gegenüber dem WOMAC-Fragebogen ist der kürzere Zeitaufwand zur Bearbeitung für Patient und Arzt, sodass der Index auch für die routinemäßige Erfassung des individuellen Gesundheitszustandes und zur Ergebnisevaluation (Gehleistung, Alltagsbewältigung und Schmerzintensität) in der Rehabilitation in Ergänzung zu den klassisch-klinischen Bewertungsschemata empfohlen werden kann. Gegenüber dem WOMAC weist er jedoch eine etwas geringere Empfindlichkeit bei der Erfassung von Schmerzen auf. Zu klinischen Parametern wie Bewegungsumfang und radiologisches Ausmaß der Arthrose besteht nur eine schwache Korrelation, was sich aber ohnehin mit der alltäglichen Erfahrung deckt, dass diese Parameter oftmals keinen sicheren Rückschluss auf die Schmerzsymptomatik, Gehleistung und Alltagsbewältigung der Patienten ermöglichen.

Neben den beiden beschriebenen Instrumenten wird in letzter Zeit auch der US-amerikanische *Funktionsfragebogen Bewegungsapparat – Short Musculoskeletal Function Assessment Questionnaire* (SMFA, Swiontkowski et al. 1999) in seiner Übersetzung von König et al. (SMFA-D 2000) zur Beurteilung des Behandlungserfolgs bei degenerativen Gelenkerkrankungen und nach endoprothetischem Gelenkersatz eingesetzt. Der Selbsteinschätzungsfragebogen umfasst 34 Items zur Funktion (tägliche Aktivitäten, emotionaler Zustand, Mobilität sowie Arm-/Handfunktion) und 12 Fragen zur Beeinträchtigung (Hobby, Freizeit, Beruf, Familie, Schlaf, Ruhe).

Er wurde von orthopädischen Kollegen in den Vereinigten Staaten entwickelt und wird von der AAOS in Studien zur Outcome-Forschung und zum Gebrauch in Klinik und Praxis empfohlen. Die Patienten beurteilen ihre Situation im Fragebogen retrospektiv in den vergangenen 7 Tagen. Nachteilig zum Lequesne-Index ist der längere Zeitbedarf für die Bearbeitung (ca. 30 min), auch wenn die Fragen zur Arm- und Handfunktion ausgeschlossen werden.

Gegenüber den bislang aufgelisteten Selbsteinschätzungsscores wird bei dem von Middeldorf u. Casser 1997 primär für den Rehabilitationsbereich entwickelten *Staffelstein-Score** neben der subjektiven Sichtweise des Behandlungserfolgs auch die ärztliche Einschätzung mit berücksichtigt. Der Score eignet sich gut zur Beurteilung des Rehabilitationsverlaufs nach endoprothetischer Versorgung, da neben den Parametern Schmerz und Bewegungsausmaß insbesondere Einschränkungen von Aktivitäten des täglichen Lebens mit in die Evaluation einfließen.

Der Staffelstein-Score verfügt über 13 Items, die in die genannten 3 Subscores mit jeweils 40 Punkten gegliedert sind. Das mögliche Rehabilitationspotenzial kann als Differenz zwischen dem maximal zu erreichenden Punktwert von 120 und den Ausgangswerten der verschiedenen Subscores definiert werden. Der Score wird in einigen Kliniken mittlerweile routinemäßig zur Bestimmung des individuellen Rehabilitationspotenzials zu Beginn einer Anschlussheilbehandlung und zur Ergebnisdokumentation am Ende des stationären Aufenthalts eingesetzt. Nachteilig ist jedoch, dass der Score keine internationale Vergleichbarkeit ermöglicht (s. ▶ Kap. 7.2.4).

Einen weiteren, allerdings ausschließlich kniegelenkspezifischen Score stellt der *Knee Injury and Osteoarthritis Outcome Score* (KOOS, Roos et al. 1998) dar, der zur Ergebnismessung nach Verletzungen am Kniegelenk (Kreuzbandruptur, Meniskusschaden) oder sekundärer Gonarthrose und Endoprothesenimplantation angewendet wird. Der Score beinhaltet 42 Items, welche den Gesundheitsstatus von Patienten mit Kniebeschwerden in 5 Subskalen als Selbsteinschätzung erfasst (Schmerz, Symptome, Aktivitäten des täglichen Lebens, Sport und Freizeit, kniegelenksassoziierte Lebensqualität). Eine validierte deutsche Version liegt seit 2003 vor (Kessler et al.).

Endoprothetik

Wie bei anderen Indikationen hat sich auch der Anspruch an die Ergebnismessung bei alloarthroplastischem Gelenkersatz in den letzten Jahren deutlich gewandelt. Reichte früher die Erfassung der Ergebnisqualität anhand der ärztlichen Auswertung von prä- und postoperativen klinischen sowie radiologischen Befunden aus, wird heute zunehmend eine systematische Evaluation mittels spezifischer, aber auch generischer Messverfahren gefordert.

Bei der Beurteilung des Behandlungserfolgs muss jedoch beachtet werden, dass einige der in der Literatur derzeit eingesetzten spezifischen Scores erhebliche Mängel der Testgütekriterien (Reliabilität, aber auch Validität) aufweisen. Zudem fehlen genaue Daten, die darüber Auskunft geben, in welchem Maß einzelne Funktionsscores geeignet sind, relevante Verlaufsunterschiede im Krankheitsbild zu erfassen (Änderungssensitivität). Die Vergleichbarkeit der Untersuchungsergebnisse wird darüber hinaus dadurch eingeschränkt, dass die Gewichtung der einzelnen Komponenten (Schmerzbild, Funktion, Bewegungsumfang u. a.) in den Gesamtscores erheblich differiert und unterschiedliche Parameter mit in die Beurteilung einfließen. So variiert z. B. der Bewegungsbereich je nach eingesetztem Bewertungssystem zwischen 4 und 30% am Gesamtscore.

Häufige spezifisch für das Kniegelenk eingesetzte Scores sind:

- *Score des Hospital for Special Surgery (HSS)* (1976):
  Beurteilt die Parameter Schmerzen, Funktion, Quadrizepsstärke, Bewegungsumfang, Flexionsdeformität, Stabilität, Varus-/Valgusdeformität und Streckdefizit.
- *Knee Society 2* (1989):
  Erfasst die Parameter Schmerzen, Funktion (Gehen und Treppensteigen, Gehhilfen) sowie die Flexionsdeformität, Bewegungsumfang, Stabilität, Varus-/Valgusdeformität und Streckdefizit.

Häufige spezifisch für das Hüftgelenk eingesetzte Scores sind:

- *Score nach Merle d'Aubignè und Postel* (1949):
  Beurteilt werden die Parameter Schmerz, Beweglichkeit und Gehfähigkeit, wobei nur die jeweils 6 möglichen Punkte für Schmerz und Gehfähigkeit in die Berechnung des Gesamtergebnis eingehen.
- *Score nach Judet und Judet* (1952):
  Erfasst wie der Score nach Merle d'Aubignè und Postel die Parameter Schmerz, Beweglichkeit und Gehfähigkeit mit jeweils 6 Punkten.
- *Harris-Hip-Score* (1969):
  Berücksichtigt die Parameter Schmerz, Hinken, Verwendung von Gehhilfen, Gehstrecke, Treppensteigen, Schuhe/Socken anziehen, Sitzen, Benutzung öffentlicher Verkehrsmittel, Beweglichkeit sowie Deformität. Die Beurteilung erfolgt nach einem Punkteschema von 0–100. Der Harris-Hip-Score ist der international am weitesten verbreitete Score für die funktionelle Beurteilung des Hüftgelenks mit 91% subjektiven und 9% objektiven Anteilen an der Gesamtpunktzahl. Nachteilig ist jedoch die umständliche Berechnung der Punktwerte der Beweglichkeit durch Umrechnungsfaktoren.
- *Score nach Wilson et al. (HSS-Score)* (1972) – erweitert durch Pellici et al. (1985):
  Beurteilt werden die Parameter Schmerz, Gehfähigkeit, Funktion/ADL, Muskelkraft und Beweglichkeit (radiologische Darstellung von Pfanne und Femur) mit jeweils 10 Punkten.

Die Tatsache, dass die aufgeführten orthopädischen Ratingskalen allein die vom Patienten subjektiv erlebten Beschwerden nicht adäquat abbilden, unterstreicht die Notwendigkeit, Aspekte wie z. B. Lebensqualitätsanalysen in die Beurteilung des Gesamtergebnisses mit einzubeziehen. Um Änderungen in der Funktion des Bewegungsapparates durch die Implantation einer Prothese zu objektivieren und die einzelnen, oftmals facettenreichen Resultate zu dokumentieren, ist es daher sinnvoll, neben Verfahren, die implantationstechnische und operationsspezifische Parameter beurteilen, immer auch patientenzentrierte Messinstrumente wie z. B. den Lequesne-Index-D mit zu verwenden.

Für den Rehabilitationsbereich zeigen Literaturergebnisse, dass sich mit Hilfe ausgewählter Scores Effekte therapeutischer Interventionen während einer Rehabilitationsmaßnahme nachweisen lassen (Middeldorf et al.1997; Walz u. Schladitz 2002; Ludwig et al. 2003). Trotz subjektiver Zufriedenheit ist aber die Lebensqualität von Patienten sowohl mit einer Knie- als auch mit einer Hüftendoprothese im Vergleich zu einem altersentsprechenden Normalkollektiv oftmals noch längere Zeit nach dem operativen Eingriff reduziert. Das Niveau einer gesunden belastungsfreien Kontrollpopulation wird nur in seltenen Fällen voll erreicht (Knahr et al. 1998, 2003). Häufiger verbleiben funktionelle Einschränkungen wie z. B. Gehstockbenutzung, Schwierigkeiten beim Treppesteigen etc. (Sinn u. Luckner 2003).

Schulter

Für die Ergebnismessung nach operativen und konservativen Interventionen im Bereich der Schulter existieren aufgrund der großen Variabilität der hier vorkommenden Erkrankungen und Verletzungen eine Vielzahl von spezifischen Scores, die sich in der Gewichtung einzelner Funktionselemente mitunter deutlich voneinander unterscheiden. Einen international allgemein akzeptierten Score, der alle Aspekte einer Schultererkrankung mitberücksichtigt, existiert daher bislang noch nicht.

Eines der am häufigsten eingesetzten Verfahren im europäischen Raum, aber auch international, ist der *Constant-Score** (Constant u. Murley 1987; s. ▶ Kap. 7.2.4). In ihm sind sowohl objektive (Kraft: 25 Punkte/Bewegung: 40 Punkte) als auch subjektive Parameter (Schmerzen: 15 Punkte; Funktion/Alltagsaktivitäten: 20 Punkte) implementiert. Kritisch muss beim Constant-Score jedoch die Anwendung altersadaptierter Normwerte für die Kraft betrachtet werden, da diese sich ausschließlich auf ein irisches Patientenkollektiv beziehen und sich nicht ohne weiteres auf andere Populationen übertragen lassen (altersabhängige Normwerte eines deutschen Kollektivs wurden kürzlich publiziert). Insbesondere im höheren Alter kann es so mitunter zu einer Fehlbeurteilung der

Schulterfunktion kommen, da die Kraft mit 25% in das Gesamtergebnis eingeht (Thomas et al. 2003).

Nachteilig ist zudem das Fehlen von Parametern zur quantifizierenden Beurteilung einer Schulterinstabilität und das Problem der Wahl des Hebelarms bei der Messung der Abduktionskraft. Während einige Autoren die Messung am humeralen Deltaansatz favorisieren, stellt für andere das Handgelenk den optimalen Messpunkt dar. Bei der Kraftmessung am Deltaansatz können aber kleine Variationen der Messstelle prozentual erhebliche Variationen des Lastarmes bedingen, sodass zur besseren Vergleichbarkeit der Ergebnisse sich die Angabe des Drehmoments (Produkt von Armlänge und Maximalkraft) empfiehlt.

Auch hinsichtlich der bei der Kraftmessung einzunehmenden Armposition (Abduktion, Anteversion) gibt es unterschiedliche Ansichten. Ungünstig erscheint bei Verwendung einer Federwaage zudem die Begrenzung auf 12 kg, da therapiebedingte Kraftänderungen bei muskelstarken Personen so mitunter nicht erfasst werden.

In letzter Zeit wird neben dem Constant-Score im deutschsprachigen Raum gelegentlich auch der von der Upper Extremity Collaborative Group entwickelte *Upper Limb DASH* (Disabilities of the Arm, Shoulder and Hand, 1996) eingesetzt. Von diesem Score liegen mehrere validierte deutsche Versionen für Erkrankungen und Verletzungen an der Schulter und der Hand vor (Germann 1999; Kalb et al. 1999; Skutek et al. 2000; Offenbächer et al. 2003). Der DASH ist ein reiner Selbsteinschätzungsfragebogen, der insgesamt 78 Items u. a. aus dem Bereich Körperfunktion und -struktur sowie Aktivitäten und soziale Partizipation enthält.

Er kann in 3 Module unterteilt werden, die entweder getrennt oder gemeinsam bewertet werden. Das 1. Modul (33 Items) dient zur Erfassung des gegenwärtigen Gesundheitszustands einschließlich Begleiterkrankungen. Das 2. Modul setzt sich aus dem eigentlichen DASH-Modul als Kernstück mit 21 Fragen zur Erhebung von Funktionen und Aktivitäten des täglichen Lebens und 5 Fragen zu vorhandenen Symptomen zusammen. Das 3. Modul erfasst demographische Daten, Schwierigkeiten, die in Zusammenhang mit sportlichen und musikalischen Aktivitäten auftreten können bzw. mit der Fähigkeit, Arbeiten zu verrichten.

Vorteilhaft am Score ist der diagnoseübergreifende Charakter, der einen Vergleich der Ergebnisse unterschiedlicher Verletzungen an der oberen Extremität und ihrer Auswirkungen auf die gesundheitsbezogene Lebensqualität ermöglicht, was aber seinen universellen Einsatz für die Schulter durch die Abhängigkeit von der Funktion der Restextremität limitiert. Infolge einer längeren Bearbeitungsdauer und insbesondere der gelegentlich auftretenden Notwendigkeit einer ausführlicheren Anleitung erscheint zudem ein Einsatz als Nachbefragungsbogen in der Praxis problematisch. Zur begleitenden Rehabilitationsevaluation im Rahmen einer AHB eignet sich der DASH auch aufgrund seines Fragenprofils weniger.

Neben den beiden erwähnten Scores wird darüber hinaus verschiedentlich auch der rein subjektive Fragebogen der Amerikanischen Gesellschaft für Schulter und Ellbogenchirurgie (*ASES-Score*, 1994) mit 10 Punkten für Schmerzen und 90 Punkten für 10 verschiedene Aktivitäten des täglichen Lebens zur Evaluation eingesetzt. Signifikante Scoreveränderungen konnten sowohl für Patienten mit einer Rotatorenmanschettenrekonstruktion (Skutek et al. 2000) als auch für Patienten mit einer anteroinferioren Instabilität (Gartsman et al. 2000) nachgewiesen werden. Der Score eignet sich nach Ansicht mancher Autoren aber eher als Untersuchungs- und Erhebungsbogen denn als Beurteilungsbogen (Böhm 2002).

Der von Ellman eingeführte *U.C.L.A.-Score* (University of California Los Angeles, 1986) zur Erfassung der Ergebnisse von Rotatorenmanschettenrekonstruktionen wird aufgrund seiner Einfachheit relativ häufig angewandt. Er enthält die Parameter Schmerz und Funktion mit jeweils 10 Punkten, die aktive Anteversion, Kraft und Zufriedenheit des Patienten mit jeweils 5 Punkten. Nachteilig ist, dass sich aufgrund der Parameterwahl kein präoperativer Wert erheben lässt und das Wertungsraster mit den Kategorien exzellent, gut und schlecht relativ grob ausfällt. Der Score wird daher weder von der amerikanischen noch der europäischen Vereinigung für Schulterchirurgie empfohlen.

Der von Rowe et al. (1978) speziell für die Ergebnisbeurteilung nach operativer Stabilisierung einer vorderen Instabilität entwickelte *Rowe-Score* eignet sich weniger für andere Schultererkrankungen, da 50% der maximal erreichbaren Punkte direkt mit der Schulterstabilität in Verbindung stehen. Von Walch (1987) wurde daher eine Modifikation des Scores vorgeschlagen, der den Punktanteil der Stabilität auf 25 Punkte reduziert und dafür einen Fragenkomplex zur Schmerzsymptomatik mit 25 Punkten einfügt.

Amputation

Zur Verlaufs- und Ergebnisevaluation der Rehabilitationsbehandlung für an der unteren Extremität amputierte Patienten standen in der Vergangenheit nur unzureichend entwickelte Messinstrumente zur Verfügung. Erst in den letzten Jahren wurden spezifische Messverfahren zur Dokumentation des kurz- und längerfristigen Rehabilitationserfolgs mit der Frage nach dem Grad der subjektiv erreichten Lebensqualität, der sozialen Integration und der Einschränkung bei den Aktivitäten des täglichen Lebens erarbeitet.

Dabei ist der von Middeldorf und Casser (2001) entwickelte *AmpuPro-Score*, der neben objektiven klinischen Befunden auch subjektive Angaben des Patienten berücksichtigt, der derzeit gebräuchlichste Score zur rehabilitationsbegleitenden Evaluation in Deutschland

(s. ▶ Kap. 7.2.4). Der Score setzt sich aus 3 Subscores (Schmerz, ADL, Prothesengebrauch) mit insgesamt 13 Items zusammen, wobei bei einer Gesamtpunktzahl von 120 jeder Subscore mit 40 Punkten repräsentiert ist. Neben der erreichten absoluten Punktzahl kann auch eine Gegenüberstellung des möglichen Rehabilitationspotenzials (Differenz zwischen dem Maximalwert von 120 und den Ausgangswerten der verschiedenen Subscores) mit den tatsächlich erreichten Werten erfolgen.

Zur Dokumentation der funktionellen Ergebnisqualität im mittel- und längerfristigen Verlauf stehen mit dem von der schottischen krankengymnastischen Amputationsforschungsgruppe (SPARG) entwickelten *Functional Measure for Amputees Questionnaire (FMA)* – von dem es bislang nur eine unveröffentliche deutsche Übersetzung gibt – und dem an der Medizinischen Fakultät der Universität in Montreal erarbeiteten *Prosthetic Profile of the Amputee Person* (PPA; Gauthier-Gagnoe u. Grise 1994) – von Ziegenthaler et al. (2000) ins Deutsche übersetzt – 2 Evaluationsinstrumente zur Verfügung, die sich auch für den internationalen Vergleich eignen. Der FMA setzt sich aus 13 Items, der umfangreichere PPA aus 43 Items zusammen, wobei Überlappungen zu Fragen aus dem FMA vorkommen. Beide Scores enthalten zusätzlich die Möglichkeit zur Angabe freitextlicher Äußerungen.

Erfolgreiche Rehabilitationsverläufe konnten mit dem AmpuPro-Score für den stationären Bereich bereits mehrfach belegt werden (Middeldorf u. Casser 2001). Selbst bei älteren geriatrischen Amputierten zeigte sich bei diversen Nachuntersuchungen, dass die Prothese im Alltag auch nach einer länger zurückliegenden Rehabilitationsbehandlung noch genutzt und hierdurch die Selbstständigkeit der Patienten in großen Teilen erhalten werden konnte (Greitemann 1997; Bork 1998; s. auch ▶ Kap. 4.9).

Rheumatische Erkrankungen

Zur Evaluation des mittel- und langfristigen Therapieerfolgs bei der rheumatoiden Arthritis sollten wie bei anderen Indikationen immer mehrere spezifische Instrumente in Kombination mit einem generischen Fragebogen eingesetzt werden. Dieses Vorgehen empfiehlt sich insbesondere bei älteren Patienten mit Begleiterkrankungen, deren Folgen für den Betroffenen erst durch den Einsatz generischer Instrumente offenbar werden. Scores zur Dokumentation des mehrwöchigen Rehabilitationsverlaufs existieren bislang für die rheumatischen Erkrankungen nicht.

Zur Bestimmung der Krankheitsaktivität eignet sich in der Praxis der *DAS* (*Disease Activity Score*, van der Heijde 1993, modifiziert von Prevoo et al. 1995), der sich aus der Zahl der geschwollenen und druckdolenten Gelenke, den »28-joint count« bzw. Ritchie-Index sowie der Blutsenkungsgeschwindigkeit/des CRP und dem Globalurteil des Patienten errechnen lässt.

Zur Evaluation wird darüber hinaus das Health Assessment Questionnaire (HAQ) eingesetzt. Funktionale Einschränkungen können mit dem *Keitel-Bewegungs-Funktionstest* (Keitel et al. 1971) oder dem Mobilitätsindex und einer Messung der Handkraft erfolgen. Der Keitel-Test beschreibt die Beweglichkeit an den oberen und unteren Extremitäten anhand von 24 exakt definierten Übungen, woraus sich ein Index auf einer Skala von 0–100 errechnen lässt.

Darüber hinaus ist eine Evaluation durch den *RADAI* (*Rheumatoid Arthritis Disease Activity Index* bzw. den *FFbH-OA* und die *Measurement of Patient Outcome Scales (MOPO)*) empfehlenswert. Die Erfassung der körperlichen Funktionseinschränkungen bei Spondarthropathien kann mit dem *BASFI* (Ruof et al. 1999) bzw. dem Dougadas Functional Index (DFI) oder einer krankheitsspezifischen Version des Health Assessment Questionnaire (HAQ-S) (van der Heidje et al. 1997) erfolgen. Neben den klinischen Instrumenten sollten in regelmäßigen Abständen radiologische Veränderungen an Händen und Vorfüßen erfasst werden (Rau et al. 1998, Hülsemann 1998; Jäckel 1987; Jäckel et al. 2001). Hierzu wird allgemein der *Larsen-* (Larsen 1995) oder aber der *Ratingen-Score* empfohlen (Jäckel et al. 1977, 2001).

Schmerztherapie

Während man sich bei akuten Schmerzen auf wenige Fragen zum Schmerzgeschehen vor Einleitung einer Therapie beschränken kann und der Erfolg einer Behandlung schnell ersichtlich wird, ist bei Patienten mit chronischen Schmerzen vor Therapiebeginn zunächst eine sorgfältige Schmerzanalyse erforderlich. Hilfreich ist deshalb eine standardisierte Dokumentation, die neben biographischen Daten und »schmerzimmanenten« Variablen (schmerzhafte Körperregionen, Ausstrahlung, Schmerzintensität und -verlauf, schmerzauslösende bzw. das Erleben und Verhalten modulierende Parameter, Anamnesedauer, Anzahl der Schmerztage, Einnahme schmerzrelevanter Medikamente und bisherige schmerztherapeutische Maßnahmen) insbesondere auch assoziierte psychosoziale Faktoren mit berücksichtigt, um der Multidimensionalität des Schmerzgeschehens gerecht zu werden. Nur so ist eine zielgerichtete Therapie und rehabilitationsbegleitende Verlaufskontrolle möglich.

In der Praxis hat es sich bei chronischen Erkrankungsverläufen zunächst bewährt, vor Beginn rehabilitativer Interventionen den Chronifizierungsgrad der Erkrankung zu bestimmen, um hierdurch auch Informationen über die Behandlungsprognose zu gewinnen. Gerbershagen (1996) hat hierfür ein Stadienmodell entworfen, das anhand klinischer Merkmale und Merkmale der bisherigen Behandlung das jeweilige Ausmaß der Chronifizierung erkennen lässt.

7.2 · Methodische Bewertung der orthopädisch-traumatologischen Rehabilitation

Tabelle 7-4. Rehabilitationsrelevante Dokumentationsinhalte bei chronischen Schmerzen und die dazugehörigen Assessmentverfahren

Dokumentation chronischer Schmerzen	Assessmentverfahren
Schmerztopographie	Einfache Körperschemata, mit denen Haupt- und »Nebenschmerzen« sowie ausstrahlende Schmerzen differenziert werden können
Schmerzintensität/Schmerzakzeptanz	VAS – Visuelle Analogskala
	NRS – Numerische Ratingskala
Erfassung der affektiven und sensorischen Schmerzempfindung	SES - Schmerzempfindungsskala (Geissner 1996)
Psychovegetative Belastung/Erschöpfung	Beschwerdeliste (v. Zerssen 1976)
	BSI-Skala Somatisierung
Depressive Symptome	HADS – Hospital Anxiety and Depression Scale (Herrmann et al. 1995)
	BDI – Beck-Depression-Inventory (Beck et al. 1961; Hautzinger et al. 1994)
	CES-D – Center for Epidemiological Studies Depression-Scale (Radloff 1977; Hautzinger et al. 1991)
	ADS – Allgemeine Depressionskala (Hautzinger u. Bailer 1993)
Verhalten	PDI – Pain Disability Index (Dillmann et al. 1984)
	FFbH-R (Kohlmann et al. 1992)
	Aktivitätenliste (Hrabal et al. 1992)
Schmerzdokumentation/-verlauf	Schmerztagebuch
	Verlaufsprotokoll (Häufigkeit und Stärke der Hauptschmerzen, Erträglichkeit der Schmerzen, schmerzfreie Intervalle, körperliches und seelisches Befinden, bisheriger Behandlungsverlauf, Nebenwirkungen unter der jetzigen Therapie etc.)

Gebräuchliche Core-Sets zur Erfassung schmerztherapeutischer Variablen bieten u. a. der *Schmerzfragebogen der Deutschen Gesellschaft zum Studium des Schmerzes (DGSS)* und des *Schmerztherapeutischen Kolloqiums (STK)*. Problematisch am DGSS-Fragebogen, der zur Steigerung der Anwenderfreundlichkeit vor kurzem erst deutlich verkürzt wurde, scheinen aber die darin enthaltenen lizenzgeschützten Instrumente zu sein, die einer allgemeinen Verbreitung des Fragebogens zumindest in der Rehabilitation derzeit noch im Wege stehen. Einen kurzen Überblick über rehabilitationsrelevante Dokumentationsinhalte bei chronischen Schmerzen und die dazugehörigen Assessmentverfahren gibt **Tabelle 7-4**.

Zur Erfolgsbeurteilung rehabilitativer Maßnahmen sollten aufgrund der Multidimensionalität des Schmerzgeschehens in der Praxis sowohl spezifische als auch generische Messinstrumente eingesetzt werden (z. B. SF-36, Oswestry Low Back Pain Disability Questionnaire bei Rückenschmerzen). Die Erfassung der subjektiven Beeinträchtigung durch das Schmerzgeschehen hat dabei eine zentrale Bedeutung. Diese gilt als Kernvariable des Therapieerfolgs, wenn eine Reduktion der Schmerzen trotz aller Interventionen nicht möglich ist, der Patient aber infolge einer verbesserten Schmerzbewältigung durch Verringerung der subjektiven Behinderung ein höheres Maß an Lebenszufriedenheit erlangt.

Positive Langzeitergebnisse wie Schmerzreduktion, Gebrauch von Analgetika, Inanspruchnahme medizinischer Leistungen, Reduktion der Behinderung, Rückkehr an den Arbeitsplatz und Beendigung sozialmedizinischer Verfahren konnten im Rahmen einer multimodalen Behandlung von Patienten mit chronischen Schmerzen in der Literatur bereits mehrfach belegt werden (Flor et al. 1992; Turk u. Okifuji 1998; Riedel et al. 1999).

7.2.4 Beispielhaft einige Scores zur Ergebnisevaluation

AMPUTATIONS-SCORE
nach Middeldorf und Casser

Aufkleber

		P	A:	E:
Schmerz	**Schmerz (max. 40 Punkte)**			
Schmerz	Kein Schmerz bei ADL	40		
	leichter, gelegentlicher oder unterschwelliger Schmerz, der die ADL nicht beeinflußt	30		
	Mittelgradige Schmerzen, evtl. Analgetika-Einnahme	20		
	Schmerz beeinträchtigt deut. die Arbeit und Alltagsverrichtungen, ständiger Analgetika-Bedarf	10		
	Schwere Schmerzen, Pat stark eingeschränkt oder immobil	0		
	ADL (max. 40 Punkte)			
Treppen steigen	ohne Schwierigkeiten	5		
	mit Schwierigkeiten oder mit Benutzung des Geländers	3		
	Mit großen Schwierigkeiten oder nicht möglich	0		
Schuhe / Socken	ohne Schwierigkeiten	5		
	mit Schwierigkeiten	3		
	nicht möglich	0		
Mobilität (auch ohne Prothese)	Außer Haus	5		
	Im Haus mobil	3		
	Immobil	0		
Hinken	flüssiger Gang	5		
	mittelgradig	3		
	schwer	0		
Hygiene (Körperpflege, Toilette)	ohne Schwierigkeiten	5		
	mit geringen Hilfen	3		
	unselbständig	0		
Öffentliche Verkehrsmittel	kann diese benutzen	5		
	kann diese nicht benutzen	0		
Mahlzeiten herrichten	ohne Schwierigkeiten	5		
	mit Einschränkungen	3		
	unselbständig	0		
Aufstehen von Stuhl und Bett	ohne Schwierigkeiten	5		
	mit geringen Hilfen	3		
	unselbständig	0		
	Prothesengebrauch (max. 40 Punkte)			
Tägl. Tragedauer in Stunden	> 8	10		
	3 - 6	8		
	1 - 3	4		
	0	0		
Gehstrecke mit Prothese in Metern	> 400	10		
	50 - 400	8		
	< 50	4		
	0	0		
Prothese-Anlage	selbst	10		
	geringe Hilfe	8		
	erhebliche Hilfe	4		
	nicht selbst	0		
Hilfsmittel (Gehhilfen)	keine	10		
	UAG / Gehstock	8		
	Gehbock / Rollator	4		
	Rollstuhl	0		
	Summe :	**120**		

Constant – Murley- Score

Betroffene Schulter

Schmerzen ☐☐
(15 – keine, 10 – leichte, 5 – mäßige, 0 – starke)

Alltagsaktivitäten

Arbeitsfähigkeit (0 – nicht, 4 – voll) ☐

Freizeitaktivitäten (0 – nicht möglich, 4 – uneingeschränkt) ☐

Schlaf (0 – gestört, 2 – uneingeschränkt) ☐

Position (Reichweite der Hand) ☐☐
2 – bis zur Gürtellinie
4 – bis zum Xiphoid
6 – bis zum Hals
8 – bis zum Scheitel
10 – über den Kopf hinaus

Bewegungsumfang

Flexion – Elevation ☐☐
0° - 30° - 60° - 90° - 120° - 150° - 180°
  0   2   4   6   8   10

Abduktion – Elevation ☐☐
0° - 30° - 60° - 90° - 120° - 150° - 180°
  0   2   4   6   8   10

Außenrotation ☐☐
2 – Hand am Hinterkopf mit Ellenbogen nach vorne
2 – Hand am Hinterkopf mit Ellenbogen nach hinten
2 – Hand auf dem Scheitel mit Ellenbogen nach vorne
2 – Hand auf dem Scheitel mit Ellenbogen nach hinten
2 – volle Elevation vom Scheitel ausgehend

Innenrotation ☐☐
0 – Handrücken auf Außenseite des Oberschenkels
2 – Handrücken auf Gesäß
4 – Handrücken auf lumbosakralem Übergang
6 – Handrücken auf Gürtellinie (3. Lendenwirbel)
8 – Handrücken auf 12. Rückenwirbel
10 – Handrücken zwischen den Schulterblättern (Th 7)

Kraft (kg) ☐☐ , ☐

je 500 g ein Punkt, maximal 25 Punkte

Summe ☐☐

Funktionsfragebogen Hannover Arthrose (FFbH-OA)

Bei diesen Fragen geht es um Tätigkeiten aus dem täglichen Leben. Wir würden gerne erfahren, wie gut Sie die folgenden Tätigkeiten ausführen können. Bitte beantworten Sie jede Frage so, wie es für Sie **im Moment** (wir meinen im Bezug auf die letzten 7 Tage) zutrifft.

Sie haben **drei** Antwortmöglichkeiten:

[1] **Ja** d.h. Sie können die Tätigkeit ohne Schwierigkeiten ausführen.

[2] **Ja, aber mit Mühe** d.h. Sie haben dabei Schwierigkeiten, z.B. Schwäche, Steifheit, es dauert länger als früher, oder Sie müssen sich dabei abstützen.

[3] **Nein, oder nur mit fremder Hilfe** d.h. Sie können es gar nicht oder nur, wenn eine andere Person Ihnen dabei hilft.

Bitte beantworten Sie jede Frage!   Ja   Ja, aber mit Mühe   Nein oder nur mit Hilfe

Können Sie 1 Stunde auf ebenen Wegen (z.B. Gehsteig) spazierengehen?..[1] [2] [3]

Können Sie draußen auf unebenen Wegen (z.B. im Wald oder auf Feldwegen) 1 Stunde spazierengehen? ....[1] [2] [3]

Können Sie eine Treppe von einem Stockwerk zum anderen **hinauf**gehen?..[1] [2] [3]

Können Sie eine Treppe von einem Stockwerk zum anderen **hinunter**gehen?...[1] [2] [3]

Können Sie 100 Meter schnell laufen (nicht gehen), etwa um einen Bus noch zu erreichen?..............................[1] [2] [3]

Können Sie 30 Minuten ohne Unterbrechung stehen (z.B. in einer Warteschlange)...[1] [2] [3]

Können Sie in ein Auto einsteigen und aus dem Auto aussteigen?..[1] [2] [3]

Können Sie öffentliche Verkehrsmittel (Bus, Bahn) benutzen?...............[1] [2] [3]

7.2 · Methodische Bewertung der orthopädisch-traumatologischen Rehabilitation

	Ja	Ja, aber mit Mühe	Nein oder nur mit fremder Hilfe
Können Sie sich aus dem Stand bücken und einen leichten Gegenstand (z.B. Geldstück oder zerknülltes Papier) vom Fußboden aufheben?	[1]	[2]	[3]
Können Sie im Sitzen einen kleinen heruntergefallenen Gegenstand (z.B. eine Münze) neben Ihrem Stuhl aufheben?	[1]	[2]	[3]
Können Sie einen schweren Gegenstand (z.B. eine gefüllte Kiste Mineralwasser) vom Boden auf den Tisch stellen?	[1]	[2]	[3]
Können Sie einen schweren Gegenstand (z.B. vollen Wassereimer oder Koffer) hochheben und 10 Meter weit tragen?	[1]	[2]	[3]
Können Sie von einem Stuhl mit normaler Sitzhöhe aufstehen?	[1]	[2]	[3]
Können Sie Strümpfe oder Socken an- oder ausziehen?	[1]	[2]	[3]
Können Sie in eine normale Badewanne einsteigen und aus der Badewanne wieder aussteigen?	[1]	[2]	[3]
Können Sie sich von Kopf bis Fuß waschen und abtrocknen?	[1]	[2]	[3]
Können Sie eine normale Toilette (übliche Sitzhöhe, ohne Haltegriffe) benutzen?	[1]	[2]	[3]
Können Sie aus einem normal hohen Bett aufstehen?	[1]	[2]	[3]

Funktionsfragebogen Hannover Rücken (FFbH-R)

Bei diesen Fragen geht es um Tätigkeiten aus dem täglichen Leben. Wir würden gerne erfahren, wie gut Sie die folgenden Tätigkeiten ausführen können. Bitte beantworten Sie jede Frage so, wie es für Sie **im Moment** (wir meinen im Bezug auf die letzten 7 Tage) zutrifft.

Sie haben **drei** Antwortmöglichkeiten:

[1] „ja" — Sie können die Tätigkeiten ohne Schwierigkeiten ausführen

[2] „ja aber mit Mühe" — Sie haben dabei Schwierigkeiten, z.B. Schmerzen, es dauert länger als früher, oder sie müssen sich dabei abstützen

[3] „nein oder nur mit fremder Hilfe" — Sie können es gar nicht oder nur, wenn eine andere Person Ihnen dabei hilft.

Bitte beantworten Sie jede Frage!	ja	ja, aber mit Mühe	Nein oder nur mit Hilfe
Können Sie sich strecken, um z.B. ein Buch von einem hohen Schrank oder Regal zu holen?	[1]	[2]	[3]
Können Sie einen mindestens 10 kg schweren Gegenstand (z.B. einen vollen Wassereimer oder Koffer) hochheben und 10 Meter weit tragen?	[1]	[2]	[3]
Können Sie sich von Kopf bis Fuß waschen und abtrocknen?	[1]	[2]	[3]
Können Sie sich bücken und einen leichten Gegenstand (z.B. Geldstück oder zerknülltes Papier) vom Fußboden aufheben?	[1]	[2]	[3]
Können Sie sich über einem Waschbecken die Haare waschen?	[1]	[2]	[3]
Können Sie eine Stunde auf einem ungepolsterten, harten Stuhl sitzen?	[1]	[2]	[3]
Können Sie 30 Minuten ohne Unterbrechung stehen (z.B. in einer Warteschlange)?	[1]	[2]	[3]
Können Sie sich im Bett aus der Rückenlage aufsetzen?	[1]	[2]	[3]

---

	ja	ja, aber mit Mühe	Nein oder nur mit Hilfe
Können Sie Strümpfe an- und ausziehen?	[1]	[2]	[3]
Können Sie im Sitzen einen kleinen heruntergefallenen Gegenstand (z.B. eine Münze) neben Ihrem Stuhl aufheben?	[1]	[2]	[3]
Können Sie einen schweren Gegenstand (z.B. einen gefüllten Kasten Mineralwasser) vom Boden auf den Tisch stellen?	[1]	[2]	[3]
Können Sie 100 Meter schnell laufen (nicht gehen), etwa um einen Bus noch zu erreichen?	[1]	[2]	[3]

Lequesne - Hüftfragebogen (Deutsche Version)   Aufnahme: ☐ Entlassung: ☐

1. Haben Sie nachts Beschwerden?
   ☐ Nein, ich habe nachts keine oder nur unwesentliche Beschwerden
   ☐ Nur bei Bewegung oder in bestimmten Liegepositionen
   ☐ Ich habe Ruhebeschwerden

2. Haben Sie ein Steifigkeitsgefühl oder Schmerzen nach dem Aufstehen?
   ☐ Nein oder höchstens bis zu einer Minute
   ☐ Ja, zwischen einer Minute und einer Viertelstunde
   ☐ Ja, etwa eine Viertelstunde oder länger

3. Haben Sie Beschwerden, wenn Sie eine halbe Stunde stehen?
   ☐ Nein
   ☐ Ja

4. Haben Sie Beschwerden beim Gehen?
   ☐ Nein
   ☐ Nur wenn ich eine längere Strecke gehe
   ☐ Ja, wenn ich anfange zu gehen, habe ich Beschwerden und die nehmen zu, je weiter ich laufe
   ☐ Ja, wenn ich anfange zu gehen, habe ich zunächst Beschwerden, die aber dann nicht schlimmer werden, wenn ich weiterlaufe

5. Haben Sie Beschwerden, wenn Sie längere Zeit sitzen (ca. 2 Stunden)?
   ☐ Nein
   ☐ Ja

6. Wie weit können Sie maximal gehen, gegebenenfalls auch mit Schmerzen?
   ☐ unbegrenzt
   ☐ Die Gehstrecke ist eingeschränkt, liegt meist aber über einem Kilometer
   ☐ etwa einen Kilometer
   ☐ etwa 500 - 900 Meter, so dass ich mir noch kleinere Spaziergänge zutraue
   ☐ etwa 300 - 500 Meter, so dass ich Alltagsverrichtungen (z.B. Einkaufen) noch erledigen kann.
   ☐ Ich kann mich nur noch im Bereich der Wohnung und der nächsten Umgebung bewegen (etwa 100 - 300 Meter)
   ☐ Ich kann die Wohnung kaum noch verlassen (weniger als 100 Meter)

7. Verwenden Sie einen Stock oder Gehstützen?
  ❏ Nein
  ❏ Ich laufe meist mit einem Stock oder einer Gehstütze
  ❏ Ich laufe meist an 2 Stöcken oder Gehstützen

8. Gelingt es Ihnen, das Bein so weit anzubeugen, dass Sie selber die Strümpfe anziehen können?
  ❏ Ja, ohne Schwierigkeiten
  ❏ Ja, mit geringer Anstrengung
  ❏ Ja, aber ich muss mich schon anstrengen
  ❏ Nur mit erheblichen Schwierigkeiten
  ❏ Nein, das schaffe ich nicht

9. Können Sie einen Gegenstand aufheben, der auf den Boden gefallen ist?
  ❏ Ja, ohne Schwierigkeiten
  ❏ Ja, mit geringer Anstrengung
  ❏ Ja, aber ich muss mich schon anstrengen
  ❏ Nur mit erheblichen Schwierigkeiten
  ❏ Nein, das schaffe ich nicht

10. Schaffen Sie es, die Treppe von einer Etage zur nächsten hinauf- oder herunterzugehen?
  ❏ Ja, ohne Schwierigkeiten
  ❏ Ja, mit geringer Anstrengung
  ❏ Ja, aber ich muss mich schon anstrengen
  ❏ Nur mit erheblichen Schwierigkeiten
  ❏ Nein, das schaffe ich nicht

11. Können Sie in ein Auto ein- und aussteigen?
  ❏ Ja, ohne Schwierigkeiten
  ❏ Ja, mit geringer Anstrengung
  ❏ Ja, aber ich muss mich schon anstrengen
  ❏ Nur mit erheblichen Schwierigkeiten
  ❏ Nein, das schaffe ich nicht

Lequesne - Kniefragebogen   Aufnahme: ❏
(Deutsche Version)   Entlassung: ❏

1. Haben Sie nachts Beschwerden?
  ❏ Nein, ich habe nachts keine oder nur unwesentliche Beschwerden
  ❏ Nur bei Bewegung oder in bestimmten Liegepositionen
  ❏ Ich habe Ruhebeschwerden

2. Haben Sie ein Steifigkeitsgefühl oder Schmerzen nach dem Aufstehen?
  ❏ Nein oder höchstens bis zu einer Minute
  ❏ Ja, zwischen einer Minute und einer Viertelstunde
  ❏ Ja, etwa eine Viertelstunde oder länger

3. Haben Sie Beschwerden, wenn Sie eine halbe Stunde stehen?
  ❏ Nein
  ❏ Ja

4. Haben Sie Beschwerden beim Gehen?
  ❏ Nein
  ❏ Nur wenn ich eine längere Strecke gehe
  ❏ Ja, wenn ich anfange zu gehen, habe ich Beschwerden und die nehmen zu, je weiter ich laufe
  ❏ Ja, wenn ich anfange zu gehen, habe ich zunächst Beschwerden, die aber dann nicht schlimmer werden, wenn ich weiterlaufe

5. Haben Sie Beschwerden, wenn Sie vom Stuhl aufstehen, ohne die Arme zu Hilfe zu nehmen?
  ❏ Nein
  ❏ Ja

6. Wie weit können Sie maximal gehen, gegebenenfalls auch mit Schmerzen?
  ❏ unbegrenzt
  ❏ Die Gehstrecke ist eingeschränkt, liegt meist aber über einem Kilometer
  ❏ etwa einen Kilometer
  ❏ etwa 500 - 900 Meter, so dass ich mir noch kleinere Spaziergänge zutraue
  ❏ etwa 300 - 500 Meter, so dass ich Alltagsverrichtungen (z.B. Einkaufen) noch erledigen kann.
  ❏ Ich kann mich nur noch im Bereich der Wohnung und der nächsten Umgebung bewegen (etwa 100 - 300 Meter)
  ❏ Ich kann die Wohnung kaum noch verlassen (weniger als 100 Meter)

---

7. Verwenden Sie einen Stock oder Gehstützen?
  ❏ Nein
  ❏ Ich laufe meist mit einem Stock oder einer Gehstütze
  ❏ Ich laufe meist an 2 Stöcken oder Gehstützen

8. Schaffen Sie es, die Treppe von einer Etage zur nächsten hinaufzugehen?
  ❏ Ja, ohne Schwierigkeiten
  ❏ Ja, mit geringer Anstrengung
  ❏ Ja, aber ich muss mich schon anstrengen
  ❏ Nur mit erheblichen Schwierigkeiten
  ❏ Nein, das schaffe ich nicht

9. Schaffen Sie es, die Treppe von einer Etage zur nächsten herunterzugehen?
  ❏ Ja, ohne Schwierigkeiten
  ❏ Ja, mit geringer Anstrengung
  ❏ Ja, aber ich muss mich schon anstrengen
  ❏ Nur mit erheblichen Schwierigkeiten
  ❏ Nein, das schaffe ich nicht

10. Können Sie sich hinknien oder in die Hocke gehen?
  ❏ Ja, ohne Schwierigkeiten
  ❏ Ja, mit geringer Anstrengung
  ❏ Ja, aber ich muss mich schon anstrengen
  ❏ Nur mit erheblichen Schwierigkeiten
  ❏ Nein, das schaffe ich nicht

11. Sind Sie in der Lage, auf unebenem Boden zu gehen?
  ❏ Ja, ohne Schwierigkeiten
  ❏ Ja, mit geringer Anstrengung
  ❏ Ja, aber ich muss mich schon anstrengen
  ❏ Nur mit erheblichen Schwierigkeiten
  ❏ Nein, das schaffe ich nicht

Oswestry-Low-Back-Pain-Disability-Fragebogen

a) **Wie groß ist die Stärke Ihrer Schmerzen?**
  ich habe keine Schmerzen [0]
  der Schmerz ist erträglich und ich komme ohne Schmerzmittel aus [1]
  aufgrund der Schmerzmittel bin ich völlig schmerzfrei [2]
  aufgrund der Schmerzmittel habe ich nur noch mäßige Schmerzen [3]
  Schmerzmittel lindern meine Schmerzen nur wenig [4]
  Schmerzmittel lindern meine Schmerzen überhaupt nicht und ich nehme keine ein [5]

b) **Inwieweit können Sie sich selber versorgen? (Waschen, Anziehen...)**
  ich kann mich normal selbst versorgen, ohne dass es mir zusätzliche Schmerzen bereitet [0]
  ich kann mich normal selbst versorgen, aber es bereitet mir zusätzliche Schmerzen [1]
  es bereitet mir Schmerzen, mich selbst zu versorgen und ich bin dabei vorsichtig und benötige mehr Zeit [2]
  ich benötige in einigen Bereichen Hilfe, aber ich kann mich größtenteils selbst versorgen [3]
  ich brauche in den meisten Bereichen täglich Hilfe [4]
  ich kleide mich überhaupt nicht an, kann mich nur mit Schwierigkeiten waschen und bleibe im Bett [5]

c) **Haben Sie Schwierigkeiten beim Heben?**
  Ich kann schwere Gegenstände heben, ohne daß es mir zusätzliche Schmerzen bereitet [0]
  Ich kann schwere Gegenstände heben, aber es bereitet mir zusätzliche Schmerzen [1]
  aufgrund der Schmerzen kann ich keine schweren Gegenstände vom Boden aufheben, aber ich kann sie heben, wenn sie günstig liegen, z. Bsp. auf dem Tisch [2]
  aufgrund der Schmerzen kann ich keine schweren Gegenstände heben, aber ich komme mit leichteren zurecht, wenn sie günstig liegen [3]
  ich kann nur sehr leichte Gegenstände heben [4]
  ich kann überhaupt nichts heben oder tragen [5]

d) **Haben Sie Schwierigkeiten beim Gehen?**
  Ich kann so weit gehen, wie ich möchte [0]
  aufgrund der Schmerzen kann ich nicht weiter als 1,6 km gehen [1]
  aufgrund der Schmerzen kann ich nicht weiter als 800 m gehen [2]
  aufgrund der Schmerzen kann ich nicht weiter als 400 m gehen [3]
  ich kann nur mit Hilfe eines Stockes oder Krücken gehen [4]
  ich verbringe die meiste Zeit im Bett und schleppe mich höchstens zur Toilette [5]

e) **Haben Sie Schwierigkeiten beim Sitzen?**

7.2 · Methodische Bewertung der orthopädisch-traumatologischen Rehabilitation

Ich kann in jeder Art von Stuhl so lange sitzen, wie ich möchte [0]
Ich kann nur in einem bequemen Stuhl so lange sitzen, wie ich möchte [1]
aufgrund der Schmerzen kann ich nicht länger als eine Stunde sitzen [2]
aufgrund der Schmerzen kann ich nicht länger als eine halbe Stunde sitzen [3]
aufgrund der Schmerzen kann ich nicht länger als 10 Minuten sitzen [4]
aufgrund der Schmerzen kann ich überhaupt nicht sitzen [5]

f) **Haben Sie Schwierigkeiten beim Stehen?**

Ich kann solange stehen, wie ich will, ohne dass es mir zusätzliche Schmerzen bereitet [0]
Ich kann so lange stehen, wie ich will, aber es bereitet mir zusätzliche Schmerzen [1]
aufgrund der Schmerzen kann ich nicht länger als eine Stunde stehen [2]
aufgrund der Schmerzen kann ich nicht länger als eine halbe Stunde stehen [3]
aufgrund der Schmerzen kann ich nicht länger als 10 Minuten stehen [4]
aufgrund der Schmerzen kann ich überhaupt nicht stehen [5]

g) **Haben Sie Schwierigkeiten beim Schlafen?**

ich schlafe trotz der schmerzen gut [0]
ich schlafe nur gut, wenn ich Tabletten einnehme [1]
selbst wenn ich Tabletten nehme, schlafe ich weniger als 6 Stunden [2]
selbst wenn ich Tabletten nehme, schlafe ich weniger als 4 Stunden [3]
selbst wenn ich Tabletten nehme, schlafe ich weniger als 2 Stunden [4]
aufgrund der Schmerzen kann ich überhaupt nicht schlafen [5]

h) **Ist aufgrund der Rückenschmerzen Ihr Sexualleben eingeschränkt?**

mein Sexualleben ist normal, und bereitet mir keine zusätzlichen Schmerzen [0]
mein Sexualleben ist normal, aber bereitet mir zusätzliche Schmerzen [1]
mein Sexualleben ist fast normal, aber es ist sehr schmerzhaft [2]
mein Sexualleben ist aufgrund der Schmerzen eingeschränkt [3]
aufgrund der Schmerzen habe ich fast kein Sexualleben [4]
aufgrund der Schmerzen habe ich überhaupt kein Sexualleben [5]

i) **Ist aufgrund der Rückenschmerzen Ihr gesellschaftliches Leben eingeschränkt?**

mein gesellschaftliches Leben ist normal, und bereitet mir keine zusätzlichen Schmerzen [0]
mein gesellschaftliches Leben ist normal, aber es verstärkt die Schmerzen [1]
der Schmerz hat kein große Wirkung auf mein gesellschaftliches Leben abgesehen davon, dass er sportlichere Aktivitäten, wie z.B. Tanzen einschränkt [2]
der Schmerz schränkt mein gesellschaftliches Leben ein und ich gehe nicht mehr so oft aus [3]
der Schmerz beschränkt mein gesellschaftliches Leben auf zuhause [4]
aufgrund der Schmerzen habe ich kein gesellschaftliches Leben [5]

j) **Haben Sie Schwierigkeiten beim Reisen?**

ich kann reisen, wohin ich will, ohne dass es mir zusätzliche Schmerzen bereitet [0]
ich kann reisen, wohin ich will, aber es bereitet mir zusätzliche Schmerzen [1]
ich habe verstärkt Schmerzen, aber ich kann Fahrten von 2 Stunden Dauer machen [2]
aufgrund der Schmerzen kann ich nur Fahrten von weniger als einer Stunde Dauer machen [3]
aufgrund der Schmerzen kann ich nur Fahrten von weniger als einer halben Stunde Dauer machen [4]
aufgrund der Schmerzen mache ich überhaupt keine Fahrten, mit Ausnahme der Fahrten zum Arzt oder ins Krankenhaus [5]

STAFFELSTEIN-SCORE *(Hüftgelenk)*

Patient:
geb.:
Op.: am:

	Schmerz (max. 40 Punkte)	P	A:	E:
Schmerz	Kein Schmerz bei ADL	40		
	leichter, gelegentlicher oder unterschwelliger Schmerz, der die ADL nicht beeinflußt	30		
	Mittelgradige Schmerzen, evtl. mit Analgetika-Einnahme	20		
	Schmerz beeinträchtigt deutl. die Arbeit und Alltagsverrichtungen, ständiger Analgetika-Bedarf	10		
	Schwere Schmerzen, Pat stark eingeschränkt oder immobil	0		
	ADL (max. 40 Punkte)			
Treppen steigen	ohne Schwierigkeiten	5		
	mit Schwierigkeiten oder mit Benutzung des Geländers	3		
	Mit großen Schwierigkeiten oder nicht möglich	0		
Schuhe / Socken	ohne Schwierigkeiten	5		
	mit Schwierigkeiten	3		
	nicht möglich	0		
Gehstrecke	unbegrenzt	5		
	Gehen am Stück bis 500 m möglich	4		
	im Zimmer mobil	2		
	Immobil	0		
Hinken	flüssiger Gang	5		
	leicht bis mittelgradig	3		
	schwer	0		
Hygiene (Körperpflege, Toilette)	ohne Schwierigkeiten	5		
	mit geringen Hilfen	3		
	unselbständig	0		
Öffentliche Verkehrsmittel	kann diese benutzen	5		
	kann diese nicht benutzen	0		
Gehhilfen	keine	5		
	UAG	4		
	Rollator / Gehbock	3		
	Rollstuhl	2		
	Bettlägerig	0		
Aufstehen von Stuhl und Bett	ohne Schwierigkeiten	5		
	mit geringen Hilfen	3		
	unselbständig	0		
	Hüftgelenk (max. 40 Punkte)			
Flektion	$\geq 100°$	10		
	75 - 95°	5		
	$\leq 70°$	0		
Extensionsdefizit	$\leq 5°$	10		
	10 -25°	5		
	$\geq 30°$	0		
Abd.	$\geq 25°$	10		
	15 - 20°	5		
	$\leq 10°$	0		
Gluteal-Muskelkraft	4/5 - 5/5	10		
	3/5	5		
	1/5 - 2/5	0		
	Summe:	120		

STAFFELSTEIN-SCORE *(Kniegelenk)*

Patient:
geb.:
Op.: am:

	Schmerz (max. 40 Punkte)	P	A:	E:
Schmerz	Kein Schmerz bei ADL	40		
	leichter, gelegentlicher oder unterschwelliger Schmerz, der die ADL nicht beeinflußt	30		
	Mittelgradige Schmerzen, evtl. mit Analgetika-Einnahme	20		
	Schmerz beeinträchtigt deutl. die Arbeit und Alltagsverrichtungen, ständiger Analgetika-Bedarf	10		
	Schwere Schmerzen, Pat stark eingeschränkt oder immobil	0		
	ADL (max. 40 Punkte)			
Treppen steigen	ohne Schwierigkeiten	5		
	mit Schwierigkeiten oder mit Benutzung des Geländers	3		
	Mit großen Schwierigkeiten oder nicht möglich	0		
Schuhe / Socken	ohne Schwierigkeiten	5		
	mit Schwierigkeiten	3		
	nicht möglich	0		
Gehstrecke	unbegrenzt	5		
	Gehen am Stück bis 500 m möglich	4		
	im Zimmer mobil	2		
	Immobil	0		
Hinken	flüssiger Gang	5		
	leicht bis mittelgradig	3		
	schwer	0		
Hygiene (Körperpflege, Toilette)	ohne Schwierigkeiten	5		
	mit geringen Hilfen	3		
	unselbständig	0		
Öffentliche Verkehrsmittel	kann diese benutzen	5		
	kann diese nicht benutzen	0		
Gehhilfen	keine	5		
	UAG	4		
	Rollator / Gehbock	3		
	Rollstuhl	2		
	Bettlägerig	0		
Aufstehen von Stuhl und Bett	ohne Schwierigkeiten	5		
	mit geringen Hilfen	3		
	unselbständig	0		
	Kniegelenk (max. 40 Punkte)			
Flektion	$\geq 100°$	10		
	75 - 95°	5		
	$\leq 70°$	0		
Streckdefizit	0°	10		
	5 - 15°	5		
	$\geq 20°$	0		
Weichteil-Befund	unauffällig	10		
	Periart. Schwellung	5		
	deutl.i.a. Erguß	0		
Quadriceps-Muskelkraft	4/5 - 5/5	10		
	3/5	5		
	1/5 - 2/5	0		
	Summe:	120		

Fazit

- Entsprechend einem multidimensionalen Verständnis von Krankheit, Gesundheit und Behinderung vollzog sich in den letzten Jahren eine Abkehr von einer mehr strukturbezogenen Bewertung des Rehabilitationsprozesses (mit ausschließlicher Beurteilung klinischer Parameter wie Bewegungsausmaß, muskulärer Kraft und Schmerzreduktion) hin zu einer mehr evidenz- und patientenorientierten Sichtweise, die neben spezifischen funktionellen Aspekten auch psychologische und soziologische Dimensionen mit in die Beurteilung therapeutischer Interventionen integriert. Die Dokumentation des Rehabilitationsverlaufs und seine ergebnisbezogene Bewertung mit Hilfe spezifischer Assessments hat daher auch in der orthopädisch/traumatologischen Rehabilitation in letzter Zeit an Bedeutung gewonnen.
- Zur Vereinheitlichung der genutzten Evaluationsinstrumente hat die Sektion Physikalische Medizin und Rehabilitation der DGOOC Vorschläge zur Verwendung von spezifischen rehabilitationsrelevanten Assessmentverfahren erarbeitet. Standardisierte Instrumente zur Erfassung und Verlaufsbeobachtung von Rückenschmerzen sind u. a. der Oswestry Low Back Pain Disability Questionnaire und der Funktionsfragebogen Hannover Rücken. Für Hüft- und Kniegelenkserkrankungen werden im Rehabilitationsbereich der Staffelstein-Score, aber auch der Lequesne-Index empfohlen. Bei Schultererkrankungen stellt der Constant-Score, bei Amputationen der AmpuPro-Score das derzeit gebräuchlichste Verfahren zur rehabilitationsbegleitenden Evaluation dar.

Literatur

Beck AT, Ward CH, Mendelson M, Mock J, Erbaugh J (1961) An inventory for measuring depression. Arch Gen Psychiat 4: 561–571

Böhm D (2002) Scores. In: Wirth CJ, Zichner L (Hrsg) Orthopädie und Orthopädische Chirurgie Schulter. [Gohlke F, Hedtmann A (Hrsg)] Thieme, Stuttgart New York, S 98–104

Bork H (1998) Möglichkeiten und Grenzen der Prothesenversorgung beinamputierter älterer Patienten. Orthopädietechnik 6: 498–503

Bullinger M(1995) German translation and psychometric testing of the SF-36 Health Survey: Preliminary results from the IQOLA Project. International Quality of Life Assessment. Social Sci Med 41: 1359–1366

Constant CR, Murley AHG (1987) A clinical method of functional assessment of the shoulder. Clin Orthop 214: 251–252

Daltroy LH, Cats-Baril WL, Katz JN, Fossel AH, Liang MH (1996) The North American Spine Society (NASS) Lumbar Spine Outcome Instrument: Reliability and validity tests. Spine 21: 741–749

Deck R, Zimmermann M, Kohlmann T, Raspe H (1998) Rehabilitationsbezogene Erwartungen und Motivationen bei Patienten mit unspezifischen Rückenschmerzen. Rehabilitation 37: 140–146

Dillmann U, Nilges P, Saile H, Gerbershagen HU (1994) Behinderungseinschätzung bei chronischen Schmerzpatienten. Schmerz 8: 100–110

Ellman H, Hanker G, Bayer M (1986) Repair of rotator cuff. End-result study of factors influencing reconstruction. J Bone Joint Surg 68-A: 1136–1144

Fairbank JCT, Mbaot JC, Davies JB, O'Brien JP (1980) The Oswestry Low Back Pain Disability Questionnaire. Physiotherapy 66: 271–273

Flor H, Fydrich T, Turk DC (1992) Efficacy of multidisciplinary pain treatment centres: a meta-analytic review. Pain 49: 221–230

Franke GH, (1994) Testtheoretische Überprüfung des Fragebogens zur sozialen Unterstützung. Z Med Psychol 3: 168–177

Frommelt P, Habelsberger W (1993) Functional Independence Measure-FIM – Funktionaler Selbständigkeitsindex. ÷sterr Z Phys Med Rehab 3: 27–39

Gartsmann GM, Roddey TS, Hammermann SM (2000) Arthroscopic treatment of anterior-inferior glenohumeral instability. J Bone Joint Surg 82-A: 991–1003

Gauthier-Gagnon CH, Grise MC (1994) Prosthetic Profile of the Amputee Questionnaire: validity and reliability. Arch Phys Med Rehabil 75; 1309–1314

Geissner E (1996) Die Schmerzempfindungsskala (SES). Hogrefe, Göttingen

Gerbershagen HU (1996) Das Mainzer Stadienkonzept des Schmerzes: Eine Standortbestimmung. In: Klingler D, Morawetz R, Thoden U, Zimmermann M (Hrsg) Antidepressiva als Analgetika. Aarachne, Wien, S 71–95

Gerdes N, Jäckel WH (1992) Indikatoren des Reha-Status (IRES) – Ein Patientenfragebogen Beurteilung von Rehabilitationsbedürftigkeit und -erfolg. Rehabilitation 31: 73–79

Gerdes N, Jäckel WH (1995) Der IRES-Fragebogen für Klinik und Forschung. Rehabilitation 34: XIII–XXEV

Germann G (1999) Der DASH-Fragebogen – Ein neues Instrument zur Beurteilung von Behandlungsergebnissen an der oberen Extremität. Handchir Mikrochir Plast Chir 31: 149 – 152

Germann G, Harth A, Wind G, Demir E (2003) Standardisierung und Validierung der deutschen Version 2.0 des »Disability of Arm, Shoulder, Hand« (DASH)-Fragebogens zur Outcome-Messung an der oberen Extremität. Unfallchirug 106: 13–19

Greitemann B (1997) Ergebnisse des im Alter amputierten geriatrischen Patienten. Orthop Prax 7: 434–440

Harris WH (1969) Traumatic arthritis of the hip after dislocation and acetabular fractures: treatment by mold arthroplasty and end-result stage using a new method of result evaluation. J. Bone Joint Surg 51-A: 737–755

Hautzinger M, Bailer M (1993) Allgemeine Depressions-Skala. Beltz, Weinheim

Hautzinger M, Bailer M, Worall H, Keller F (1994) Beck-Depression-Inventar (BDI) Huber, Bern

Hrabal V, Kessler M, Traue HC (1991) Rückenschmerz und Alltagsaktivität: Erste Ergebnisse zum Ulmer Schmerztagebuch (UST). Prax Klin Verhaltensmed Rehab 4: 290–299

Hudak PL, Amadio PC, Bombardier C (1996) Development of an upper extremity outcome measure: The DASH (disabilities oh the arm, shoulder and hand). The Upper Extremity Collaborative Group (UECG). Am J Ind Med 29: 602–608

Hülsemann JL (1998) Kooperation Hausarzt, Rheumatologe, Krankenhaus und Rehabilitations-Klinik. Z Rheumatol 57: 424–427

Hunt SM, Mc Ewen J (1980) The development of a subjective health indicator. Sociol Health Illn (UN) 2(3): 231–246

Insall JN, Ranawat CS, Aglietti P, Shine J (1976) A comparison of four models of total knee replacement prostheses. J. Bone Joint Surg 58A: 754–765

Insall JN, Dorr LD, Scott RD, Scott WN (1989) Rationale of the Knee Society clinical rating system. Clin Orthop 248: 13–14

Jäckel WH, Beyer WF, Droste U et al. (2001) Outcome-Messung bei muskuloskelettalen Krankheiten: Vorschlag für ein Core-Set von Instrumenten zum Einsatz in der Rehabilitation. Z Rheumatol 60: 342–351

Judet R, Judet J (1952) Technique and results with the acrylic femoral head prosthesis. J. Bone Joint Surg 34-B: 173–180

Kalb K, Ludwig A, Tauscher A, Landsleitner B, Wiemer P, Krimmer H (1999) Behandlungsergebnisse nach operativer Handgelenkversteifung. Handchir Mikrochir Plast Chir 31: 253–259

Keitel W, Hoffmann H, Weber G, Krieger U (1971) Ermittler der prozentualen Funktionsminderung der gelenke durch einen Bewegungsfunktionstetst in der Rheumatologie. Dtsch Gesundheitswesen 26: 1901–1903

Kessler S, Lang S, Puhl W, Stöve J (2003) Der Knee Injury and Osteoarthritis Outcome Score- ein Funktionsfragebogen zur Outcome-Messung in der Knieendoprothetik. Z Orthop 141: 277–282

Knahr K, Kryspin-Exner I, Jagsch R, Freilinger W, Kasparek M (1998) Beurteilung der Lebensqualität vor und nach Implantation einer Hüft-Totalendoprothese. Z Orthop 136: 321–329

Knahr K, Korn V, Kryspin-Exner I, Jagsch R (2003) Lebensqualität von Patienten fünf Jahre nach Knie-Arthroplastik. Z Orthop 141: 27–32

Kohlmann T, Raspe H (1996) Der Funktionsfragebogen Hannover zur alltagsnahen Diagnostik der Funktionsbeeinträchtigung durch Rückenschmerzen (FFbH-R). Rehabilitation 35: I–VIII

König A, Kirschner S, Walther M, Böhm D, Faller H (2000) Kulturelle Adaptation, Praktikabilitäts- und Reliabilitätsprüfung des Funktionsfragebogen Bewegungsapparat (SMFA-D). Z Orthop 2000 138: 295–301

Larsen A (1995) How to apply Larsen score in evaluating radiographs of rheumatoid arthritis in long term studies. J Rheumatol 22: 1974–1975

Larsen A, Dale K, Eek M (1977) Radiographic evaluation of rheumatoid arthritis and related conditions by standard reference films. Acta Radiol Diagn 18: 481–491

Ludwig FJ, Melzer CH, Grimmig H, Daalmann HH (2002) Kulturelle Adaptation des Lequesne-Index für Hüft-und Kniegelnkserkrankungen im deutschen Sprachraum. Rehabilitation 41: 249–257

Ludwig FJ, Grimmig H, Hekler J, Daalmann HH (2003) Systematische Ergebnismessung bei Hüft- und Kniegelenkerkrankungen unter Berücksichtigung von Impairment, Activity und Participation. Orthop Prax 39: 37–45

Merle d'Aubignè R, Postel M (1954) Functional results of arthroplasty with acrylic prosthesis. J Bone Joint Surg 36-A: 451–475

Middeldorf S, Riegler B, Casser HR (1997) Ergebnisevaluation Hüft- und Kniegelenkersatz. Vortrag 45. Jahrestagung VSO, Baden-Baden

Middeldorf S, Casser HR (2001) Erste Erfahrung bei der Verlaufs- und Ergebnisevaluation von Rehabilitationsmaßnahmen nach Amputation im Bereich der unteren Extremitäten mit dem Ampu-Pro-Score. Orthop Prax 37: 201–212

Muthny FA, Bullinger M, Kohlmann T (1999) Variablen und Erhebungsinstrumente in der rehabilitationswissenschaftlichen Forschung –Würdigung und Empfehlungen. DRV-Schriften 16: 54–74

Offenbächer M, Ewert T, Sangha O, Stucki G (2003) Validation of a German version of the »Disabilities of Arm, Shoulder and Hand« questionnaire (DASH-G). Z Rheumatol 62: 168–177

Pellicci PM, Wilson PD, Sledge CB, Salvati EA Ranawat CS, Poss R, Callaghan JJ (1985) Long-term results of revision total hip replacement. A follow-up report. J Bone Joint Surg 67-A: 513–516

Pose B, Sangha O, Peters A, Wildner M (1999) Validierung des North American Spine Society Instrumentes zur Erfassung des Gesundheitsstatus bei Patienten mit chronischen Rückenbeschwerden. Z Ortop 137: 437–441

Prevoo ML, van't Hof MA, Kuper HH, van Leeuwen MA, van de Putte LB, van Riel PL (1995) Modified disease activity scores that include twenty-eight-joint counts. Development and validation in a prospective longitudinal study of patients with rheumatoid arthritis. Arthrit Rheum 38: 44–48

Radloff LS (1977) The CES-D Scale: A self-report depression scale for research in general populations. Appl Psychol Measure 1: 385–401

Ranawat CS, Shine JJ (1973) Duocondylar total knee arthroplasty. Clin Orthop 94: 185–195

Raspe H, Hagedorn U, Kohlmann T, Mattussek S (1990) Der Funktionsfragebogen Hannover (FFbH): Ein Instrument zur Funktionsdiagnostik bei polyartikulären Gelenkerkrankungen. In: Siegrist H (Hrsg) Wohnortnahe Betreung Rheumakranker. Schattauer, Stuttgart New York, S 164–182

Raspe H, Hagedorn U, Kohlmann T, Mattussek S (1991) Der Funktionsfragebogen Hannover (FFbH): Ein Instrument zur Funktionsdiagnostik bei polyartikulären Gelenkerkrankungen. In: Siegrist H (Hrsg) Wohnortnahe Betreung Rheumakranker. Schattauer, Stuttgart, S 164–182

Rau R (1998) Qualitätsmanagement im interdisziplinären Krankenhaus. Z Rheumatol 57: 413–419

Rau R, Wassenberg S, Herborn G, Stucki G, Gebler A (1998) A new method of scoring radiographic change in rheumatoid arthritis. J Rheumatol 25: 2094–2107

Richards RR, An KN, Bigliani LV (1994) A standardized method for the assessment of shoulder function. J Shoulder Elbow Surg 6: 347–352

Riedel T, Casser HR, Schrembs C (1999) Ergebnisse des multimodalen Therapiekonzeptes beim chronischen Schmerz in der konservativen orthopädischen Klinik. Orthop Praxis 35: 478–487

Roos EM, Roos PH, Lohmander LS, Ekdahl C, Beynnon BD (1998) Knee Injury and Osteoarthritis Outcome Score (KOOS): Development of a self-administered outcome measur. J Orthop Sports Phys Ther 78: 88–96

Rowe CR, Patel D, Southmayd WW (1978) The Bankart procedure. A long-term endresult study. J Bone Joint Surg 60-A: 1–16

Ruof J, Sangha O, Stucki G (1999) Comparative responsiveness of 3 functional indicies in ankylosing spondylitis. J Rheumatol 26: 1959–1963

Schochat T, Rehberg W, von Krempis J, Stucki G, Jäckel WH (2000) The North American Spine Society Lumbar Spine Outcome Assessment Instrument: Übersetzung und psychometrische Analyse der deutschen version an einer Stichprobe von Rehabilitanden mit chronischen Rückenschmerzen. Z Rheumatol 59: 303–313

Schuntermann M (2001) Internationale Klassifikation der Funktionsfähigkeit, Behinderung und Gesundheit (ICF) der Weltgesundheitsorganisation (WHO)- Kurzdarstellung. Phys Med Rehab Kuror 11: 229–230

Schupp W (1992) Neurologische Rehabilitation bei älteren Patienten unter besonderer Berücksichtigung des Schlaganfalls. Krankenpfl J 30: 521–530

Shah S, Vanclay F, Cooper B (1989) Improving the sensitivity of the Barthel Index for stroke rehabilitation. J Clin Epidemiol 42: 703–709

Sinn W, Luckner G (2003) Mittelfristige Ergebnisse der kniegelenkendoprothetischen Versorgung mit dem Scan-Knie. Orthop Prax 39: 386–391

Skutek M, Fremerey RW, Zeichen J, Bosch U (2000) Outcome analysis following open rotator cuff repair. Early effectiveness validated using four different shoulder assessment scales. Arch Orthop Trauma Surg 120: 432–436

Stucki G, Cieza A, Ewert T (2001) Die Perspektive der Rehabilitationsmedizin zur ICF (Internationale Klassifikation der Funktionsfähigkeit und Gesundheit). Phys Med Rehab Kuror 11: 231–232

Stucki G, Meier D, Stucki S et al. (1996) Evaluation einer deutschen Version des WOMAC (Western Ontario und McMaster Universities) Arthroseindex. Z Rheumatol 55: 40–49

Swiontkowski MF, Engelberg R, Martin DP, Agel J (1999) Short musculoskeletal function assessment questionnaire: reliability, validity and responsiveness. J Bone Joint Surg 81-A: 1245–1260

Thomas M, Dieball O, Busse M (2003) Normalwerte der Schulterkraft in Abhängigkeit von Alter und Geschlecht – Vergleich zum Constant-, UCLA-, ASES-Score und SF-36 Fragebogen. Z Orthop 141: 160–170

Turk DC, Okifuji A (1998) Efficacy of multidisciplinary pain centres: an antidote to anecdotes. Baillier's Clin Anaesthesiol 12: 103–119

Van der Heijde DM, van't Hof M, van Riel PL, van de Putte LB (1993) Development of a disease activity score based on judgement in clinical practice by rheumatologists. J Rheumatol 20: 579–581

Van der Heijde D, Bellamy N, Calin A et al. (1997) Preliminary core-sets for endpoints in ankylosing spondylitis. J Rheumatol 24: 2225–2229

Ware JE, Sherbourne CD (1992) The MOS 36-item short-form health survey (SF-36). Conceptual framework and item selection. Med Care 30: 473–483

Ware JE (1993) SF-36 health survey. Manual and interpretation guide. The Health Institute, New England Medical Center, Boston Massachusetts

Walz F, Schladitz A (2002) Rehabilitationsergebnisse nach Knie-TEP ermittelt nach dem reha-relevanten Staffelstein-Score. Orthop Praxis 38: 159–162

WHO – World Health Organization (2001) ICF. International classifikation of functioning, disability and health. WHO, Geneva

Wilson PD, Amstutz HC, Czerniecki A, Salvati EA, Mendes DG (1972) Total hip replacement with fixation by acrylic cement. A preliminary study of 100 consecutive McKee-Farrar prosthetic replacements. J Bone Joint Surg 54-A: 207–236

Ziegenthaler H, Bak P, Brückner L, Müller WD, Smolenski U (2000) Evaluation einer deutschen Version des »Prosthetic Profile of the Amputee Questionnaire« (PPA). Phys Med Rehab 10: 162

Gesetzliche Bestimmungen und sozialmedizinische Grundlagen der medizinischen Rehabilitation

V. Stein

8.1 Einleitung

Die sozialrechtliche Basis und damit die sozialmedizinische Grundlage für jede Rehabilitationsmaßnahme stellt das deutsche Sozialgesetzbuch (SGB) dar, das gilt im Speziellen auch für deren Vorbereitung, v. a. aber für ihre qualitätsgerechte Durchführung und für die Gewährleistung einer nahtlosen adäquaten postrehabilitativen Weiterbetreuung bzw. -behandlung des Rehabilitanden.

Die Gestaltung eines solchen Fachbuches zwingt verständlicherweise einen jeden Autor zu einer kapazitären Begrenzung, sodass nachfolgend nur ausgewählte spezifische Textpassagen aufgeführt werden können. Trotzdem ist dieser Beitrag in der Lage, einen umfassenden Überblick über den gültigen gesetzlichen Rahmen zur medizinischen Rehabilitation vermitteln. Die textliche Verweisung auf einzelne Paragraphen und die jeweils dazugehörigen Sozialgesetzbücher (SGB I, III, V, VI, VII, IX, XI und XII) ermöglichen es dem Leser darüber hinaus, weiterführende und ergänzende Informationen in der Originalliteratur problemlos aufzufinden und damit seinen Kenntnisstand schnell zu vertiefen.

Die einzelnen die medizinische Rehabilitation betreffenden Textpassagen sind dem Sozialgesetzbuch (BGBl. I Nr. 39/2003 vom 08.08.2003) unter integrativer Einbindung des aktuellen GKV-Modernisierungsgesetzes (BGBl. I Nr. 55/2003 vom 19.11.2003) entnommen, als Querverweise aufgeführte Gesetzesstellen wurden dabei zum besseren Verständnis mit nachgesetzten Erläuterungen *(kursiv)* versehen.

8.2 Sozialgesetzbuch

SGB I: Allgemeiner Teil

In der Fassung des 3. Gesetzes zur Änderung verwaltungsverfahrensrechtlicher Vorschriften vom 21. August 2002 (BGBl. I Bl. 3322)

§ 1 Aufgaben des Sozialgesetzbuchs

- (1) Das Recht des Sozialgesetzbuchs soll zur Verwirklichung sozialer Gerechtigkeit und sozialer Sicherheit Sozialleistungen einschließlich sozialer und erzieherischer Hilfen gestalten. Es soll dazu beitragen,
  - 1. ein menschenwürdiges Dasein zu sichern,
  - 2. gleiche Voraussetzungen für die freie Entfaltung der Persönlichkeit, insbesondere auch für junge Menschen, zu schaffen,
  - 3. die Familie zu schützen und zu fördern,
  - 4. den Erwerb des Lebensunterhalts durch eine frei gewählte Tätigkeit zu ermöglichen und
  - 5. besondere Belastungen des Lebens, auch durch Hilfe zur Selbsthilfe, abzuwenden oder auszugleichen.
- (2) Das Recht des Sozialgesetzbuchs soll auch dazu beitragen, dass die zur Erfüllung der in Absatz 1 genannten Aufgaben erforderlichen sozialen Dienste und Einrichtungen rechtzeitig und ausreichend zur Verfügung stehen.

SGB III: Arbeitsförderung

In der Fassung des Gesetzes zur Förderung von Kleinunternehmern und zur Verbesserung der Unternehmensfinanzierung (Kleinunternehmerförderungsgesetz) vom 31. Juli 2003 (BGBl. I Bl. 1550)

§ 19 Behinderte Menschen

- (1) Behindert im Sinne dieses Buches sind Menschen, deren Aussichten, am Arbeitsleben teilzuhaben oder weiter teilzuhaben, wegen Art oder Schwere ihrer Behinderung im Sinne von § 2 Abs. 1 des Neunten Buches nicht nur vorübergehend wesentlich gemindert sind und die deshalb Hilfen zur Teilhabe am Arbeitsleben benötigen, einschließlich lernbehinderter Menschen.
- (2) Behinderten Menschen stehen Menschen gleich, denen eine Behinderung mit den in Absatz 1 genannten Folgen droht.

§ 125 Minderung der Leistungsfähigkeit

- (1) Anspruch auf Arbeitslosengeld hat auch, wer allein deshalb nicht arbeitslos ist, weil er wegen einer mehr als sechsmonatigen Minderung seiner Leistungsfähigkeit versicherungspflichtige, mindestens 15 Stunden wöchentlich umfassende Beschäftigungen nicht unter den Bedingungen ausüben kann, die auf dem für ihn in Betracht kommenden Arbeitsmarkt ohne Berücksichtigung der Minderung der Leistungsfähigkeit üblich sind, wenn verminderte Erwerbsfähigkeit im Sinne der gesetzlichen Rentenversicherung nicht festgestellt worden ist. Die Feststellung, ob verminderte Erwerbsfähigkeit vorliegt, trifft der zuständige Träger der gesetzlichen Rentenversicherung. Kann sich der Leistungsgeminderte wegen gesundheitlicher Einschränkungen nicht persönlich arbeitslos melden, so kann die Meldung durch einen Vertreter erfolgen. Der Leistungsgeminderte hat sich unverzüglich persönlich beim Arbeitsamt zu melden, sobald der Grund für die Verhinderung entfallen ist.
- (2) Das Arbeitsamt soll den Arbeitslosen unverzüglich auffordern, innerhalb eines Monats einen Antrag auf Leistungen zur medizinischen Rehabilitation oder zur Teilhabe am Arbeitsleben zu stellen. Stellt der Arbeitslose diesen Antrag fristgemäß, so gilt er im Zeitpunkt des Antrags auf Arbeitslosengeld als gestellt. Stellt der Arbeitslose den Antrag nicht, ruht der Anspruch auf Arbeitslosengeld vom Tage nach Ablauf der Frist an bis zum Tage, an dem der Arbeitslose einen Antrag auf Leistungen zur medizinischen Rehabilitation oder zur Teilhabe am Arbeitsleben oder einen Antrag auf Rente wegen Erwerbsminderung stellt.

SGB V: Gesetzliche Krankenversicherung
In der Fassung des Gesetzes zur Änderung des Sozialgesetzbuches und anderer Gesetze vom 24. Juli 2003 (BGBl. I Bl. 1526)

§ 1 Solidarität und Eigenverantwortung
Die Krankenversicherung als Solidargemeinschaft hat die Aufgabe, die Gesundheit der Versicherten zu erhalten, wiederherzustellen oder ihren Gesundheitszustand zu bessern. Die Versicherten sind für ihre Gesundheit mitverantwortlich; sie sollen durch eine gesundheitsbewusste Lebensführung, durch frühzeitige Beteiligung an gesundheitlichen Vorsorgemaßnahmen sowie durch aktive Mitwirkung an Krankenbehandlung und Rehabilitation dazu beitragen, den Eintritt von Krankheit und Behinderung zu vermeiden oder ihre Folgen zu überwinden. Die Krankenkassen haben den Versicherten dabei durch Aufklärung, Beratung und Leistungen zu helfen und auf gesunde Lebensverhältnisse hinzuwirken.

§ 11 Leistungsarten
- (2) Versicherte haben auch Anspruch auf Leistungen zur medizinischen Rehabilitation sowie auf unterhaltssichernde und andere ergänzende Leistungen, die notwendig sind, um eine Behinderung oder Pflegebedürftigkeit abzuwenden, zu beseitigen, zu mindern, auszugleichen, ihre Verschlimmerung zu verhüten oder ihre Folgen zu mildern. Leistungen der aktivierenden Pflege nach Eintritt von Pflegebedürftigkeit werden von den Pflegekassen erbracht. Die Leistungen nach Satz 1 werden unter Beachtung des Neunten Buches erbracht, soweit in diesem Buch nichts anderes bestimmt ist...
- (4) Auf Leistungen besteht kein Anspruch, wenn sie als Folge eines Arbeitsunfalls oder einer Berufskrankheit im Sinne der gesetzlichen Unfallversicherung zu erbringen sind.

§ 12 Wirtschaftlichkeitsgebot
- (1) Die Leistungen müssen ausreichend, zweckmäßig und wirtschaftlich sein; sie dürfen das Maß des Notwendigen nicht überschreiten. Leistungen, die nicht notwendig oder unwirtschaftlich sind, können Versicherte nicht beanspruchen, dürfen die Leistungserbringer nicht bewirken und die Krankenkassen nicht bewilligen.
- (2) Ist für eine Leistung ein Festbetrag festgesetzt, erfüllt die Krankenkasse ihre Leistungspflicht mit dem Festbetrag...

§ 20 Prävention und Selbsthilfe
- (1) Die Krankenkasse soll in der Satzung Leistungen zur primären Prävention vorsehen, die die in den Sätzen 2 und 3 genannten Anforderungen erfüllen. Leistungen zur Primärprävention sollen den allgemeinen Gesundheitszustand verbessern und insbesondere einen Beitrag zur Verminderung sozial bedingter Ungleichheit von Gesundheitschancen erbringen. Die Spitzenverbände der Krankenkassen beschließen gemeinsam und einheitlich unter Einbeziehung unabhängigen Sachverstandes prioritäre Handlungsfelder und Kriterien für Leistungen nach Satz 1, insbesondere hinsichtlich Bedarf, Zielgruppen, Zugangswegen, Inhalten und Methodik.
- (2) Die Krankenkassen können den Arbeitsschutz ergänzende Maßnahmen der betrieblichen Gesundheitsförderung durchführen... Die Krankenkassen arbeiten bei der Verhütung arbeitsbedingter Gesundheitsgefahren mit den Trägern der gesetzlichen Unfallversicherung zusammen... Ist anzunehmen, dass bei einem Versicherten eine berufsbedingte gesundheitliche Gefährdung oder eine Berufskrankheit vorliegt, hat die Krankenkasse dies unverzüglich den für den Arbeitsschutz zuständigen Stellen und dem Unfallversicherungsträger mitzuteilen...
- (4) Die Krankenkasse soll Selbsthilfegruppen, -organisationen und -kontaktstellen fördern, die sich die Prävention oder die Rehabilitation von Versicherten bei einer der im Verzeichnis nach Satz 2 aufgeführten Krankheiten zum Ziel gesetzt haben. Die Spitzenverbände der Krankenkassen beschließen gemeinsam und einheitlich ein Verzeichnis der Krankheitsbilder, bei deren Prävention oder Rehabilitation eine Förderung zulässig ist... Die Spitzenverbände der Krankenkassen beschließen gemeinsam und einheitlich Grundsätze zu den Inhalten der Förderung der Selbsthilfe...

§ 23 Medizinische Vorsorgeleistungen
- (1) Versicherte haben Anspruch auf ärztliche Behandlung und Versorgung mit Arznei-, Verband-, Heil- und Hilfsmitteln, wenn diese notwendig sind,
  - 1. eine Schwächung der Gesundheit, die in absehbarer Zeit voraussichtlich zu einer Krankheit führen würde, zu beseitigen...
  - 3. Krankheiten zu verhüten oder deren Verschlimmerung zu vermeiden oder
  - 4. Pflegebedürftigkeit zu vermeiden...

§ 33 Hilfsmittel
- (1) Versicherte haben Anspruch auf Versorgung mit Hörhilfen, Körperersatzstücken, orthopädischen und anderen Hilfsmitteln, die im Einzelfall erforderlich sind, um den Erfolg der Krankenbehandlung zu sichern, einer drohenden Behinderung vorzubeugen oder eine Behinderung auszugleichen, soweit die Hilfsmittel nicht als allgemeine Gebrauchsgegenstände des täglichen Lebens anzusehen oder nach § 34 (*Ausgeschlossene Arznei-, Heil- und Hilfsmittel*) Abs. 4 ausgeschlossen sind. Für nicht durch Satz 1 aus-

geschlossene Hilfsmittel bleibt § 92 (*Richtlinien der Bundesausschüsse*) unberührt. Der Anspruch umfasst auch die notwendige Änderung, Instandsetzung und Ersatzbeschaffung von Hilfsmitteln sowie die Ausbildung in ihrem Gebrauch...

- (5) Die Krankenkasse kann den Versicherten die erforderlichen Hilfsmittel auch leihweise überlassen. Sie kann die Bewilligung von Hilfsmitteln davon abhängig machen, dass die Versicherten sich das Hilfsmittel anpassen oder sich in seinem Gebrauch ausbilden lassen.

§ 40 Leistungen zur medizinischen Rehabilitation

- (1) Reicht bei Versicherten eine ambulante Krankenbehandlung nicht aus, um die in § 11 (*Leistungsarten*) Abs. 2 beschriebenen Ziele zu erreichen, kann die Krankenkasse aus medizinischen Gründen erforderliche ambulante Rehabilitationsleistungen in Rehabilitationseinrichtungen, für die ein Versorgungsvertrag nach § 111 (*Versorgungsverträge mit Vorsorge- und Rehabilitationseinrichtungen*) besteht, oder, soweit dies für eine bedarfsgerechte, leistungsfähige und wirtschaftliche Versorgung der Versicherten mit medizinischen Leistungen ambulanter Rehabilitation erforderlich ist, in wohnortnahen Einrichtungen erbringen.
- (2) Reicht die Leistung nach Absatz 1 nicht aus, kann die Krankenkasse stationäre Rehabilitation mit Unterkunft und Verpflegung in einer Rehabilitationseinrichtung erbringen, mit der ein Vertrag nach § 111 besteht.
- (3) Die Krankenkasse bestimmt nach den medizinischen Erfordernissen des Einzelfalls Art, Dauer, Umfang, Beginn und Durchführung der Leistungen nach den Absätzen 1 und 2 sowie die Rehabilitationseinrichtung nach pflichtgemäßem Ermessen. Leistungen nach Absatz 1 sollen für längstens 20 Behandlungstage, Leistungen nach Absatz 2 für längstens drei Wochen erbracht werden, es sei denn, eine Verlängerung der Leistung ist aus medizinischen Gründen dringend erforderlich...
- (4) Leistungen nach den Absätzen 1 und 2 werden nur erbracht, wenn nach den für andere Träger der Sozialversicherung geltenden Vorschriften mit Ausnahme des § 31 (*Sonstige Leistungen*) des Sechsten Buches solche Leistungen nicht erbracht werden können...

§ 43 Ergänzende Leistungen zur Rehabilitation

- (1) Die Krankenkasse kann neben den Leistungen, die nach § 44 (*Ergänzende Leistungen*) Abs. 1 Nr. 2 bis 6 sowie nach §§ 53 und 54 (*Reisekosten und Haushalts- oder Betriebsbeihilfe...*) des Neunten Buches als ergänzende Leistungen zu erbringen sind
  - 1. solche Leistungen zur Rehabilitation ganz oder teilweise erbringen oder fördern, die unter Berücksichtigung von Art oder Schwere der Behinderung erforderlich sind, um das Ziel der Rehabilitation zu erreichen oder zu sichern, aber nicht zu den Leistungen zur Teilhabe am Arbeitsleben oder den Leistungen zur allgemeinen sozialen Eingliederung gehören,
  - 2. wirksame und effiziente Patientenschulungsmaßnahmen für chronisch Kranke erbringen; Angehörige und ständige Betreuungspersonen sind einzubeziehen, wenn dies aus medizinischen Gründen erforderlich ist,

  wenn zuletzt die Krankenkasse Krankenbehandlung geleistet hat oder leistet...

§ 44 Krankengeld

- (1) Versicherte haben Anspruch auf Krankengeld, wenn die Krankheit sie arbeitsunfähig macht oder sie auf Kosten der Krankenkasse stationär in einem Krankenhaus, einer Vorsorge- oder Rehabilitationseinrichtung behandelt werden...

§ 51 Wegfall des Krankengeldes, Antrag auf Leistungen zur Teilhabe

- (1) Versicherten, deren Erwerbsfähigkeit nach ärztlichem Gutachten erheblich gefährdet oder gemindert ist, kann die Krankenkasse eine Frist von zehn Wochen setzen, innerhalb der sie einen Antrag auf Leistungen zur medizinischen Rehabilitation und zur Teilhabe am Arbeitsleben zu stellen haben...
- (3) Stellen Versicherte innerhalb der Frist den Antrag nicht, entfällt der Anspruch auf Krankengeld mit Ablauf der Frist. Wird der Antrag später gestellt, lebt der Anspruch auf Krankengeld mit dem Tag der Antragstellung wieder auf.

§ 74 Stufenweise Wiedereingliederung

Können arbeitsunfähige Versicherte nach ärztlicher Feststellung ihre bisherige Tätigkeit teilweise verrichten und können sie durch eine stufenweise Wiederaufnahme ihrer Tätigkeit voraussichtlich besser wieder in das Erwerbsleben eingegliedert werden, soll der Arzt auf der Bescheinigung über die Arbeitsunfähigkeit Art und Umfang der möglichen Tätigkeiten angeben und dabei in geeigneten Fällen die Stellungnahme des Betriebsarztes oder mit Zustimmung der Krankenkasse die Stellungnahme des Medizinischen Dienstes (§ 275 *Begutachtung und Beratung*) einholen.

§ 107 Krankenhäuser, Vorsorge- und Rehabilitationseinrichtungen

- (2) Vorsorge- oder Rehabilitationseinrichtungen im Sinne dieses Gesetzbuchs sind Einrichtungen, die

- 1. der stationären Behandlung der Patienten dienen, um
    a) eine Schwächung der Gesundheit, die in absehbarer Zeit voraussichtlich zu einer Krankheit führen würde, zu beseitigen oder einer Gefährdung der gesundheitlichen Entwicklung eines Kindes entgegenzuwirken (Vorsorge) oder
    b) eine Krankheit zu heilen, ihre Verschlimmerung zu verhüten oder Krankheitsbeschwerden zu lindern oder im Anschluss an Krankenhausbehandlung den dabei erzielten Behandlungserfolg zu sichern oder zu festigen, auch mit dem Ziel, eine drohende Behinderung oder Pflegebedürftigkeit abzuwenden, zu beseitigen, zu mindern, auszugleichen, ihre Verschlimmerung zu verhüten oder ihre Folgen zu mildern (Rehabilitation), wobei Leistungen der aktivierenden Pflege nicht von den Krankenkassen übernommen werden dürfen,
- 2. fachlich-medizinisch unter ständiger ärztlicher Verantwortung und unter Mitwirkung von besonders geschultem Personal darauf eingerichtet sind, den Gesundheitszustand der Patienten nach einem ärztlichen Behandlungsplan vorwiegend durch Anwendung von Heilmitteln einschließlich Krankengymnastik, Bewegungstherapie, Sprachtherapie oder Arbeits- und Beschäftigungstherapie, ferner durch andere geeignete Hilfen, auch durch geistige und seelische Einwirkungen, zu verbessern und den Patienten bei der Entwicklung eigener Abwehr- und Heilungskräfte zu helfen...

§ 111 Versorgungsverträge mit Vorsorge- oder Rehabilitationseinrichtungen

— (1) Die Krankenkassen dürfen medizinische Leistungen zur Vorsorge (§ 23 – *Medizinische Vorsorgeleistungen* – Abs. 4) oder Leistungen zur medizinischen Rehabilitation einschließlich der Anschlussheilbehandlung (§ 40 *Leistungen zur medizinischen Rehabilitation*), die eine stationäre Behandlung, aber keine Krankenhausbehandlung erfordern, nur in Vorsorge- oder Rehabilitationseinrichtungen erbringen lassen, mit denen ein Versorgungsvertrag nach Absatz 2 besteht.

— (2) Die Landesverbände der Krankenkassen und die Verbände der Ersatzkassen gemeinsam schließen mit Wirkung für ihre Mitgliedskassen einheitliche Versorgungsverträge über die Durchführung der in Absatz 1 genannten Leistungen mit Vorsorge- oder Rehabilitationseinrichtungen...

— (4) Mit dem Versorgungsvertrag wird die Vorsorge- oder Rehabilitationseinrichtung für die Dauer des Vertrages zur Versorgung der Versicherten mit stationären medizinischen Leistungen zur Vorsorge oder Rehabilitation zugelassen...

§ 128 Hilfsmittelverzeichnis

Die Spitzenverbände der Krankenkassen gemeinsam erstellen ein Hilfsmittelverzeichnis. In dem Verzeichnis sind die von der Leistungspflicht umfassten Hilfsmittel aufzuführen... Das Hilfsmittelverzeichnis ist regelmäßig fortzuschreiben...

§ 137d Qualitätssicherung bei der ambulanten und stationären Vorsorge oder Rehabilitation

— (3) Die Vertragspartner haben durch geeignete Maßnahmen sicherzustellen, dass die Anforderungen an die Qualitätssicherung für die ambulante und stationäre Vorsorge und Rehabilitation einheitlichen Grundsätzen genügen und die Erfordernisse einer sektor- und berufsgruppenübergreifenden Versorgung angemessen berücksichtigt sind...

SGB VI: Gesetzliche Rentenversicherung

In der Fassung des Gesetzes zur Änderung des Sozialgesetzbuches und anderer Gesetze vom 24. Juli 2003 (BGBl. I Bl. 1526)

§ 9 Aufgabe der Leistungen zur Teilhabe

— (1) Die Rentenversicherung erbringt Leistungen zur medizinischen Rehabilitation, Leistungen zur Teilhabe am Arbeitsleben sowie ergänzende Leistungen, um
- 1. den Auswirkungen einer Krankheit oder einer körperlichen, geistigen oder seelischen Behinderung auf die Erwerbsfähigkeit der Versicherten entgegenzuwirken oder sie zu überwinden und
- 2. dadurch Beeinträchtigungen der Erwerbsfähigkeit der Versicherten oder ihr vorzeitiges Ausscheiden aus dem Erwerbsleben zu verhindern oder sie möglichst dauerhaft in das Erwerbsleben wiedereinzugliedern.

Die Leistungen zur Teilhabe haben Vorrang vor Rentenleistungen, die bei erfolgreichen Leistungen zur Teilhabe nicht oder voraussichtlich erst zu einem späteren Zeitpunkt zu erbringen sind.

— (2) Die Leistungen nach Absatz 1 können erbracht werden, wenn die persönlichen und versicherungsrechtlichen Voraussetzungen dafür erfüllt sind.

§ 10 Persönliche Voraussetzungen

— (1) Für Leistungen zur Teilhabe haben Versicherte die persönlichen Voraussetzungen erfüllt,
- 1. deren Erwerbsfähigkeit wegen Krankheit oder körperlicher, geistiger oder seelischer Behinderung erheblich gefährdet oder gemindert ist und
- 2. bei denen voraussichtlich
    a) bei erheblicher Gefährdung der Erwerbsfähigkeit eine Minderung der Erwerbsfähigkeit durch Leistungen zur medizinischen Rehabilitation oder zur Teilhabe am Arbeitsleben abgewendet werden kann,

b) bei geminderter Erwerbsfähigkeit diese durch Leistungen zur medizinischen Rehabilitation oder zur Teilhabe am Arbeitsleben wesentlich gebessert oder wiederhergestellt oder hierdurch deren wesentliche Verschlechterung abgewendet werden kann,
c) bei teilweiser Erwerbsminderung ohne Aussicht auf eine wesentliche Besserung der Erwerbsfähigkeit der Arbeitsplatz durch Leistungen zur Teilhabe am Arbeitsleben erhalten werden kann.

- (2) Für Leistungen zur Teilhabe haben auch Versicherte die persönlichen Voraussetzungen erfüllt,
  - 1. die im Bergbau vermindert berufsfähig sind und bei denen voraussichtlich durch die Leistungen die Erwerbsfähigkeit wesentlich gebessert oder wiederhergestellt werden kann oder
  - 2. bei denen der Eintritt von im Bergbau verminderter Berufsfähigkeit droht und bei denen voraussichtlich durch die Leistungen der Eintritt der im Bergbau verminderten Berufsfähigkeit abgewendet werden kann.

§ 11 Versicherungsrechtliche Voraussetzungen

- (1) Für Leistungen zur Teilhabe haben Versicherte die versicherungsrechtlichen Voraussetzungen erfüllt, die bei Antragstellung
  - 1. die Wartezeit von 15 Jahren erfüllt haben oder
  - 2. eine Rente wegen verminderter Erwerbsfähigkeit beziehen.
- (2) Für die Leistungen zur medizinischen Rehabilitation haben Versicherte die versicherungsrechtlichen Voraussetzungen auch erfüllt, die
  - 1. in den letzten zwei Jahren vor der Antragstellung sechs Kalendermonate mit Pflichtbeiträgen für eine versicherte Beschäftigung oder Tätigkeit haben,
  - 2. innerhalb von zwei Jahren nach Beendigung einer Ausbildung eine versicherte Beschäftigung oder selbständige Tätigkeit aufgenommen und bis zum Antrag ausgeübt haben oder nach einer solchen Beschäftigung oder Tätigkeit bis zum Antrag arbeitsunfähig oder arbeitslos gewesen sind oder
  - 3. vermindert erwerbsfähig sind oder bei denen dies in absehbarer Zeit zu erwarten ist, wenn sie die allgemeine Wartezeit erfüllt haben...
- (2a) Leistungen zur Teilhabe am Arbeitsleben werden an Versicherte auch erbracht,
  - 1. wenn ohne diese Leistungen Rente wegen verminderter Erwerbsfähigkeit zu leisten wäre oder
  - 2. wenn sie für eine voraussichtlich erfolgreiche Rehabilitation unmittelbar im Anschluss an Leistungen zur medizinischen Rehabilitation der Träger der Rentenversicherung erforderlich sind.
- (3) Die versicherungsrechtlichen Voraussetzungen haben auch überlebende Ehegatten erfüllt, die Anspruch auf große Witwenrente oder große Witwerrente wegen verminderter Erwerbsfähigkeit haben. Sie gelten für die Vorschriften dieses Abschnitts als Versicherte.

§ 12 Ausschluss von Leistungen

- (1) Leistungen zur Teilhabe werden nicht für Versicherte erbracht, die
  - 1. wegen eines Arbeitsunfalls, einer Berufskrankheit oder einer Schädigung im Sinne des sozialen Entschädigungsrechts gleichartige Leistungen eines anderen Rehabilitationsträgers erhalten können,
  - 2. eine Rente wegen Alters von wenigstens zwei Dritteln der Vollrente beziehen oder beantragt haben,
  - 3. eine Beschäftigung ausüben, aus der ihnen nach beamtenrechtlichen oder entsprechenden Vorschriften Anwartschaft auf Versorgung gewährleistet ist,
  - 4. als Bezieher einer Versorgung wegen Erreichens einer Altersgrenze versicherungsfrei sind,
  - 4a. eine Leistung beziehen, die regelmäßig bis zum Beginn einer Rente wegen Alters gezahlt wird...
- (2) Leistungen zur medizinischen Rehabilitation werden nicht vor Ablauf von vier Jahren nach Durchführung solcher oder ähnlicher Leistungen zur Rehabilitation erbracht, deren Kosten aufgrund öffentlich-rechtlicher Vorschriften getragen oder bezuschusst worden sind. Dies gilt nicht, wenn vorzeitige Leistungen aus gesundheitlichen Gründen dringend erforderlich sind.

§ 15 Leistungen zur medizinischen Rehabilitation

- (1) Die Träger der Rentenversicherung erbringen im Rahmen von Leistungen zur medizinischen Rehabilitation Leistungen nach den §§ 26 bis 31 (*§ 26 Leistungen zur medizinischen Rehabiltation, § 27 Krankenhausbehandlung und Rehabilitation, § 28 Stufenweise Wiedereingliederung, § 29 Förderung der Selbsthilfe, § 30 Früherkennung und Frühförderung, § 31 Hilfsmittel*) des Neunten Buches, ausgenommen Leistungen nach § 26 Abs. 2 Nr. 2 und § 30 des Neunten Buches...
- (2) Die stationären Leistungen zur medizinischen Rehabilitation werden einschließlich der erforderlichen Unterkunft und Verpflegung in Einrichtungen erbracht, die unter ständiger ärztlicher Verantwortung und unter Mitwirkung von besonders geschultem Personal entweder von dem Träger der Rentenversicherung selbst betrieben werden oder mit denen ein Vertrag nach § 21 (*Verträge mit Leistungserbringern*) des Neunten Buches besteht... Die Leistungen der Einrichtungen der medizinischen Rehabilitation müssen nach Art oder Schwere der Erkrankung erforderlich sein.
- (3) Die stationären Leistungen zur medizinischen Rehabilitation sollen für längstens drei Wochen erbracht werden. Sie können für einen längeren Zeitraum

erbracht werden, wenn dies erforderlich ist, um das Rehabilitationsziel zu erreichen.

§ 20 Anspruch

- (1) Anspruch auf Übergangsgeld haben Versicherte, die
  - 1. von einem Träger der Rentenversicherung Leistungen zur medizinischen Rehabilitation oder Leistungen zur Teilhabe am Arbeitsleben oder sonstige Leistungen zur Teilhabe erhalten,
  - 3. bei Leistungen zur medizinischen Rehabilitation oder sonstigen Leistungen zur Teilhabe unmittelbar vor Beginn der Arbeitsunfähigkeit oder, wenn sie nicht arbeitsunfähig sind, unmittelbar vor Beginn der Leistungen
    a) Arbeitsentgelt oder Arbeitseinkommen erzielt und im Bemessungszeitraum Beiträge zur Rentenversicherung gezahlt haben oder
    b) Krankengeld, Verletztengeld, Versorgungskrankengeld, Übergangsgeld, Unterhaltsgeld, Kurzarbeitergeld, Winterausfallgeld, Arbeitslosengeld, Arbeitslosenhilfe oder Mutterschaftsgeld bezogen haben und für die von dem der Sozialleistung zugrunde liegenden Arbeitsentgelt oder Arbeitseinkommen Beiträge zur Rentenversicherung gezahlt worden sind.

§ 31 Sonstige Leistungen

- (1) Als sonstige Leistungen zur Teilhabe können erbracht werden:
  - 1. Leistungen zur Eingliederung von Versicherten in das Erwerbsleben, insbesondere nachgehende Leistungen zur Sicherung des Erfolges der Leistungen zur Teilhabe,
  - 2. stationäre medizinische Leistungen zur Sicherung der Erwerbsfähigkeit für Versicherte, die eine besonders gesundheitsgefährdende, ihre Erwerbsfähigkeit ungünstig beeinflussende Beschäftigung ausüben...
  - 5. Zuwendungen für Einrichtungen, die auf dem Gebiet der Rehabilitation forschen oder die Rehabilitation fördern.

§ 43 Rente wegen Erwerbsminderung

- (1) Versicherte haben bis zur Vollendung des 65. Lebensjahres Anspruch auf Rente wegen teilweiser Erwerbsminderung, wenn sie
  - 1. teilweise erwerbsgemindert sind,
  - 2. in den letzten fünf Jahren vor Eintritt der Erwerbsminderung drei Jahre Pflichtbeiträge für eine versicherte Beschäftigung oder Tätigkeit haben und
  - vor Eintritt der Erwerbsminderung die allgemeine Wartezeit erfüllt haben.

Teilweise erwerbsgemindert sind Versicherte, die wegen Krankheit oder Behinderung auf nicht absehbare Zeit außerstande sind, unter den üblichen Bedingungen des allgemeinen Arbeitsmarktes mindestens sechs Stunden täglich erwerbstätig zu sein.

- (2) Versicherte haben bis zur Vollendung des 65. Lebensjahres Anspruch auf Rente wegen voller Erwerbsminderung, wenn sie
  - 1. voll erwerbsgemindert sind,
  - 2. in den letzten fünf Jahren vor Eintritt der Erwerbsminderung drei Jahre Pflichtbeiträge für eine versicherte Beschäftigung oder Tätigkeit haben und
  - 3. vor Eintritt der Erwerbsminderung die allgemeine Wartezeit erfüllt haben.

Voll erwerbsgemindert sind Versicherte, die wegen Krankheit oder Behinderung auf nicht absehbare Zeit außerstande sind, unter den üblichen Bedingungen des allgemeinen Arbeitsmarktes mindestens drei Stunden täglich erwerbstätig zu sein. Voll erwerbsgemindert sind auch

  - 1. Versicherte nach § 1 Satz 1 Nr. 2, die wegen Art oder Schwere der Behinderung nicht auf dem allgemeinen Arbeitsmarkt tätig sein können, und
  - 2. Versicherte, die bereits vor Erfüllung der allgemeinen Wartezeit voll erwerbsgemindert waren, in der Zeit einer nicht erfolgreichen Eingliederung in den allgemeinen Arbeitsmarkt.

- (3) Erwerbsgemindert ist nicht, wer unter den üblichen Bedingungen des allgemeinen Arbeitsmarktes mindestens sechs Stunden täglich erwerbstätig sein kann; dabei ist die jeweilige Arbeitsmarktlage nicht zu berücksichtigen...

§ 116 Besonderheiten bei Leistungen zur Teilhabe

- (2) Der Antrag auf Leistungen zur medizinischen Rehabilitation oder zur Teilhabe am Arbeitsleben gilt als Antrag auf Rente, wenn Versicherte vermindert erwerbsfähig sind und
  - 1. ein Erfolg von Leistungen zur medizinischen Rehabilitation oder zur Teilhabe am Arbeitsleben nicht zu erwarten ist oder
  - 2. Leistungen zur medizinischen Rehabilitation oder zur Teilhabe am Arbeitsleben nicht erfolgreich gewesen sind, weil sie die verminderte Erwerbsfähigkeit nicht verhindert haben...

SGB VII: Gesetzliche Unfallversicherung

In der Fassung des Gesetzes zur Änderung des Sozialgesetzbuches und anderer Gesetze vom 24. Juli 2003 (BGBl. I Bl. 1526)

§ 1 Prävention, Rehabilitation, Entschädigung

Aufgabe der Unfallversicherung ist es, nach Maßgabe der Vorschriften dieses Buches

  - 1. mit allen geeigneten Mitteln Arbeitsunfälle und Berufskrankheiten sowie arbeitsbedingte Gesundheitsgefahren zu verhüten,

– 2. nach Eintritt von Arbeitsunfällen oder Berufskrankheiten die Gesundheit und die Leistungsfähigkeit der Versicherten mit allen geeigneten Mitteln wiederherzustellen und sie oder ihre Hinterbliebenen durch Geldleistungen zu entschädigen.

§ 8 Arbeitsunfall

- (1) Arbeitsunfälle sind Unfälle von Versicherten infolge einer den Versicherungsschutz nach den §§ 2, 3 oder 6 (*§ 2 Versicherung kraft Gesetzes, § 3 Versicherung kraft Satzung, § 6 Freiwillige Versicherung*) begründenden Tätigkeit (versicherte Tätigkeit). Unfälle sind zeitlich begrenzte, von außen auf den Körper einwirkende Ereignisse, die zu einem Gesundheitsschaden oder zum Tod führen...
- (3) Als Gesundheitsschaden gilt auch die Beschädigung oder der Verlust eines Hilfsmittels.

§ 9 Berufskrankheit

- (1) Berufskrankheiten sind Krankheiten, ...die nach den Erkenntnissen der medizinischen Wissenschaft durch besondere Einwirkungen verursacht sind, denen bestimmte Personengruppen durch ihre versicherte Tätigkeit in erheblich höherem Grade als die übrige Bevölkerung ausgesetzt sind; ...wenn sie durch Tätigkeiten in bestimmten Gefährdungsbereichen verursacht worden sind oder wenn sie zur Unterlassung aller Tätigkeiten geführt haben, die für die Entstehung, die Verschlimmerung oder das Wiederaufleben der Krankheit ursächlich waren oder sein können...

§ 31 Hilfsmittel

- (1) Hilfsmittel sind alle ärztlich verordneten Sachen, die den Erfolg der Heilbehandlung sichern oder die Folgen von Gesundheitsschäden mildern oder ausgleichen. Dazu gehören insbesondere Körperersatzstücke, orthopädische und andere Hilfsmittel einschließlich der notwendigen Änderung, Instandsetzung und Ersatzbeschaffung sowie der Ausbildung im Gebrauch der Hilfsmittel. Soweit für Hilfsmittel Festbeträge im Sinne des § 36 des Fünften Buches festgesetzt sind, gilt § 29 (*Arznei- und Verbandsmittel*) Abs. 1 Satz 2 und 3 entsprechend...

§ 33 Behandlung in Krankenhäusern und Rehabilitationseinrichtungen

- (1) Stationäre Behandlung in einem Krankenhaus oder in einer Rehabilitationseinrichtung wird erbracht, wenn die Aufnahme erforderlich ist, weil das Behandlungsziel anders nicht erreicht werden kann. Sie wird voll- oder teilstationär erbracht. Sie umfasst im Rahmen des Versorgungsauftrags des Krankenhauses oder der Rehabilitationseinrichtung alle Leistungen, die im Einzelfall für die medizinische Versorgung der Versicherten notwendig sind, insbesondere ärztliche Behandlung, Krankenpflege, Versorgung mit Arznei-, Verband-, Heil- und Hilfsmitteln, Unterkunft und Verpflegung...
- (3) Bei Gesundheitsschäden, für die wegen ihrer Art oder Schwere besondere unfallmedizinische stationäre Behandlung angezeigt ist, wird diese in besonderen Einrichtungen erbracht.

§ 35 Leistungen zur Teilhabe am Arbeitsleben

- (1) Die Unfallversicherungsträger erbringen die Leistungen zur Teilhabe am Arbeitsleben nach den §§ 33 bis 38 (*§ 33 Leistungen zur Teilhabe am Arbeitsleben, § 34 Leistungen an Arbeitgeber, § 35 Einrichtungen der beruflichen Rehabilitation, § 36 Rechtsstellung der Teilnehmenden, § 37 Dauer von Leistungen, § 38 Beteiligung der Bundesanstalt für Arbeit*) des Neunten Buches sowie in Werkstätten für behinderte Menschen nach den §§ 40 und 41 (*§ 40 Leistungen im Eingangsverfahren und im Berufsbildungsbereich, § 41 Leistungen im Arbeitsbereich*) des Neunten Buches, soweit in den folgenden Absätzen nichts Abweichendes bestimmt ist...
- (3) Ist eine von Versicherten angestrebte höherwertige Tätigkeit nach ihrer Leistungsfähigkeit und unter Berücksichtigung ihrer Eignung, Neigung und bisherigen Tätigkeit nicht angemessen, kann eine Maßnahme zur Teilhabe am Arbeitsleben bis zur Höhe des Aufwandes gefördert werden, der bei einer angemessenen Maßnahme entstehen würde...

§ 39 Leistungen zur Teilhabe am Leben in der Gemeinschaft und ergänzende Leistungen

- (1) Neben den in § 44 (*Ergänzende Leistungen*) Abs. 1 Nr. 2 bis 6 und Abs. 2 sowie in den §§ 53 und 54 (*Reisekosten und Haushalts- oder Betriebshilfe...*) des Neunten Buches genannten Leistungen umfassen die Leistungen zur Teilhabe am Leben in der Gemeinschaft und die ergänzenden Leistungen
  - 1. Kraftfahrzeughilfe,
  - 2. sonstige Leistungen zur Erreichung und zur Sicherstellung des Erfolges der Leistungen zur medizinischen Rehabilitation und zur Teilhabe.

SGB IX: Rehabilitation und Teilhabe behinderter Menschen

In der Fassung des Gesetzes zur Änderung von Fristen und Bezeichnungen im Neunten Buch Sozialgesetzbuch und zur Änderung anderer Gesetze vom 03. April 2003 (BGBl. I Bl. 462)

§ 1 Selbstbestimmung und Teilhabe am Leben in der Gesellschaft

Behinderte oder von Behinderung bedrohte Menschen erhalten Leistungen nach diesem Buch und den für die Rehabilitationsträger geltenden Leistungsgesetzen, um ihre Selbstbestimmung und gleichberechtigte Teilhabe am Leben in der Gesellschaft zu fördern, Benachteiligungen zu vermeiden oder ihnen entgegenzuwirken. Dabei wird den besonderen Bedürfnissen behinderter und von Behinderung bedrohter Frauen und Kinder Rechnung getragen.

§ 2 Behinderung
- (1) Menschen sind behindert, wenn ihre körperliche Funktion, geistige Fähigkeit oder seelische Gesundheit mit hoher Wahrscheinlichkeit länger als sechs Monate von dem für das Lebensalter typischen Zustand abweichen und daher ihre Teilhabe am Leben in der Gesellschaft beeinträchtigt ist. Sie sind von Behinderung bedroht, wenn die Beeinträchtigung zu erwarten ist.
- (2) Menschen sind... schwerbehindert, wenn bei ihnen ein Grad der Behinderung von wenigstens 50 vorliegt und sie ihren Wohnsitz, ihren gewöhnlichen Aufenthalt oder ihre Beschäftigung auf einem Arbeitsplatz... rechtmäßig im Geltungsbereich dieses Gesetzbuches haben...

§ 3 Vorrang von Prävention
Die Rehabilitationsträger wirken darauf hin, dass der Eintritt einer Behinderung einschließlich einer chronischen Krankheit vermieden wird.

§ 4 Leistungen zur Teilhabe
- (1) Die Leistungen zur Teilhabe umfassen die notwendigen Sozialleistungen, um unabhängig von der Ursache der Behinderung
  - 1. die Behinderung abzuwenden, zu beseitigen, zu mindern, ihre Verschlimmerung zu verhüten oder ihre Folgen zu mildern,
  - 2. Einschränkungen der Erwerbsfähigkeit oder Pflegebedürftigkeit zu vermeiden, zu überwinden, zu mindern oder eine Verschlimmerung zu verhüten sowie den vorzeitigen Bezug anderer Sozialleistungen zu vermeiden oder laufende Sozialleistungen zu mindern,
  - 3. die Teilhabe am Arbeitsleben entsprechend den Neigungen und Fähigkeiten dauerhaft zu sichern oder
  - 4. die persönliche Entwicklung ganzheitlich zu fördern und die Teilhabe am Leben in der Gesellschaft sowie eine möglichst selbstständige und selbstbestimmte Lebensführung zu ermöglichen oder zu erleichtern...

§ 5 Leistungsgruppen
Zur Teilhabe werden erbracht
  - 1. Leistungen zur medizinischen Rehabilitation,
  - 2. Leistungen zur Teilhabe am Arbeitsleben,
  - 3. unterhaltssichernde und andere ergänzende Leistungen,
  - 4. Leistungen zur Teilhabe am Leben in der Gemeinschaft.

§ 6 Rehabilitationsträger
- (1) Träger der Leistungen zur Teilhabe (Rehabilitationsträger) können sein
  - 1. die gesetzlichen Krankenkassen für Leistungen nach § 5 Nr. 1 und 3,
  - 2. die Bundesanstalt für Arbeit für Leistungen nach § 5 Nr. 2 und 3,
  - 3. die Träger der gesetzlichen Unfallversicherung für Leistungen nach § 5 Nr. 1 bis 4,
  - 4. die Träger der gesetzlichen Rentenversicherung für Leistungen nach § 5 Nr. 1 bis 3, die Träger der Alterssicherung der Landwirte für Leistungen nach § 5 Nr. 1 und 3,
  - 5. die Träger der Kriegsopferversorgung und die Träger der Kriegsopferfürsorge im Rahmen des Rechts der sozialen Entschädigung bei Gesundheitsschäden für Leistungen nach § 5 Nr. 1 bis 4,
  - 6. die Träger der öffentlichen Jugendhilfe für Leistungen nach § 5 Nr. 1, 2 und 4,
  - 7. die Träger der Sozialhilfe für Leistungen nach § 5 Nr. 1, 2 und 4.
- (2) Die Rehabilitationsträger nehmen ihre Aufgaben selbstständig und eigenverantwortlich wahr.

§ 8 Vorrang von Leistungen zur Teilhabe
- (1) Werden bei einem Rehabilitationsträger Sozialleistungen wegen oder unter Berücksichtigung einer Behinderung oder einer drohenden Behinderung beantragt oder erbracht, prüft dieser unabhängig von der Entscheidung über diese Leistungen, ob Leistungen zur Teilhabe voraussichtlich erfolgreich sind.
- (2) Leistungen zur Teilhabe haben Vorrang vor Rentenleistungen, die bei erfolgreichen Leistungen zur Teilhabe nicht oder voraussichtlich erst zu einem späteren Zeitpunkt zu erbringen wären. Dies gilt während des Bezuges einer Rente entsprechend.
- (3) Absatz 1 ist auch anzuwenden, um durch Leistungen zur Teilhabe Pflegebedürftigkeit zu vermeiden, zu überwinden, zu mindern oder eine Verschlimmerung zu verhüten.

§ 11 Zusammenwirken der Leistungen
- (1) Soweit es im Einzelfall geboten ist, prüft der zuständige Rehabilitationsträger gleichzeitig mit der Einleitung einer Leistung zur medizinischen Rehabilitation, während ihrer Ausführung und nach ihrem Abschluss, ob durch geeignete Leistungen zur Teilhabe am Arbeitsleben die Erwerbsfähigkeit des behinderten oder von Behinderung bedrohten Menschen er-

halten, gebessert oder wiederhergestellt werden kann. Er beteiligt die Bundesanstalt für Arbeit nach § 38.

- (2) Wird während einer Leistung zur medizinischen Rehabilitation erkennbar, dass der bisherige Arbeitsplatz gefährdet ist, wird mit den Betroffenen sowie dem zuständigen Rehabilitationsträger unverzüglich geklärt, ob Leistungen zur Teilhabe am Arbeitsleben erforderlich sind...

§ 13 Gemeinsame Empfehlungen

- (2) Die Rehabilitationsträger nach § 6 (*Rehabiltationsträger*) Abs. 1 Nr. 1 bis 5 vereinbaren darüber hinaus gemeinsame Empfehlungen,
    - 1. welche Maßnahmen nach § 3 (*Vorrang von Prävention*) geeignet sind, um den Eintritt einer Behinderung zu vermeiden, sowie über die statistische Erfassung der Anzahl, des Umfangs und der Wirkungen dieser Maßnahmen,
    - 2. in welchen Fällen und in welcher Weise rehabilitationsbedürftigen Menschen notwendige Leistungen zur Teilhabe angeboten werden, insbesondere um eine durch eine Chronifizierung von Erkrankungen bedingte Behinderung zu verhindern...
    - 6. in welcher Weise und in welchem Umfang Selbsthilfegruppen, -organisationen und -kontaktstellen, die sich die Prävention, Rehabilitation, Früherkennung und Bewältigung von Krankheiten und Behinderungen zum Ziel gesetzt haben, gefördert werden.

§ 20 Qualitätssicherung

- (1) Die Rehabilitationsträger nach § 6 (*Rehabilitationsträger*) Abs. 1 Nr. 1 bis 5 vereinbaren gemeinsame Empfehlungen zur Sicherung und Weiterentwicklung der Qualität der Leistungen, insbesondere zur barrierefreien Leistungserbringung, sowie für die Durchführung vergleichender Qualitätsanalysen als Grundlage für ein effektives Qualitätsmanagement der Leistungserbringer. § 13 Abs. 4 ist entsprechend anzuwenden. Die Rehabilitationsträger nach § 6 Abs. 1 Nr. 6 und 7 können den Empfehlungen beitreten.
- (2) Die Erbringer von Leistungen stellen ein Qualitätsmanagement sicher, das durch zielgerichtete und systematische Verfahren und Maßnahmen die Qualität der Versorgung gewährleistet und kontinuierlich verbessert...

§ 26 Leistungen zur medizinischen Rehabilitation

- (1) Zur medizinischen Rehabilitation behinderter und von Behinderung bedrohter Menschen werden die erforderlichen Leistungen erbracht, um
    - 1. Behinderungen einschließlich chronischer Krankheiten abzuwenden, zu beseitigen, zu mindern, auszugleichen, eine Verschlimmerung zu verhüten oder
    - 2. Einschränkungen der Erwerbsfähigkeit und Pflegebedürftigkeit zu vermeiden, zu überwinden, zu mindern, eine Verschlimmerung zu verhüten sowie den vorzeitigen Bezug von laufenden Sozialleistungen zu vermeiden oder laufende Sozialleistungen zu mindern.
- (2) Leistungen zur medizinischen Rehabilitation umfassen insbesondere
    - 1. Behandlung durch Ärzte, Zahnärzte und Angehörige anderer Heilberufe, soweit deren Leistungen unter ärztlicher Aufsicht oder auf ärztliche Anordnung ausgeführt werden, einschließlich der Anleitung, eigene Heilungskräfte zu entwickeln...
    - 3. Arznei- und Verbandmittel,
    - 4. Heilmittel einschließlich physikalischer... und Beschäftigungstherapie,
    - 5. Psychotherapie als ärztliche und psychotherapeutische Behandlung,
    - 6. Hilfsmittel,
    - 7. Belastungserprobung und Arbeitstherapie.
- (3) Bestandteil der Leistungen nach Absatz 1 sind auch medizinische, psychologische und pädagogische Hilfen, soweit diese Leistungen im Einzelfall erforderlich sind, um die in Absatz 1 genannten Ziele zu erreichen oder zu sichern und Krankheitsfolgen zu vermeiden, zu überwinden, zu mindern oder ihre Verschlimmerung zu verhüten...

§ 28 Stufenweise Wiedereingliederung

Können arbeitsunfähige Leistungsberechtigte nach ärztlicher Feststellung ihre bisherige Tätigkeit teilweise verrichten und können sie durch eine stufenweise Wiederaufnahme ihrer Tätigkeit voraussichtlich besser wieder in das Erwerbsleben eingegliedert werden, sollen die medizinischen und die sie ergänzenden Leistungen entsprechend dieser Zielsetzung erbracht werden.

§ 29 Förderung der Selbsthilfe

Selbsthilfegruppen, -organisationen und -kontaktstellen, die sich die Prävention, Rehabilitation, Früherkennung, Behandlung und Bewältigung von Krankheiten und Behinderungen zum Ziel gesetzt haben, sollen nach einheitlichen Grundsätzen gefördert werden.

§ 31 Hilfsmittel

- (1) Hilfsmittel (Körperersatzstücke sowie orthopädische und andere Hilfsmittel) nach § 26 (*Leistungen zur medizinischen Rehabilitation*) Abs. 2 Nr. 6 umfassen die Hilfen, die von den Leistungsempfängern getragen oder mitgeführt oder bei einem Wohnungswechsel mitgenommen werden können und unter Berücksichtigung der Umstände des Einzelfalles erforderlich sind, um
    - 1. einer drohenden Behinderung vorzubeugen,
    - 2. den Erfolg einer Heilbehandlung zu sichern oder

- 3. eine Behinderung bei der Befriedigung von Grundbedürfnissen des täglichen Lebens auszugleichen, soweit sie nicht allgemeine Gebrauchsgegenstände des täglichen Lebens sind.
- (2) Der Anspruch umfasst auch die notwendige Änderung, Instandhaltung, Ersatzbeschaffung sowie die Ausbildung im Gebrauch der Hilfsmittel. Der Rehabilitationsträger soll
  - 1. vor einer Ersatzbeschaffung prüfen, ob eine Änderung oder Instandsetzung von bisher benutzten Hilfsmitteln wirtschaftlicher und gleich wirksam ist,
  - 2. die Bewilligung der Hilfsmittel davon abhängig machen, dass die behinderten Menschen sie sich anpassen oder sich in ihrem Gebrauch ausbilden lassen.
- (3) Wählen Leistungsempfänger ein geeignetes Hilfsmittel in einer aufwändigeren Ausführung als notwendig, tragen sie die Mehrkosten selbst.
- (4) Hilfsmittel können auch leihweise überlassen werden. In diesem Fall gelten die Absätze 2 und 3 entsprechend.

§ 33 Leistungen zur Teilhabe am Arbeitsleben

- (1) Zur Teilhabe am Arbeitsleben werden die erforderlichen Leistungen erbracht, um die Erwerbsfähigkeit behinderter oder von Behinderung bedrohter Menschen entsprechend ihrer Leistungsfähigkeit zu erhalten, zu verbessern, herzustellen oder wiederherzustellen und ihre Teilhabe am Arbeitsleben möglichst auf Dauer zu sichern.
- (3) Die Leistungen umfassen insbesondere
  - 1. Hilfen zur Erhaltung oder Erlangung eines Arbeitsplatzes einschließlich Leistungen zur Beratung und Vermittlung, Trainingsmaßnahmen und Mobilitätshilfen,
  - 2. Berufsvorbereitung einschließlich einer wegen der Behinderung erforderlichen Grundausbildung,
  - 3. berufliche Anpassung und Weiterbildung, auch soweit die Leistungen einen zur Teilnahme erforderlichen schulischen Abschluss einschließen,
  - 4. berufliche Ausbildung, auch soweit die Leistungen in einem zeitlich nicht überwiegenden Abschnitt schulisch durchgeführt werden,
  - 5. Überbrückungsgeld entsprechend § 57 des Dritten Buches durch die Rehabilitationsträger nach § 6 Abs. 1 Nr. 2 bis 5,
  - 6. sonstige Hilfen zur Förderung der Teilhabe am Arbeitsleben, um behinderten Menschen eine angemessene und geeignete Beschäftigung oder eine selbstständige Tätigkeit zu ermöglichen und zu erhalten.
- (4) Bei der Auswahl der Leistungen werden Eignung, Neigung, bisherige Tätigkeit sowie Lage und Entwicklung auf dem Arbeitsmarkt angemessen berücksichtigt...
- (6) Die Leistungen umfassen auch medizinische, psychologische und pädagogische Hilfen, soweit diese Leistungen im Einzelfall erforderlich sind, um die in Absatz 1 genannten Ziele zu erreichen oder zu sichern und Krankheitsfolgen zu vermeiden, zu überwinden, zu mindern oder ihre Verschlimmerung zu verhüten...

§ 35 Einrichtungen der beruflichen Rehabilitation

Leistungen werden durch Berufsbildungswerke, Berufsförderungswerke und vergleichbare Einrichtungen der beruflichen Rehabilitation ausgeführt, soweit Art oder Schwere der Behinderung oder die Sicherung des Erfolges die besonderen Hilfen dieser Einrichtungen erforderlich machen...

Die zuständigen Rehabilitationsträger vereinbaren hierüber gemeinsame Empfehlungen nach den §§ 13 und 20 (*Gemeinsame Empfehlungen und Qualitätssicherung*).

§ 38 Beteiligung der Bundesanstalt für Arbeit

Die Bundesanstalt für Arbeit nimmt auf Anforderung eines anderen Rehabilitationsträgers zu Notwendigkeit, Art und Umfang von Leistungen unter Berücksichtigung arbeitsmarktlicher Zweckmäßigkeit gutachterlich Stellung. Dies gilt auch, wenn sich die Leistungsberechtigten in einem Krankenhaus oder einer Einrichtung der medizinischen oder der medizinisch-beruflichen Rehabilitation aufhalten.

§ 44 Ergänzende Leistungen

- (1) Die Leistungen zur medizinischen Rehabilitation und zur Teilhabe am Arbeitsleben der in § 6 (*Rehabilitationsträger*) Abs. 1 Nr. 1 bis 5 genannten Rehabilitationsträger werden ergänzt durch
  - 1. Krankengeld, Versorgungskrankengeld, Verletztengeld, Übergangsgeld, Ausbildungsgeld oder Unterhaltsbeihilfe,
  - 2. Beiträge und Beitragszuschüsse...

§ 53 Reisekosten

- (1) Als Reisekosten werden die im Zusammenhang mit der Ausführung einer Leistung zur medizinischen Rehabilitation oder zur Teilhabe am Arbeitsleben erforderlichen Fahr-, Verpflegungs- und Übernachtungskosten übernommen; hierzu gehören auch die Kosten für besondere Beförderungsmittel, deren Inanspruchnahme wegen Art oder Schwere der Behinderung erforderlich ist, für eine wegen der Behinderung erforderliche Begleitperson... sowie für den erforderlichen Gepäcktransport.

- (2) Während der Ausführung von Leistungen zur Teilhabe am Arbeitsleben werden Reisekosten auch für im Regelfall zwei Familienheimfahrten je Monat übernommen. Anstelle der Kosten für die Familienheimfahrten können für Fahrten von Angehörigen vom Wohnort zum Aufenthaltsort der Leistungsempfänger und zurück Reisekosten übernommen werden.
- (3) Reisekosten nach Absatz 2 werden auch im Zusammenhang mit Leistungen zur medizinischen Rehabilitation übernommen, wenn die Leistungen länger als acht Wochen erbracht werden.

§ 55 Leistungen zur Teilhabe am Leben in der Gemeinschaft

- (1) Als Leistungen zur Teilhabe am Leben in der Gemeinschaft werden die Leistungen erbracht, die den behinderten Menschen die Teilhabe am Leben in der Gesellschaft ermöglichen oder sichern oder sie so weit wie möglich unabhängig von Pflege machen...
- (2) Leistungen nach Absatz 1 sind insbesondere
  - 1. Versorgung mit anderen als den in § 31 genannten Hilfsmitteln oder den in § 33 genannten Hilfen...
  - 3. Hilfen zum Erwerb praktischer Kenntnisse und Fähigkeiten, die erforderlich und geeignet sind, behinderten Menschen die für sie erreichbare Teilnahme am Leben in der Gemeinschaft zu ermöglichen,
  - 4. Hilfen zur Förderung der Verständigung mit der Umwelt,
  - 5. Hilfen bei der Beschaffung, Ausstattung und Erhaltung einer Wohnung, die den besonderen Bedürfnissen der behinderten Menschen entspricht,
  - 6. Hilfen zu selbstbestimmtem Leben in betreuten Wohnmöglichkeiten,
  - 7. Hilfen zur Teilhabe am gemeinschaftlichen und kulturellen Leben.

§ 104 Aufgaben der Bundesanstalt für Arbeit

- (1) Die Bundesanstalt für Arbeit hat folgende Aufgaben:
  - 1. die Berufsberatung, Ausbildungsvermittlung und Arbeitsvermittlung schwerbehinderter Menschen einschließlich der Vermittlung von in Werkstätten für behinderte Menschen Beschäftigten auf den allgemeinen Arbeitsmarkt,
  - 2. die Beratung der Arbeitgeber bei der Besetzung von Ausbildungs- und Arbeitsplätzen mit schwerbehinderten Menschen,
  - 3. die Förderung der Teilhabe schwerbehinderter Menschen am Arbeitsleben auf dem allgemeinen Arbeitsmarkt, insbesondere von schwerbehinderten Menschen...
- (3) Die Bundesanstalt für Arbeit führt befristete überregionale und regionale Arbeitsmarktprogramme zum Abbau der Arbeitslosigkeit schwerbehinderter Menschen... durch...
- (4) Die Bundesanstalt für Arbeit richtet... zur Teilhabe behinderter und schwerbehinderter Menschen am Arbeitsleben... in allen Arbeitsämtern besondere Stellen ein; bei der personellen Ausstattung dieser Stellen trägt sie dem besonderen Aufwand bei der Beratung und Vermittlung des zu betreuenden Personenkreises... Rechnung...
- (5) Im Rahmen der Beratung der Arbeitgeber nach Absatz 1 Nr. 2 hat die Bundesanstalt für Arbeit
  - 1. dem Arbeitgeber zur Besetzung von Arbeitsplätzen geeignete arbeitslose oder arbeitsuchende schwerbehinderte Menschen unter Darlegung der Leistungsfähigkeit und der Auswirkungen der jeweiligen Behinderung auf die angebotene Stelle vorzuschlagen,
  - 2. ihre Fördermöglichkeiten aufzuzeigen...

SGB XI: Soziale Pflegeversicherung

In der Fassung des Gesetzes zur Änderung des Sozialgesetzbuches und anderer Gesetze vom 24. Juli 2003 (BGBl. I Bl. 1526)

§ 5 Vorrang von Prävention und medizinischer Rehabilitation

- (1) Die Pflegekassen wirken bei den zuständigen Leistungsträgern darauf hin, dass frühzeitig alle geeigneten Leistungen der Prävention, der Krankenbehandlung und zur medizinischen Rehabilitation eingeleitet werden, um den Eintritt von Pflegebedürftigkeit zu vermeiden.
- (2) Die Leistungsträger haben im Rahmen ihres Leistungsrechts auch nach Eintritt der Pflegebedürftigkeit ihre Leistungen zur medizinischen Rehabilitation und ergänzenden Leistungen in vollem Umfang einzusetzen und darauf hinzuwirken, die Pflegebedürftigkeit zu überwinden, zu mindern sowie eine Verschlimmerung zu verhindern.

§ 31 Vorrang der Rehabilitation vor Pflege

- (1) Die Pflegekassen prüfen im Einzelfall, welche Leistungen zur medizinischen Rehabilitation und ergänzenden Leistungen geeignet und zumutbar sind, Pflegebedürftigkeit zu überwinden, zu mindern oder ihre Verschlimmerung zu verhüten. Werden Leistungen nach diesem Buch gewährt, ist bei Nachuntersuchungen die Frage geeigneter und zumutbarer Leistungen zur medizinischen Rehabilitation mit zu prüfen...
- (3) Wenn eine Pflegekasse feststellt, dass im Einzelfall Leistungen zur medizinischen Rehabilitation angezeigt sind, hat sie dies dem Versicherten und dem zuständigen Träger der Rehabilitation unverzüglich mitzuteilen...

§ 32 Vorläufige Leistungen zur medizinischen Rehabilitation

— (1) Die Pflegekasse erbringt vorläufige Leistungen zur medizinischen Rehabilitation, wenn eine sofortige Leistungserbringung erforderlich ist, um eine unmittelbar drohende Pflegebedürftigkeit zu vermeiden, eine bestehende Pflegebedürftigkeit zu überwinden, zu mindern oder eine Verschlimmerung der Pflegebedürftigkeit zu verhüten, und sonst die sofortige Einleitung der Leistungen gefährdet wäre.

— (2) Die Pflegekasse hat zuvor den zuständigen Träger zu unterrichten und auf die Eilbedürftigkeit der Leistungsgewährung hinzuweisen; wird dieser nicht rechtzeitig, spätestens jedoch vier Wochen nach Antragstellung, tätig, erbringt die Pflegekasse die Leistungen vorläufig.

SGB XII: Sozialhilfe

Artikel 1 des Gesetzes zur Einordnung des Sozialhilferechts in das Sozialgesetzbuch vom 27.12.2003 (BGBl. I Nr. 67). Das Gesetz tritt zum 1. Januar 2005 in Kraft, soweit in Artikel 70 Absatz 2 nichts Abweichendes bestimmt wird.

§ 13 Leistungen für Einrichtungen, Vorrang anderer Leistungen

— (1) Die Leistungen können entsprechend den Erfordernissen des Einzelfalls für die Deckung des Bedarfs außerhalb von Einrichtungen (ambulante Leistungen), für teilstationäre oder stationäre Einrichtungen (teilstationäre oder stationäre Leistungen) erbracht werden... Vorrang haben ambulante Leistungen vor teilstationären und stationären Leistungen sowie teilstationäre vor stationären Leistungen...

§ 14 Vorrang von Prävention und Rehabilitation

— (1) Leistungen zur Prävention oder Rehabilitation sind zum Erreichen der nach dem Neunten Buch mit diesen Leistungen verbundenen Ziele vorrangig zu erbringen.

— (2) Die Träger der Sozialhilfe unterrichten die zuständigen Rehabilitationsträger und die Integrationsämter, wenn Leistungen zur Prävention oder Rehabilitation geboten erscheinen.

§ 15 Vorbeugende und nachgehende Leistungen

— (1) Die Sozialhilfe soll vorbeugend geleistet werden, wenn dadurch eine drohende Notlage ganz oder teilweise abgewendet werden kann. § 47 ist vorrangig anzuwenden.

— (2) Die Sozialhilfe soll auch nach Beseitigung der Notlage geleistet werden, wenn dies geboten ist, um die Wirksamkeit der zuvor erbrachten Leistung zu sichern. § 54 ist vorrangig anzuwenden.

§ 42 Vorbeugende Gesundheitshilfe

Zur Verhütung und Früherkennung von Krankheiten werden die medizinischen Vorsorgeleistungen und Untersuchungen erbracht. Andere Leistungen werden nur erbracht, wenn ohne diese nach ärztlichem Urteil eine Erkrankung oder ein sonstiger Gesundheitsschaden einzutreten droht.

§ 48 Hilfe bei Krankheit

Um eine Krankheit zu erkennen, zu heilen, ihre Verschlimmerung zu verhüten oder Krankheitsbeschwerden zu lindern, werden Leistungen zur Krankheitsbehandlung... erbracht.

§ 53 Leistungsberechtigte und Aufgabe

— (4) Für die Leistungen zur Teilhabe gelten die Vorschriften des Neunten Buches, soweit sich aus diesem Buch und den auf Grund dieses Buches erlassenen Rechtsverordnungen nichts Abweichendes ergibt. Die Zuständigkeit und die Voraussetzungen für die Leistungen zur Teilhabe richten sich nach diesem Buch.

§ 54 Leistungen der Eingliederungshilfe

— (1) Leistungen der Eingliederungshilfe sind neben den Leistungen nach den §§ 26, 33, 41 und 55 des Neunten Buches insbesondere...
 – 5. nachgehende Hilfe zur Sicherung der Wirksamkeit der ärztlichen und ärztlich verordneten Leistungen und zur Sicherung der Teilhabe der behinderten Menschen am Arbeitsleben.

Die Leistungen zur medizinischen Rehabilitation und zur Teilhabe am Arbeitsleben entsprechen jeweils den Rehabilitationsleistungen der gesetzlichen Krankenversicherung oder der Bundesagentur für Arbeit.

— (2) Erhalten behinderte oder von einer Behinderung bedrohte Menschen in einer stationären Einrichtung Leistungen der Eingliederungshilfe, können ihnen oder ihren Angehörigen zum gegenwärtigen Besuch Beihilfen geleistet werden, soweit es im Einzelfall erforderlich ist.

Literatur

GKV-Modernisierungsgesetz (GMG) vom 19.11.2003 (BGBl I 2003 Nr. 55)

SGB Sozialgesetzbuch, 30. Aufl. DTV, München 2003.

Sozialgesetzbuch (SGB) vom 08.08.2003 (BGBl. I Nr. 39/2003)

Sozialgesetzbuch Erstes Buch – Allgemeiner Teil. In der Fassung des 3. Gesetzes zur Änderung verwaltungsverfahrensrechtlicher Vorschriften vom 21. August 2002 (BGBl. I Bl. 3322)

Sozialgesetzbuch Drittes Buch – Arbeitsförderung. In der Fassung des Gesetzes zur Förderung von Kleinunternehmern und zur Verbesserung der Unternehmensfinanzierung (Kleinunternehmerförderungsgesetz) vom 31. Juli 2003 (BGBl. I Bl. 1550)

Sozialgesetzbuch Fünftes Buch – Gesetzliche Krankenversicherung. In der Fassung des Gesetzes zur Änderung des Sozialgesetzbuches und anderer Gesetze vom 24. Juli 2003 (BGBl. I Bl. 1526)

Sozialgesetzbuch Sechstes Buch – Gesetzliche Rentenversicherung. In der Fassung des Gesetzes zur Änderung des Sozialgesetzbuches und anderer Gesetze vom 24. Juli 2003 (BGBl. I Bl. 1526)

Sozialgesetzbuch Siebtes Buch – Gesetzliche Unfallversicherung. In der Fassung des Gesetzes zur Änderung des Sozialgesetzbuches und anderer Gesetze vom 24. Juli 2003 (BGBl. I Bl. 1526)

Sozialgesetzbuch Neuntes Buch – Rehabilitation und Teilhabe behinderter Menschen. In der Fassung des Gesetzes zur Änderung von Fristen und Bezeichnungen im Neunten Buch Sozialgesetzbuch und zur Änderung anderer Gesetze vom 03. April 2003 (BGBl. I Bl. 462)

Sozialgesetzbuch Elftes Buch – Soziale Pflegeversicherung. In der Fassung des Gesetzes zur Änderung des Sozialgesetzbuches und anderer Gesetze vom 24. Juli 2003 (BGBl. I Bl. 1526)

Sozialgesetzbuch Zwölftes Buch – Sozialhilfe. Artikel 1 des Gesetzes zur Einordnung des Sozialhilferechts in das Sozialgesetzbuch vom 27.12.2003. Bundesgesetzblatt Jahrgang 2003, Teil I, Nr. 67. Bonn, 30.12.2003

Sachverzeichnis

A

Achselgehstützen 110
Adaptivrollstuhl 112
Adipositas 119, 124–125, 284–291
– Behandlungsteam 286
– BMI (»body mass index«) 124, 284
– Gesundheitsbildung 289
– bei inneren Erkrankungen 284–285
– Nachsorge 289–291
– bei orthopädischen Erkrankungen 285–286
– Qualitätssicherung 289
– Therapie
– – Behandlungsziele 286
– – Bewegungstherapie 287
– – Ernährungstherapie 287
– – medikamentöse 288–289
– Übergewicht 284
ADL-(»activity of daily living«)
– Hilfen (*Übersicht*) 110–111
– Qualitätssicherung 162
– Training 19
AHB (Anschlussheilbehandlung) 297
aktive Bewegungstherapie 188
Aktivprothese 107
Akupunktur 91–95
– Arthrose 92–93
– Bewertung 95
– Forschung, klinische 91
– Kreuzschmerz 92
– Punkte 91
– Qualitätskontrolle 94
– Sham-Akupunktur 93
– unerwünschte Wirkungen 93
– Verum-Akupunktur 93
Akutklinik 297–298
– DRG's 297
– Kooperation 297
Allgöwer-Apparat 104
Amputation, Rehabilitation nach (*s. auch* Prothetik) 18, 231–242
– diabetischer Fuß 282–283
– Ergebnisevaluation 320
– Ergotherapie 341
– Hilfsmittel für Amputierte 241
– Physiotherapie (*Übersicht*) 234
– Prothesen / Prothetik (*s. dort*) 19, 45, 97, 107–109, 236
– Qualitätssicherung 241
– Sporttherapie bei Amputierten 240

– Stumpfwickelung 235
– Vorfuß 11
Amputationshöhe 232, 238
– *Übersicht* 282
Anabolika 254
Analgesie
– balancierte 82
– Elektroanalgesieverfahren 64–66
– Epiduralanalgesie (PDA) 85
– Periduralanalgesie 86
– Plexusanalgesie 86
– Spinalnervanalgesie 85
Analgetika 81, 139
– Opioidanalgetika 82
– *Übersicht* 139
Anästhesie 85–86, 90
Angst 117
Anpassungsfähigkeit 24
Anschlussheilbehandlung (AHB) 297
Antagonisten 37
Antidepressiva 83
Antiosteoporotika 251
Antiphlogistika, nichtsteroidale (NSAID) 81
Antirheumatika, nichtsteroidale (*Übersicht*) 140
Antizipationsfähigkeit 25
apoplektischer Insult 226
Aquasport 29
Arbeitserprobung / -maßnahme 133, 302
Arbeitsplatz
– Computerarbeitsplatz 20
– ergonomischer 133
– Teilhabe am Arbeitsleben 133
– Therapie, arbeitsplatzorientierte 20
Arbeitsunfall, SGB § 8 336
Arthritikerstütze 110
Arthrose / Arthritis 69–70, 164–170
– Akupunktur 92–93
– chronische Polyarthritis 70, 115
– Leistungsdefizite bei Coxarthrose / Hüft-TEP 164–170
– Osteoarthropathie 115
– Periarthropathie 69
ASP-Programm der LVA 300
Assessmentverfahren 315, 321
– *Übersicht* 321
Atmungstherapie / Atemtherapie 15, 20
Atrophie 38
– Inaktivitätsatrophie 66

Auftrieb / Reibung 42, 44
Ausdauer 24–25, 28, 45
– aerobe 24
– – lokale 24
– Kraftausdauer 28
autogenes Training 15
auxotone Kraftentfaltung (*s.* Kraftentfaltung) 28

B

Bädertherapie 46–50
– Aquasport 29
– Badetorf 48
– Badezusätze 46, 54–55
– in der Balneotherapie 47, 155
– Bewegungsbad 155
– Blitzguss / Blitzguss-Massage-Bad 50, 52
– Dampfbad 52
– Druckstrahlguss 50
– Eisteilbäder 61
– Flachguss 50
– hydroelektrisches Bad 46, 64
– hyperämisierende Effekte 50
– *Kneipp*-Konzept 48, 52
– Kopfdampfbad 53
– Krankengymnastik im Bewegungsbad / Bewegungstherapie im Wasser 11, 29, 45–56, 174
– Längs- und Querdurchströmung im Körper 46
– Mineralheilbad 47
– Moorheilbad 48
– muskeldetonisierende Effekte 50
– organreflektierende Effekte 50
– Paraffinbad 61
– mit phytologischem Wirkzusatz 53
– *Stanger*-Bad 46
– Teilbad 46
– Unterwasserdruckstrahlmassage 58, 156
– Vollbad 46
– Waschung 52
– Wassergüsse 48–50
– wechselwarme Bäder 49–50
– Zellenbad 46
Bahnung 18
Balance, muskuläre (*s. auch* Dysbalance) 11, 16, 25–26

Balancetraining 175
Balint-Gruppen 116
Balneotherapie (s. Hydro- und Balneotherapie) 4, 42–56, 143, 154–155, 177
Bandscheibenvorfall 77
Barthel-Index, Qualitätssicherung 161, 184
Bechterew-Erkrankung 46
Beeinträchtigung (»handicap«) 6, 97
Behandlungsteam 118, 286
behinderte Menschen / Behinderung / Einschränkung (»disability«) 6
– GdB (Grad der Behinderung) 5, 135
– SGB § 2 337
– SGB § 19 330
Beinbelastung, axiale 148
Beinlagerung 146
Beinlängendifferenz 113
Belastbarkeit des Patienten 29
Belastungserprobung 302
Belastungstraining 20
Bernard, diadynamische Ströme nach 65
Beruf (s. auch Arbeit...)
berufliche Rehabilitation 6, 132
Berufsbildungswerk 20
Berufsfindung / -maßnahmen 133, 302
berufsfördernde Maßnahmen 133
Berufsförderungswerk (BfW) 20
berufsgenossenschaftliche stationäre Weiterbehandlung (BGSW) 297
Berufskrankheit, SGB § 9 336
berufsorientierte Beratung 7
Beschleunigungskräfte 37
Bewegung 10
Bewegungsanalyse (s. auch Ganganalyse) / Bewegungsabläufe (»patterns«) 13, 23, 33
– kinematographische 33
– räumliche Bewegungsaufzeichnung mit Videokamera 34
Bewegungsbad 155, 180
Bewegungsbecken 45
Bewegungskoordination 24–25
Bewegungslehre, funktionelle (FBL) nach *Klein-Vogelbach* 12–13
Bewegungsmuster (motorische Stereotype) 31
Bewegungsstörungen, spastische 37
Bewegungstherapie 10–12, 145–157
– Adipositas 287
– aktive 11–12, 188
– paasive 10–11
– Schulter- und Ellenbogengelenk 179
– wassergebundene 11, 29, 45–56
BfA, IRENA-Programm der BfA 300
BGSW (Berufsgenossenschaftliche Stationäre Weiterbehandlung) 297
Bindegewebsmassage 57
Biomechanik der aktiven Muskeln 36–37
Bisphosphonate 83, 252
Blitzguss / Blitzguss-Massage-Bad 50, 52
Blockaden
– N.-femoralis-Blockade 87
– N.-suprascapularis-Blockade 86
– paravertebrale Blockade 90
Blockierung 76–77
– Sekundärblockierung 77
Bluthochdruck 119
BMI (»body mass index«) 124, 284
Bobath-Behandlung 12
Bodenreaktionskräfte 34, 39
– Reaktionskraftmessplatte 34
Boston-Orthese 106
Brügger-Konzept 12
Brunkow-Stemmübungen 12–13
Brust- und Lendenwirbelsäule, Rheumaorthopädie 260
Buffettschulung 287

C

Calcitonin 83
»candy sticks« 273
Charcot-Gelenk 281–282
chemische Reizwirkung 42
Cheneau-Orthese 106
Chiropraktik / Chirotherapie 11, 75
Chondroprotektiva 139, 177
Chondrosis intervertebralis 214
Chronaxie 65
Cobb-Winkel 106
Computerarbeitsplatz 20
Constant-Score 184
Coping-Strategie 234
COX-2-Hemmer 84
Coxarthrose (s. Arthrose / Arthritis) 69–70, 164–170
CPM (»continuous passive motion«) 147
– Schulter- und Ellenbogengelenk 180
Curriculum 126–128
– bei degenerativen Erkrankungen der Haltungs- und Bewegungsorgane 127
Cyriax-Konzept 12

D

D-A-CH-Referenzwerte für tägliche Nährstoffzufuhr (*Übersicht*) 120
Dampfbad 52–53
– Kopfdampfbad 53
Definitivversorgung 232
Dekubitusulzera / Druckgeschwür 226
– Prophylaxe 11
Depression 117
Dermatomstreifen 85
Dezimeterwellen / -therapie 70
Diabetes mellitus 119
diabetesadaptierte Fußbettung 275
Diabetikerschulung 273–274
diabetische Neuropathie 275
diabetischer Fuß 272–283
– Fußbettung, diabetesadaptierte 275
– Orthesenversorgung 275
– Pathophysiologie 272
– Schuhversorgung 275–280
– Therapie 280–283
– – konservative Therapie / Wundbehandlung 278
– – operative Therapie 280–283
diadynamische Ströme nach *Bernard* 65
Diät / diätische Therapie 122–124, 141
– Krankheiten / Krankheitssymptome 122
Differenzierungsfähigkeit 24
»disability« (s. auch Behinderung / Einschränkung) 6
Drehmomente 32, 37
Drehstrom 68
Dreipunktegang 147
Dreipunkterollator 110
DRG's für Akutklinik 297
Druck, hydrostatischer 44
Druckgeschwür / Dekubitusulzera 226
Druckpunkttherapie 77
Druckstrahlguss, Bädertherapie 50
Druckverteilungsmessung 39
Druckverteilungsplattform 39
Duchenne-Hinken 37
Dynamometrie 23, 28

Dynamische Extensionsorthese 190
Dysbalancen 11
– muskuläre 16, 25–26
– neuromuskuläre 26

E

Effizienz medizinischer
Leistungen 313
Einarmigkeit 19
Einhändertraining bei
Armprothesen 19
Einlagen / -versorgung, orthopädische 97, 113
– Bettungseinlagen 113
– Korrektureinlagen 113
– Stützeinlagen 113
Einzelbehandlung 16, 145, 155, 180
Eistherapie (s. Kryotherapie) 60–61
elektrische
– Leitfähigkeit 42
– Reizwirkung 42
Elektroanalgesieverfahren 64–66
– diadynamische Ströme nach
Bernard 65
– transkutane elektrische
Nervenstimulation (TENS) 65
– Ultrareizstrom nach *Träbert* 65
Elektrode 46
Elektromyographie (s. EMG) 23, 28, 38–39
Elektrorollstuhl 112
Elektrostimulationsverfahren, neuromuskuläre 65–68
Elektrotherapie 63–71, 143, 178
– Gleichstromtherapie
(Galvanisation) 63
– Hochfrequenz 63
– hydroelektrisches Bad 46, 64
– Impulsstromtherapie 64–67
– Methoden 64
– Mittelfrequenz 63, 67–68
– Niederfrequenz 63, 70
– Polung (s. dort) 64
– Schulter- und
Ellenbogengelenk 178
Elephantiasis 115
Ellenbogengelenk (s. Schulter-Arm /
Schulter- und Ellenbogengelenk) 89, 98, 176–185, 261
– Orthesen 98
– Rehabilitation 176–185
– Rheumaorthopädie 261

EMG (Elektromyographie) 23, 28
– EMG-Untersuchung beim Gehen /
Gang-EMG 38–39
– integriertes (IEMG) 38
Endoprothese
– Deutsches Endoprothesenregister
162
– Ergebnisevaluation 318
– Implantation 45
– Schulung 7, 148
Energiezufuhr 121
Entlastung, postoperative (Richtlinien-
Übersicht) 149–153
Entlastungshinken 37
Entspannungstherapie 15–16
– konzentrative Entspannung 15
– postisometrische Entspannung 15
epidurale Analgesie (PDA) 85
Erde, Heilerde 48
Ergebnisevaluation 316–322
– Amputation 320
– Endoprothetik 318
– Hüft- und Kniegelenkserkrankungen 317–318
– rheumatische Erkrankungen 320
– Schmerztherapie 320
– Schulter 318–320
– Scores 322–325
– Wirbelsäule 316–317
Ergebnisqualität 7, 307, 314–315
Ergometer / Ergometrie 23, 28–29
– Spiroergometrie (s. dort) 28, 40
Ergotherapie 17–23, 146, 157, 161
– Indikationen 21
– Methoden 17–21
– – ADL-Training 19
– – Belastungstraining 20
– – handwerkliche Techniken 21
– – Prothesentraining 19
– – Schienenbehandlung 19
– – sensomotorisch-funktionelle
Verfahren 18–19
– – Spiele, funktionelle 20
– – Übungsgeräte (s. dort) 20
Erlanger Orthesenbandage 101
Ernährung / Ernährungstherapie 119–125
– Anamnese 125
– Adipositas 286
– Beratung 125
– Buffettschulung 287
– D-A-CH-Referenzwerte
(Übersicht) 120
– Fettsäuregruppen 121
– Lehrküche 287

– Nährstoffe / -empfehlungen 119–121
Erwerbsminderungsrente 134
Evaluation der funktionellen
Leistungsfähigkeit (EfL) 28
Extension 10–11
Extensionsorthese, dynamische 190
Exterozeption 12

F

Facettensyndrome 85
Fähigkeitsstörungen 97
»failed back surgery syndrome«
(FBSS) 86
Faszientechnik der Massage 57
FBL (funktionelle Bewegungslehre)
nach *Klein-Vogelbach* 12–13
Feldenkrais-Konzept 12–13
Fersenentlastungsorthese 104
Fettsäuregruppen 121
Fingergelenke,
Rheumaorthopädie 264
Fingerorthesen 98
Flachguss, Bädertherapie 50
Flexibilität 25
Fluor 254
Fortbewegungs- / Gehhilfen 109–110, 148, 161
Fragilitätsfrakturen,
Risikofaktoren 248
Fremdkraftprothesen, myoelektrische 107
Friktionen (»friction«) / Reibungen 57
Führungsorthesen, postoperative 102
Funktionsfähigkeit 30
Funktionsstörung / -defizit 16, 21, 30, 97
Funktionstraining 20
Fuß, Rehabilitation 170–176
– Bandstrukturen 171
– diabetischer Fuß (s. dort) 272–283
– Ergotherapie 174
– Fersenbeinfuß 171
– Gelenkverbindungen 171
– Mittelfuß 171
– Mobilisation 173
– Muskeln, wichtigste 171
– Orthesen, Fußhebeorthesen 104
– Pflege 172
– Prothetik, Fußpassteile 108
– Rheumaorthopädie 269–270
– Rückfuß 171

- Spitzfußprophylaxe 173
- Sprungbeinfuß 171
- Verletzung 173
- Vorfuß 171

G

Galvanisation (Gleichstromtherapie) 63
Ganganalyse / Gangbild 28, 32–40, 172
- Biomechanik der aktiven Muskeln 36–37
- Datenerfassung und Auswertung 34–36
- dreidimensionale 32
- Dreipunktegang 147
- Methoden 32–35
- – akustische Verfahren 34
- – optische Verfahren 33–34
- – räumliche Bewegungsaufzeichnung 34
- Möglichkeiten und Grenzen 36–40
- Pedographie 39
Gangabwicklung, ökonomische 146
Gangschulung 11, 37, 174
- Prothesentraining 19
Gangtempo 147
ganzheitlicher Ansatz 4, 6, 23, 27
GdB (Grad der Behinderung) 5, 135
Geh- / Fortbewegungshilfen 109–110, 148, 161
- Gehbock 110
- Gehparcour 174
- Gehwagen 109
Gelenk
- Funktionsstörung 16
- Instabilität 76
- Kontraktur 71
- Mobilisation / -mobilität 18, 44
Gelenkschutz 18, 265
- Training 18
Gelenkspiel 76
Genu recurvatum 102
Geräte (s. Übungs- / Trainingsgeräte) 14–15, 20–21, 29, 156, 158
Geschichte, historische Entwicklung der Rehabilitation 4–5
Gesundheits- / Lebensqualität, subjektive 315
gesundheitlicher Schaden (»impairment«) 6

Gesundheitstraining
Gelenkerkrankung, DGOOC-Empfehlung 129–130
Gewicht
- Klassifikation 124
- Normalgewicht 284
- Reduktionsprozess 289
- Übergewicht 284
Gilchrist-Verband 98
Gleichgewichtsfähigkeit 24
Gleichstellung 135
Gleichstrom / -therapie (Galvanisation) 46, 63
Gleiten, translatorisches 77
Glukokortikoide / Glukokortikoidtherapie 83, 141, 177
- *Übersicht* 141
Gonarthroseorthesen 102
Greifhilfen 110
Griffverlängerung 110
gruppendynamischer Effekt 16
Gruppentherapie 16, 148, 180
Gustavsen, medizinische Trainingstherapie (MTT), nach 23

H

Hallux
- rigidus 114
- valgus 39, 114
Halo-Zervikalorthese 105
Halswirbelsäule
- Orthesen 105
- Rheumaorthopädie 259–260
Haltungskorrektur 46
Handgelenk, Rheumaorthopädie 262
Handgelenksriemen 99
»handicap« (Beeinträchtigung) 6, 97
Handorthesen / Handlagerungsorthesen 98–100
Handvigorimeter 190
Harris-Hip-Score, Qualitätssicherung 162
Haushaltshilfe 7
Haushaltstraining / Trainingsprogramm 7, 19, 46
Haut- / Unterhauttechnik der Massage 57
Hebelarm / Hebelverhältnisse 36–37
Heilerde 48
Heilklimafaktoren 42, 47
Heilpeloide 42, 47–48
Heilquelle 47

Heilwasser 47
heiße Rolle 61
Heißlufttherapie 61
Heusack 61
Hildebrandt, Hüfthose nach 102
Hilfen, technische 97, 110–112
Hilfsmittel / -versorgung 7, 18–20, 96–97, 160
- Abnahme eines Hilfsmittels 96
- für Amputierte 241
- Hilfen, technische 97, 110–112
- Orthesen (s. dort) 19, 96–107, 161
- Prothesen / Prothetik 19, 45, 97, 107–109
- SGB § 31 336, 338
- SGB § 33 331
Hilfsmittelverzeichnis, SGB § 128 333
Hinken
- *Duchenne*-Hinken 37
- Entlastungshinken 37
Hippotherapie 12
Hirnschädigung 229
Historie (s. Geschichte)
Hobelbank 20
Hochfrequenztherapie (s. auch Elektrotherapie) 62–63, 68–70
Hochvolttherapie 67
Hohmann-Bandage 101
hormonelle Ersatztherapie 253
Hüft- und Kniegelenk / -erkrankungen
- Ergebnisevaluation 317–318
- Krafttraining 167
- Mobilisationstherapie 154
- Rehabilitation 138–162
- Rheumaorthopädie 266–268
Hüftgelenksorthesen 100–101
Hüfthose nach *Hildebrandt* 102
Hüftschule 168–169
Hüfttraktion 73
Hybridprothese 107
Hydro- und Balneotherapie 4, 42–56, 143, 154–156, 178
- Auftrieb / Reibung 42, 44
- Bädertherapie, hydroelektrische 46
- Einflussfaktoren auf die Reizreaktion 45
- hydrostatischer Druck 42, 44
- Indikationen 53–56
- Methoden 45–53
- – Bäder, medizinische (s. Bädertherapie) 46–53
- – Wasserapplikationen 46
- – wassergebundene Bewegungstherapie 45–46
- Reizfläche / Reizregion 44

Sachverzeichnis

– Schulter- und Ellenbogengelenk 177
– Wirkung / Wirkprinzipien 42–45
– – chemische Reizwirkung 43–44
– – elektrische Reizwirkung 42–43
– – thermische Reizwirkung 42
hydrostatischer Druck 42, 44
Hyperämie 56
Hypermobilität 77–78
Hyperthermie 60

I

ICF (ICIDH-2) 118
– Qualitätssicherung, ICF-Klassifikation 313
IEMG (integriertes EMG) 38
»impairment« (gesundheitlicher Schaden) 6
Impingementsyndrom der Schulter 77
Impulsstromtherapie 64–67
Inaktivitätsatrophie 66
Induktion, sukzessive, Bewegungsförderung durch 12
Infiltrieren 89
Infrarottherapie 61
Innervationsmuster 37–38
Interferenzstromverfahren nach Nemec 68
Interimsprothese 237
Interimssplint 235
Intervallbehandlung 16
– extensive Methode 27
– intensive Methode 27
Intrinsicmeter 190
»intrinsic-plus«-Stellung 100
Iontophorese 46, 64
IRENA-Programm der BfA 300
Irradiation (»overflow«) 13
Irritationspunktdiagnostik, funktionelle segmentale 76
Irritationspunkte nach Sell 77
Isokinetikgeräte 29
isokinetisch (konstante Bewegungs- bzw. Winkelgeschwindigkeit) 28
Isometrie
– Definition 28
– Spannungsübungen, isometrische 11

J

Jacobson, progressive Muskelrelaxation nach 15
Janda, sensomotorische Fazilitation nach 12
Janda-Test 23

K

Kalibrierung 35
Kältetherapie (s. Kryotherapie) 59, 60–61, 143
Kaltluft mit flüssigem Stickstoff 61
Kalzitonin 83, 253
Kalzium 251–252
kardiozirkulatorische Funktion 23
Katheter, N.-femoralis-Katheter 87
»kay-walker« 110
Klein-Vogelbach, funktionelle Bewegungslehre (FBL) nach 12–13
Klima, Heilklimafaktoren 42, 47
Klumpfuß 115, 229
Kneipp-Konzept 48, 52
Knetungen / Walkungen (Petrissage) 57
Knick- / Plattfuß 115
Knie- und Hüftgelenk / -erkrankungen
– Ergebnisevaluation 317–318
– Krafttraining 167
– Mobilisationstherapie 154
– Rehabilitation 138–162
– Rheumaorthopädie 266–268
Kniebandagen 102
Knieexartikulation 232
Kniegelenk, künstliches 109
– monozentrisches 109
– polyzentrisches 109
Knieorthesen 102–103
– Prinzipien (Übersicht) 103
Kniepassteile, Prothese 109
Knochendichtemessung / Osteodensitometrie 249
Knopflochdeformitäten 266
kognitive Funktionen 23
Kondensatorfeldmethode 69
Kondition
– Fähigkeiten, konditionelle 24
– Training, konditionelles 27
Konfektionsschuhe 114
Kontextfaktoren 7

Kontraktur 11, 18
– Prophylaxe 97
konzentrative Entspannung 15
Konzeptmerkmale 308
Kooperation 294–303
– Akutklinik 297–298
– berufliche Rehabilitation 301–303
– niedergelassener Arzt 295
Koordination 45
– Fähigkeiten, koordinative 11, 24
– Störung 38
– Training 16, 18, 27, 31, 175
– – mit dem Aerostep 14
Kopfdampfbad 53
Körperbehinderte 5
Korsett 97
Korsettstrumpforthese 105
Kraft 25, 37, 45
– Ausdauer 29
– auxotone Kraftentfaltung 28
– – exzentrische 28
– – konzentrische 28
– Beschleunigungskräfte 38
– Bodenreaktionskraft 39
– Muskelkraft 37, 44
– Kraftfähigkeit 24
– Kräftigung 11
– Kraftmessplatte 35
– Kraftvektor 35
– – Vektorverlauf 37
Krafttraining 167
– maximales 27
– nach Hüft-TEP 167
kraniosakrale Techniken, Manuelle Medizin 76
Krankengeld, SGB § 44 332
Krankengymnastik 10–17, 42, 141–145, 148
– Atmungstherapie 15
– im Bewegungsbad 11, 155, 174, 181
– Einzelbehandlung 145, 155, 181
– Entspannungstherapie 15–16
– mit Geräten 14–15
– Gruppentherapie 148, 181
– Indikationen 16–17
– Methoden 10
– – aktive 11–12
– – passive 10–11
– auf neurophysiologischer Grundlage 12–14
– Schulter- und Ellenbogengelenk 179
Krankenkassen, Qualitätssicherungsprogramm der GKV 310–311
Kreuzschmerz, Akupunktur 92

Krüppel 4
– Fürsorge 4
Kryotherapie 59–61, 142, 178
– Eisabtupfung 60
– Eischips 60
– Eisgranulat 60
– Eiskompressen 60
– Eisteilbäder 61
– Eiswürfelmassage 60
– kalte
– – Güsse 61
– – Peloide 61
– – Wickel 61
– Kälteapplikation 59
– Kältekammer 61
– Kältepackungen 59, 61
– Kältespray 59, 61
– Kältewirkung 59
– Kaltluft mit flüssigem Stickstoff 61
– praxisrelevante (*Übersicht*) 144
– Schulter- und Ellenbogengelenk 177
Kurzwellentherapie 69

L

Lagerung 10
Lagerungsorthesen 97
– postoperative 102
Lagerungsrollstuhl 112
Lagerungsschienen 19
Lähmung 45
Laufband 29, 32
Laufbandtest 23
Lebens- / Gesundheitqualität, subjektive 315
Lebensmittelauswahl 121
Lehrküche 287
Leibbinden 105
Leistungen
– zur Rehabilitation
– – SGB § 15 334
– – SGB § 26 338
– – SGB § 43 332
– zur Teilhabe
– – SGB § 4 337
– – SGB § 9 333
– – SGB § 33 339
– – SGB § 35 336
– – SGB § 51 332
– – SGB § 55 340
– – SGB § 116 335

Leistungsdefizite bei Coxarthrose / Hüft-TEP 164–170
– Defizit Gang 166
– Defizit Herzfrequenz 166
– Defizit Kraft 165
– Defizit Laktat 166
Leistungsfähigkeit, funktionelle, Evaluation (EfL) 29
Leitfähigkeit
– elektrische 42
– Wärmeleitfähigkeit 42
Leitungsanästhesie 85
Lernen, motorisches 10, 12
Liner 235
Linertechnik 108
Lokalanästhesie / Lokalanästhetikum 85
– in der Neuraltherapie 88
Lösungstherapie nach *Schaarschuch-Haase* 12
Lumbale Wurzelsyndrome 199
Lumbaltraktion 72
LVA, ASP-Programm der LVA 300
Lymphdrainage, manuelle (MLD) 58, 189

M

Maitland-Konzept 12
Malum perforans 273
Manipulationstherapie 76
Manipulativmassage nach *Terrier* 57
Manuelle Medizin 75–79
– Indikationen 76
– Irritationspunktdiagnostik 76
– Kontraindikationen 76–77
– Methoden 76
– – kraniosakrale Techniken 76
Marnitz-Therapie 57
Massage / Massagetherapie 20, 56–59
– Blitzguss / Blitzguss-Massage-Bad 50, 52
– Indikationen 58–59
– Methoden / Techniken 56–58
– – Bindegewebsmassage 57
– – Eiswürfelmassage 60
– – Faszientechnik 57
– – Haut- / Unterhauttechnik 57
– – klassische Massage 56
– – Knetungen / Walkungen (Petrissage) 57
– – Lymphdrainage, manuelle (MLD) 58

– – Manipulativmassage nach *Terrier* 57
– – *Marnitz*-Therapie 57
– – Periostbehandlung 57
– – Reflexzonentherapie 58
– – Reibungen / Friktionen (»friction«) 57
– – Segmentmassage 57
– – Stäbchenmassage, japanische 58
– – Streichungen (Effleurage) 56
– – Unterwasserdruckstrahlmassage 58, 156
Maßschuhe, orthopädische (s. auch Schuhe) 115
McKenzie-Konzept 12
medikamentöse Schmerztherapie 80–87
medizinische Rehabilitation 4
– sozialmedizinische Zielstellung 7
Medizinische Trainings- (MTT) und Sporttherapie (s. auch Sporttherapie) 23–32, 154, 156
– Belastbarkeit, sportliche, bei Hüft-, bzw. Knieschaden 158–160
– Bestandteile (*Übersicht*) 156
– Bewegungskoordination 24–25
– nach *Gustavsen* 23
– Indikation in der rehabilitativen Medizin 31
– Inhalte 24
– integrativer Ansatz 30–31
– Methoden 27–30
– motorische Beanspruchung 25
– muskuläre Balance / Dysbalance 25–27
– Schulter- und Ellenbogengelenk 182
Medullärsyndrom 199
mentales Üben 16
Merkzeichen, GdB 135
Merle d'Aubigne/Postel-Score, Qualitätssicherung 162
Messsohle 39
Miederbandagen 105
Mikrowellen / -therapie 70, 72
Minderung der Leistungsfähigkeit, SGB § 125 330
Mineralheilbad 47
Mittelfrequenz (MF) 63, 67–68
– Elektrotherapie 63, 67–68
– MF-Strom 68
Mittelgelenkflexionsorthesen 99
Mobilisation / Mobilisationstherapie 10–11, 76, 154
– Sprunggelenke und Fuß 173

Sachverzeichnis

– bei Hüft- und Knieendoprothesen 154
– Techniken 11
Mobilität
– Gelenkmobilität 18, 44
– Hypermobilität 77–78
Moorheilbäder 48
Morbus / Syndrome (s. Syndrome)
Morton-Neuralgie 114
motorische
– Beanspruchung 25
– Stereotype (Bewegungsmuster) 31
motorisches Lernen 10, 12
MTT (s. Medizinische Trainings- und Sporttherapie) 23–32, 154, 156, 158
Multifunktionsrollstuhl 112
Muskel / Muskulatur (M.)
– Aktion / -aktivität 36, 38
– – exzentrische 36
– – isometrische 36
– – konzentrische 36
– Balance / Dysbalance, muskuläre 16, 25–26
– Biomechanik der aktiven Muskeln, Ganganalyse 36–37
– Dehntechniken 76, 78
– Funktion 23
– – Diagnostik 28
– phasische 26
– posturale 26
– progressive Muskelrelaxation nach Jacobson 15
– Stumpfmuskulatur 237–238
Muskelketten 31
Muskelkraft 36, 44
Muskelstatus 18
Muskeltonus 44
Myalgiezonen 89
Myotendinose 62

N

Nachsorge 7, 162
Nahrstoffe / -empfehlungen / -bedarf 119–121
– D-A-CH-Referenzwerte für tägliche Nährstoffzufuhr (Übersicht) 120
Nemec, Interferenzstromverfahren nach 68
Nerven / Nervus (N.)
– N.-femoralis-Blockade 87
– N.-femoralis-Katheter 87
– N.-suprascapularis-Blockade 86

Nervenstimulation, transkutane elektrische (TENS) 65
Neuraltherapie 87–91
– Methoden 88
– – Injektionen, neuraltherapeutische 99
– – Lokalanästhesie in der Neuraltherapie 88
– – präoperative 89
– – während der Rehabilitation 89
– Therapiekomplex
– – Becken-Bein 90
– – Schulter-Arm 89
– – Wirbelsäule-Becken 90
neurodystrophische Störungen, Rheumaorthopädie 264
neurogene Störungen, Rehabiliation nach 221–230
– Komplikationen im Rehabilitationsablauf 225–226
– spinale Schädigungen (s. Querschnittslähmung) 222–223
Neuromodulation 85
neuromuskuläre
– Dysbalance 26
– Elektrostimulationsverfahren 65–68
– propriozeptive neuromuskuläre Fasziliation (s. PNF) 12
Neuropathie, diabetische 275
Neurotransmitter 91
Nichtvermittelbarkeit 134
Niederfrequenz, Elektrotherapie 63, 70
Normalgewicht 284
Nozizeptorenaktivität 77
Nozizeptorschmerz 81
NSAID (nichtsteroidale Antiphlogistika) 81

O

Oberarm-»fracture-brace« 98
Oberarmkraftzugprothese 107
Ödemreduktion 234
Operationen, unfallchirurgische 45
Opioidanalgetika 82
– starke Opioide 84
Orientierungsfähigkeit 24
Orthesen / -versorgung 19, 96–107
– diabetischer Fuß 275
– Erlanger Orthesenbandage 101

– Knieorthetik, Prinzipien (Übersicht) 103
– Lagerungsorthese 97
– obere Extremität 97–100, 184
– untere Extremität 100–104, 161
– Wirbelsäulenorthesen (s. dort) 104–107
Orthopädie, technische 96–115
Orthopädieschuhtechniker 96
Orthopädietechniker 96
Ossifikation
– heterotope 226
– Prophylaxe 141, 178
Ostektomie 280
Osteoarthropathie 115
Osteochondrosis intervertebralis 214
Osteodensiometrie / Knochendichtemessung 249
Osteomalazie 77
Osteopathie 75, 79
Osteoporose 46, 77, 106–107, 119, 123–124, 246–256
– Definition 246
– Diagnostik 246, 248–250
– Epidemiologie 246
– Ernährungsempfehlungen 124
– klinisches Bild 247
– Prävention 246
– Rehabilitation, orthopädische 255–256
– Risikofaktoren für Fragilitätsfrakturen 248
– Orthopädietechnik 256
– Sturzgefährdung bei Osteoporose 255
– Therapie 250–256
– – hormonelle Ersatztherapie 253
– – Leitlinien 250
– – medikamentöse 250–253
– – operative Verfahren 254
– Ursachen 247
Osteoporosehüftkappenorthese 101
»outcome«
– Prädiktoren 314
– Messungen 314
»overflow« (Irradiation) 13

P

Packung 52
Paracetamol 81
Parathormon 254
Passivprothesen 107

Patella, chondropathische Veränderung 115
Patellasehnenbandagen 102
Patientenbefragung 309
Patientenbelastung 29
Patientenschulung 126
»patterns« (Bewegungsabläufe) 13
PDA (epidurale Analgesie) 85
Pedographie, 38
»peer review« 309
Peloide 42, 47–48
- kalte 61
- warme 61
Periarthropathie 69
Periduralanalgesie 85
Periostbehandlung 57
Periostose 62
Phonoiontophorese 144
physikalische Therapie (s. auch Krankengymnastik) 10–17, 42, 141–145, 148, 155, 178
Physiotherapie 4
- gerätegestützte 156
Phytotherapie 53
Platt- / Knickfuß 115
Plexusanalgesie 86
Plexusanästhesie 86
Plexusorthesen 98
PNF (propriozeptive neuromuskuläre Faszilitation) 12
- Beckenpattern 13
Polung
- Anode am Kopf 64
- Kathode am Fuß 64
Polyarthritis, chronische 70, 115
Postlaminektomiesyndrom 90
Postnukleotomiesyndrom 203
Prävention
- SGB § 1 335
- SGB § 5 340
- SGB § 14 341
- SGB § 20 331
- SGB § 337 337
Produkthaftung 232
Propriozeption 12, 31
- PNF (propriozeptive neuromuskuläre Faszilitation) 12
Prothesen / Prothetik (s. auch Amputation) 19, 45, 97, 107–109, 236
- Einhändertraining bei Armprothesen 19
- Endoprothese (s. dort) 7, 45, 107–109
- Ergotherapie 341
- Interimsprothese 237

- mögliche Probleme in der Prothesenversorgung 240
- obere Extremität 107, 239
- Passteile 108–109
- Pflege 19
- Qualitätssicherung 241
- Rollstuhlanpassung 241
- Schaftpassform 108
- Statik / Aufbau 108
- Stumpf (s. dort) 235–236
- Training / -gebrauchsschulung 19, 236, 241
- - Gangschulung 19
- untere Extremität 107–109, 239
Prozessqualität 241, 307, 309
Psychosomatik 116–119
Psychotherapie 116, 175

Q

Quadrizepsparese 115
Qualität 306
Qualitätsmanagement 306
- Modelle 314
- TQM (»Total Quality Management«) 306
Qualitätssicherung 306–312
- bei Adipositas 289
- ADL 161
- bei Amputierten 241
- Barthel-Index 161, 184
- Constant-Score 184
- Ergebnisevaluation (s. dort) 316–322
- Ergebnisqualität 7, 241, 307, 314–315
- Gesundheit- / Lebensqualität, subjektive 315
- Harris-Hip-Score 161
- Klassifikationen 314
- - ICF 314
- - WHO 314
- Krankenkassen (s. dort) 310–311
- Merle d'Aubigne/Postel-Score 161
- Prozessqualität 241, 307, 309
- Rentenversicherung (s. dort) 308
- SGB § 20 338
- SGB § 137d 333
- Staffelstein-Score 161
- Strukturqualität 241, 307, 309
- Ziele 308
- zukünftige Entwicklungen 311–312
Qualitätszirkel 309

Quengel-Schienen 97, 104
Querschnittslähmung (spinale Schädigungen) 222–223
- Hilfsmaßnahmen 223
- Läsionsort 223

R

Radikulärsyndrom 199
Reaktionsfähigkeit 24
Reflexe, spinale 12
Reflexionsmarker 34
Reflexzonentherapie 58
Regionalanästhesie 85–86
Regulationsstörungen, vegetativ-nervale 53
Rehabilitation
- berufliche 6
- Definition 5
- Fähigkeit 138
- medizinische 4
- vor Pflege, SGB § 31 340
- soziale 4, 7
- Ziele 6–7, 16, 138
Rehabilitationsinitiativen (Übersicht) 6
Rehabilitationsklinik 20
Rehabilitationsplan 16
Rehabilitationsprozesse 294–303
- Berufsförderung 294
- Kooperation (s. dort) 294, 295–303
- Nachsorge 299
- Vernetzung 294, 301
Rehabilitationsträger, SGB § 6 337
Reha-Sportgruppen 7
Reibungen / Friktionen (»friction«) 57
Reibungswiderstand / Auftrieb 42, 44
Reintegrationsmaßnahmen 134
Reizfläche / Reizregion 44
Reizreaktion, Einflussfaktoren 45
Reizstrom
- niederfrequenter 70
- Ultrareizstrom nach Träbert 65
Reizwirkung 42–44
- chemische 43–44
- elektrische 42–43
- thermische 42
Rente wegen Erwerbsminderung, SGB § 43 335
Rentenberatung 134
Rentenversicherung, gesetzliche
- 5-Punkte Qualitätssicherungsprogramm 308
- SGB 333

Sachverzeichnis

Rezeptoren 44
- Thermorezeptoren 44
Rheobase 65
Rheuma / rheumatische Krankheiten 123
- Ergebnisevaluation 320
Rheumaorthopädie, Rehabilitation in 258–271
- Brust- und Lendenwirbelsäule 260
- Ellbogen 261
- Fingergelenke 264
- Fuß 269–270
- Halswirbelsäule 259–260
- Handgelenk 262
- Hüfte 266–267
- Methodik 259
- neurodystrophische Störungen 264
- Schulter 260–261
- Sprunggelenke 268–269
Rhizarthroseorthesen 99
Rhythmisierungsfähigkeit 25
Risikoverhalten 7
Rollstuhlanpassung 241
Rollstühle (Übersicht) 112
Rollstuhlfahrer, Training mit 19
Rollstuhlversorgung 112–113
Rückenmarkstimulation 85
Rückenschmerzen, chronische 213–221
- klinische Analyse 216
- MedX-Konzept 218
- multifaktorielle Ursachen 215
- Therapie 216–220
Rückenschule 7, 20, 130–131
Rückenschwimmtraining 46
Rucksackverband 98

S

Sakralanästhesie 86
Sauerstoffverbrauch 39
Schaarschuch-Haase, Lösungstherapie nach 12
Schädel-Hirn-Trauma 227
Schienen / -behandlung 19, 97
- dynamische Schienen 19
- Lagerungsschienen 19
- stabilisierende, stützende (statische) Schienen 19
Schlaganfall 119
Schlingentischbehandlung 11, 14–15
- Schulter- und Ellenbogengelenk 180
Schmerz 37, 80
- Analyse / -diagnose 80
- Chronifizierung 90
- Hemmung, zentrale 81
- Kreuzschmerz, Akupunktur 92
- Sprunggelenke und Fuß 172
- Stärke / Intensität / Schmerzschwelle 64, 80
- Therapie
- – Ergebnisevaluation 320
- – interventionelle Techniken 85
- – medikamentöse 80–87
- – – parenterale 83
- – – systemische mit Opioiden 84
- – – multimodales Konzept 82
Schulter, Ergebnisevaluation 318–320
Schmerztypen (Übersicht) 80–81
Schmuckprothese 107
Schnelligkeit 24, 25
Schrittlänge 146
Schrittzyklus 39
Schuhe / Schuhzurichtungen 104, 114–116
- am Absatz 114
- diabetischer Fuß 275
- Innenschuh 115
- an der Laufsohle 114–115
- Maßschuhe, orthopädische 115
- Orthopädieschuhtechnik 175
- Spezialschuhe, konfektionierte 104, 115
Schulter-Arm / Schulter- und Ellenbogengelenk, Rehabilitation 89, 177–185
- Ausfälle, funktionelle 98
- Bandagen 98
- Bewegungsbad 180
- Bewegungstherapie 178
- Einzeltherapie 180
- Elektrotherapie 178
- Ergotherapie 182
- Gruppentherapie 180
- Hydrotherapie 177
- Krankengymnastik 178
- Kryotherapie 177
- medikamentöse Therapie 177
- MTT (Medizinische Trainingstherapie) 181
- psychologische Mitbetreuung 183
- Orthesen 98, 183
- – Schulterabduktionsorthese 98
- Qualitätssicherung 184
- Rehabilitation 176–185
- Rheumaorthopädie 260–261
- Schlingentisch 179
- sportliche Belastbarkeit 182
- Therapiekomplex 89
Schulungsprogramm 126
Schwanenhalsdeformität 266
Schwellstrom 66
Schwerbehindertenrecht 135
Schwimmbecken 45
Schwimmkonditionierung 46
Schwimmtraining, Rückenschwimmtraining 46
Schwungphasensteuerung 109
Sehnen(scheiden), Rheumaorthopädie 262
Selbsthilfe
- SGB § 20 331
- SGB § 29 338
Selbsthilfegruppen / -training 7, 18
Selbstmanagement 126
Sell-Irritationspunkte 77
Sensibilitätsschulung 18
sensomotorische
- Ergotherapie, sensomotorisch-funktionelle Verfahren 18–19
- Fazilitation nach *Janda* 12
- Schulung 12
sensorische Integrationskonzepte 12
Sequenztraining 29
SERM 253
SGB (Sozialgesetzbuch) 330–341
- Aufgaben 330
Sham-Akupunktur 93
Signaltherapie, pulsierende (PST) 143
Siliconliner 235
Skoliose 105, 106
- Therapiekonzepte 12
Sole 44
somatisch / Psychosomatik 116–119
soziale Rehabilitation 4
Sozialgesetzbuch (s. SGB) 330–341
Sozialhilfe, SGB XII 341
sozialmedizinische
- Beratung 132–136
- Zielstellung 7
sozialrechtliche Basis 330
Spannungsübungen, isometrische 11
spastische Bewegungsstörungen 37
Spezialschuh 104
Spiele, funktionelle, zur Ergotherapie 20
»spinal cord simulation« (SCS) 86
spinale
- Reflexe 12

– Schädigungen (s. Querschnittslähmung) 222–223
Spinalkanalstenose 105
Spinalnervanalgesie 85
– lumbale 85
– zervikale (CSPA) 85
Spiralfederorthese nach *Thomsen* 102
Spiroergometrie 28
– Ganganalyse 40
Spitzfußprophylaxe 173
Splint, Interims-Splint 235
Sportgruppen 7
sportliche Belastbarkeit, Schulter- und Ellenbogengelenk 183
Sportrollstuhl 112
Sporttherapie 23
– bei Amputierten 240
– Aquasport 29
– Belastbarkeit, sportliche, bei Hüft-, bzw. Knieschaden 158–160
– Inhalte 24
– integrativer Ansatz 30–31
– Medizinische Trainings- (MTT) und Sporttherapie (s. dort) 23–32, 154, 156, 158, 181
Spreizfußmetatarsalgie 114
Sprunggelenkorthesen 102–104
Sprunggelenke und Fuß, Rehabilitation 170–176
– Bandstrukturen 171
– diabetischer Fuß (s. dort) 272–283
– Ergotherapie 174
– Fersenbeinfuß 170
– Gelenkverbindungen 171
– Mittelfuß 170
– Muskeln, wichtigste 171
– Pflege 172
– Rheumaorthopädie 268–270
– Rückfuß 170
– Schmerztherapie 172
– Spitzfußprophylaxe 173
– Sprungbeinfuß 170
– Vorfuß 170
Spulenfeldmethode 69
Spurbreite 147
Stäbchenmassage, japanische 58
Stack-Schienen 99
Staffelstein-Score, Qualitätssicherung 161
Standardrollstuhl 112
Standphasenkontrolle 109
Stanger-Bad 46
Statik, vertebragene Fehlstatik 46
Stehhilfen 110
Stemmübungen nach *Brunkow* 12–13

Steuerungsmechanismen, zentralnervöse 38
Stoffwechselstörung 53
Streichungen (Effleurage) 56
Strontium 254
Strukturmerkmale 309
Strukturqualität 241, 307, 308
Stumpfkonditionierung 236
Stumpfmuskulatur 237–238
Stumpfpflege 236
Stumpfwickelung 234
Sturzgefährdung bei Osteoporose 255
Sudeck-Syndrom 264
Sympathikolyse 86
Syndrome
– *Bechterew* 46
– *Duchenne* 37
– *Sudeck* 192, 264

T

taktile Stimulation 12
Teambesprechung 118, 232
Teammitglieder 118
technische Orthopädie 96–115
Teilhabe am Arbeitsleben 133
TENS (transkutane elektrische Nervenstimulation) 65
Terraintraining 239
Terrier-Manipulativmassage 57
Testosteron 254
Therme 42, 48
– hyperthermer Bereich 42
– hypothermer Bereich 42
– Reizwirkung, thermische 42
Thermorezeptoren 44
Thermotherapie 20, 59–62
– Indikationen 62
– Kältewirkung 59
– Kontraindikationen 62
– Kryotherapie (s. dort) 59, 60–61, 142, 144, 177
– Methoden 60–62
– Wärmetherapie (s. dort) 59, 61–62, 141–142
Thomsen, Spiralfederorthese nach 102
Thromboembolieprophylaxe 141, 178
Thrombose 226
TQM (»Total Quality Management«) 306
Träbert, Ultrareizstrom nach 65
Training / Trainingslehre 23, 167

– Definition 23
– Wirksamkeit 166
Trainingsgeräte (s. auch Übungsgeräte) 20, 29
Trainingstherapie (s. auch Medizinische Trainings- (MTT) und Sporttherapie) 23–32, 154, 156, 158, 181
Traktion / Traktionstherapie 10–11, 71–75
Traumatische Wirbelfrakturen 204–212
– Diagnostik 206–209
– Klassifikation 205–206
– Rehabilitationsziele 209–210
– Therapie 210–212
– Unfallmechanismen 204–205
Triggerpunkte 90

U

Übergangsgeld 134
Übergewicht 284
Übungsgeräte
– Isokinetikgeräte 29
– Kleintrainingsgeräte 29
– Krankengymnastik mit Geräten 14–15
– zur Ergotherapie, funktionelle 20
– Physiotherapie, gerätegestützte 156
– Webgerät (s. dort) 20–21
Ulnardeviationsspange 99
Ultraphonorese 144
Ultrareizstrom nach Träbert 65
Ultraschall als Wärmetherapie 62, 70–71, 144
Ultraschalltherapie 62, 70–71, 144
Umstellungsfähigkeit 25
Unterarmgehstütze 110
Unterwasserdruckstrahlmassage 58, 156

V

vegetarische Kost 123
vegetativ-nervale Regulationsstörungen 53
Verhaltenstraining 7, 16
Verkettungen 77

Sachverzeichnis

Verordnung einer technisch-orthopädischen Versorgung 96
vertebragene Fehlstatik 46
Vertebroplastie 254
Verum-Akupunktur 93
Videobildanalysesystem 34
- räumliche Bewegungsaufzeichnung 34, 36
Vierpunktgehstock 110
Vierpunktrollator 110
Vitamin D 251–252, 254
Vojta-Behandlung 12
Vorsorgeleistungen, medizinische, SGB § 23 331

W

Walkungen / Knetungen (Petrissage) 57
Wärmeleitfähigkeit 42
Wärmetherapie 59, 61–62, 141–142
- heiße Rolle 61
- Heißlufttherapie 61
- Heusack 61
- Hochfrequenztherapie 62
- Hyperthermie 60
- Infrarottherapie 61
- Paraffinbad 61
- trockene Wärmeanwendung 142
- Ultraschalltherapie 62, 70–71, 144
- warme Peloide 61
Waschung 52
wassergebundene Bewegungstherapie 11, 29, 45–56
Wassergüsse 48–50
Webgerät 20–21
- hochgehängter Webrahmen 21
- Hochwebstuhl 21
WHO-Klassifikation, Qualitätssicherung 313
Wickel 52
Wiedereingliederung, stufenweise
- SGB § 28 338
- SGB § 74 332
Wirbelfrakturen, Orthesen 105
Wirbelfrakturen, traumatische 204–212
- Diagnostik 206–209
- Klassifikation 205–206
- Rehabilitationsziele 209–210
- Therapie 210–212
- Unfallmechanismen 204–205
Wirbelgelenke 85
Wirbelsäule
- Ergebnisevaluation 316–317
- degenerative Veränderungen 198
- Orthesen 104–107
- - Einteilung 105
- - HWS 105
Wirbelsäulensyndrom 85
Wirtschaftlichkeitsgebot, SGB § 12 331
Wurzelsyndrome 85
- lumbale 199

Z

Zellenbad 46
zentralnervöse Steuerungsmechanismen 38
zerebrale Schädigungen 226–228
Zervikale Injektionen 197
Zervikalstützen / -Orthesen 105
Zervikalsyndrom 192–198
- Krankengymnastik 196
- lokales 193
- medizinische Trainingstherapie 196–197
- Diagnostik 195
- pseudoradikuläres 194
- radikuläres 194
Zervikomedulläres Syndrom 194
Zervikozephales Syndrom (zervikogener Kopfschmerz) 193